ヘンダーソン看護論と看護実践への応用

編著 金子道子

照林社

はじめに

　V．ヘンダーソンが著した代表的看護論に『看護の基本となるもの』『Basic Principles of Nursing Care』がある。本書は国際看護師協会（ICN）の看護業務委員会からの要請によって1960年に「看護ケアの基本的原理」について書かれたものである。1960年当時、患者の内科的・外科的医療技術がどのように専門分化しても、看護は治療の不可欠な一部であり、医学的治療とは独立した看護独自の基本的原理があることは明らかであった。そこで、看護の基本的原理における著作・研究活動の第一人者であったV．ヘンダーソンが、ICN看護業務委員会に請われて著したのが本書である。

　1950年、世界保健機関（WHO）の第1回看護専門委員会の報告書には、「医学が高度に進歩しても、それとともに看護が進歩しなければ、国民の健康状態には医学の進歩は反映されない」と書かれている。これは、医学と看護の進歩が同時並行でなければ意味がないことを警告したものである。その報告の10年後に、医学とは独立した看護の基本的原理が著されたのである。『看護の基本となるもの』は、F．ナイチンゲールの『看護覚え書』以来の、第二の看護独立宣言書であり、看護論である。

　『看護の基本となるもの』が著されてからさらに60年近く経っている。その間、数多くの看護論、とりわけ看護の理論的枠組みおよび看護実践モデルの理論枠を提示する著作が著された。ヘンダーソンの同世代では、H．E．ペプロウ著『人間関係の看護論』、I．オーランド著『看護の探究－ダイナミックな人間関係をもとにした方法』、E．ウィーデンバック著『臨床看護の本質－患者援助の技術』等、主として自らの実践の上に理論的根拠を構築する実践研究に基づく看護論である。

　一方、ヘンダーソンの時代から10年ほどを経て、看護実践モデルの理論枠を提示した看護論が続出している。そのなかで最も代表的な看護論として、シスター．C．ロイ著『ロイ適応看護モデル序説』、D．E．オレム著『オレム看護論－看護実践における基本概念』等がある。

　これらの看護実践モデルは、看護実践のために有効な理論的枠組みを示したもので、看護実践の徹底した研究によって、理論的枠組みの詳細な内容を発見し、理論の大きな枠組みを密度の濃い小理論で構築していこうとするものである。それによって、実践を導く、より有効な看護論に仕上げていくというものであった。

　ヘンダーソンの看護論も看護実践モデルも、その構築の仕方には差はある。しかし、これら看護論は、いずれも現代の多様な価値観に基づく多様な生活様式のなかで、保健医療福祉サービスの恩恵を享受しながら、かつ生活者として主体性をもって暮らす個人や家族に対して、ふさわしい看護サービスを提供するための理論枠を示すものである。

　それら看護論の先鞭をつけ、しかも現実の看護に精彩をはなち、説得力をもって、簡潔で見事な論理性を十分に具備した看護の原理書が『看護の基本となるもの』であると、私は高く評価している。

ヘンダーソン看護論を究めるのに、看護実践との理論的照合を行い、看護学際領域の諸理論の導入を加え、わが国の国民性や医療現状を反映させることも心がけた。その結果、本書はヘンダーソン看護論を確実に基盤にしつつも、何倍にもなるわれわれの看護実践理論を全530ページに集結した。原書論理を拡充し、濃密な論理に発展させることができた。
　V. ヘンダーソンに感謝し、ヘンダーソン看護論をわれわれの実践論理に昇華させ、学術実用書となり、刊行の運びに至った。
　私が『看護の基本となるもの』に出会ったのは1960年の公表時で、まさに看護を模索していた看護学生のときであった。そして今日に至るまで、私の職業人生は、『看護の基本となるもの』とともに歩んできたように思う。
　その歩みのなかで、最重要課題があった。それは『看護の基本となるもの』を看護実践に生かすことである。それによって個別性を大切にした密度の高い看護の質を示すことが可能になる。そして、看護実践への有効的な生かし方を、看護の現任者および将来現任者となる看護学生に教育・啓蒙することであった。この重要課題に50余年傾注し、集大成を一冊の本としてまとめた。この一冊が、すべての看護専門職者にとって有益であってくれることが私の最高の喜びであり、至上の幸せである。
　勤労感謝の日、本書を推敲している時、NHKテレビから国立西洋美術館の松方コレクションの放映が入った。学生時代、開館して間もない美術館で松方コレクションに感動し、魅せられた。
　私は基本的欲求と基本的看護を教えてくれた国立中野療養所の"小さな友達"に美術の感銘を伝えたくて、医師と3人の看護師で美術館に連れ出した。50年余年前のことである。
　照林社高橋修一前社長がこの本の企画・出版を勧めてくださった時から15年が経つ。その間、著者等は本書作成に向けて、「ヘンダーソン看護論研究会」を立ち上げ、当該研究会編著で、本書の前身となる同名の著作を発行した。前身の著作に、より完成度を高めるべく3年かけて大幅な加筆・訂正を行ったのが本書である。
　多くの方々からの教えと、多くの方々との学びが結実したことに、心から感謝申し上げます。最後に、本書作成に尽力くださった照林社 有賀洋文さんに御礼申し上げます。

2019年1月

金子道子

推薦のことば

　私は、学校法人健康科学大学理事長・総長として、看護学部を平成28年に創設した。最新の看護学の教育と、優れた人格と能力を備えた看護師や保健師の養成に期待を寄せている。

　私が考える「優れた看護師」とは、豊かな人間性と、高い倫理観に立脚した高度な専門性を備えた看護師である。

　そうした理想像を熱望していたときに、看護師の優れた人格と知恵を育てる羅針盤が、実践に寄与する看護理論であることを改めて知った。

　私は、かつての偉大な看護開拓者である大森文子先生（元・日本看護協会会長）から、これからの看護教育は大学教育でなければならない、そして看護と看護教育に造詣の深い第一人者になってほしいと教育された医師の一人である。その薫陶が、やっと成就できそうな時機を迎えた。また、大森先生は山梨で頑張ってくださいともおっしゃった。薫陶から30年、健康科学大学でいよいよ看護学部創設に至ったのである。

　しかも、嬉しいことに、看護実践の知の羅針盤となる看護理論の成書ができることとなった。看護理論については門外漢の私ではあるが、かつて大森先生からヘンダーソンさんの名前と話はよく耳にした。

　健康科学大学看護学部創設に当たって陣頭指揮をお願いしてきた金子道子氏が、約60年の歳月にわたり、ヘンダーソン看護論を理論的に解明し、何とか学生にも看護実践者にも看護教員にも活用していただくため、大作をまとめられた。本書こそ健康科学大学の"知の羅針盤"であると確信し、私自身も看護論を学び、看護の先生方や学生、そして実践者を支えようと思っている。

　「教育は人なり」と言われる。まったくその通りで、看護学の知技に秀で、高潔な人格の持ち主である看護教員が集結し、看護学生を我が子のように大切に愛しみ育ててくれれば、理事長・総長としてこれほどの自己実現はない。

　その中核としてこの本があり、すべての人を導いてくれたらと心から願っている。さらに加えれば、日本のあちこちに根を下ろし、看護学の発展に浸透できたらと願うものである。

健康科学大学 理事長・総長
笹本憲男

目次

第Ⅰ章　本書「ヘンダーソン看護論と看護実践への応用」の学び方

1　本書「ヘンダーソン看護論と看護実践への応用」は誰のために……2
- 看護学生のために
- 看護実務者のために
- 看護教員のために

2　本書「ヘンダーソン看護論と看護実践への応用」からの学びの特徴……5
- 看護論を看護学として学ぶ
- 看護論を実践応用する学術書・実用書として学ぶ
- 看護論を自学自習で学ぶ

3　本書「ヘンダーソン看護論と看護実践への応用」
何をどう学ぶか；著者らからのメッセージ……10
- 看護学生へ
- 看護実践者へ
- 看護教員へ

第Ⅱ章　「基本的欲求」の概念のなかに看護の独自性を見出す

1　基本的欲求の概念にふれた看護学生時代……16

2　小児結核児の基本的欲求充足から学んだ看護の独自性……19
- 小児結核児の基本的欲求に向けられた生活・学習指導
- 結核児に行った私の基本的看護
- 私の「達成感をもたらすような仕事をする」基本的欲求充足に必要であった「知恵」と「技」と、何よりも大切な「Heart」

3　ナイチンゲールとの比較－"Notes on Nursing"の目次と基本的看護の構成要素……29
- ナイチンゲールとヘンダーソンの「看護とは」
- ナイチンゲール、ヘンダーソンの看護概念の共通性と独自性

第Ⅲ章－Ⅰ　『看護の基本となるもの』看護論における看護目的論・看護対象論・看護方法論

1　看護論としての『看護の基本となるもの』を理解する……36
- 看護論とは何か；看護論の条件
- 看護論・看護実践モデル5要件にみる看護目的論・看護対象論・看護方法論
- 『看護の基本となるもの』はなぜ看護論といえるか

2　看護目的論……43
- ヘンダーソンが看護独自の機能を明確にした時代的背景
- 看護師の独自の機能とは
- 基本的看護とは

- 看護目的論における健康の概念
- 『看護の基本となるもの』における看護目的論を強化する『看護論』

3 看護対象論 ……………………………………………………………………… 54
- 「人間の基本的欲求」総論

第Ⅲ章-Ⅱ 「人間の基本的欲求」各論

【基本的欲求1】 「正常に呼吸する（breathe normally）」……………………… 78
【基本的欲求2】 「適切に飲食する（eat and drink adequately）」………………… 93
【基本的欲求3】 「あらゆる排泄経路から排泄する
（eliminate by all avenues of elimination）」………………… 113
【基本的欲求4】 「身体の位置を動かし、またよい姿勢を保持する（歩く、すわる、寝る、これらのうちのあるものを他のものへ換える）（move and maintain desirable posture〈walking, sitting, lying and changing from one to the other〉）」…………………………………………… 130
【基本的欲求5】 「睡眠と休息をとる（sleep and rest）」………………………… 146
【基本的欲求6】 「適切な衣類を選び、着脱する
（select suitable clothing dress and undress）」………………… 158
【基本的欲求7】 「衣類の調節と環境の調整により、体温を正常範囲内に維持する（maintain body temperature within normal range by adjusting clothing and modifying the environment）」………………… 168
【基本的欲求8】 「身体を清潔に保ち、身だしなみを整え、皮膚を保護する（keep the body clean and well groomed and protect the integument）」… 178
【基本的欲求9】 「環境のさまざまな危険因子を避け、また他者を傷害しないようにする（avoid dangers in the environment and avoid injuring others）」… 194
【基本的欲求10】 「自分の感情、欲求、恐怖等を表現して他者に伝える（communicate with others in expressing emotions, needs, fears, etc.）」……… 203
【基本的欲求11】 「自分の信仰に従って礼拝する（worship according to his faith）」… 221
【基本的欲求12】 「達成感をもたらすような仕事をする（work at something that provides a sense of accomplishment）」………………………… 233
【基本的欲求13】 「遊び、あるいはさまざまな種類のレクリエーションに参加する（play, or participate in various forms of recreation）」………… 240
【基本的欲求14】 「学習し、発見し、あるいは好奇心を満足させることで、健康での"正常な"発達を導く（learn, discover, or satisfy the curiosity that leads to "normal" development in health）」………………… 259

第Ⅳ章-Ⅰ 看護方法論

看護方法論総論 ··· 278
- 看護方法論とは：看護方法論の定義
- 看護過程展開の6段階
- ヘンダーソン看護論における「看護方法の定義」
- ヘンダーソン看護論における「看護過程展開の6段階」
- 看護過程6段階展開の方法
- ヘンダーソンによる看護過程論

第Ⅳ章-Ⅱ 「基本的看護」各論

【基本的看護1】「患者の呼吸を助ける（Helping patient with respiration）」············ 300

【基本的看護2】「患者の飲食を助ける（Helping patient with eating and drinking）」······················ 315

【基本的看護3】「患者の排泄を助ける（Helping patient with elimination）」············ 326

【基本的看護4】「患者の歩行・坐位・臥位時での望ましい姿勢保持と、ある姿勢から他の姿勢への移動を助ける（Helping the patient maintain desirable posture in walking, sitting, and lying : and helping him with moving from one position to another）」································ 341

【基本的看護5】「患者の休息と睡眠を助ける」（Helping patient rest and sleep）」··· 354

【基本的看護6】「患者の衣類選択と、着脱を助ける（Helping patient with selection of clothing, with dressing and undressing）」······················ 364

【基本的看護7】「患者が体温を正常範囲内に保つのを助ける（Helping patient maintain body temperature within normal range）」················ 372

【基本的看護8】「患者が身体を清潔に保ち、身だしなみよく、また皮膚を保護するのを助ける（Helping patient keep their body clean and well groomed and protect integument）」···································· 381

【基本的看護9】「患者が環境の危険を避けるのを助ける。また感染や暴力など、特定の患者がもたらすかもしれない危険から他の者を守る（Helping patient avoid dangers in the environment : and protecting other from any potential danger from the patient, such as infection or violence）」·· 394

【基本的看護10】「患者が表現しようとする自分の欲求や気持ちを他者に伝えることを助ける（Helping patient communicate with others - to express needs and feelings）」·· 406

【基本的看護11】「患者が自分の信仰を実践する、あるいは自分の善悪の考え方に従って行動するのを助ける（Helping patient with religious practices or conform to the patient's concept of right and wrong）」············ 423

【基本的看護12】「患者の仕事あるいは生産的活動を助ける（Helping patient with work, or productive occupation）」·················· 433

【基本的看護13】「患者のレクリエーション活動を助ける（Helping patient with recreational activities）」·················· 450

【基本的看護14】「患者の学習を助ける（Helping patient learn）」·················· 461

第Ⅴ章　ヘンダーソン看護論に基づく看護過程展開

1　大腿骨頸部骨折を手術により回復した事例の看護過程展開にあたって ·················· 476
- ヘンダーソン看護論に基づく看護過程論の３重要事項
- ヘンダーソン看護過程論に基づく看護過程展開の６段階
- 看護過程における看護師の専門性
- 事例の看護過程展開の要領

2　大腿骨頸部骨折を手術により回復した事例の看護過程の実際 ·················· 478
- 事例の看護過程展開概要
- 入院時における看護過程
- 手術に向けての看護過程
- 術後回復から退院までの看護過程
- 看護過程展開６段階における看護師のとるべき専門的行為の原則と事例への応用
- 健康障害「大腿骨頸部骨折」の理解に関する知識

索引 ·················· 531

表紙デザイン：鮎川廉
本文イラストレーション：今﨑和広、碇優子
本文DTP：明昌堂

執筆者一覧（本書担当項目）

金子道子 健康科学大学
（第Ⅰ章、第Ⅱ章、第Ⅲ章-Ⅰ、第Ⅲ章-Ⅱ：基本的欲求1、10、11、13、14、第Ⅳ章-Ⅰ、第Ⅳ章-Ⅱ：基本的看護1、10、11、12、13、14、第Ⅴ章）

平尾眞智子 健康科学大学
（第Ⅲ章-Ⅱ：基本的欲求1、7、9、第Ⅳ章-Ⅱ：基本的看護1、7、9）

中溝道子 健康科学大学
（第Ⅲ章-Ⅱ：基本的欲求2、第Ⅳ章-Ⅱ：基本的看護2、第Ⅴ章）

廣瀬礼子 茨城県立つくば看護専門学校
（第Ⅲ章-Ⅱ：基本的欲求1、3、第Ⅳ章-Ⅱ：基本的看護3）

窪川理英 健康科学大学
（第Ⅲ章-Ⅱ：基本的欲求4、第Ⅳ-章Ⅱ：基本的看護4、第Ⅴ章）

今井栄子 城西国際大学
（第Ⅲ章-Ⅱ：基本的欲求5、第Ⅳ章-Ⅱ：基本的看護5）

溝口孝美 健康科学大学
（第Ⅲ章-Ⅱ：基本的欲求6、第Ⅳ章-Ⅱ：基本的看護6、第Ⅴ章）

佐藤圭子 茨城県立つくば看護専門学校
（第Ⅲ章-Ⅱ：基本的欲求8、第Ⅳ章-Ⅱ：基本的看護8）

金子潔子 健康科学大学
（第Ⅲ章-Ⅱ：基本的欲求12、第Ⅳ章-Ⅱ：基本的看護12）

乙黒仁美 健康科学大学
（第Ⅲ章-Ⅱ：基本的欲求13、第Ⅳ章-Ⅱ：基本的看護13）

黒田梨絵 健康科学大学
（第Ⅲ章-Ⅱ：基本的欲求10、第Ⅳ章-Ⅱ：基本的看護10）

第 I 章

本書「ヘンダーソン看護論と看護実践への応用」の学び方

1 本書「ヘンダーソン看護論と看護実践への応用」は誰のために

金子道子

　本書は、第一に看護学生、第二に看護実務者、第三に看護学を教育する看護教員のために、十年余の歳月をかけて完成させた書である。

　当初から、まずは看護学生に看護論を語りかけるようにわかりやすく教えたいと願っていた。そこで、本書では、できるだけ理解しやすい言葉を用いて難しい概念をわかりやすく説明し、イメージから理論へとつながるように表現に努力を重ねた。

　時には敬遠されがちな看護論であるが、この本を学ぶことで「面白い」「何か学べそう」「学んでよかった」と言っていただけることを目指した。看護学生・看護実務者・看護教員の多くの方に活用され、看護の質の向上に役立つことを願っている。

■看護学生のために

　看護大学・看護専門学校いずれでも、看護論は看護学の原論に位置づけられる。

　看護学生は、4年あるいは3年の教育期間で、看護師・保健師・助産師の資格取得への必要で十分な条件を満たすために、「看護学」を体系的に学修する。体系化された看護学の基盤が看護学原論である。

　看護学原論では、看護目的論・看護対象論・看護方法論・看護援助各論が必ず論じられている。

　一方、ヘンダーソン看護論は看護目的論・看護対象論・看護方法論・看護援助各論で構成されている。

　ヘンダーソン看護論に限らず、その看護論独自の看護目的論・看護対象論・看護方法論・看護援助各論が関連づけられ論及されているのが、看護論・看護実践モデルである。

　以上のことが、看護論が看護学原論に位置づけられている理由である。

　看護学生は、学術・学問としての「看護学」を学ぶ。看護学は看護実践に活かす学問、実践科学である。看護学を看護実践に向けて学ぶために、本書は、ヘンダーソン看護論を平易な言葉でわかりやすくかつ論理的に深めて書いた。

■看護実務者のために

　わが国の看護師・保健師・助産師として活躍しているすべての看護実務者は、程度の差こそあれ、V. ヘンダーソンの『看護の基本となるもの』を学んでいる。

　『看護の基本となるもの』は、1960年に国際看護師協会（International Council of Nurses：ICN）大会で公刊された。F. ナイチンゲールの『看護覚え書』に次いで、世界の看護を先導し、今の看護に理性的関心・技術的関心・心のこもった関心を与え続けている世界のベストセラーである。

　一方、医師による医学的診断と医学的治療に協働するために、看護師による看護診断

と看護的治療の考え方が、北米看護診断協会（North America Nursing Diagnosis Association：NANDA）から提唱され確立されてわが国にも導入された。

　病院等の医療機関では、医療情報の電子化が促進されて電子カルテが普及し、看護診断名・看護介入法が入力されるようになり、医療チームの協働に供されている。

　このようななか、看護現場の日常で看護的治療を適切に実行するためには、適切な看護診断をしなければならない。しかし、日本の看護実務者は、看護診断・治療について、次のことをどのくらい熟知しているだろうか。

（ア）看護診断・治療は、北米で確立され日本でルーティン化されている。アメリカ看護界は、V. ヘンダーソンをはじめ本書が「はじめに」で列挙した数多くの有用な看護論・看護実践モデルを次々に開発し活用している。これらすべてを大切に取り上げ活かそうとした結果が看護師専業の看護診断・治療であること。

（イ）看護診断の基は、看護理論による看護問題のアセスメントができなければならないこと。

（ウ）看護問題と看護問題のアセスメント方法は、看護論・看護実践モデルによってまったく異なること。

　ヘンダーソン看護論は、看護診断・治療に先鞭をつけた代表的看護論である。

　そして、わが国のほとんどの看護職者は、ヘンダーソン看護論を学んで今日に至っている。ヘンダーソン看護論からの学びは実に多様である。学ぶ年代や、大学・専門学校の教育課程の位置づけ、また教育にあたる看護教員などにより学びは変化する。

　ヘンダーソン看護論からの学びについては、例えば、看護診断・治療の概念・方法の確立普及以前に当看護論を学んだ人、一般看護論として学んだ人、看護とは何かという看護概念の追究として学んだ人、看護実践への導きの書として学んだ人など、さまざまであろう。

　しかし今でも、ヘンダーソン看護論といえば、"14項目"と即答する人がいる。ヘン

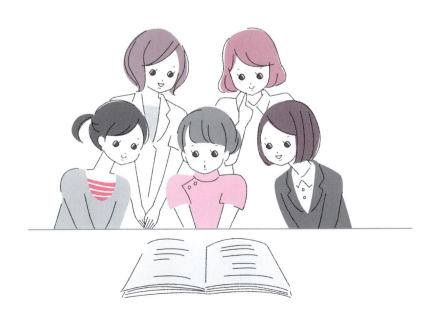

ダーソン看護論の重要概念が、"14項目"で片づけられていることは残念でならない。筆者は、"14項目"と言う人に対しては、「基本的欲求のことか、基本的看護のことか」と両者の区別を問い返している。

つまり、「患者の基本的欲求をみて看護対象理解を考えるのか？」「看護師が全責任をもつ基本的看護を考えるのか？」を区別して理解しているのか問うているのである。

看護の専門性とは、看護師が知識・技術を駆使して全責任をもって引き受けるものである。そのことを最重要概念「基本的看護」で示し、患者を助け、看護の社会的評価を得ていくには、ヘンダーソン看護論が普遍的で適している。看護実務者は、ほぼ全看護職者が学んでいるヘンダーソン看護論から看護診断を始めようではないか。

そして、ヘンダーソン看護論の重要概念の活かし方は、今の看護診断・治療につながることを確かめようではないか。この本は、臨床、在宅の看護診断・治療に役立てられるものである。

看護教員のために

看護論教育における看護教員の責任は重い。看護教員は将来の看護専門職者への基礎教育の責任を負う。

将来の看護の動向・方向性そして看護の質向上を志向しつつ、過去から築いてきた看護の根幹をなす基本を看護学として教育する。親がわが子を育てるように、初学者が看護専門職者のスタートラインに立てるよう育てていく。看護教員の看護学に関する知見・見識が看護学生の知見・見識に、看護教員の人間としての人格が看護を志す看護学生の理想モデルとしてあり得るよう、看護教員は教育に勤しむ。

看護教育はそのような看護教員によって支えられてきた。そして、これからも看護教員はそうありたいと願う。看護を学ぶ初学者にとって、看護教員や看護学実習現場の看護師等は最初にインプットされる専門職者像であり、看護職モデルになる。

それゆえ、看護教員が看護初学者に看護学原論に位置する看護論について何をどう教えるかは、看護学生の看護学を学ぶ方向性と成果に多大な影響を与える。教育課程に設置されているから、自分も教えられ学んだから、といった理由からでなく、なぜ看護論を教えるか、教える目的を見据えて何をどう教えるかが重視されなければならない。

看護教員による看護論教育の目的・方法に関する認識の実態は定かではないが、看護論教育での必要性だけは確かである。

ヘンダーソン看護論についていえば、現看護教員もかつては学ぶ立場であった。したがって、教えられたように教えるだけの教育は見直さなければならない。

まず、ヘンダーソン看護論が看護実践、今では看護診断・治療にどう役立つかを見直す必要がある。次に、自分が看護専門職として、ヘンダーソン看護論の理解と応用をどう深め拡大したかを見直していただきたい。

看護教員は看護論を学生時代に習ったとしても、その後の看護経験に活かし、理解を深め、その成果を理論的にまとめ、それらを看護学生に還元しなければ、看護論教育の進化はない。

本書は、看護教員が蓄積してきたヘンダーソン看護論の真価を問い直し、まとめたものである。

本書から、看護教員の皆さんが、ヘンダーソン看護論の真価を今一度見直していただくことを期待してやまない。

2 本書「ヘンダーソン看護論と看護実践への応用」からの学びの特徴

金子道子

　本書から何が学べるか、それは学ぶ人の主体性に委ねられる。
　著者らは、ヘンダーソン看護論原本を読解し、人間諸反応や看護諸行動から重要概念を取り上げた。そしてその重要概念を文献と経験知を重ねて追究し、概念定義をした。さらにその諸概念に知識・理論を添えて説明し、著者らで討議をして、その結果を成書にした。
　『看護の基本となるもの』を原型としながらも、著者らは今の看護に活かす、新たな「基本的欲求論」「基本的看護論」の教科書を作成したと思っている。
　著者らの作成した意図と意思から、本書から学んでほしいと強く願望していることがある。その願望は、本書からの学びの3つの特徴として次に示す。
　①看護論を看護学として学べる。
　②看護論を実践応用する学術・実用書として学べる。
　③看護論を自学自習で学べる。
　この順番で、"学びの勧めと期待"を語る。

看護論を看護学として学ぶ

　ヘンダーソン看護論に限らず、すべての看護論・看護実践モデルは、看護目的論・看護対象論・看護方法論・看護方法各論で構成されている。
　著者の知る限り、すべての看護論・看護実践モデルは、「看護目的論は」・「看護対象論は」・「看護方法論は」○○であるとは記述していない。しかし、解読すると、看護目的論・看護対象論・看護方法論の解答をしっかり明言し記述している。
　看護専門職者は、看護する際、次のことを必ず考慮する。
　看護目的論で理論的に明確にしている看護の目的に向かって、看護の機能する場の特性（例えば、病室・手術室・集中治療室・在宅・産院・老人保健施設・デイケアセンター等）を考慮して、看護対象者の具体的目的を明らかにする。
　看護対象論で明確にしている看護対象理解のための理論的枠組みを応用して、看護対象者の発達的・病理的特性（例えば、がん手術患者・糖尿病自己管理患者・妊婦と家族・白血病小児患者・在宅認知症高齢者等）を考慮し看護対象者の人間としての全体像を理解する。
　看護方法論で明確にしている看護過程論を応用して、個別看護対象者の看護問題アセスメント（看護診断）と看護的治療計画を立案・実行・評価する。一連の過程・結果全体が個別看護の方法各論と認識する。
　したがって、看護専門職者は看護目的論・看護対象論・看護方法論を意識し熟知して、初めて適切で質の高い個別看護が提供できるのである。
　看護学には、基礎教育で教える看護学、現実の看護ニーズに合わせ専門分化された看

護学まで、多様で幅広い看護学分野がある。例えば、看護学原論を基盤に、対象発達特性別の小児看護学・成人看護学・高齢者看護学があり、看護の機能する場別の臨床看護学・地域看護学・在宅看護学・公衆衛生看護学がある。また、健康レベル特性別の急性疾患看護学・慢性疾患看護学・ターミナル期看護学や、精神機能や性と生殖機能に関する精神看護学・母性看護学、医療的治療と関連させたがん看護学・人工透析看護学・認知症看護学などがある。

　看護論の看護目的論・看護対象論・看護方法論・看護方法各論は、上記すべての看護学の看護目的論・看護対象論・看護方法論・看護方法各論の根幹になる看護論である。

　ヘンダーソン看護論でいえば、基本的看護目的論・基本的欲求対象論・基本的看護の看護過程論・14基本的看護各論は、小児看護学にも在宅看護学にも認知症看護学にも通ずる理論的枠組みであり、慢性疾患看護学にもターミナル期看護学にも応用できる原理を有している。

　他の看護論においてもまったく同様である。

　ただし、看護対象者の抱えている看護問題は、用いる看護論の理論枠によってはよりわかりやすく、問題解決への理論的推論も容易となる。

　例えばその人の抱えている看護問題を見きわめるのに、基本的欲求の理論枠で？　自己概念の適応看護の理論枠で？　健康逸脱時のセルフケア要件の理論枠で？　と分析する理論枠を選択すると、看護問題の分析が容易になる。

　多くの看護論を理解しているほど、多様な看護対象者理解が深まり広がることは確かである。

　看護論がすべての看護学の根幹をなす原理を論理的に組み立てているとすれば、すべての看護学は、看護論の応用であるといえる。例えば、がん看護学は、看護論の看護目的論・看護対象論・看護方法論・看護方法各論の応用である、というように。

　看護基礎教育を受けている看護学生は、看護論の看護目的論・看護対象論・看護方法

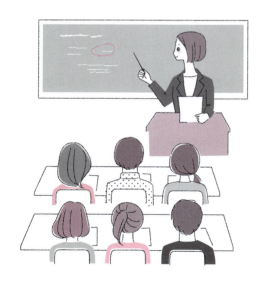
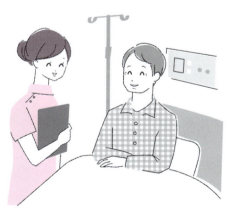

論の学びを基礎看護学・小児看護学・成人看護学・高齢者看護学・精神看護学・母性看護学・在宅看護学・公衆衛生看護学等の看護目的論・看護対象論・看護方法論・看護方法各論に応用できる。

また、看護実務者は、受け持ち患者のがん看護や透析看護に、看護論の看護目的論・看護対象論・看護方法論を応用させ、安全・安楽を担保する全人的・理論的看護を提供できる。

看護学生あるいは看護実務者にあっても、看護論は看護学学修に応用され、看護実践に応用される。すなわち、看護論はすべての看護学の原型となる理論で構成されているといえる。

本書は、ヘンダーソン看護論を看護学体系の原型としてとらえた。

ヘンダーソンは、『看護の基本となるもの』を、看護目的論・看護対象論・看護方法論・看護方法各論と項目を立て論述しているのではない。著者は、目次の意味を解読してみた。その結果、ヘンダーソンは、『看護の基本となるもの』を、基本的看護目的論・基本的欲求対象論・基本的看護の看護過程論・14基本的看護援助論で構成していることが理解できた。つまり、看護論を看護目的論・看護対象論・看護方法論・看護方法各論の観点から説明していたのである。

ヘンダーソンの構成を基に、著者らは、看護目的論・看護対象論・看護方法論・看護方法各論に、看護の機能する場の特性および看護対象者の発達特性・病理的特性を常に視野に入れ、論理を加えた。そしてすべての特性を統合する形でヘンダーソン看護論を補充発展させた。その結果が本書である。

本書は、ヘンダーソンが述べている基本的看護と基本的欲求の意義と意味を、原本に当たり、可能な限り正確に理解した。その手続きを経て、独断とならないよう用心して、著者らの見解を論理的に詰め、重要概念の概念定義をした。

ヘンダーソン看護論を看護学体系とするために、看護目的論・看護対象論・看護方法論・看護方法各論を再構築したのである。

ヘンダーソン看護論を再構築した本書は、看護学体系を成したと考えている。

ヘンダーソン看護論を看護学体系として学ぶことを、特に初学者・教員に期待する。

看護論を実践応用する学術書・実用書として学ぶ

本書は、ヘンダーソン看護論を看護の実践にどう活用するかを、学術的・実用的に述べたものである。

看護論は、看護の本質を、哲学的・理論的に追究する理論書が多いので難解なこともあり、実用書にするためには個人的応用力に委ねられている場合が多々ある。

看護は実践して、そして人々は看護の恩恵を受けて、初めて看護のありがたさや意義を実感する。

看護の意味や意義を多くの人に説明し、多くの人から看護をより充実したものに育ててもらうには言葉すなわち意味ある言語が必要である。

意味ある言語、すなわち概念で看護を語っているのが看護論である。それゆえ看護論は看護の実践と強く結び付けられなければならない。そこで著者らはヘンダーソン看護論を学術書にして、学術を実用にする実用書にしたかったのである。学生には学術書として体系化して看護学を示し、看護実務者には実用書として体系化した看護論を実務に活かす論理と方法を示したかったのである。

〈看護学生の場合〉

　看護学生が看護実践を学修する主たる授業は看護学実習である。

　看護学実習は、講義・演習で修得した看護学に関する理論・知識・技術を応用して、特定の看護対象者の看護を計画・実践・評価する学修形態である。

　看護の計画・実践・評価の学修に直接関係する本書の箇所は、看護方法論（看護過程論）と看護方法各論（14基本的看護各論）である。看護方法論・看護方法各論を看護実践に応用する意図をしっかりもって学ぶことで応用力が養われる。またこの2つの箇所は、看護目的論・看護対象論と理論的関連性をもっている。看護方法論が看護目的論・看護対象論との理論的つながりをもっていることを学び、看護理論が看護実践に不可欠であることが実感をもって学べる絶好の機会になる。

　本書第Ⅳ章-Ⅰの「ヘンダーソン看護論における看護過程展開の6段階」は、看護学生が看護学実習をする前後の学修に役立つ。

　第Ⅴ章は、上記の看護過程展開を「大腿骨頸部骨折患者」の事例に応用した看護過程全体を論述したものである。看護学生は看護学実習で当事例を応用して看護過程展開ができる。具体的には次の通りである。

①「看護方法論」の看護過程展開論に基づいて、受け持ち患者の14基本的欲求の充足・未充足に関するアセスメントをし、14基本的欲求充足アセスメント結果に基づき14基本的看護を計画・実施・評価する。

②実習前に「大腿骨頸部骨折患者」事例から、「看護方法論」の一般論・原則論を個別事例に応用する考え方・方法を演習し修得する。

③看護過程展開の一般論・原則論を個別事例に適用する考え方・方法を身につけて実習に臨む。そして実習では身につけた一般論・原則論の個別事例への適用法のさらなる応用で受け持ち患者等の看護過程の展開を行う。

④実習後の受け持ち患者等への看護過程のレビューは、再び「看護方法論」の一般論・原則論に基づき行う。

⑤そうすることによって、実習中に看護過程展開で不明確だった部分を一般論・原則論で明確にして確実な学修にする効果や、一般論・原則論ではわからなかったことをさらに明確にする効果がある。

〈看護実務者の場合〉

　看護実務者は提供すべき看護の疑問・戸惑い・困難性に遭遇した場合に「看護方法論」の原則論に立ち戻ることを奨めたい。

　さらに患者理解に際し、患者の援助を必要とする基本的欲求を見きわめ、どの欲求がどう充足されていないか、充足を必要とする基本的欲求に基本的看護をどう提供するか、それらの見きわめに14基本的欲求各論・14基本的看護各論を活用していただきたい。

　看護の日常の現場で行われている看護診断に本書の活用を奨める。

　ヘンダーソン看護論発表当時、看護計画・実施の考え方はあったものの、看護過程・看護診断の概念と方法は未確立であった。

　しかし、ヘンダーソンは『看護の基本となるもの』第Ⅲ章で、「基本的看護ケアを行うにあたって考慮に入れるべき患者の状態、その他の条件」として現看護診断の原則論を述べている。

　看護診断する事象は14基本的欲求の充足・未充足で、常在条件と病理的状態の影響をアセスメントした結果が看護診断結果である。看護診断結果から基本的看護を抽出し、

計画し、実施し、評価する。

　以上の全体が「看護方法論」である。

　『看護の基本となるもの』はほぼ全員の看護師らが学んでいるが、この看護論における看護診断を正確に学んでいる人は必ずしも多くはない。

　NANDAや日本の電子カルテには基本的欲求やそれに類似した事象の看護診断は必ずある。病棟、看護チーム、他職種との連携等において、本書からの看護診断の学びと共有は有効といえよう。

看護論を自学自習で学ぶ

　看護論は一般に抽象表現であり、抽象思考に不慣れな人には難解で好奇心が湧かない。加えて看護論の有用性に気づいていない人は、看護論を知らなくても日頃の看護業務には何ら支障ないと思っている。

　また看護論を教えるのに卓越した教員がいなかったり、教員自身が看護論の重要性はわかっていても、何をどう教えたらよいか戸惑っていたりする。

　看護論の有用性は理解できても、他者からの教育によって、理解の成否が分かれるような事態があるとすれば残念なことである。そこで、看護学生でも、看護実務者でも自学自習できる看護論成書を作成することをめざした。

　『看護の基本となるもの』を第Ⅰ、Ⅱ、Ⅲ、Ⅳ章ごと、字句・概念・文意主旨等を単に解説するのは止めた。各章の看護論に関する趣旨と本質をつかみ、それらを説明するのにタイトルを付し、事象や現象を概念化し、その概念を説明するのに具体例を加えた。

　また『看護の基本となるもの』原著にあたり、英英辞典・英和辞典の辞書的意味に看護専門の学術的用語と概念を加え具体例を入れて説明した。著者らの見方・考え方や理解したことを表現しているので、読み取っていただけるのではないかと思っている。

　当然ながら、興味・関心のあるところから理解していくことも可能である。著者らは看護目的論・看護対象論・看護方法論と理論的理解の順序性を考慮して編集しているので、第Ⅰ章から順次理解していくのも、理論的理解には効果的である。

　また、課題・演習のテーマによって本書を活用することもできる。自学自習に用いられるよう、今後の改訂も考えつつ、利用に供したい。

3 本書「ヘンダーソン看護論と看護実践への応用」何をどう学ぶか；著者らからのメッセージ

金子道子

看護学生へ

1．ヘンダーソン看護論における「看護目的論総論」「看護対象論総論」「看護方法論総論」の理解
- 学術用語の重要概念を用いて抽象的に記述しているので、用いられている言語の意味を身近な実例を用いて理解する。
- 自分の理解したことを必ず記述し、友人や看護の先生に見てもらい、補足や修正をする。
- 本書の看護目的論・対象論・方法論総論の箇所に、自分が理解した内容を記述添付する→本書を「my textbook」とする。
- 看護学生は、難しくても抽象概念と具体を結びつけ理解する。看護学生は抽象概念の理解を発達させる最適の年代だから。

2．14の基本的欲求の理解
- 14の基本的欲求は看護対象論の各論であることを理解する。
- 各基本的欲求の理解には、各基本的欲求の概念定義から理解する。
  概念定義の解説が難しいときは、概念定義だけは理解するように努力する（友人や看護の先生からの応援を得る）。
- 各基本的欲求の解説に用いている専門的知識を理解する。
  各基本的欲求の理解には専門的知識が必要である。本書の各基本的欲求の解説に用いた知識は看護師等国家試験でも必要な最低限の知識で、生涯看護の仕事をするのに欠かせない知識である。
- 専門的知識や用語の理解は、暗記し、意味や意義を理解し、自分でも図やイラストを描き、説明を加えて、理解できたかを自己チェックする。
- 各基本的欲求は、必ず「生命体として生き」「社会生活を営み」「終生成長発達を遂げる」欲求として理解する。
- 各基本的欲求は、必ず「あらゆる発達段階」「あらゆる健康レベル」に必要な欲求として理解する。
- 基本的欲求を奥深く理解する。
  各基本的欲求の解説は、日本で初めて（世界でも最初かな？）なので、わかる箇所からマーカーなどをつけ、わかったことなどメモを記入し、理解した箇所を広げ、理解したことを書き加える。

3．14の基本的看護の理解
- 14の基本的看護は、看護目的論の各論であることを理解する。

- ●各基本的看護の理解には、各基本的看護の概念定義から理解する。
- ●各基本的看護の概念定義は、各基本的欲求の概念定義に基づくことを理解する。

  各基本的看護の概念定義の理解が難しいときは、その基本的欲求の概念定義の理解に戻るとよい。
- ●各基本的看護の具体は、各基本的看護の概念定義から具体化されていることを理解する。

  抽象的な概念定義を具体化すると、具体的看護が見えてくることに感動を覚えたらあなたは最高。
- ●各基本的看護は、必ず「あらゆる発達段階」「あらゆる健康レベル」への看護と考えられていることを理解する。
- ●各基本的看護を奥深く理解する。

  各基本的看護の解説は、各基本的看護の概念定義・あらゆる発達段階・あらゆる健康レベルに関連させていることにおいて、日本で、多分世界でも例を見ないので、わかる箇所からマーカーをつけ、理解したことをメモし、理解した箇所を広げ、理解したことを書き加える。

4．看護方法論と看護過程展開の理解

- ●看護方法論と看護過程論とはほぼ同じ意味であることを理解する。
- ●看護過程論は、看護論によって異なることを理解する。
- ●本書の看護過程論は、ヘンダーソン看護論の「独自」の看護過程論であることを理解する。
- ●具体的な看護過程展開論は、ヘンダーソン看護論の看護目的論・対象論・方法論から組み立てられていることを理解する。
- ●具体的な看護過程展開論は、どの事例にも応用できる原則論であることを理解する。
- ●具体的な看護過程展開論と事例への応用とを対照比較して理解する。

  「大腿骨頸部骨折患者の看護過程展開」は、看護過程展開論の原則論（情報収集から記録様式などすべてを含む）の応用である。原則論と応用例を対照比較して理解する。
- ●看護過程展開論の原則論と事例への応用は、看護学実習の事前に演習し理解する。
- ●看護学実習の事前に理解した看護過程展開論の原則論は、看護学実習の受け持ち患者の看護過程展開に応用できるレベルまで理解する。
- ●看護学実習で受け持ち患者の看護過程展開で不明や困難に直面したときは、原則論に戻り、不明や困難を乗り切る。

看護実践者へ

1．看護診断の理論枠組みとしての理解

- ●NANDAが取り上げている看護診断名の一部には、基本的欲求が含まれていることを理解する。
- ●NANDAが取り上げている看護診断名は、ヘンダーソン看護論の基本的欲求のほか、次に示す看護論で取り上げている看護診断名がある。
  - ・ロイ：適応看護実践モデル

    生理的―身体的行動様式、自己概念行動様式、役割機能行動様式、相互依存

　　　　　行動様式。
・オレム：セルフケア看護実践モデル
　　　　　普遍的セルフケア8要件、発達的セルフケア要件（発達課題達成要件）、
　　　　　健康逸脱に対するセルフケア6要件。
・ペプロウ：人間関係看護論
　　　　　問題解決自己能力開発に至る信頼関係形成諸段階（方向づけ、同一化、
　　　　　開拓利用、問題解決）。
・ゴードン：11機能的健康パターン
　　以上は、14の基本的欲求と共通している看護診断名と、基本的欲求とは異なる広範囲の診断名が網羅されている。
●看護実践の場で日常的に看護診断を行う看護師は、日本そして世界中で重視されているヘンダーソン看護論の基本的欲求の看護診断を基盤とすることが賢明である。
●看護診断の実践には、ヘンダーソン看護論の看護過程論を理解し、応用する。
●看護過程論は、看護目的論・看護対象論・看護方法論を理論的に統合（インテグレイト）した論で、論理が一貫しており、看護職者間で容易に理解し共有できる。
●基本的欲求の看護診断における限界突破。
　　看護問題が基本的欲求に限定されると、看護対象者のもつ看護問題を鮮明にするのに限界が生じる。その限界突破には、上記に列挙した看護診断に重要で有効なロイ・オレム・ペプロウ等の看護論の活用を勧める。その際熟知しておくべきことは、「各看護論によって看護過程、すなわち看護診断法が異なる」ことである。
●「基本的欲求」看護診断法のマスターが、他看護論の看護診断方法の習得の基礎。
　　各看護論によって、何を看護問題とするか異なる。さらに、看護問題アセスメント方法（看護診断方法）も異なる。ヘンダーソン看護論の基本的欲求充足・未充足アセスメント方法（基本的欲求 看護診断方法：本書第Ⅳ章-Ⅰ「看護方法論」）を、原則論から具体的手順までマスターすることは、他看護論の看護診断の原則論・具体的手順のマスターに必ず役立つ。それにより、基本的欲求の看護診断の限界突破をしていただきたい。

2．臨床看護・在宅看護の看護問題解決の活用

●個別の臨床看護・在宅看護の看護問題解決への理論書としての活用。
　　臨床看護・在宅看護の看護実践者は、日々、その時その場で解決を必要とする看護問題に遭遇する。看護問題の問題状況・問題の本質・問題解決の方策等を明確にするために、本書は大いに役立つ。理由は、各基本的欲求と欲求への基本的看護の概念・概念から抽出した概要・概要の個別事例への適用を理論的に述べているからである。ぜひ活用いただきたい。
●事例研究への活用。
　　日々遭遇している看護問題解決を普遍化する方法として事例研究がある。個別の看護問題の本質を焦点化し、問題の本質の追究のために、また看護援助の実績を成文化し援助の本質を追究するためにも、本書は大いに役立つ。理由は、基本的欲求・基本的看護を、日本そして世界で初めて概念化し、概要を明確にし、説明するのに必要な専門的知見を添えて、読解・学修するすべての方々に活用いただきたいと考え、本書を書いたからである。ぜひ活用いただきたい。

看護教員へ

1. 看護学生の本書理解を助けるために

- 看護学生に本書の次の事項を理解することを奨励した。
  - ・ヘンダーソン看護論の「看護目的論」「看護対象論」「看護方法論」総論の理解。
  - ・14の基本的欲求の理解。
  - ・14の基本的看護の理解。
  - ・看護方法論と看護過程展開の理解。
- 看護教員は看護学生の「看護目的論・対象論・方法論」総論の理解を助けるために、本書「看護目的論・対象論・方法論」総論を理解する。
- 看護教員は看護学生の「14の基本的欲求理解」を助けるために、本書から14基本的欲求を理論的に実例を挙げて理解し、自ら理解したことを実例を持って学生の理解を助ける。
- 看護教員は、看護学生の「14の基本的看護理解」を助けるために、本書から14基本的看護を14基本的欲求と関連させ、理論的に実例を挙げて理解し、自ら理解したことを実例をもって学生の理解を助ける。
- 看護教員は、看護学生の「看護方法論と看護過程展開の理解」を助けるために、本書（第Ⅳ章-Ⅰ看護方法論）から「看護方法論と看護過程展開の理解」を、看護目的論・対象論と関連させて、理論的に実例を挙げて理解し、自ら理解したことを、実例を用いて学生の理解を助ける。

2. 事例研究指導への効果的活用

- 看護教員は、看護学生が看護学実習等で受け持った患者を事例研究する際、ヘンダーソン看護論の理論的枠組みを活用すると、健康問題に対処する人間の諸反応・諸行動と、諸反応・諸行動への看護を理論的に説明づけられる。
- 看護教員は、看護学生が看護実習等で受け持った事例の研究すべきテーマを焦点化する際、学生の追求したいテーマがヘンダーソン看護論の看護目的論・看護対象論・看護方法論を指標に、それらのいずれであるか絞り込むよう指導する。そのためにも看護教員は、看護目的論・対象論・方法論について理論的に理解しておく必要がある。
- 看護教員は、看護学生が事例の研究すべきテーマに関する諸現象・諸行動を分析する際、ヘンダーソン看護論の理論的枠組みを活用する。
  ヘンダーソン看護論の理論的枠組みを教員と学生が共有できていれば、研究においても共通の知見になり得る。
- 看護教員は、看護学生による事例研究のテーマの焦点化・データの分析・考察に、ヘンダーソン看護論を基軸に他の看護論の知識・知見・理論を用いる指導が効果的である。看護教員自ら学習・理解・研究を積み、学生の知見の限界を突破する指導が望まれる。

第 II 章

「基本的欲求」の概念のなかに看護の独自性を見出す

1 基本的欲求の概念にふれた看護学生時代

金子道子

　1960年にヘンダーソンの『看護の基本となるもの』を手にしたとき、私ははじめて「基本的欲求の概念」を知った。英文原書"Basic Principles of Nursing Care"の中にある"fundamental human needs"という言葉である。直訳すれば「人間の基本的欲求」であるが、現在は「基本的欲求」と看護の重要な学術用語として概念化されている。

　"Basic Principles of Nursing Care"は、ICN大会から帰国された湯槇ます先生（当時の日本看護協会会長、私の恩師でもある）から紹介された小冊子であった。その中の"fundamental human needs"という言葉に出合ったとき、私はその新鮮なひびきに驚くとともに、これこそ私が探していた看護につながるかもしれないというときめきを感じた。"fundamental human needs"を「基本的欲求」と訳し、その概念を共有するのは、この出合いから数年後のことである。「基本的欲求」の概念の理解を少しずつ深めて、その概念の中に看護の独自性を見出していく私の学習・研究過程は、看護専門職者としての私自身の成長の過程でもあった。

　この章では、基本的欲求の概念に看護の方向性を見出してきた私の発見と見解について述べよう。

　私が看護大学3年次のときは、一般教養科目の履修後、看護学の教育が相当に進んだ時期であった。当時の看護大学教育では、基礎医学・臨床医学の講義や演習も時間数・内容ともに医学生に匹敵するくらい充実した授業を受けられ、それ自体は非常に面白く大いに興味の湧くものであった。しかし、肝心の「看護学」となると確かなものがつかめず、「看護とは何か」「これからの看護のあり方」「看護と医学はどこが共通しどこが異なるのか」について、不消化のままの状態であった。あるとき、私たち学生は思い立って湯槇先生の研究室を訪れ、私たちにも理解できるように、看護を理論的に教えてほしいと申し出た。

　湯槇先生はそのとき、少し顔をゆがめて悲しそうな表情で「言葉でいうことは難しい。あなたたちに伝えたいけれど、それができないのよ」とおっしゃった。それは、それ以上追い詰めることはできないと感じさせるほどの表情であった。湯槇先生は続けて「その代わり、ここにある本はすべて持っていっていいです。あなたたちは自分で勉強することができる人たちだから、自分で勉強して答えを出して持っていらっしゃい」と言われた。この会話が、私を今日まで看護探求の道に導いてくださったのである。そのときには、湯槇先生の本棚に"Basic Principles of Nursing Care"はなかった。

　このときのやりとりを先生は覚えていてくださった。そして、ICN大会から戻られたときに"Basic Principles of Nursing Care"の小冊子を渡してくれたのである。当時は現在のようなコピーの技術がなく、蝋を張った原紙に英文タイプライターを打たれる事務の方が、小冊子の全文を打ってくださり、ガリ版と鉄筆でなぞり、謄写版で印刷した。そうしてできた"Basic Principles of Nursing Care"を使って仲間で抄読会をしたのが、私のはじめてのヘンダーソンとの出合いである。

「看護師独自の機能」というのは、原文では"The unique function of the nurse"と書かれていた。当時、私はこの原語の「独自の機能」の意味を読みきれずにいた。しかし、"fundamental human needs"という言葉は、今まで看護学の講義でも一度も耳にしたことがなかったにもかかわらず、「人間の欲求に注目するということこそ"看護"なんだ」と自分で発見したかのような感銘を覚えた。
　ヘンダーソンは単に"human needs（人間の欲求）"と言っているのではなく、"universal human needs"と表現していた。私は、そのことにより大きな関心を持った。
　"universal human needs"を湯槇・小玉（敬称略）は「普遍的な人間の欲求」と訳している。訳はともあれ、すべての人間に共通してある欲求が"fundamental"の意味につながるということである。
　つまり、すべての人間に共通する欲求に着目し、ヘンダーソンが独自の見解で抽出したその欲求に注目することこそ、看護師の重要な仕事であると述べているのである。人間に共通する欲求への看護が、看護とは何かに対する明解な答えであった。
　当時の看護学生の多くは、まず先輩看護師の看護の仕事のアシスタントをすることから、看護の技術ひいては看護の本質を学んでいった。しかし、私は頭で看護を理解したいという思いが人一倍強かったのか、ヘンダーソンの看護論は十分に納得できるものであった。その後、初めて看護の臨床実習があった。
　私が学生のときは、臨床の看護師が指導できないという理由から、医師についての臨床実習であった。医療のための検査・診察・患者病状等、医学生と同様な実習が続いた。それも大変面白く、さまざまな状況を理論的に理解していくのに有益な実習であった。ただし、ヘンダーソンの"fundamental human needs"に大いに啓発され、それを何とか見きわめようとする私にとって、そのことを示唆してくださる看護師あるいは看護の指導者は皆無であった。当時の私の乏しい「人間の欲求」への理解では、医師と同じ見方で患者を理解するのが精一杯であった。

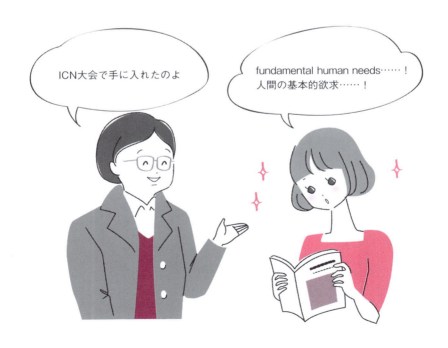

看護学生時代に「基本的欲求」と出合ったことで、医学とは異なる看護の独自性を見出すことができたことは最大の学びであったと思う。同時に残念であったのは、基本的欲求に影響を及ぼす病理的状態を医学・医師から学んだにもかかわらず、看護の立場で基本的欲求を中心に病理的状態と関連させて対象理解をする力に欠けていたことであった。それができたのは、就職したときだったのである。

　後になって考えてみれば、医師について患者のそばに行ったのは、医師が行う医学的診断と医学的治療を理解するためということであろう。今になれば、同時に患者の病理的状態が患者の基本的欲求にどう影響を及ぼすのか、そこを見きわめることこそが看護の臨床であるということがよくわかる。しかし、当時の私には、「私が患者の基本的欲求をみよう」そして「医学的診断や治療から考えられる病理的状態が基本的欲求に大いに影響を与えるのだから、それを自身で見きわめよう」という、この2つの考えが育っていなかった。今から考えると"Basic Principles of Nursing Care"を抄読していても基本的欲求の見きわめ方まで理解するほどには読み込んでいなかったのだと思う。

2 小児結核児の基本的欲求充足から学んだ看護の独自性

金子道子

　自著『看護論と看護過程の展開』[1]でも少しふれたが、臨床の場に入ったときにも、私は恩師に助けられた。その恩師は、昭和36年当時、国立中野療養所で総婦長として辣腕をふるわれていた大森文子先生である。大森先生は、私の大学生時代に産婦人科看護を教えてくださった先生であった。

　当時の私は自分の身体的ハンディもあって、現場の看護師になることは難しいと考えていた。大森先生は、「あなたができることというよりも、あなたが考えてできると思う看護を実践してほしい」と言われ、国立中野療養所に特別に採用してくださった。小児結核病棟への配属は、看護師でなければできない新しい仕事をするための特命を受けてのことであった。

　特命の一つが、少なくとも3か月（これは本当にまれ）、長ければ3年以上という長期入院の学童に対する生活・学習指導であった。このとき、病棟の看護師と一緒に看護全般において何を考え実践するかについて、大森先生は全面的なバックアップを約束してくださっていた。国立中野療養所に在職したのは1年5か月であったが、この期間は私の職業生活上、唯一の看護実践現場であり、他に代え難い経験となっている。新旧の看護教育制度の入り交じる混乱期、1000円で看護師免許を得ている旧制度の看護師が大勢を占めるなか、私は、看護師の教育制度の向上こそ、つまり看護教育こそが看護を高め、看護師としての人間性を高める原点であるということを、強く心に刻み込んだ。

小児結核児の基本的欲求に向けられた生活・学習指導

　小児結核患者には、生後2か月の乳児から就学前の幼児、それに小学生・中学生の学童、18歳未満の高校生から20歳未満の社会人まで大きな幅があった。そのため、生活・学習指導は実にバラエティに富んでいた。最初は何から手をつけたらよいのか戸惑うばかりであったが、乳幼児の一日の生活と、学童以上の患者の一日の生活とを分けてみたとき、私のすべきことが見えてきた。

　現在では、卒業直後の新任看護師教育は、プリセプターの指導のもとに看護現場への適応が図られ、患者に可能な限り万全のサービスを提供するシステムが整えられている。しかし、今から50年以上前、大部分の看護師が、何が看護で何が看護でないのかほとんど問われることもなく働いていた当時、「自分の考える看護を実践しなさい」と特命を受けた私に、プリセプターはいなかった。自分で小児結核病棟のなかに看護を見出し、看護を実践し、並いる先輩看護師に看護を示し、共有する役割をとらざるを得なかった。その役割遂行のエネルギーは、私の内なる源流にあった唯一の財産『看護の基本となるもの』から発した。そして、「大学出の頭でっかちで、実践のない者」として私に向けられた冷ややかで特別視された先輩看護師たちのまなざしに立ち向かう覚悟も必要であった。頭でっかちゆえに、できることを示そうと思ったのである。

総婦長の大森先生は、小児病棟には特に優秀な看護師を配置したいという思いが強かった。そこで、当時、高等学校卒業後3年以上の看護専門教育を受けた、新制度の看護師を積極的に採用し（といっても、療養所全体で該当者は16名程度）、そのうち4名を小児病棟に配属させた。当時は40舎以上（病棟を療養所では病舎と呼称していた）もあるなか、なぜ小児病棟のみ4名の新制度看護師を配属させたのだろうか。私は、基本的欲求の14番目「健康での"正常な"発達を導くような学習をし、発見をし、あるいは好奇心を満足させる」欲求について知ったとき、大森先生の意図が理解できたように思った。

　この14番目の欲求は、小児期はもちろん成人期・老年期でもすべての時期で重要で不可欠な欲求である。成人期や老年期は、健康での自分の心身そして社会的発達を、自我同一性と確立させて主体的に充足できる。いや充足できるからこそ成人期・老年期といえよう。

　小児期は、小児とともにいる母親や家族が小児の発達を助ける。小児自らが本来もっている成長しようとする学習能力をうまく触発して発見を助けたり、好奇心を満足させたりする助けを母親や家族が行う。結核を病む子どもは、その小児期を長期間家族と離れて療養所で過ごす。したがって、小児病棟の看護師は母親や家族に代わって、子どものもつ「健康での"正常な"発達を導くような学習をし、発見をし、あるいは好奇心を満足させる」基本的欲求を充足すべく子どもを助けなければならない。可能な限りその子にとって理想とする正常な発達ができるようにするためである。しかも、母親としての未熟性、人間としての未熟性を看護師同士で相互に補完し合いながらである。大森先生は、看護師のこの重要な役割を十分に理解されていた。だからこそ、子どもの人間としての発達を助けるために、新制度で新しい看護の教育を受けた数少ない人材を4人も小児病棟に配置したのである。

　小児病棟の配属になった私は、看護には何ができるのか、何をしなければならないのかを考えて行動し始めた。そのとき、まず子どもたちの生活に目を向けた。そして、生活形態・生活目標は乳幼児・学童・青年前期で違うことに気づいた。小児病棟80名の患児たちは、乳幼児期・学童期・青年前期まで、小児期すべての発達段階の子どもたちであった。そこで、グループを大きく3期に分けて各グループで必要な看護探しがスタートした。

　看護探しの最初は、特に手のかかる乳幼児への先輩看護師によるケアを観察することから始まった。その看護は、排泄の世話、食餌の介助（食事ではなくあえて食餌と書いたのは、当時の先輩看護師の乳児への食事介助は、食べたがらない子どもたちに対して、スプーンというスコップで餌を口のなかに押し込んでいるように見えたからである）、躾と称して叱りつける、特定の子どもを偏愛するなど、私が大学で学習した看護とはかけ離れたものが目立った。それならば、私は自分の考える看護を精一杯実践してみようと考えたのである。そして乳幼児に愛情をもって接し（というより愛情をかけて精一杯ふれあいたいと思ったのである）、そこから看護を探そうと思い始めた。

　先輩看護師の何人かは私にとって反面教師であった。私は、そのような先輩看護師のようにならないように、「考えながら看護をしよう」と思った。そして、少しずつわかってきたことがあった。子どもの「基本的欲求」に応えるはたらきかけこそが看護だということである。そこから、私は「実践する看護」に開眼していった。乳幼児への看護がみえてくると、ほとんどほったらかしにされていた学童の看護も、青年前期の患者への手助けもわかってきた。あとは行動に移すだけである。「基本的看護」の活動がいよ

いよ始まった。

結核児に行った私の基本的看護

　私が当時、徐々にわかってきて実行していった看護を改めてまとめてみると**表1「結核に罹患している乳幼児・学童・青年前期者に行った基本的看護」**のようになる。

　表1「結核に罹患している乳幼児・学童・青年前期者に行った基本的看護」は、次に示す観点から作表した。

1．乳幼児・学童・青年前期者はすべて結核に罹患しているものの、各児者の基本的欲求・基本的看護は発達段階によって差異があることから、乳幼児・学童・青年前期者に分けて基本的欲求と基本的欲求への基本的看護をまとめた。
2．ヘンダーソンは独自の見解で14の基本的欲求を定立させた。したがって、結核に罹患している乳幼児・学童・青年前期者の14の基本的欲求別に、基本的看護をまとめた。
3．ヘンダーソンは、基本的欲求に影響を及ぼすのは、常在条件・病理的状態であると考えているので、基本的看護を行った根拠に、常在条件・病理的状態で考慮したことを明記した。
4．結核児の基本的欲求への基本的看護は、結核の病理的状態・治療法・看護等に関する知識が不可欠である。当時の肺結核に関する病理的状態・治療法・看護等の知識を記載し、行った基本的看護の根拠とした。

　初めての看護体験とはいえ、50余年前の体験を鮮明に記憶にとどめまとめられたのは、『看護の基本となるもの』を独学したおかげだと思う。

　「基本的欲求への看護」、いわゆる「基本的看護」は対象児の発達段階によって異なる。

　基本的欲求のどれ一つをとってみても、乳幼児期と学童・青年前期の基本的看護の原則は異なる。このことは、「基本的欲求は常在条件の影響を大いにうけて、その充足状

（本文p.26に続く）

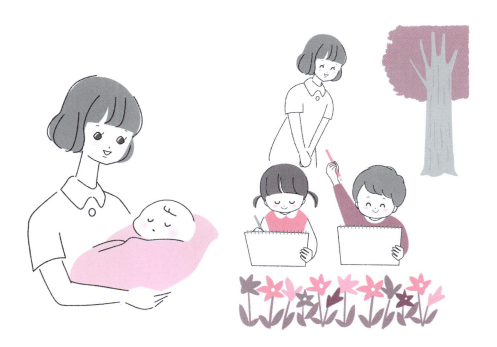

表1 ■ 結核に罹患している乳幼児・学童・青年前期者に行った基本的看護

	基本的欲求	私が行った基本的看護			常在条件で考慮したこと	病理的状態で考慮したこと
		乳幼児	学童	青年前期の患者		
1	正常に呼吸する	1. 喀痰喀出と気道の確保・感冒予防 2. 啼鳴の留意 3. 新鮮な酸素の多い大気呼吸 4. 誤飲・誤嚥の予防	1. 排痰時の呼吸の整え方 2. 喀血の予防・咽頭痛の緩和 3. 新鮮で酸素の多い大気呼吸 以上をなるべく自分で気をつけて行う指導	1. 自覚のもと喀血予防 2. 排痰時の呼吸の整え方、酸素大気呼吸を行う	1. 乳幼児・学童・青年前期と年齢差の幅と発達格差があるなかで、発達段階に応じた対応と一段階上の発達課題を見越したうえでの発達課題達成への援助 2. 長期家庭生活から分離していることから、医療従事者・病棟仲間で家族関係の安定を可能な限り導入した療養生活を促進する 3. 子どもの個性や気質も個々独自のものがあり、その個性を大切に考えた基本的欲求を満たすこと 4. 社会的・文化的背景も個別差があることから、背景を重視して基本的看護を考えたこと 5. 身体的・知的能力発達段階による格差および文化的社会的背景から生じる格差の両者を考慮して、各	1. 結核の病理的状態が急性期か慢性期か回復期かといった病状の健康レベルに合わせた日課プログラムの作成 2. 結核菌に対抗する体力といわれている栄養状態および免疫抗体のチェック 3. 免疫抗体生成を助長するような食生活、精神的安定、休息を整える 4. 菌に対する免疫機構など、同じ発達段階であってもその児その児によって異なることから個別性を見きわめる 5. 病巣部が結核菌の浸潤の拡大をしているのか、あるいは石灰化されているのかなど肺胞内の細胞組織壊死の進行形状も個別差が多いことから、排菌と他者感染に留意する
2	適切に飲食する	1. 高蛋白・高カロリー、摂取行動を助ける 2. 食事は30分以上かけ、よくかみ、楽しむよう助ける 3. 偏食の防止 4. 運動・発汗による水分補給 5. 3回の食事をしっかりと、間食で補食をする	1. 食事量・偏食・間食の自己チェック 2. 高蛋白・高カロリー摂取の必要と病気の関係指導	1. 食事と薬で病気を治すことの自覚と実行の促進		
3	あらゆる排泄経路から排泄する	1. 喀痰飛沫感染の予防 2. 喀痰検査 3. 喀痰の始末 4. 乳児のオムツ交換 5. 排尿・排便の世話 6. 排尿・排便の躾 7. 微熱による発汗の管理と水分補給	1. 喀痰の始末の方法指導 2. 女児の初潮・月経時の自己管理方法の指導 3. 排泄物や排泄経路の異常を自己申告できるよう促す	1. 排泄物・排泄経路の適切な自己管理チェックと指導 2. 腸結核患者の排泄時、排泄物の処置と処理		

4	身体の位置を動かし、よい姿勢を保持する	1．動きたい時に十分身体を動かし、安静時には休息・睡眠をとるようにする 2．過活動による体力消耗の回避	1．過活動とならない自主規制のはたらかせ方の指導 2．運動による循環促進と肺呼吸荷重の調整方法の確保 3．特に外気浴時の全身活動による新鮮な酸素確保	1．小児病棟の特に学童期の仲間に対し、兄・姉として活動時の身体の動かし方をどうしたらよいかが助言できる指導	基本的欲求を満たす身体的・知的能力を少しでも向上させることを主旨とする 6．各基本的欲求への基本的看護は、すべて常時存在する条件からの影響を考えること、それが個別性で個人を大事に考えていることの表われであること 7．常在条件変更時には、看護師間で情報と対応（基本的看護）の変更を共有すること	6．看護師も被感染者・感染媒体者となることを考慮し、感染予防を徹底すること 7．病理的状態と治療（抗生物質の薬物療法など）の効果は密接に関係するから治療効果を医師と見きわめ薬物治療をすすめる 8．抗生物質の副作用と日和見感染に留意し、看護師が第一発見者となるよう観察を継続すること 9．各基本的欲求への基本的看護は結核の病理的状態からの影響を考えること、それが病気に対する個別性で、同じ病気であっても個人によって対応が異なることの根拠である 10．病理的状態に変化があった時は、看護師間で情報と対応（基本的看護）を共有すること
5	睡眠し休息をとる	1．安静時間の確保 2．安静時間外での不動性場面の異常の発見	1．安静の必要性理解への指導 2．安静重視による活動性低下予防の指導 3．療養所規定の安静確保の理解と自己体調に合わせた安静の確保 4．安静時のリラクゼーションの工夫 5．同室者の安静を阻害しない配慮	1．自分の運動と安静時間、睡眠の自己管理ができることへの指導		
6	適切な衣類を選び着脱する	1．微熱発汗に伴う更衣（安静覚醒時、過活動時） 2．外気温による発汗・防寒のための更衣 3．吸湿性のある下着を選択し、躾も兼ねた着脱の指導 4．体温測定（1日3回〜5回）と熱型のチェック	1．衣服の種類、寝巻き等の必要量の確保 2．衣服の汚染、不潔がないかどうかの観察	1．清潔で、自分らしい衣類を選択し、ファッションを楽しむ		
7	衣服・環境の調整により体温を正常範囲内に維持する	1．微熱時の発汗・更衣 2．外気温・室内温と衣服材質・枚数の調節 3．衣服等の洗濯ー家事管理部との調整 4．発汗・活発な活動による新陳代謝亢進から生ずる表皮老廃物（垢、油脂等）の洗浄	1．衣服の自己管理の促進 2．衣服の洗濯等の配慮 3．外気温との関係で更衣・着脱できているかどうかの観察	1．冬期外出時の薄着による感冒の予防		

（次頁へ続く）

8	身体を清潔に保ち、身だしなみを整え、皮膚を保護する	1. 入浴介助 2. 皮膚や頭髪頭皮汚染の清潔	1. 入浴・皮膚汚染・頭髪頭皮汚染の清潔の自己管理	1. ニキビケア、洗顔、頭髪の清潔保持と他者に不快感を与えない留意の喚起	「肺結核の病理的状態・治療法・看護等に関する知識」 1. 著者が結核児の基本的看護を行った昭和36年当時、結核は日本の国民病ともいわれ、死亡数第1位の疾患であった。 2. 肺結核の病理的状態 1）病因 （1）肺結核は結核菌によって起こる感染症で、結核菌の初感染はほとんど肺に起こる。 （2）肺の初感染による病巣（初感原発巣）から菌はリンパ液に入り、所属リンパ節に達し、リンパ節にも病変が生じる。 （3）リンパ節で結核菌が増殖すると、マクロファージが活性化し、細胞性免疫が成立し、生体防御反応により大多数は気づかぬうちに治癒する。 （4）感染した結核菌量が多く、また生体の抵抗力が落ちている場合、初感染巣の乾酪変性（石灰化）が大きくなり、それが融解排除されて空洞となる。 （5）当時の日本国民は低栄養状態の人も多く、低栄養状態から結核菌感染に対する生体の抵抗力が低下していた。低低抗力状態の人が多量の結核菌感染を起こした時、初感染巣から肺門リンパ腺に病巣が侵襲することが多かった。 （6）菌の広がる経路は、気管支を通って肺の他の部位・喉頭・腸等に広がる管内性転移、リンパ節病変から菌が血液に入って、髄膜・骨・脊など血行性転移等がある。当時も転移のある患者が多くいた。 2）主要症状 臨床症状は少ない。発熱・咳・痰・喀血・胸痛・寝汗・疲労感・倦怠感 3）感染経路・結核菌検査 喀痰による飛沫空気感染。喀痰等のチールネルゼン法による塗抹検査
9	環境のさまざまな危険因子を避け、また他者を傷害しないようにする	1. 病状悪化防止 2. 呼吸器感染予防 3. 他者感染予防 4. 発達を遅延しない環境の整備	1. 病棟仲間の信頼・愛情・肯定的人間関係の促進 2. 不信・憎悪・否定的人間関係の回避 3. 身体的・心理的暴力・人権否定や侵害の回避	1. 自分の物的・人的環境を見定めて自分が加害者・被害者にならないような調整者となるための学習を助ける	
10	自分の感情、欲求、気分を表現して他者とコミュニケーションをもつ	1. 乳幼児が喜怒哀楽の感情表出ができるよう、感情表出しても叱られない関係を看護師との間に形成する 2. 年齢・発達段階の異なる集団生活のなかでうまく自己表現できるよう環境を用意する	1. 長期入院による家族との分離不安が生じない配慮を本人・家族に行う 2. 療養生活のなかで、医療従事者・同室者・仲間に、自分の感情・欲求・気分をうまく表現し、他者のそれも受け止める	1. 結核・療養生活・将来について、いつでも相談できる関係・場づくりへの心がけ	
11	信仰に従って礼拝する（自分の価値観での自己実現）	1. 心身・人格成長のために受け入れられること、改めなければならないことを一つ一つ丁寧に話し教える	1. 腸結核により15歳で天に召された仲間に、医師・看護師・病棟の全員で見送りの祈りをし、「天国で楽しく過ごしているね」と確かめ合う 2. 長期の療養環境のなかで医療者および療養者集団に適応し、自分が安定していられる人的関係を形成できることへの援助 3. 結核による長期入所の必要状況下でも、現生活を充実させることへの姿勢をもつための援助 4. 長期療養生活のなかにも意義を見いだせるための援助	1. 結核とともに心身を発達させ現在を生きている自分を振り返り、自分のなかにある大切な感情や信念などを発見し、これからの生き方に反映させることを助ける 2. 結核による長期入所の必要状況下でも、現生活を充実	

				5．療養生活のなかで長期目標・短期目標を具体的に定め、目標に向かった設計・実行をする	させることへの姿勢をもつための援助 3．長期療養生活のなかにも意義を見いだせるための援助 4．療養生活のなかで長期目標・短期目標を具体的に定め、目標に向かった設計・実行をする	3．治療 1）薬物療法；抗結核菌薬物療法 INH（イソニアジド）＋SM（ストレプトマイシン）＋KM（カナマイシン）を中心にした3剤併用。排菌が6か月以上停止し、空洞が消失あるいは空洞壁厚さ2mm以下になるまで治療継続。 2）生活療法 （1）大気療法（参照；第Ⅲ章-Ⅱ基本的欲求1「正常に呼吸する」、第Ⅳ章-Ⅱ基本的看護1「患者の呼吸を助ける」） 新鮮な酸素が豊富に得られる森林樹木のある呼吸自然環境で、散歩等による大気を体内に吸収する療法。当時の結核療養所は十分にその環境を整えていた。 （2）安静療法（参照；第Ⅲ章-Ⅱ基本的欲求1「正常に呼吸する」、第Ⅳ章-Ⅱ基本的看護1「患者の呼吸を助ける」） 肺胞でのガス交換負担を軽減するために、有酸素活動を抑制する目的で床上安静を保持する療法である。通常午前・午後の2回、1時間から1時間半をルーティンとしていたが、個人の病理的状態で変化させる。 （3）栄養（参照；第Ⅲ章-Ⅱ基本的欲求2「適切に飲食する」、第Ⅳ章-Ⅱ基本的看護2「患者の飲食を助ける」） 結核菌による肺胞組織壊死・石灰化の再生と、身体全体の免疫抗体強化に向けて、高タンパク質・高カロリーを原則とした完全栄養食品の摂取。昭和36年当時、国民全体が低栄養状態であり、炭水化物に加えて高脂肪・高タンパク・ビタミン・ミネラル摂取を推進する指導が行われた。結核予防法施行により、結核患者には一般の平均的栄養に比して概ね2倍の高タンパク質・高カロリー食が与えられていた。
12 13	達成感をもたらす仕事をする 遊び・レクリエーションに参加する	1．看護師・医師・幼児仲間・病棟のお兄ちゃん、お姉ちゃんを通して人には仕事と役割があることを教える 2．遊びを通して人と役割の関係を教える 3．児が遊びを通して褒められたり叱られたりすることから、人と交わり、仲良くすることを助ける 4．児が遊びを通して食・排泄・衣などの生活技術を体得するのを助ける	1．大気呼吸と学習とレクリエーションをかねた療養所内の散歩		1．将来の進路・仕事・就業へのスキルについてはケースワーカーと積極的に相談することの助言 2．大気呼吸と学習とレクリエーションをかねた療養所内の散歩	
14	健康での正常な発達を導く、学習し・発見し・好奇心を満足させる	1．安静時間を活用して絵本とおはなし・紙芝居 2．暦年齢に応じた発達課題に対し、児が好奇心をもち学習するよう導く	1．療養所内植物・動物の観察と写生 2．1か月に1回、床上安静者以外の全員参加で療養所を出て、美術館（当時できたばかりの国立西洋美術館）、デパート、公園、遊園地などへ行く、医師・看護師が付き添うイベントを実施 3．学習環境（教室）を新設し、2部制授業をする		1．中学・高校の学習を推進し、療養生活と調和するよう助ける 2．将来の進路を考え、進路に応じた知識や技術の学習準備を支える	〈引用・参考文献〉 岡安大仁、他編、日野原重明 監修：図説臨床看護医学 第1巻 呼吸器．同朋舎出版、京都、1988：235-237.

態が決まる」というヘンダーソンの考え方を如実に示している。常在条件のうち、年齢すなわちどのような発達段階にあるか（乳幼児なのか学童なのか、あるいは青年前期なのか）によって、発達段階の特徴が反映され、基本的欲求の充足を目的として基本的看護を行ったことが改めて実証された。

　さらに、個別性を重視した基本的看護を具体化するためには結核の病理的状態を考慮する必要がある。結核の病理的状態とは、急性期か慢性期か回復期かといった病状、健康レベル、さらに結核菌に抵抗する体力に必要な栄養状態、菌に対する免疫機構など、同じ発達段階であっても児によって異なる。また、病巣部が結核菌の浸潤の拡大をしているのかあるいは石灰化されているのかなど、肺胞内の細胞組織壊死の進行形状も個別差が多い。こうした病理的状態に対する治療（薬物療法など）の効果とも密接に関係する。

　現在では、ヘンダーソンの考え方、すなわち「①常在条件」と「②病理的状態」の両方の影響を見きわめて基本的欲求の充足状態をみることは当然のこととして行われている。当時の私の看護も、まさにヘンダーソンの考え方に支えられたものである。

　小児結核の患児に行った基本的看護で、看護の独自性に開眼し、少しばかり自信を得て、療養所長や総婦長から特に指示されていた学習環境の整備、とりわけ養護学級創設に手を拡げていったのである。

私の「達成感をもたらすような仕事をする」基本的欲求充足に必要であった「知恵」と「技」と、何よりも大切な「Heart」

　私の1年5か月の結核児への看護初体験は、その後の私の看護職業生活に多大な影響を与えた。50年間ほとんど看護教育に力を傾注してきたが、その原点はこの1年5か月の体験にあった。私の体験とは、私の基本的欲求「達成感をもたらすような仕事をする」という12番目の基本的欲求の充足への体験である。そのために、結核児に対して基本的看護を実行したのである。

　この欲求充足のために、私には多種多様な能力が必要であった。はじめのころは、看護の専門技術よりは学生時代にアルバイトで行っていた家庭教師の仕事が役立った。小・中学生、そして高校生ともに、曜日・時間差をもうけて、結核学童が持参している教科書やノートを広げ、オルガンのある急ごしらえの小教室で勉強を一緒にした。少し導いてあげることで彼らは、生活のリズム、知的関心、そして生活のなかに学ぶことを取り入れはじめ、療養所での学習環境も少しずつ整いはじめた。このことに役立ったのが家庭教師の体験であった。しかし、私は療養所で家庭教師として機能しているのではない。そう思いはじめたとき、私は再び看護の技すなわち看護専門技術とは何だろうか、それがあるから看護専門職者として機能していけるのではないかと思うに至った。

　結核の病理的考察あるいは治療等については大学でしっかり学んであったので、乳幼児そして学童・青年期のいわゆる発達心理学を学びなおした。結核児の日々の心理状態を反映した彼らの行動を理解するためである。十分な栄養状態、ごちそうがあるわけではない食糧難の時代、結核予防法によって彼らには良質な食事が保証されていた。見るからに栄養豊かな食材、豊富なメニューのある食事を子どもたちはなぜ食べないのか、どうしたら喜んでおいしく食べられるのか、そんなことを考えながら学術書にあたった。

　そして、徐々にわかってきたことは、子どもを理解する知恵が必要であること（その知恵を私は後から叡智ということにした）、その知恵こそ看護に必要な知識であるとい

うことであった。子どもの基本的欲求を理解するには、結核の病理的状態・治療に関する知識はもとより、発達心理学の知識など看護の関連領域の諸科学の知識が非常に役立ったのである。それは、大学生時代に一般教養科目、医学、そして看護の専門科目を主体的に学び、求めて得た知識であった。

　子どもの基本的欲求を理解する知識の追求は、現在に至るまで続いている。子どもは、成長する時代の価値観、倫理観の影響を受け、さらに親の価値観、倫理観、育児方法、教育・躾の仕方、生活様式等の直接影響のもとに自我形成が行われる。したがって、子どもの基本的欲求も社会、とりわけ親の影響のもとに時代とともに変容していく。そのことを踏まえると、看護にとって子どもの基本的欲求の理解は、時代がどう変貌を遂げようと永遠のテーマなのである。そして、看護専門職者である限り、このテーマを究め続けることが責務であろうと思われる。そのことを主張できる原点は、「達成感をもたらす仕事をする」基本的欲求のために、結核児の基本的欲求を理解することが必要であったという経験に由来している。

　次いで、「達成感をもたらす仕事をする」ことに必要な技についてである。「技」は現在では「看護技術」と称されている。基本的看護を実践していく技術である。基本的看護は基本的欲求に対して行われるため、基本的欲求の充足を助ける「技」が看護技術ということになる。14の基本的欲求を助ける「技」が私の「達成感をもたらす仕事をする」のに必要な技であった。

　具体的には表示した基本的看護実践のための技であった。この技の習得は、学校や実習室だけでできるものではなく、直接結核児と向き合うなかで、自分で考え、自らの体を道具として体現していくことで身についていく。そこで改めて学んだことは、技術は考えて施行すること、考えることに大きな価値があるということである。何をどう考えてどう行動に移すかによって、個別的で独創的な看護技術のあり方の基本を学んだように思う。

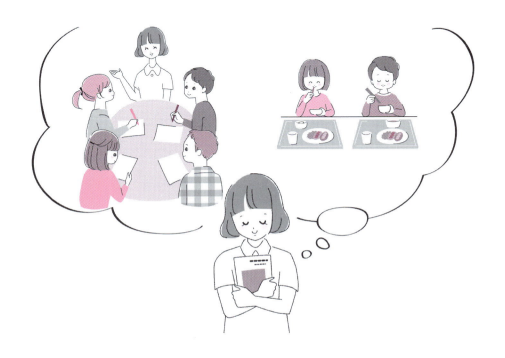

そして知恵と技が最も有効に活かされるのは、看護師としての私の心、すなわちそれぞれの子どもに寄せる関心であり、時にはあたたかく親身になって、時には厳しく、その子の現在と将来を思う心そのものであることに気づいた。このことは、当時では看護学生時代に徹底して教育されるべきことであった。
　当時、看護学校に進学した友人から、看護師の徹底したプロ意識を「ナイチンゲール誓詞」で仕込まれていると聞いたことがある。しかし、自由な看護の学びを謳歌していた私は、看護の心を客観的で合理的な看護概念理論のなかに求めることに執着していた。だからこそ、結核児とのふれあいは、知恵、技に対して"心（Heart）"が何よりも必要で、心があってこその知恵であり技であることを強く学ばせてくれたのである。この心は、あるときは気持ちを語ろうとしない患児の口を開く扉の役をし、あるときは人との関係をつくるのが下手な、あるいは苦手な患児が人との距離を短くするのに役立ち、私も心を力に一人一人の患児に近づき、大切に思う気持ちを強めることができた。
　ヘンダーソンは『看護の基本となるもの』で、基本的欲求を充足させるためには、体力と意思力と知識が必要であることを強調している。看護という「達成感をもたらすような仕事をする」という基本的欲求充足のために、私には、知恵と技とHeartが必要であった。この欲求を充足するための体力・意思力・知識こそ「知恵」と「技」と「Heart」である。

3 ナイチンゲールとの比較―"Notes on Nursing"の目次と基本的看護の構成要素

金子道子

　ヘンダーソンが『看護の基本となるもの』を著す約100年前の1860年、看護の偉大な創始者、思想家であり、理論家でもあるF. ナイチンゲールが『看護覚え書』（原題 "Notes on Nursing"）を著している。いうまでもなく、この『看護覚え書』は近代看護の黎明を告げる最初の書であり、実践科学としての看護学および看護論創出の原書である。『看護覚え書』と『看護の基本となるもの』を比較対照することで、ナイチンゲール看護論とヘンダーソン看護論の共通性と独自性を理解することができる。それにより、さらに双方の理解を深めたいと思う。

ナイチンゲールとヘンダーソンの「看護とは」

1. ナイチンゲールの看護の概念規定

　ナイチンゲールは『看護覚え書』の序章で「看護」を次のように規定している。
　「看護とは、新鮮な空気、陽光、暖かさ、清潔さ、静かさを適切に保ち、食事を適切に選択し管理すること―こういったことのすべてを患者の生命力の消耗を最小にするように整えることを意味すべきである」[2]。
　この規定からいえることは、看護は患者の生命力の消耗を最小にするために行われる行為である。そして、看護の行為は、新鮮な空気、陽光、暖かさ……といったことを整える行為である。それでは、看護師が整えることのすべてとは何だろうか？
　それは、『看護覚え書』の目次にみることができる。ナイチンゲールは看護師が負うべき、整えることがらを『看護覚え書』の目次に表した。具体的には次のことがらである。

1. 換気と暖房
2. 住居の健康
3. （病室や部屋の）小管理（自己管理も含む）
4. 物音
5. （病人の）変化
6. 食事
7. 食物とは
8. ベッドと寝具類
9. 陽光
10. 部屋と壁の清潔
11. からだの清潔
12. おせっかいな励ましと忠告
13. 病人の観察

以上の13の事項に関して、患者の生命力の消耗を最小にするために整えることが、ナイチンゲールの考える看護の概念である。

2．ヘンダーソンの看護の概念規定

　ヘンダーソンは、『看護の基本となるもの』「Ⅰ　看護師の独自の機能、すなわち基本的看護ケア」のなかで、看護師の独自の機能を次のように述べている。

　「看護師の独自の機能は、病人であれ健康人であれ各人が、健康あるいは健康の回復（あるいは安らかな死）に資するような行動をするのを援助することである。その人が必要なだけの体力と意思力と知識とをもっていれば、これらの行動は他者の援助を得なくても可能であろう。この援助は、その人ができるだけ早く自立できるようにしむけるやり方で行う」[3]。

　この規定から言えることは、看護とは健康のあらゆるレベルの人々に対し、その人各人が健康の維持増進、健康の回復あるいは安らかな死を迎えるよう各自が自分の基本的欲求を充足するのを援助することである。各自の自分の基本的欲求の充足は必要な体力・意思力・知識をもっていれば充足することができるが、それらのいずれかの不足により、自力で充足できないとき、その人になり代わって基本的欲求の充足を助ける。基本的欲求充足を助ける看護をヘンダーソンは基本的看護と命名した。看護師の独自の機能とは具体的にどのような行動だろうか。

　ナイチンゲールと同様、ヘンダーソンの考える基本的看護は、『看護の基本となるもの』の目次のなかにみることができる。

　目次の第Ⅳ章は「基本的看護の構成要素」である。基本的看護の構成要素は次の14要素である。

1．患者の呼吸を助ける
2．患者の飲食を助ける
3．患者の排泄を助ける
4．歩行時および坐位、臥位に際して患者が望ましい姿勢を保持するよう助ける。また患者がひとつの体位からほかの体位へと身体を動かすのを助ける
5．患者の休息と睡眠を助ける
6．患者が衣類を選択し、着たり脱いだりするのを助ける
7．患者が体温を正常範囲内に保つのを助ける
8．患者が身体を清潔に保ち、身だしなみよく、また皮膚を保護するのを助ける
9．患者が環境の危険を避けるのを助ける。また感染や暴力など、特定の患者がもたらすかもしれない危険から他の者を守る
10．患者が他者に意思を伝達し、自分の欲求や気持ちを表現するのを助ける
11．患者が自分の信仰を実践する、あるいは自分の善悪の考え方に従って行動するのを助ける
12．患者の生産的な活動あるいは職業を助ける
13．患者のレクリエーション活動を助ける
14．患者が学習するのを助ける

　これら14の基本的看護を行うことによって、患者の基本的欲求を助けることがヘンダーソンが考える看護の概念である。

ナイチンゲール、ヘンダーソンの看護概念の共通性と独自性

1．両概念の共通性

1）看護専門性の強調と確立

　ナイチンゲールは、人間の生存以来初めて看護を専門職として確立し、看護を専門職業人として行う人の教育訓練を確立した第一人者である。『看護覚え書』の目次にみられるように、自らが学び、実行した看護の要素を明確に打ち出し、看護の要素のなかにある看護のあり様を概念として規定した。それが看護の概念規定である。

　ナイチンゲールは、看護の要素を、子どもを育て、家族の健康をあずかるすべての女性が知り、実行するべきであると主張した。現在でいう「セルフケアする」という主張である。その看護を看護師になるための修練と教育を受けた専門家として病人に実践し、すべての女性に教育・啓蒙していく人が看護師である。すなわち、看護の専門性を看護の要素・看護の概念確立により示した第一人者がナイチンゲールであった。

　一方、ヘンダーソンは看護師の独自の機能を明確に論述した。「独自」というのは、医療の現場で他職種の専門職者とともに機能するなかで、看護専門職者として機能する独自性は何かという意味である。それは、看護の専門性をより強調したものである。それへのヘンダーソンの答えは基本的看護それ自体である。さらに基本的看護は、基本的欲求充足援助である。ナイチンゲール後100年経って、ヘンダーソンは看護の専門性は基本的看護の実践という新たな概念を定立させた。しかも、病人や健康人の基本的欲求に注目してのことである。

　ナイチンゲールが初めて看護の専門性を確立して、ヘンダーソンは看護の専門性を基本的看護と明確に発展させたのである。

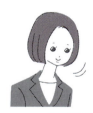 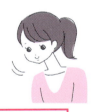

看護師だからするべきこと・できること

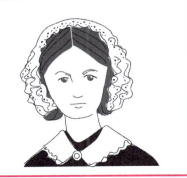

ナイチンゲール
生命力の消耗を最小にするため「新鮮な空気・陽光・暖かさ・静かさ・食事等」を整えること

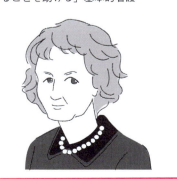

ヘンダーソン
人々が自立して健康な生活を営むために「14の基本的欲求を可能な限り自力で充足することを助ける」基本的看護

2）看護実践の合目的性の明確化

ナイチンゲールは看護実践の目的を「患者の生命力の消耗を最小にする」ために、すべてを整えるとした（すべてとは看護の13要素）。

ヘンダーソンは「各人が、健康あるいは健康の回復（あるいは平和な死）に資するような行動をするのを援助する」とした。ナイチンゲールは「患者の生命力の消耗を最小にする」ことを目的とし、ヘンダーソンは「各人が健康（の維持・増進）、健康の回復（あるいは安らかな死）に資する行動（＝14の基本的欲求を充足する行動）がとれる」ことを目的とした。

ナイチンゲール、ヘンダーソンともに生命と健康の維持という看護の目的を明確にしている。ナイチンゲールはその第一人者であり、ヘンダーソンはそれに続くものであり、ともに看護の目的を最重要と考えた理論家である。ナイチンゲール、ヘンダーソンいずれも共通しているのは、人の健康に看護は責任をもつということ、および健康レベルに関してもあらゆる健康レベルに対して看護を行うということである。ナイチンゲールのこの基盤が以後の看護論の原型を示すもので、ヘンダーソンはその原型をしっかりとらえ、ヘンダーソン独自の看護目的論を明確にしているといえる。

さらに、ナイチンゲール、ヘンダーソンとも「看護目的に向かって行われることこそ看護そのものである」としている。看護目的が明確になっているからこそ、看護援助が到達する方向性が見え、そして具体的に何を行ったらよいかが見えてくる。看護目的は航海の羅針盤のようなもので、それによって看護の意義、看護の方法もまた明確になるのである。そうしたことで、看護論としても看護実践指針としても、看護目的の明確化は不可欠なもので、ナイチンゲールはその基盤をつくり、そしてヘンダーソンは持論として看護の目的を確立したのである。

3）看護行為の明確化

具体的看護行為について、ナイチンゲールでは『看護覚え書』の目次の中にみた。ヘンダーソンでは『看護の基本となるもの』第Ⅳ章の基本的看護の構成要素の中にみた。両者が示す具体的看護行為は同質・異質のものがあるが、いずれにも共通して言えることは、具体的看護行為を、看護師に対してはもちろんのこと、看護の専門家以外の人々に対して言語化してわかりやすく示したことにある。

看護行為は看護受益者に対するサービス行為である。行われると同時に消失し、その結果はサービスを受けた人のみに残る。したがって、サービスの質を評価することも大変困難を伴う。サービスをしなくても非難されることがないかわりに、サービスの効果は受益者と看護実践者が行う以外にない。こうしたことから看護サービスを言語化しない限り、看護の実態を明示できない。これを有史以来初めて行ったのがナイチンゲールであった。そして、それを維持して独自の組み立てをしたのが、ヘンダーソンである。両者に共通する看護行為の言語化は、以後の看護実践を普遍化し教育するのに大いに役立つこととなった。

看護行為の言語化についてもう一つ大切なことは、なぜ看護師は何の目的でその看護行為をするのか、その根底にある考え方、理由を両者は明確にしているという点である。前者の"目的は何か"については看護目的の明確化で述べた。なぜその看護行為をするのか、その理由は『看護覚え書』『看護の基本となるもの』の本文にしっかり言語化されている。いわば、ナイチンゲールもヘンダーソンも看護の目的に向かって、なぜ看護師はその看護行為をするのか、それを言語化して明確化したのである。

2．両概念の独自性
1）看護行為の独自性
　ナイチンゲールの具体的看護行為は『看護覚え書』の目次から読み取ることができる。具体的看護行為を大別すると次のようになる。

　　1．環境を整える。
　　　　環境；住居、ベッド、寝具類、換気・暖房・陽光など自然環境。
　　2．小管理。
　　　　管理事項；物音、食事・食物、からだと環境の清潔。
　　3．観察。
　　　　病人の変化の観察。
　　4．励ましと忠告、コミュニケーション。

　以上、大別された行為の実践が、看護行為そのものであることをナイチンゲールは明示した。
　一方、ヘンダーソンは14の基本的看護そのものが、看護行為であるとした。そこには、基本的看護の構成要素が具体的に示されている。基本的看護とは何かについて論じ、看護とは基本的看護であることをヘンダーソンは明確にしたのである。具体的看護行為に関する概念は、ナイチンゲールの大別された4行為、ヘンダーソンの14基本的看護それぞれが独自性を示したものである。

〈引用文献〉
1. 金子道子：ヘンダーソン，ロイ，オレム，ペプロウの看護論と看護過程の展開．照林社，東京，1999．
2. 湯槇ます監修：ナイチンゲール著作集 第1巻．現代社，東京，1975：150-151．
3. ヴァージニア・ヘンダーソン著，湯槇ます，小玉香津子訳：看護の基本となるもの．日本看護協会出版会，東京，2006：11．
4. 岡安大仁編集主幹，日野原重明監修：図説・臨床看護医学 第1巻 呼吸器．同朋舎出版，京都，1988：235-237．

〈参考文献〉
1. 岡安大仁編集主幹，日野原重明監修：図説・臨床看護医学 第1巻 呼吸器．同朋舎出版，京都，1988：235-237．
2. 井上幸子，平山朝子，金子道子編：看護学大系 第1巻 看護とは（1）．日本看護協会出版会，東京，1991．

第Ⅲ章-Ⅰ

『看護の基本となるもの』看護論における看護目的論・看護対象論・看護方法論

1 看護論としての『看護の基本となるもの』を理解する

金子道子

看護論とは何か；看護論の条件

　　V. ヘンダーソンの『看護の基本となるもの』は、F. ナイチンゲールの著作『看護覚え書』以来の、そして現在でも世界中に受け入れられている看護論の名著である。

　看護論とは、看護実践を科学的・理論的に導く論理の蓄積と言える。換言すると、看護実践を安全に、看護の対象者には安楽を与える目的で、科学的・理論的根拠をもって実践を可能にする手引書が看護論である。『看護の基本となるもの』の発刊以来、有益な看護論が開示され、現在では別名「看護実践モデル」とも呼称されている。

　看護論の先駆けが『看護覚え書』であり、次いで『看護の基本となるもの』が挙げられる。看護論・看護実践モデルに価するには、次の5要件が必要であるといえる。

〈看護論・看護実践モデル5要件〉
　要件1　看護ケアを享受する個人またはグループについて定義し説明している。
　要件2　看護における環境と、環境の意味を規定している。
　要件3　看護としての健康を定義している。
　要件4　看護の包括的な最終目標を表明している。
　要件5　看護の最終目標に到達するための活動を記述している。

　これら看護論・看護実践モデルに価する5要件が提唱される以前から、『看護覚え書』ならびに『看護の基本となるもの』は世界の看護論として、新しい看護論・看護実践モデルの先駆けの存在であった。

看護論・看護実践モデル5要件にみる看護目的論・看護対象論・看護方法論

　看護論を理解するうえで重要な柱として、看護目的論・看護対象論・看護方法論が挙げられる。これら3論の論及している内容は次のとおりである。
　　看護目的論：看護の目的・目標および看護を取り巻く社会・医療環境を論じたもの。
　　看護対象論：看護の対象である人間を個人・グループとしてどう理解するか、さらに個人・グループを取り巻く自然・社会環境をどう理解するかを論じたもの。
　　看護方法論：看護の方法を合目的に看護対象者の個別性を重視して導き出すかを論及したもの。現在では、看護診断方法論・看護実践を導き出す看護過程論と同義といえる。
　看護論・看護実践モデル5要件が、看護目的論・看護対象論・看護方法論とどのよう

に対応しているかを次に示した。

> 〈看護論・看護実践モデル5要件と看護目的論・看護対象論・看護方法論との対応〉
> 　要件1　看護ケアを享受する個人またはグループについて定義し説明している。
> 　　　　⇒　看護対象論の論述説明
> 　要件2　看護における環境と、環境の意味を規定している。
> 　　　　⇒　看護目的論・看護対象論に関連した環境の規定と論述
> 　要件3　看護としての健康を定義している。
> 　　　　⇒　看護目的論・看護対象論に関連した健康の規定と論述
> 　要件4　看護の包括的な最終目標を表明している。
> 　　　　⇒　看護目的論に関連した看護論独自の看護目標の論述
> 　要件5　看護の最終目標に到達するための活動を記述している。
> 　　　　⇒　看護方法論の論述説明

以上の事項は看護論『看護の基本となるもの』について、さらに他の看護論・看護実践モデルについても同様にいえることである。

『看護の基本となるもの』はなぜ看護論といえるか

1．『看護の基本となるもの』目次にみる看護目的論・看護対象論・看護方法論

1）『看護の基本となるもの』(『Basic Principles of Nursing Care』)の目次

『看護の基本となるもの』(『Basic Principles of Nursing Care』)の目次（Contents）は次のとおりである。

> 目　次　Contents
>
> 看護の基本となるもの　Basic Principles of Nursing Care
> 第1版への序　Foreword to the First Edition
> はじめに　Introduction
> Ⅰ　看護師の独自の機能、すなわち基本的看護ケア
> 　　The Nurse's Unique Function as It Relates to Basic Nursing Care
> Ⅱ　人間の基本的欲求およびそれらと基本的看護との関係
> 　　Fundamental Human Needs and Their Relationship to Basic Nursing
> Ⅲ　基本的看護ケアを行うにあたって考慮に入れるべき患者の状態、その他の条件
> 　　Patient States and Other Conditions to be considered in Giving Basic Nursing Care
> Ⅳ　基本的看護の構成要素　The Components of Basic Nursing Care

2）目次各章標題の解題；標題をどう理解するか

上記目次の標題を看護目的論・看護対象論・看護方法論としてどのように理解するか、Ⅰ・Ⅱ・Ⅲ・Ⅳ標題別に述べることとする。

第Ⅰ章　看護師の独自の機能、すなわち基本的看護ケア（The Nurse's Unique Function as It Relates to Basic Nursing Care）

第Ⅰ章の標題「看護師の独自の機能、すなわち基本的看護ケア」の意味は次のように考える。

- イ　看護師独自の機能（The Nurse's Unique Function）は基本的看護ケア（Basic Nursing Care）に関するものである。
- ロ　看護師の独自の機能とは看護の専門性についての主張である。ゆえに基本的看護ケアが看護師の専門領域である。
- ハ　看護師は看護専門職者として基本的看護ケアを行う。
- ニ　看護師の行う基本的看護ケアは看護の目的を示す論、すなわち看護目的論である。
- ホ　第Ⅰ章の標題から、この章は看護目的論を論じている。

第Ⅱ章　人間の基本的欲求およびそれらと基本的看護との関係（Fundamental Human Needs and Their Relationship to Basic Nursing）

第Ⅱ章の標題「人間の基本的欲求およびそれらと基本的看護との関係」の意味は次のように考えられる。

- イ　人間の基本的欲求（Fundamental Human Needs）は「看護として人間をいかに捉えるか」についてのヘンダーソンの解答とみる。ヘンダーソンによる人間理解のキーワードは「人間の基本的欲求」である。

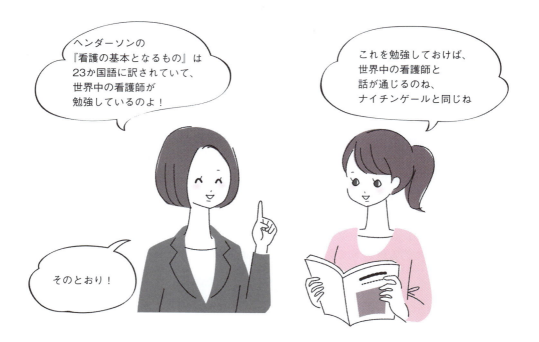

ロ 看護としての人間理解のキーワードは、「人間の基本的欲求」である。したがって、第Ⅱ章の前半は看護対象論を論じている。
ハ 第Ⅱ章後半標題は「それらと基本的看護との関係」である。ここでの「それら」とは人間の基本的欲求をいう。したがって、標題後半は「人間の基本的欲求と基本的看護の関係」について論及していると解する。
ニ 標題後半の「基本的看護（Basic Nursing）」は第Ⅰ章の看護目的論で取り上げた「基本的看護ケア（Basic Nursing Care）」と同様である。
ホ 第Ⅱ章標題は、前半が看護対象論、後半で看護対象論と看護目的論との関係を論じている。

第Ⅲ章　基本的看護ケアを行うにあたって考慮に入れるべき患者の状態、その他の条件（Patient States and Other Conditions to be Considered in Giving Basic Nursing Care）

第Ⅲ章「基本的看護ケアを行うにあたって考慮に入れるべき患者の状態、その他の条件」は長い文章の標題である。しかし、標題の意味は看護方法論の原則を示している。

イ 「基本的看護ケア（Basic Nursing Care）を行う」とは、第Ⅰ章の看護目的論の専門職看護師の行う基本的看護ケアをいう。
ロ 「基本的看護ケアを行うにあたって」とは、看護師が「患者への基本的看護ケアを考え組み立てる」にはどうするかを意味している。
重要なことは次のことである。
①看護師は基本的看護ケアを行うことが看護専門職の仕事である意識をもつこと
②基本的看護ケアは看護師が考え組み立てるものであることを自覚すべきである
③看護師は基本的看護ケアを組み立てるには原則的な方法があることを知ること
ハ 基本的看護ケアを組み立てるには、患者の状態・その他の条件（Patient States and Other Conditions）を考慮しなければならない。考慮に入れるべき患者の状態、その他の条件は、「患者の常時存在する条件・病理的状態」である。
ニ 第Ⅲ章標題は、基本的看護ケアの組み立て方を論じているので看護方法論の論述といえる。

第Ⅳ章　基本的看護の構成要素（The Components of Basic Nursing Care）

イ 基本的看護ケア（Basic Nursing Care）の構成要素とは、以下の14の基本的看護をいう。
1．患者の呼吸を助ける　2．患者の飲食を助ける　3．患者の排泄を助ける　4．歩行時および坐位、臥位に際して患者が望ましい姿勢を保持するよう助ける。また患者がひとつの体位からほかの体位へと身体を動かすのを助ける　5．患者の休息と睡眠を助ける　6．患者が衣類を選択し、着たり脱いだりするのを助ける。7．患者が体温を正常範囲に保つのを助ける　8．患者が身体を清潔に保ち、身だしなみよく、また皮膚を保護するのを助ける　9．患者が環境の危険を避けるのを助ける。また感染や暴力など、特定の患者がもたらすかもしれない危険から他の者を守る　10．患者が他者に意思を伝達し、自分の欲求や気持ちを表現するのを助ける　11．患者が自分の信仰を実践する、あるいは自分の善悪の考え方に従って行動するのを助ける　12．患者の生産的な活動あるいは職業を助ける　13．患者のレクリエーション活動を助ける　14．患者が

　　　　学習するのを助ける
　　ロ　第Ⅰ章の看護目的論で取り上げた基本的看護ケアの具体的な看護ケアを提示している。
　　ハ　14の基本的看護ケアは、第Ⅱ章の看護対象論で取り上げた人間の14の基本的欲求に対応している。
　　ニ　14の基本的看護ケアの看護対象者への組み立ては、第Ⅲ章の看護方法論に基づく。

3）『看護の基本となるもの』目次にみる看護目的論・看護対象論・看護方法論
　目次から看護目的論・看護対象論・看護方法論をみた結果は次のようであった。

　　第Ⅰ章　基本的看護ケア；看護目的論
　　第Ⅱ章　基本的欲求論、基本的欲求と基本的看護の関係；看護対象論、看護対象論と看護目的論との関係
　　第Ⅲ章　基本的看護ケアの組み立て；看護方法論
　　第Ⅳ章　14の基本的看護ケアの方法；看護目的論・看護対象論・看護方法論から構成された具体的な基本的看護ケア論

　『看護の基本となるもの』の目次から、『看護の基本となるもの』看護論では、看護目的論・看護対象論・看護方法論が論じられていること、および看護目的論・看護対象論・看護方法論の相互の関係が論及されていることがわかった。
　以上から、『看護の基本となるもの』看護論は、看護論としての要件を満たしている。

2.『看護の基本となるもの』看護論にみる看護目的論・看護対象論・看護方法論の相互関係

1）看護論・看護実践モデルにおける看護目的論・看護対象論・看護方法論の相互関係
　看護を目的に向かって実践しようとするとき、看護目的論を意識しなければならない。また、看護の対象理解には看護対象論の理論枠を熟知していく必要がある。
　看護目的論・看護対象論は、看護論・看護実践モデルによって独自の見解や理論枠をもっている。『看護の基本となるもの』看護論では、看護目的論の理論枠は基本的看護ケアであり、看護対象論の理論枠は基本的欲求である。ちなみに適応看護実践モデルでは、看護目的論の見解は、適応促進と非効果的応答の抑制であり、看護対象論の見解は、生理的－身体的適応行動様式・自己概念－グループアイデンティティ適応行動様式・役割機能適応行動様式・相互依存適応行動様式である。
　種々の看護論・看護実践モデルは独自の見解や理論枠を有しているが、各看護論の看護目的論と看護対象論の見解や理論枠の関係も見据えておかなければならない。
　看護の対象理解ができて、対象に合わせた看護目標が決定されるゆえである。看護の対象理解と看護の目標設定とは不可分である。
　したがって、理論的に看護目的論と看護対象論とは連動していなければならない。
　『看護の基本となるもの』看護論では、看護対象論の基本的欲求を充足させるために連動して看護目的論の基本的看護を行おうとするものである。
　ちなみに、適応看護実践モデルでは、看護対象論の適応行動様式に関して、看護目的論の適応レベルの促進に介入しようとするものである。看護目的論と看護対象論とを連

動させると、その先に看護方法論がある。

　看護対象論で個別の対象理解ができ、看護目的論で個別対象の看護目標が定まったとき、具体的にどう看護したらよいかを示唆または理論的に導いてくれる論が、対象に向けた看護方法論である。

　看護方法論は、すべての看護対象者に共通する一般論である。万人に共通する一般論を個別の個々人やグループに応用させ、個別の一連の看護実践過程として展開することを看護過程の展開という。したがって、看護方法論は個別の看護過程展開のための一般論であるとも言える。個別の看護対象に向けた看護過程の展開には、看護方法論に関する一般論としての知見がなければならない。看護方法論に関する一般論としての知識や考え方の先導によって、個別の看護対象者に対する一連の看護実践が実行されるのである。

　以上から、看護方法論は看護目的論と看護対象論の理論枠との関連で成り立つといえる。

　付言すれば、看護方法論は個別の看護実践を導いてくれる一般論で、個別の看護対象を理解するための一般論的看護対象論と、対象者の個別の看護目標を設定した先に用いられる理論である。

　『看護の基本となるもの』看護論では、看護対象論の基本的欲求に対する看護目的論の基本的看護は、基本的欲求に影響を与える患者の状態や、その他の条件によって決まるという看護方法論によって導かれるのである。

　ちなみに適応看護実践モデルでは、看護対象論の4適応行動様式（生理的－身体的・自己概念－グループアイデンティティ・役割機能・相互依存）を、看護目的論の適応レベルに促進する看護として、適応行動様式に与える焦点刺激・関連刺激・残存刺激のアセスメントにより決まるという看護方法論によって導かれるのである。

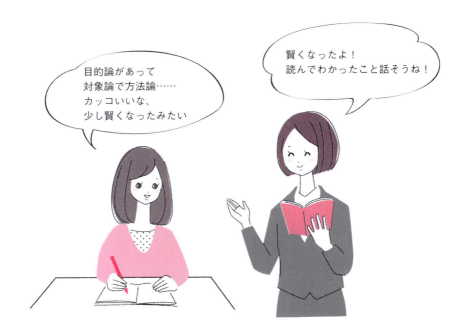

２)『看護の基本となるもの』看護論にみる看護目的論・看護対象論・看護方法論の相互関係

『看護の基本となるもの』看護論の看護目的論・看護対象論・看護方法論の関係は次の三角形（**図1**）で表すことができる。

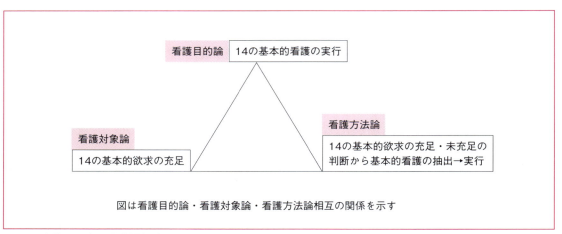

図1 ■ 看護目的論－看護対象論－看護方法論の関係

　看護目的論・看護対象論・看護方法論を正三角形で表示したのは、目的論の14の基本的看護が対象論の14の基本的欲求の充足に対応しており、方法論の14の基本的欲求の充足・未充足の判断から抽出された基本的看護の実行となるからである。

　『看護の基本となるもの』看護論の看護目的論・看護対象論・看護方法論は、14の基本的欲求の未充足を判断し、基本的看護を抽出して実行することにおいて、三者不可分の関係である。

2 看護目的論

金子道子

　ヘンダーソンは、『看護の基本となるもの』第Ⅰ章に、「看護師の独自の機能、すなわち基本的看護ケア」を記述した。訳本では7頁（原本で10頁）を当ててある。第Ⅰ章「看護師の独自の機能、すなわち基本的看護ケア」の論述は、本書における看護目的論である。『看護の基本となるもの』看護論における看護目的論を概説しよう。

ヘンダーソンが看護独自の機能を明確にした時代的背景

　ヘンダーソンが国際看護師協会（ICN）の要請で『看護の基本となるもの』を世界の看護専門職者に向けて刊行した1960年代は、看護の専門職としての機能が漠然としており、法的にも定められていない時代であった。

　アメリカでは、すでに保健医療チームとして患者や家族の看護に当たることが当然の時代になっていた。そこでヘンダーソンが直面したことは、看護師独自の機能すなわち看護の専門性を明らかにすることであった。医師は、診断、予測、そして治療に卓越しているとみなされているが、看護師は他の保健医療チーム構成員たちよりも卓越した「看護師独自の機能」があるのか否かが問われる状況に置かれ、その回答をする必要が生じていたのである。

　当時、看護師は"プロの母親（professional mother）"と呼ばれていた。ナイチンゲール看護論がアメリカ社会で実践されていた背景があって、『看護覚え書』で「すべての母親は看護師である」というナイチンゲールの主張が、看護を専門職とする看護師の独自の機能を"プロの母親"として定義していたものと考えられる。

　そこで、ヘンダーソンは看護師が自ら主導遂行でき、そのことに関しては保健医療チームの構成員の中で最も優れている機能を明確にした。それが「基本的看護ケア（Basic Nursing Care）」である。

看護師の独自の機能とは

1. 看護師の独自の機能（The unique function of the nurse）の提示

　ヘンダーソンが考え、提示した看護師独自の機能とは次に示すものである。

> 　看護師の独自の機能は、病人であれ健康人であれ各人が、健康あるいは健康の回復（あるいは安らかな死）に資するような行動をするのを援助することである。その人が必要なだけの体力と意思力と知識とをもっていれば、これらの行動は他者の援助を得なくても可能であろう。この援助は、その人ができるだけ早く自立できるようにしむけるやり方で行う。（訳本p.11）

原本 "Basic Principles of Nursing Care" は、上記の引用箇所がイタリック体文字で書かれている点に注目する必要がある。

> *The unique function of the nurse is to assist the individual, sick or well, in the performance of those activities contributing to health or its recovery (or to peaceful death) that the person would perform unaided given the necessary strength, will or knowledge. And to do this in such a way as to help the individual gain independence as rapidly as possible.*（原本p.22）

peaceful death：湯槙らは「平和な死」と訳したが、金子は「安らかな死」と訳す。

2．看護師の独自の機能の意訳

1）「看護師の独自の機能」の原語表現と意訳
　「看護師の独自の機能」の原語表現は「the unique function of the nurse」である。
　「unique」の和訳は「唯一無二」の意味で、「独自」と同義である。
　「The unique function of the nurse」の表現で、定冠詞「the」により特定されている2つのことが "the unique function" と "the nurse" である。
　ヘンダーソンは、「看護師に限定された」「他の専門職とは異なる」「看護師の唯一無二の機能」を強調し、専門職として看護師はいかに機能すべきかを提示したものと考えられる。
　小玉らが「看護師の独自の機能」と訳した意味は、専門職として看護師が遂行すべき唯一無二の機能性とは何かについて、ヘンダーソンが自問自答したうえでの結論的なものと解し得る。
　前項で、ヘンダーソンが看護師の独自の機能を明確にした時代背景について触れたが、ヘンダーソンは自身が看護師だからこそ、看護師が最も卓越し、看護師が最も主導できる機能が「the unique function of the nurse」であると述べるに至ったのであろう。
　以上を要約すると、「the unique function of the nurse」とは、「専門職者である看護師の唯一無二の独自の機能」と解することができる。

2）看護師の独自の機能とは何か
　原本（訳本ともに）は次のように答えている。
　「病人であれ健康人であれ各人が、健康あるいは健康の回復（あるいは安らかな死）に資するような行動をするのを援助することである（to assist the individual, sick or well, in the performance of those activities contributing to health or its recovery (or to peaceful death))」

3）看護師は何を援助するのか
　看護師が援助するのは個人の行動である。"to assist the individual" の語句から個人の個別行動が援助の対象であることがわかる。

4）援助すべき個人の個別行動とは何か
　「各人が、健康あるいは健康の回復（あるいは安らかな死）に資するような行動」である。"the performance of those activities contributing to health or its recovery (or

to peaceful death)"

5）個人の特定行動

「各人が、健康あるいは健康の回復（あるいは安らかな死）に資するような行動」をいかに読み解くか。

(a) 個人の特定行動は、自分の健康保持のため、自分の健康の回復（its recovery）のため、そして時には自分の安らかな死（or to peaceful death）のためと、すべて自分の健康と死に関する特定された行動である。

(b) 「各人が自分の健康と死のために特定の行動をとる」ことは各人が自分の健康と死に主体的に取り組もうとしているか、あるいは取り組めることを意味している。ヘンダーソンは看護師独自の機能の説明の後半で、「これらの行動は他者の援助を得なくても可能であろう」と言っている。

(c) "health or its recovery（or to peaceful death）" の意味は、健康のすべてのレベルをいう。

"health"：健康保持増進のレベル
"its recovery"：健康を回復するレベル
"peaceful death"：安らかな死のレベル
〈著者は "peaceful" を「安らかな」と訳した（新英和大辞典p.1555）〉

(d) 原本では "peaceful death" が（or to peaceful death）と括弧内に記されている。この意味は、健康の回復とは正反対の死を、人生の避けられない生命の終焉として捉えるのみならず、健康の回復と同等に重視し、健康の回復が期待できないときこそ、心身の安らぎ（peaceful）を願う気持ちを括弧内に込めたものと解する。

(e) "those activities contributing" の意味は、健康の維持・増進・回復および安らかな死に寄与できる行為行動を含んでいる。健康や安らかな死に寄与できる行為行動

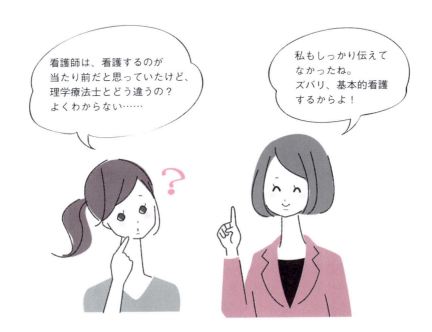

とは、「各人（患者）が健康や安らかな死に対して善かれと思い考えとる行為行動」をいう。各人が望む意向を尊重することを看護師は善かれと考えて行動する。
（f）「各人が自分の健康維持・健康の回復（あるいは安らかな死）に寄与する特定の行動」とは次のように解する。

「各人は、健康レベルがどの段階にあっても、自分の健康保持、健康の回復、あるいは健康回復が望めない安らかな死に臨むときであっても、自分が善かれ、と思い考える行動を主体的にとり、健康や死に取り組んでいる」

6）看護が機能するときの各人が置かれている状態とは

各人が置かれている状態とは、病人（sick）であっても、健康人（well）であっても、いずれの状態であっても看護は機能するということである。

病人・健康人が置かれている状態は、あらゆる健康レベルと関係する。すなわち、健康の維持増進に励む人（well）、健康の回復に励む人（sick）、安らかな死を迎えようとする人（peaceful death）に対して看護は機能する。

7）援助とは

看護師の行う援助（to assist）とは、病人、健康人、安らかな死を迎える人を支援することである。

健康人・病人・安らかな死を迎える人は、健康維持・健康回復・安らかな死のために自分が善かれと思い考えた行動を主体的にとる。そこで、自分が善かれと思い考えた主体的行動を支援することが「看護師のすべき援助」である。

ちなみに、"assist"は、「手伝う」「助ける」の意味で、健康人・病人・安らかな死を迎える人が主体的に取り組むことを看護師が支え、手伝い、助けることになる。ここでは"assist"を「支援」と訳した。

8）「その人が必要なだけの体力と意思力と知識とをもっていれば、これらの行動は他者の援助を得なくても可能であろう」をいかに読み解くか

（a）「その人とは各人のこと」で健康人・病人・安らかな死を迎える人のいずれかの個人をいう。
（b）「必要なだけの体力と意思力と知識とをもっている」とは、次のように解する。

「健康人・病人・安らかな死を迎える人のいずれかの個人が、自己の健康保持・健康回復・安らかな死に取り組む際、取り組む事柄に対し、体力と意思力と知識とをもって、自分で主体的に取り組むことができる。その際は他者の援助をあまり必要としない」

（c）健康人・病人・安らかな死を迎える人が健康保持・健康回復・安らかな死のために取り組む「事柄」とは次のように解する。

「事柄」とは、看護専門職の立場で考えた健康と死に関することである。ヘンダーソンは、看護師の第一義的な責任について次のように述べている。

日常生活で他者の助けを必要としない呼吸・食事・排泄・休息・睡眠・移動・身体の清潔・体温の保持・適切な着衣、加えて社交・学習・生産的レクリエーション・仕事など、患者が無為状態からの脱出を図るなどを通じて、患者の健康保持・健康回復・安らかな死のために、看護師が患者を助けることが看護師の第一義的責任である（原本p.25）。

ヘンダーソンが挙げた、日常生活では他者の助けを必要としない事柄、あるいは無為状態からの脱出をする事柄は、人間の「**基本的欲求**」と命名されて看護の学術用語となっている。

(d) 「これらの行動」とは、日常生活では他者の助けを必要としない事柄、あるいは無為状態から脱出するための事柄を自力で遂行する行動である。換言すると、基本的欲求を自力で充足する行動である。

(e) 「その人が必要なだけの体力と意思力と知識とをもっている」とは、「健康人・病人・安らかな死を迎える人のいずれかのその人が、健康保持・健康回復・安らかな死のために必要な基本的欲求を満たす体力・意思力・知識をもっている」という意味である。つまり、体力・意思力・知識は基本的欲求を充足するために必要なものである。

(f) 基本的欲求を充足するための体力・意思力・知識は基本的欲求の種類により異なる。ヘンダーソンは基本的欲求を次の2カテゴリーに分け提示した。

第1カテゴリー：日常生活では他者の助けを必要としない欲求。
　　　　　　　呼吸・食事・排泄・休息・睡眠・移動・身体の清潔・適切な着衣
第2カテゴリー：患者が無為状態から脱出するための欲求。
　　　　　　　社交・学習・生産的レクリエーション・仕事

　第1、第2カテゴリーに分けられた各基本的欲求を充実させるには、各欲求に見合った体力、意思力、知識が必要である。
　例えば、呼吸を充足させる体力は、主として呼吸器官・呼吸機能に関するものであって、意思力は呼吸に異常・異変が起こり異常感を認知した際、異常な呼吸を正常な呼吸に戻すために必要となる。さらに、異常・異変を正常に戻すには呼吸器官・呼吸機能正常への戻し方に対する正確な知識と方法とを知らなければならない。
　また、欲求が食事であれば、体力は消化吸収器・消化器機能はもとより食材準備能力・食事調理能力・食事摂取能力も加わる。意思力で重要なのは適切な栄養素と必要エネルギー量、嗜好を生かしつつも規制を守る自制心である。そして知識については、体力、意思力に基づく正しい判断ができるものであることが望まれる。
　呼吸と食事とを比較して言えるように、各欲求に見合った体力、意思力、知識がそれぞれ要求され、他の欲求についても同様であると言えよう。なお、14の各基本的要求の定義と概要、充足に必要な体力・意志力・知識の詳細は「看護対象論各論」で述べる。

(g) 「これらの行動は、他者の援助を得なくとも可能であろう」の、「これらの行動」とは「自分の基本的欲求を充足する行動」をいう。
　ヘンダーソンは、基本的欲求を日常生活で他者の助けを必要としない欲求（第1カテゴリー）と無為状態から脱出するための欲求（第2カテゴリー）に分けた。したがって、自分の基本的欲求を充足するには、多くの人はほとんどの場合に他者の援助を得なくとも欲求を充足できる行動をとれると言える。

9）「この援助は、その人ができるだけ早く自立できるようにしむけるやり方で行う」とは

(a) 「この援助」とは看護師の独自の機能である。

「看護師の独自の機能」とは「看護師が健康人、病人、安らかな死を迎える人のいずれかの人が、自分の健康保持、健康回復、安らかな死のために必要な自分の基本的欲求を可能な限り、自分の体力・意思力・知識を駆使して充足するのを支援すること」である。
（b）看護師の独自の機能遂行の仕方は、その人が可能な限りすみやかに自立できるようにしむけるやり方で行う。
（c）「その人」とは、健康人、病人、安らかな死を迎える人のいずれかの人をいう。
（d）「その人ができるだけ早く自立する」とは、「健康人、病人、安らかな死を迎える人のいずれかの人が、自分の健康保持、健康回復、安らかな死のために必要な自分の基本的欲求を可能な限りすみやかに、自分の体力・意思力・知識を駆使して充足できる状況となることが最高に自立できた状態」である。「最高に自立できた状態を早くつくり出す」ことが、「その人ができるだけ早く自立する」ことである。
（e）看護師はその人が最高に自立できる状態を早くつくり出すべく、看護師の独自の機能を遂行する。
（f）総括
　　　基本的看護は、健康人、病人および安らかな死を迎える人のいずれかの人が、その健康保持、健康回復、安らかな死のために必要な自身の基本的欲求を可能な限りすみやかに、自身の体力・意思力・知識を駆使して充足する行為・行動を、専門的機能を備えた看護師が支援することである。

基本的看護とは

1．基本的看護とは

　『看護の基本となるもの』第Ⅰ章は「看護師の独自の機能、すなわち基本的看護ケア」であった。原文は「The Nurse's Unique Function as It Relates to Basic Nursing Care」である。そこから言えることは、看護師の独自の機能は基本的看護ケアであるということである。

　そして、ヘンダーソンは第Ⅰ章の冒頭で、「基本的看護ケアが人間の欲求に由来する（Basic NURSING CARE may be derived from human needs）」（原本p.20）ことから記述を始めている。

　さらに、そのことを再度強調して第Ⅱ章の末尾に「基本的看護は人間の欲求の分析から引き出されるサービスである（A service derived from an analysis of human need(s)）」（原本p.29）と記述している。

　人間の欲求については、看護対象論で言及するが、ヘンダーソンは人間の基本的欲求を14に分析して引き出したのである。

　最後に、基本的看護の定義は、看護独自の機能の意味的分析から、次のとおりである。

基本的看護とは：〈概念定義〉
　「基本的看護とは、健康人・病人・安らかな死を迎える人のいずれかの、その人が自分の健康保持、健康回復、安らかな死に必要な基本的欲求を、可能な限り自分の体力・意思力・知識を駆使して充足し自立することを支援する看護師の専門的機能である。」

2．基本的看護の構成要素

基本的看護は基本的欲求から引き出されたものである。

ヘンダーソンは『看護の基本となるもの』で「第Ⅱ章　人間の基本的欲求およびそれらと基本的看護との関係」において、人間の基本的欲求を分析し、14の基本的欲求（fundamental human needs）を示した。

ヘンダーソンが第Ⅱ章で基本的欲求を提示する際考えたことは次の2カテゴリーであった。

第1カテゴリー：日常生活では他者の助けを必要としない欲求

第2カテゴリー：患者が無為状態から脱出するための欲求

加えて、第3カテゴリーを提示した。第Ⅱ章では衣食住に対する免れ難い人間の欲望（the inescapable human desire）と、愛と称賛（love and approval）、社会生活における自己有用性と相互依存性（a sense of usefulness and mutual dependency in social relationships）との2方向から基本的欲求の定立を考えた。

以上から、ヘンダーソンは14の基本的欲求の定立に至ったのである。

最後に、ヘンダーソンは、人間のもつ14の基本的欲求に対応する14の基本的看護を定立し、さらにこれら14の基本的看護を基本的看護の構成要素と定めた。

基本的看護の構成要素は**表1**（p.50）とおりであり、基本的欲求と合わせ、対応させて表示する。

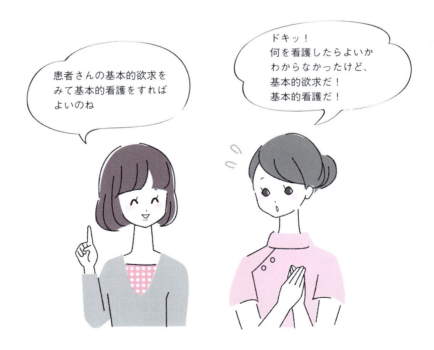

表1 ■ 「基本的看護」の構成要素と対応する「基本的欲求」

	基本的看護の構成要素		基本的看護に対応する基本的欲求
1	患者の呼吸を助ける (Helping patient with respiration)	1	正常に呼吸する (breathe normally)
2	患者の飲食を助ける (Helping patient with eating and drinking)	2	適切に飲食する (eat and drink adequately)
3	患者の排泄を助ける (Helping patient with elimination)	3	あらゆる排泄経路から排泄する (eliminate by all avenues of elimination)
4	歩行時および坐位、臥位に際して患者が望ましい姿勢を保持するよう助ける。また患者がひとつの体位からほかの体位へと身体を動かすのを助ける (Helping the patient maintain desirable posture in walking, siting, and lying ; and helping him with moving from one position to another)	4	身体の位置を動かし、またよい姿勢を保持する（歩く、すわる、寝る、これらのうちのあるものを他のものへ換える） (move and maintain desirable posture〈walking, sitting, lying and changing from one to the other〉)
5	患者の休息と睡眠を助ける (Helping patient rest and sleep)	5	睡眠と休息をとる (sleep and rest)
6	患者が衣類を選択し、着たり脱いだりするのを助ける (Helping patient with selection of clothing, with dressing and undressing)	6	適切な衣類を選び、着脱する (select suitable clothing dress and undress)
7	患者が体温を正常範囲内に保つのを助ける (Helping patient maintain body temperature within normal range)	7	衣類の調節と環境の調整により、体温を生理的範囲内に維持する (maintain body temperature within normal range by adjusting clothing and modifying the environment)
8	患者が身体を清潔に保ち、身だしなみよく、また皮膚を保護するのを助ける (Helping patient keep their body clean and well groomed and protect integument)	8	身体を清潔に保ち、身だしなみを整え、皮膚を保護する (keep the body clean and well groomed and protect the integument)
9	患者が環境の危険を避けるのを助ける。また感染や暴力など、特定の患者がもたらすかもしれない危険から他の者を守る (Helping patient avoid dangers in the environment ; and protecting other from any potential danger from the patient, such as infection or violence)	9	環境のさまざまな危険因子を避け、また他者を傷害しないようにする (avoid dangers in the environment and avoid injuring others)
10	患者が他者に意思を伝達し、自分の欲求や気持ちを表現するのを助ける (Helping patient communicate with others—to express needs and feelings)	10	自分の感情、欲求、恐怖等を表現して他者に伝える (communicate with others in expressing emotions, needs, fears, etc.)
11	患者が自分の信仰を実践する、あるいは自分の善悪の考え方に従って行動するのを助ける (Helping patient with religious practices or conform to the patient's concept of right and wrong)	11	自分の信仰に従って礼拝する (worship according to his faith)
12	患者の生産的な活動あるいは職業を助ける (Helping patient with work, or productive occupation)	12	達成感をもたらすような仕事をする (work at something that provides a sense of accomplishment)
13	患者のレクリエーション活動を助ける (Helping patient with recreational activities)	13	遊び、あるいはさまざまな種類のレクリエーションに参加する (play, or participate in various forms of recreations)
14	患者の学習を助ける (Helping patient learn)	14	学習し、発見し、あるいは好奇心を満足させることで、健康での"正常な"発達を導く (learn, discover, or satisfy the curiosity that leads to "normal" development in health)

看護目的論における健康の概念

　ヘンダーソンは看護目的論において、個人の健康状態を健康人・病人・安らかな死を迎える人を含めて論及した。
　健康人は健康の維持増進に励む人、病人は健康の回復に励む人、安らかな死を迎える人は避けられない死を受容して心身ともに安らかな状態に至る人であるとした。
　そこから言えることは、ヘンダーソンの看護における健康の概念は、健康の維持増進、健康の回復、安らかな死、すなわち全健康レベルを視野に入れている。
　さらに、ヘンダーソンは、病人および身体に障害のある人を中心に看護師の役割を考えているが、多くの看護師たちが病的状態よりも健康の維持増進活動に長い時間を当てていると述べている。
　病人は健康の回復に励む必要がある。その結果は健康の維持増進に移行するであろう。
　また、身体に障害のある人は、その障害が一定レベルまで修復しても、それ以上は障害レベルを下げないよう励む必要がある。
　看護師は病人や障害者を中心に看護し、健康の回復への看護が中心に思えるが、健康人を含め健康の維持増進に機能している。そのことを考えると、健康の維持増進への看護機能は病人、安らかな死を迎える人の看護と同様に重視しなくてはならない。
　ヘンダーソンは、個人で、しかも病人を看護対象者の代表として捉え、その人を患者（a patient）と表現している。
　患者ゆえに基本的欲求を充足するには体力・意思力・知識の低下や規制もあり、それだけ基本的欲求の充足を助けるプロフェッショナルである看護師の機能がいっそう必要となることを考慮して、患者を看護対象者の代表としていることがうかがえる。
　ヘンダーソンは、個人の健康を中心に取り上げている。しかし、看護師は個人よりも集団の健康により多くの仕事をしていると述べている。患者個人を看護対象者の代表としたが、看護師は集団の健康にも配慮する必要がある。

『看護の基本となるもの』における看護目的論を強化する『看護論』

　ヘンダーソンは、1960年『看護の基本となるもの』を刊行し、看護目的論を明確にすべく看護師独自の機能を成文化し完成させた。看護師独自の機能は、ヘンダーソンによる「看護の概念」といえる。
　その後、ヘンダーソンは1966年『看護論（THE NATURE OF NURSING）』を著した。『看護論』は「看護の概念」について詳述したものである。
　『看護論』における「看護の概念」に関するヘンダーソンの知見は、『看護の基本となるもの』における看護目的論を、論拠をつけてより強化させたものである。その主旨は、次の通りである。

1. 看護の概念に関するヘンダーソンの見解
　①看護の概念（概念定義）が定かでない現実に満足していない。看護の概念の追求は永遠の課題である。
　②看護の概念は、時代とともに変化する。
　③ゆえに自分（ヘンダーソン）は、現在をふまえて看護を定義する。

2. ヘンダーソンの看護の概念に関する発展過程

①看護は医師の治療方針に反さない範囲内で、患者の生活の流れをそのまま続けさせることを主旨とすべきである。
②「患者中心看護」「家族保健活動」「総合看護」が叫ばれているが、それ自体は看護の定義ではない。
③患者の生活の流れを"看護"からみた時、14の基本的欲求がみえてきた。
④ヘンダーソンは、次の看護論者の主張に注目した。
　・オーランド（Ida Orland）：「有用な健康方策を患者が活用できるようにすること、その患者のニードに応えることが看護」
　・ウィーデンバック（Ernestine Wiedenbach）：「患者の援助を必要としているニードを見きわめ、そのニードに応えることが看護」
　・アブデラ（Faye Abdellah）：「患者の隠された諸問題に対する問題解決が看護」
⑤ヘンダーソンの結論：「上記看護論者の看護の定義をみても、看護の実態は焦点化されていない」

3.「看護の概念」に関するヘンダーソンの思考の結実

1）『看護の基本となるもの』における結実

1960年、ICNから出版された冊子『看護の基本となるもの（Basic Principles of Nursing Care）』において、自分（ヘンダーソン）の看護の概念は結実した。

2）結実した看護の概念

「看護師の独自の機能は、病人であれ健康人であれ、各人が健康あるいは健康の回復（あるいは安らかな死）に資するように行動するのを援助することである。その人が必要なだけの体力と意思力と知識をもっていれば、これらの行動は他者の援助を得なくても可能であろう。その人ができるだけ早く自立できるように仕向けるやり方で行う」

4. ヘンダーソンの考える「基本的看護ケア」

①看護師は、判断しケアできる、独自の権限をもつ。
②自分（ヘンダーソン）の考える独自の権限とは、「基本的看護ケア」と命名する。
③「基本的看護ケア」とは、「患者が14の基本的欲求を可能な限り、自力で充足できることを助ける」ことである。

5. 医療チームでの看護機能の実態：「看護師の役割が働く症例」に関する研究成果

1）看護機能の実態研究

ヘンダーソンは、自分が看護師独自の機能とした「基本的看護ケア」を基軸に、「看護師の役割が大きくはたらく（あるいはあまりはたらかない）症例」について、看護機能の実態を研究した。

2）研究結果

研究対象の症例を次の2群に大別し、看護機能を調査した。
①年齢・健康障害の種類・健康レベル・家族背景・知的能力の異なる対象12名。
　・医療チームの役割機能全体における、看護師の基本的看護ケアの割合を調査。

・結果：看護師の役割が大きく働いた症例；8名。
　　　　看護師の役割があまり働かなかった症例：4名。
②片脚切断した青年患者の基本的看護ケア。
　・結果：術後の日数に伴い、看護師役割が減少した。

3）研究結果からの結論

　看護機能の実態調査から、看護師独自の機能は基本的看護ケアであり、患者の年齢・健康障害の種類・健康レベル・家族背景・知的能力・治療法によって、基本的看護ケアは確実に機能していることが証明された。

3 看護対象論

金子道子

　本書「第Ⅲ章-Ⅰ1　看護論としての『看護の基本となるもの』を理解する」において、看護実践理論として、理論の一貫性および合理性のある『看護の基本となるもの』を概説した。

　『看護の基本となるもの』で、看護対象論を論じている章は、第Ⅱ章「人間の基本的欲求およびそれらと基本的看護との関係」においてである。

　第Ⅱ章の表題から、看護対象論の最重要概念は、「人間の基本的欲求（Fundamental Human Needs）」である。

　本章では、看護対象論の最重要概念「人間の基本的欲求」に関して、総論と各論に分けて概説する。

「人間の基本的欲求」総論

　「人間の基本的欲求」の原語は「Fundamental Human Needs」で、「人間の」を付した「基本的欲求」としなければならない。

　しかし、湯槇ますと小玉香津子の訳は「Fundamental Human Needs」を「基本的欲求」と、「人間の」を省略している。それは、初版1961年から2014年新装版まで一貫している。したがって、本書でも「人間の基本的欲求」を文章で用いる際には「人間」であることは大前提とし、湯槇・小玉訳の「基本的欲求」とする。

1．「人間の基本的欲求」とは
1）ヘンダーソンによる概念説明

　ヘンダーソンは、『看護の基本となるもの』で「基本的欲求」の概念定義はしていない。しかし、第1章 看護目的論で、次のように記述説明している。

> 「看護師の第一義的な責任は、患者が日常の生活のパターンを保つのを助けること、すなわち、ふつうは他者に助けてもらわなくともできる呼吸、食事、排泄、休息、睡眠や活動、身体の清潔、体温の保持、適切に衣類を着ける、等々の行動を助けることである」（訳本、p.14）
>
> 「Perhaps enough has been said to indicate that the primary responsibility of the nurse is to help patients with their daily patterns of living, or with those activities that they ordinarily perform without assistance, these are breathing, eating, eliminating, resting, sleeping and moving, cleaning the body and keeping it warm and properly clothed.」（原本p.25）

上記記述は、看護師の独自の機能に関連させて、患者の何を整えるかを記述したものである。「患者の何を整えるか」の「何」に相当する最も抽象的な回答は、「患者が日常の生活のパターンを保つ行動」である。

　看護目的論では、患者が日常の生活のパターンを保つ行動を助けることが看護師の専門的機能であるとしている。

　しかし、患者の日常の生活のパターンを保つ行動は、看護師が対象理解をするための行動で、これらの行動を理論的に追究し論じた結果が、看護対象論である。

　ヘンダーソンは『看護の基本となるもの』第Ⅱ章の看護対象論で、看護の対象のもつ基本的欲求について、次のように記述している。

> 「看護が人間の基本的欲求に根ざしていることは一般に認められよう。対象が健康人であっても病人であっても、看護師は衣食住に対する人間の免れ得ない欲望を念頭におかなければならない。愛と称賛、社会生活における自己の有用性と相互依存性、に対する欲望も同じように無視できない。」（訳本p.17）
>
> 「Perhaps everyone recognizes that nursing has its roots in fundamental human needs. Whether the person served is well or sick the nurse should bear in mind the inescapable human desire for food, shelter, clothing; for love and approval, for a sense of usefulness and mutual dependency in social relationships.」（原本p.26）

　冒頭の「看護が人間の基本的欲求（fundamental human needs）に根ざしている」とは、看護対象論の集約である。

　すなわち、「看護の対象である人間は基本的欲求に根ざして生き、生活し、発達を遂げていく存在である」ことを意味している。

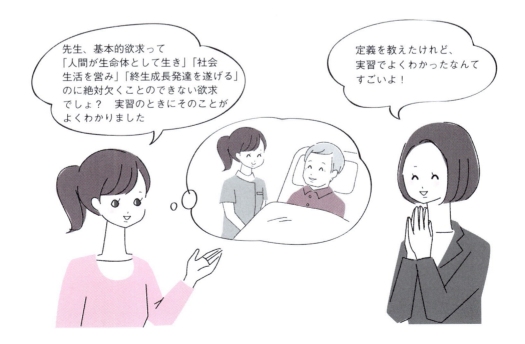

これは、人間存在の概念定義として意味づけられる。

「対象が健康人であっても病人であっても、看護師は衣食住に対する人間の免れ得ない欲望を念頭におく」とは、看護師が専門職として引き受けなければならない人間の基本的欲求で、その人間の基本的欲求は人間として生きていくのに欠かすことのできない社会性への欲望や願望を意味している（欲望＝不足を感じてこれを満たそうと望む心。願望＝ねがいのぞむこと。いずれも『広辞苑』より）。

さらに、人間の基本的欲求は、衣食住への欲求や願望だけではない。

人間の生命を維持し、より充実した人生を全うするには、愛と称賛（love and approval）、社会生活における自己の有用性と相互依存性（a sense of usefulness and mutual dependency in social relationships）も、衣食住のそれと同じ程度重視されなければならない。

ヘンダーソンは、第Ⅰ章の看護目的論で、基本的欲求を、「日常の生活のパターンを保つのに必要な行動」とした。

そして、第Ⅱ章の看護対象論では、基本的欲求を、「衣食住・愛と称賛・社会生活における自己の有用性と相互依存性を保つのに必要な欲求」とした。

ヘンダーソンが看護目的論と看護対象論で規定した基本的欲求の概念は、次のように集約できる。

「基本的欲求とは、人間がいかなる健康のレベルにあっても、日常生活の行動にむけて、衣食住・愛と称賛・社会生活における自己の有用性と相互依存性を保つのに必要な欲求である」

2）発達概念を包含した概念定義

ヘンダーソンは、基本的欲求の概念に発達概念を内包していない。金子は、60年のヘンダーソン看護論の実践応用研究から、基本的欲求の概念に発達概念を規定しなければならないと考えた。理由は、「基本的欲求は、人間が終生成長発達を遂げるのに欠くことのできない欲求である」ことによる。

ヘンダーソンが、欲求の概念で強調しているのは生活パターンであった。そして、基本的欲求の14番目に「学習し、発見し、あるいは好奇心を満足させることで、健康での"正常な"発達を導く（learn, discover, or satisfy the curiosity that leads to "normal" development in health.）」欲求を挙げ、そのなかに発達概念を入れた。

ヘンダーソンは発達概念を、「健康での"正常な"発達を導く」学習の欲求で取り上げている。

つまり、ヘンダーソンは「"正常な"発達を遂げる」ことを、「学習し好奇心を満足させる基本的欲求」の概念のなかに内包させて考えたのである。

ヘンダーソンの取り上げ方に対し、金子は次のことを考えた。

「学習の欲求は健康での"正常な"発達を遂げるための欲求であり、"正常な"発達を遂げることは、いわば、すべての人に共通する人間の生き方で、かつ生きる目標でもある」

金子は、前述の「生活のパターンが発達段階により変化すること」および「"正常な"発達を遂げることは、人間が生命を維持し、成長発達を遂げて、やがて安らかな死を迎えるために基本的で重要な要素の1つであり、人々の生活行動を決定づけるものである」ことを重視した。

そのように考えたとき、「"正常な"発達を遂げる」ことは、基本的欲求の概念規定に

明記すべきと考えた。

　ヘンダーソンが、"正常な"発達」と、ことさら「正常な」の3文字に「""」マークを符したのは、正常な発達課題の達成を意味すると推察するならば、基本的欲求の概念規定に「正常な発達」を位置づけるべきである。

　さらに加えるならば、ヘンダーソンは、「人間は生まれるときから老年期に至るまで成長発達を遂げ続ける存在である」という発想を、看護論にどのように反映させたいと考えたのだろうか。今となっては知るべくもないが、老年期になっても老年期の発達課題を学習し続けることが当然の考え方になっている現在、老年期になっても発達を遂げるという基本的欲求は、基本的欲求の概念規定に含ませなければならない。

3）「基本的欲求」の概念定義
「基本的欲求」の概念定義は次に手順で行った。
① ヘンダーソンは「基本的欲求」の概念定義は行っていない。
② ヘンダーソンは、概念定義を説明づける2つの生命・生活パターンカテゴリーを示した。
　・第1生命・生活の日常パターン：呼吸、食事、排泄、休息・睡眠、活動、身体の清潔、体温の保持、適切に衣類を着けるなど。
　・第2社会生活パターン：愛と賞賛、社会生活における自己有用性、相互依存性。
③ 金子は、2つの生命・生活パターンの本質を次のように要約した。
　・第1生命・生活の日常パターン⇒「生命体として生きる」
　・第2社会生活パターン⇒「社会生活を営む」
④ ヘンダーソン、金子が考えた「発達概念」を「基本的欲求」の概念定義に包含した⇒「終生成長発達を遂げる」

　以上、ヘンダーソンの考える基本的欲求の概念規定と、金子のそれとを合わせると、基本的欲求の概念規定は次のように定義づけられる。

> 基本的欲求とは、人間が生命体として生き、社会生活を営み、終生成長発達を遂げるのに、必要不可欠な欲求である。

2．基本的欲求の分類とヒエラルキーおよび構造
1）第Ⅰ章、第Ⅱ章、第Ⅲ章における基本的欲求の分類に関する記述と解読
　ヘンダーソンは、14の基本的欲求を定立させた。定立した14の基本的欲求とは次の欲求である。

> 1．正常に呼吸する（1．breathe normally）
> 2．適切に飲食する（2．eat and drink adequately）
> 3．あらゆる排泄経路から排泄する（3．eliminate by all avenues of elimination）
> 4．身体の位置を動かし、またよい姿勢を保持する（歩く、すわる、寝る、これらのうちのあるものを他のものへ換える）（4．move and maintain desirable posture（walking, sitting, lying and changing from one to the other））
> 5．睡眠と休息をとる（5．sleep and rest）
> 6．適切な衣類を選び、着脱する（6．select suitable clothing, dress and undress

> 7. 衣類の調節と環境の調整により、体温を生理的範囲内に維持する（7. maintain body temperature within normal range by adjusting clothing and modifying the environment）
> 8. 身体を清潔に保ち、身だしなみを整え、皮膚を保護する（8. keep the body clean and well groomed and protect the integument）
> 9. 環境のさまざまな危険因子を避け、また他者を傷害しないようにする（9. avoid dangers in environment and avoid injuring others）
> 10. 自分の感情、欲求、恐怖あるいは"気分"を表現して他者とコミュニケーションをもつ（10. communicate with others in expressing emotions, needs, fears, or "feelings"）
> 11. 自分の信仰に従って礼拝する（11. worship according to his faith）
> 12. 達成感をもたらすような仕事をする（12. work at something that provides a sense of accomplishment）
> 13. 遊び、あるいはさまざまな種類のレクリエーションに参加する（13. play, or participate in various forms of recreation）
> 14. 学習をし、発見をし、あるいは好奇心を満足させる欲求。結果、健康での"正常"な発達を導く（14. lean, discover, or satisfy the curiosity that leads to "normal" development in health）
>
> （訳本p.79〜80、原本p.89〜90）

a 基本的欲求の原語

基本的欲求の原語は、"Fundamental Human Needs"である。"Fundamental"は「基本的」と邦訳されている。一方、基本的看護の原語は"Basic Nursing Care"である。"Basic"も「基本的」と邦訳されている。「欲求」と「看護」の頭に付されている原語が"Fundamental"と"Basic"で異なる原語にもかかわらず、邦訳は両者とも「基本的」となっている。邦訳で勉強してきたわが国において「基本的欲求」と「基本的看護」が区別されず、通称「14項目」と扱ってきた歴史がある。「基本的欲求」は「基本的看護」と区別して究めなければならない。

b「14基本的欲求」の記述箇所

ヘンダーソンは『看護の基本となるもの』で14の基本的欲求の列挙を次の2か所で行っている。
　①巻末の「要約」（訳本p.79〜80）。
　②表1「一般には看護師によって満たされ、また常時ならびに時に存在する条件によって変容するすべての患者がもっている欲求」の「基本的看護の構成要素」の枠内（訳本p.25）。
　「14の基本的欲求」は看護対象各論である。したがって、「14の基本的欲求」の列挙は第Ⅱ章 看護対象論に位置すべきと考えられるが、ヘンダーソンは正式には要約で列挙した。

c 表1「一般には看護師によって満たされ、また常時ならびに時に存在する条件によって変容するすべての患者がもっている欲求」にある「14の基本的欲求」

「14の基本的欲求」の列挙は、訳本第Ⅲ章「基本的看護ケアを行うためにあたって考慮に入れるべき患者の状態、その他の条件」のうち、表1「一般には看護師によって満たされ、また常時ならびに時に存在する条件によって変容するすべての患者がもっている欲求」で記述されている。

表1は「基本的看護の構成要素」「基本的欲求に影響を及ぼす常在条件」「基本的欲求を変容させる病理的状態」の3枠で構成されている。

14の基本的欲求の列挙は3枠のうち「基本的看護の構成要素」のなかにある。

14の基本的欲求は看護の対象者の欲求であり、看護師の専門的機能である基本的看護ではない。それにもかかわらず、14の基本的欲求は、基本的看護の構成要素の枠に位置させているのである。なぜであろうか。

ヘンダーソンは、14の基本的欲求を基本的看護の構成要素の中に列挙するにあたり、重要な指摘をしている。

表1 ■ 一般には看護師によって満たされ、また常時ならびに時に存在する条件によって変容するすべての患者がもっている欲求

基本的看護の構成要素	基本的欲求に影響を及ぼす常在条件	基本的欲求を変容させる病理的状態（特定の疾病とは対照的）
以下のような機能に関して患者を助け、かつ患者がそれらを行えるような状況を用意する。 1. 正常に呼吸する 2. 適切に飲食する 3. あらゆる排泄経路から排泄する 4. 身体の位置を動かし、またよい姿勢を保持する（歩く、すわる、寝る、これらのうちのあるものを他のものへ換える） 5. 睡眠と休息をとる 6. 適切な衣類を選び、着脱する 7. 衣類の調節と環境の調整により、体温を生理的範囲内に維持する 8. 身体を清潔に保ち、身だしなみを整え、皮膚を保護する 9. 環境のさまざまな危険因子を避け、また他人を傷害しないようにする 10. 自分の感情、欲求、恐怖あるいは"気分"を表現して他者とコミュニケーションをもつ 11. 自分の信仰に従って礼拝する 12. 達成感をもたらすような仕事をする 13. 遊び、あるいはさまざまな種類のレクリエーションに参加する 14. "正常"な発達および健康を導くような学習をし、発見をし、あるいは好奇心を満足させる	1. 年齢：新生児、小児、青年、成人、中年、老年、臨終 2. 気質、感情の状態、一過性の気分： 　ⓐ "ふつう" あるいは 　ⓑ 多幸的で活動過多 　ⓒ 不安、恐怖、動揺あるいはヒステリーあるいは 　ⓓ ゆううつで活動低下 3. 社会的ないし文化的状態：適当に友人がおり、また社会的地位も得ていて家族にもめぐまれている場合、比較的孤独な場合、適応不全、貧困 4. 身体的ならびに知的能力 　ⓐ 標準体重 　ⓑ 低体重 　ⓒ 過体重 　ⓓ ふつうの知力 　ⓔ ふつう以下の知力 　ⓕ 天才的 　ⓖ 聴覚、視覚、平衡覚、触覚が正常 　ⓗ 特定の感覚の喪失 　ⓘ 正常な運動能力 　ⓙ 運動能力の喪失	1. 飢餓状態、致命的嘔吐、下痢を含む水および電解質の著しい平衡障害 2. 急性酸素欠乏状態 3. ショック（"虚脱"と失血を含む） 4. 意識障害—気絶、昏睡、せん妄 5. 異常な体温をもたらすような温熱環境にさらされる 6. 急性発熱状態（あらゆる原因のもの） 7. 局所的外傷、創傷および/あるいは感染 8. 伝染性疾患状態 9. 手術前状態 10. 手術後状態 11. 疾病による、あるいは治療上指示された動けない状態 12. 持続性ないし難治性の疼痛

（文献1、p.25より引用）

その重要な指摘とは、14の基本的欲求列挙の上部に、「以下のような機能に関して患者を助け、かつ患者がそれらを行えるような状況を用意する（Assisting patients with these functions or providing conditions that will enable them to）（訳本p.25、原本p.34）」とことわりを書いていることである。
　そのことわりの下部に基本的欲求を「1．正常に呼吸する」から順番に、「14．健康での"正常な"発達を導くような学習をし、発見をし、あるいは好奇心を満足させる」欲求まで列挙している。（14番目の基本的欲求は、金子が邦訳した。湯槇らの訳と異なる）
　「機能」と訳されている「these functions」とは「14の基本的欲求」をいう。また、「患者がそれらを行える」と訳されている「will enable them to」とは「患者が14の基本的欲求を充足」することである。
　ヘンダーソンは、表1において、自分の各基本的欲求を満たすための患者行動を助ける看護師の基本的看護の構成要素を提示した。すなわち、患者の「正常に呼吸する」という基本的欲求に対し、看護師は「患者の呼吸を助ける」という基本的看護を行う。ヘンダーソンは、そのことを基本にしていた。
　したがって、基本的看護の構成要素は、次の14基本的看護である。

1. 患者の呼吸を助ける（1．Helping patient with respiration）
2. 患者の飲食を助ける（2．Helping patient with eating and drinking）
3. 患者の排泄を助ける（3．Helping patient with elimination）
4. 患者の歩行・坐位・臥位時での望ましい姿勢保持とある姿勢から他の姿勢への移動を助ける（4．Helping the patient maintain desirable posture in walking, sitting, and lying；and helping him with moving from one position to another）
5. 患者の休息と睡眠を助ける（5．Helping patient rest and sleep）
6. 患者の衣類選択と着脱を助ける（6．Helping patient with selection of clothing, with dressing and undressing）
7. 患者が体温を正常範囲内に保つのを助ける（7．Helping patient maintain body temperature within normal range）
8. 患者が身体を清潔に保ち、身だしなみよく、また皮膚を保護するのを助ける（8．Helping patient keep their body clean and well groomed and protect integument）
9. 患者が環境の危険を避けるのを助ける。また感染や暴力など、特定の患者がもたらすかもしれない危険から他の者を守る（9．Helping patient avoid dangers in the environment；and protecting other from any potential danger from the patient, such as infection or violence）
10. 患者が表現しようとする自分の欲求や気持ちを他者に伝えることを助ける（10．Helping patient communicate with others－to express needs and feelings）
11. 患者が自分の信仰を実践する、あるいは自分の善悪の考え方に従って行動するのを助ける（11．Helping patient with religious practices or conform to the patient's concept of right and wrong）
12. 患者の仕事あるいは生産的な活動を助ける（12．Helping patient with work, or productive occupation）
13. 患者のレクリエーション活動を助ける（13．Helping patient with recreational activities）

14. 患者が学習するのを助ける（14. Helping patient learn）

　14の基本的看護はすべて14の基本的欲求に対応している。そうであるから、ヘンダーソンは、「基本的看護の構成要素は、14基本的欲求を充足するための患者行動を助ける14基本的看護である」としたのである。
　それを具体的に記述した表現が、表１の「基本的看護の構成要素」の枠で特記されている次の文に集約されているのである。
　「以下のような機能（＝14の基本的欲求）に関して患者を助け、かつ患者がそれらを行えるような状況を用意する」
　私は当初から、これをヘンダーソンの論理を貫く重要なテーゼとして重視してきた。その意味を、今回も記述したように、説明し続けてきた。また、看護教育の場で、看護教員はもとより看護学生にも説いてきた。ヘンダーソン看護論を理論的に理解し、看護実践に活かそうとして説いたのである。
　看護教員や看護学生のなかには、ヘンダーソン看護論の重要概念「基本的欲求」と「基本的看護」の関連性と相違性がよく理解できている人もいた。しかし、残念ながら、基本的欲求と基本的看護の関連性と相違性を正確に理解することなく漠然とした理解に留まった人は、基本的欲求と基本的看護を混同し、それらの表現を単に「14項目」と称している。
　ヘンダーソンは、いかなる箇所にも、最重要概念「基本的欲求」「基本的看護」を「14項目」とは書いていない。それにもかかわらず、日本の看護専門職者は長年にわたり平気で14項目と連発している現状も事実である。
　ヘンダーソンは、「第Ⅱ章　人間の基本的欲求およびそれらと基本的看護との関係」において、本文中には人間の基本的欲求を、順序をつけて列挙していない。それだけに、私たちは人間の基本的欲求の概念について正確に理解しなければならない。

２）基本的欲求の分類とヒエラルキー
a 基本的欲求の分類を規定する概念と基本的欲求の分類
　ヘンダーソンは、次のイ、ロ、ハに示す、基本的欲求の分類を規定する概念を挙げ、第Ⅰ章および第Ⅱ章冒頭で具体的な基本的欲求を次のように分類している。
　　イ．患者が日常の生活パターンを保ち、他者に助けてもらわなくても満たせる欲求。
　　　　呼吸、食事、排泄、休息、睡眠や活動、身体の清潔、体温の保持、適切な衣類の着脱。
　　ロ．患者が活力なく無為な状態からの脱出のための活動。
　　　　社交、学習、レクリエーション的な仕事、生産的な仕事。
　　ハ．愛と称賛、社会生活における自己の有用性と相互依存性への欲求。
　ヘンダーソンは、上記イ、ロ、ハで列挙した欲求を総称して、人間の基本的欲求とした。
　さらに、１つ１つの基本的欲求に命名し、概念を付与し、順序性を考慮して、要約の章で提示した。
　要約で提示された、人間の基本的欲求を再掲すると次のようである。なお、14基本的欲求は看護学において重要な学術用語であるから、邦訳でも全訳で名称しなければならないが、抽象名詞化した訳を付記する。

〈人間の基本的欲求〉
 1. 正常に呼吸する（正常な呼吸）
 2. 適切に飲食する（適切な飲食）
 3. あらゆる排泄経路から排泄する（全排泄経路からの排泄）
 4. 身体の位置を動かし、またよい姿勢を保持する（歩く、すわる、寝る、これらのうちのあるものを他のものへ換える）（望ましい体位の保持と移動）
 5. 睡眠と休息をとる（睡眠と休息）
 6. 適切な衣類を選び、着脱する（適切な衣類の選択と着脱）
 7. 衣服の調節と環境の調整により、体温を生理的範囲内に維持する（衣類・環境調整による体温保持）
 8. 身体を清潔に保ち、身だしなみを整え、皮膚を保護する（皮膚の清潔保護）
 9. 環境のさまざまな危険因子を避け、また他者を傷害しないようにする（危険・加害回避）
10. 自分の感情、欲求、恐怖等を表現して他者に伝える（感情・欲求・恐怖の表現とコミュニケーション）
11. 自分の信仰に従って礼拝する（信仰の実現）
12. 達成感をもたらすような仕事をする（達成感をもたらす仕事）
13. 遊び、あるいはさまざまな種類のレクリエーションに参加する（遊び・レクリエーションへの参加）
14. 学習し、発見し、あるいは好奇心を満足させることで、健康での"正常な"発達を導く（学習・発見・好奇心から健康での正常な発達）

b 14の基本的欲求分類定立のための概念

　ヘンダーソンが第Ⅰ・Ⅱ章で記した基本的欲求の分類と、要約の章で示した1～14の順序をつけた基本的欲求の分類とを比較対照すると、次のことがいえる。
　「第Ⅰ・Ⅱ章の、イ．日常は他者の援助なしで生活維持できる欲求　ロ．活力なく無為な状態からの脱出のための欲求　ハ．愛と称賛、社会的自己有用性と相互依存性に必要な欲求は、要約で示した14の基本的欲求に反映している」。
　そのことを示すと次のようになる。
　　イ．日常は他者の援助なしで生活維持できる欲求。
　　　1. 正常に呼吸する、2. 適切に飲食する、3. あらゆる排泄経路から排泄する、4. 身体の位置を動かし、またよい姿勢を保持する、5. 睡眠と休息をとる、6. 適切な衣類を選び着脱する、7. 衣服の調節と環境の調整により体温を生理的範囲内に維持する、8. 身体を清潔に保ち身だしなみを整え皮膚を保護する、9. 環境のさまざまな危険因子を避け、また他者を傷害しないようにする。
　　ロ．活力なく無為な状態からの脱出のための欲求。
　　　10. 自分の感情・欲求・恐怖あるいは"気分"を表現して他者とコミュニケーションをもつ、12. 達成感をもたらすような仕事をする、13. 遊び、あるいはさまざまな種類のレクリエーションに参加する、14. 学習し、発見し、あるいは好奇心を満足させることで、健康での"正常"な発達を導く。
　　ハ．愛と称賛、社会的自己有用性・相互依存性に必要な欲求。
　　　10. 自分の感情、欲求、恐怖あるいは"気分"を表現して他者とコミュニケーションをもつ、11. 自分の信仰に従って礼拝する、12. 達成感をもたらすような仕

事をする、14. 学習し、発見し、あるいは好奇心を満足させることで、健康での"正常な"発達を導く。

以上の検討から、次のことが結論づけられる。

「ヘンダーソンが、第Ⅰ・Ⅱ章で、分類を規定する概念（上記イ、ロ、ハ）に基づき分類された基本的欲求は、要約で順序性をふまえた14の基本的欲求の定立に至っている」

c 基本的欲求の分類を規定する概念と基本的欲求の順序性

基本的欲求の分類を規定する概念は、次のようなものであった。

イ．患者が日常の生活パターンを保ち、他者に助けてもらわなくても満たせる欲求。
ロ．患者が活力なく無為な状態からの脱出のための活動。
ハ．愛と称賛、社会生活における自己の有用性と相互依存性への欲求。

イ、ロ、ハの概念に包含される、ヘンダーソンの例示した具体的な欲求の順序性は、要約に示された1～14の基本的欲求の順序性に反映されている。

すなわち、「イ．患者が日常の生活パターンを保ち、他者に助けてもらわなくても満たせる欲求」は、「1．正常に呼吸する」基本的欲求から「9．環境のさまざまな危険因子を避け、また他者を傷害しないようにする」基本的欲求まで、1～9の順序を付して集約している。

「ロ．患者が活力なく無為な状態からの脱出のための活動」を可能にする基本的欲求は、「10．自分の感情、欲求、恐怖あるいは"気分"を表現して他者とコミュニケーションをもつ」「12．達成感をもたらすような仕事をする」「13．遊び、あるいはさまざまな種類のレクリエーションに参加する」「14．学習し、発見し、あるいは好奇心を満足させることで、健康での"正常な"発達を導く」の4つの基本的欲求に順序をつけて示している。

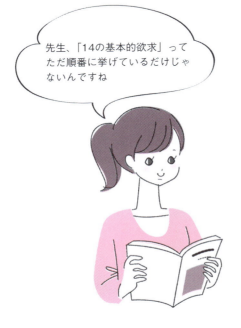
先生、「14の基本的欲求」ってただ順番に挙げているだけじゃないんですね

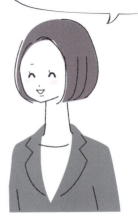
そうよ、欲求の順番や何を充たす欲求か大切な意味があるの。深く学ぶと一生役に立つよ！

「ハ．愛と称賛、社会生活における自己の有用性と相互依存性への欲求」は、「10．自分の感情、欲求、恐怖あるいは"気分"を表現して他者とコミュニケーションをもつ」「11．自分の信仰に従って礼拝する」「12．達成感をもたらすような仕事をする」「14．学習し、発見し、あるいは好奇心を満足させることで、健康での"正常な"発達を導く」の4つの基本的欲求に順序をつけて示している。また、10、12、14の基本的欲求は、ロの概念でも取り上げた。

一方、著者は基本的欲求の分類を規定するイ、ロ、ハの3つの概念に、14の基本的欲求を分類し相当させた。

そして、抽象化されたイ、ロ、ハの3つの概念と、14の基本的欲求の概要を、長年の看護実践から究明し概念化に努めてきた。

そうした経験と研究から積み上げてきた結果が、ヘンダーソンは言及しなかった上記の検討結果である。

検討結果を総括すると、次のことが結論づけられる。

「**基本的欲求の分類を規定する、イ、ロ、ハの3つの概念の順序性は、14の基本的欲求の順序性と一致する**」

d 基本的欲求の概念定義と基本的欲求の順序性

ヘンダーソンの概念定義を受けて、著者は基本的欲求の概念定義を次のように行った。

基本的欲求の定義（金子道子）

基本的欲求とは、人間が生命体として生き、社会生活を営み、終生成長発達を遂げるのに、最小不可欠な欲求である。

基本的欲求は、あらゆる健康レベルと、あらゆる発達段階において、必要な欲求である。

基本的欲求の定義で、生活者である人間が生きる最も基盤的なヒエラルキーとして、「生命体として生きる」ことを最初に取り上げた。

人間が生命体として生きていくために最小不可欠な欲求は、次の8基本的欲求である。
1．正常に呼吸する
2．適切に飲食する
3．あらゆる排泄経路から排泄する
4．身体の位置を動かし、またよい姿勢を保持する（歩く、すわる、寝る、これらのうちのあるものを他のものへ換える）
5．睡眠と休息をとる
6．適切な衣類を選び、着脱する
7．衣類の調節と環境の調整により、体温を生理的範囲内に維持する
8．身体を清潔に保ち、身だしなみを整え、皮膚を保護する

以上の8基本的欲求は、人間がいかなる健康レベル、発達段階にあっても、生理的ニードとして必要である。そればかりではなく、生理的ニードを満たすために、心理や精神的意思、それに自然的社会的環境をも考慮して充足させなければならない。

基本的欲求の定義では、「社会生活を営むために最小不可欠な欲求である」ともして

いる。14の基本的欲求のうち、社会生活を営むために最小不可欠な欲求は、次の5基本的欲求である。

9. 環境のさまざまな危険因子を避け、また他者を傷害しないようにする
10. 自分の感情、欲求、恐怖あるいは"気分"を表現して他者とコミュニケーションをもつ
11. 自分の信仰に従って礼拝する
12. 達成感をもたらすような仕事をする
13. 遊び、あるいはさまざまな種類のレクリエーションに参加する

以上の社会生活を営むために最小不可欠な欲求は、生命体として生きるための欲求が充足されてその上に社会生活を営むための欲求とみることができる。

したがって、生命体として生きるための1～8の基本的欲求が先行し、それに続く社会生活を営むために必要な9～13の基本的欲求の順序性は「生命維持が図られた上での」という重要な意味をもつ。

ただし、ヘンダーソンは、第Ⅱ章看護対象論で、「他人に認められたい、また愛し愛されたい（訳本p.18）」という愛と称賛の欲求は、時には、生存の欲求よりも強いことを述べている。

生存しているがゆえに必要とされる社会生活を営むために必要な欲求も、その人そのときに応じて順序性が変化することも考慮すべきである。

最後は、終生成長発達するために必要な欲求である。その欲求は、次の14番目の欲求である。

14. 学習し、発見し、あるいは好奇心を満足させることで、健康での"正常な"発達を導く

ヘンダーソンは、この「健康での正常な発達を導くための学習をする」欲求を、14番目においた。

心身に健康障害があっても、また人によっては発達遅延や停滞があっても、その人にとっての"正常な"発達を胎児期から高齢期に至るまで、いわば各発達段階の発達課題を達成しつつ、その人にとっての最善の人生を全うすることは、人間の生き方としてごく当然と考えられている。

ヘンダーソンも章を問わずそのことに言及しているが、第14番目の欲求として重点的に取り上げた。

原理的にいえば、1～13の基本的欲求が、胎児期から高齢期の各期において充足されていれば、それがその人にとっての"正常な"発達となるであろう。

また、ヘンダーソンは、第Ⅰ章で健康の概念について述べているが、「人間は完全無傷な状態を常に維持することは難しく、学習をして自分の健康状態を疾病からの回復に努めなければならない」としている。

したがって、「発達課題や健康問題を学習し、人生を全うするための指針を発見し、生きるための好奇心を満足させる」という14番目の欲求は、1～13の基本的欲求の総括的欲求と意義づけられる。

ここでは、基本的欲求の概念定義と基本的欲求の順序性について検討した。その結果、次のことが結論づけられる。

「基本的欲求の概念定義を構成している内包概念と、基本的欲求の順序性は一致して

いる。すなわち、基本的欲求の概念を具体化し構成した結果が14の基本的欲求でありその順序性である」

　ちなみに、金子は、ヘンダーソンの基本的欲求の概念定義に関する論述からはもとより、基本的欲求の順序性の論理をも熟慮して、基本的欲求の概念定義をした。そして、ヘンダーソン本人に直接質問をして、それでよいとの答えをいただいた。

　そのときの胸を震わす感動は、ヘンダーソンを学び研究し続ける原動力になっている。

e 基本的欲求ヒエラルキーの独自性

　ヘンダーソンの定立した14基本的欲求とその順序性は、A.H.マスローの提唱した人間の欲求のヒエラルキーと対照させたり混同したりして考えられている。

　ヘンダーソンは、第Ⅰ章看護目的論で、看護独自の機能すなわち看護専門職であるために、専門としてなすべきことは何か、そしてそれが患者の基本的欲求を引き受けることであることを力説した。

　第Ⅱ章看護対象論では、基本的欲求は、「社会学者や哲学者によって分類され是認されているが明らかに単純化されすぎており、繰り返しくつがえされてきた。」（訳本p.17）と述べている。そして、「私達は、人間の行動を説明するための公式として人間の欲求をもち出すのではない。」（訳本p.17）としている。

　それでは、何のために基本的欲求をもち出すのか。答えは、先に書いた看護独自の機能を遂行するためにである。すなわち、基本的欲求の充足のために行う基本的看護を考え実行するためにである。それゆえ、ヘンダーソンは、当時の看護師たちの実践している看護を徹底して観察し、研究した。そして、当時の看護師は患者のどのような欲求に注目しているか、分析し分類して定立させたのが14の基本的欲求であった。

　そのことはヘンダーソンの著作からも十分に理解できるが、直接彼女の口から「看護独自の機能の追求から発想した基本的欲求である」と強調されたのを、著者はしっかり記憶している。さらに、「１～14の順序が基本的欲求のヒエラルキーである」と付け加えられたのである。

　以上から、基本的欲求にヘンダーソンが付した、１～14の順序は、人間が生命体として生き、社会生活を営み、終生成長発達を遂げるために必要な順序であるといえる。

f 基本的欲求の概念規定の構造

　基本的欲求の概念規定から、14の各基本的欲求の概念規定をするのに、重要な要素を検討してきた。

　その結果、次の四要素を、14基本的欲求の概念規定に入れるべきと考えた。
ⅰ）基本的欲求のヒエラルキーからの概念規定
ⅱ）基本的欲求分類定立のための概念
ⅲ）全発達段階で必要とする基本的欲求
ⅳ）全健康レベルで必要とする基本的欲求
　以上の詳細は、次のようである。

ⅰ）基本的欲求のヒエラルキーからの概念規定
　基本的欲求とは、「生命体として生き、社会生活を営み、終生成長発達を遂げるのに、最小不可欠な欲求である」という概念規定があり、14の基本的欲求の順序性は、この概念規定に沿ったヒエラルキーをなしていることを検討してきた。

14の各基本的欲求の概念には、「生命体として生きるため」「社会生活を営むため」「終生成長発達を遂げるため」の各基本的欲求の意味や意義を規定しなければならない。

　さらに、「生命体として生きるため」「社会生活を営むため」「終生成長発達を遂げるため」の順序に、1番目の「正常に呼吸する」欲求から、順次14番目の「学習し、発見し、あるいは好奇心を満足させることで、健康での"正常な"発達を導く」欲求の順序があてられていることをふまえて概念規定すべきである。

　14の各基本的欲求の概念規定に際し、まず重視しなければならないことは、生命体として生き、社会生活を営み、終生成長発達を遂げることは、14の基本的欲求の概念規定に入れるべき重要概念であるということである。

　その上で、「生命体として生きるため」「社会生活を営むため」「終生成長発達を遂げるため」のそれぞれに特に必要な欲求は何かを考慮して、概念規定に当たらなければならない。

　「生命体として生きるため」に、特に第1番目の呼吸の欲求から第5番目の睡眠と休息の欲求が、1から5の順番で不可欠である。

　「社会生活を営むため」に、6番目の適切な衣類の選択と着脱の欲求から10番目の感情・欲求・恐怖・気分の表出による他者とのコミュニケーションの欲求が不可欠である。

　「終生成長発達を遂げるため」に、11番目の自分の信仰による礼拝から14番目の健康での正常な発達につながる学習と発見、好奇心の満足が不可欠である。

　以上を、**図1**の「14基本的欲求の概念定義にかかわる重要構成要素図」で図示した。14の各基本的欲求の概念規定に包含すべきことである。

ⅱ）基本的欲求分類定立のための概念

　基本的欲求の分類から定立にむけて、ヘンダーソンは3つの概念カテゴリーを示した。それは、「日常は他者の援助なしで生活維持できる欲求」「活力なく無為な状態からの脱出のための欲求」「愛と称賛、社会的自己有用性・相互依存性に必要な欲求」の3概念カテゴリーである。

　14の基本的欲求を3つの概念カテゴリーに位置づけると、看護の対象者によっては例外もあろうが、おおむね次のようになる。

　「日常は他者の援助なしで生活維持できる欲求」として、「1．正常に呼吸する」「2．適切に飲食する」「3．あらゆる排泄経路から排泄する」「4．身体の位置を動かし、またよい姿勢を保持する」「5．睡眠と休息をとる」「6．適切な衣類を選び、着脱する」「7．衣類の調節と環境の調整により、体温を正常範囲内に維持する」「8．身体を清潔に保ち、身だしなみを整え、皮膚を保護する」「9．環境のさまざまな危険因子を避け、また他者を傷害しないようにする」の9欲求が該当する。

　「活力なく無為な状態からの脱出のための欲求」として、「10．自分の感情、欲求、恐怖等を表現して他者に伝える」「12．達成感をもたらすような仕事をする」「13．遊び、あるいはさまざまな種類のレクリエーションに参加する」「14．学習し、発見し、あるいは好奇心を満足させることで、健康での"正常な"発達および健康を導く」の4欲求が該当する。

　「愛と称賛、社会的自己有用性・相互依存性に必要な欲求」として、「10．自分の感情、欲求、恐怖等を表現して他者に伝える」「11．自分の信仰に従って礼拝する」「12．達成感をもたらすような仕事をする」「14．学習し、発見し、あるいは好奇心を満足させることで、健康での"正常な"発達を導く」の4欲求が該当する。

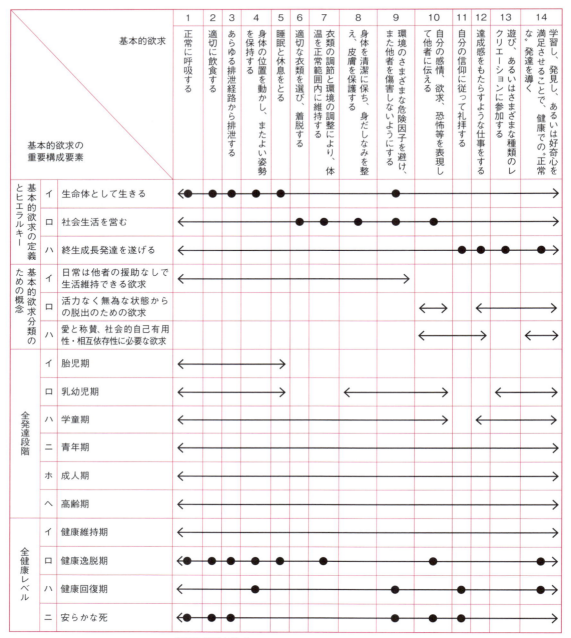

図1 ■ 14基本的欲求の概念規定にかかわる重要構成要素図

　　　各基本的欲求の概念規定をするには、上記の基本的欲求分類のための概念を考慮する必要がある。
　　以上を、図1の「基本的欲求分類のための概念」に図示した。
　　14の各基本的欲求の概念規定に包含すべきことである。

　　ⅲ）全発達段階で必要とする基本的欲求
　　　基本的欲求の概念規定に、基本的欲求はあらゆる発達段階に必要不可欠な欲求である

とした。
　ここでのあらゆる発達段階とは次のように考えた。
　　イ．胎児期　　　ロ．乳幼児期　　　ハ．学童期
　　ニ．青年期　　　ホ．成人期　　　　ヘ．高齢期
　さらに、基本的欲求は、可能な限り自力で充足できる方向にもっていくものであることも重視しなければならない。
　上記胎児期から高齢期までの発達段階において、特に健康障害や発達停滞がない場合、各期にある人が、14の基本的欲求をどの程度自力で充足できるかを考えた。
　その結果、個人差はあるものの、おおむね次のことがいえる。
〈胎児期に自力で充足できる欲求〉
　「1．正常に呼吸する」「2．適切に飲食する」
〈乳幼児期に自力で充足できる欲求〉
　「1．正常に呼吸する」「2．適切に飲食する」「3．あらゆる排泄経路から排泄する」「4．身体の位置を動かし、またよい姿勢を保持する」「5．睡眠と休息をとる」「8．身体を清潔に保ち、身だしなみを整え、皮膚を保護する」「9．環境のさまざまな危険因子を避け、また他者を傷害しないようにする」「10．自分の感情、欲求、恐怖等を表現して他者に伝える」
〈学童期に自力で充足できる欲求〉
　「11．自分の信仰に従って礼拝する」以外の13欲求
〈青年期・成人期・高齢期に自力で充足できる欲求〉
　14の基本的欲求すべて

　胎児期・乳幼児期は母体や養育者がその児になり代わって、その児が充足できない欲求を充足することになる。ヘンダーソンのいう、「その人の皮膚の中に入り込んで」である。
　学童期は、11番目の欲求の意味する、自己の価値観形成から自己実現の欲求は一部充足可能であるが、一般には青年期のアイデンティティの芽生えや確立に負うので除外した。
　青年期・成人期・高齢期ではすべての基本的欲求に対し自力で充足可能となる。また充足可能ゆえ青年期・成人期・高齢期といえよう。
　各発達段階に必要な基本的欲求を図1に示した。
　以上から14の各基本的欲求の概念規定には、各発達段階における自力での充足の可否を考慮した概念規定が必要となる。

ⅳ）全健康レベルで必要とする基本的欲求
　基本的欲求の定義で、基本的欲求はあらゆる健康レベルにおいて必要不可欠な欲求であるとした。
　ここでいう全健康レベルとは、次に示す段階をいう。
　　イ．健康維持期
　　ロ．健康逸脱期
　　ハ．健康回復期
　　ニ．安らかな死を迎える期
　基本的欲求は、上記イ、ロ、ハ、ニの各健康レベルにおいて必要不可欠な欲求である。

しかし、健康レベルによっては、特に必要な欲求がある。

「ロ．健康逸脱期」では、「1．正常に呼吸する」「2．適切に飲食する」「3．あらゆる排泄経路から排泄する」「4．身体の位置を動かし、またよい姿勢を保持する」「5．睡眠と休息をとる」「7．衣服の調節と環境の調整により、体温を正常範囲内に維持する」「10．自分の感情、欲求、恐怖等を表現して他者に伝える」「14．学習し、発見し、あるいは好奇心を満足させることで、健康での"正常な"発達を導く」の8欲求が、特に重視されなければならない。

「ハ．健康回復期」では、「4．身体の位置を動かし、またよい姿勢を保持する」「9．環境のさまざまな危険因子を避け、また他者を傷害しないようにする」「11．自分の信仰に従って礼拝する」「14．学習し、発見し、あるいは好奇心を満足させることで、健康での"正常な"発達を導く」の4欲求がある。

「ニ．安らかな死を迎える期」では、「1．正常に呼吸する」「2．適切に飲食する」「3．あらゆる排泄経路から排泄する」「9．環境のさまざまな危険因子を避け、また他者を傷害しないようにする」「10．自分の感情、欲求、恐怖等を表現して他者に伝える」「11．自分の信仰に従って礼拝する」の6欲求が重視されなければならない。

14の基本的欲求は、あらゆる健康レベルにおいて取り上げられる必要がある。しかし、その人の健康レベルにおいて必要な基本的欲求は何かを考慮するとき、上記のことが、参考となる。

以上を、図1の「全健康レベル」に図示した。

14の各基本的欲求の概念規定に包含すべきことである。

ⅴ）総括

14の各基本的欲求の概念規定をするにあたり、各基本的欲求の概念規定にかかわる諸要因を検討してきた。

それは、「1．基本的欲求のヒエラルキー」、「2．基本的欲求分類定位のための概念」、「3．全発達段階で必要とする基本的欲求」、「4．全健康レベルで必要とする基本的欲求」の四側面からの追究であった。

四側面から14の各基本的欲求の概念規定を行いたいと考えたとき、図1「14基本的欲求の概念規定にかかわる重要構成要素」の構図が明確になった。

そこで、基本的欲求の概念規定の構造を、図1をもって示したのである。

3．「人間の基本的欲求」の性質

ヘンダーソンは、「第Ⅱ章　人間の基本的欲求およびそれらと基本的看護との関係」の章末で、人間の基本的欲求について、次のように結論づけている。

> 基本的看護は人間の欲求の分析から引き出されるサービスであるという観点にたてば、それは普遍的に同一である。あらゆる人間が共通の欲求をもっているがゆえに基本的看護は同一である。が、人間は二人として同じ者はいず、各人はそれぞれ独自の様式をつくり出すようなやり方で自分の欲求を読み取るので、基本的看護は無限の変容形のあるサービスである。
> いいかえるならば、基本的看護は同じとみなすことのできる要素から成り立っているのであるが、その要素は各人の必要条件に応じて当然変容し、さまざまな方

法で満たされるのである。(訳本p.20〜21)

　上記の結論は、個別性を重視した基本的看護を思考し実践するために、基本的欲求の性質をどうとらえるか、いわば基本的看護からみた基本的欲求の性質の捉え方である。
　このことを理解するには、14の基本的欲求に対し、14の基本的看護を行うという大原則を念頭におかなければならない。基本的看護を創造するために、基本的欲求の性質を熟知しておかなければならないのである。
　以上をふまえて、上記のヘンダーソンの指摘する基本的欲求の性質を意味的要約分析すると、次の熟語に表象される3つの性質が抽出できる。
　1．万人に共通；14の基本的欲求があることは、万人に共通である。
　2．千差万別；各個人の14の基本的欲求の様相は、個別的ですべて異なる。
　3．無限に変容；各個人の14の基本的欲求の様相は、各個人にあっても無限に変容していく。
　ここでは、基本的欲求の性質を3つの熟語を中心に概説する。

1）基本的欲求は万人に共通

　ヘンダーソンは、常にまず看護ありきという発想にたつ看護専門職者である。ゆえに、基本的欲求の性質に論及する前に、基本的看護の性質について論及した。それが、以下の部分である。
　「基本的看護は、人間の基本的欲求から引き出されるサービスであるという観点にたてば、それは普遍的に同一である。(Viewed as a service derived from an analysis of human needs basic nursing care is universally the same. It is the same because all people have common needs. 原本p.29)」

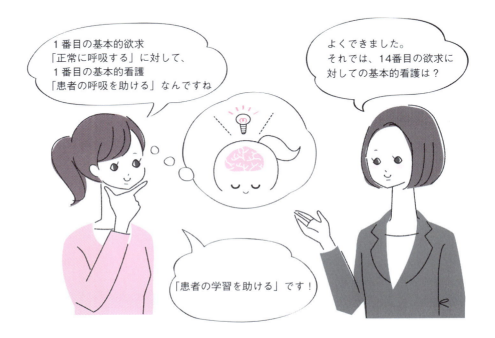

上記論及を意訳すると、次のような「基本的欲求は万人に共通」というあり方が抽出できる。
1. すべての看護師が専業とする14の基本的看護は、すべての人間がもっている14の基本的欲求に対して行われるものである。
2. 14の基本的欲求は、生命体として生き、社会生活を営み、終生成長発達を遂げるのに、最小不可欠な欲求で、生命体として生き、社会生活を営み、終生成長発達を遂げることは、万人に普遍的で共通している。
3. 14の基本的欲求が万人に普遍的で共通した欲求であるがゆえに、14の基本的看護も万人に普遍的で共通した看護である。

上記3項の基本的欲求の性質について順次論及することとする。

a 基本的看護と基本的欲求との関係（上記1）

上記1の基本的看護と基本的欲求との関係は、第Ⅰ章看護目的論で論じたことに由来する。

「看護師の第一義的責任、すなわち看護師が専業として行う基本的看護は、患者が可能な限り自力で基本的欲求を満たすことを助けることである」としていることから、上記1、「すべての看護師が専業とする14の基本的看護は、すべての人間がもっている14の基本的欲求に対して行われるものである」と集約した。図示すると**図2**のようになる。

b 基本的欲求の定義と万人における普遍性（上記2）

上記2の基本的欲求の定義からみえてきた、基本的欲求が万人にあることの普遍性については、ヘンダーソンは第Ⅱ章看護対象論で論及した。

基本的欲求の定義にある「生命体として生き、社会生活を営み、終生成長発達を遂げること」は、どの健康レベルのどの発達段階の人にあってもすべて共通しており、また最小不可欠の要素である。

それゆえに、各個人が14の基本的欲求をもっていることは、万人に普遍的で共通していることである。

c 14基本的欲求が万人に共通しているがゆえに14基本的看護も万人に共通（上記3）

上記3の「14の基本的欲求が万人に共通しているがゆえに14の基本的看護も万人に共通である」ことは、第Ⅱ章看護対象論における重要な結論であった。

第Ⅱ章のタイトルは、「人間の基本的欲求およびそれらと基本的看護との関係」である。「人間の基本的欲求」は、看護対象論そのものであることは既述した。したが

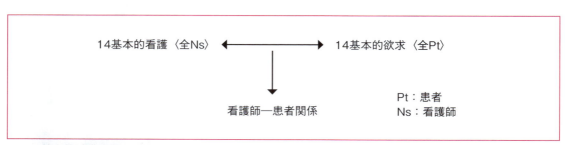

図2 ■ 基本的看護と基本的欲求の関係図

って、第Ⅱ章は看護対象論と解釈し、看護対象論を論じた。

それに加えて、第Ⅱ章のもう1つのテーマは、「それら（基本的欲求）と基本的看護との関係」である。「基本的欲求と基本的看護との関係」を言い換えれば「看護対象論と看護目的論との関係」と解することができる。

ヘンダーソンは、第Ⅰ章で看護目的論を、第Ⅱ章の冒頭で看護対象論を論じ、その上で同じく第Ⅱ章で、看護対象論と看護目的論との関係を論じたのである。

そして、看護対象論と看護目的論との関係を結論づけたのが、上記3の「14基本的欲求が万人に共通ゆえに14基本的看護も万人に共通」ということである。

「14基本的欲求は万人に共通してある」ということの意味、解釈、関連を概説してきたが、基本的欲求のこの重要な性質は、基本的看護の実践の本質や方法、原則論、特に看護過程論に発展していくのである。

2）基本的欲求は千差万別

前項「3.「人間の基本的欲求」の性質」の前文に既述したように、第Ⅱ章の章末に、次に示す、基本的欲求の性質への論及があった。

「人間は二人として同じ者はいず、各人はそれぞれ独自の様式をつくり出すようなやり方で自分の欲求を読み取るので、基本的看護は無限の変容形のあるサービスである（訳本p.20～21）。(It is a service of infinite variety because no two persons are alike and each person interprets human needs in such away that creates a unique pattern.（原本p.29））」

「基本的看護は同じとみなすことのできる要素から成り立っているのであるが、その要素は各人の必要条件に応じて当然変容し、さまざまな方法で満たされるのである（訳本p.21）。(Basic nursing is composed of the same identifiable components but they should be modified and supplied in varying measures according to each person's requirements.（原本p.30））」

上記2つの論述の意味的要約をすると次のことがいえる。

1　人間は、二人として同じ人はいない。したがって、一人ひとりの基本的欲求のあり方はすべて異なる。
2　各人の基本的欲求のあり方が異なるのは、各人が、自分独自のやり方で自分の基本的欲求を感じ考え、満たそうとするからである。
3　すべて異なる各人の基本的欲求を満たすための基本的看護は、すべて異なる。
4　各人の基本的欲求を満たすための必要条件は、各人ごとすべて異なり、各人の基本的欲求のあり方は千差万別となる。
5　各人の基本的欲求のあり方は千差万別であるがゆえに、各人に行う基本的看護も千差万別となる。
6　各人に対し行われる基本的看護は、14の基本的看護で構成され、各基本的看護を行う原則は同一であるが、基本的欲求が千差万別であることを考慮すると、各人に合わせた基本的看護は原則を無限に変容しなければならない。

ヘンダーソンの、まず基本的看護ありきの発想は前述から、基本的看護の千差万別から基本的欲求の千差万別の論及を試みた。

上記1は、人間はすべて個別の存在であり、個別的存在ゆえに各個人の基本的欲求のあり方も全く個別であるという「人間の個別的存在とその人に備わる基本的欲求の個別性」をいう。

上記2は、その人の個別的な基本的欲求のあり方があるのは、自分の基本的欲求を感じ考え、満たそうとするその人独自のやり方があるという「基本的欲求のあり方の個別性は、基本的欲求を満たそうとするその人独自のやり方に依拠する」ことをいう。

　上記3は、各個人のすべて異なる基本的欲求の充足にはたらきかける基本的看護は、個性に合わせてすべて異なるという、「個別の基本的欲求への個別の基本的看護はすべて異なる」ことをいう。

　上記4は、各人の基本的欲求を満たす必要条件はすべて異なり、各人の基本的欲求のあり方は千差万別であるという、「千差万別な各個人の基本的欲求のあり方は基本的欲求を充足させる各個人の必要条件の差異に依拠する」ことをいう。

　基本的欲求を充足させる各個人の必要条件とは、「第Ⅲ章　基本的看護ケアを行うにあたって考慮に入れるべき患者の状態、その他の条件」で具体的に言及されている。

　それは、「基本的欲求に影響を及ぼす常在条件」「基本的欲求を変容させる病理的状態」である。

　これら諸条件がすべて個人によって異なるがゆえに、各個人の基本的欲求のあり方は千差万別であると結論づけられる。

　上記5は、上記1～4の論理を積み重ねた結語とみることができる。すなわち、「個別の基本的欲求のあり方は千差万別であるがゆえに、個別に行われる看護もまた千差万別である」ということである。

　上の結語は、個別に行われる基本的看護を、個別の基本的欲求の様相からどのように導き出し構成するかを考える大原則となる。この大原則に則って看護過程展開の方法が決定づけられる。ヘンダーソンは、それを第Ⅲ章で論理的に展開したのである。

　上記6は、「2）基本的欲求は千差万別」ということを、前述した「1）基本的欲求は万人に共通」という基本的欲求の性質に関連・対比させて結語にしたものである。

　結語を図示すると図3のようになる。

　基本的欲求・基本的看護の同一性・変容性は、上記5の結語と同様、基本的欲求に対する基本的看護の導き方、構成の大原則となる。

　さらに、なぜ個別の看護計画が必要か、なぜ看護計画の修正が必要か、なぜ継続看護が必要かの重要な根拠となる。

　この概説は、本書第Ⅳ章-Ⅰの看護方法論で詳述する。

3）基本的欲求は無限に変容

　ヘンダーソンは、人間の基本的欲求の性質のうち、当項「基本的欲求は無限に変容」

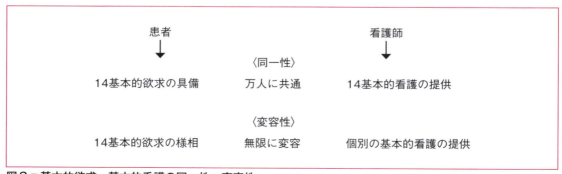

図3 ■ 基本的欲求・基本的看護の同一性・変容性

については、直接に論述はしていない。

しかし、「第Ⅱ章 人間の基本的欲求およびそれらと基本的看護との関係」の章末において、「14の基本的看護は、各人の必要条件によって変容する」と述べている。

これは、14の基本的看護が変容することを指摘しているのであるが、基本的看護の変容は、各人の必要条件によるとしていることが重要となる。

各人の必要条件とは、前述したように「常時存在する条件」と「病理的状態」をいう。常時存在する条件・病理的状態は、いずれも各人の基本的欲求に多大な影響を与える条件・状態である。したがって、常時存在する条件と病理的状態が各人の基本的欲求に多大な影響を与えた結果が、各人の基本的欲求が無限に変容することに繋がるのである。

さらに、各人における常時存在する条件（年齢・発達段階、気質情動状態、社会的文化的状態、身体的知的能力）および病理的状態は常に変化し、生きていく限り一時として同じ状態はあり得ない。それゆえに、各人における常時存在する条件・病理的状態は、生まれ生きて死に至るまで、無限に変容する。その結果、それらに影響を受ける各人の基本的欲求は、無限に変容するのである。

ヘンダーソンの論述をさらに発展させて、「各個人において基本的欲求は無限に変容する」という基本的欲求の性質は、個別の基本的欲求に対して個別の基本的看護を行うのに重要なことである。

個人を尊重し、個人のそのときその場のあり方に添った最適な看護を行うことは、看護師の専門性にかかわる重要な倫理観である。

ヘンダーソンは、第Ⅱ章で、そのことをていねいに示している。

「看護師にできるのはただ、看護師自身が考えている意味ではなく、看護を受ける**その人にとっての意味における健康**、**その人にとっての意味における病気からの回復**、**その人にとっての意味におけるよき死**、に資するようにその人が行動するのを助けることである。」（訳本p.18）

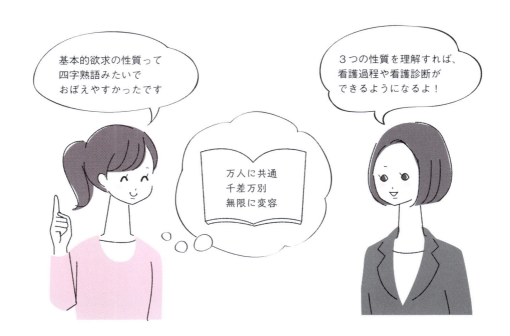

3 看護対象論

「たとえ非常に緊密な二人の間においても互いを完全に理解するのは不可能である。しかしそうはいうものの、自分が看護している人との間に一体感を感じることができるのは、優れた看護師の特性である。患者の"皮膚の内側に入り込む"看護師は、傾聴する耳をもっているにちがいない。言葉によらないコミュニケーションを敏感に感じ、また患者が自分の感じていることをいろいろの方法で表現するのを励ましているにちがいない。患者の言葉、沈黙、表情、動作、こうしたものの意味することを絶えず分析しているのである。この分析を謙虚に行い、したがって自然で建設的な看護師－患者関係の形成を妨げないようにするのはひとつの芸術（art）である。」（訳本p.19）

　ヘンダーソンのいう「健康・病気からの回復・よき死のその人にとっての意味」を大切にし、「患者の皮膚の内側に入り込む」感性で患者を理解することは、個人を尊重し個人のありように添った看護を行うのに重要な、より具体的な倫理観である。

　その倫理観をさらに具現化するためには、その人の常時存在する条件、病理的状態から影響を受けたその人の基本的欲求を、健康・病気からの回復・よき死へのその人にとっての意味において、その人の皮膚の内側に入り込むような感性で理解する。そして、その人にとって意味ある基本的看護を展開するのが、看護師である。

　そして、その人にとって意味ある基本的欲求は無限に変容する。だからこそ、その人の基本的欲求に沿った基本の看護も、無限に変容させなければならない。

〈引用・参考文献〉
1. ヴァージニア・ヘンダーソン著，湯槇ます，小玉香津子訳：看護の基本となるもの．日本看護協会出版会，東京，2006．
2. Virginia Henderson：Basic Princpes of Nursing Care．International Council of Nurses，1997．

第Ⅲ章-Ⅱ

「人間の基本的欲求」各論

基本的欲求 1

「正常に呼吸する（breathe normally）」

金子道子、平尾眞智子、廣瀬礼子

概念の解説

I 基本的欲求1「正常に呼吸する（breathe normally）」とは；概念定義

1.「正常に呼吸する」基本的欲求が14基本的欲求の第1に位置づけられている理由

金子による基本的欲求の概念定義に基づくと、「正常に呼吸する」基本的欲求は、概念定義の冒頭、「生命体として生きる」ために、第一に必要不可欠な欲求である。逆に正常に呼吸できない状態に陥ったときは、5分で脳に必要酸素量が運ばれず、脳細胞の壊死が始まり脳死状態をきたす。循環の中枢である心臓における酸素欠乏状態は、5分で心停止状態を招き、心筋は10～20分で壊死状態となる。

脳死・心停止状態は、生命の死を意味する。生命体として生きるには、第一に正常に呼吸することが確保されなければならない。

生命体として生きるための第一の生理的欲求は呼吸である。それゆえにヘンダーソンは基本的欲求の第一に「正常に呼吸する」をおいたと考える。

当該基本的欲求は人間の生命維持に絶対不可欠であるゆえ、基本的欲求の第1に位置づけられる。

2. 原語から

ヘンダーソンは、基本的欲求の第一番目に「breathe normally」を挙げた。

「正常に呼吸する」と訳した原語の意味を「breathe」と「normally」に分け詳述する。

1)「breathe」の意味

「breathe」を「呼吸する」と動詞和訳した。オックスフォード英英辞典では「breathe」は自動詞、他動詞と記載されている。ここでは、自らの行動で欲求を満たすことであるから自動詞としてとらえる。「breathe」の自動詞の説明「of animals, a. To exhale air from lungs」は、「肺から空気を吐く」の意味であり、かつ動物に限った意味となっている。したがって、「breathe」は自動詞で、英語では「肺から空気を吐く」という意味をもたせる。金子の作成した「図1 14基本的欲求の概念規定にかかわる重要構成要素図」（p.68）のなかで、「正常に呼吸する」は、「イ．日常は他者の援助なしで生活維持できる欲求」に属している。

「breathe」は、他者が代替して行うことはできない。自分で呼吸するという意味においての、肺でのガス交換という見解に至った。

すなわち、呼吸すること、呼吸の基本的欲求を充足するのは、その人自身であることが「breathe」の意味である。

2)「normally」の意味

「normally」は動詞を修飾する副詞である。「normally」はオックスフォード英英辞典によると「Under normal or ordinary condition」とあり「正常に」と訳し、その意味は「基準あるいは通常の状態」とした。

「正常に（normally）」、すなわち「基準あるいは通常の状態」という概念は、「呼吸する（breathe）」の概念の変化に伴って変容する。

「正常に（normally）」とは、「呼吸する（breathe）」の通常な状態をいい、「呼吸する（breathe）」ことが変化すれば、「正常な（normal）」状態も変化すると考える。

3.「正常に呼吸する（breathe normally）」の概念定義

「正常に呼吸する（breathe normally）」の概念定義を「呼吸する（breathe）」と「正常に（normally）」に分けた。

1)「呼吸する（breathe）」の概念

(1) 呼吸を可能にする解剖生理学的三過程

人間が呼吸する概念には、呼吸を可能にする解剖生理学的な三過程がある。次の通りである（図1〈p.82〉）。

- イ．外呼吸；呼吸器系による体外から血液への酸素の取り込みと血液中の二酸化炭素の体外への排出。
- ロ．血液細胞間のガス移動；組織における血液と細胞のガス（酸素、二酸化炭素）移動。
- ハ．内呼吸；体を構成する各細胞の主にミトコンドリアで酸素を消費し、二酸化炭素を生成する化学反応。

以上のイ．外呼吸、ロ．ガス移動、ハ．内呼吸は「呼吸する」概念に含まれる内包概念である。

(2) 解剖生理学的呼吸三過程を可能にする三要件

解剖生理学的三過程（図1）を可能にするには、次の三要件が必要である。

- イ 解剖学的な呼吸器が具備されていること（図2、3〈p.83〉）。
- ロ 生理学的内呼吸の機能が円滑にはたらいていること

ハ　外呼吸を可能にする呼吸の外的環境が整えられていること（図1）。

（3）「呼吸する（breathe）」の概念定義
　「呼吸する（breathe）」は次のように概念定義した。

> 「呼吸する（breathe）」とは、外呼吸、血液細胞間のガスの移動および内呼吸の呼吸を可能にする三過程をいい、三過程を可能にするには、解剖学的呼吸器の具備、生理学的内呼吸の円滑な機能、外呼吸への良好な外的環境の整備が必要である。

2）「正常に（normally）」の概念
（1）「正常に（normally）」の意味
　「normally」の原語から、「正常な」の意味を次のようにした。

> 「正常に（normally）」とは、「呼吸する（breathe）」の通常の状態をいい、「呼吸する（breathe）」ことに変化が生じれば、「正常な（normal）」状態も変化する。

（2）「正常に（normally）」の概念定義
　「正常に」の概念定義は「正常な」の原語からの意味に基づき、次のように概念定義した。

> 「正常に」とは、呼吸を可能にする三過程（外呼吸、血液細胞間のガス移動、内呼吸）が正常に推移し、三過程を可能にする三要件（解剖学的呼吸器の具備、生理学的内呼吸の円滑な機能、外呼吸への良好な外的環境の整備）がすべて正常に具備・整備され機能していることをいう。
> 「呼吸する」ことに変化が生じれば、「正常な」呼吸も変化する。

（3）「呼吸する」の変化に伴う「正常に」の状態変化
　「正常に」の状態は「呼吸する」の変化に伴い変化する。
　「呼吸する」の状態変化は、主として健康状態によって変化する。特別な健康障害が生じていない場合の「呼吸する」は、「呼吸する」の概念定義がそのまま「呼吸する」状態に適用される。したがって「正常に」の基準・通常の状態も、「正常に」の概念定義がそのまま適用される。
　ところが、特定の健康障害が生じ、その健康障害が呼吸に影響を与えたとする。特に呼吸器官・呼吸機能の健康障害が発生したときは、呼吸に与える影響は多大である。しかし、呼吸への影響が生じても、基本的欲求「正常に呼吸する」は充足しなければならない。すなわち、健康逸脱状態で呼吸への影響があっても「正常に」の状態は維持させなければならない。健康逸脱状態における「正常に呼吸する」を維持するには、その場合の「正常に」の基準・状態を考慮する必要がある。
　呼吸機能低下が生じても、呼吸機能低下に順応した水準状態が「正常に」の状態となる。また、順応して本人が違和感のない正常な呼吸を心身ともに感じられるようにしなければならない。
　たとえば、筋萎縮性側索硬化症（ALS）患者が呼吸筋萎縮により呼吸不全をきたしても、人工呼吸器で十分な酸素量が確保できている場合は、その人にとっての「正常に呼吸する」基本的欲求は充足されている。
　呼吸停止が生じる場合は、臨死のときである。臨死でも、下顎を使って酸素を取り込もうとしている。すなわち、下顎呼吸である。臨死の下顎呼吸も正常性を維持する最後の努力である。
　安らかな死を迎えるには、呼吸苦の除去はもっとも重要な苦痛の軽減の1つである。そうだとするならば、臨死においても「正常に呼吸する」基本的欲求は充足されなければならないし、「正常に呼吸する」への調整や援助も必要となる。
　以上、健康障害のないときの呼吸状態に合わせた「正常性」、健康逸脱時の呼吸状態変化に伴う「正常性」の水準状態の変化、安らかな死を迎えられるよう呼吸苦や呼吸苦への恐怖から解放されるための「正常に呼吸する」のあり方から呼吸の変化に伴う「正常性」の水準・基準の変化を考えなければならない。

3）「正常に呼吸する（breathe normally）」とは；概念定義
　前項1）「呼吸する（breathe）」の概念、2）「正常に（normally）」の概念で、「正常に（normally）」「呼吸する（breathe）」二概念を概念定義した。
　二概念定義の意味を統合して、「正常に呼吸する（breathe normally）」を次のように概念定義した。

> 「正常に呼吸する（breathe normally）」とは、呼吸を可能にする解剖生理学的三過程（外呼吸、血液細胞間のガス移動、内呼吸）および、三過程を可能にする三要件（解剖学的呼吸器の具備、生理学的内呼吸の円滑な機能、外呼吸への良好な外的環境の整備）がすべて正常に推移していることをいう。
> 加えて、解剖生理学的三過程および三過程を可能にする三要件に変化が生じても、正常な呼吸が維持されることをいう。

4）「正常に呼吸する」逸脱状態における正常性
　呼吸は生命維持と直結している。それゆえ呼吸は呼吸停止の直前まで、正常性を維持しなければならない。
　「正常に呼吸する」逸脱状態における呼吸の正常性について、次のことを考えた。

（1）「正常に呼吸する」逸脱状態とは
　イ．呼吸を正常にする解剖生理学的三過程（イ．外呼吸、ロ．血液細胞間のガス移動、ハ．内呼吸）が正常に推移しなくなった状態。
　ロ．解剖生理学的三過程を正常にするための三要件（イ．解剖学的呼吸器の具備、ロ．生理学的内呼吸の円滑

な機能、ハ．外呼吸を正常にする外的環境の整備）が正常に機能あるいは整備されていない状態。

(2)「正常に呼吸する」逸脱状態における「正常性」とは
イ．呼吸を正常にする解剖生理学的三過程（イ．外呼吸、ロ．血液細胞間のガス移動、ハ．内呼吸）が正常に推移しなくなった状態において、外呼吸、血液細胞間のガス移動、内呼吸を整え、正常な状態に近づけること。
ロ．解剖生理学的三過程を正常にするための三要件（イ．解剖学的呼吸器の具備、ロ．生理学的内呼吸の円滑な機能、ハ．外呼吸を正常にする外的環境の整備）を整え、正常な機能に近づけること。
ハ．呼吸の機能低下に応じた生活機能を見出し、それに馴れ、「正常に呼吸する」状態を逸脱しないこと。

(3) 生命危機状態と呼吸の正常性
イ．生命危機状態の呼吸
生命危機状態とは「正常に呼吸する」逸脱状態が進行し呼吸停止状態に限りなく近づいたときの呼吸の状態である。
ロ．呼吸停止を回避するための「正常に呼吸する」
呼吸停止を回避する呼吸とは、呼吸を可能にする「外呼吸・血液細胞間のガス移動・内呼吸」三過程、および三過程を可能にする「呼吸器の具備・内呼吸機能・外的環境整備」三要件を整えることである。
以上、呼吸停止回避の時の正常性とは、呼吸を可能にする三過程、三過程を可能にする要素を、可能な限り自らの意思で整え、他者からの援助を受け入れる意思力・体力・知識をもって臨むことである。

4.「breathe（呼吸する）」概念と「respiration（呼吸）」の概念

1）原語から

ヘンダーソンは、「正常に呼吸する」基本的欲求に対する基本的看護を「患者の呼吸を助ける」とした。

基本的欲求は、「breathe normally」と表現したことに対し、基本的看護は「Helping patient with respiration」と表記したのである。

著者は、日本語訳「呼吸する」「呼吸」を、基本的欲求の原語では「breathe」で、基本的看護の原語では「respiration」としていることに、重要な意味があると考えた。オックスフォード英英辞典によると、「respiration」の動詞「respire」は「technical to breathe」、「respiration」は「technical the process of breathing」であった。このことから、日本語で表す「呼吸をする」「呼吸を助ける」の「呼吸」という原語をヘンダーソンは、基本的欲求の「breathe」と基本的看護の「respiration」で使い分けている。

まず動詞として表現する「breathe」は「患者の呼吸」を表す。それに対し動詞「respire」は、「to breathe（呼吸すること）」への「technical」な要素が加えられた呼吸であると解釈した。

「breathe」は、呼吸する人の「呼吸する」という動詞であるが、「respire」は、呼吸することに対する人為的専門的要素の意味が加わってくるとみることができる。

「respire」の名詞が「respiration」である。「respiration」の辞書的意味は、「呼吸の過程において人為的専門的要素が加えられた呼吸」と考えた。

つまり「respiration」には、呼吸全体のしくみのプロセスに関する人為的専門的要素という、より広い概念が含まれている。なお、「technical」をここでは人為的専門的と意訳した。

看護対象者の基本的欲求としての「breathe（呼吸する）」全体のしくみとプロセスに対し、人為的専門的要素を加えて、看護対象者が「正常に呼吸する」のを助けるのは看護師である。

以上、「breathe」「respiration」の概念を、基本的欲求と看護師が専門としている基本的看護から、次のように図示した。

「breathe」「respiration」の概念図示

原語	breathe	respiration
日本語訳	呼吸する	呼吸
位置づけ	基本的欲求「正常に呼吸する（breathe normally）」の「呼吸する」	基本的看護「患者の呼吸を助ける（Helping patient with respiration）」の「呼吸」
意味	基本的欲求としての「呼吸する」	基本的看護の対象としての患者の「呼吸」
概念	ほとんどの人が、自分の「正常に呼吸する」基本的欲求を充足できる	看護師は、自力で「正常に呼吸する」基本的欲求を充足できない人に対し、その人の「呼吸」を助ける
人為的操作	ほとんどの人は、「正常に呼吸する」のに、他からの人為的操作を必要としない	看護師は、患者の「呼吸」を助けるのに、人為的操作を用いる

上記概念図示から、看護師は人々の基本的欲求「正常に呼吸する」の充足のために、当該基本的欲求を自力で充足できない人の「呼吸」を人為的操作を介して、「患者の"呼吸"を助ける」基本的看護を行う。

2）「respiration」概念の構成概念

「respiration」は次の4つの概念で構成した。
構成概念1．ヘンダーソンは、患者の自らする基本的欲求としての「呼吸する」を「breathe」と表現した。
構成概念2．ヘンダーソンは、看護師の行う基本的看護の対象である「患者の呼吸」を「respiration」と表現した。
構成概念3．患者の基本的欲求である「呼吸する（breathe）」は、患者が自ら行動することであるゆえ、動詞表現としなければならない。
構成概念4．看護師の立場からみた「患者の呼吸」を

「respiration」という。患者の呼吸（respiration）を助けることを基本的看護という。

3）「respiration」の概念定義

構成概念1～4を統合して「respiration」を次のように定義した。

> 「respiration」とは、「患者が呼吸する（breathe）」基本的欲求を看護専門的立場から命名した呼吸の概念である。「患者の呼吸（respiration）を助ける」ことは基本的看護である。

II 「正常に呼吸する」基本的欲求を理解するための知識

1. 解剖生理学的呼吸三過程と三過程を可能にする三要件に関する知識

1) 解剖学的な呼吸器系（図2〜4〈p.84〉）

呼吸器系は①気道、②肺胞、③胸郭と呼吸筋によって構成される。消化管が一方通行であるのに比して、1つの気道が呼気・吸気の二方向の経路として機能している。気道の解剖学的特徴は肺の保護のための装置を備えていることである。臭覚器によって有害ガスを感知し、吸入せずに肺を保護する。鼻腔から終末気管支までの線毛上皮細胞の間の杯細胞から分泌される粘液は細菌や異物をとらえ、それらは、絶え間ない線毛運動によって口側に送り出されている。肺細胞内のマクロファージは、肺胞までに紛れ込んだ煙草の煙などの細かい粒子を貪食し、肺を守る。

2) 生理学的な呼吸機能（図5〈p.85〉、図6〈p.86〉）

呼吸にかかわる解剖学的構造の鼻から口、細気管支に至る気道、ガス交換に関与する肺胞と肺血管、呼吸運動にかかわる肋間筋や横隔膜等を支配する神経と呼吸中枢について考えていく。自発呼吸は延髄の呼吸中枢の律動的なインパルス発射によって起こる。さらに、呼吸中枢

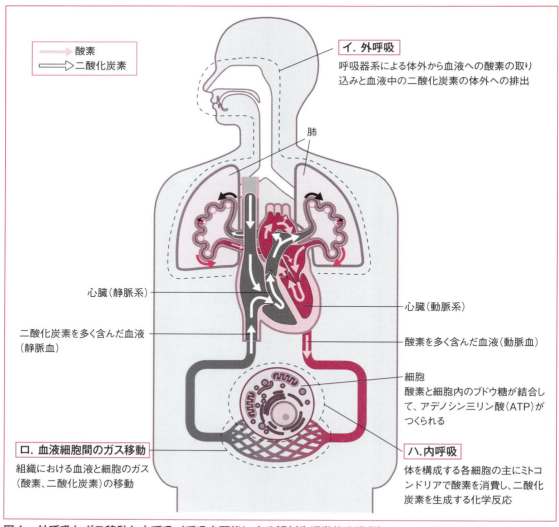

図1 ■ 外呼吸とガス移動と内呼吸（呼吸を可能にする解剖生理学的3過程）

は呼気・吸気による肺の伸展受容器の刺激により迷走神経を介した刺激で呼気・吸気の切り替えを行っている。

呼吸によって変化する血液中の酸素濃度・二酸化炭素濃度・水素イオン濃度等、化学物質も呼吸に影響を与えている。頸動脈小体、大動脈体は心臓から全身に送り出される動脈血を監視し、酸素濃度の低下が刺激になり迷走神経を介して呼吸中枢に情報を出している。

2．外呼吸を可能にする呼吸の外的環境

人間が正常に呼吸できるための呼吸に関する外的環境要件として、次の4点があげられる。
1）姿勢・衣服（圧迫）
2）自然気候（標高差）
3）外気・室内環境（公害・一酸化炭素・湿度等）
4）外的刺激（緊張等）

以上4要件を看護場面に引きつけて説明すると次のようになる。

1）姿勢・衣服（圧迫）

肺は外肋間筋や横隔膜によって、受動的に拡張・収縮を繰り返すことから、肺の拡張・収縮

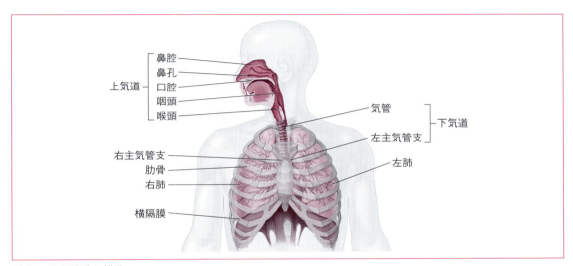

図2 ■ 呼吸器系の構造

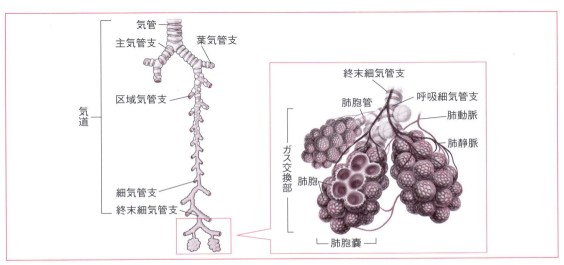

図3 ■ 気管・気管支の構造

正常に呼吸する | 83

を最大限にするために、これら呼吸筋群を最大に機能させる姿勢や衣類を考えなければならない。

　病人が安楽な呼吸をするには、全くの仰臥位よりは、ファーラー位[*1]、セミファーラー位[*2]が適切であることはよく知られている。これらの体位は、背中を広く支えることで肋間筋の運動を安楽にする。横隔膜以下に位置する内臓が重力によって下がり、胸郭を拡げかつ腹筋による横隔膜の上下運動を容易にする。胸郭が広がることにより、肺が受動的に拡大し、多量の酸素を細胞内に取り込めるのである。

　新生児・乳児の肋骨は、成長途上のため体幹に対して水平である。胸郭の拡張に効果的な運動ができず、代わって横隔膜を使った腹式呼吸をしている。このことから日常生活のほとんどを臥位で過ごしている新生児・乳幼児、あるいは寝たきりの人の胸腹部をおむつや衣類で締め付けることは呼吸運動を妨げることになる。

　また、衣類同様、病人の呼吸運動に関連する医療器具等の圧迫には特に留意が必要である。乳幼児期以外の病人であっても、胸部に用いる創傷用のパッドの大きさ、材質、貼付の方向等が呼吸運動に関連するが、特に新生児・乳児の胸部の幅に比して不適切に幅の広い心電図モニターなどの電極類の貼付は呼吸運動を妨げることになる。外呼吸を可能にする呼吸の外的環境としての「姿勢や衣類などの圧迫」を調整することは、患者が正常に呼吸する上で看護師が責任をもって引き受けなければならない呼吸に関する基本的看護である。

2）自然気候（標高差）

　標高が高くなればなるほど、空気中の酸素濃度は低くなり、そのため高所や登山において吸入気酸素分圧が低下し、高山病を発症する。多くは酸素吸入で対処し、同時に運動量を減らすことによって酸素消費量を減らして対処するこ

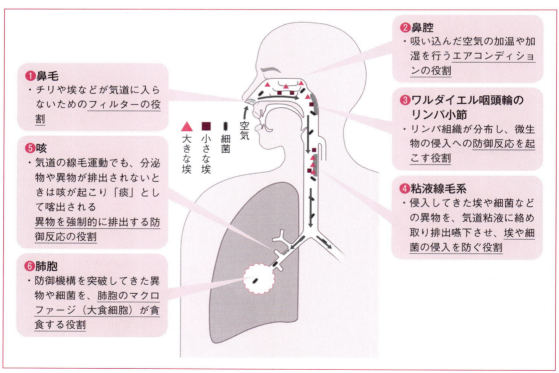

図4 ■ 気道系の清浄化作用
（堺章著「目でみるからだのメカニズム」第2版，医学書院，2016，p.34より改変して転載）

[*1]　ファーラー位　半坐位ともよばれ、上半身を15～60°挙上した体位、45°くらいがよく利用される。
[*2]　セミファーラー位　半坐位で膝関節を15°くらい屈曲して、腹筋の負担軽減と身体の下方へのずり落ちを防ぐ。
[*3]　経皮的動脈血酸素飽和度で、個人差がある。PO_2 95～97％を基準値とし90％を切ると呼吸不全状態を意味する。

とができる。

病室の空気環境は健康人にとっては標高差のない自然環境であるといえるが、吸入酸素の取り込みの少ない慢性呼吸器疾患患者にとっては酸素分圧の低い高地と同様の環境である。

慢性呼吸器疾患患者は、パルスオキシメーター[*3]の値が病室において90％を切っていても、苦痛を伴うことなく日常生活を過ごすことができる。それができるのは自らの行動を無意識的に調整し酸素消費量を減らすからである。

外呼吸を可能にする呼吸の外的環境としての「自然気候（標高差）」を調整すること。そして患者の低酸素状況を、酸素吸入と酸素消費量、人間のもつホメオスタシスを考慮してアセスメントをする。正常な呼吸を促す基本的看護とは、本人が自然気候と調和した酸素吸入量と消費量のバランスが保持できるように援助することである。

3）外気・室内環境（公害・一酸化炭素・湿度等）

外気の汚染は、直接的に外呼吸を妨げる。気道は、呼吸の際に臭覚器によって有毒ガスを感知し（「1．解剖生理学的呼吸三過程と三過程を可能にする三要件に関する知識」の「1）解剖学的な呼吸器系」で既述）、吸入せず肺を保護する装置を備えているという解剖学的特徴をもっている。

気管支壁の杯細胞から分泌される粘液、線毛上皮細胞の線毛運動、肺細胞内のマクロファージの存在が、外呼吸により侵入する身体にとっての危険物質を排除している。しかし、必ずしもいつもこれらの危険回避装置が機能するわけではないため、外気・室内環境を整えていく必要がある。

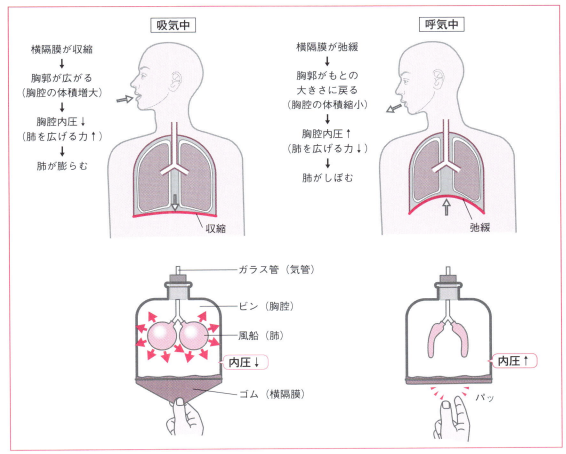

図5 ■ 呼吸運動のしくみ
（文献5、p.14より改変して転載）

公害による大気汚染で慢性呼吸器疾患に罹患する例がある。工業地帯の空気中に混在する微粒子の産業廃棄物は気道の線毛運動を通過し、肺に侵入して、肺胞での細胞のガス交換機能を阻害する病変をもたらす。室内の煙草の煙や、掃除機使用時の排気とともに吸引された粉塵が室内に蔓延するタイプのものも同様に危険をもたらす。外気の汚染の原因によっては、例えばサリンや暖房時の不完全燃焼による一酸化炭素の充満等のように、死に至ることになる。

　また、肺胞の表面を覆い換気を閉塞する原因として、加湿を目的にした吸入がある。

　不適切な大きさの粒子の選択と施行時間による水滴の粒子は、気道の加湿になるどころか溺水時と同様の状態を肺胞につくることになる。同様にベビーパウダーの粒子が肺胞の表面を覆うことで外呼吸が妨害されるという理由で、病院施設でのベビーパウダーの使用が中止されて久しい。ベビーパウダーを家庭で使用する場合、パウダーを空中に飛散させないように乳児の皮膚に押しつけるように使用するなどの指導が励行されている。

　外気温度が極端に高い場合、あるいは低い場合においても呼吸運動は浅く速くなり、酸素消費量が多くなる割に効率的な酸素吸入量が得られない。

　このように外呼吸を可能にする呼吸の外的環境としての「外気・室内環境」の調整は、病人はもとより一般の各人も正常に呼吸するために知っていなければならない。有害な物質から肺を保護するには、気管支壁の粘液や線毛運動による危険回避機能を高め、さらに肺胞内のマクロファージの危険回避機能を高めることも援助となる。

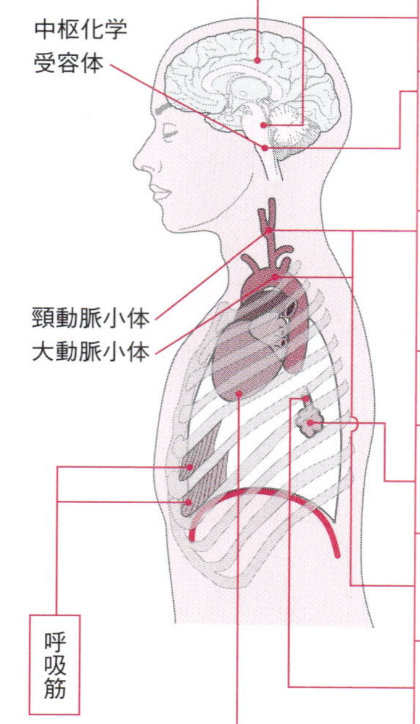

呼吸調節の部位(種類)	関与する臓器・反応
大脳皮質 (随意)	大脳→呼吸中枢→呼吸筋〔話す、歌う、深呼吸〕
橋・延髄 (基本的リズム)	呼吸中枢：吸気中枢、呼気中枢、呼吸調節中枢
中枢化学受容器 ・延髄表面近く (化学性調節機構)	細胞外液の水素イオン濃度→呼吸中枢→呼吸筋 　血液中の二酸化炭素分圧↑　…　換気↑ 　血液中の二酸化炭素分圧↓　…　換気↓ ※日常的に主にはたらいている
末梢化学受容器 ・頸動脈小体 ・大動脈小体 (化学性調節機構)	動脈血中の酸素分圧→呼吸中枢→呼吸筋 　　酸素分圧↓↓　…　換気↑ ※酸素分圧低下が高度になると呼吸を促進する
血液の温度 (化学性調節機構)	血液の温度上昇→呼吸中枢の興奮性が高まる
肺伸展受容器 ・気管支の平滑筋 (反射性調節機構)	肺の過膨張→肺伸展受容器の伸展→吸気から呼気へ 　ヘーリング・ブロイヤー（Herring-Breuer）反射
頸動脈洞反射 大動脈反射 (反射性調節機構)	血圧上昇→迷走神経→呼吸中枢を抑制 血圧低下→迷走神経→呼吸中枢を促進
刺激受容器 ・気道 (反射性調節機構)	有害な煙や異物→刺激受容体→咳嗽反射 　　　咳・くしゃみ 　　　気道の収縮、換気の増加
心筋 (反射性調節機構)	心筋からの刺激→迷走神経→呼吸中枢 　右心房圧、大動脈圧↑　…呼吸促進 　ベインブリッジ反射（心房反射）

図6 ■ 呼吸の調節

4）外的刺激（緊張等）

呼吸の様相は、精神的緊張や情動によって変化する。

それは精神的緊張や情動の変化が大脳を刺激し、大脳の刺激が延髄呼吸中枢を刺激するからである。

また様相の変化は既述した〈呼吸を可能にする解剖生理学的な呼吸の3過程〉の「ハ．体を構成する各細胞の主にミトコンドリアで酸素を消費し、二酸化炭素を生成する化学反応」が深くかかわる。

精神的緊張はミトコンドリアでの酸素消費量を増大させ、酸素供給量が不十分となりそれが呼吸中枢への刺激となり、呼吸の様相に変化をもたらす。

この結果、血液のpHはアルカリ性に傾き筋の興奮を高めることになり、血清カルシウム低下時のテタニー（骨格筋の痙攣）と同様の上肢・手の筋肉の硬直等が起きる。

以上が、今まさに過換気状態にある人の体内で起きている外呼吸に続く内呼吸の化学反応である。二酸化炭素の減少した状態は呼吸中枢の興奮性を低下させ無呼吸状態を引き起こしていく。過換気症候群の病状にみるように、過度の緊張が外呼吸・内呼吸に多大な影響を与えていることがわかる。

術後の痛みや緊張からも呼吸の様相に変化が生じる。患者の呼吸器系に問題がなくても、開胸術や上腹部切開術の術後は、手術そのものからくる痛みと不安により、浅い呼吸になる。浅い呼吸は、十分な酸素吸入や二酸化炭素の排出ができない。そこで呼吸器系全体が十分機能しない状況となる。

正常に呼吸するために、外的環境としての緊張や痛みに対してそれを緩和することに全責任をもつのが看護師である。ここでとりあげた呼吸に関する専門的な知識をふまえ、対象の呼吸状態を即座に判断し、その人に合わせた正常な呼吸への援助が基本的看護である。

III 全発達段階に不可欠な「正常に呼吸する」基本的欲求

「正常に呼吸する」ことは、胎児期から高齢期までの各成長発達段階で変化する。

内呼吸する胎児は、出生の瞬間、外呼吸が確立する。児童期から成人期にかけては、身体の成長に伴う解剖生理学的呼吸器および他臓器の成長発達の完成に向かって、呼吸型を変化させ最大限効率のよい呼吸を行う。

高齢期になると、筋力の低下および骨格を形成する軟骨部の減少に伴い、体型の変化および筋力の低下に関連して呼吸機能の低下が起きる。

発達段階に伴う「正常に呼吸する」変化は次のとおりである。

1．胎児期

妊娠16週頃から超音波で胎児の呼吸様運動が観察できる。胎盤を通じてガス交換を行っている。しかし、この段階では呼吸に必要な臓器の肺形成は完了していない。妊娠19週目までにガス交換をする部分を除いて主要な部分が形成される。

妊娠26週までに肺組織では肺胞原器が発生し、血管が豊富にできる。妊娠32週目には、肺胞構造が見られ肺胞の界面活性物質が産生されるが、肺成熟は分娩後に完成する。娩出後の第一声で、新生児は自分の肺で呼吸を行う。総じて、胎児娩出までの時期には母親の呼吸の調節が、分娩の進行のみならず胎児の健康状態に影響する。

2．新生児・乳児期・幼児期

新生児期は出生時の第一呼吸によって、肺胞は空気で満たされ呼吸運動が確立する。呼吸開始によって血中酸素分圧が上昇し、肺血管抵抗が低下し肺血流が増加し、胎児循環から新生児循環へ移行する。

新生児・乳児期の呼吸型は鼻腔を通じての腹式呼吸である。呼気を利用して鼻をかめるようになるのは幼児後期である。乳児の哺乳瓶・乳房からの哺乳は、口に乳首をほおばり口腔内を

陰圧にして吸い込むため、鼻腔からの吸気を行わなければならない。腹式呼吸のため、おむつの装着や衣類で腹部を圧迫することは正常な呼吸の阻害となる。

また、成人の胸郭が斜めであるのに対し、乳児期の胸郭は肋骨が水平であり、胸郭の拡大が不十分で十分な酸素の取り込みができにくい。その補助に横隔膜を活用した腹式呼吸をしている。

乳児期前半は母体からの免疫力が受け継がれるが、乳児期後半から幼児期は、自己の免疫力が産生されるが、免疫力以上に感染源に遭遇し、感染症にかかりやすい。感染症の多くは、呼吸器疾患である。上気道炎、気管支炎など気道の問題や、感染が肺自体に及ぶことで、肺炎など病的呼吸状態に陥る可能性が高い。しかし、使用される薬剤に対する感受性も高く、また予備力があれば、治療にも反応し好転する可能性も高い。

幼児期は、学童期への移行期で、胸腹式呼吸をする。意図的に呼吸を調整できるようになり、日常生活習慣のなかの清潔行動として鼻をかみ、瞬時に呼吸を止められ、鼻汁をかみ、洗顔できるようになる。気道内を閉塞する鼻腔内の鼻垢等が気になり、指を入れて異物を自分で取り出そうとすることができる。

3．学童期

学童期の呼吸器・呼吸機能の発達は、成人に近くなる。胎児期・乳幼児期に水平であった肋骨の角度は傾斜ができ、成人の形状になる。呼吸型は、胸式呼吸となり、胸腔容積が拡大する。また、呼吸運動のコントロールができ、腹式呼吸も意識してできるようになる。

感染症に対する免疫防御能力が高くなり、感染による呼吸器疾患は乳幼児期に比較して少なくなる。しかし、環境からの影響により、気管支喘息等、あらたに発症する後天的な呼吸器疾患に罹患する。

学童前期は、幼児期に獲得した意図的な呼吸機能に加え、認知発達の側面からピアジェのいう「具体的操作思考」の段階に入り、言葉＝概念＝現実で物事を認知できる。この時期に「正常に呼吸する」ことを認知するには、「正常に呼吸する」概念を言葉で教え、具体的現実的な「正常に呼吸する」実態を実感で理解させることが可能になる。

学童後期は「形式的操作的思考」の段階に入り、言葉＝概念＝非現実の思考形式で、より抽象的な思考が可能になる。この時期に「正常に呼吸する」ことを認知するには、現実には生じていない"異常呼吸"を理解し、認知させることができる。さらに、異常呼吸や呼吸停止が起こった時の対処機制も認知できるようになる。水泳時の呼吸停止や人工呼吸のしかたを学べるようになる。

4．青年期

青年期の呼吸器・呼吸機能の発達は、成人型に向けて、成熟に向かう。児童期よりさらに呼吸運動に対する調節や情緒的・精神心理的な反応を自己調節できる能力が一般に高くなる。

青年期は、呼吸器の呼吸機能を含めスキャモンの発育曲線にみるように身体全体の発育・成熟を成し遂げる（**資料1**）。青年期の人が、呼吸運動を促進することは生命維持に加え、鍛錬して芸術（吹奏楽、声楽等）やスポーツを行う等の文化的な活動に寄与する。呼吸機能を活用する音楽やスポーツを継続錬磨することで、呼吸機能を高める相乗効果がある。

中学生から20歳代なかばのこの時期には、精神心理面の自己調節のあり方が、呼吸に影響をもたらす。緊張やストレスによる過剰な情緒的反応から過呼吸症候群を生じることがある。

5．成人期

成人期は、呼吸器・呼吸機能が完成に達し、呼吸器の健康保持増進および呼吸器疾患の予防を行うことで、「正常に呼吸する」状態が維持できる。

成人の間で、健康維持増進・生活習慣病等の改善や予防への対策のために、スポーツ・ヨガ・気功等がブームになっている。呼吸運動を促進し呼吸筋を鍛えることは、外呼吸・血液細胞間のガス移動・内呼吸の3過程と、それを可能にする呼吸器の具備・内呼吸機能・外的環境

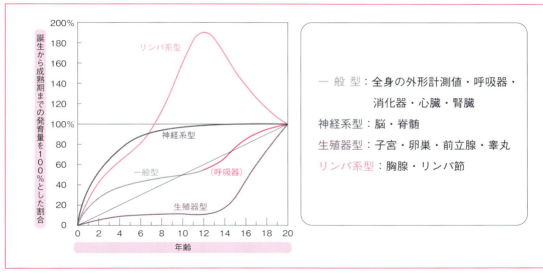

資料1 ■ Scammon（スキャモン）の発育曲線

を維持し、呼吸器機能を増進する。呼吸筋が鍛えられると、呼吸器の機能はもとより全身の機能を活発にする。

また、成人期は、就労に関連する過労・環境汚染、喫煙による生活習慣病からくる呼吸器疾患が問題になる時期である。就労のストレスから繰り返される喘息様の呼吸器疾患が問題になっている。ヘンダーソンは『看護の基本となるもの』で、「工業化された過密な地域社会では大気汚染が大問題である」と述べている。産業廃棄物や建築物に含まれる公害物質が原因となる呼吸器の疾患として、重篤な喘息、間質性肺炎・肺がんが公害として問題になっている。

また、悪性腫瘍、その他の疾患による呼吸不全状態に陥ることがあっても、高齢期に比較して、体力、とりわけ免疫力・栄養状態、健康回復への意思力があり、回復の可能性が高い時期でもある。

6. 高齢期

高齢期は加齢現象に伴い、すべての臓器同様、呼吸器・呼吸機能が衰えてくる。肺の弾性収縮力が低くなり、呼吸筋力低下が起こる。筋力低下および脊柱が彎曲することにより、呼吸機能が低下する。また、横隔膜の上下運動の低下により胸腔の拡大が困難になる。

胸腔野狭小で肺全域の酸素吸収の効率が低下する。喀痰喀出に必要な気管・気管支・喉頭筋力の低下に伴い気道内分泌物が貯留し、二酸化炭素の排泄が不十分なことにより感染症を起こしやすくなる。加えて、免疫力が低下することで、より呼吸器感染症に罹患しやすくなる。

発熱など肺の炎症反応が出にくく、異常の早期発見が遅れ、肺感染症病態が急速に悪化し、肺炎が重篤化し、呼吸不全から死に至ることも多い。75歳以上の死亡原因の第1位は肺炎である。高齢者は仮に加齢に伴う呼吸機能の低下があっても、「正常に呼吸する」ことを維持することが、生命維持に直結する[7]。

IV 全健康レベルに不可欠な「正常に呼吸する」基本的欲求

呼吸は、全健康レベル（健康維持期、健康逸脱期、健康回復期、安らかな死）において、重要な意味をもつが、呼吸が生命維持に直結することから、「健康逸脱期」「安らかな死」において重視しなければならない。

1. 健康維持期

健康維持期にある人の「正常に呼吸する」ことは、無意識の呼吸である。

「正常に呼吸する」状態を維持するために、空気が必要であり、社会生活を営むためにも清浄な空気を得る自然環境、社会環境が整っていることが必要である。ヘンダーソン[1]が「今日、室内空気の調整はかつてのようには重要ではないと思われているが、安楽のためのエアコンディショニングはますます行きわたり、アレルギーの治療における基本的要件になっている」と述べているように、空気の清浄は、治療面だけでなく、今や日常生活に欠くことができない要素である。

住居は、以前の日本の家屋とは違い、気密性の高い建物に変化してきている。また高層マンションにおいては、危険という観点から窓の開閉はしないということで、エアコンディショニングが必要となる。さらに、エアコンディショニングは熱中症との関係から室温を一定に保ち、呼吸と体温の保持を正常に保つうえでなくてはならないものとなっている。

またヘンダーソンは「エアコンディショニングの設備がない場合は、自然換気と清掃とにより、たいていの場所で健康的な心地よい空気環境を提供することができる。実際、窓やドアが開いているのを確認しないかぎり不快であるという人もいる」と述べている。現代はエアコンディショニングが発達しているが、それだけに頼れない状況にもある。

健康維持期に正常な呼吸を保持するためには、これまで述べてきたように3過程、3要素を維持することが重要である。

2. 健康逸脱期

「正常に呼吸する」逸脱状態が健康逸脱期である。「正常に呼吸する」逸脱状態とは、次のイ、ロである。
- イ．呼吸を正常にする解剖生理学的三過程（イ．外呼吸、ロ．血液細胞間のガス移動、ハ．内呼吸）が正常に推移しなくなった状態。
- ロ．解剖生理学的三過程を正常にするための三要件（イ．解剖学的呼吸器の具備、ロ．生理学的内呼吸の円滑な機能、ハ．外呼吸を正常にする外的環境の整備）が正常に機能あるいは整備されていない状態。

したがって、「正常に呼吸する」逸脱状態の原因は上記イ．解剖生理学的三過程、ロ．解剖生理学的3過程を正常にするための三要件のなかに存在する。

そこで、呼吸の逸脱状態を感じた人は呼吸について何が起こっているか、起こっていることの原因は何かを感知することが重要である。

そして、正常な呼吸に戻るための適切な対処行動ができ、正常な呼吸が獲得できれば一番望ましい。ただし、一時的な回復で安心してはいけない。

異常な呼吸については、医師など専門職による医学的診断を受ける必要がある。そして、異常な呼吸が再発しないため、あるいは、再発したときは適切な対処ができるよう備えなければならない。

以上のことは、呼吸に関して健康逸脱を起こした人の再発予防と再発時に対処行動をとるための、健康逸脱時におけるセルフケア行動といえる。セルフケアモデルを開発したオレムによる健康逸脱時における6つのセルフケア要件を呼吸異常に応用して考えると次のようになる。

〈呼吸異常に対するセルフケア要件〉
（1）呼吸異常に対し、適切な医療援助を求める能力、およびその医療援助を獲得する能力を身につけ発揮する。
（2）呼吸異常を引き起こしている病気の病理学的諸状態の影響を自覚する能力、呼吸異常の病理学的諸状態の結果に対して注意を払う能力を身につけ発揮する。
（3）呼吸異常に対して、医学的に指示された諸方策を理解し、諸方法を効果的に実行する。
（4）呼吸異常に対して行われる医療ケアから生ずる不快な点や副作用に対して受容し悪化防止のため自主規制する。
（5）呼吸異常の健康状態にあることを受け入れ呼吸異常の状態にあわせた特別な治療、看護が必要であることを受け入れる。
（6）呼吸異常から生ずる諸症状とうまく付

き合いながら生活するために、現生活を修正する能力を養う。

以上は、呼吸異常の健康障害を発症した人の病人役割行動ともいう。

3．健康回復期

健康回復期において、「正常に呼吸する」状態とは、「正常に呼吸する」逸脱状態を脱し、健康維持期の「正常に呼吸する」状態の水準に戻る経過である。

疾病の再発、障害の残存、合併症併発等は、「正常に呼吸する」逸脱状態に逆戻りしやすい。その場合は、原因となった呼吸に関する心身の脆弱な部分を見きわめ、訓練などにより自身で呼吸管理をする必要がある。

患者は次のイ、ロ、ハの行動をとる。

イ．患者は、呼吸機能低下の原因を知る。
ロ．患者は、呼吸機能低下を緩和する方法を身につける。
ハ．患者は、呼吸機能低下を予防する方法を身につける。

イ、ロ、ハの適切な行動をとるにはなるべく早く受診行動をとり、医師や看護師の専門的な指示や指導を受ける。患者は、指示・指導に従い日常生活に合わせた正常な呼吸を維持できるよう工夫する。

4．安らかな死

終末期にある人は呼吸機能低下を生じやすい。慢性的に生じた呼吸機能低下に順応できて終末期を迎えられれば、その状態での正常性と考えられるが、その場合、順応した本人が正常に呼吸していると、心身ともに感じられるようにしなければならない。

しかし、実際の終末期は次第に呼吸苦が生じる場合が多い。呼吸苦が生じた場合、正常に呼吸するための様々な努力が行われる。呼吸器官・呼吸状態の低下は免れないが、呼吸を安楽にする体位、人工呼吸器を用いての酸素分圧の調整等、呼吸苦と感じている本人が一番安楽と感じられること、本人の意思に基づき周囲の人が整えることで、呼吸機能低下のなかでも正常な呼吸が確保できる。

これが看護の立場からみた、呼吸苦を感じている人の呼吸（respiration）の正常性の確保である。呼吸（respiration）を助ける基本的看護が必要となる場合である。

臨死は生命危機状態である。生命危機状態の呼吸とは「正常に呼吸する」逸脱状態が進行し呼吸停止状態に限りなく近づいたときの呼吸状態である。

実際に、呼吸停止が生じる場合は、臨死のときである。しかし人間の身体はいかなる終末期にあっても、生命維持に向かって調整されていくことが、終末期にみられる呼吸型であるチェーン・ストークス呼吸のメカニズムからいえる。

健康維持期にある人は、中枢化学受容体が動脈血の二酸化炭素分圧と血液のpHの変化を感知して延髄の呼吸中枢にフィードバックして呼吸の量を調節している。臨死にある人の循環は時間がかかる。動脈血の二酸化炭素分圧の変化が中枢化学受容体に伝わるために時間がかかることによる。

したがって、二酸化炭素分圧の低下を調整しようとして呼吸の量を減らす。呼吸の量を減らすので、次に二酸化炭素分圧が上昇傾向になるが、その状態変化が受容体に伝わるのに時間がかかるために、行き過ぎて二酸化炭素分圧が上昇しすぎる。高くなりすぎた二酸化炭素分圧を下げようとして呼吸の量を増やすと、二酸化炭素分圧の低下が受容体に伝わるのが遅れるために二酸化炭素分圧が低下しすぎるということを繰り返す。すると、見かけ上、無呼吸の時間があり急に呼吸回数が上がり、再び無呼吸の時間があるという呼吸型になり、これがチェーン・ストークス呼吸型である。これは、健康時と同様に、体内に蓄積された二酸化炭素を呼吸運動によって排泄し、体内のバランスを調整しようとする生体の反応である。

以上、臨死にあっても最後まで生命維持への努力呼吸している人間の生体を、臨死の人・家族・看護師等と同様理解していかなければならない。それは生体のもつ生きる力そのものである。

終末期患者の生きる力としての呼吸と病態に合わせることが安らかな死への援助となる。

ヘンダーソン[1]は、「呼吸の停止ほど生命を脅かすものはないのである……」と述べている。終末期の呼吸は、生命を脅かすとともに、呼吸困難の苦痛、死への恐怖を伴っているものである。呼吸苦の除去が終末期の正常な呼吸である。正常な呼吸が生命維持の第一にあるゆえである[8]。

〈引用文献〉
1. ヴァージニア・ヘンダーソン著, 湯槇ます, 小玉香津子訳：看護の基本となるもの. 日本看護協会出版会, 東京, 2006.
2. 林正健二編：ナーシング・グラフィカ 人体の構造と機能（1）解剖生理学 第3版. メディカ出版, 大阪, 2013：130.
3. 江連和久, 村田栄子編：看護学生のための解剖生理よくわかるBOOK. メヂカルフレンド社, 東京, 2011：62.
4. 境章：目で見るからだのメカニズム 第2版. 医学書院, 東京, 2016.
5. 医療情報科学研究所編：病気がみえる vol.4 呼吸器 第2版. メデックメディア, 東京, 2013：14.
6. 金子道子編著：ヘンダーソン, ロイ, オレム, ペプロウの看護論と看護過程の展開. 照林社, 東京, 1999：178-179.
7. 竹村眞理：正常に呼吸する. ヘンダーソン看護論研究会編著, ヘンダーソン看護論と看護実践への応用. 照林社, 東京, 2015：69-73.
8. 竹村眞理：基本的欲求「Breathe normally」を適応概念で解く―normallyと適応レベルの考察. 日本適応看護理論研究会学術論文集 2013：9（1）：9-1-30.

〈参考文献〉
1. 井上幸子編：看護学大系 第3巻 第2版 看護と人間（1）. 日本看護協会出版会, 東京, 1996.
2. 竹内修二監修：史上最強カラー図鑑 プロが教える人体のすべてがわかる本. ナツメ社, 東京, 2013.
3. 高木永子監修：看護過程に沿った対症看護 第4版 病態生理と看護のポイント. 学研メディカル秀潤社, 東京, 2010.
4. 金子道子編著：ヘンダーソン, ロイ, オレム, ペプロウの看護論と看護過程の展開. 照林社, 東京, 1999：178-179.
5. D.E. オレム著, 小野寺杜紀訳：オレム看護論 第3版. 医学書院, 東京, 1995.
6. 竹村眞理：基本的欲求「Breathe normally」を適応概念で解く―normallyと適応レベルの考察. 日本適応看護理論研究会学術論文集 2013：9（1）：9-1-30.
7. 中野綾美編：ナーシング・グラフィカ 小児看護学（1）小児の看護と発達 第5版. メディカ出版, 東京, 2015：78.

基本的欲求2

「適切に飲食する
(eat and drink adequately)」

中溝道子

概念の解説

I 基本的欲求2「適切に飲食する（eat and drink adequately）」とは；概念定義

1．原語から

ヘンダーソンは2番目の基本的欲求に「適切に飲食する（eat and drink adequately）」を置いた。そこで、原語「eat and drink adequately」を、「eat and drink」と「adequately」に分けて考えることとする。

1）「eat and drink」とは

「eat and drink」の日本語訳は、「食べる」と「飲む」である（ヘンダーソンは全基本的欲求を動詞で表現している）。「食べる」とは、食物を摂取することであり、「飲む」とは、水分を摂取することである。これは、人間が生命を営むために、日々誰でもが行っている行為である。

2）「adequately」とは

「食べる・飲む（飲食）」にかかる「adequately」とは、どういう意味か。

「adequately」は、ロングマン英英辞典（New Edition. Pearson）では、"enough in quantity or of a good enough quality for a particular purpose"と書かれていることから、「特定の目的のための十分な量あるいは良好な質」と意訳した。また、オックスフォード英英辞典（第4刷）では"satisfactory in quantity or quality"と書かれており、「質量ともに満足する」と、前者と同様に意訳できる。そのことから、「適切に飲食する」基本的欲求を、次の（1）～（3）の3カテゴリーに分けて考える。

（1）「for a particular purpose（特定の目的のため）」とは

ここでの特定の目的は、基本的欲求充足の目的「生命を維持し社会生活を営み終生成長発達を遂げる」ことである。

第1の目的は、「生命体として生きるための飲食」である。飲食は人体を構成している60兆の細胞の作り替えのために、自己タンパクを合成する材料となることから必要不可欠なものである。また、成長発達する上で、しっかりと骨・筋肉をつくっていく役割をしており、外界から侵入して人体を脅かす細菌やウイルスなどから人体を守る免疫にも役立っている。

第2の目的は、「社会生活を営む上での飲食」である。社会生活を営む上でのエネルギー生産の源としての飲食、飲食を通して人々との交流の場となること、心の満足感や人間関係の発展を得るための飲食である。

第3の目的は、「終生成長発達するための飲食」である。飲食は、「自分の信仰に従って礼拝する」基本的欲求11から「学習し、発見し、あるいは好奇心を満足させることで健康での"正常"な発達を導く」基本的欲求14を充足させるためにも重要な役割をしており、自己実現に向かって生きていく上での活動の基盤となる心身のエネルギー生産の欲求である。

これらについては、Ⅱ 1．生命体・社会生活・成長発達と「適切に飲食する」基本的欲求（p.96）の項で詳述する。

（2）「enough in quantity or of a good enough quality（十分な量あるいは良好な質）」の飲食とは

生命体としての人体を構成している細胞の作り替えが順調にでき、エネルギーを生産していくための必要な栄養素には、糖質、脂質、タンパク質、ビタミン・ミネラル・水分があげられる。糖質・脂質・タンパク質はエネルギーをつくるための栄養素であるが、特に中心的役割をしているのが糖質である。タンパク質は身体の細胞・筋肉そのものをつくる役割をしている。ビタミン・ミネラルはエネルギー代謝過程に必要不可欠な酵素としてはたらく。

これらの栄養素は、年齢や健康状態により必要なエネルギー量や質も異なってくる。したがって、その人の年齢や体格・活動に応じて必要量を摂取することが大切である。

そのためには自分の年齢・健康状態にあわせた適切な飲食をするための「体力」「意思力」「知識」が必要となる。

（3）「satisfactory in quantity or quality（量質ともに満足する）」とは

人間は、誕生したそのときからその家庭のなかで大人、主として母親あるいは養育者によって育てられるため、環境から受ける影響は大きい。例えば飲食においては、小さい頃からその家庭の料理を食べ、慣れ親しんだ味や料理で育ち、それらは知らないうちにその人の体に染みいっている。身体的骨格・体質・嗜好としてその人そのものをつくっているともいえる。

成人になり、生まれ育った家から独立した後に、盆や正月にしばらくぶりに帰郷すると母親の懐かしい味を食し、我が家に帰ってきた安堵感となる。また、健康状態が回復せず終末期となり食欲がないときに、これだったら食べら

れるというものが、実は幼少に食べたものであることがある。それほど、飲食はその人自身の原点となっている。

また、「飲食」はどの時代に生まれ育ったかによっても影響を受ける。食糧事情が厳しい時代に生まれた人の食への思いと、何でも手に入る今の飽食の時代に生まれた人の食への思いは異なる。

このように、飲食の質の満足には、生育の過程や年代の影響を受ける。

飲食の質の満足は、何をどう調理し、どのくらい食べるかに、その人の考えや価値観が反映する。健康な人であれば摂取する食品も自分の嗜好・自分で選択できる自由がある。自分の好みの味付けで調理できていれば食事の満足度は高いものになる。また、多くの人は、1日の活動のなかで空腹感に合わせて食物を摂取する。それが、一般的には1日3度の食事（朝食・昼食・夕食）となり、食事のリズムをつくる。結果、必要エネルギー源の摂取となり、1日の活動の源となるとともに体力をつくる。つまり、その人の活動のなかで、自ずとエネルギー消費に合わせた飲食の時間と量が決まる。

摂取内容の偏りや食事時間の乱れは健康を害することに繋がる。その場合は、飲食への認識や行動を見直すことが必要となる。本人が、食事に対する認識の見直しの必要性を自覚し行動に移すためにも、その人の「意思力」と健康を維持するための「体力」「知識」が必要であり、そこには、看護の介入が必要となってくる。

2．「体力」「意思力」「知識」の必要性

看護目的論の主旨である「基本的欲求充足のための体力・意思力・知識の必要性」は当該欲求にもいえる。

適切な飲食により十分な量と良好な質を得て満足するためには、「体力」「意思力」「知識」が重要である。「体力」「意思力」「知識」はヘンダーソンが看護目的論で重視し提唱していたことである。

「適切な飲食による十分な量と良好な質の確保に必要な体力」とは「食物の消化・吸収にかかわる解剖生理学的構造と機能」「食品・食材の調達および調理する体力や能力」である。

同じく「意思力」とは必要な体力を適切な飲食で維持・増進しようとする意思力である。同じく「知識」とは適切な飲食に関する知識である。

3．「適切に飲食する」基本的欲求を定立した背景

ヘンダーソンが生まれたアメリカは多民族国家である。アメリカはイギリスをはじめとするたくさんの国の移民たちの食文化と、アメリカ先住民の食文化が混ざり合いながら発達してきた。つまり、個々の食文化をもった多くの民族が集まって生活していた。

それに対し、ヘンダーソンが『看護の基本となるもの』を著した1960年代の日本の食文化は、米食が中心であったが、それ以後、世界の食文化を取り入れつつ多様化している。

したがって、その人のその飲食の内容・調理方法等において"適切"とは、多様性を尊重しつつ、その人にとっての食の適切性を考慮しなければならない。

ヘンダーソンはベルビュー病院に足を運び、そこからたくさんのことを学びとっていた。そこで働くディヴァー博士とその協力者である理学療法士たちの仕事のなかに、患者の自立を目標に個人別のプログラムを強調し、患者に独立性が戻されるのを見てとった。

個別プログラムのなかに、適切な飲食があったと推定できる。

「適切」の概念のなかに、各人の嗜好や生育歴の尊重が含まれていて、自立とは各個人の個別性の重視であることに依拠することを、ヘンダーソンは言いたかったのではないか。

ヘンダーソンより100年前のナイチンゲールは、『看護覚え書』のなかで、全13章のうち「食事」「食物の選択」の2章を取り上げ、食事時間の配慮・適切な飲食物について記述している。ヘンダーソンが基本的欲求第2に「適切に飲食する」を取り上げたことと重なり合う。

4．基本的看護の定義からみた基本的欲求の意味

基本的看護の2番目「患者の飲食を助ける（Helping patient with eating and drinking）」から基本的欲求「適切に飲食する」の意味を次のように考えた。

「Helping patient with eating and drinking（患者の飲食を助ける）」基本的看護は看護師の行う看護である。そして、「Helping patient」を除いた「eating and drinking」は患者の基本的欲求とみることができる。

「適切に飲食する（eat and drink adequately）」と「患者の飲食（patient with eating and drinking）」を比較すると、基本的看護においては、「adequately」と言う語句がない。しかし、ヘンダーソンは次のように述べている。

「看護師は食習慣、嗜好、タブーの類をよく知らねばならない。食事に関する心理について直観的ないし習得性の知識ももっていなければならず、食の発達上の重要性についても理解していなければならない[2]」。このことは、その人の国あるいは地域における文化的背景のなかで身についた食習慣、飲食の嗜好を知ったうえで、助ける基本的看護の重要性を力説したものである。

基本的看護の表現に「adequately」がなくても、基本的欲求に表現されている「adequately」の重要な意味を基本的看護は十分含むと考える。

基本的欲求の概念「適切に飲食する」と基本的看護にある「患者の飲食」とは同じ概念と結論づける。

5．基本的欲求「適切に飲食する（eat and drink adequately）」概念定義

1）概念定義

前項1～4の検討から著者は、「適切に飲食する（eat and drink adequately）」基本的欲求を次のように概念定義した。

> 「適切に飲食する（eat and drink adequately）」とは、食物に含まれる栄養素・調理法・年齢や健康状態に応じた必要栄養所要量・水分や食物の安全性の知識を基盤に、健康的な食習慣の範囲内で自分の好みの味付けや嗜好が反映されたものを量・質ともに過不足なく摂取し、飲食の満足や人間関係の発展を得る。その結果、飲食した水分・食物が正常に消

化吸収され、生命維持に必要な細胞・組織の再生と成長発達・社会生活を営むために必要なエネルギーの生産と供給が行われることである。

2）定義における重要概念と集約概念

「適切に飲食する」基本的欲求の概念定義から、4重要概念を抽出した。4重要概念が充足された成果を集約概念1・2とした。さらに集約概念1・2をまとめて集約概念とした。その全体を明記したのが図1である。

重要概念1；食物に含まれる栄養素・調理法・必要栄養所要量・水分や食物の安全性の知識
　　　　　⇒飲食に関する知識の習得
重要概念2；健康的な食習慣の範囲内での自分の味付けや嗜好を反映
重要概念3；食物に含まれる栄養素・カロリーの過不足のない摂取
重要概念4；飲食の満足・人間関係の発展を得る

集約概念1；生命維持に必要な細胞・組織の再生
集約概念2；成長発達・社会生活を営むために必要なエネルギーの生産と供給

集約概念　生命維持に必要な細胞・組織の再生と成長発達・社会生活を営むために必要なエネルギーの生産と供給が行われる

図1 ■ 基本的欲求2「適切に飲食する」の概念定義における重要概念

II 14の基本的欲求の概念を構成する重要要素の解説

　金子は「基本的欲求とは、人間が生命体として生き、社会生活を営み、終生成長発達を遂げるのに、最小不可欠な欲求である。基本的欲求は、あらゆる健康レベルと、あらゆる発達段階において、必要な欲求である」と定義づけ（p.64）、3つのヒエラルキーで構成されているとした。

　第一階層は、「生命体として生きるため」、第二階層は、「社会生活を営むため」、第三階層は、「終生成長発達を遂げるため」の基本的欲求である。

　第一階層が充足され、第二階層が充足する。そして、第三階層へと発展する。14の基本的欲求は第一階層から第三階層まですべてに不可欠であるが、「適切に飲食する」基本的欲求は第一階層の生命体として生きるために特に必要な欲求である（p.68、図1）。

1. 生命体・社会生活・成長発達と「適切に飲食する」基本的欲求

1）生命体として生きるための飲食の意義

（1）「栄養と水分」の意義

　成人では、身体を構成する60兆の細胞の約2％が毎日作り替えられているといわれている。細胞が作り替えられるには、細胞はたえず細胞を取り巻く細胞外液から水分・酸素・無機質・栄養素を取りこんでいる。

　飲食によって得られた栄養や水分が、細胞内液・細胞外液の水分・無機質・栄養素を支えていることから、飲食は生命体として生きるためには絶対必要条件である。

　また、摂取した栄養は運動と合わせて筋肉や骨など身体そのものを成長させ、身体内部の各臓器をしっかりつくるとともに、身体を攻撃するさまざまなウイルスや細菌に対して身を守るための防御システムをつくる。

　水分は乳児では全体重の約70％、成人では約60％、高齢者になると約50％を占めている。水分は溶質・溶媒として物質を溶かし消化・吸収・分泌・排泄にかかわり、肺胞内を濡らしガス交換を容易にしたり、体温調節・味覚・物質の運搬や関節の潤滑液等としての役割をしている。併せて、人体を構成する細胞内および細胞外液に含まれている水分は、絶えず行き来しており、細胞内の代謝を促進する役割をしている。

（2）2番目に位置づけられた「適切に飲食する」基本的欲求の意義

　「適切に飲食する」は、なぜ基本的欲求の2番目なのか。

　「適切に飲食する」は、身体を構成している細胞の作り替えやエネルギー生産の材料であり、生きている身体そのものを支えている。基本的欲求の1番目「正常に呼吸する」は、酸素欠乏状態5分で脳細胞壊死に至る生命維持に不可欠な欲求である。しかし、人間は食物をまとめて摂取し余分なものは脂肪組織として体内に蓄えそれを小出しに使うことができることから、数回食事をぬいても即絶命にはならない。

　つまり、「正常に呼吸する」と、「適切に飲食する」を比較すると両者ともに生命を維持するためのエネルギーの生産には不可欠であるが、酸素と栄養において「酸素」は代償がきかず猶予時間が短い。一方、飲食のほうは、時間の猶予はやや緩やかであることにおいて、生命維持にとって「適切に飲食する」基本的欲求は2番目に位置付いているといえる。

2）社会生活を営む上での飲食の意義

（1）社会生活に必要なエネルギー生産

　人間は家庭生活・学業生活・就業生活等を営むとともに、地域社会でさまざまな活動をしている。その活動にはエネルギーが必要である。エネルギーは、呼吸によって得られた酸素を消費し、飲食で得られた栄養素を燃焼しその物質代謝によって発生するものである。エネルギーが生産されなければ、活動ややる気に影響をきたす。飲食は、必要なエネルギーをつくるための必須条件であることから、生き生きと目標をもって自己実現に向かって活動できるために大きな役割を果たしている。

（2）飲食を通した人々との交流

ヘンダーソンは、著書『看護の基本となるもの』のなかで「eating is not only free from danger, but normally a pleasure.」[1]と述べ、食事は危険がないばかりか楽しみの1つであると強調している。

人々は飲食を通して交流し食事が団欒の場である。家庭では食事の出来栄えや好み、また一日の出来事をお互いに話しながら食事をしている。また、仕事帰りに職場の仲間と仕事を通しての喜びや不満を食事をしながら本音で語り、翌日の仕事へのエネルギーとし、食事を介して人間関係づくりの場となっている。

つまり、生命を維持するための飲食だけではなく、食事を通しておいしい、楽しい、ストレス解消といった「心の満足感」や「人間関係の発展」を得ているのである。

ちょっと一言　今日の課題

近年では、家族で食事をする時間が異なり孤食が問題になっている。孤食は単に空腹を満たすだけの飲食となり、人と食事をともにして会話を通しての心の満足感が少ない。特に学童期や青年期では、家族とともに食事をすることで、いろいろな悩みを相談したり、他愛のない会話が心の安定につながったりする機会となる。また、学童期は自分で栄養面の管理能力が育っていないことから、配慮する人がいないと、自分の入手しやすい、好みのものだけの偏った飲食になることがある。そのため孤食により心身の成長発達に影響をきたす場合がある。

孤食の原因は家族各人の生活パターンのズレ等によるが、単に栄養摂取のための飲食ではなく、社会的意義を踏まえ食事の交流・団欒・リフレッシュの効果から、家族の心身の安定と成長を願う認識の普及と改善が必要である。

3）終生成長発達を遂げるための飲食

「適切に飲食する」基本的欲求は、1番目の「正常に呼吸する」基本的欲求と同様、生命体として生き社会生活を営むにあたり重要な基本的欲求である。

また、呼吸・飲食は第3番目の排泄から第14番目の学習の欲求充足の基盤となる。特に第14番目の「学習し、発見し、あるいは好奇心を満足させることで、健康での"正常な"発達を導く」基本的欲求の充足に重要な側面をもつ。そして、終生成長発達を遂げることで、第11番目の「自己実現」の基本的欲求を充足する。

飲食は、終生成長発達を遂げるための原動力である。

2．基本的欲求分類定立のための概念と「適切に飲食する」基本的欲求

ヘンダーソンは14の基本的欲求を分類し定立するために、対象論で次のイ、ロ、ハのカテゴリー概念を示した。

- イ．日常は他者の援助なしで生活維持できる欲求。
- ロ．活力なく無為な状態からの脱出のための欲求。
- ハ．愛と称賛、社会的自己有用性・相互依存性に必要な欲求。

上記の3つのカテゴリーと、当該基本的欲求の関連を述べる。

イ．日常は他者の援助なしで生活維持できる欲求

本書看護対象論「人間の基本的欲求」総論の「図1　14基本的欲求の概念規定にかかわる重要構成要素図」（p.68）でみるように、「適切に飲食する」基本的欲求は、主に第1カテゴリーである「イ．日常は他者の援助なしで生活維持できる欲求」としての意義をもつ。

乳児の日常の食行動は、養育者により母乳やミルクで必要な栄養を摂取できている。幼児期になると、こぼしながらでも自分で食事を摂取する欲求が出てきて養育者にしつけられながら飲食するという日常行動が少しずつ確立する。学童期においては、他者から少しの援助で日常の食行動が確立している。成人の日常は、培った食行動により自分の食べたい食物・タイミングで食事をとり、体力・意思力・知識を集結した食行動が自立の指標となる。また、成人期は子どもや老親の食行動を助ける。

「日常は他者の援助なしで生活できる欲求」として、高齢者の食物摂取機能および行動は、加齢によって低下しにくい代表的なものである。しかし、体力・認知力の低下で他者の援助が必

要となる場合もある。

ロ．活力なく無為な状態からの脱出のための欲求

当該基本的欲求は第2カテゴリーである「ロ．活力なく無為な状態からの脱出のための欲求」にもなりうる。気分が落ち込み、出口のない悩みにうつうつしているときに、気のおけない友人や家族とおいしいお酒と食事で気分転換する。こうした心身の気力・体力を取り戻すときのお酒と食事は、薬に代わる無力状態への妙薬といえる。

ハ．愛と称賛、社会的自己有用性・相互依存性に必要な欲求

当該基本的欲求は第3カテゴリーである「ハ．愛と称賛、社会的自己有用性・相互依存性に必要な欲求」にもなりうる。家族のために力を注いでつくった食事を囲んで皆で食べるときに、家族からこの料理は「おいしいね」と称賛されると、つくりがいと喜びが得られ自己の有用性を実感できる時となる。これは、食事をつくる側と食べる側の相互依存にもつながる。

III 全発達段階に不可欠な「適切に飲食する」基本的欲求

基本的欲求の概念定義において、14の基本的欲求は全発達段階において必要不可欠な欲求であるとした。

全発達段階、すなわち1）胎児期、2）乳幼児期、3）学童期、4）青年期、5）成人期、6）高齢期のすべての段階で、「適切に飲食する」基本的欲求はなくてはならないものである。つまり、どの発達段階においても生命を維持し日々の活動の源と成長発達するためのエネルギーは、必要不可欠のものである。しかし、成長発達が著しく代謝が活発な乳児・学童期・青年期と高齢者の必要なエネルギーは異なり、一日の必要カロリーも異なってくる。各発達段階での「適切に飲食する」基本的欲求を具体的に述べる。

1．胎児期の「適切に飲食する」基本的欲求

1）胎児期の成長発達に必要な栄養

胎児は、精子と卵子との受精とその後の着床を経て、約40週間子宮の中で細胞分裂し各組織を形成し人間としての体をつくっていく。胎齢9週から出生までの期間を胎児期という。

胎児と子宮は臍帯で結ばれ、臍帯の母体側に胎盤がある。胎児消化管は食物の消化機能はないため、胎盤において、母体血由来の酸素、アミノ酸、糖、タンパク質、脂質、電解質、ホルモン等が臍帯を通して胎児に供給される。

胎児の組織形成にはアミノ酸、発育とエネルギーにはグルコース、骨の組成にはカルシウムとリン、造血、成長、身体機能の維持にはビタミン、水分、電解質、鉄等が必要である。これが、胎児にとっては「飲食」にあたる。

胎児のおおよその体重は、胎齢9～12週は4～20g、17～22週は250～300g、26～29週は1000～1300g、30～34週で1500～2000g、35～38週で2300～3200gと、後期になると急激に胎児は大きくなる。体重増加に伴い、母体からの適切な栄養補給が重要である。

2）胎児の成長発達を支える母体の飲食

胎児の「適切に飲食する」基本的欲求は、順調に細胞分裂し各組織を形成し成長するために必要な栄養素が臍帯を通して供給されることである。そのためには、子宮内の環境が重要であり母親の飲食のあり方は前項の胎児に必要な栄養素の供給にある。

3）母体の健康管理

母体は自分に必要な栄養素・カロリーに加え、前項で述べた胎児の成長に必要な物質を胎盤を通して胎児に送る。同時に母親のアルコールや煙草の摂取、薬剤等も移行し、胎児の成長を脅かすことになる。

アルコールは、エタノールおよびその代謝産物であるアルデヒドが関与し、胎盤を通して胎児の細胞の増殖や発達を障害し流産・死産・先天異常をきたすことがある。また、喫煙の煙には、ニコチン・一酸化炭素、シアン化合物・鉛等が含まれており、胎児毒性とともに血管収縮

作用があり、低酸素状態・低栄養状態となり低体重児や早産になることがある。

したがって、母親である妊婦の生活を含めての飲食のあり方は重要となる、また、妊婦だけではなく、次世代を担っていく幼児期・青年期に対してもしっかりとした体づくりをしていくことで、妊娠できる年代になったときに妊娠に対応できる体ができるといえる。

母親の食物アレルギーは、胎児期そして母乳を通して乳児に影響しアレルギー体質をつくりかねないことから、母親の健康管理は重要である。

2．乳幼児期の「適切に飲食する」基本的欲求

1）新生児の消化機能

新生児は消化・吸収が未熟なため、栄養は母乳またはミルクによって摂取する。吸綴・嚥下運動も弱く腸の蠕動運動も弱い。母乳はその新生児に見合った初乳—移行乳—成乳に徐々に変化し新生児の栄養にあったものとなっている。つまり、消化機能が未熟な年齢であれば、それに見合った栄養の量と質を母乳が補充している。

また、新生児は母乳・ミルクと同時に多量の空気を飲み込んでしまう。そこで、新生児の胃の形は成人と比べると縦型で噴門部の括約筋が弱く空気が出やすい構造になっていることから、生理的な呑気症は、排気をさせて対応していく必要がある。

2）母乳の役割

母乳は、免疫グロブリンが含まれており免疫効果が高くウイルスや細菌から守る役割をしている。特に出産後2〜3日の間に出る初乳に多く含まれている。その後成乳となると、初乳ほど免疫物質は濃くないが、断乳までずっと分泌される。母乳栄養の免疫効果の意義である。

3）味覚発達・マナーの基礎づくり

生後5〜6か月頃より、母乳・ミルクから少しずつ離乳食を食べ、食物の味になれていく乳幼児期は、食物の形や味を覚えて視覚や味覚の発達の基礎がつくられる。あまり早くから離乳食を開始すると腸内環境のバランスを崩すと言われている。この時期は食事するときの箸の使い方、姿勢、マナーなどを大人から学び、質・量ともに、成長発達に応じた正しい食事を覚えなければならない。

4）養育者の役割

乳幼児期は、母親や養育者が母親役割行動として母乳・ミルク・離乳食を与え、その児になり代わってその児の欲求を充足させる。これらのことから、養育者は児が順調な成長発達と健康を導くような飲食についての知識とそれに繋がる行動をすることが求められる。それにより、児は、正しい食事を頭脳と身体感覚で覚えることになる。

3．学童期の「適切に飲食する」基本的欲求

1）学童期の成長発達

学童期では、家庭文化と学校文化のなかでの生活が中心となる。先人たちの文化的遺産を学び社会生活を送る上での力を培っていく。学習する上で、脳神経が活発なはたらきをするとともに全身の骨格の成長がみられ歯も乳歯から永久歯に入れ替わる。そして、消化・吸収能力・代謝が高まり活発に運動することが増える。

この時期は、食生活の基礎ができ食習慣が確立される時期である。

2）学童期の「適切に飲食する」とは

バランスよい飲食はどの年代でも大切であるが、特に成長期には重要である。具体的にいうと、学童期は身長を伸ばす骨と筋力強化の筋肉をつくることが大切であり、そのためには十分なカルシウムとタンパク質、カルシウムを骨に吸着させるマグネシウムと吸収を助けるビタミンD、Kが必要となる。そして、鉄は酸素を筋肉に取り込むはたらきをすることから鉄を多く含んだ食べ物や造血に必要な葉酸やビタミン、ミネラル類を摂取することが必要となる。

一種類の食物に偏ることなく、多くの食物をとることが大切であり、しっかりとした身体をつくる上でも、完全食品といわれている牛乳や卵は十分に必要である。そして、自然食品は、

それ自体で生命を維持し栄養素が豊かであり、同時に有害物は少ないためできるだけ摂取することが望ましい。

近年は、食生活の変化がめざましい。スーパーマーケットやコンビニエンスストアではあらゆる食品や調理された食材が店頭に出ており、手軽に求められる。したがって、その人の食に対する知識と意識で、求める食の内容が大きく異なってくる。そのために、食生活の基礎ができる学童期から、食の意識と食生活を整える力をどう培うかは養育者の考えが反映する。養育者は、学童期の児の成長に対する栄養に関する知見を正しく持たなければならない。

3）学童期の飲食の問題と食育

近年、幼児・学童期の肥満が問題となり生活習慣病予備軍がみられる。肥満は臓器そのものに負担がかかるだけでなく、行動も鈍くなり劣等感をもつことにもなりかねない。

学童期は、学校で給食を摂取していることから、給食を通して、食に関する教育が行われている。適切に飲食するという観点においても、さまざまな食材をバランスよく摂取する必要性を学ぶことや、地元の素材や食器を使い、正しい食事作法を身につけ地産地消の一人として郷土愛につながる教育も始められた。

4．青年期の「適切に飲食する」基本的欲求

青年期は身体発達が完了し、身体内部である臓器をしっかりとつくりホルモンバランスとしての身体を確立していく時期でもある。

この時期は多くの食習慣が定着するため、栄養の偏りや生活習慣の乱れが重なると中高年になって生活習慣病の可能性に繋がる恐れがある。したがって、この時期の「適切に飲食する」基本的欲求は、しっかりと身体をつくっていくための飲食の重要性を本人が自覚して、必要な栄養素と適切な量をきちんと摂取していくことである。しかし、あらゆる年代のなかでも、青年期は朝食の欠食率が多い時期である。また、やせ願望のために必要な栄養を摂取せず外観的瘦身に価値を置く若者も多い。そのため、生殖機能に停滞が生じ、将来の不妊・早流産に繋がり危険な状態となる問題も出ている。

青年期は生殖の準備期であることを自覚し、食生活の充足を満たさなければならない。

5．成人期の「適切に飲食する」基本的欲求
1）成人期における「適切に飲食する」とは

成人期は、職業を選択して仕事に就き、家庭を形成し家族を養い生活を支え、家庭でも社会においても大きな役割を担う時期である。この時期の「適切に飲食する」基本的欲求の充足は、社会生活を営む中で健康的な食生活の確立と維持を可能にすることで、また養育者として子どもに健康な食生活を教育する役割を果たすことである。

2）適切に飲食するための社会的役割遂行と食生活との調和

成人期は働き盛りであることから、勤務時間の延長をやむなく求められ、夕食時間までには帰宅できないこともある。それだけでなく食事のリズムや内容に影響をきたしている人々も少なくない。また、職業をもつ主婦であれば子どもの食事時間に合わせた食事の用意も不規則になりやすい。生活習慣病は「食習慣、運動習慣、休養、喫煙、飲酒等の習慣がその発症・進行に関与する症候群」と定義されている。成人期の生活スタイルの生活習慣の結果として、糖尿病や高血圧等の病気が顕在化する。

自分の健康は自己責任であるが、社会の中に身を置いていると、強い意思がないと継続困難であることもある。健康を維持促進するという視点において、「適切に飲食する」重要性についてその人の認識と実行と同時に周囲の協力が不可欠となる。

6．高齢期の「適切に飲食する」基本的欲求
1）加齢現象による身体的変化

高齢期は、加齢現象により身体機能の低下が出てくるが、今までの社会経験を生かして加齢に合わせた新しい自分を発見し自分なりの社会活動をしていく時期である。この時期を有意義に過ごすために「飲食」は大切である。飲食に焦点をあてれば、歯牙欠損、嚥下・咀嚼・消化

吸収の低下に合わせ、摂取内容・量・嗜好等を変化させていく時期である。

2）高齢期における重要な栄養

高齢期の「適切に飲食する」基本的欲求は、身体機能の低下を少しでもおさえるために、良質のタンパク質と緑黄色野菜を特に摂取することが大切となる。また、抵抗力をつけるビタミンA、感染予防のためのビタミンC、骨粗鬆症予防のためのカルシウムも十分に摂取することが望ましい。また、高齢期は体液量が減少しているため、水分摂取に問題が起きると容易に脱水症状を起こすことがあるので、お茶・牛乳等で適宜水分を補給することが大切となる。

つまり、身体能力に合わせた必要栄養素・嗜好・摂取カロリーを変化させていくことが、「適切に飲食する」基本的欲求の「終生成長発達を遂げる」ということにつながる。

3）近年の高齢期の食生活状況

子どもや孫と同居している高齢者だけでなく、高齢者夫婦だけの世帯あるいは独居の高齢者も増えている。高齢者になると体力の衰えにより、食材の買い物や調理をすることが困難になるため、副菜の数が減少することで必要な栄養を摂取できないことがある。つまり、加齢に伴い食生活をどのように整えるかという問題に直面する。

そのような問題に着目し「高齢者宅配弁当」が出現し、高齢者の要望をつかんだ産業が多く出ている。高齢者にとっては、手ごろな値段で副菜も複数あり栄養バランスも考慮されている。高齢者だけでなく単身者等も利用し栄養の確保をしている状況である。

また、独居高齢者においては、何かを機に何人かで集まって食事をすると、楽しく会話も弾み、孤独ではないと実感できるひとときを過ごせる。そのような機会をたくさんつくることで食事は豊かになる。これは、地域ぐるみの取り組みが大切となる。

Ⅳ 全健康レベルに不可欠な「適切に飲食する」基本的欲求

「適切に飲食する」基本的欲求は、全健康レベルにおいて特に健康逸脱期と安らかな死の段階において重要となってくる。

1．健康維持期

健康維持期とは、特定の健康障害あるいは機能障害の有無にかかわらず、心身の形態機能がその人個人にとって良好の状態に維持できている時期である。そして、良好な状態が維持できているだけでなく、可能な限りより良好な状態にしていくこともできている状態といえる。

健康維持期における「適切に飲食する」とはどういうことか。それは、健康維持のために食物に含まれる栄養素・年齢や健康状態に応じた必要栄養所要量・調理法・水分や食物の安全性の知識を基盤に、健康的な食習慣の範囲内で自分の好みの味付けや嗜好が反映されたものを量・質ともに過不足なく摂取し、飲食の満足を得てさらに飲食を介して良好な人間関係を形成することである。

健康障害がある場合でも、適切な治療により健康が維持できていれば健康維持期と考える。それには、その人の健康障害に合わせた適切な食事内容・摂取方法の必要な知識を身につけ実践し、健康を維持することである。

例えば、糖尿病の人でインスリンの注射が必要であっても、運動療法と併せてその人の必要な摂取カロリーと摂取方法を考慮して、二次的障害を起こさず血糖値が安定していれば、その人にとっては健康維持期といえる。

非依存型糖尿病（膵臓が疲弊しβ細胞からつくり出されるインスリン不足により、細胞がブドウ糖を取り込めなくなった状態）を発症する人たちは、主に働き盛りの成人期の人が多い。その人達が健康を維持するためには、「適切に飲食する」欲求と社会生活との調整が大きなポイントとなる。仕事に就いていると、勤務時間の延長をやむなく求められ、夕食時間までには帰宅できないだけでなく、食事のリズムや内容にまで影響をきたしている人々も少なくない。

また、仕事関係で外食する機会も多々ある。最初は大変であってもカロリー計算の習慣をつけ、外食時には食べる量と内容を考えて選択し摂取する方法を身につけることが大切となる。

糖尿病は一生付き合っていかなければならない疾患であるが、適切な飲食の生活を習慣化し血糖をコントロールしていくことは、健康維持に繋がる。しかし、適切な飲食の継続ができず破綻した場合は、血糖コントロールの乱れに繋がり健康逸脱期になることから、適切な飲食の継続意思が大きく影響する。また、本人の適切な飲食の継続意思だけではなく、周囲の理解と協力が大切となる。

2．健康逸脱期

健康逸脱期とは、自分のおかれている物的・人的環境からの何らかの刺激および個体の身体内に生じた病態変化により、心身の形態機能の変化や障害が生じている時期をいう。

健康逸脱期における「適切に飲食する」とはどういうことであろうか。それは、健康逸脱状態に応じた「適切に飲食する」ことである。

健康逸脱期には、二通りの「適切な飲食状態」がある。1つは、不適切な飲食により健康を逸脱した場合である。どのような食生活が健康を逸脱したのか飲食を中心として振り返り原因を追究して、適切な飲食にむけて食生活の改善を行うことである。

例えば、糖尿病は、遺伝的素因に加え不適切な飲食やストレスにより膵臓が疲弊し健康を逸脱する疾患の1つである。日々の食生活のなかで知らず知らずのうちに膵臓に負担をかけ、インスリン生成不足により血糖値が高くなり健康を逸脱したのである。したがって、食生活の何が膵臓に負担をかけたのか振り返り見直しをしていくことが大切となる。そして、その人の膵臓のインスリン生成能力に見合った摂取カロリーと食べ方を考え実行していかなければならない。

もう1つは、健康を逸脱したことにより、疾患に応じた適切な飲食を考え実行しなければならない場合である。例えば、食物を嚥下する場所である咽頭に腫瘍ができ通過障害が起きたときは、誤嚥予防をしつつ嚥下できる食塊を工夫し飲食することが、この健康逸脱時には適切な飲食といえる。

3．健康回復期

健康回復期とは、個体のもつ自然治癒力（小さな外傷を負った場合、細胞の再生により修復される自己再生機能や、生体の外部から侵入してくるウイルス・細菌類と戦う自己防衛機能）、それを補完する医療的治療によって心身の健康障害が回復に向かう時期である。

健康回復期における「適切に飲食する」とはどういうことであろうか。それは、健康回復のレベルに応じて適切な飲食に変更して健康状態に戻していくことである。

健康回復期においては、個体のもつ自然治癒力を最大に発揮するために、飲食は大きな役割がある。急性期や手術により絶飲食になる場合は、経口からの飲食に替わり点滴によって水分および栄養を補う。この時期は、それが適切な飲食といえる。そして、消化機能の回復あるいは健康障害の回復に応じて段階的に摂取量や調理法を変えた食材を摂取する。健康障害によっては医療の力を借りつつ、カロリーや塩分等の制限のある飲食の範囲内で摂取し健康を回復していく。

糖尿病の患者の回復期は、膵臓の病態に合わせて、インスリンや経口薬の力を借りつつ摂取カロリーの制限と運動療法を併せて血糖コントロールを図る。食事は膵臓の負担軽減に糖の吸収が緩やかな食物繊維の豊富な食品をよく噛んで時間をかけて摂取し、ゆっくりと血糖値を上げ血糖値のコントロールをする。食事を始めて15～20分で満腹中枢は刺激されるので、早食いせず満腹感が得られるようにする。

また、ストレスは、血糖値を高め膵臓の負担を大きくする。抗ストレスにはたらく栄養素として、ビタミンA・B・C群、カルシウム、マグネシウム等を含む食品は意識して摂取することが望ましい。つまり、糖尿病患者の健康回復期は、膵臓の疲弊状態に合わせて食べる量、食べ方、食べる時間を考え、膵臓に負担をかけず身体の回復を図ることである。

4．安らかな死

人生のラストステージ、それは若年者であれ中高年者であれ、あるいは原因が事故や加齢、健康障害の悪化であれ、生命維持の困難が予想される状態はすべての人に訪れる。どの年齢、どのような理由であっても、人は人生の終焉の時期を心身ともに安らかでありたいと願う。それが、安らかな死を迎える時期である。

終末期においては、生命の時間が短くなっても身体を構成している各組織は、ホメオスターシスを可動させ、生命を維持している。その営みを助けるための「飲食」は大きな役割を果たす。この時期は、消化機能をはじめあらゆる機能の低下が著しいが、医療の進歩により、経口栄養の摂取ができない場合は、それに代わる栄養補給を中心静脈栄養・経管栄養などで補うことが可能となった。

しかし、単に身体に栄養を補給するだけでなく、「食べられる」という精神的な希望も重要となる。人間、食べることができなくなったときは死に繋がり、食べることは生きることに繋がると考える人も多い。口から食事を運ぶことが最後になるかもしれないこのような時期に、その人が食べられる食事は生きることに繋がる。

この時期こそ、その人の消化機能と食べたいと思う食事内容を考慮し、少しでも食の満足が得られるように摂取することが適切な飲食となる。

最期の時、「一口でも食べてもらいたい」と家族が食べられそうな物を持参し、その人を囲みひとときを一緒に過ごす。これは、飲食のもつ意味から豊かで安らかな飲食になっているのではないだろうか。また、幼少時に食べたものがその人の人生をしめくくる飲食で満足が得られれば、食は満足な人生の締めくくりの意味を持つ。

V 飲食に伴う健康障害

1．食文化・食生活の社会的要因による飲食の健康障害

飲食の乱れや食文化の変化は、社会生活を送るなかで健康を害することがある。

わが国の食文化は世界の食文化の導入により、動物性・植物性を問わず脂肪の量が増えている。個人への影響としては、食材の量・質・好みの変化により、摂取カロリーの摂りすぎや長年の栄養素の偏りの積み重ねが、肥満・高コレステロール・高血圧症等の健康障害の要因となっている。

生活習慣病は国が特定健康診査・特定保健指導の実施を義務付けており、健康障害の早期発見や予防につなげている。

食物アレルギーも飲食による健康障害の代表的な疾患である。近年、食物アレルギーで悩まされている人は少なくない。アレルゲンは牛乳・卵・大豆・小麦・そば等多数にある。これらの食品に含まれる異種タンパク質が十分に消化されず大きな分子のまま腸管から吸収され、それが抗原となってアレルギーが引き起こされている。特に、乳幼児は消化器が未熟なため、消化酵素が十分にはたらかず、異種タンパク質が分解されない場合が多い。

食物がアレルギーを起こす要因として、日本人は体質的に乳糖を分解する力が少ないが、近年、欧米人並みに卵や牛乳を摂取するようになったためともいわれている。他に、合成着色料・保存料などの添加物・残留農薬・水道水の汚染等が関与しているともいわれている。

アレルギーにより皮膚の瘙痒感や呼吸困難を引き起こすと、社会生活を送る上で支障をきたすことになる。

以上、仕事中心の生活スタイル・外国食文化の導入・食物アレルギーの問題はすべて、日常生活において、適切な飲食をする欲求と関連している。そして、飲食の結果が健康障害に発展している。それゆえ、適切な飲食は社会的健康障害の抑制にも重要である。

2．飲食の健康障害が社会生活に及ぼす影響

その人の認識が飲食行動〈適切な飲食〉に影響し、健康を害し社会生活を営む上で影響することがある。代表的なものとして、摂食障害（拒食症・過食症）がある。

一般に拒食症は神経性食欲不振症といわれている。食べることを拒否する拒食症は、必ずしも食欲を感じないわけではなく空腹感があるも

のの自分で食べる行為を拒否していることもある。原因はやせて美しくなりたいという願望、大人になることへの恐怖等さまざまで、原因を1つに特定できるほど単純ではなく経過についても個人差がある。

拒食により、低栄養となり性ホルモンバランスを崩し生理不順、骨密度の減少、体調不良や感覚の鈍麻がおきる。重症になると生命維持の危機となり社会生活を営めない。

逆に過食（多食）症は、自らの意思に反して過食となる病状である。過食症の人は普通の人の食事の仕方ではなく、短時間に詰め込むように食べてしまう無茶食い、あるいはだらだら食いがある。そして、自分では止めようと思っても止められない状況となっている。過食後に意図的に吐くか大量の下剤を服用して体重をコントロールしている人もいる。嘔吐・下痢が頻繁になると、胃液や腸液を大量に失うので低カリウム血症を伴うが、それが頻繁になると身体が慣れてしまいしびれなどの自覚症状がないことが多い。また、嘔吐や下痢などの代償行為が激しい場合は、低栄養状態となり身体症状は拒食症と同じで社会生活にも影響をきたす。

摂食障害の原因は、親の過剰な干渉によって自立できない、社会的なストレスによる神経調節系のアンバランス等さまざまな理由があり、社会生活と調和を解決する必要がある。摂食障害の人には、心と身体のケア、生活援助が必要となる。

健康回復には、その人の食意識や価値観にはたらきかけるだけでなく、その人を取り巻く家族等を含めて社会全体でかかわらなくてはいけない。

VI 適切な飲食を可能にする要件

「適切に食物を摂取すること」と「適切に水分を摂取すること」を可能にするには**表1**に示す要件が必要となる。

人間が適切に飲食するためには、表1の1）2）3）の三要件を整えなければならない。そこで、人間が適切に飲食するための三要件について詳述する。

1．適切に食物を摂取することを可能にする要件

当該要件は、オレムによるセルフケア看護論から作成された**表2**（p.106）をもとに考えた。

1）食欲があること

空腹を感じたら食物を摂取することを欲し、満腹になったら摂取するのを終了する。この食欲のコントロールは、視床下部の満腹中枢・摂食中枢が行っている（**図1**）。空腹感を知らせて何かを食べさせようとするのが摂食中枢である。それにより、食欲が出て飲食し食べ物が消化されると、血液中のブドウ糖が増え満腹中枢の活動を高め摂食中枢の活動を抑制するしくみになっている。

しかし、人間の食欲のコントロールは血中のブドウ糖量の生理的な面だけではなく、感情や意思が大きくかかわっている。例えば、思い通りにならなかったり精神的に安定しないと暴飲暴食したり、逆に失恋等悲しい出来事があると食欲不振になることがある。また、食後においしそうなデザートが出るとお腹がいっぱいなのに食べたり、出された食事を残すのは相手に失礼だからと気遣いで食べたりする。

つまり、視覚・味覚・嗅覚の情報が入り、さまざまな情報をもとに食べるか食べるのをやめ

表1 ■ 適切な飲食を可能にする要件

適切に食物を摂取すること	適切に水分を摂取すること
1）食欲があること 2）食べるための条件が整えられていること 　—食物を得る・調理する 3）摂食行動をとることができ、消化吸収機能が解剖学的に具備され、生理学的に円滑にはたらいていること	1）口渇に伴って、水分を摂取すること 2）飲水するための条件が整えられていること 3）水分の吸収機能が解剖学的に具備され、生理学的に円滑にはたらいていること

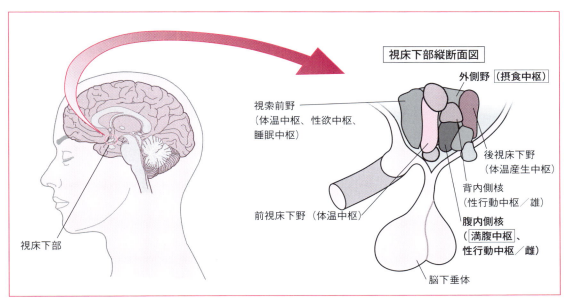

図1 ■ 満腹中枢と空腹中枢

るかを決めるのは、大脳にある連合野である。そのため、人間は満腹でも食べ続けたり、空腹でも全く食べなかったりするのである。

「適切に飲食する」ことに照らすと、各個人の1日の活動に見合った必要エネルギーに対し、身体がエネルギー不足をキャッチし空腹と感じ食欲が出て摂取行動に繋がることといえる。

2）食べるための条件が整えられていること　—食物を得る・調理する—

食物を摂取するには、食材の取得とその食材をその人に合わせて調理することがなされなければならない。家庭に目を向けると、一般的には、家族の食事は母親（あるいはそれに代わる人）が家族の健康を守る上で大きな役割を担う。一定の年齢になると自分の食物摂取のために食材を取得し調理する力が培われるが、その人がそれまでどのような生活体験をしてきたかにより調理する力には差がみられる。ひとり暮らしの人は自分で自分の食事を賄うことになる。一人であるという気楽さがある半面、健康を意識した食材の取得と調理はその人の考えが反映することから、健康を守ることにおいては自分の責任が問われる。

日本人の食生活は、交通機関の発展によって、各国の食文化が入り変化をきたしている。また、ファストフード・インスタント食品・外食産業が定着化し、簡単に食する利便さはあるものの、それらに偏ると肥満など健康を害することにもなりかねない。また、朝食抜きでの登校や出勤は、脳の活力低下などの健康を取り巻く問題も出ている。

したがって、適切に食べるための条件を整えるには、個人あるいは家族の健康を守るために、食物の栄養素や食品添加物・残留農薬等、食物の安全性について知っておく必要がある。また、自分および家族の必要栄養素量についての知識や食材に見合った調理方法の知識も大切となる。

2005年に制定された食育基本法に則り、国民一人ひとりが食に関する知識と食を選択する力を習得し健全な食生活を実現できる取り組みがなされている。店頭では食材の生産者の顔が見える工夫や地場産物の活用も行われている。学校では給食を通して、食材を調理する人の顔が見えて、調理できたものを「いただきます」といって、感謝する心を育て総合的な教育を試みている。また、地域の郷土食や行事食を出すことで、地域の文化や伝統に対する理解と関心を深める取り組みもなされている。

（本文p.108に続く）

表2 ■ 食物摂取に関する概念と系統的知識

食物摂取に関する概念の構成要素	行動と機能		行動や機能を維持するために個人が必要とする知識
1. 食物を得る	1) 食品・食材を入手する	(1) 食品のバランス、必要エネルギー、嗜好、安全性を考慮して食品選択ができる	A. 食品選択のための、最低限の知識 ①人体を構成する栄養素の種類と必要量 ②成長発達を促すための栄養素の種類と必要量 ③日々の活動を支えるエネルギー源と必要量 ④調整要素としてのビタミンやミネラルの種類と必要量 B. 心身の状況や病的状態に合わせた食品選択の知識 C. AとBの条件を満たしたうえで、より快適な食物摂取のための食品選択の知識 ①個人の嗜好 ②食品添加物や残留農薬など、食品の安全性に関する知識 D. 経済状況に合わせて食品を選択する知識
		(2) 作る、買うなど、食品の入手方法がわかる	E. 購入のための流通機構に関する知識 F. 身体状況や時間的制約に合わせた食品選択の知識 G. 新鮮さや旬、腐敗や保存法を考慮した食品選択の知識
		(3) 入手手段がとれる (4) 自分でできない場合は、栄養素やエネルギー、嗜好や安全性を考慮して入手（依頼）できる	H. A〜Gを考慮して家族単位で献立が立てられる知識。栄養のバランスと必要量、安全性を考えて食品選択ができ、経済性も考えて安全に効果的に調理できるということは、"献立が立てられる"ことを意味する
	2) 調理する（洗う、切る、加熱、味付け、盛り付けなど）	(1) 調理方法を選択できる	I. 調理の安全性に関する知識（不十分な加熱による腐敗や食中毒の予防、野菜の洗い方や洗剤使用時の注意）
		(2) 調理（依頼）できる	J. 食物の栄養価を損なわない調理方法の知識（タンパク質の加熱変性、ビタミン類の脂溶性と水溶性の違い、加熱破壊など）
		(3) 外食できる	※外食時にもA〜Jの知識が活かされる必要がある
2. 摂食行動	1) 食物を視覚・嗅覚で捉える 2) 食べる姿勢を維持する 3) 食事用具を把持する 4) 食物を口に運ぶ 5) 口を開く	(1) 視覚・嗅覚・触覚などの感覚機能を働かせる (2) 個人の能力に合わせて嚥下しやすい姿勢がとれる (3) 上肢の運動機能、特に手指の巧緻性動作能力 (4) 上肢の運動機能、連動動作 (5) 顎関節の随意運動機能	A. 食欲促進の因子や栄養バランス確認のための知識 B. 円滑な食物通過のための姿勢に関する知識 ①食道の蠕動運動が効率よく行える上半身挙上位 ②横隔膜が下がり、胃の空間が確保しやすい坐位 ③障害に合わせて誤嚥しにくい姿勢 C. 固有の食習慣や食文化にあったマナーに関する知識 D. より快適に食べるための環境づくり（雰囲気）の知識
	6) 口に食物を入れる 7) 口を閉じる	(6) 上肢の運動機能と口の開閉運動の連動性 (7) 口唇と顎関節の連動性	E. 摂食動作に必要な運動機能が障害された場合には、活用可能な自助具などに関する知識

3. 消化吸収・排泄する	1）咀嚼する ・かみ切る ・すりつぶす ・味わう ・食物と唾液を混和する ・食物を一塊にする	（1）歯牙の存在と咀嚼筋の運動機能 （2）舌の運動機能と味覚 （3）耳下腺、顎下腺、舌下腺からの唾液の分泌機能 （4）口内・食塊の潤滑作用、味覚の補助、殺菌、澱粉の消化などの唾液の機能	A. 咀嚼が十分にできないときの食品・調理法選択の知識 B. 澱粉を分解するアミラーゼなど、唾液に含まれる消化酵素に関する知識 C. 唾液の分泌が制限される場合の食品や調理法の選択に関する知識
	2）嚥下する ・舌で食物を移動させる ・飲み込む ・食道から胃への通過	（1）舌の運動機能 （2）嚥下中枢、反回神経、舌咽神経の機能 （3）迷走神経支配の蠕動運動	D. 半流動食など嚥下しやすい食品の形態に関する知識 E. 食道を通過しやすい食品の形態に関する知識
	3）消化・吸収する 〈胃〉 ・食物が胃に入る ・胃液分泌 ・食物が胃に止まり消化される ・食物が小腸へ移動する 〈小腸〉 ・食物が胆汁、膵液、腸液で消化される	〈胃〉 （1）噴門括約筋による胃液の逆流防止機能 （2）胃液の分泌機能 （3）蠕動運動による食物の通過と消化機能 （4）幽門括約筋による食物の貯留と送り出しの機能 〈十二指腸〉 （5）食塊の通過と酸性の中和 （6）胆汁・膵液と食物混和 〈空腸と回腸〉 （7）栄養分と水分の吸収機能 （8）内容物を送る蠕動運動	F. ペプシンによるタンパク分解作用など、胃液に含まれる消化酵素やホルモンに関する知識 G. 食後の安静 H. 胃の消化機能低下時の、食品・調理法の選択に関する知識 I. アミロプシンによる澱粉の分解、トリプシンによるタンパク質分解、ステアプシンによる脂肪分解など、膵液に含まれる消化酵素とホルモンに関する知識 J. 脂肪を乳化し、脂肪の吸収を促進する胆汁の作用に関する知識
	4）（吸収）排泄する 〈大腸〉 ・水分を吸収し有形便を形成する ・便塊が直腸に移動し、便意を生じる 〈肛門〉 ・便を排出する	〈大腸〉 （1）水分吸収機能（糞便形成機能） （2）腸内細菌による食物残渣物分解機能 （3）大腸の蠕動運動機能 （4）便意を知覚する機能 （5）排便反射に関する神経の機能 （6）肛門括約筋と排便反射による排便コントロール機能	K. 大腸の蠕動運動低下時の、食品・調理法の選択に関する知識 L. 下痢を起こした時の、食品・調理法の選択に関する知識 M. 便秘時の、食品・調理法の選択に関する知識

食物摂取とは、代謝とエネルギー生産にとって必要な栄養素を取り入れることであり、食物を得る→摂食行動→消化吸収→消化器からの排泄の一連の過程をいう。

（文献6、p208-209より引用）

3）摂食行動をとることができ、消化吸収機能が解剖学的に具備され、生理学的に円滑にはたらいていること

食物を摂取するためには、脳の活動としての認知機能、視覚、嗅覚、触覚、味覚、頸部の安定、姿勢の安定、上肢の動き、嚥下機能、口腔機能としての歯牙・舌のはたらき、内臓機能のはたらきが大切となる。そして、その活動を支える、栄養状態・呼吸・循環が確保されることが大切である。

特に重要な消化器系に焦点を当てて述べると次のようである。

消化器系は口腔・咽頭・食道・胃・小腸・大腸・肛門と歯・舌・唾液腺・膵臓・肝臓・胆嚢からなるが（**図2**）、排泄に関することは、基本的欲求3番目の「あらゆる排泄経路から排泄する」に委ねることとする。

摂取された食物は、口腔の中で唾液と混ざり歯牙の咀嚼運動で細かく刻まれ食塊が形成され、咽頭を経て食道を通って胃に入る。このときに十分に唾液を出してよく噛むことが大切となる。よく噛むことは唾液を出し消化を助けるとともに、よく噛むことによって、顔の筋肉やあごの発育を助けることになる。唾液はおおよそ1日1.0～1.5L分泌されている。

その後、食物は胃液の消化と蠕動運動によって食塊が粥状液にされ十二指腸に送られる。小腸（十二指腸・空腸・回腸）では、膵液、胆汁と小腸液で混ざり合い消化・吸収されやすい形に分解され肝臓に運ばれる。肝臓に運ばれたそれらの栄養素は、さらに体に必要な物質に合成され、血管やリンパ管を通って全身に運ばれていく。また、必要なブドウ糖以外はグリコーゲンという形で肝臓に貯蔵され血糖を安定させるようにはたらく。

胃の運動は、交感神経系の興奮が高まる昼間に優位となる。夜間には逆に副交感神経系が優位となり胃の運動は低下するので、昼夜逆転した生活は胃を痛めることになる。また、消化器系は神経が密接に走っていることから、精神的緊張や情動によって、食欲や消化機能に影響することは明白である。

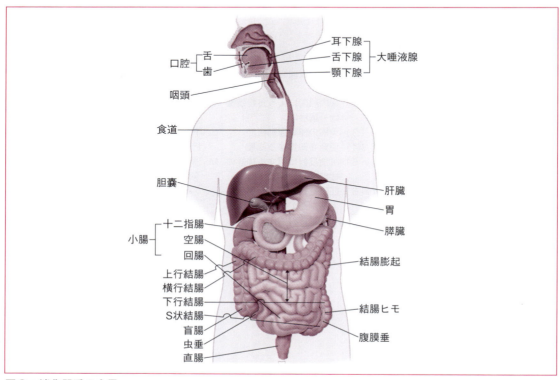

図2 ■ 消化器系の全景

適切に飲食するには具備された消化器系が健康的にはたらくことが大切となることから、交感神経が活発になる時間帯に食事するとともに精神的な安定が必要事項となる。

２．適切に水分を摂取することを可能にする要件

当該要件は、オレムによるセルフケア看護論から作成された**表３**（p.110）をもとに考えた。

１）口渇に伴って、水分を摂取すること

１日の成人に必要な水分量は、尿・便中の水分・不感蒸泄の排泄量と同等な量とされている。食物に含まれる水分を除いた水分摂取は、口渇に伴って水分を摂取する行動をとる。具体的には、飲み水として1000mL、食物として800mL、代謝水で200mLが生理的必要量である。

特に口渇がでる場合は、塩辛いものを食べたりスポーツ後に多くの汗が出たときである。あるいは、発熱や下痢、嘔吐等水分が体外に出るときも喉が渇いたと感じる。これは、血漿浸透圧が上昇し視床下部にある浸透圧受容器が感受して口渇感が出現し、飲水行動を促すからである。それと同時に、下垂体から抗利尿ホルモンが分泌され尿の排泄を少なくして水分が失われるのを食い止めようとする営みが行われる。それは、人間が生命を維持するために脱水状態は避けなければならないからである。

したがって、身体が水分不足のサインを出しているときに、それを無視せずに適宜飲水することが重要な行動である。

２）飲水するための条件が整えられていること

飲水するためには安全な水分の調達が必要となる。水分の代表的なものは、水道水であり、その他に清涼飲料水・ミネラルウォーター等がある。

日本は、ほとんどの地域で上水道が普及しており水道水を飲用している。飲用を目的として給水される水道水は、水道法により水質基準が設けられており、大腸菌が検出されると日本国内では「水道水」として供給してはいけない。上水道は蛇口点で塩素を一定量含み、それによって大腸菌等のバクテリアの発生を防いでいる。したがって、日本の水道水は安全に飲水できると評価を得ている。

また、日本でも井戸水を使用している地域もあるが、井戸水や湧水は、有害物質の地下浸透や井戸等の管理が不十分なことにより汚染される恐れがあることから、管理を十分にすることが求められる。

世界に目を向けると、上水道の普及率が低く、井戸水が汚染されているか確認できずに使用し、病気になることがわかっていても使用しなければ生きていけない地域もある。また、普及している水道水でも細菌が繁殖し安全に飲めない地域もある。

世界人口のうち数億という多くの数の人たちが安全な水分の調達ができず、その大多数が発展途上国といわれている。それは、下水施設の未整備による水質汚染が原因となり感染症が発症する。適切に飲水するには安全な水の確保が重要であるが、水質の保全・管理は自然環境との関係で地域・行政区のなかで解決しなければならない国家的課題である。

国内の水道水以外の飲水では、飲料自動販売機の設置の普及率が高い。これは、日本は治安がよく自動販売機が設置しやすい環境であることと、飲料水の開発も盛んに行われた結果である。手軽に飲料水を入手できる利便さはあるものの、糖分含有量の多い清涼飲料水の場合、飲みすぎるとカロリー摂取オーバーとなる。

したがって、水道水以外の清涼飲料水を飲むときには糖分含有量を視野に入れて飲水することが大切である。

災害多発のわが国では、瞬時の飲料水補給体制が整いつつあり、生命維持につながっている。

３）水分の吸収機能が解剖学的に具備され、生理学的に円滑にはたらいていること

飲水を可能にするには、食物摂取の条件と同様、脳の活動としての認知機能、視覚、嗅覚、触覚、味覚、頸部の安定、姿勢の安定、上肢の動き、嚥下機能が必要である。

口腔から摂取した水分に消化液として腸管内に分泌された水分が加わり１日９Lになり、そ

（本文p.112へ続く）

表3 ■ 十分な水分摂取に関するセルフケア能力一覧（十分な水分摂取に関するセルフケア能力の診断項目一覧）

健康のレベル	セルフケア能力の細項目	セルフケア行動を構成する要件	a. 必要量の摂取と消費量の調整			
			内的・外的要因と調整をとる（備考①）	要求量の摂取	必要量に欠ける場合の消費量の調整	
		セルフケア行動を構成する要件の捉え方	体内に取り入れられる水分としての飲水量・食物中の水分量に代謝水を加えた量と、身体から失われる水分としての尿量・不感蒸泄・便中の水分・汗の量とのバランスがとれていること	要求量と飲水量とはほぼ等しいと考え、要求量は発汗と尿量によって決まる	水分における消費量とは排出量と考え、それは尿・便中の水分・不感蒸泄として排泄される。しかし、それらは調節不可能なものであり、必要量に欠ける場合に調節できるのは発汗であるといえる（備考②）	
正常	in-outのバランスがとれている	無意識にin-outのバランスがとれる		口渇に伴って、無意識に		
		意識してIn-outのバランスをとる		口渇・発汗・外気温・尿量・電解質バランス・		
セルフケア能力を働かせると正常な機能に戻すことができるレベル	in-outのバランスがとれていない	in-outのバランスがとれていないことからくる症状が知覚・感知できる	脱水・浮腫の症状が知覚・感知できる（備考⑤）	必要量より過剰に摂取していることと、飲水が必要量を満たしていないことに気づく	飲水制限がある場合に、発汗を抑えなければならない状況であることがわかる	
		症状を引き起こしている問題が何であるかがわかる	脱水・浮腫が飲水量と尿量のバランスがとれていないための問題とわかる	必要量に照らし合わせて飲水量の過不足が問題であるとわかる	飲水制限がある場合、発汗などの消費を抑えるというバランスの調整が問題であることがわかる	
		問題の原因が何であるかがわかる	脱水の原因が水分の補給不足であり、浮腫の原因が水分と塩分の過剰摂取であることがわかる	必要量の過不足の原因が何であるかがわかる	発汗に影響を与える主要因（備考②）が原因であることがわかる	
		in-outのバランスをとるための対処方法がわかる	水分の補給や、利尿の方法がわかる	必要量にあった水分摂取の方法がわかる	備考②を調整したり、抑制したりする方法がわかる	
		対処方法が実施でき、評価できる	脱水や浮腫を改善するための方法を実施でき、脱水や浮腫が治ったことを評価できる	必要量にあった水分が摂取できる。脱水や浮腫が治ったことが評価できる	備考②-a、b、cを調整・抑制することができる。また、それを評価できる	
水分摂取に影響を与える原疾患および症状		・水分の過剰摂取による下痢 ・日射病 ・反回神経麻痺 ・消化管の通過障害 ・意識障害 ・熱中症	・嚥下障害 ・視床下部の障害 ・下垂体の障害による尿崩症 ・糖尿病 ・うつ病	・大腸炎 ・低蛋白血症 ・心筋梗塞 ・尿崩症 ・糸球体腎炎 ・肝硬変症		

（文献6、p194-195より引用）

b. 解剖学的構造と生理学的機構の統合性の維持	c. より快適な水分の摂取		備考
	乱用しない	快適な享受	
水分の摂取、消化器系による吸収、尿生成のそれぞれの過程において、解剖学的構造と生理学的機構の統合性について考える（備考③）	水分と塩分の過剰摂取について考える（備考④）	安全でおいしい水を摂取すること	※水分の摂取では水とNaClの摂取について考える ①水分出納に関する 外的要因とは：食物中の水分量と飲水量 内的要因とは：尿量・不感泄量・便、その他 〈1日の水分出納の参考例〉 | 摂取水分量		排出水分量	
飲水量	1,100	尿	1,300
食物中の水	700	便その他	100
（代謝水300）		不感蒸泄	700
合計	2,100	合計	2,100 | （単位mL）
水分を摂取する			
活動等の調整を意識して水分を補給する			②発汗を調整する時に、発汗に影響を与える主要要因 a. 外的要因：衣服気候 　　　　　　自然環境（気温・室温・湿度・風量） b. 具体的活動 c. 精神的緊張
解剖学的構造と生理学的機構の統合性の破綻からくる下痢、多尿、乏尿、無尿、頻尿、多汗、浮腫、口渇などの症状に気づく	水分と塩分のover-in、over-outしていることに気づく	安全でおいしい水を摂取しようと意識していないことに気づく	
上記の症状が解剖学的構造と生理学的機構の統合性の問題であることがわかる	多量の水分と塩分の摂取が乱用の問題であることがわかる	安全でおいしい水を摂取しようと意識していないことが、快適に享受することにおける問題であることがわかる	③水分摂取に関する解剖学的構造と生理学的機構として摂取・吸収・尿生成について次のことを考える ・口、鼻、咽頭、喉頭、食道、胃、小腸、大腸 ・腎機能 ・消化、吸収機能 ・循環動態 ・反回神経（嚥下）や迷走神経などの神経支配 ・視床下部・下垂体などの中枢の働き ・皮膚の機能（発汗）
統合性が維持できていない原因が病気であることがわかる。また、病気であることを前提にしたうえでの適切な水分摂取ができていないこと、および安静が守られていないことが原因であることがわかる	水分・塩分の過剰摂取が一時的なものであることや、水分・塩分過剰摂取の生活習慣によるものであることがわかる	安全でおいしい水の摂取が、健康にとって大切であることが学習されていないことや、情報不足などが原因であることがわかる	④飲水に関する乱用とは、in-outバランスのみで考えるのではなく、必要以上の水分と塩分の摂取をすることである
病気であることを前提にした水分摂取および安静の方法がわかる	過剰な水分・塩分摂取の生活習慣や、一時的な過剰摂取を改める方法がわかる	安全でおいしい水を摂取する方法がわかる	⑤脱水とは体液が不足した状態をいい、純粋な水分欠乏によるものと、Na$^+$をともに喪失したものとがある。浮腫とは組織液が過剰に貯留した状態で、尿量の減少がみられる。NaClの蓄積や、蛋白質の減少などが関係する
病気であることを考えた水分摂取、および安静行動ができる。その効果を評価できる	over-in、over-outの習慣を改めることができる。その結果を評価できる	安全でおいしい水を摂取できる。また、安全でおいしい水であることを評価できる	
・腹水・胸水・浮腫 ・高ナトリウム血症 ・心不全 ・ネフローゼ症候群 ・腎盂腎炎 ・慢性腎不全	水分摂取に影響を与えるような健康逸脱の状態であっても、水分摂取の時間、量、質などを病理的状況に合わせ、適切な水分摂取行動がとれることを「より快適な水分の摂取」という		

の95％は小腸から吸収され，残り5％は大腸から吸収される．水分は小腸上皮細胞から吸収されたのち絨毛内の毛細血管に入り門脈経由で肝臓に入る．その後，血液中に送り込まれた水分・栄養素・酸素は細胞に取り込まれ，細胞のエネルギー代謝によって生じた不要物質は再び血液中に排出される．

〈引用文献〉
1. Virginia Henderson：Basic Principles of Nursing Care. International Council of Nurses, 1997：34.
2. ヴァージニア・ヘンダーソン著，湯槇ます，小玉香津子訳：看護論．日本看護協会出版会，東京，1994：37.
3. ヴァージニア・ヘンダーソン著，湯槇ます，小玉香津子訳：看護の基本となるもの．日本看護協会出版会，東京，1995：47.
4. NHK取材班：驚異の小宇宙 人体・消化吸収の妙．日本放送出版会，東京，1989：120.
5. 堺 章：新訂 目で見るからだのメカニズム．医学書院，東京，2002：62.
6. 金子道子編著：ヘンダーソン，ロイ，オレム，ペプロウの看護論と看護過程の展開．照林社，東京，1999.

〈参考文献〉
1. 堺 章：新訂 目で見るからだのメカニズム．医学書院，東京，2002.
2. 林正健二：ナーシング・グラフィカ 人体の構造と機能（1）解剖生理学 第3版．メディカ出版，大阪，2013.
3. 尾岸恵三子監修：図解 看護に役立つ栄養の基本がわかる事典．成美堂出版，東京，2007.
4. 松木光子編著：アクティブ・ナーシング 実践ロイ理論 栄養の摂取．講談社，東京，2004.
5. 尾岸恵三子，正木治恵編著：看護栄養学．医歯薬出版，東京，2005.
6. 薄井坦子：ナースが視る病気．講談社，東京，1994.
7. 看護科学研究会・看護教育研究グループ：患者理解への看護の視点．日本看護協会出版会，東京，1996.
8. 瀬江千史：育児の生理学．現代社，東京，1987.
9. 高橋惠子，湯川良三，安藤寿康，他編：発達科学入門．東京大学出版会，東京，2012.
10. 塩野悦子，大久保功子，木村千里：母性看護学．日総研，愛知，2006.
11. 村本淳子，東野妙子，石原 昌編著：母性看護学1（妊娠・分娩）．医歯薬出版，東京，2006.
12. 小松美穂子，茅島江子 編：母子看護学．廣川書店，東京，2006.
13. 権東 明：アトピー性皮膚炎は治る．主婦の友社，東京，1988.
14. 西園 文：摂食障害─心と身体のケア アドバイスブック．精神看護出版，東京，2005.
15. NHK取材班：驚異の小宇宙 人体・消化吸収の妙．日本放送出版会，東京，1989.
16. 井上幸子，平山朝子，金子道子編：看護学大系 第3巻 第2版 看護と人間（1）．日本看護協会出版会，東京，1996.
17. 井上幸子，平山朝子，金子道子編：看護学大系 第4巻 看護と人間（2）．日本看護協会出版会，東京，1991.
18. 丸元淑生：悪い食事とよい食事．新潮文庫，東京，1989.
19. 金子道子：「自分の信仰に従って礼拝する」基本的欲求概念にみる適応概念．日本適応看護理論研究会学術論文集 2013；9（1）.

基本的欲求3
「あらゆる排泄経路から排泄する（eliminate by all avenues of elimination）」

廣瀬礼子

概念の解説

I 基本的欲求3「あらゆる排泄経路から排泄する（eliminate by all avenues of elimination）」とは；概念定義

ヘンダーソンは人間の基本的欲求の3番目に「あらゆる排泄経路から排泄する（eliminate by all avenues of elimination）」という欲求を挙げている。人間が生命を維持するためには、酸素・水分・無機質・栄養素を取り込みエネルギーとして利用することが、絶対必要条件である。ゆえに、酸素の取り込みは「1. 正常に呼吸する（breathe normally）」に、水分・無機質・栄養素の取り込みは「2. 適切に飲食する（eat and drink adequately）」に位置づいている。その結果生じた物質や、細胞の構成成分の分解によって生じた不要な物質を、体外に排泄することが必要となる。したがって「あらゆる排泄経路から排泄する」ことは、人間の生命を維持するために呼吸・飲食に続いて3番目に位置付けられている。

1. 原語

「eliminate by all avenues of elimination（あらゆる排泄経路から排泄する）」の原語を、「eliminate」と「all avenues of elimination」に分けて考える。

1）「eliminate（排泄する）」

「eliminate」は「排泄する」と訳す。

人間にとって「排泄する」とはどういう意味があるのか。
看護大事典第2版（医学書院）では、「排出（excretion, elimination）」を「細胞内での代謝過程で生じた老廃物質を細胞外に放出する現象。これら老廃物質を特定の器官を介して体外へ出す過程も排出に含める。細胞からの排泄物としては二酸化炭素や各種窒素化合物があるが、これらは肺や腎を介して呼気ないしは尿中へ排出される。」と述べている。

人間が生命を維持するためには、代謝過程で生じた老廃物を体外に排泄しなければならない。

また、排泄は、"老廃物質を体外に出す" だけでなく、人体の外部・内部環境の変化に応じて恒常性（ホメオスタシス）を保つための役割も果たしている。例えば、飲水量が増えると尿量が増え、尿の色調は薄くなる。これは、腎臓での尿の生成が、以下の役割を果たしているためである。

①体液量と体液の浸透圧を一定に保つこと。
②血液のpH（水素イオン濃度）を一定に保つこと。
③不要な代謝産物や薬物を排出すること。

排泄は、毎日の生活のなかで飲水量や発汗量などに変化があっても、体内の水分量や浸透圧が一定に保てるように調整する機能をもっている。

排泄するためには、排泄機能として解剖生理学的な身体の構造と機能が具備されていることが必要である。主な排泄の1つは尿であり、血液中の老廃物質のほとんどは腎臓から水とともに尿として排泄される。関連する器官は腎臓、尿管、膀胱、尿道より構成される泌尿器系である。泌尿器系の構造と機能が正常であることが尿の排泄に必要である。

経口摂取した食物の残渣物は、消化管から糞便として排泄される。消化器系では大腸が排泄の役割を主に担うが、口腔に始まる消化管と消化を助ける附属器の構造と機能が必要である。

汗は皮膚に存在する汗腺から分泌される。環境温度の上昇や生体内温度の上昇により起こる発汗は、体温調節反応の1つであり、生体から蒸発熱を奪うことで体温を調節している。また、精神的に緊張したときやショック時の発汗は、正常に戻すために交感神経が緊張した結果の発汗であり、皮膚は冷たく汗ばむ。つまり、人体の恒常性（ホメオスタシス）を保つための役割を果たしている。皮膚の構造と機能が正常であることが必要である。

基本的欲求としての「排泄する」は、単なる排泄行動というものではなく、心理社会的意味を含む。排泄行動には、尿意や便意を感じてから排泄後の後始末までを含む排泄動作と、心理・社会的側面としての排泄に影響を及ぼす排泄環境が含まれる。排泄環境は、排泄に適切な場所や排泄に関する文化などを含めた概念であり、物理的環境と人的環境に分類される。排泄機能としての器官が正常な場合でも、排泄動作の障害や不適切な排泄環境では排泄の抑制や障害につながっていく。

2）「all avenues of elimination（すべての排泄経路）」

「all avenues of elimination」は、「すべての排泄経路」と訳す。

＜すべての排泄経路＞
すべての排泄物別の特定の排泄経路。

＜排泄物＞
体内で生成された老廃物質が特定の器官を介して体外に排出された物。

　イ　健康維持のための排泄物

尿、便、汗や皮脂、二酸化炭素、月経血、唾液、耳垢、涙、鼻汁、痰。
　ロ　健康障害による排泄物
　　傷口からの血液、滲出液、膿汁、吐物。
　　☆膿汁；好中球による有害物の貪食・除去した防御反応生成物質。
　　☆吐物；食中毒毒素・体内侵入異物の胃内容物を食道→口腔に逆流させ強制的に排泄させたもの。
　ハ　観察による排泄物の性状判断
　　排泄に関与する器官や経路の構造・機能の状況判断。

2．「患者の排泄を助ける」基本的看護にみる排泄物生成機序・排泄経路

　ヘンダーソンは、基本的看護で「看護師であれば排泄物の生成機序と排泄経路、および排尿と排便の間隔の"正常な（"normal"）"範囲について知っていなければならない。排尿間隔が発汗や蒸泄との関連において正常かどうか、肺からの不感蒸泄において排尿間隔が正常かどうか、月経との関係で排尿回数が変わってくるため、月経との関連において排尿間隔が正常かどうか、を見ていかなければならない。排泄物の外観から排泄機能（排泄物の生成機序、排泄経路）を含めて、正常、異常を観察するものである。（訳 廣瀬礼子；原本p.51）」と記述している。
　ヘンダーソンは、排泄物の生成機序と排泄経路の"正常"について理解することの重要性を指摘した。したがって、「あらゆる排泄経路から排泄する」概念に、排泄物生成機序・排泄経路を含める。

3．ヘンダーソンの提唱する"normal"の意味

　ヘンダーソンは「あらゆる排泄経路から排泄する（eliminate by all avenues of elimination）」基本的欲求を観察する際のポイントとして"normal"を挙げている。"normal"の意味は"標準の""正常な"であるが、ヘンダーソンの提唱する"normal"とはどのような意味をもつのか。

　ヘンダーソンは、排泄物や排泄間隔の"normal"を理解する必要性を述べている。例えば、排尿間隔についていえば、発汗や不感蒸泄、月経などとの関連も含めて排泄間隔を観察し、その正常性判断の必要性を述べている。排泄の意義が、代謝過程で生じた老廃物を排泄することだけであれば排泄物や排泄間隔は一定となる。しかし、排泄することは人体の外部・内部環境の恒常性の維持の役割も果たしている。そのため、人体の外部・内部での変化が排泄に影響を及ぼす。その変化も含めて排泄を観察し、判断していくことが必要である。
　「あらゆる排泄経路から排泄する（eliminate by all avenues of elimination）」の"normal"とは次のように解する。
　排泄物や排泄間隔などの排泄状況だけでなく、排泄に関連する人体の内・外部環境の恒常性維持を含めての正常性判断をしなければならない。

4．「あらゆる排泄経路から排泄する（eliminate by all avenues of elimination）」概念定義

　「あらゆる排泄経路から排泄する」基本的欲求を次のように概念定義した。

> 「あらゆる排泄経路から排泄する」とは、「体内で生成されたあらゆる老廃物質を体外に排泄し、人体の恒常性（ホメオスタシス）を保つために欠かせない欲求」である。また、「異物を体外に排出する生体の防御反応としての役割」を担う。
> 　身体的・心理的・社会的側面からみた排泄行動の概念は、次の５つの概念で構成される。
> 　①排泄物生成機序
> 　②排泄経路
> 　③排泄物
> 　④排泄動作
> 　⑤排泄環境

II 基本的看護からみた「あらゆる排泄経路から排泄する(eliminate by all avenues of elimination)」基本的欲求

ヘンダーソンは、『看護の基本となるもの(Basic Principle of Nursing)』の第Ⅳ章基本的看護の構成要素の第3項に「3．患者の排泄を助ける（3．Helping patient with elimination）」を位置づけた。基本的欲求の第3項に「3．あらゆる排泄経路から排泄する（3．eliminate by all avenues of elimination）」をおいてあるゆえである。

ヘンダーソンは、患者の排泄を助けるための基本的看護として次の8項目をあげている。
①排泄機序、排泄物の正常を理解する。
②排泄物の外観から排泄機能を判断する。
③異常時はただちに医師の処置を求める。
④年齢や習慣に応じたプライバシーへ配慮する。
⑤可能な限り自然な排泄姿勢とする。
⑥トイレでの排泄のための環境改善を行う。
⑦失禁や発汗時の皮膚を保護する。
⑧排泄物からの感染を予防する。

基本的看護の8項目と、前述の「あらゆる排泄経路から排泄する」基本的欲求に含まれる5つの概念（①排泄物生成機序、②排泄経路、③排泄物、④排泄動作、⑤排泄環境）は、**表1**のような対応となる。

以上のように、基本的看護の8項目は、「あらゆる排泄経路から排泄する」基本的欲求の5つの概念と対応しており、基本的欲求を5つの概念で定義することができる。

III 基本的欲求の概念を構成する重要要素の解説

1．生命体・社会生活・成長発達と「あらゆる排泄経路から排泄する」基本的欲求

「あらゆる排泄経路から排泄する」基本的欲求は、第一義的に生命体として生きるために必要な欲求に分類される。排泄が人体の恒常性（ホメオスタシス）を保つための重要な役割を果たしており、恒常性（ホメオスタシス）の失調は生命の危機を招くことになるからである。また、生体の防御反応としての役割を担っており生命維持に直結している。

1）生命体として生きるための「あらゆる排泄経路から排泄する」基本的欲求
（1）「排泄物生成機序」と生命維持

排泄物の生成に関与している器官は排泄物により異なるが、それぞれに関与する器官の構造と機能が正常であることが生命維持のために必須である。また、排泄物の生成は内分泌系や神経系の調節を受けるため、それらの機能が正常であることも必要である。

排泄物の生成が障害されると、老廃物質の排

表1 ■ 基本的欲求5概念と基本的看護8項目の関連

基本的欲求の5つの概念	基本的看護の8項目
①排泄物生成機序	①排泄機序、排泄物の正常を理解する ②排泄物の外観から排泄機能を判断する ③異常時はただちに医師の処置を求める
②排泄経路	①排泄機序、排泄物の正常を理解する ②排泄物の外観から排泄機能を判断する ③異常時はただちに医師の処置を求める
③排泄物	①排泄機序、排泄物の正常を理解する ③異常時はただちに医師の処置を求める ⑦失禁や発汗時の皮膚を保護する ⑧排泄物からの感染を予防する
④排泄動作	⑤可能な限り自然な排泄姿勢とする
⑤排泄環境	④年齢や習慣に応じたプライバシーへ配慮する ⑥トイレでの排泄のための環境改善を行う

泄ができなくなり電解質のバランスが崩れ、生命を脅かすことになる。そのため、排泄物の生成ができない、あるいは不十分な場合は、治療を受けて基本的欲求を満たすことになる。

例えば、細胞内に存在するカリウム（K）は、神経・筋肉の細胞の興奮、伝達、収縮などの重要な役割をしている。果物や野菜に多く含まれるため食事として摂取し、不要になったカリウムは、尿中に排泄することで濃度を一定に保っている。

しかし、腎臓機能の障害により尿中にカリウムを排泄できないと高カリウム血症になり、反対にカリウムの喪失が多い場合は低カリウム血症を引き起こす。高カリウム血症では、不整脈から心停止を起こし致死的状態となる。また、低カリウム血症は、不整脈、周期性四肢麻痺、麻痺性イレウスなどの症状を引き起こす。高カリウム血症、低カリウム血症ともに生命を脅かすため、緊急処置が必要となる状況である。

①尿の生成機序（図1）

尿は、左右一対ある腎臓で生成される。腎臓には血液をろ過して原尿をつくる腎小体と、分泌と再吸収を行う尿細管から集合管があり、両者は合わせてネフロンと呼ばれる。

尿の生成は、飲食物の量と発汗量によって変動するが、下垂体後葉の抗利尿ホルモンや副腎皮質から分泌されるアルドステロンが関与して体液量を調整している。腎臓で尿の生成が行えない場合は、老廃物質の排泄や水分・電解質の調節ができなくなるため、食事や水分制限、透析などの処置を行うことで体内の恒常性（ホメオスタシス）を保つことになる。

②便の生成機序（図2）

摂取した飲食物は、消化管と附属器のはたらきによって消化・吸収される。大腸では、小腸から送られた流動性の食物残渣物から、水と電解質を吸収して糞便を形成する。糞便には、血液中の不要物質（水に難溶性のビリルビンやコレステロール）が肝臓を経由して、胆汁として排泄された物質も含まれる。大腸には、多数の非病原菌細菌が存在し（腸内細菌叢）、食物残渣物の分解やビタミンの合成を行う。また、免疫機構への刺激などにより有益にはたらく。一方、腸管外の場所に侵入すると感染症の原因となる。

大腸での水分・電解質の吸収が障害される

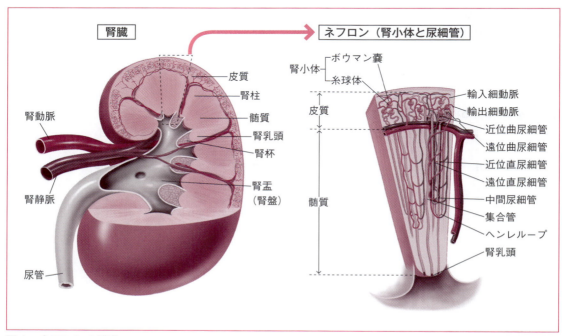

図1 ■ ネフロンの構造

と、泥状便や水様便が排泄される。体内に必要な水分・電解質までが排泄され、脱水症状や電解質の喪失による低カリウム血症や重炭酸ナトリウムの喪失による代謝性アシドーシスを引き起こす。重症化した場合はショック症状や心停止となる。

③汗・皮脂の生成機序（図３）

汗は、皮膚に分泌する汗腺（エクリン腺、アポクリン腺）の終末部で産生され、導管を通って表皮に分泌される。皮脂は、脂腺で産生し表皮に分泌されて表皮の柔軟性を保っている。また、発汗は体内で生産された熱を放散することで体温調節を行っている。温熱刺激による発汗はエクリン腺が関係し、交感神経の支配を受けている。発汗が行えないと、体内で生産される熱を放散することができずに、体内に熱がうっ積するうつ熱症となる。緊急処置が必要となる状態である。

体温調節および皮膚の保護作用の詳細は、【基本的欲求7】「衣類の調節と環境の調整により、体温を正常範囲内に維持する」、【基本的欲求8】「身体を清潔に保ち、身だしなみを整え、皮膚を保護する」に記述する。

④二酸化炭素の生成機序

生命維持のためには、酸素や栄養素を取り込み、物質代謝の結果生じた血液中の二酸化炭素を排出することが欠かせない。摂取した栄養素は、代謝（異化、同化）されてエネルギーを生み出し、アンモニア、水、二酸化炭素に分解される。組織で生産された二酸化炭素は血液中の酸素と交換され（内呼吸）、肺でのガス交換（外呼吸）によって排泄される。詳細は、【基本的欲求1】「正常に呼吸する」に記述している。

⑤月経血の生成機序

子宮は受精卵を育成する器官であり、膀胱と直腸の間に位置している。子宮の壁は粘膜層（内膜）と筋層からなり、子宮内膜は、卵巣から分泌される卵胞ホルモンにより増殖し、血管も発達する。排卵後に黄体ホルモンが分泌されると両方のホルモンが作用して、受精卵の着床を待つ状態が完成する。受精卵が着床しない場合は、卵胞ホルモンと黄体ホルモンが減少し、内膜の血管が収縮して虚血となり内膜がはがれ、月経出血が起こる。月経血は膣を経由して体外に排泄される。月経血を膣より排泄できない場合は、子宮内や卵管に貯留し、下腹部痛や炎症を引き起こす。

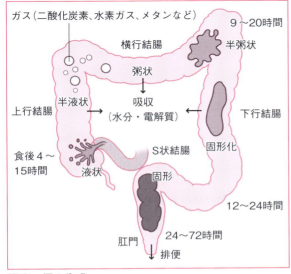

図２■便の生成

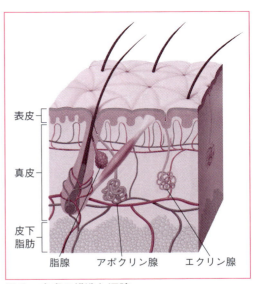

図３■皮膚の構造と汗腺

⑥唾液、耳垢、涙液、鼻汁、痰などの生成機序（表2）

　唾液、耳垢、涙液、鼻汁、痰などは、粘膜の保護作用や感染防御機能を担っている。表2に詳細を示した。

　口腔内に分泌される唾液は、消化酵素としての役割があり、咀嚼や嚥下にもかかわってくる。これは、食物の消化吸収の最初を口腔が行っているためである。涙液は、眼球表面への酸素や栄養素の補給の役割も果たしている。

　表2に排泄物生成機序と排泄経路を既述した。

⑦健康逸脱時の排泄物（血液、滲出液、濾出液、膿汁、吐物）の生成機序（表3〈p.120〉）

　健康逸脱時の排泄物は、生体にとっての異物や有害物として認識したときの防御反応として生成される。しかし、排泄することあるいは排泄物による全身への影響がさまざまあり、生命維持を脅かす問題となることも多い。表3に詳細を示した。

（2）「排泄経路」と生命維持

　排泄物は排泄経路から体外に排泄されないと、ただちに生命維持は困難となる。生命維持を可能にしている排泄経路について述べる。

①尿の排泄経路（図4〈p.120〉）

　腎臓で生成された尿は、尿管を通り膀胱に貯蔵される。膀胱は、蓄尿と排尿の2つのはたらきがあり、膀胱内の尿量が一定量になると尿意を感じ、収縮することで尿道から排出する。

②排尿の機序（図5〈p.121〉）

　排尿の機序の詳細は、図5に示した。蓄尿時には、膀胱内に尿が溜まり膀胱が伸展され、その刺激が骨盤内臓神経を経由して、排尿中枢に伝わる。排尿しないときは、大脳皮質が排尿中枢を抑制し、排尿筋の弛緩と内・外尿道括約筋を収縮させる。排尿時には、大脳皮質からの抑制がとれ、排尿中枢が興奮し、排尿筋の収縮と内・外尿道括約筋を弛緩させる。

　膀胱の蓄尿と排尿の調節は大脳皮質が行っている。尿意が生じても我慢できるのは、大脳による排尿抑制が行われているためである。乳幼児では大脳での排尿抑制ができないため失禁状態となる。女性では、陰部神経の支配を受ける骨盤底筋群が外尿道括約筋とともにコントロールに重要な役割を果たしている。骨盤底筋群の弛緩は、腹圧がかかったときに尿失禁を起こす原因となる。

③便の排泄経路と機序（図6〈p.122〉）

　小腸から送られた食物残渣は、盲腸、結腸（上行結腸、横行結腸、下行結腸、S状結腸）、直腸を経由して体外に排泄される。直腸に便が移動し直腸内圧が40～50mmHg以上になると、その刺激が大脳皮質に伝わり便意となる。トイレに行くまでは、外肛門括約筋を収縮させて、排便を我慢する。排便時は外肛門括約筋を弛緩させて排便を行うが、深呼吸や腹筋の収縮、怒責により胸腔、腹腔の内圧を高めて排便を助けている。

④排泄経路に影響を及ぼす主な疾患（図7、8〈p.123〉）

　排尿経路に障害を及ぼす主な疾患（図7）は、先天性疾患や尿路結石、尿路腫瘍などの泌尿器系の疾患と、神経因性膀胱のように泌尿器系以外の疾患も原因となる。また、排便経路の障害（図8）は、消化器系疾患と消化器系以外の疾患も原因となる。排便経路では、疾患だけでなく生活環境や食事の変化、緊張状態などのストレスが原因となり、排便経路の障害を起こすことも多い。

（3）「排泄物」と生命維持

　排泄物には、健康時にも排泄される排泄物（尿、便、汗や皮脂、二酸化炭素、月経血、唾液、耳垢、涙液、鼻汁、痰など）と、血液、滲出液、膿汁、吐物などの健康逸脱時の排泄物がある。既述の排泄物は、排泄に関与する器官で生成され、排泄器官を通って体外に排泄されたものである。排泄物を観察することで、排泄に関与する器官や排泄経路の機能や構造の状況を判断することができる。

　排泄物には、尿のように無菌的状態のものと

表2 ■ 唾液、耳垢、涙液、鼻汁、痰の生命維持に関連する生成過程と排泄経路

	排泄物	生命維持に関連する生成過程と排泄経路
1	唾液 透明で中性の液体 成分：水99％ 　　　消化酵素（プチアリン）、ムチン、リゾチーム、血液型物質、電解質 量：1,000〜1,500mL/日 はたらき：口腔内の湿潤 　　　　　咀嚼や嚥下の促進 　　　　　味覚受容体の刺激 　　　　　炭水化物の加水分解 　　　　　刺激物等の中和希釈 　　　　　感染防御機能	唾液は主に3対の唾液腺から分泌される 耳下腺：漿液性（プチアリンを含む）の唾液を分泌 　　　　導管は上顎第2大臼歯に向かい合った頬粘膜に開口 顎下腺：漿液性（プチアリンを含む）と粘液性（ムチンを含む）の唾液分泌 　　　　導管は、舌下小丘に開口 舌下腺：漿液性（プチアリンを含む）と粘液性（ムチンを含む）の唾液分泌 　　　　導管は多数あるが、顎下腺管とともに舌下小丘に開口 唾液分泌の調節は、主に副交感神経の支配を受ける。味覚刺激による無条件反射と経験に基づく条件反射がある
2	耳垢 耳道腺（耳垢腺）や脂腺からの分泌物、脱落上皮、埃などが固まって耳垢となる	外耳道内面に、耳道腺（耳垢腺）が開口する 外耳道が完全に閉塞すると、難聴や耳閉塞感、閉口に伴う耳鳴りや耳痛が出現する
3	涙液 涙腺より絶えず微量分泌される液体 はたらき：角結膜の乾燥を防ぐ 　　　　　眼瞼との間の潤滑剤 　　　　　眼球表面に酸素・栄養補給 　　　　　角結膜表面の洗浄 　　　　　抗菌作用	涙腺から分泌され、導管を通って結膜円蓋に分泌される まばたきによって眼球表面に広がり、鼻涙管より鼻腔に排出する 瞼板腺（マイボーム腺）からの分泌物は皮脂を含み眼瞼後縁に開口する 涙の分泌は、副交感神経で支配、抑制は交感神経の支配である
4	鼻汁 鼻粘膜の杯細胞から分泌 はたらき：鼻腔を通る空気の加湿や清浄化（濾過）機能	鼻粘膜は線毛をもつ線毛円柱上皮からなり、粘液を分泌する杯細胞が点在する。鼻汁は杯細胞から分泌される 鼻腔につながる副鼻腔も鼻腔粘膜であり、産生された粘液は鼻腔に排出される 下鼻道には、鼻涙管が開口している。泣いた時に出る透明の鼻水は流れてきた涙液である 粉塵や微生物の付着した粘液は、線毛運動により咽頭に流され、飲み込まれるか痰として排泄される
5	痰 鼻粘膜や気道粘膜からの分泌物や滲出液、剥離した細胞などが咳とともに喀出されたもの 気道粘液のはたらき：気道の粘膜の保護、感染防御	気道粘膜からの分泌物は、正常時は1日に100mL程度産出され、粘膜を保護している。線毛運動によって咽頭に運ばれ嚥下されるため、痰として喀出されることはない 気道の炎症などで分泌物が増えると、刺激となって咳嗽を誘発し、咳嗽によって喀出される

あらゆる排泄経路から排泄する

表3 ■ 健康逸脱時における生命維持に影響を及ぼす排泄物の生成過程

	健康逸脱時の排泄物の生成過程	全身への影響
1	血液：体重のおよそ1/13を占める。約90％が全身の血管内を流れ、10％が臓器に蓄積されている。血液には、運搬作用（酸素、栄養物、ホルモン、老廃物）、体温調節、生体防御作用がある。異物の侵入に対する反応や傷ついた血管の修復を行っている 血液は血管内では凝固することはないが、血管外に出るとすみやかに固まることで止血が行われる	大量の出血：循環血液量の減少→出血性ショック 脳出血：頭蓋内圧亢進症状　脳ヘルニア→呼吸停止 気道内への出血：窒息 吐血、喀血、鼻出血、性器出血、痔瘻、下血
2	滲出液：炎症刺激を受けた組織の細静脈部の内皮細胞接合部が開裂することにより、血漿同様の成分が血管外に滲出する。滲出液中にはタンパクを含む成分、各種白血球、血小板などが含まれている 濾出液：毛細血管内圧の亢進、毛細血管部の透過性の亢進により、血管内成分が組織内へ出てきたもの。タンパク含有量は低い ・炎症は細胞が傷害を受けた場合に、傷害を受けた組織を修復させるために起こる一連の生体反応であり、防御反応である ・創傷の治癒には湿潤環境が必要である。滲出液中には、治癒に必要な各種の活性物質や免疫グロブリンなどの感染防止の役割を果たす物質が含まれている	腹水貯留：圧迫感、特発性細菌性腹膜炎 胸水貯留：肺や縦隔洞を圧迫→呼吸困難、動悸→無気肺、呼吸不全、心不全 外傷熱傷の滲出液：多量の滲出液による循環血液量の低下→熱傷ショック
3	膿汁：体内に侵入した細菌により炎症が起こると、好中球が血管外に出て細菌を貪食し殺菌する。その後好中球は死滅して膿となる。膿は、混濁した黄色または黄緑色で粘稠性がある	膿胸：肺や縦隔洞を圧迫→呼吸困難 脳膿瘍：頭痛、発熱、髄膜刺激症状、痙攣、意識障害、頭蓋内圧亢進症状
4	吐物：食中毒の際の毒素や体内に入った異物を出すために、胃内容物を食道、口腔を経由し強制的に排泄させたものである。生体防御反応の一つである	胃液の喪失→脱水 　　低クロール血症・代謝性アルカローシス 　　低栄養 吐物による誤嚥性肺炎

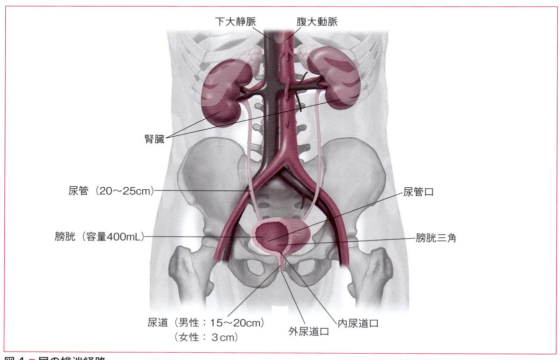

図4 ■ 尿の排泄経路

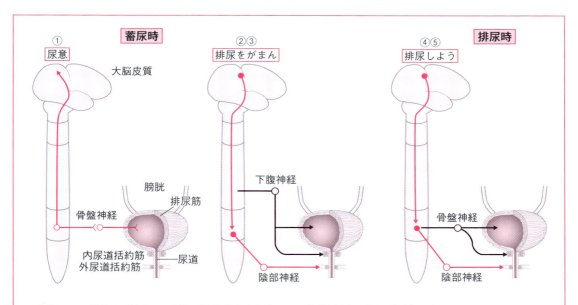

①尿により膀胱壁が伸展し、刺激が骨盤神経を経由して下位排尿中枢（腰・仙髄）に伝えられる
<蓄尿時>
②大脳皮質が排尿中枢を抑制、下腹神経が興奮して排尿筋の弛緩と内尿道括約筋を収縮させる
③同時に陰部神経が反射的に興奮し、外尿道括約筋を収縮させる
<排尿時…排尿の準備が整ったとき>
④大脳皮質からの抑制がとれ、排尿中枢が興奮し、骨盤神経を経由して、排尿筋の収縮と内尿道括約筋を弛緩させる
⑤意識的に外尿道括約筋を弛緩させ、排尿する

図5 ■ 排尿の機序

便のように常在菌が混入しているものがあるが、通常では病原性はない。しかし、排泄物が感染症の感染経路となる場合がある。特に下痢を主症状とする腸管出血性大腸菌O157やノロウイルスなどによる感染性腸炎では、排泄物が感染源となるため他の患者や医療従事者への感染防止策が必要となる。

また、健康逸脱時の排泄物も感染源となるため、排泄物に対しては感染症の有無にかかわらず標準予防策（スタンダードプリコーション）を実施する。感染症が明らかな場合は、感染経路別予防策を実施することが必要である。

尿失禁のように陰部や臀部に尿が付着することは、皮膚への刺激となり皮膚機能を低下させ、感染や褥瘡の原因となる。また、多量の発汗も皮膚への刺激となり皮膚機能を低下させる。

健康逸脱時の血液の排泄は、表3の「全身への影響」に示すように、出血量や部位により、ショックや呼吸停止、窒息などの生命危機に直結する状況である。また、吐物が大量の場合には、胃液喪失に伴う水分・電解質の喪失が起こり代謝性アルカローシスを起こす。重症化するとショックや昏睡を起こす。吐物の誤嚥による窒息や誤嚥性肺炎を起こすこともある。

(4)「排泄動作」と生命維持

反射的に行われていた排尿・排便が、自分の意思でトイレに行って排泄できるようになるのは、一般的に3〜4歳である。就学前には、食事・排泄・更衣などの行動が1人でできるようになり、社会生活を行うための基礎を獲得する。

排泄動作には、①尿意・便意を感じる、②排泄に適切な場所に移動するまで排泄を抑制する、③排泄に適切な場所まで移動する、④排泄に必要な衣類の着脱をする、⑤排泄に適した姿勢をとる、⑥排泄後の後始末をする、が含まれる。排泄動作を適切に行うためには、認知機能と身体機能が正常に機能していることが必要で

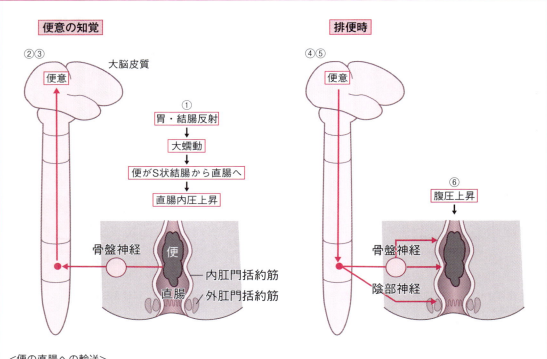

図6■排便の機序

ある。
　排泄動作の一部でも障害が起こると自分で排泄動作が行えなくなるため、他者に依頼しなければならない。一度確立した排泄動作を他者に委ねることは、自尊感情の低下を引き起こす。そのため患者や高齢者は、排泄を我慢し排泄回数を減らすことで対応しようとする。結果、摂取する食事や水分を減らす。
　また、臥床での排泄となる場合は、内尿道口の位置が最下位とならない姿勢のために膀胱内の残尿が多くなる。排泄動作の障害が脱水や尿路感染症の原因となり、特に高齢者では生命に直結する問題となる。

（5）「排泄環境」と生命維持
　気持ちよい排泄をするためには、排泄環境が整っていることが必要である。健康な時の排泄環境はトイレであるが、排泄動作障害がある場合はベッドサイドやベッド上での排泄となる。周囲に他者がいる環境での排泄は、排泄の音や臭いが周囲に不快感を与えないかという不安や羞恥心が強くなり、排泄抑制につながる。便意を感じた時、排泄環境が整っていないと排便を意識的に抑制する。数分間で排便反射は消失して排便は行われない。排便を抑制する状況が続くと便意を感じる閾値が上昇し、排便反射が起こりにくくなり便は腸内に停滞する。
　便が腸内に停滞することで、腹部膨満感や悪

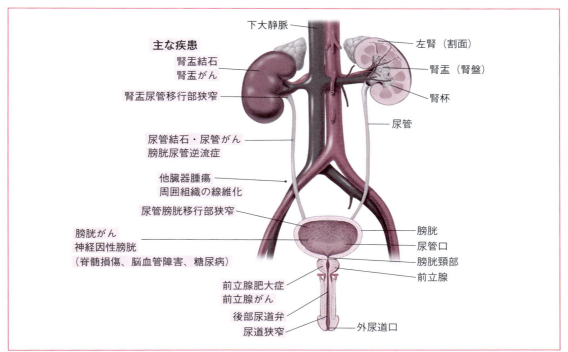

図7 ■ 排尿経路に影響を及ぼす主な疾患

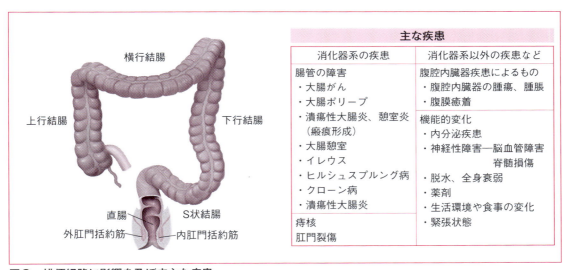

図8 ■ 排便経路に影響を及ぼす主な疾患

心・嘔吐などの消化器症状が出現する。停滞した便は固くなり、排便時には怒責が必要となる。怒責時は、胸腔内圧が高まり血圧が上昇するが、怒責後は胸腔内圧が急に低下するため、血圧も急激に低下する。急激な血圧の変化が循環器系への負荷になり、心臓・脳血流に悪影響を及ぼす。また、便の停滞による消化管の通過障害（腸閉塞）を起こすこともあり、排泄環境が生命を脅かすこととなる。

トイレや便器の寒冷刺激は、患者の排泄を抑制することにつながるだけでなく、末梢血管を収縮させ血圧を上昇させる。血圧の変動が循環器系への負荷となり、脳血管障害や心筋梗塞などの生命維持を脅かす障害を引き起こす。

災害時の避難所のようにトイレまでの距離が遠い、トイレが汚いなどの排泄環境が排泄を抑制するようになる。また、飛行機や電車での移動時のように、トイレへの移動が他者へ影響する場合も排泄を抑制する。そのために、摂取する食事や水分を減らし、脱水を引き起こし、近年では熱中症から死亡原因になる。避難所での共同生活や乗り物での移動時は、脱水に加えて狭い場所で長時間の同一体位をとることになり、深部静脈血流のうっ滞を起こし、深部静脈血栓症を発症しやすい。深部静脈で形成された血栓が肺動脈を閉塞させて、肺血栓塞栓症となり重篤な症状を引き起こす。

以上、排泄環境として、排泄場所・便器の寒冷刺激・トイレまでの距離・トイレに行くことを抑制する環境が、重篤な健康障害、そして生命維持に影響を与える。

2）社会生活を行うための「あらゆる排泄経路から排泄する」基本的欲求

（1）排泄が社会生活に与える影響

排泄は、社会生活を営む上でも重要な意味をもつ。個人の排泄に対する価値観や行動様式は、所属する社会の文化や人間関係から影響を受けて形成される。所属する社会に適合する排泄の行動様式の習得は、社会に受け入れられるために必要である。

排泄の習得は、新生児期は母親に完全に依存した状態で、乳幼児期からは家族によるしつけとして行われ、所属する社会にふさわしい考え方や感じ方、行動様式を身につけていく。トイレトレーニングは、養育者への依存から自己コントロールできることが自立への第一歩となる。排泄が自立してできたことを母親や周囲の人が喜んでくれていることを知り、自分自身の行動が重要他者を喜ばせることにつながることを学習する。

排泄をコントロールし、排泄にふさわしい場所で、排泄行動を自分自身で行えることは、自尊感情や人間としての尊厳につながっている。排泄の自己コントロールができることを介し、自信をもち他者との関係を形成することができる。排泄の自立は、家族や重要他者の社会のなかで是認や称賛を得て成長していく重要な核となる。

排泄の自己コントロールの障害は、自尊感情の低下と他者との関係回避をまねく。尿失禁や人工肛門からの排泄は、排泄物が他者に不快感を与えるのではないかとの不安から、他者との関係を避けたり外出を控えたりする。また、腎不全で人工透析が必要な場合では、定期的な人工透析のための時間的制約から社会的活動の制約も出現する。このように、排泄の障害は対人関係や趣味、仕事などの社会生活に直接的な影響を与える。そして、排泄の障害があっても、社会に受け入れられる形態や配慮、努力することで、社会生活に調和させる必要がある。

（2）社会に影響される排泄

社会は排泄への個人の価値観や文化に影響を与える。排泄のしつけや学校や施設のトイレ環境は、社会の排泄に対する価値観の表れである。

乳幼児期から家族による排泄のしつけは、社会の排泄に対する考え方の変化に伴い、トイレトレーニングの時期や方法が変化する。日本のトイレは、和式トイレと洋式トイレの両方が使用されているが、洋式建築の普及に伴い洋式トイレが増えている。自宅の洋式トイレでのみ排泄を行っている場合には、和式トイレでの排泄はできなくなる人もいる。

下肢の屈曲制限などの障害がある場合は和式トイレでの排泄は難しくなる。下肢麻痺や屈曲制限のある人、人工肛門や排泄障害による自己導尿の必要な脊椎損傷者は、障害に見合った洋式トイレあるいはトイレ環境が必要となる。自宅ではトイレの改造で適切なトイレ環境の調整は可能になってきたが、外出先あるいは公共施設は社会の影響を受ける。

日本の公的施設においては障害者用トイレを付設するようになってきている。社会における障害者トイレの認識は未だ課題は多いが、確実に普及すべくインフラ整備が義務付けられるようになった。社会の排泄あるいは排泄障害者への理解は、今後拡充する必要がある。

2. 基本的欲求分類定立のための概念と「あらゆる排泄経路から排泄する」基本的欲求

「あらゆる排泄経路から排泄する」基本的欲求は、ヘンダーソン基本的欲求分類定立カテゴリーの「イ．日常は他者の援助なしで生活維持できる欲求」にあたる。

当該欲求は、正常な呼吸・適切な飲食・身体の移動と姿勢・睡眠と休息・適切な衣類の選択と着脱・衣類と環境調整による体温保持・皮膚の清潔と保護・危険と加害の回避と同様、他者の助けがなくても充足できる。

排泄物は「汚い」というイメージがあり、解剖学的に排泄器が生殖器に隣接していることも、排泄のとらえ方を複雑にしている。そのため、日常の会話で、排泄はほとんど話題にならない。食事のように集団で楽しむものでなく社会的タブーとして扱われ、プライバシーを保つ欲求である。

したがって、排泄の自立は、人間としての尊厳を保つ自尊感情につながる。排泄行動の援助や排泄物の処理を他者に依頼する、汚いものを依頼することで、遠慮や自尊感情の低下を招く。高齢者に共通して「ピンピンコロリ」願望がある。人生の最後まで自分のこと、なかでも「下の世話になりたくない」と表現されるように、排泄の自立は生活のなかで重要な位置を占めている。

3. 全発達段階における「あらゆる排泄経路から排泄する」基本的欲求

排泄は人体の恒常性（ホメオスタシス）を保つための重要な役割を果たしており、生命維持に直結している。そのため、排泄に関する器官は出生時には完成している。しかし、機能的には未熟であり、排尿・排便ともに反射で行っている状態である。身体機能の発達とともに、トイレトレーニングなどを通して、4～5歳で排泄行動が自立して行えるようになる。

学童期から成人期は、排泄器官や排泄に関する機能も安定している時期である。中年期以降では、身体各臓器・器官の加齢に伴う変化が現れるが、腎機能の低下に伴う排尿の変化が排便よりも先に現れる。高齢期では、年齢の増加に伴い身体機能の低下が成人期に引き続き起こり、排泄機能が低下する。しかし、高齢期では、それまでの習慣が影響しているため、排泄に関しての個人差は大きくなっている。

発達段階別の、①排泄物生成機序、②排泄経路、③排泄物、④排泄動作、⑤排泄環境についての詳細は、**表4**（p.126）に示した。排泄することは、人体の恒常性（ホメオスタシス）を維持する役割があるため、人体の外部・内部での変化が排泄に影響を及ぼすことになる。患者の排泄を判断していく際には、排泄物や排泄間隔などの数値で示される基準だけでなく、排泄に影響を及ぼしていることも観察し、判断していくことが必要である。

4. 全健康レベルにおける「あらゆる排泄経路から排泄する」基本的欲求

健康維持期の排泄は、当該基本的欲求の概念定義の状態が維持されている。したがってここでは健康逸脱期の当該基本的欲求について説明する。

排泄の障害が起こると、逸脱状態となる。また、健康逸脱による心身の障害が、排泄の障害を引き起こす。

排尿・排便に起こりやすい主な障害については、**表5**（p.127）、**表6**（p.128）に示した。各障害に対し原因となる疾患や病態を示し、さらに心身に及ぼす影響を記した。排尿・排便をはじめ排泄全体の障害を起こす原因は、排泄器官の構造や機能の障害に起因する。同時に、他の器官の障害も関連する。また、健康障害だけでなく、生活環境、食事、緊張状態、薬剤なども排泄の障害を起こす原因となる。

排泄の障害は、人体の恒常性を妨げ、生命維持を脅かす状況となる。

生命維持が脅かされている時は、生命維持に深くかかわる呼吸、飲食の欲求と合わせて、生命維持に万全を期す必要がある。排泄の全心身に及ぼす影響を考慮して、基本的看護に反映させなければならない。そのことは、健康逸脱期だけでなく、安らかな死を迎えるためにも必要なことである。

表4 ■ 発達段階別にみた「あらゆる排泄経路から排泄する」基本的欲求

		胎児期・新生児期	乳児期・幼児期	児童期・青年期・成人期	高齢期
①排泄物生成機序		胎生3か月： 尿の生成開始、代謝産物は胎盤経由で排泄 胎生5か月： 尿を腎臓で生成し、膀胱に貯留後、羊水中に排泄する。腎機能は未熟であり濃縮力は不十分である	尿：腎臓の濃縮力は未熟である 便：消化吸収後の食物残渣などが大腸で水分を吸収されて、糞便となる	尿：成人期では身体の生理的変化に伴い、腎血量が低下し、尿の濃縮機能の低下が起こる 便：腸の吸収機能の低下はほとんどない	尿：腎機能が低下（80歳では20歳代の約半分）し、尿濃縮力も低下する 便：消化吸収機能の低下に伴い、腸の蠕動運動が低下する
②排泄経路		胎生2か月：消化吸収器官の形成 尿：腎臓→尿管→膀胱→尿道 便：大腸→肛門 新生児の初回排尿は、出生後24時間以内にみられる。膀胱容量：75mL 腸管の蠕動運動は、生後に始まり胎便が排泄される	排泄の組織構造は、出生時に完成している 反射で行っていた排泄が神経系の発達とともに、随意的にコントロールできるようになる	膀胱容量：500〜600mL 成人期から膀胱容量の減少が起こる	膀胱容量の減少や膀胱の弾力性、排泄に関連する筋力の低下が起こる 大腸の腸管平滑筋の萎縮、腹圧の低下、直腸壁の感受性の低下、肛門括約筋が脆弱化する
③排泄物	尿の性状	比重：1.005 排尿回数：18〜25回/日 色：無色、淡黄色透明 尿量：100〜300mL/日 20〜70mL/体重（kg）/日	比重：1.005〜1.012 排尿回数：乳児 15〜20回/日 2〜3歳 7〜10回/日 4〜5歳 6〜7回/日 色：淡黄色透明 尿量：300〜1,000mL/日 乳児 70〜90mL/体重（kg）/日 幼児 40〜50mL/体重（kg）/日	比重：1.005〜1.030 排尿回数：5〜7回/日 就寝中は0〜1回 色：淡黄色〜黄褐色、透明 尿量：600〜2,000mL/日 学童 30〜40mL/体重（kg）/日 成人 20〜30mL/体重（kg）/日	比重：尿濃縮力が低下する 排尿回数： 1回尿量の減少 就寝中の排尿回数増加 尿量：成人期と同様
	便の性状	生後24時間以内に胎便（粘稠な暗緑色で無臭）、移行便から3〜5日で淡黄色〜黄色泥状便になる 母乳栄養児は特有の甘酸っぱい臭気、人工栄養児は便臭 排便回数：4〜5回/日	色：黄色〜黄褐色 排便回数：2〜3回/日 乳児は反射で排便する	色：黄褐色 排便回数：1〜2回/日	色：黄褐色 排便回数：1〜2回/日 （2〜3回/日〜1回/2〜3日でも習慣であれば正常範囲）
④排泄動作		反射で排泄する	身体機能の発達とともにトイレトレーニングを受けて排泄動作が確立する 精神的に不安定な時などは退行現象により、オムツに戻ることがある	排泄動作は確立し、自立して行える	移動動作に時間がかるようになったり、排泄の抑制が不十分となり、トイレでの排泄が間に合わないことがある
⑤排泄環境		社会の文化的影響や保護者の価値観の影響を受けた方法で介助を受けて実施する	トイレトレーニングが始まり、トイレでの排泄が自立する	トイレで排泄をする	トイレでの排泄、ベッドサイドでの排泄、オムツの使用など身体機能や認知能力により異なる

表5 ■ 排尿の主な障害

	症状・徴候	原因となる病態・主な疾患など	心身に及ぼす影響
量	多尿：尿量が3000mL/日以上の状態	①腎外性因子……尿崩症、心因性多飲症、糖尿病 ②腎性因子………慢性腎不全、慢性糸球体腎炎、電解質異常	口渇、倦怠感、脱力感、不眠 低ナトリウム血症、低カリウム血症、脱水
	乏尿：尿量が400mL/日以下に減少した状態 無尿：尿量が100mL/日以下の状態	①腎前性……循環血液量の減少（脱水・出血・下痢・嘔吐・ショック） ②腎性………糸球体や尿細管の傷害（急性糸球体腎炎、尿細管壊死） ③腎後性……尿路の閉塞や尿流停滞（尿管結石、悪性腫瘍）	浮腫、疲労感、頭痛、悪心・嘔吐 胸水・腹水貯留 電解質異常、尿毒症
回数	頻尿：尿回数が増加（8～10回/日以上）した状態 夜間頻尿：就寝後、排尿（2～3回以上）のために目覚める状態	①炎症による膀胱粘膜の刺激………膀胱炎 ②膀胱容量の減少………膀胱腫瘍・骨盤内腫瘍・骨盤部外傷・妊娠 ③下部尿路の閉塞………前立腺肥大症・膀胱頸部硬化症・尿道狭窄 ④膀胱の神経支配異常…神経因性膀胱 ⑤心因性………………精神的緊張	尿路感染症（飲水制限に伴う） 陰部の瘙痒感やびらん 不眠、倦怠感、疲労感 ストレスの蓄積、集中力の低下 自尊感情の低下
	尿失禁：膀胱に貯留した尿が、尿道から無意識に漏出する状態 「尿が不随意に漏れる状態を遺尿といい、遺尿が社会的・衛生的に何らかのトラブルを引き起こす状態、または他覚的に尿漏れを証明できる状態」（国際尿禁制学会（ICS）2001年）	①骨盤底筋群の無力化→腹圧性（緊張性）尿失禁 ②神経因性膀胱、過活動膀胱→切迫性尿失禁 ③下部尿路の閉塞や神経因性膀胱→溢流性尿失禁 ④認知症・ADL障害による排泄動作の阻害→機能性尿失禁 ⑤排尿筋の過活動→反射性尿失禁	尿路感染症（飲水制限に伴う） 臀部や陰部のびらん 自尊感情の低下、無気力、うつ状態 対人関係の狭小化
	尿閉：膀胱に尿が貯留しているが、排出できない状態	①下部尿路の閉塞………前立腺肥大症、癌、結石、異物 ②尿道や膀胱の激しい痛み ③中枢神経疾患、子宮癌や直腸癌の術後、糖尿病	下腹部痛、冷汗、頻脈、血圧上昇 疲労感、不安・焦燥感 尿路感染症、水腎症、腎不全
性状	蛋白尿：尿中に蛋白が排泄（150mg/日以上）されている状態	①生理的蛋白尿……体位や運動などにより腎血量が低下する ②糸球体性…………糸球体基底膜の通過性の変化 ③尿細管性…………尿細管での再吸収障害	倦怠感 浮腫・腹水・胸水 易感染
	血尿：尿に血が混ざった状態	①炎症：炎症の刺激で細静脈の破綻 ………糸球体腎炎、腎盂腎炎、腎炎 ②物理的圧迫：組織の圧迫や血流の変化が、腎や粘膜のうっ血や浮腫を引き起こし、毛細血管が破綻する ………腎結石、尿路結石、腎癌、尿管癌、膀胱腫瘍、前立腺癌 ③外傷：機械的損傷による尿路の損傷 ………腎損傷、尿路損傷 ④出血傾向：薬剤の副作用や出血傾向による ………DIC（播種性血管内凝固症候群）、抗凝固療法中	貧血、大量出血によるショック 膀胱タンポナーデ（凝血による尿閉）

表6 ■ 排便の主な障害

症状・徴候	原因となる病態・主な疾患など	心身に及ぼす影響
便秘：糞便が大腸内に長い時間停滞しているために水分が減少して硬くなり、排便困難を伴う状態。排便回数が減少（3〜4日以上排便がない）した状態	①腸の通過障害………腸の癒着、癌、炎症、巨大結腸症、子宮癌 ②腸管以外の疾患……脳血管障害、甲状腺機能低下症、糖尿病、脱水 ③腸の機能の障害 ・腸内容物の通過遅延：加齢、運動不足、繊維成分不足の食事 ・副交感神経の過緊張による糞便の輸送障害：ストレス、下剤乱用 ・排便反射の低下：便意の抑制、怒責時の肛門痛、腹圧が不十分 ・薬剤の影響：抗うつ剤、抗コリン剤、モルヒネ	食欲不振、腹痛、集中力の低下、頭痛 日常生活行動や社会活動への参加減少 血圧上昇、肛門部裂傷、痔核 二次性下痢、尿閉 腸閉塞、結腸・直腸の潰瘍・壊死・穿孔
下痢：便の水分量が増加し、液状あるいは液状に近い糞便を排泄する状態	①浸透圧性下痢：吸収されにくい高浸透圧の内容物が腸管内にあり、水分が腸管内腔に移動………乳糖不耐症、下剤服用時 ②滲出性下痢：炎症による腸管の粘膜障害を起こし水分の吸収障害や滲出液を排泄………潰瘍性大腸炎、クローン病、赤痢、偽膜性腸炎 ③分泌性下痢：炎症やアレルギー反応による腸管粘膜の分泌亢進………細菌感染、ホルモン産出腫瘍 ④腸管運動性下痢： ・腸管運動が亢進し、腸内容物の通過時間が早まり吸収不十分………過敏性腸症候群、甲状腺機能亢進症 ・腸管運動の低下による腸内容物の停滞や腸内細菌の増殖・発酵………大腸憩室、強皮症、糖尿病	肛門周囲の皮膚の損傷 口渇、倦怠感、脱力感 腹痛、食欲不振、悪心・嘔吐、頭重感 低栄養、貧血、体重減少 脱水、電解質異常
便失禁：肛門から不随意に便が排泄される状態	①肛門括約筋の障害：肛門括約筋の損傷、収縮力の低下、神経系の障害………出産、外傷、加齢、脳血管障害、脊髄疾患、糖尿病 ②肛門感覚の障害：便の内容を識別する感覚受容体の障害………肛門の手術 ③直腸の伸展性の障害：伸展性が損なわれ、少量の便で直腸内圧が上昇………潰瘍性大腸炎、放射線性直腸炎 ④直腸脱：直腸での便の保持が困難となり、外肛門括約筋の緊張不十分 ⑤その他： ・下痢：大腸の刺激性が高まり、液状の便が排便反射を強く刺激する ・便秘：硬便が直腸に留まると、便塊の周囲が崩れて下痢状の便が排泄される ・トイレの位置を確認できない、トイレに行けない………認知症、脳血管障害後の身体の機能障害	肛門周囲の皮膚の損傷 日常生活行動の制限 社会活動への参加が減少 自尊感情の低下、無気力、うつ状態 対人関係の狭小化

〈引用・参考文献〉

1. ヴァージニア・ヘンダーソン著，湯槇ます，小玉香津子訳：看護の基本となるもの．日本看護協会出版会，東京，2006：17．
2. Virginia Henderson：Basic Principles of Nursing Care. International Council of Nurses, 1997：34．
3. 和田 攻，南 裕子，小峰光博編：看護大事典 第2版．医学書院，東京，2010．
4. 林正健二編：ナーシング・グラフィカ 人体の構造と機能（1）解剖生理学 第3版．メディカ出版，大阪，2013．
5. 井上幸子，平山朝子，金子道子編；看護学大系 第4巻 看護と人間（2）．日本看護協会出版会，東京，1991：318．
6. 山内豊明編：ナーシング・グラフィカ 疾病の成り立ち（1）病態生理学 第4版．メディカ出版，大阪，2014．
7. 舟島なをみ：看護のための人間発達学 第4版．医学書院，東京，2011．
8. 西村かおる：パンツは一生の友だち―排泄ケアナース実践録．現代書館，東京，2010．
9. 池松裕子，山内豊明編：症状・徴候別アセスメントと看護ケア．医学芸術社，東京，2008．
10. 水島 裕，黒川 清編：疾患・症状別 今日の治療と看護 改訂第2版．南江堂，東京，2004．
11. 山田幸宏編：看護のための病態ハンドブック 改訂版．医学芸術社，東京，2007．
12. 高木永子監修：看護過程に沿った対症看護 病態生理と看護のポイント 第4版．学研メディカル秀潤社，東京，2010．
13. 今村榮一，巷野悟郎編：新・小児保健 第13版．診断と治療社，東京，2010．
14. 大浦 猛編：系統看護学講座 基礎分野 教育学 第6版．医学書院，東京，2014．
15. 坂井建雄，岡田隆夫：系統看護学講座 専門基礎分野 解剖生理学 人体の構造と機能① 第9版．医学書院，東京，2014．
16. 酒井郁子，金城利雄編：看護学テキストNiCE リハビリテーション看護 障害をもつ人の可能性とともに歩む 第1版．南江堂，東京，2014．
17. 医療情報科学研究所編：病気がみえる vol.8 腎・泌尿器 第2版．メディックメディア，東京，2014．
18. 医療情報科学研究所編：病気がみえる vol.1 消化器 第5版．メディックメディア，東京，2017．

基本的欲求4

「身体の位置を動かし、またよい姿勢を保持する（歩く、すわる、寝る、これらのうちのあるものを他のものへ換える）（move and maintain desirable posture〈walking, sitting, lying and changing from one to the other〉）」

窪川理英

概念の解説

I 基本的欲求4「身体の位置を動かし、またよい姿勢を保持する（歩く、すわる、寝る、これらのうちのあるものを他のものへ換える）（move and maintain desirable posture〈walking, sitting, lying and changing from one to the other〉）」とは；概念定義

1. 原語から

ヘンダーソンは、4番目の基本的欲求「身体の位置を動かし、またよい姿勢を保持する（歩く、すわる、寝る、これらのうちのあるものを他のものへ換える）」を原語で「move and maintain desirable posture〈walking, sitting, lying and changing from one to the other〉」と著述している。

原語の主文は次の二要点を述べている
①よい姿勢や身体の位置。
　「英文；desirable posture」
②（よい姿勢や体の位置を）動かし保持する。
　「英文；move and maintain」

原語主文の具体は次の説明である。
③歩く、すわる、寝る、これらのうちにあるものを他のものへ換える。
　「英文；walking, sitting, lying and changing from one to the other」

原語の二要点と具体を取り上げ、ここでは「move and maintain」、「desirable posture」「walking, sitting, lying and changing from one to the other」に分けて原語から追求する。

1）「move and maintain」とは；辞書的意味からの定義

「move」の意味は、オックスフォード現代英英辞典（以下同じ）によると"change position（位置を変える）""change ideas（考えを変える）""take action（動く）"とある。広辞苑（以下同じ）によると【動く】は、"時の経過に応じて位置・形・状態などが変わること、身体が活動すること、心がゆらぐこと"である。動くことは形態としての身体のみならず、形態のない気持ちも動くことを示している。

「maintain」の意味は"to make ～ continue at the same level《ある状態》を同じ状態で持続する、保持する）"といった意味である。【保持】は"保ちつづけること"であり、"経験内容が、量的・質的に変化しつつも維持される過程"を意味する。

辞書的意味から「move and maintain」とは"身体の位置を変え活動することで気持ちが動き、それによりよい状態を保ち続けること"と考えられる。このような状態を例えるならば、長時間デスクワークを行っていると、思わず手を伸ばしたり身体の関節を動かしたり、ストレッチを行ってしまうことで説明ができる。何かを行うために適した姿勢をとるが、その姿勢が長時間に及ぶと身体は可動域を一時的に広げ変化を欲する。それが、"身体の位置を変え活動することで気持ちが動く"ことである。ストレッチをした後は、再びデスクワークの姿勢を保持することができ、"それによりよい状態を保ち続けること"ができる。

以上から「move and maintain（動かし保持する）」とは、次のように定義した。

> 「（身体の位置を）動かし、（姿勢を）保持する」とは、身体の位置を変え活動することで、気持ちがはたらき、それによりよい状態を保ち続けることである。

2）「desirable posture」とは；辞書的意味からの定義

「desirable」の意味は、"that you would like to have or do"とあり、訳すと"個人の好みで好きなようにする、望ましい"といった意味である。ある一定の「よい状態」とは異なり、その時々に変化する要素を含む。

「posture」の意味は、"the position in which you hold your body when standing or sitting"とあり、訳すと"立っている時やすわっている時の身体の位置"、すなわち"身体の姿勢"を意味する。

これらから「desirable posture」とは、"身体の姿勢が個人のその時の望ましい状態であること"を意味する。

"身体の姿勢が個人の望ましい状態である"とはどのような状態を示すのであろうか。

ヘンダーソンは、基本的看護の構成要素の章で「姿勢や動作にはその人の気分や生活態度が反映される」「悪い姿勢は重要諸器官を押し寄せて圧迫をもたらし、最善の健康を危うくする」と述べている。身体の姿勢は、その人の生活や精神的状態を表す指標となり、健康状態にも影響を及ぼすことを示している。例えば、背筋を伸ばし緊張させた姿勢は一般的によい姿勢だと考えられているが、うつ状態にある人の気分には望ましい姿勢にはならない。また、前屈した姿勢をとり続けることは、内臓への過度な圧迫が生じ吸気が十分にできない状態となることや、イレウスなどの危険が高まることも考えられる。このように、"身体の姿勢が個人の望ましい状態"とは、"その人のその時その場の状況にとって精神的に安定・安楽であり、身体的負荷が最小な状態を示す姿勢"といえる。

以上から、「desirable posture（身体の姿勢が望ましい状態）」とは、次のように定義する。

> 「身体の姿勢が個人の望ましい状態」とは、「その人のその時その場の状況で精神的に安定し安楽であり、身体的負荷が最小である姿勢」である。

3）「〈walking, sitting, lying and changing from one to the other〉」とは；辞書的意味からの定義

動かしたり保持したりする望ましい姿勢について、ヘンダーソンは〈 〉を使用し具体的に表現している。この〈 〉について考えてみる。

ヘンダーソンが定義した14の基本的欲求の中で、当該基本的欲求は唯一〈 〉で追記している。主文「move and maintain desirable posture（身体の位置を動かし、またよい姿勢を保持する）」に〈 〉で追記したのは、基本的欲求の説明が「move and maintain desirable posture」の一文では表現ができず、抽象度を下げた説明が必要となったと考えられる。その説明部分が、「〈walking, sitting, lying and changing from one to the other〉（歩く、すわる、寝る、これらのうちのあるものを他のものへ換える）」である。〈 〉内の文章で特に重要な語句は「walking, sitting, lying」と「changing」である。

（1）「changing」とは

「changing」は、"to become different（違ったものになること、変わること）"を意味している。すなわち、「one to the other（ある一つの状況から他の状況に変わること）」を示している。身体を動かすことやよい姿勢を保持するだけでなく、"変化すること"や"違った状態"に姿勢が変わることを意味している。また、「changing」は、身体が動くことで気分も変わるものと考え、"身体の姿勢を換えたりすることで、気分も変化すること"と捉える。

（2）「walking, sitting, lying」、「standing」とは
①walking

「walking」は、"the activity of going for walks in the countryside for exercise or pleasure（健康や楽しみのために自然の中を歩いて活動すること）"を示している。なお［walk］は、"to move or go somewhere by putting one foot in front of the other on the ground, but without running（走ることではなく自らの足を交互に前に出すことでどこかに移動すること）"、すなわち"歩くこと"を意味している。【歩く】とは、"一歩一歩踏みしめて進む"、"あちこち移動すること"とあることから、「walking」は自らの足を動かしながら移動している状態といえる。ここでは「歩行」と訳す。

②sitting

「sitting」は、"one of the times when a meal is served in a place"といった、"食事などをする時の状況"としての意味がある。［sit］は、"to rest your weight on your bottom with your back vertical（自らの体重がかかる背部や下肢を休めること）"とあり、すわっている姿勢の状態を意味している。すなわち「sitting」は、下肢や背部を休めるためにすわった姿勢を保っている状況と考えられる。ここでは「坐位」と訳す。

③lying

「lying」は、［lie］でみると、"to be or put yourself in a flat or horizontal position so that you are not standing or sitting（立っているのではなく座っているのでもなく、身体の位置を地表に対し水平にした状態）"とあり、横たわる姿勢の状態を意味している。すなわち「lying」は、横たわっている姿勢の状態を表している。ここでは「臥位」と訳す。

④「walking, sitting, lying」に「standing」を追加する理由

人間のとりうる姿勢は無限といわれるが、ヘンダーソンは「walking（歩行）」「sitting（坐位）」「lying（臥位）」を取り上げている。一般的に「lying（臥位）」の対照姿勢として「sitting（坐位）」「standing（立位）」が挙げられる。

しかし、ヘンダーソンは「standing（立位）」を挙げていない。その理由を、著者は次のように解釈した。「standing（立位）」は「walking（歩行）」の前段階の姿勢で、「walking（歩行）」に包含された姿勢であると。

しかし著者は、人間の姿勢行動を次のように考える。

人間の姿勢に関する身体行動は、臥位から坐位、坐位から立位、立位から歩行に結びつき、またその逆もある。歩行から立位、立位から坐位、坐位から臥位の移動である。

以上から、身体の姿勢は、「歩行」、「立位」、「坐位」、「臥位」を取り上げる必要がある。したがって、姿勢概念として、ヘンダーソンの取り上げた「walking（歩行）」「sitting（坐位）」「lying（臥位）」に、「standing（立位）」を加える。

⑤standing

［stand］は、"to be on your feet：to be in a vertical position（自分の足でまっすぐ地面に立つ状態）"であり、"to get up on to your feet from another position（次の位置に移動する前の状態）"を意味する。「stand」はあくまで次の歩行や立ち止まってすわる動作の途中経過であり、立ったまま静止している状態と考える。「standing（立位）」

という姿勢がないと歩行は成り立たたず、立ち止まり、立位（standing）の状態にならないと坐位（sitting）への移動は困難である。ヘンダーソンは、「standing」を基本的欲求としての体位として示していないが、standing（立位）は、「walking（歩行）」や「sitting（坐位）」といった姿勢保持のためには必要な体位の一つと考え、ここでは「立位」と訳す。

2．基本的看護の定義からみた基本的欲求の意味

基本的看護の4番目である「歩行時および坐位、臥位に際して患者が望ましい姿勢を保持するように助ける。また患者がひとつの体位からほかの体位へと身体を動かすのを助ける」から、基本的欲求「身体の位置を動かし、またよい姿勢を保持する〈歩く、すわる、寝る、これらのうちのあるものを他のものへ換える〉」の意味について考えた。

基本的看護4「Helping the patient maintain desirable posture in walking, sitting, and lying；and helping him with moving from one position to another（歩行時および坐位、臥位に際して患者が望ましい姿勢を保持するように助ける。また患者がひとつの体位からほかの体位へと身体を動かすのを助ける）」には、基本的欲求にある「changing」および〈　〉書きがなくなっている。

基本的欲求である「changing」が基本的看護で削除されたのは、「changing」を「helping」の意味に含め、移動を助けることで基本的欲求を助ける基本的看護を説明していると解する。すなわち、歩行、臥位、坐位といった姿勢に変化する基本的欲求に対し、基本的看護では姿勢の変化を援助することが看護だといえる。また、〈　〉書きで説明していた内容がなくなったのは、どのような姿勢を看護が援助するのかを基本的看護の文章中に2回示すことで、説明を追記する必要がなくなったととらえることができる。

基本的看護の4番目には「helping」が2回出現する。初めの「helping」は「patient maintain desirable posture in walking, sitting, and lying；（歩行時および坐位、臥位に際して患者が望ましい姿勢を保持するように助ける）」ことを述べ、次の「helping」は「moving from one position to another（患者がひとつの体位からほかの体位へと身体を動かすのを助ける）」こと、すなわち「move and maintain」を「helping」することと述べている。

基本的欲求としては「move and maintain」は連携・連動しているが、基本的看護で援助する方法としては、「helping patient maintain」と「helping move」として「動くことの援助」と「姿勢を保持させることの援助」として2つの要素を示している。なお、基本的看護においても「standing」には言及されていないが、基本的欲求と同様に、「walking・sitting・lying」に「standing」を加えて考える。

3．「身体の位置を動かし、またよい姿勢を保持する（歩く、すわる、寝る、立つ、これらのうちのあるものを他のものへ換える）」基本的欲求概念定義

「身体の位置を動かし、またよい姿勢を保持する（歩く、すわる、寝る、立つ、これらのうちのあるものを他のものへ換える（move and maintain desirable posture〈walking, sitting, lying, standing and changing from one to the other〉）」基本的欲求を次のように概念定義した。

> 歩行、立位、坐位、臥位を望ましい体位で保持すること、歩行、立位、坐位、臥位の一つの体位から他の体位に望ましい姿勢で移動すること。
>
> 望ましい姿勢とは、その人個人にとって、その時その場の心身状態に適した、安楽になりたい意思に基づきとられる姿勢で、自然体位として体感・体得していく姿勢をいう。
>
> 望ましい姿勢は、発達段階・生活様式・健康状態・精神状態により無限に変容する。

4．ヘンダーソンの概念定義が生まれた背景

ヘンダーソンは、1897年カンザスシティーで誕生し、1914年の第一次世界大戦勃発後、1918年に開校したアメリカ陸軍看護学校で学んだ。

1941年に勃発した太平洋戦争により多くの傷病兵が帰還し、これを契機にアメリカのリハビリテーションが発展した。さらに1960年代はアメリカがベトナム戦争に介入し、内戦によりさらに多くの負傷者を抱えた。1960年『看護の基本となるもの』が発行されたが、このころ傷病で身体的活動に支障のあった服役兵が多くいたことも、ヘンダーソンが基本的欲求の4番目として「身体の位置を動かし、またよい姿勢を保持する（歩く、すわる、寝る、これらのうちのあるものを他のものへ換える）」と示したことに、少なからず影響を及ぼしたのではないだろうか。人として、1．呼吸が整い、2．飲食ができ、3．排泄ができる、といった身体の生命維持の基本的欲求が満たされた時、次なる基本的欲求を「4．身体の位置を動かし、またよい姿勢を保持する」としたことは、同じく戦争を体験したナイチンゲールが、傷病兵の安全・安楽を重視して療養環境に配慮した回復過程を見守ったのとは対照的である。

ナイチンゲールの活躍が有名となったクリミア戦争が起きた1850年代は、まだ消毒法の開発がなされていない時代であった。傷病兵の多くの死因は感染症であったことにより、ナイチンゲールが環境に注目し感染予防に努めるのは必然であった。その後およそ100年を経てヘンダーソンが学んだ時代は、消毒法の発見や、抗生物質の発見によって感染症が抑えられ、呼吸すること、飲食すること、排泄することといった身体的・生理的な欲求を維持することが容易になり、人としての本来の欲求を考えられる時代に突入したともいえる。

だが、時代は世界大戦となり、航空機による爆撃で多くの傷病兵を抱え、疾病構造も変化した。陸軍看護学校で学び陸軍病院で多くの傷病兵を看護した経験は、ヘンダーソン自身もある種特殊な体験だと述べている。ここでの傷病兵との出会いをはじめ、その後ニューヨークでの身体障害者施設やベルビュー病院のリハビリテーション・センターで理学療法士と仕事をともにした経験から、基本的欲求の4番目として「move and maintain desirable posture（身体の位置を動かし、またよい姿勢を保持する）」ことが、「universal human needs（人としての欲求）」であると考

えるに至ったのではないだろうか。
　ナイチンゲールの『看護覚え書』のなかでは、看護であるもの・看護でないものとして、ヘンダーソンの基本的欲求の4番目にあたる項はない。『看護覚え書』が書かれた1800年代は環境を整えることで感染を防ぐことが重要で

あったが、1900年代は消毒薬や抗生物質が開発されリハビリテーションの概念が広まったことにより、傷病者に対する対応策や環境も変化した。看護の対象とする概念も時代と共に変化したと考えられる。

身体の位置を動かし、またよい姿勢を保持する（歩く、すわる、寝る、これらのうちのあるものを他のものへ換える）

II 望ましい体位の保持と移動の具体的体位行動の解説

当該基本的欲求の概念定義から、体位に臥位・坐位・立位・歩行を取り上げ、保持と移動を考えた。

①望ましい体位の保持：望ましい臥位・坐位・立位・歩行の保持
②望ましい体位の移動：望ましい臥位・坐位・立位・歩行の移動

望ましい体位の保持と移動から、具体的体位行動を**表1**に示す。

III 基本的欲求の概念を構成する重要要素の解説

金子は基本的欲求を次のように定義した。「基本的欲求とは、人間が生命体として生き、社会生活を営み、終生成長発達を遂げるのに最小不可欠な欲求である。また、基本的欲求は、あらゆる健康レベルと発達段階において、必要不可欠な欲求である」。

この定義にそって、「身体の位置を動かし、またよい姿勢を保持する（歩く、すわる、寝る、立つ、これらのうちのあるものを他のものへ換える）」基本的欲求を解説する。

1. 生命体・社会生活・成長発達と「身体の位置を動かし、またよい姿勢を保持する」基本的欲求

1）「生命体として生きる」ための「身体の位置を動かし、またよい姿勢を保持する」基本的欲求

「身体の位置を動かし、またよい姿勢を保持する（歩く、すわる、寝る、立つ、これらのうちのあるものを他のものへ換える）」欲求は、「生命体として生きるため」に不可欠な欲求といえる。なぜならば、歩く、すわる、寝る、立つ、がよい姿勢で保持されないと、呼吸が安寧な状態でできないためである。呼吸による肺の伸縮を脅かさないような姿勢が必要となる。また、肺循環で酸素を得た血液が身体にまんべんなく循環するように、血液の流れをうっ滞させるような圧迫がかからない姿勢も求められる。

その他、自ら食事を摂取するためには、上肢が可動できるような姿勢が求められ、食塊を嚥下するために重力が活用できる状況であることが望ましい。仮に臥位で食事を摂取する場合でも、気道に食塊が誤嚥しないように頸部が伸展していない姿勢であることが求められる。歩行においても、歩くことで骨格や表皮などの損傷が起きないように、身体に負荷のかからないよい姿勢での歩行が人間として欲求される。

以上、呼吸・循環・飲食に直接かかわる「歩く、すわる、寝る、立つためのよい姿勢」は、生命維持を直接可能な姿勢であり、生命への脅かしを除去する姿勢である。

2）「社会生活を営む」ための「身体の位置を動かし、またよい姿勢を保持する」基本的欲求

「身体の位置を動かし、またよい姿勢を保持する（歩く、すわる、寝る、立つ、これらのうちのあるものを他のものへ換える）」欲求は、「社会生活を営む」ために欠くことのできない基本的欲求といえる。

人間が社会生活を営むために、他者との交流は不可欠である。他者と交流するためには、まず対面での交流が基本となる。歩いて他者の存在する場に移動する、すわったり、握手をするために腕を伸ばしたり、指先に力を入れて相手の手を握ったり、お辞儀をしたり相槌を打ったりと身体を動かすことが必要となる。これは、当該基本的欲求とその変形姿勢や動作である。

また、社会生活を営むために労働が必要である。頭脳労働は作業に効率のよい姿勢をとり、作業目的を達成する動きが要求される。肉体労働はその労働に適した安全な作業姿勢が要求され、その姿勢や動きが保持できるための効率のよい休息姿勢が必要である。これらすべて当該基本的欲求とその変形姿勢や動作である。

3）「終生成長発達を遂げる」ための「身体の位置を動かし、またよい姿勢を保持する」基本的欲求

「身体の位置を動かし、またよい姿勢を保持

表1 ■ 望ましい体位の保持・移動の具体的体位行動

	体位の保持・移動	具体的体位行動	関連する主な基本的欲求 （　）内は欲求番号
イ	望ましい臥位の保持	1．身体を横臥させ広い基底面積を取る 2．筋の緊張が最小限である 3．安楽で気道確保ができる 4．同一姿勢による循環不全が生じない	1．正常な呼吸（1） 2．睡眠と休息（5）
ロ	望ましい坐位の保持	1．下肢の負担を軽減させ、臀部、大腿部、背部で体重を支える 2．目的に合った坐位姿勢が保てる 3．同一姿勢による循環不全が生じない	1．正常な呼吸（1） 2．適切な飲食（2） 3．学習による健康での正常な発達（14） 4．達成感をもたらす仕事（12） 5．睡眠と休息（5）
ハ	望ましい立位の保持	1．足底部で全体重を支える 2．足底部で全体重を支えた状態でバランスを保てる	1．正常な呼吸（1） 2．達成感をもたらす仕事（12） 3．レクリエーションへの参加（13）
ニ	望ましい歩行の保持	1．下肢を前方へ交互に動かし、体重を移動させる 2．転倒せず体重移動をバランスよく保つ 3．目的の場所まで移動できる	1．正常な呼吸（1） 2．達成感をもたらす仕事（12） 3．レクリエーションへの参加（13）
ホ	望ましい臥位の移動	1．身体を横臥した状態で、基底面積を変化させ、臥位を変化させる 2．横臥した状態から上体を起こし坐位に移動する 3．坐位の状態から身体を横臥させ臥位に移動する	1．正常な呼吸（1） 2．睡眠と休息（5）
ヘ	望ましい坐位の移動	1．坐位から臥位への移動（ロ→イ） 　　目的に合わせ循環不全のない臀部・大腿部・背部で支えた体重を、最小限の筋緊張・気道確保・循環不全のないように身体を横臥させ、広い基底面を確保する 2．坐位から立位への移動（ロ→ハ） 　　目的に合わせ、循環不全のない臀部・大腿部・背部で支えた体重を足底部で全体重を支えバランスを保持する	1．正常な呼吸（1） 2．睡眠と休息（5） 3．適切な飲食（2） 4．学習による健康での正常な発達（14） 5．達成感をもたらす仕事（12） 6．レクリエーションへの参加（13）
ト	望ましい立位の移動	1．立位から坐位への移動（ハ→ロ） 　　足底部で全体重を支えバランスを保持していた体位から、目的に合わせ循環不全のない臀部・大腿部・背部で体重を支える 2．立位から歩行への移動（ハ→ニ） 　　足底部で全体重を支えバランスを保持していた体位から、下肢を前方へ交互に動かし転倒せずに体重をバランスよく足底部で支えながら目的の場所まで移動する	1．正常な呼吸（1） 2．適切な飲食（2） 3．学習による健康での正常な発達（14） 4．達成感をもたらす仕事（12） 5．レクリエーションへの参加（13）
チ	望ましい歩行での移動	1．歩行から立位への移動（ニ→ハ） 　　下肢を前方へ交互に動かし転倒せずにバランスを保ち目的の場所まで移動し、バランスよく足底部で全体重を支える 2．歩行の続行（ニ→ニ） 　　下肢を前方へ交互に動かし転倒せずにバランスを保ち目的の場所まで移動を続行する	1．正常な呼吸（1） 2．達成感をもたらす仕事（12） 3．レクリエーションへの参加（13）

①当該基本的欲求の概念定義から意図的に抽出された具体的な体位の保持と移動に関する行動を示した。
②具体的体位行動はすべて、該当基本的欲求に位置づけられる。
③具体的体位行動は行動によって、他の基本的欲求と関連する。関連する主な基本的欲求は体位の保持・移動別に右側の枠に示した。
　当該基本的欲求の充足には関連する基本的欲求の充足を合わせて考えること。
④望ましい体位の移動は、「臥位」「坐位」「立位」「歩行」間の移動を取り上げた。

身体の位置を動かし、またよい姿勢を保持する（歩く、すわる、寝る、これらのうちのあるものを他のものへ換える）

する（歩く、すわる、寝る、立つ、これらのうちのあるものを他のものへ換える）」欲求は、「終生成長発達を遂げる」ための基本的欲求である。

　人は、受精後胎児として存在する胎児期から身体の位置を動かし、よい姿勢を保持しようと欲求している。胎児期は子宮内に効率よく滞在するために、四肢を屈曲した前屈姿勢のまま胎内で成長し、出生時の負荷に対応するよう関節の発達や骨の結合が未完成な状態で生まれてくる。

　新生児期は徐々に発達が進み、頭部を保持する筋肉の成長、坐位の保持、寝がえりをうつなど、身体の位置を自ら動かすことができるように発達する。

　幼児期は、自我の発達とともに自らの意思に基づいて身体の姿勢を変化させ、当該基本的欲求を満足させる。興味や関心のおもむくままどこへでも歩いて移動したり、急に駆け出したりする行為となる。遊びを中心に身体の運動に合わせた姿勢を楽しみ、身体を動かす目的に向かって姿勢がとれるようになる。

　青年期には四肢の骨格が伸び筋力が強化され、姿勢保持がバランスよくできるよう発達する。それは、運動機能の発達と完成を意味する。

　成人期は、完成された身体で位置を動かすことや保持ができる。生活・労働行動様式に合わせ姿勢の変化を自在に行うと同時に、休息の姿勢も生活・労働行動様式に合わせられる。

　年齢を重ね高齢期になると、筋力低下に伴い、身体を支えるバランス機能が低下し転倒の危険性が高まる。そこで、筋力低下に伴うバランス機能を保持するため、歩行時の前傾姿勢等、自然体位でよい姿勢を保持する。

2. 基本的欲求分類定立のための概念と「身体の位置を動かし、またよい姿勢を保持する」基本的欲求

　ヘンダーソンは14の基本的欲求を分類し定立するために、以下のような3つのカテゴリーを示した。

　　イ．日常は他者の援助なしで生活維持できる欲求。

　　ロ．活力なく無為な状態からの脱出のための欲求。

　　ハ．愛と称賛、社会的自己有用性、相互依存性に必要な欲求。

　基本的欲求分類定立のための、上記イ～ハの概念から「身体の位置を動かし、またよい姿勢を保持する（歩く、すわる、寝る、立つ、これらのうちのあるものを他のものへ換える）」基本的欲求を検討する。

1）「日常は他者の援助なしで生活維持できる欲求」としての「身体の位置を動かし、またよい姿勢を保持する」基本的欲求

　日常の姿勢保持と移動は、自然体位として特に意識することなく自力で行っている。ただし、姿勢をとる目的が明確で、時間的・物理的制約がある時は、自ら安全・安楽を考えて意思をもって適切な体位をとる。

　このことは、日常では、ほとんどの人が他者の援助を必要としない。ただし、新生児や乳幼児、身体機能が低下した高齢者や健康障害者らが、自力での姿勢変換が一部あるいは大部分できなくなった場合は、日常でも他者の援助が必要となる。他者とは、家族や保護者、専門的には看護師や介護福祉士などである。

2）「活力なく無為な状態からの脱出のための欲求」としての「身体の位置を動かし、またよい姿勢を保持する」基本的欲求

　活力なく無為な状態とは、姿勢でいえば、寝ているか目的もなくすわっている状態をいう。無為な状態から脱出するには、何らかの目的をもって姿勢を変化させることから始まり、それによって活動する必要がある。

　「身体の位置を動かし、またよい姿勢を保持する」欲求が「活力なく無為な状態からの脱出のための欲求」になるのは、「身体の位置を動かすこと（move）」で「見渡せる景色が変わること」や、「身体の位置を動かすこと」で、「それまで圧迫されていた皮膚が解放されること」が挙げられる。

　例えば、見渡す風景が横臥している時に右向きが左向きになっただけでも視界に飛び込む情

報は変化し、認識にはたらきかけることで無為な状態から何らかの活力が生まれる。臥位が坐位になれば視野に飛び込む範囲は広くなり、歩く時は変化していく視界からの刺激を多く受けることになる。皮膚圧迫からの解放も同じことがいえる。横臥している時、右側から左側へ位置を動かすことで血流状態は変化し、圧迫から解放された部分に血流が増加し、循環は活性化する。また、臥位から坐位になることで血管が収縮し頭部への血流を増加させる機能がはたらく。歩くことで心拍が増加し、身体の活力は高まり、無為な状態から脱出することになる。

無為な状態であってもすわる姿勢で空腹を感じたり、歩くことを続けて疲労を感じるといった生理的反応が生じることで、無為の状態から脱出できることもある。身体の位置を動かすこと、よい姿勢を保持することは無為な状態から脱出させることであり、こういった変化を起こすことは当該基本的欲求が、ヘンダーソンの示す口の欲求であることを証明している。

無為な状況を続けた時の代表例は長期臥床である。長期臥床における人体への影響を図1に示す。

身体の位置を動かし、よい姿勢を保持する当該欲求を充足することで、図1に示す影響は改善される。

3）「愛と称賛、社会的自己有用性、相互依存性に必要な欲求」としての「身体の位置を動かし、またよい姿勢を保持する」基本的欲求

「愛と称賛、社会的自己有用性、相互依存性に必要な欲求」充足には、「身体の位置を動かし、またよい姿勢を保持する」欲求が必要である。

高齢期を迎え死期が近づいて来た時、少しでも安楽な姿勢を考え工夫して横臥したこと、傷ついた身体の傷病者が安全を考えた場所に移動したことそれらに対し家族や重要他者が愛情をこめて称賛した。

自ら姿勢を考え移動した当人は、家族や重要他者から愛と称賛をうけ、自己存在の価値を感じた。愛と称賛により、当人が家族・重要他者との社会的自己有用性を得た例である。

社会的自己有用性の例を作業で考えてみる。農業、林業、水産業を主とする第一次産業は身体労働が基本となる。製造業、建設業、工業生産を主とする第二次産業も機械化が進歩しても人間による操作が必要となり、そのためには労働者自らが身体の位置を動かし、よい姿勢を保持する欲求が満たされることにより成り立つ。情報通信業、金融業、サービス業を主とする第三次産業も身体的動きは大きくなくても、作業を行う姿勢に適した動きが必要となる。このよ

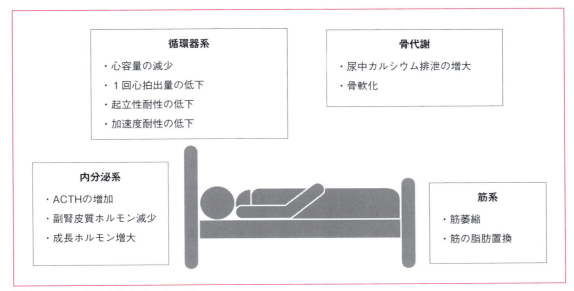

図1 ■ 長期臥床による人体への影響

うに、すべての労働が「身体の位置を動かし、またよい姿勢をとること」により成立し、各人の当該基本的欲求の充足は、産業の社会的自己有用性を示すこととなる。

　乳幼児を育成する相互依存性には、当該基本的欲求が必要である。乳幼児を保護するために抱きかかえる母親や保護者の動作、乳幼児の「抱っこ」を受けとめる動作、コミュニケーションを図るための挨拶動作、これらの動作は母親や保護者と乳幼児との相互依存性に不可欠な当該基本的欲求といえる。

　このように、「身体の位置を動かし、またよい姿勢を保持する」基本的欲求は、愛と称賛、社会的自己有用性、相互依存性に必要な基本的欲求といえよう。

3. 全発達段階に不可欠な基本的欲求としての「身体の位置を動かし、またよい姿勢を保持する」基本的欲求

1）胎児期

　胎児期は、胸椎の後彎があり、胎児が前屈姿勢をとることにより母体の負担を軽減でき、その結果自らの安全に結びつけている。胎動は胎生3か月で現れ、その動きはすでに中枢神経の支配下にある。胎児は子宮の中で位置と向きを変える習慣があり、プレヒテル（Prechtl）が頭や腰を外側に曲げ、脚を交互に動かす運動を報告している[17]。出産近くになると、胎児は娩出に容易な方向へ羊水の中を浮遊し移動することでよい姿勢を保持する。出産時は頭部を回旋させる動きで体位を移動させながら産道を通過する。また、胎児を宿している母体の姿勢も胎児に影響を及ぼす。出産時に胎児が通過できるよう産道を広げるための骨盤変化が起こり、母体の姿勢は、出産に向けた準備が行われる。

　胎児期においての「身体の位置を動かし、またよい姿勢を保持する」基本的欲求は、胎児および母体両間に必要な欲求である。胎児期の移動範囲は羊水に囲まれており、母体の軸からみた位置関係で示される。代表例として、頭位や骨盤位といった体位で表現される。

2）乳幼児期

　乳児期は、新生児期からの移行段階にあり、頸椎の前彎は定頸したのち「おすわり」が獲得されることにより形成され、立位が可能になる頃は腰椎の前彎が増強され姿勢を保つことが可能になる。新生児期は身体の位置を換える能力は持ち得ていないが、四肢を動かす反射機能の動きを備えている。満1歳では指先の細かい運動ができる。2歳では動作・芸をまねて繰り返す。危険と思われる運動も平気で行う時期である。

　幼児期は筋力が発達し、「すわる、立ち上がる、歩く、走る」といった姿勢の保持が完成する。自らの意思で、歩く、すわる、寝る、立つ姿勢に換えることができることになる。しかし、未熟であるため転倒が多く、関節が柔らかく、身長も低く、動く速度も遅い。自らの意思に反し抱っこやバギーでの移動を余儀なくされるが、その上で容易に姿勢を換えられる時期でもある。

3）学童期

　学童期は自らの意思により身体の位置を換え動かすことができるようになる。多種な動きを学習する運動学習の時期でもあり、骨格筋の形成は体重の25％となって安定した姿勢を保つことや、姿勢を換えることができるようになる。

　この時期は、社会的な秩序を伴う行動が行えるようになる。静止した体位を保つ行動がとれるようになり、他者との動きに合わせた行動もできるようになる。12歳前後からルールのある知的な運動に関心が移っていく。身体の位置を動かすことにより相手の行動を読み取り、相手の次の動きに反応するといった、身体だけでは対応できない認識の活動が活発になる時期である。

4）青年期

　身体的・性的に成熟する時期であり、筋力が増加し高度な動きが可能となる。自我意識や社会的意識が発達することにより自ら考えた行動をとるようになり、社会の一員としての労働を行うことができるようになる。競技スポーツな

どを行う機会が生じ、自ら理想とする身体の位置を動かすことが目的となる。体力的にもピークを迎える時期であることから、身体の位置を動かすことに目を向けるあまり、身体能力の限界を超えることもある。スポーツ選手が限界にいどむ時期でもある。

5）成人期

　筋力は徐々に低下するため維持する活動が必要となる。身体の位置を動かすことは労働の基本となり、生活の基盤を維持するために身体を動かすことの欲求は高まる。また、次世代を継承する役割が生ずる時期であり、生殖活動から養育活動、育成活動が行われる。自ら身体の位置を動かし、またよい姿勢を保持しながら、次世代のために身体の位置を動かし、またよい姿勢が保持できるよう配慮する時期である。

6）高齢期

　高齢期になると筋力の低下、骨格の脆弱、関節の拘縮などがみられるようになる。そのため身体の位置を動かし、またよい姿勢を保持することが困難な時期に突入することになる。筋力低下に合わせて活動を緩慢にし、骨格の脆弱に対し歩行補助具を使用し、関節の拘縮のためにはマッサージなどの援助を受けるなどの対応策を施すことにより、基本的欲求を保とうとする時期である。

4．全健康レベルに不可欠な「身体の位置を動かし、またよい姿勢を保持する」基本的欲求

1）健康維持期

　健康維持期とは、特定の健康障害あるいは健康障害の有無にかかわらず、心身の機能がその人個人にとって良好な状態に維持できている時期である。そして、良好な状態が維持できているだけでなく、可能な限りより良好な状態にしていくこともできる時期といえる。

　この時期における「身体の位置を動かし、またよい姿勢を保持する」基本的欲求とは、日常の生活において身体の姿勢と移動といった目的行動が、骨格、筋力、関節可動域などに、苦痛なく自らの意思に叶った動きができる状態を示す。その状態は欲求が充足された状態といえる。当該基本的欲求の具体的充足状態は、次に示す状態である。①骨格は各成長発達に対応した状態にあり、骨の破壊と再生が繰り返し行われ丈夫に維持されていること。②筋の収縮に必要なエネルギーを産出するATPの分解が行われ、筋力のある状態で運動し体位を保つことができること。③使用したエネルギーの補充が栄養補給できた状態。④それぞれの動きに対応できる関節可動域で、関節包内運動が保てること。

　意識的に身体を動かすことで目的が達成できることを認識し、無意識的に身体の位置を動かすことで生命維持が円滑に活動している状態といえる。さらに、よりよい状態のために筋や関節に過負荷を加え、反復性のあるトレーニングを行うことができる。

2）健康逸脱期

　健康逸脱期とは、自分の置かれている物的・人的環境から何らかの刺激および個体の身体内に生じた病態変化により、心身の形態機能の変化や障害が生じている時期をいう。

　健康逸脱期における「身体の位置を動かし、またよい姿勢を保持する」とはどういうことか。それは、病態変化により身体の位置を動かすことが不可能となり、歩く、すわる、寝る、立つといった体位を保持することができなくなっている状況になることである。神経系統の障害で動かすことができない状況や筋力の低下で動かすことができない状況、あるいは疼痛により動かすことができない状況が生じる。

　骨はたえず形成・破壊・再形成の新陳代謝をする。その骨が破壊と再生の間に衝撃を受けた場合は骨折が生じやすい。筋肉細胞が活動する栄養補給のための毛細血管が、過度な動きにより破損し筋肉内血腫を発生することによって疼痛が生じ、身体の位置を動かすことが不可能となる。

　このような時期に「身体の位置を動かし、またよい姿勢を保持する」ためには、何らかの代償で補うことになる。骨折による疼痛や安静保持のために、古代から添え木で安静を保持した

ように、現代では早期に修復するようボルトや人工関節などの外科的方法により骨の補修が行われる。その他、ギプス固定といった方法で健康逸脱期を経過する。筋肉内出血のような場合は安静が必要であるが、冷却などによりさらなる悪化を防ぐことも必要な時期である。病態変化がさらに大きな場合、自ら身体の位置を動かせない状況では、誰かの支援を受けることや、車いすや杖などの補助具を使用することで、移動・移乗を補う。

また、この時期はあえて動きを必要最低限にして筋力や体力を温存した動きとすることや、疼痛の及ばない姿勢をとる方法を選択することもある。そのために発生する関節拘縮も予防しなければならない。健康逸脱期に生じる当該基本的欲求の未充足は、適切な治療と看護で充足されなければならない。

3）健康回復期

健康回復期とは、個体のもつ自然治癒力、またそれを促進する医療的治療によって、心身の健康障害が回復に向かう時期である。健康回復は心身の健康状態が修復する速度、修復範囲、回復度などにより、急性期、慢性期、適正医療期とよばれている。一定の治療効果により緩解なく残存する病態からの障害に対し、治療管理により一定の良好な状態を維持できる状態までに回復した場合も含む。

健康回復期における「身体の位置を動かし、またよい姿勢を保持する」欲求とは、どういうことであろうか。

健康回復期は、健康逸脱期と重なり合って健康逸脱した時から始まっている。骨折した状態であれば、疼痛により可動できなくなり安静した結果、自然治癒力がはたらき回復期が始まる。筋肉内出血に対し、冷却してさらなる出血を避けることで健康回復が始まる。安静により生じる筋力低下や関節拘縮などに対してはリハビリテーションが必要となり、リハビリテーション時期となる。

病態変化が大きい骨肉腫の治療のために骨を切断した場合、現在の医学では骨は再生されない。そこで、代替として義手や義足といった装具を用いることで機能回復を図る。病気の受け入れ・骨の切断・義手あるいは義足の精神的葛藤を伴った受け入れも、健康回復期には必要となる。健康回復期における「身体の位置を動かし、またよい姿勢を保持する」欲求充足は、健康逸脱した時から始まり、リハビリテーションを行いながら、病的状態に合わせて変化させながら健康維持期に向かう。

4）安らかな死

安らかな死は、人生のラストステージで、それが若年者であれ中高年であれ、あるいは原因が事故や加齢、健康障害の悪化であっても、生命維持の困難が予想される状態はすべての人に訪れる。どの年齢、どのような理由であっても、人は人生の終焉を心身ともに穏やかでありたいと願う。それが安らかな死を迎える時期である。

安らかな死における「身体の位置を動かし、またよい姿勢を保持する」基本的欲求は、どのような状況であろうか。安楽な死を迎えるために、安楽な呼吸を維持するには酸素が吸入しやすい気道確保できる姿勢が必要となる。また、体力消耗により動きが制限されるため、動きを介助する援助が必要となる。排泄行為は、できる限り自らの力で行えるよう車いすやポータブルトイレが必要になる。豪華な食事でなくても、自らの趣向にあった食事が大切な人と行えるよう坐位が保てるように、ベッドのギャッジアップが望まれる。また、死を迎えた後、風習にならった姿勢が保持できるような援助も望まれる。

このように、安らかな死における「身体の位置を動かし、またよい姿勢を保持する」基本的欲求充足は、他者からの介助や動きを補助する道具などを使用することにより、穏やかに身体の動きを停止する過程といえる。

Ⅳ 身体の位置を動かし、またよい姿勢を保持することを可能にする要件

1. 身体の位置を動かすことの要件

1）身体のつくり

「身体」とは、人の体、人体を意味し、身体の構造は物質・細胞・組織・器官・器官系・個体といった6つの階層から構成されている。身体は、解剖学的に大きな部分として頭部・頸部・体幹・上肢・下肢から成り立ち、頭部は骨格となる頭蓋骨・脳・眼・耳・鼻・口・歯といったさまざまな器官によって成り立っている。頸部は頸椎・気管・食道から、体幹は脊柱・肋骨・肺・心臓・肝臓・胃・腸・腎臓・膀胱・生殖器官などから、上肢・下肢においては主に筋肉・骨・関節などにより成り立ち、身体すべてを包む皮膚・粘膜とそれぞれの器官に関連する血管・リンパ管・神経や分泌されるホルモンなどを網羅したうえで「身体」として成り立っている。また、成長により「身体」の大きさや部分の比率や形態が異なっている（**図2**）。このように、多機能により構成された一つの個体である「身体」は、物体として存在する。

中村らは、このような人間の骨格、筋、神経や内臓などが、身体の形態的特性や筋力的特性をとらえて力学的な相互関係によって起こる姿勢や動作をボディメカニクス（body mechanics）と表現している。

（1）骨格

胎児期から発生した骨は、成人期には206個の骨格として身体を構成している。骨格の機能は、①身体の枠組みを支持する、②内臓を保護する、③骨に付いている骨格筋が収縮することで運動する、④ミネラルの貯蔵・放出、⑤造血機能、⑥脂肪の貯蔵がある。骨の構造は、骨幹、骨端、骨幹端、関節軟骨、骨膜、骨髄腔、骨内膜から成り立ち、骨の周囲や内部に神経や血管、リンパ管が存在する。骨を構成する細胞には破骨細胞と骨芽細胞が存在し、微妙な関係で古い骨が破壊され、新しい骨を再生する骨のリモデリングが終始行われている。外傷などで骨折した場合、骨のリモデリングにより新しい骨組織が形成される。

骨は関節によって結合され、骨格として成り立っている。関節とは2つ以上の骨を連結する構造体のことであり、わずかな動きである不動関節と、可動性のある滑膜性の可動関節がある。滑膜性の関節は、骨と骨の間の摩擦や衝撃を減少させる関節包で覆われ、6つの型に分類されている。肘の腕尺関節にみられる蝶番関節、肘の橈尺関節にみられる車軸関節、母指手根中手関節にみられる鞍関節、脛骨大腿関節にみられる顆状関節（楕円関節）、股関節にみら

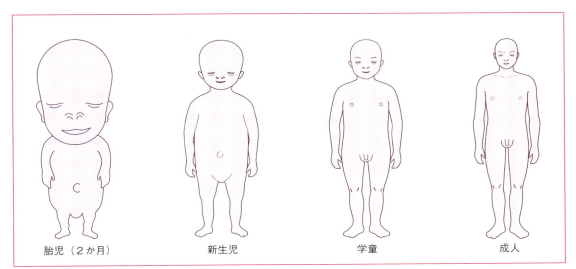

図2 ■ 成長に伴う体型の変化

胎児（2か月）　　新生児　　学童　　成人

身体の位置を動かし、またよい姿勢を保持する（歩く、すわる、寝る、これらのうちのあるものを他のものへ換える）

れる球関節、椎間関節にみられる平面関節である。

このように、骨と骨が関節で連結され両骨が可動し、「身体の位置を動かし、またよい姿勢を保持する」ことが可能となっている。

（2）骨格筋

骨格筋は運動神経によって支配され、筋線維という細長い多核細胞から成り立っている。筋線維が結合し筋内膜に包まれ、筋内膜が結合し筋束を形成し、筋束を筋周膜で結合し筋上膜で覆ったものが筋肉とよばれるものである。筋線維の両端は1つの骨から起こり、別の骨につき筋の収縮が行われることにより動きが可能となる。骨格筋は自ら収縮することはできないため、脊髄前角にあるα運動神経の指令を受けて収縮される。1本の運動神経の軸索は筋線維の近くで枝分かれし、それぞれの枝が筋線維に接近してアセチルコリンを伝達物質とするシナプスを形成している。α運動神経の興奮が神経終末に達すると、神経末端からアセチルコリンが分泌される。アセチルコリンは神経接合部のシナプス間隙に放出されて拡散し、その一部が筋細胞の膜にあるアセチルコリン受容体に結合する。すると、筋細胞のナトリウムイオン透過性が亢進し、ナトリウムイオンが筋細胞内に流入して脱分極が起き、筋細胞は活動電位を発生し興奮する。この電気的興奮は筋鞘全体に波及し、その結果、筋線維の収縮が起こる。筋肉が収縮する時はATPを分解してエネルギーとして利用する。生体はATPを消費すると同時に、以下の3つの方法でATPを供給する。

①筋肉内にあるクレアチンリン酸の分解による短時間の供給
②無酸素下で乳酸を生成する解糖系による供給
③有酸素化におけるブドウ糖の完全解糖による供給

このエネルギーを利用し筋肉は収縮し、骨と関節との連携により身体の各部位が6つに分類された動き（①屈曲、②伸展、③内転、④外転、⑤回内、⑥回外）によって筋運動が行われ、それにより体内では熱が産生される。また、筋収縮による熱生産がある。骨格筋は血管に富んでおり、仕事量の50～70％は熱に変換されるといわれている。

以上のような骨格筋のはたらきにより「身体の位置を動かし、またよい姿勢を保持する」ことが可能となる。

（3）神経

神経は、身体各部間の情報を伝達するはたらきをもつ。身体各部からの情報は末梢神経を経て中枢神経に集められ、そこで情報の処理が行

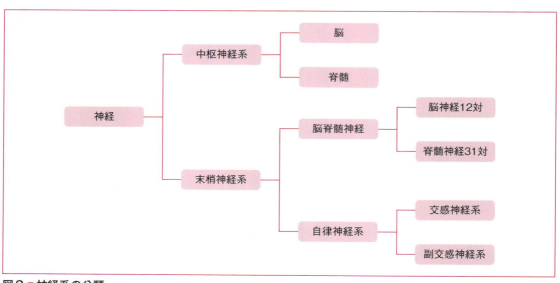

図3 ■ 神経系の分類

われ、再び末梢神経を経て情報が送られる。末梢神経の機能は、脳脊髄神経とよばれる感覚・運動に関与する神経と、自律神経と呼ばれる呼吸・循環に関与する神経に分けられる（図3）。

感覚・運動に関与する脳脊髄神経は、脳から出る脳神経が12対、脊髄から出る脊髄神経が31対である。脊髄に後方から入る神経を後根神経、前方から出る神経を前根神経とよび、前根神経は運動性で骨格筋を支配、後根神経は感覚性で顔面を除く皮膚に分布している。

このような神経のはたらきにより、「身体の位置を動かし、またよい姿勢を保持する」ことが可能となる。

2）身体の位置を動かすこと

「身体」は骨格や骨格筋、神経のはたらきにより身体の位置を動かし、よい姿勢を保つことができる。このように、「身体」が時間の経過とともに位置を換えることは「運動」に置き換えることができる。運動とは、運動器として骨・関節・腱・骨格筋が形成され、それらが機能することによって可能となる。また、その動きを司るのは神経系であるといわれている。

運動は、第一段階として骨や腱・骨格筋の形成が正常に機能しているか、第二段階としてそれらが形成されるための養分や血流、エネルギーが十分にあるかを検討する必要がある。前述のとおり全身の骨の数は206個あり、骨の構成成分としてカルシウムをはじめ、ビタミンDや副甲状腺ホルモン、コラーゲンを構成するタンパク質や成長ホルモンなどが関与する。骨を覆う骨格筋は約400といわれ、これらの筋肉により骨を動かすことができる。運動を司るのは脳と脊髄が関与し、最終的に運動ニューロンから筋肉に伝えられ、筋肉の電気刺激により動くことができる。身体の位置を動かす筋活動に必要なエネルギーはATPであるが、筋肉に保有されているATPはわずかであるためATPの再合成が不可欠となる骨格や骨格筋、神経がはたらくためのエネルギーがはたらかないと「身体の位置を動かし、またよい姿勢を保持する」ことはできないのである。

身体の動きの理解は、物理学でいう力学（mechanics）の知識が必要である。また、身体の位置を動かすためには、運動力学を理解する必要がある。運動力学は、運動を起こし、阻止し、運動を変更する力であるといわれている。「運動を起こす」とは身体の位置を動かすこと、「阻止する」とはよい姿勢を保つこと、「運動を変更する力」とは再度身体の位置を動かすことに対応して考えることができることである。

意思は、身体を動かす外力である。外力に刺激を受けた骨格筋は筋力を発生し、神経伝達のもと、身体を動かす。これが運動の法則である。

2．望ましい姿勢を保持することの要件

1）望ましい姿勢

「望ましい姿勢」とは、その人にとってその時の状況に適した望ましい姿勢であるとした。また、望ましい姿勢について以下のような指摘もある。

①力学的：物体としての安定性、静止姿勢において頭部・体幹・四肢の各体節の重心を統合した重心線が支持基底の中に落ちていること。

②形態学的：脊柱、四肢の骨格、関節の構造バランスが整っていること。

③神経学的：神経・筋の活動や反射が機能していること。

④運動生理学的：疲労しにくいこと、循環、エネルギー代謝が滞っていないこと。

⑤心理学的：性格、心理的状態が安定していること。

以上から、「望ましい姿勢」を考えることができる。

2）姿勢の保持

歩く、すわる、寝る、立つの姿勢を保持するには、以下に挙げる3つの要素が必要といわれている。

①安定性：姿勢保持のための筋活動が最小であり、エネルギー消費が少ない。

②非対称性：非対称であると基底面が拡大し安定性が増す。

③交代性：一定姿勢を続けている時は、わずか

な姿勢変化によって筋緊張のバランスが変容し血液循環を促進し疲労が軽減する。
　以上の要素をふまえ、その状況に適した姿勢の保持を行う必要がある。

3）臥位・坐位・立位・歩行を望ましい姿勢で保持する

（1）望ましい臥位を保持する

　臥位の目的行為は、睡眠や休息・安静である。そのため、睡眠や休息・安静を得ることが臥位の望ましい姿勢である。

①睡眠時の臥位
・安楽な気道確保
・心臓への負担がかからない体位
・レム睡眠・ノンレム睡眠のとりやすい体位
・体重の負荷が広い基底面である体位
・筋緊張を最小限にする体位
・寝具などの接触による循環不全を生じない体位

②休息・安静の臥位
・使用筋肉の緊張を緩和する体位
・疲労回復ができる体位
・休息・安静から睡眠に移行できる体位
・足底部位の休息・安静が確保できる体位
・休息・安静部位の循環不全を防止する体位
・安静抑制により疲労が強化されない体位

（2）望ましい坐位を保持する

　坐位の目的は、日常の食事や学習、作業を可能とする。
・食事、学習、作業姿勢が必要時間保持できる
・筋力や坐位バランスが保持できる
・筋力低下による坐位バランス不安定時の補助具使用による安定性の確保
・坐位保持の間に循環不全を防止する
・坐位保持安定のための椅子やクッションなどの補助具を適切に用いる
・筋力低下による坐位バランス不安定時に、自分のボディメカニクスを活用した安定性の確保

（3）望ましい立位を保持する

　立位の目的は、安全な歩行への初段階確保である。
・一人で立位が可能である
・補助具があれば一人で立位をとることが可能である
・立位が安定しているか、ふらつきなどの不安定徴候がない
・履物の適切な選択により、床との接点が安定している
・立位から歩行の第一歩が可能か

（4）望ましい歩行を保持する

　歩行の目的は、ある地点から他の地点への移動である。
・一人で歩行が可能である
・二足でバランスのとれたリズミカルな歩行が自力でとれる
・筋力低下、神経麻痺、骨折などにより、二足でのバランスのとれたリズミカルな歩行が困難な場合、杖や車いすなどの補助具の使用による歩行が可能である

4）臥位・坐位・立位・歩行の移動

（1）臥位の移動
・臥位は、基底面が大きく安定した体位で側臥位・腹臥位・シムス位間の移動はボディメカニクスを使用し、摩擦力を最小限に抑え効率のよい体位変換をする
・臥位は基底面が大きいため、長時間の同一体位は循環不全を招く危険があることから、臥位間の体位変換をする

（2）坐位の移動

①坐位⇔臥位
・筋緊張を緩和し、坐位から安定した臥位に移行することで睡眠、休息を保持する
・臥位に移行しても筋緊張が緩和しない場合は、筋緊張緩和のためのクッションなど補助具の使用やリラクゼーションの工夫をする
・臥位から坐位に移行する時は、一時的な血圧低下に留意し急激な移動動作をとらない
・安定した坐位をとるため半坐位、ファーラー位など坐位バランスを適切にとる

②坐位⇔立位
・坐位から立位に移行する時は、一時的な血圧低下に留意し急激な移動動作をとらない
・自力で立位をとることができる場合は、安全な立位をとるため周囲にある危険物に留意する
・補助具を用いて自力で立位をとる場合は、補助具が固定されているか、また破損がないかを確認し、力の入れ方に留意し坐位から立位に移行する
・立位をとるのに介助が必要な場合は、自分と介護者のボディメカニクスを活用した最小限の力で立位に移行する

（3）立位の移動
①立位⇔坐位
・四肢健常者は、坐位になる椅子や場所の安全性を確認し立位から坐位に移動する
・四肢麻痺など障害がある場合は、坐位となる椅子・車いす・床・畳などの安定性を確認し、自力または介護者の援助を得て立位から坐位に移動する
・坐位になった時、立位時の筋緊張から解き放たれ安楽な坐位バランスをとる

②立位⇔歩行
・四肢健常者が立位から歩行する時、歩行先、歩行経路を考えて立ち、位置を決定し第一歩を踏み出す
・四肢に麻痺など障害がある人は、立位から歩行に移行するための立位バランスを整え、必要であれば介助者の援助・補助具を使用し、安全に第一歩を踏み出す
・同じく障害のある人は、第一歩を安全に踏み出すために歩行先と歩行経路の安全を確認したうえで、必要であれば介助者の援助・補助具を使用し、呼吸を整え第一歩を踏み出す

（4）歩行移動
　歩行とは、自らの足を動かしながら移動する状態をいう。歩行の目的は、歩行機能の維持増進と、加齢による筋力の低下や、疾病による神経麻痺のリハビリテーションで歩行機能の向上をはかることである。歩行移動の目的をふまえ、歩行時間や自力歩行の可能性、歩行補助具の必要性や歩行介助者の必要性を総合判断し歩行移動する。

〈引用文献〉
1. ヴァージニア・ヘンダーソン著，湯槇ます，小玉香津子訳：看護論．日本看護協会出版会，東京，2012．
2. 中村隆一，齋藤 宏：基礎運動学 第5版．医歯薬出版，東京，2000．
3. 藤原勝夫，碓井外幸，立野勝彦編：身体機能の老化と運動訓練．日本出版サービス，東京，1996．
4. 藤原勝夫，外山 寛：身体活動と体力トレーニング．日本出版サービス，東京，2000．
5. 松尾 保編：小児保健医学 新版（第5版）．日本小児医事出版社，東京，1996．
6. 後藤 昇，楊箸隆哉：しくみが見える体の図鑑．エクスナレッジ，東京，2012．
7. Tortora GJ, Derrickson B著，佐伯由香，細谷安彦，高橋研一，他編訳：トートラ人体解剖生理学 原書 第9版．丸善出版，東京，2014．
8. Netter FH著，佐野圭司，高橋國太郎監：ネッター医学図譜 脳・神経系Ⅰ「構造と機能」学生版．丸善出版，東京，2005．
9. Netter FH著，杉岡洋一監：ネッター医学図譜 筋骨格系Ⅰ学生版．丸善出版，東京，2005．
10. 川島敏生：ぜんぶわかる筋肉・関節の動きとしくみ事典．成美堂出版，東京，2012．
11. Woollacott MH, Cook AS著，矢部京之助監訳：姿勢と歩行の発達．大修館書店，東京，1993．
12. 竹宮 隆，下光輝一編：運動とストレス科学．杏林書院，東京，2003．
13. Winter DA著，長野明紀，吉岡伸輔訳：バイオメカニクス人体運動の力学と制御．ラウンドフラット，東京，2011．
14. 武藤浩史，樽沼範久：運動+（反）成長．慶應義塾大学出版会，東京，2003．
15. 高橋長雄監修：からだの地図帳．講談社，東京，1989．
16. Virginia Henderson：Basic Principles of Nursing Care. International Council of Nurses, 1997.
17. Prechtl HF：Qualitative changes of spontaneous movements in fetus and preterm infant are a marker of neurological dysfunction. Early Hum Dev 1990；23（3）：151-158.

基本的欲求5

「睡眠と休息をとる（sleep and rest）」

今井栄子

概念の解説

I 基本的欲求5「睡眠と休息をとる（sleep and rest）」とは；概念定義

1．原語による「睡眠と休息をとる」概念

ヘンダーソンは人間の基本的欲求の第5番目に「睡眠と休息をとる（sleep and rest）」欲求を挙げた。

「睡眠をとる」は原語で「sleep」、「休息をとる」は「rest」である。「睡眠をとる」「休息をとる」の2動詞を合わせて「睡眠と休息をとる」と訳した。ヘンダーソンが、すべての基本的欲求を動詞表現したことに基づく。したがって、基本的欲求「睡眠と休息をとる（sleep and rest）」の定義を行うには「sleep」と「rest」の概念を定義する必要がある。そこで、「睡眠をとる（sleep）」と「休息をとる（rest）」を『オックスフォード現代英英辞典』と『広辞苑』の定義から追求することにした。

1）「睡眠をとる（sleep）」の概念定義
（1）「sleep」の英英訳と邦訳

「sleep」の英英訳と英英の邦訳は次のとおりである。

英英訳：to rest with your eyes closed and your mind and body not active.

邦訳：目を閉じて、心も体も休息すること。活動ではない。（訳、今井栄子）

（2）「睡眠をとる（sleep）」の和辞書的意味

和辞書では「睡眠をとる」の辞書的意味を「睡眠」で引いた。以下のとおりである。

「眠ること、ねむり、動物（人間を含む）の体の動きが静止し、外的刺激に対する反応が低下して意識も失われているが、容易に目覚める状態。周期的に繰り返し起こる脳波の変化を伴い、生命維持に不可欠な生活現象（レム睡眠）。活動を休止していることのたとえ。」

（3）英英訳と和辞書的意味の統合

英英訳と和辞書的意味から概念「睡眠をとる」に関して共通する意味が見出された。英語のキーワードと日本語の重要概念とを対比し、共通する重要概念を表1に示す。

英語のキーワーズは「1．eye closed」「2．to rest」「3．mind・body」「4．no active」の4概念である。英語の4概念に対し日本語の重要概念は、「1．睡眠」「2．反応の低下」「3．レム睡眠」「4．活動」である。さらに、和辞書的意味には、重要概念に関連する状況説明を加えた。

辞書的意味から「睡眠をとる」概念定義を次のように行った。

> 「睡眠をとる（sleep）」とは、目を閉じて心身が休息している状態で、外的刺激に対し反応が低下し意識も失われているが、容易に目覚める状態をいう。脳波の周期的変化を伴うレム睡眠は生命維持に不可欠な生活現象である。「睡眠をとる」対語は「活動する」である。

2）「休息を取る（rest）」の概念定義
（1）「rest」の英英訳と邦訳

「rest」の英英訳と邦訳は次のとおりである。

英英訳：to stop working or moving in order to relax or your strength.

邦訳：体力・知力・意思力をリラックス、あるいは回復させるために、働くこと、あるいは動くことを休止する。（訳、今井栄子）

（2）「休息をとる（rest）」の和辞書的意味

和辞書で「休息をとる」を引いた。以下のとおりである。

「休息をとる」とは、「仕事や運動をやめて、からだを休めること。休止すること。活動を中断すること。」

辞書的意味から「休息をとる」の概念定義を次のように行った。

> 「休息をとる（rest）」とは、体力・知力・意思力をリラックス、あるいは回復させるために、仕事や運動を休止させること。

3）「睡眠をとる（sleep）」「休息をとる（rest）」の概念定義の統合

「睡眠をとる（sleep）」の概念定義と「休息をとる（rest）」の概念定義を統合することで、基本的欲求「睡眠と休息をとる（sleep and rest）」の概念定義が成立すると考えた。そこで、概念定義の統合に向けて、表2に「睡眠をとる（sleep）」と「休息をとる（rest）」の状態と目的を整理した。表2から次のことがいえる。

①「睡眠をとる」の意識・身体の動きが低下または静止している状態と「休息をとる」の仕事や運動を休止

表1 ■ 「睡眠をとる」概念に関する英・和辞書的意味における共通性

構成概念番号	英語のキーワード	日本語の重要概念
1	eye closed	眠ること（睡眠をとる）
2	to rest	外的刺激に対する反応の低下、意識も失われている ⇕ 容易に目覚める状態
3	mind・body	脳波の周期的変化（レム睡眠） レム睡眠＝生命維持に不可欠
4	no active	活動はしていない

表2 ■ 「睡眠をとる」「休息をとる」概念定義の統合

概念	睡眠をとる（sleep）	休息をとる（rest）
状態	①外的刺激に意識・身体の動きが低下または静止している状態 ②脳波の周期的変化を伴う容易に目覚める状態	仕事や運動を休止している状態
目的	生命維持に不可欠な生活現象の維持	体力・知力・意思力をリラックスさせ回復させる

ている状態とは、同義とみることができる。
② 「睡眠をとる」の意識・身体の動きとは「休息をとる」の「体力・知力・意思力」と同様とみることができる。
③ 「休息をとる」の目的「体力・知力・意思力をリラックスさせ回復させる」ことが、「睡眠をとる」の目的「生命維持に不可欠な生活現象の維持」となる。

①、②の同義と③の目的の関係から、仕事や運動を休止させて（休息をとること）、意識や身体の動きが低下または静止している状態になることで（睡眠をとること）、体力・知力・意思力がリラックスし、回復して（休息の目的が達成し）、生命維持に不可欠な生活現象の維持が図られる（睡眠をとる目的が達成する）といえる。

2. 「睡眠と休息をとる（sleep and rest）」の概念定義

「睡眠をとる（sleep）」と「休息をとる（rest）」の概念定義の統合から「睡眠と休息をとる（sleep and rest）」基本的欲求の概念定義を次のようにした。

> 「睡眠と休息をとる（sleep and rest）」とは、仕事や運動を休止させ、外的刺激に意識や身体の動きが低下または静止状態になり、脳波の周期的変化に伴い容易に目覚める状態になること。
>
> その状態になることにより、体力、知力、意思力がリラックスし、回復して生命維持に不可欠な生活現象の維持が図られる。

3. 「sleep and rest」の順序性と構造

ヘンダーソンは、「sleep」と「rest」の類似した概念を、「sleep」を先に「rest」を後に置いて、基本的欲求を「睡眠と休息をとる」と表現した。それに注目し、「睡眠をとる」と「休息をとる」の概念定義の統合を試みた結果、得られた結論は「休息は睡眠を可能にする過程であり、睡眠することは、休息を得たことになる」ということであった。

それでは、なぜ「sleep and rest」であり、「rest and sleep」ではないのか。この疑問に回答を見出すべく「sleep」and「rest」の概念にみる諸事象あるいは諸現象の重要性、優先性について考えた。

そこで得られた結論は、次の3つである。
① 睡眠は生命維持に不可欠な生活現象の一つであり、睡眠を規則正しく維持することは、生命維持につながる。極論すれば、睡眠は生命維持に不可欠な生活現象として価値づけられる。
② 睡眠は生命維持に不可欠な生活現象であり、容易に覚醒し、休息あるいは活動状態に戻るということである。休息の状態は睡眠に近い状態であるが、体力・知力・意思力が回復すれば、それは活動状態すなわち「active」、「activity」の状態に移行する。
③ 休息は、体力・知力・意思力をリラックスさせ、回復させることである。体力・知力・意思力がリラックスによって回復すれば、体力・知力・意思力は以前よりも活性化し、「睡眠と休息をとる」以外の基本的欲求、例えば仕事や運動の活性化につながる。その表れが、活動（「active」あるいは「activity」）である。

このことから、休息は他の基本的欲求の活性化をもたらす欲求といえる。

4. 「睡眠と休息をとる」基本的欲求が取り上げられた背景

基本的欲求「睡眠と休息をとる」が取り上げられた1960年代のアメリカの社会情勢は、若者の台頭、経済の繁栄、人種差別、多民族のるつぼの中にあり、生活・経済・宗教などに対する多様な価値観や貧富の差が渦巻いている状態にあった。

睡眠時間を惜しんで働く人、夜を徹してジャズやロカビリーに熱中する若者も多かった。たばこや麻薬でストレスを発散させ、そのまま昏睡状態に陥る人々もいた。家をもたない人が路上で夜を明かし、一般市民でさえ、明るくなって起き、暗くなって寝るという時代から、睡眠時間を惜しんで働く時代への変換や価値観の転換に伴って、睡眠に

対する意識の変化が起きた。労働や自動車産業での三交替制から不規則な睡眠のとり方に起因する事故が発生したり、工場労働など24時間生産ラインに従った睡眠時間の取り方など、体内時計によって睡眠をとることが心身の休息をとることにつながるというよりも、繁栄とアメリカンドリームのために時間を費やす方向を選択していったと考えられる。それによって体調不良や精神的不調を訴えるものが増え、基本的欲求として「睡眠と休息」が生理的欲求として表在化したと考える。

このような時代背景の中でヘンダーソンは、「睡眠と休息」が人々の日常生活の中で規則正しく充足され、満足して次なる活動に結びつく基本的欲求として取り上げなければならないと考えたと思われる。

5. 基本的看護「休息と睡眠を助ける」からみた基本的欲求「睡眠と休息をとる」の意味

ヘンダーソンは、基本的欲求「睡眠と休息をとる（sleep and rest）」に対応する基本的看護を「患者の休息と睡眠を助ける（Helping patient rest and sleep）」と表現している。ここで最初に考察することは、基本的欲求では「睡眠と休息をとる」であるが、基本的看護では「患者の休息と睡眠を助ける」と「睡眠」と「休息」の順序が入れ替わっている点である。

生命体として生きるためには、生理的欲求として睡眠は重要なことである。睡眠と休息の概念から睡眠をとることが休息につながり、睡眠が十分にとれれば休息ができたことになる。また、入眠する際、まずは休息状態になり、その後睡眠に移行する。したがって、基本的看護「患者の休息と睡眠を助ける」で休息が睡眠より先にきている理由を、次のように考えた。

患者は、不眠や不眠を誘導するストレスを容易にコントロールできない。休息・入眠・睡眠の順序で患者を助けることが、結果として休息と睡眠を助けることになる。多くの患者は不眠に苦しむ。不眠の患者を助けるには、休息から入眠、熟眠を助けるのが適切と考える。その観点から、基本的看護では、「休息」が先にきて「睡眠」が後にくるという順序立てで、「患者の休息と睡眠を助ける」となったと考えた。また、休息への個人的対処として、安眠への誘導・適切な飲酒・適切な入眠剤の活用などが考えられる。

II 「生命体として生きるため」「社会生活を営むため」「終生成長発達を遂げるため」の「睡眠と休息をとる」基本的欲求

金子は「基本的欲求とは、人間が生命体として生き、社会生活を営み、終生成長発達を遂げるのに、最小不可欠な欲求である」と定義づけ、①第一階層「生命体として生きるため」の基本的欲求、②第二階層「社会生活を営むため」の基本的欲求、③第三階層「終生成長発達を遂げるため」の基本的欲求の3つのヒエラルキーで構成されているとした。

第一階層が充足され、第二階層が充足し、第三階層へと発展する。それは、ヘンダーソンが基本的欲求を「衣食住に対する人間の免れ得ない欲望」から「愛と称賛、社会生活における自己有用性と相互依存性に対する欲望」と言及して定義づけ、さらに階層化していることと一致している。

14の基本的欲求は第一階層から第三階層まですべてに不可欠である。そこで、「生命体として生きるため」、「社会生活を営むため」、「終生成長発達を遂げるため」の「睡眠と休息をとる」基本的欲求を考える。

1．基本的欲求定義からの概説

1）「生命体として生きるため」の「睡眠と休息をとる」基本的欲求

基本的欲求「睡眠と休息をとる」の定義において、当該基本的欲求は「生命維持に不可欠な生活現象」とした。それゆえ生命体として生きるための当該基本的欲求である。したがって、「睡眠と休息をとる」欲求は、第一階層の欲求として充足されなければならない。

睡眠は、ノンレム睡眠とレム睡眠に分けられる。レム睡眠は4段階の深さに分けられ、年齢により正常睡眠サイクルが変化する。睡眠時間と睡眠の深さは小児から高齢者まで変化するが、人間が生命体として生きるためには、年齢に応じた十分な時間と深さの睡眠をとらなければならない。さらに、睡眠は活動とは正反対の状態であることから、適切な活動ができるためにも不可欠である。休息から睡眠、睡眠から活動、活動から休息・睡眠をとることが生命体として生きるサイクルであり、サイクルが生活現象である。したがって、生命体として規則正しく生活するには、休息―睡眠―活動のサイクルを規則的に送ることが必要である。十分な睡眠時間と熟睡は、脳の高次情報処理能力を高め、情報処理能力は心理・意識・学習・記憶の効率を高める。そのための睡眠がもつ意義は深い（表3〈p.150〉）。

2）「社会生活を営むため」の「睡眠と休息をとる」基本的欲求

第一階層に加えて、第二階層の社会生活を営むためにも当該基本的欲求は意義をもつ。

概念定義でふれたように、「睡眠と休息」の対立概念は「活動」である。社会生活はほぼ「活動」の連続である。社会生活で活動するためには「睡眠と休息」で回復した心身の活動エネルギーが必要である。言い換えれば、社会生活での活動エネルギーは、「睡眠と休息」から得られる。「睡眠と休息」が十分とれない場合は社会生活での活動は不可能になる。社会生活の活動の仕方や環境で、睡眠時間・睡眠形態は変化する。例えば、昼間の活動が不十分な時は寝つきが悪く熟睡感が得られない、夜間に仕事など活動することによって体内時計が乱れ十分な睡眠がとれない、騒音や光などで夜間の睡眠が十分とれないといったように、睡眠と活動のサイクルが乱れてくる。このような「睡眠と休息」と「活動」のサイクルを乱す環境にあって「睡眠と休息」と「活動」を生命体としての生活現象へ戻すことは、社会生活を正常に営むうえで大切なことである。すなわち、生命体として生きるための基本的欲求「睡眠と休息をとる」の充足は、社会生活を営むうえで最も重要なことである。

3）「終生成長発達を遂げるため」の「睡眠と休息」基本的欲求

第三階層の「終生成長発達を遂げるため」に「睡眠と休息」は重要である。人間が終生成長発達を遂げるには、生きている限り心身の活動

表3 ■ ノンレム睡眠とレム睡眠

睡眠の段階：ノンレム睡眠（NREM：non-rapid eye movement）とレム睡眠（REM：rapid eye movement：急速眼球運動）

　正常の睡眠は2つの要素からなる。ノンレム睡眠（NREM：non-rapid eye movement）とレム睡眠（REM：rapid eye movement）である。ノンレム睡眠は連続的に移行する4つの段階からなる。
1. 第1段階は、覚醒と睡眠の間の移行期で正常では1～7分間続く。目を閉じてリラックスし、とりとめのないことを考えている状態である。この段階で起こされた人は「寝ていなかった」と答えることが多い。
2. 第2段階あるいは軽睡眠期は、真の睡眠の第一段階である。この間、もう少し覚醒させにくい状態にある。夢の断片が経験され、目はゆっくりと一方からもう一方へ動く。
3. 第3段階は中等度の深睡眠期である。体温と血圧は低下する。この状態の人を覚醒させるのは困難である。この段階は眠りに落ちてから約20分後に起こる。
4. 第4段階は睡眠の最も深いレベルである。脳の代謝は有意に低下し、体温は軽度低下するが、ほとんどの反射は正常で、筋緊張はわずかだけ減少する。睡眠時遊行が起こるのはこの段階である。

　典型的には、ヒトはノンレム睡眠の第1段階から第4段階に1時間以内に移行する。7～8時間の睡眠の間に、3～5回のレム睡眠のくりかえしがあり、この間閉じた瞼の下で目は急速に左右上下に動く。ノンレム睡眠は第2段階と第3段階を急速に経てレム睡眠に至る。最初のレム睡眠は10～20分間続く。そしてまたある期間ノンレム睡眠が続く。
　レム睡眠とノンレム睡眠は夜間交代に出現する。約90分ごとに起こるレム睡眠の期間は次第に長くなり、最後のレム睡眠は約50分続く。成人では典型的な睡眠時間のうちレム睡眠の時間は合計全体で90～120分になる。年をとると、睡眠に費やす平均時間は減少する。さらに、レム睡眠の割合が減少する。乳児の睡眠の50％程度はレム睡眠であるが、2歳児では35％、成人では25％である。レム睡眠の機能はまだ解明されていないが、乳児や小児でレム睡眠の割合が高いことが脳の発達に重要であると考えられる。レム睡眠の最中のニューロンは活動が高く、脳血流や酸素消費は、レム睡眠の時のほうが覚醒状態で激しい精神的・身体的活動をしている時より高い。夢の大部分はレム睡眠中に起こり、脳波の所見は覚醒時のものに、類似している。

（文献4、p.201-202を参考に作成）

を継続し、発展させなければならない。心身の成長発達は、主に飲食によって発展し、精神人格の成長発達は社会生活での刺激から学習し、高次精神活動で発展させる。人間が終生成長発達を遂げるには、飲食と同様、心身の活動を継続発展していかなければならない。

　基本的欲求「睡眠と休息をとる」の概念でふれたように、活動のエネルギーは休息と睡眠から得られる。すべての人間が、胎児期から新生児期、乳幼児期、児童期・学童期、青年期、成人期、そして高齢期に至るまで、活動と休息・睡眠を繰り返す。「寝る子は育つ」のことわざに表象されるように、特に成人期に至るまでの心身の成長要因は睡眠・休息中に蓄えられる。高齢者になっても、生命維持と社会生活を営む活力は睡眠によって維持される。

　睡眠の重要性が認識されている今日、身体的、心理・社会的な健康を保持し、生命体として生き、終生成長発達を遂げるためのQOL向上の基盤として、年代に応じた十分な睡眠と休息をとることが重要なこととなる。

　今日では、健康を維持するために十分な睡眠と休息をとるための社会現象として、よい睡眠のための環境づくりや寝具類などの情報は、いまだかつてないほどコマーシャル化して巷にあふれている。

2．基本的欲求分類定立のための概念と「睡眠と休息をとる」基本的欲求

　ヘンダーソンは14の基本的欲求を分類し定立するために、次の3つのカテゴリー概念を示した。

　イ．日常は他者の援助なしで生活維持できる欲求。
　ロ．活力なく無為な状態からの脱出のための欲求。
　ハ．愛と称賛、社会的自己有用性、相互依存性に必要な欲求。

　睡眠と休息の欲求は、①他者の援助なし、②無為からの脱出、③相互依存性のすべてに必要であるが、特に①、②に属する欲求と考えられる。上記3つのカテゴリー概念から、睡眠と休息について述べる。

1)「日常は他者の援助なしで生活維持できる欲求」としての「睡眠と休息」

睡眠は活動とは対極にあり、睡眠は新たな活動を再生産するための生命維持に不可欠な生活現象である。したがって、日常生活の中では各人が自分の生活様式の中で自分の活動に見合った睡眠と休息のパターン（質と量）をもち、健康体として生命を維持している。

心身が必要とする睡眠と休息は、小児、成人、高齢者をとおして自然なパターンであるが、状況によっては意図的に維持している。過激な活動の後の十分な睡眠と休息、過剰なストレスを回避するための睡眠と休息、不眠への対処など、周囲のアドバイスを受けながらも、自分の体調や状況に合わせた睡眠と休息を確保している。ただし、健康障害からの睡眠・休息障害や過剰なストレス回避のための治療的睡眠確保は、適切な医療管理によって行われる。

2)「活力なく無為な状態からの脱出のための欲求」としての「睡眠と休息をとる」基本的欲求

「活力なく無為な状態」には、放心状態、うつ状態、無為が続く状態などがある。多くは心身ともに活動していない状態である。健康的な睡眠・休息とは、活動後の、あるいは活動のための睡眠・休息である。したがって、無為の状態で心身ともに活動していない休息状態は、本来の活動のための休息に転換させる必要がある。

活動が低下すると、休息・睡眠の量も質も低下する。この連鎖を断つには心地よい活動の先行が望ましい。日常生活の中で心地よい活動を見出し、適度な心身の疲労を体験し、心地よい睡眠と休息が保たれるよう個人や周囲の人の努力が必要である。

3)「愛と称賛、社会的自己有用性、相互依存性に必要な欲求」としての「睡眠と休息をとる」基本的欲求

（1）愛と称賛、社会的自己有用性、相互依存性が満たされた時の「睡眠休息の欲求」の意義

自分自身が愛と称賛を受け、自分の社会的自己有用性が認められ、自分と他者との相互依存性がうまく機能している時は、自分の存在、価値、活動が他者に注目され受け入れられ、理解され、是認されて、愛情充足ニードが昂揚する。その満たされた愛情是認ニードは快い良眠をもたらす。良眠が休息をもたらし、次の活力の湧出につながる。

愛と称賛、社会的自己有用性、相互依存性からもたらされた愛情充足ニードの昂揚と良好な睡眠・休息は好循環をなし、さらなる活動を生み、人生それ自体を前進に導く。人生それ自体の前進は、人生の成長発達を促進する。睡眠と休息は人生前進のためのパイプ役となる。

（2）愛と称賛、社会的自己有用性、相互依存性が満たされなかった時の「睡眠休息の欲求」の意義

自分自身が愛と称賛を受けられず、自分の社会的自己有用性が認められず、自分と他者との相互依存性がうまく機能しない時は、自分の存在、価値、活動は、他者からは注目されず、理解されず、是認されることもない。そのような状態に陥った時は、自信を失い、自己否定に陥り、うつ状態になったり、ときには自己存在を否定して、死にはしることもある。その時は活力を失うだけでなく、不眠や睡眠障害を引き起こす。不眠や睡眠障害は休息を得られないばかりか、生命維持の危険を招く。睡眠・休息を保ち活力を増加させ活動していくためには、愛と称賛、社会的有用性、相互依存性からもたらされる愛情充足ニードが不可欠である。例えば、不眠・睡眠障害を訴える人を理解し訴えを受け止め、睡眠障害から脱しようとする意思や努力を是認し激励する人がいたとする。その人が送ったメッセージが睡眠障害の人の心に届き、両者の間で睡眠障害克服に向けての相互依存関係が生まれる。すると、お互い相手を大切に思うという愛情充足ニードが満たされることになる。愛情充足ニードを得て睡眠・休息の基本的欲求を充足させることは、生命維持状態に不可欠であるといえる。

看護師は、睡眠障害を克服する人の重要他者の一人であるといえる。

3. 全発達段階に不可欠な「睡眠と休息をとる」基本的欲求

基本的欲求の概念規定において、14の基本的欲求は全発達段階において必要不可欠の欲求であるとした。すなわち、胎児期・新生児期、乳幼児期、児童期（学童期）、青年期、成人期、高齢期のすべての段階において、基本的欲求「睡眠と休息をとる」はなくてはならないものなのである。

1）発達段階によって異なる睡眠時間と睡眠パターン

睡眠の質と量は成長時期や年齢に大きくかかわる。乳幼児期の睡眠は睡眠総量が多く、発達段階が増すに従って睡眠時間は減少する。平均睡眠時間は、新生児期が18〜20時間、乳幼児期は12〜14時間、学童期は8〜12時間、青年期は7〜8時間、成人期は6〜8時間、高齢期は5〜6時間である。高齢期では、就寝時間が早まり起床時間が早くなる傾向がある。

睡眠パターンは一般的に、新生児期では短い眠りが昼夜繰り返され、1歳頃から夜の眠りが多くなる。3〜4歳頃から昼寝の時間が限られてきて、10歳頃から夜に長い眠りをとるようになる。青年期・成人期には睡眠時間が短縮されてくる。高齢期になると昼寝が復活し夜の眠りが浅くなるといわれている。

1日のレム睡眠とノンレム睡眠の量も、年代によって変化していく。総睡眠量・レム睡眠量ともに、小児＞幼児＞青年＞成人＞高齢者と年齢が高くなるにつれて減少する。レム睡眠の割合が減少するのは50歳代からと85歳代にみられるといわれているが、ノンレム睡眠は長年減少しない。また、レム睡眠はノンレム睡眠のように休息をもたらさず、多くの夢はレム睡眠の間にみるといわれている。レム睡眠の間、脳は激しく活動し脳代謝は20％上昇する。睡眠は脳のための休息と活動のリズム機能であるため、脳の発達に伴って休息と睡眠の様相が変化する。

病気の状態にある時は身体的苦痛や疼痛、病気に対する不安などが心理的に影響して、休息が休息とならず、不眠などの睡眠障害が生じる。

睡眠への誘導としての動作の制限は子どもや動物に使われる。例えば、子どもに「静かに横になりなさい」と言って「基礎代謝」を下げさせると眠りに落ちていく。現代人は学校や職場に拘束されることが多く、睡眠時間が社会的ないし文化的に束縛されており、特に青年期から成人期には個人差が大きくなる（**表4、5、図1〜3**〈p.154〉）。

2）各発達段階における「睡眠と休息をとる」基本的欲求（表4）

（1）胎児期

近年では、分娩監視装置で胎児心拍をグラフ化してみることができるようになり、胎動や胎児の睡眠パターンがわかるようになった。胎児期は日中の胎動が少なく、眠っているパターンが多いといわれている。胎児は母体内にいるわけであるから、母体の休息・睡眠パターンが重要になる。妊婦が心身ともにくつろげ、睡眠・休息が十分にとれるような環境が必要である。

（2）新生児期

新生児期の1日の睡眠時間は18〜20時間に及び、一般的に7つの睡眠周期がある。

ノンレム睡眠の特徴として、目を閉じ、体動と目の動きがないことが挙げられる。一方、レム睡眠では急速眼球運動がみられ、瞼は閉じ体動が観察される。新生児期の睡眠時間の多くはノンレム睡眠で、睡眠の50％を占める。

（3）乳幼児期

乳児期の1日の睡眠時間は12〜14時間で、睡眠の20〜30％がノンレム睡眠であり、午前・午後の昼寝が必要であるが、午前の昼寝は徐々に減少する。深いノンレム睡眠によって体を成長させ、浅いレム睡眠によって脳を発達させるといわれている。乳児期に、夜睡眠、昼パターンが確立する。

幼児期の睡眠時間は10〜12時間に減少する。ノンレム睡眠は20〜30％、午前・午後の昼寝が必要であり、午前の昼寝の減少は乳児期と同じである。幼児期の正常な入眠サイクルは2〜3歳で確立される。入眠への休息時に本の音読やお話などを要求する。

表4 ■ 各発達段階における睡眠時間・睡眠パターン・睡眠上の問題・睡眠充足要件

発達段階	睡眠時間	睡眠パターン	睡眠上の問題	睡眠充足要件
胎児期		日中は胎動が少なく眠っている	母体の休息・睡眠が重要	心身ともに母体が安らげる状態
新生児期	18〜20時間	睡眠の50％がノンレム睡眠、7つの睡眠周期		
乳幼児期	12〜14時間	睡眠の20〜30％がノンレム睡眠 夜昼の睡眠パターンが確立 午前中の昼寝は徐々に減少	入眠サイクルは2〜3歳で確立	午後の昼寝が必要
学童期	8〜12時間	レム睡眠は20％に減少	塾や習い事に忙しい 心身の活動量が多い 就寝時間が遅くなる	明日の活力を再生する睡眠の必要性への配慮（親、周囲の人が考慮）
青年期	7〜8時間	深夜まで起きて活動 睡眠不足 レム睡眠は25％	社会的に活動が始まる時期 ストレスによる睡眠障害	ストレスによる睡眠障害への自己コントロールの必要性
成人期	6〜8時間	生活スタイルや社会的役割・機能によって睡眠パターンが変動 レム睡眠は20％	疲労、ストレス、ライフスタイルなど心理的・社会的要因が休息と睡眠に影響する	就寝時間の遅れ 夜勤や時差通勤などのライフスタイル上必要なことへの対処
高齢期	5〜6時間	就床時刻・起床時刻が早くなる傾向 レム睡眠は20〜25％	夜中に覚醒する 脳機能の退行 心理的・社会的要因による睡眠障害 睡眠量や質の悪化は認知症のリスク因子 過度の睡眠・休息は寝たきりや認知症の発現となる場合もある	騒音、温度、寝具などの調整

表5 ■ 正常脳波の特性

種類	周波数（Hz）	振幅（μV）	出現条件	優性部位
α波	8〜12	5〜100	閉眼・覚醒・安静時	後頭・頭頂部
β波	13〜30	5〜30	覚醒・安静時	汎発性
θ波	4〜7	α波に同じ	入眠時	側頭部
δ波	0.5〜3	α波より大	深睡眠時	前頭部

（文献6、p.404より引用）

（4）学童期

前学童期では11〜12時間の睡眠が必要となる。学童期の子どもの多くは学校や塾、習い事などで1日中精一杯活動し、昼間の休息も取れない状態でもあり、心身の活動量が多い。休息・睡眠と明日への活力を再生産するためにも、また行動や成長にも睡眠が必要になる。

後学童期では8〜12時間の睡眠が必要であり、8歳の子どもは最低10時間の睡眠が必要となる。睡眠時間が減少してきた11〜12歳では就寝時間が22時頃と遅くなる。レム睡眠は20％に減少する。悪夢で夜間に目が覚めることなども少なくないが、年齢とともに減少する。

（5）青年期

青年期の睡眠は7〜8時間必要である。25％はレム睡眠であり、90分ごとに5〜30分繰り返される。学業や仕事など社会的活動も始まる時期であり、それとともに友人・社会的関係からのストレスなどで睡眠障害にも通じるような事象が始まる時期でもある。また、深夜まで起きて活動するなど睡眠不足になりやすい。睡眠障害や睡眠不足は活力不足につながる。精神的ストレスや睡眠不足に陥らないように、自己コントロールできる環境づくりを必要とする。

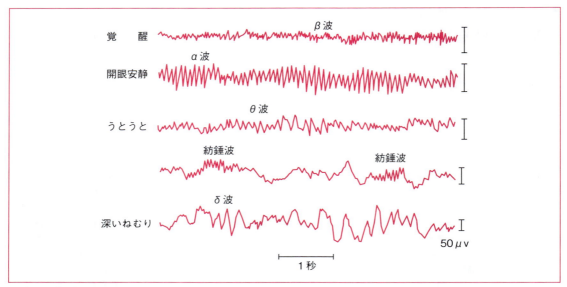

図1 ■ 正常脳波
（文献6、p.404より引用）

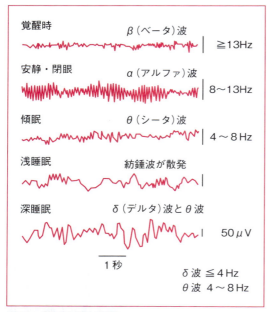

図2 ■ 覚醒水準と脳波
（文献7、p.360より引用）

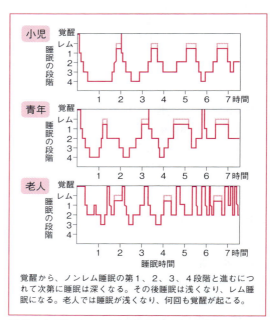

図3 ■ 年齢による正常睡眠サイクルの変化
（文献7、p.360より引用）

（6）成人期

　成人では6～8時間の睡眠時間が必要である。約20％がレム睡眠である。生活スタイルや社会的役割・機能などによって睡眠パターンが変動し、それを維持している。疲労やストレス、ライフスタイルなどが睡眠と休息に影響する要因となる。就寝時間の遅れ、夜勤や時差通勤などライフスタイル上必要なことに対して、十分な休息と睡眠時間が確保できるように自己コントロールする必要がある。

（7）高齢期

　高齢者は、一般的に約5〜6時間睡眠である。レム睡眠は20〜25％である。頻回に夜間覚醒し、睡眠に戻るために時間を要する。就寝時間と起床時間が早まる傾向がある。

　また、夜間頻尿による二次不眠や、自身の孤独や死などへの不安、重要他者との死別から生じる悲嘆などから入眠・睡眠障害が生じやすい。睡眠充足には、心理的ストレスにうまく対処することを考え、自分なりに工夫した入眠方法・入眠環境を工夫し、実行することが望ましい。

4．全健康レベルに不可欠な「睡眠と休息をとる」基本的欲求

　基本的欲求の概念定義において、14の基本的欲求は①健康維持期、②健康逸脱期、③健康回復期、④安らかな死、全健康レベルにおいて必要不可欠な欲求であるとした。当該基本的欲求は、特に健康逸脱期において重視される。これらを考慮したうえで、各健康レベルにおける「睡眠と休息をとる」の欲求概要を述べる（**表6**〈p.156〉）。

1）健康維持期

　健康維持期とは、特定の健康障害あるいは機能障害の有無にかかわらず、心身の形態機能がその人個人にとって良好な状態に維持できている時期である。そして良好な状態が維持できているだけでなく、可能な限りより良好な状態にしていくこともできている時期といえる。各人は、自分の健康維持のために意識的に自分に合わせて量・質ともに満足のいく睡眠と休息をとる。眠ることによって脳と身体を休息させ、次なる活動エネルギーの再生産につなげる。睡眠と休息が活動につながることが、健康の維持といえる。睡眠と休息のための環境を自ら考え、よりよく整えることができ、安眠から覚醒した時すっきりして次の活動意欲を感じることができる状況は、自らのコントロールにより欲求が充足できていることであり、かつ健康を維持することである。

2）健康逸脱期

　健康障害から身体的・精神的苦痛が生じると、睡眠と休息はただちに影響を受ける。苦痛からの不眠、不眠によるイライラ感、イライラ感が昂じると錯乱状態も引き起こすため、苦痛から生じた不眠時にはただちに何らかの方法で睡眠確保にあたる。不眠傾向が生じたら速やかに受診し、適切な診断と治療を受ける。病院では、本人の訴えおよび客観的観察・健康障害との関係を相互判断して適切な医療援助をする。その際、本人は不眠からくる苦痛も含めてありのままの状態をできるだけ詳細に話す。それによって適切な援助が受けられる。

3）健康回復期

　健康回復期では、回復に伴い心身の苦痛は原則安定し軽減する。それにもかかわらず不眠が発症し持続する場合は、回復しているはずの健康障害から生じる不眠が考えられるため注意を要する。不眠が常套的である人は特に注意しなければならない。年齢や慢性不眠症などと決めつけ自分流の対処方法をしていると、健康障害との関連を見落としてしまうことがある。健康回復期は、健康障害が回復しても再燃することがある。再燃の徴候が不眠と関連したり、与薬されている薬剤の変更が不眠と関係する。不眠を健康回復への重要な徴候と認識し、本人しかわからない不眠徴候を、正確かつ詳細に医療従事者に伝えることは、患者にとっての役割であり義務でもある。医療従事者にとっては、治療の変化や強化への重要な情報となり適切な治療につながる。健康回復期にある人の不眠の訴えは、患者と医療従事者とが一緒になって健康回復をめざして行動する重要な指標であり情報である。

4）安らかな死

　人生のラストステージはすべての人に訪れる。どんな人も人生の終焉の時期を、心身ともに安らかで自分らしくありたいと願う。日々の睡眠と休息が満たされると、ラストステージにあってもその人は心身ともに安らかである。加齢あるいは健康障害によりラストステージに至った

表6 ■ 健康レベル諸段階における「睡眠と休息をとる」基本的欲求のあり方と意義

健康レベル各期　　　　　　　　　「睡眠と休息をとる」概念構成要素	健康レベル各段階概念定義	健康維持期	健康逸脱期	健康回復期	安らかな死
		健康機能障害の有無にかかわらず、心身の形態機能がその人にとって良好に維持でき、より良好にできる時期	物的・人的環境から何らかの刺激および個体の身体内に生じた病態変化により、心身の形態機能の変化や障害が生じている時期	個体のもつ自然治癒力、それを助長する医療的治療によって心身の健康障害が回復に向かう時期	すべての人に訪れる人生のラストステージで、どんな人も人生の終焉の時期を、心身ともに安らかで自分らしくありたいと願う。安らかな死を迎える時期
①	仕事や運動を休止させている状態	健康障害の有無にかかわらず仕事・運動を休止し、睡眠と休息をとることで、心身の形態機能が維持される	仕事・運動を休止し、睡眠と休息をとっても、心身の病態変化により心身の形態機能の障害が生じている。心身の病態変化により、形態機能の変化が生じ、睡眠と休息がとれない状態	仕事・運動を休止し、睡眠と休息を十分とることで健康障害から回復に向かう	仕事・運動から解放され、睡眠から永眠へ心穏やかに心身機能が向いている状態
②	外的刺激に意識や身体の動きが低下・静止している状態	健康障害の有無にかかわらず睡眠と休息をとることで外部刺激に対し、意識や身体の動きが低下・静止し、心身の形態機能が良好に維持できている	外部刺激、心身の病変により身体の動きが低下せず、睡眠がとれない	睡眠と休息をとることで外部刺激に対して心身の形態機能の反応が良好に維持できるような方向に向く	外部刺激に対して環境が整い身体の動きが最も低下・静止して休息と睡眠が保たれている状態
③	脳波の周期的変化に伴い容易に目覚める状態	健康障害の有無にかかわらず睡眠と休息をとることで脳波は周期的に変化しているが容易に目覚め心身の形態機能が良好に維持できている	睡眠と休息が良好にとれないことで脳波の良好な周期的変化が不可能になる	睡眠と休息をとることで脳波は周期的に変化、容易に目覚め心身の形態機能が良好に維持できる状態に向き、健康回復に向かう	脳波の周期的変化が緩慢になり、徐々にその緩慢さが長くなり、容易に目覚めることはなくなっていく状態
④	体力・知力・意思力がリラックスし回復する	健康障害の有無にかかわらず睡眠と休息をとることで体力・知力・意思力がリラックス・回復し、活力を生み、健康維持につながる	自己コントロールができない睡眠、眠りたいという欲求が満たされないためにリラックス、回復力、活動の生産につながらない	睡眠と休息をとることで体力・知力・意思力がリラックス・回復し、活力を生み、健康回復につながることができる状態に向く	体力・知力・意思力が最も低下し、再度の回復・上昇はない睡眠状態
⑤	生命維持に不可欠な生活現象	生命維持に不可欠な生活現象としての睡眠・休息は健康維持につながる	極端な睡眠障害は精神的活動を障害し生命の危険を招くこともある	質の良い休息と睡眠を得ることで、疾患の回復がみられ生命危機から脱する重要な時期となる	生命が危機状態になっても睡眠から永眠へ心穏やかに過ごせ、何の苦痛もない状態

時、心身の苦痛を除去したうえで睡眠と休息の安寧を図る。また、心身の苦痛の完全な除去が困難な場合は、意識を落とした睡眠と休息で安寧を図る。いずれも安らかな死に対する最善の方法である。「眠るように死ねたら」という言葉に象徴されるように、人は苦痛なく眠るように最後の時を迎えたいと願う。睡眠が永眠に変わる。永眠が安らかであることは、その人や周囲の人が人生を生きたといえる思いが残ることである。その思いが残るよう、最後まで生きることが安らかな死を迎える睡眠と休息である。

表7 ■ 適切な「睡眠と休息」を可能にする要件

No		適切に睡眠をとる要件	適切に休息をとる要件
1	要件	眠りたいという欲求がある	休息をとりたいという欲求がある
	具体	身体・精神状態、外部環境から眠いと感じ、時間で眠ろうとする。起床時は眠りから覚めたという感覚をもつ	学業や仕事の合間、また就寝前に休息したいという欲求がある
2	要件	寝るための条件が整えられていること	休息をとるための条件が整えられている
	具体	寝る場所、寝具、照明などの環境が安全に整えられていること	休息をとる環境が確保されていること
3	要件	眠るための行動がとれる	休息への行動がとれる
	具体	眠る前の準備（入浴、洗面、歯磨き等の清潔行動）や更衣 身体を横たえ、寝る体位がとれる	休息のために身体の力を抜きリラックスする
4		睡眠と休息のための生理的機能を具備している	
	具体	1）体内時計の睡眠サイクルを守り、それに合わせた起床時間・就寝時間を守ること 2）起床時、日光を浴び、朝食をとり、覚醒の発現、中枢神経機構をはたらかせ体内時計をリセットする 3）就寝の体温低下のために、運動・入浴で一時的に体温を上げ、その後低下させるために休息をとる 4）寝る30分〜2時間前から照明を暗くし、メラトニン（体内時計の役割を果たす）分泌を促す（表A参照）	

表A ■ メラトニンの作用

合成系	脳神経伝達物質セロトニンからつくられ、脳松果腺分泌。 トリプトファン→セロトニン→メラトニン
作用	a）体内時計 　分泌にバイオリズムがある（夜間に分泌増加） 　通常の分泌サイクルを調節 　太陽光減少→目の網膜→体内時計（視床下部の視交叉上核）→交感神経幹→上頸神経節→松果体→メラトニン分泌→全身が睡眠の準備（体温低下、活動低下など） b）体の成熟に抑制的に作用 　視床下部に作用して性腺刺激ホルモン放出ホルモンの分泌抑制→性腺発育抑制（メラトニン分泌抑制で性的早熟などが起こる）

（文献7、p.229より引用）

III 適切な「睡眠と休息」を可能にする要件

適切な「睡眠と休息をとる」を可能にするには、表7に示した要件が必要となる。表記したことは「睡眠と休息」を助ける基本的看護に役立てる。

〈引用・参考文献〉

1. Virginia Henderson：Basic Principles of Nursing Care. International Council of Nurses, 1997.
2. 金子道子編著：ヘンダーソン，ロイ，オレム，ペプロウの看護論と看護過程の展開．照林社，東京，1999.
3. 金子道子：適応看護モデルにおける看護目的論対象論概説．日本適応看護理論研究会学術論文集 2013；9（1）：1-1-33.
4. Barbara Herlihy著，片桐康雄，飯島浩之，片桐展子，他監訳：ヒューマンボディ からだの不思議がわかる解剖生理学 原著第3版．エルゼビア・ジャパン，東京，2008：201.
5. 桑木共之，黒澤美枝子，高橋研一，他訳：人体の構造と機能 第3版．丸善出版，東京，2010：201.
6. 戸田一雄，木本万里：基礎解剖生理学 第3版．おうふう，東京，2011：404.
7. 林正健二：ナーシング・グラフィカ 人体の構造と機能（1）解剖生理学 第3版．メディカ出版，大阪，2013.

基本的欲求6

「適切な衣類を選び、着脱する(select suitable clothing dress and undress)」

溝口孝美

概念の解説

I 基本的欲求6「適切な衣類を選び、着脱する（select suitable clothing dress and undress）」とは；概念定義

1. 原語から

1）「select suitable clothing dress and undress（適切な衣類を選び、着脱する）」の意味と意味的分割

　ヘンダーソンは、人間が生命体として生き、社会生活を営み、終生成長発達を遂げるために14の基本的欲求が不可欠であるとし、14の基本的欲求の6番目に「適切な衣類を選び、着脱する」を挙げた[1,2]。

　原語「select suitable clothing dress and undress」を意訳から、前半「select suitable clothing」と後半「dress and undress」とに分けて考えると、前半の「select suitable clothing」は「適切な衣類を選び」と訳し、後半の「dress and undress」は「衣類を着脱する」と訳す。先に「適切な衣類を選び」、次いで「（適切に選んだ）衣類を着脱する」という順序性がある。

　前半の「select suitable clothing」は、今自分自身の置かれた状況においてどのような衣類が適切か考え、実際に適切な衣類を選ぶ行動ができる「衣類選択行動」を意味する。後半の「dress and undress」は、適切に選んだ衣類を着衣したり、着衣しているものと交換して脱衣するという「衣類着脱行動」を意味する。前者の「衣類選択行動」と選択行動に次ぐ後者の「衣類着脱行動」は、思考と行動において各々異なる要素を含む。

　「衣類選択行動」とそれに次ぐ「衣類着脱行動」の概念は、衣類選択・着脱の目的、衣類選択の指標（個別性、環境条件）、衣類着脱の認識と動作の適切性を論じなければならない。

　以上をふまえたうえで、当該基本的欲求の原語から次の3概念の意味を追究する。

　①「select suitable clothing（適切な衣類を選ぶ）」の意味。
　②「dress and undress（着脱する）」の意味。
　③「suitable（適切な）」の意味。

2）「select suitable clothing（適切な衣類を選ぶ）」の意味

　前半の「select suitable clothing」は、「適切な衣類を選ぶ」と訳し、「衣類選択行動」とした。「衣類選択行動」には、次に示す第一～第四の目的がある。

　第一義的目的は、衣類で身体を保護することにより体温の恒常性を保持することである。衣類は外部環境の温度変化に対し、内部環境重要因子の体温保持を目的としたものである。人間は恒温性動物であることから、内部環境および生活の快適さを守るうえで衣類を選び、外界の環境の変化に対応している。例えば、春夏秋冬の季節の外部環境、特に気温・湿度に合わせて衣類を適切に選択する。体温の恒常性は生命維持に不可欠である。このことは、当該基本的欲求が生命維持に不可欠な欲求である重要な意義に通ずる。

　第二義的目的は、環境からの危険回避である。衣類は自然・物理的環境など外界に存在する人体危険物体から保護してくれるものである。例えば、虫、草木、アレルゲン、紫外線、有害物質から身体を保護すること、擦過傷や骨折予防のために外部の危険物から身体を守ることである。第二義的目的も、生命体の維持に不可欠な要素である。

　第三義的目的は、個人の人格的自己の表現である。衣類の選択が、その人の人格そのものの表現としてみることができる。すなわち、衣類の選択は自己実現を目的とする。

　適切に衣類の選択を行うことは、その人の体型や今の健康状態、さらに美意識を考慮して選択することである。その結果、その人は選択した衣類に満足し、その衣類を着用することで、その時その場の自分らしさを表現する。また、着用した衣類を、他者から「あなたに似合う」「あなたらしい」と称賛され、その人はより満足感を増す。

　衣類はその人の生命維持や生活になくてはならないものであるが、その時その場で適切な衣類を選択することは、体型、健康状態を考慮しつつ、自分の気分や感情、さらに季節感覚や美意識を反映させ、自然環境および人的環境と調和させた選択を行うことである。体型、健康状態、自分の気分や感情、季節感覚や美意識を衣類で表現することは、自分らしさを表す自己概念の一部で、人格を表すといえる。

　当該基本的欲求は、基本的欲求の定義、要素である社会生活を営み、終生成長発達を遂げるうえで不可欠な目的をもつ。

　第四義的目的は、社会的調和である。社会生活の営みに焦点をあてて、適切な衣類選択の例を以下に述べる。

　結婚式に招待された時は、主役の花嫁・花婿に対して心から祝意を表し、共に喜びながらも主役を大切にした衣類

の選択をすることに心遣いをする。その場に共に集う人々に対しては、その人の社会的な立場や置かれた立場をわきまえた装いを考慮する。その中にあって、自分の美しさを活かすための工夫を行い、さらに魅力的にみせることを意識して、自分らしい品位を自己表現する。結婚式という最も華やかで幸せに満ちた場にあって、自分の社会的立場をわきまえた装いで祝意と喜びを表現することが、結婚式に調和することにつながる。結婚式に参加する自分自身の装いは、多くの人が集うその時その場の人間関係を考慮しなければならない。自分の装いは、結婚式という社会的人間関係と調和させることが重要といえる。加えるならば、結婚式という社会的人間関係の中で自分らしく装うことは、第三義的目的で述べた人格的表現そのものである。

第四義的目的の社会的調和においても、第三義的目的の人格的表現同様、基本的欲求の定義要素である社会生活を営み、終生成長発達を遂げるうえで不可欠な目的である。

以上「適切な衣類選択行動（select suitable clothing）」の意味・目的から、次のように定義づけた。

> 「適切な衣類選択行動（select suitable clothing）」の概念は、身体の恒常性の保持・環境の危険から身体を守る・個人の人格的自己の表現・社会的調和の目的で適切な衣類を選ぶことである。

3）「dress and undress（着脱する）」の意味

後半部分の「dress and undress」は、「衣類を着脱する」と訳し「衣類着脱行動」とした。衣類を着脱することは、その人の身体状況や健康状態に合わせて行われる運動機能といえる。なぜならば、その人の身体状況や健康状態が、衣類を着たり脱いだりする行動に影響を与えるからである。

「dress and undress（衣類着脱行動）」は、前半の「select suitable clothing（適切な衣類選択行動）」の4つの目的を達成するための思考と行動である。4つの目的を達成するための思考と行動は、「衣類を着脱する」運動機能の思考と行動である。ヘンダーソンは、看護師独自の機能を述べる中で、「（基本的欲求の充足は、）その人が必要なだけの体力と意思力と知識とをもっていれば、これらの行動は他者の援助を得なくても可能である」と述べている。衣類の着脱に不自由のない人は、衣類の着脱に必要な体力、すなわち運動機能、「素早く着たい、脱ぎたい」「格好よくスマートに着たい、脱ぎたい」などといった、衣類の着脱に必要な意思力、「防寒にはどうしたらよいか」「スマートにみせるためにはどうしたらよいか」などといった、衣類の着脱に必要な知識をもっていて、他者の援助を得なくても自力で衣類の着脱は可能である。

一方、生まれたばかりの新生児や、脳血管障害で衣類の着脱に必要な運動機能に障害が生じている人、高齢により自力で衣類の着脱ができなくなった人など、衣類の着脱に他者の援助が必要な人もいる。新生児は衣類の着脱に必要な体力、意思力、知識をほとんどもっていないため、新生児の保護者や周囲の人が新生児になり代わって衣類の選択や着脱を行う。

また、脳血管障害で衣類の着脱に必要な運動機能に障害を生じている人は、衣類の着脱に必要な体力、すなわち運動機能の欠落が生じることが多い。脳血管障害で四肢の伸展・屈曲に支障をきたしたり、安定した立位がとれない場合は他者の援助を必要とする。

しかし、脳血管障害者の中には、体力としての運動機能に支障をきたしたとしても、「残存機能を最大限活かしてうまく着用しよう」といった意思力や、「うまく着脱するには患側から着て、健側から脱ぐことを重視してできるようにしよう」といった知識をもてば、運動機能の欠落を充分に補える。したがって、脳血管障害者の衣類の着脱を援助する際は、支障ある体力を補う、新たに得た意志力や知識がより発揮できるよう支援することが、看護師や介護士による専門的援助であり、基本的看護である。

以上を総括して「着脱する（dress and undress）」の意味は次の①～⑨のようにまとめられる。

> ①「衣類着脱行動（dress and undress）」とは、「適切な衣類選択行動（select suitable clothing）」の4目的を達成するための思考と行動である。4つの目的とは、「生理的体温の恒常性の維持」「環境からの危険回避」「個人の人格的自己の表現」「社会的調和」である。
> ②4つの目的を達成するための思考と行動は「衣類を着脱する」運動機能の思考と行動である。
> ③ヘンダーソンは、「衣類を着脱する」運動機能の思考と行動を、衣類を着脱する体力・意思力・知識とした。
> ④衣類を着脱するのに必要な体力とは、着脱に必要な身体機能（衣類を頭や首から着用する・脱ぐ、上肢の伸展と屈曲を行使して衣類の袖を上肢に通す・脱ぐ、下肢の伸展と屈曲を行使してズボンやスカートを下肢に履く・脱ぐ、ボタンやホックをかける・外す、紐を結ぶ・解く、ファスナーを開ける・閉めるなど）である。
> ⑤衣類を着脱するのに必要な意思力とは、着脱の時間・合理的手順・着脱結果の美的感覚や満足感を思考し実行する意思力である。
> ⑥衣類を着脱するのに必要な知識には、衣類着脱の目的を知っていること・合理的手順を知っていること・着脱に必要な自分の身体機能を知っていて行使できることなどがある。
> ⑦衣類の着脱は、ほとんどの子ども・成人・高齢者は、他者の援助を必要としない。
> ⑧衣類の着脱に援助を必要とする人は、新生児、乳児、一部の高齢者、一部の健康障害者が挙げられる。
> ⑨看護師は個別の衣類の着脱に関しての看護診断をし、看護診断に基づいた個別の基本的看護を行う。

4）「suitable（適切な）」の意味

（1）「suitable」の意味

「suitable」は「適切な」と訳す。その意訳は、その人に似つかわしい、ふさわしい、その人につり合っているという意味である。さらに、その人を自分と他者に分けて考えると、自分からみて自分に似つかわしいのと同時に、他者からみても自分に似つかわしいという意味になる。

（2）個別で独自性のある人間の「衣類の選択と着脱」の適切性の意味

14の基本的欲求のうち6番目に位置づけられている当欲求は、1〜5番目の「1．正常に呼吸する」「2．適切に飲食する」「3．あらゆる排泄経路から排泄する」「4．身体の位置を動かし、またよい姿勢を保持する」「5．睡眠と休息をとる」の基本的欲求に比較して、個別性やその時その場のその人の置かれている状況に一段と深く結びついている。

基本的欲求1〜5が相当に身体の生理的欲求に対する各個人の対処の仕方で充足される欲求であるのに対して、当欲求は個人の意識や好み、または自己主張によって衣類が選択され、着脱される。朝起きて夜就寝するまでの24時間、家庭生活・社会生活を営むうえで、環境の自然条件や人的環境を考慮し身につける衣類から、冠婚葬祭の特別な礼装、病気や疾病の診断や治療といったさまざまな規制に見合った衣服など、適切な衣類の選択は多様である。それらの多様な衣類の選択は、衣類着用の生理的・社会的目的、また目的に対する個人の意識、そして衣類を通しての自己主張などによるものである。

以上のように考えると「suitable」とは、個別で独自性のある人間としての自分にとって「ふさわしい」「似つかわしい」という意味が含まれる。

（3）社会生活を営むうえでの「衣類の選択と着脱」の適切性の意味

前項で述べた個別で独自性のある人間としての適切性は、個人と社会との関係において個人・個性がより強調されるものである。個人が、自分の所属する集団や社会、または家族の中で衣類の選択に関して自己主張するには、所属集団や社会、または家族が規範とし、通念としている衣類の選択に関する価値観がある。冠婚葬祭の礼服などはその代表である。日常的にも、職場での仕事着や通勤着、就職活動のための衣服、家でのくつろぎ着などにも同じことがいえる。すなわち、個性を重んじながらも社会的通念・規範に基づいた衣類であることが求められる。また、社会的通念・規範に基づきながらも、衣類で精一杯個性を発揮し自己主張するものである。

以上のことから、適切な衣類の選択は社会生活を営むうえで重要な意味をもつといえる。

> 「suitable」とは、個性と社会的通念とのバランスでうまく調和できているという意味をもつ。

（4）「衣類の選択と着脱」に関する「適切さ」の例

例えば、「今日はこの色の服を着ることで、いつもの私より元気になりたい」、「この着心地のよい衣類を着ることで穏やかな気持ちになり、苦しく辛いこの状況からぬけたい」など、「この色」「この着心地のよさ」を意図的に選択することが「適切さ」であると考える。あるいは、その人の所属する集団や仲間との調和を保ちたいなどの願いを込めて衣類を決めることもあり、このことは良好な人間関係形成への祈りにも近いものに通じるといえる。その思いや行動が個別的・社会的に満ち足りて、生き生きと生活するのによい影響を及ぼすといえるため、「suitable」は、その人そのものを強調するために適した表現であると考える。

入院患者が昼夜、寝間着や治療衣で過ごす時、患者は衣類から自分を病人と自覚する。しかし、寝間着よりも少し日常に近い衣類に着替えるだけで、少しでも回復したような意識になることが多い。寝間着や治療衣から、病気・病人から回復する日常衣に変化させることも、衣類の選択と着脱に関する適切さの例といえる。

（5）「適切さ」と「適合」

基本的欲求「適切な衣類を選び、着脱する」は、先に適切な衣類を選択し、その後着脱するという前半と後半の順序性があると既述した。さらに考えなければならないことは、「適切な衣類を選択し着脱した」結果、「どのような衣類を選択することが適切か」ということと、「選択し、着脱した衣類が衣類着用の目的に適合したか」ということを同時に考えなければならない。

両者を同時に考えた時、「適切さ」の概念に関連して、「適合」の概念にもふれておく必要がある。そこで、適切な衣類の選択に関して、適合の概念を合わせて考えると次のようになる。

①適切な衣類の選択と着脱の結果が、衣類の選択と着脱の目的に適合しているか否か。
②適切な衣類の選択と着脱の結果が、衣類の選択と着脱の社会的価値観あるいは、承認に適合しているか否か。
③適切な衣類の選択と着脱の結果が、衣類の選択と着脱の自己主張すなわち自己概念に適合しているか否か。

上記①〜③は、当欲求の充足をみる際の有効なエビデンスとなる。

2．基本的欲求「適切な衣類を選び、着脱する」の概念定義

「衣類選択行動（select suitable clothing）」と「衣類着脱行動（dress and undress）」と「適切な（suitable）」の重要概念の意味を検討した結果、当該基本的欲求の概念定義を次のようにした。

> 「適切な衣類を選び、着脱する」とは、衣類の選択・着脱の4つの目的（①体温の生理的恒常性の維持、②環境からの危険回避、③個人の人格的自己の表現、④社会的調和）に適合した衣類を各人が思考して選択し、衣類の着脱行為（体幹・上下肢による着脱、上下肢の伸展・屈曲による着脱、手指によるはめる・結ぶ・解く・引く、立位・坐位・臥位の体位で着脱）が運動機能としてでき、衣類の選択・着脱に満足することである。

3. 概念定義に含まれる5要素

当該基本的欲求の概念定義をわかりやすくするために、次の5項目に分けた。

要素1	「適切な衣類を選び、着脱する」とは、生命体として生きるために、体温を保持し、外界の危険から身を守る生理的意味をもつ。
要素2	生理的意味に加えて、衣類は人格の一部ととらえ、その人の個性や思い、感情を衣類に表現されたものととらえられる。
要素3	人はどのような健康状態、生活環境下にあっても衣類の選択や着脱を通して、人間らしくその人らしい個性を自己表現し、それが社会的にも受け入れられ、社会との調和を保つ。
要素4	衣類の選択や着脱は、その人の身体機能、衣類に対する価値観や美意識を反映した機能と人格の統合で、その人の生きる意欲や幸せにつながる。
要素5	病人の衣類の選択と着脱は、健康の回復や安らかな死とも関連する。衣類の選択を通して、自分らしい品位や自己表現ができ、生きる意欲や幸せにつながれば、病気の回復を高めるために必要な欲求として価値づけられる。

II 基本的欲求の概念を構成する重要要素の解説

1. 生命体・社会生活・成長発達と「適切な衣類を選び、着脱する」基本的欲求

金子は「基本的欲求とは、人間が生命体として生き、社会生活を営み、終生成長発達を遂げるのに、最小不可欠な欲求である。基本的欲求は、あらゆる健康レベルと、あらゆる発達段階において、必要な欲求である」と定義づけた。「適切な衣類を選び、着脱する」基本的欲求の4目的（①体温の生理的恒常性維持、②環境からの危険回避、③個人の人格的自己表現、④社会的調和）と基本的欲求の定義「生命体を生きる」「社会生活を営む」「終生成長発達を遂げる」との関係を表1に示した。

生命体として生きるには第一～第二義的目的、社会生活を営むには第二～第四義的目的、終生成長発達を遂げるには第一～第四義的目的が関係する。当該欲求を充足することは、生命体、社会生活、終生の成長発達に意義をもつことがわかった。

2. 基本的欲求分類定立のための概念と「適切な衣類を選び、着脱する」

ヘンダーソンは、基本的欲求を分類し定立するために次の3つの概念を示した。
- イ．日常は他者の援助なしで生活維持できる欲求。
- ロ．活力なく無為な状態からの脱出のための欲求。
- ハ．愛と称賛、社会的自己有用性・相互依存性に必要な欲求。

「適切な衣類を選び、着脱する」欲求は、「イ．日常は他者の援助なしで生活維持できる欲求」にあたる。また、自己の気持ちを鼓舞するための色やデザインの衣類を選択したり、着衣している衣服を他者から称賛され自尊感情が高まることは、「ロ．活力なく無為な状態からの脱出のため」の行為であったり、「ハ．愛と称賛、社会的自己有用性・相互依存性に必要な」行為行動の例といえる。

以上から、当基本的欲求はヘンダーソンの示した基本的欲求の3つの概念すべてに該当する欲求といえる。

III 「適切な衣類を選び、着脱する」基本的欲求を定立した背景

ヘンダーソンが活躍した時代のアメリカ社会は、今日では考えられないほど貧富の差があり、また、医療や看護の労働環境も整っていない状況であった。そのため多くの人々は、病気で入院しても手厚い看護とはほど遠い環境下に置かれていたといわれている。ヘンダーソンは看護学校卒業以来、事情の許す限り病人のいる臨床現場に足を運び、常に病院や病人の状況に関心を寄せていた。また、著書『看護論』の中で、病人の着る病衣について次のような見解を述べている。

「大部分の病院では患者は自分の欲求どおりに食べることはできない。行動の自由も阻まれているし、プライバシーは侵害されている。奇妙な病衣を着せられてベッドに閉じ込められた

表1 ■ 「適切な衣類を選び、着脱する」欲求の目的と基本的欲求の定義との関係

基本的欲求の定義	「適切な衣類を選び、着脱する」欲求の目的	
生命体として生きる	第一義的目的	体温の生理的恒常性の維持
	第二義的目的	環境からの危険回避
社会生活を営む	第二義的目的	環境からの危険回避
	第三義的目的	個人の人格的自己の表現
	第四義的目的	社会的調和
終生成長発達を遂げる	第一義的目的	体温の生理的恒常性の維持
	第二義的目的	環境からの危険回避
	第三義的目的	個人の人格的自己の表現
	第四義的目的	社会的調和

患者は、叱られた子どものように自らを情けなく思わざるを得ない」[4]

この病衣に関する記述は、次のことが強調されていると解する。
① 病衣を着せられた病人は、自由な行動とプライバシーが侵害されている。
② 奇妙な病衣を着せられた病人はベッドに閉じ込められ叱られた子どものように、自らを情けなく思う。

「病衣の強制は、自由・プライバシーの侵害になること」と、「奇妙な病衣は自尊感情の低下を招くこと」の２つの人権や人格の侵害、自尊感情の低下にかかわることを見聞し思案して、基本的欲求の６番目に「適切な衣類を選び、着脱する」を位置づけたヘンダーソンの思いが読み取れる。また、この病衣に関するヘンダーソンの記述は、「自分」で適切な衣類を選び、着脱することができない入院患者の気持ちや好みなどといった「人間らしさ」を考慮しなければならない病院側の人間が、患者に奇妙な病衣を着せた結果であることを述べたものと解することができる。

基本的欲求は、人間が生命体として生きるために不可欠であるばかりでなく、社会生活を営むためにも不可欠である。自分で適切な衣類を選び着脱することができない、あるいは許されない入院患者も、病人といえども個性をもった社会的存在である。それなのに、自尊感情を低下させられ、人格否定までされてしまう。病院側の人間は奇妙な病衣の着脱を患者に強制し、人間らしく社会生活を営む権利を奪っているといわれても仕方ない。奇妙な病衣を着せた人は、病院という社会的環境にあって病人の病衣に関しての重要他者である。その重要他者は看護師そのものである。

病人が病院という環境で人間らしく社会生活を営むために、病衣の選択と着脱は不可欠な基本的欲求といえる。そして、その欲求の充足は看護師が責任をもって行う基本的看護である。病人が、衣類の選択を通して自分らしい品位や自己表現ができ、生きる意欲や幸せにつながれば、病気回復を高めるために必要な欲求として意義づけられる。

Ⅳ 「適切な衣類を選択する」「衣類を着脱する」ことができるための条件

1. 気温、湿度との関係

「適切な衣類を選択する」条件の一つは、人間が恒温動物であるためである。人間は、体内での熱生産と体外への熱放散によって常に一定の体温を保っている。これは、人間の身体をつくり生理機能を維持するために、人体を構成する細胞のすべてが活性化するための源である酵素の至適温度が37℃前後であることに由来する。このことにより、内部環境の恒常性を保っている。

衣服を着用した状態において衣服気候を考えることが大切である。快適な状態は、皮膚および皮膚に最も近い衣服の温度が32±1℃、湿度が50±10%である。体内における熱生産と体外への熱放散（放射・気化熱・伝導・不感蒸泄の４つのしくみによって行われる）のバランスに留意しながら衣類を選択する。

以上のことから、「適切な衣類を選択する」ことは、外部の環境との関係において、また生命を維持し人体の生理機能を保つうえで、人間の皮膚の生理機能が順調に維持できるようにするためであるといえる。それとともに、常に細胞の代謝機能を円滑に機能することにより、健康的に生きて生活できるようにするためである。

2. 気温・湿度の季節変動に合わせた衣類選択

春夏秋冬の季節の外部環境、特に気温・湿度に合わせて衣類を適切に選択する。暑さには薄着での体熱放散、寒さには衣類を重ねて保温など、衣類や素材を選択する。

3. 虫、草木、アレルゲン、紫外線、有害物質との関係

蚊や蜂などの害虫、アレルギー源や有害物質など外部からの予期せぬ刺激から皮膚を保護するため、また擦過傷や骨折などの受傷から身体を守るために衣類の選択をする。また、アレルギー体質の人は衣服の材質・形状を考慮し選択

する。

4．身体活動、運動との関係

運動時には身体活動がスムーズに行え、外傷などから身体を守ることができることを考慮する。また、運動時の筋肉の熱生産増加・入浴後の体温上昇による発汗を考慮して衣服を選択する。快適さと健康な新陳代謝を衣類の選択で維持する。

V 全発達段階における「適切な衣類を選び、着脱する」基本的欲求

基本的欲求の概念定義において、14の基本的欲求は、全発達段階において必要不可欠な欲求であるとした。当該欲求では全発達段階を、新生児期、乳幼児期、学童期・成人期、高齢期で考えた。

1．新生児期

出生直後の新生児は、皮膚形成が不十分なことから外部の刺激に脆弱で、傷つきやすく易感染状態である。したがって、直接皮膚を保護する産着は吸湿性があり、繊維の柔軟な材質を選ぶ。また、衣類の縫い目の圧迫で循環障害を生じることもある。可能な限り縫い目の少ない体全体を圧迫しない形状の衣類を選択する。特に重要なのは、オムツの選択と交換時の清潔である。新生児は、皮膚が脆弱なうえに、頻回な排便・排尿で酸やアルカリの刺激で皮膚が発赤し剥離に至ることもあるため、オムツの材質は便・尿の吸収がよいこと、吸収後は皮膚と接触しないことが発赤などの予防につながる。あわせて、オムツ交換後の皮膚の清潔は、オムツの材質の選択と同様に重要なことである。

2．乳幼児期

乳児は、衣類の選択や着脱に対する認識や行動は不可能なため、生下時より保温用、危険防止用の衣類、オムツ交換や選択など、すべて保護者や養育者が乳児になり代わって行う。

幼児期では脊柱や四肢、手指の巧緻性などの発達で、衣類の着脱がある程度可能になる。幼児期の発達課題にある立位歩行や、話すことの学習、排泄の仕方を学ぶことは、衣類の着脱も可能になる条件である。それには保護者・養育者の援助が必要である。そして、衣類の着脱に必要な運動機能が確立すると、衣類の着脱はほぼ自立することができる。ただし、自立の時期は、養育者の躾の方法やその子の学習能力、やる気などにより個人差が生じる。

3．学童期・成人期

学童期から成人期の衣類の選択と着脱は、特殊な健康状態を除いて自力で可能である。なぜなら、当該欲求の四充足目的がほぼ自力で充足できるからである。

もう一つの理由は、適切な衣類の選択と着脱の基本的欲求は、「患者が日常の生活パターンを保ち、他者に助けてもらわなくても満たせる欲求」の一つと考えたからである。それらをもって学童期～成人期にかけて、衣類の適切な選択と着脱は自力でできるとしてよい。

4．高齢期

高齢期は、体型の変化や運動機能の低下、また認知機能の変化により、当該欲求の充足の仕方に変化・工夫が必要となる。主な変化を以下に述べる。

1）体型の変化に伴う衣類の選択・着脱

高齢者の体型は、脊柱の彎曲などにより身長が低くなる。それに伴い衣類の選択・着脱にも留意が必要である。身長が低くなると、ズボンやスカートなどの丈が長くなり、裾を踏みやすくなり転倒などの危険が生じる。危険回避を重視して、安全な歩行ができるよう身体に合った衣服を選択しなければならない。また、加齢により体幹の肥満が生じると、従来の衣服では圧迫が生じ循環不全を招く。体動しやすく、循環障害を防止するような余裕をもったデザインと材質を選択する。

2）運動機能低下に伴う衣類の選択・着脱

加齢による四肢・体幹の関節拘縮は、衣類の

着脱に支障をきたす。また、手指の巧緻性が低下し、ボタンをかける・ひもを結ぶ・解く・引くなどの細かい着脱動作が不得手となる。加齢に加えて健康障害が発生し、衣類着脱の運動機能に関連する動作に影響が出ると、衣類の選択はさらに運動機能障害に合わせなければならない。そこで、運動機能の低下に合わせて容易に着脱できる衣類の選択が必要となる。本人が着脱しやすい、例えばファスナー式で簡単だと思え、実際にうまく着脱できる衣類を選択する。また、運動機能低下は衣類着脱時の転倒につながる。立てない、ズボンに足を入れる時に転倒する、袖に手を通す時に肩の関節が痛い、脱衣場で着脱時に滑って転ぶなど危険は多い。したがって、運動機能低下に応じた転倒予防を確保する着脱動作を新たに工夫し、本人がそれを守って衣類着脱を実行できるようにしなければならない。椅子にすわって衣類を着脱する、転倒しやすい無理な動作は避ける、うまくできないところは他者に手伝ってもらったり、補助用具を使うなど、高齢者個人が家族や周囲の人々と衣類着脱動作の安全性を確認し実行することが当該基本的欲求を充足することになる。

3) 認知機能の変化に伴う衣類の選択と着脱

衣類の選択・着脱は認知機能と運動機能に支えられているが、高齢期になると認知機能低下が生じやすい。したがって、認知機能低下は衣類の選択・着脱に大きく影響する。例えば、季節や行く場所に合わせた衣類が選択できない、着脱の順番がわからないなど、自分の意思で衣類を選択・着脱することが不可能になる。

また、認知症患者においても、衣類の選択や着脱が不可能になる。このことは、認知機能の低下した人が当該欲求の4つの目的を理解できなくなったことから生じる困難である。4つの目的を理解することが困難であるならば、その人を取り巻く周囲の人がその人になり代わって当該欲求を充足するようにしなければならない。それにより、認知機能が低下した人は衣類の選択・着脱において、人格を低下させることなく生活を送っていける。

VI 全健康レベルにおける基本的欲求「適切な衣類を選び、着脱する」

基本的欲求の概念定義において、基本的欲求は全健康レベル、すなわち、健康維持期、健康逸脱期、健康回復期、安らかな死、において必要不可欠な欲求であるとした。全健康レベルにおける「適切な衣類を選び、着脱する」欲求のありかたを考える。

1. 健康維持期

心身および社会的にも健康維持期にある人の衣類の選択・着脱は、日常では他者の援助なしで生活維持できる欲求であるため、多くの人は自立できている。衣服による人格的自己の表現および社会的調和も満たされている。

2. 健康逸脱期

健康逸脱期にある人の状態は、自分の置かれている物的・人的環境から、何らかの刺激および個体の身体内に生じた病態変化により、心身の形態機能の変化や障害が生じている時期をいう。健康逸脱期の人は、疾病に伴う症状や治療が行われるなかで、手術や手術創からの分泌物や治療的処置による汚染、呼吸管理のうえで生じる喀痰吸引による汚染、回復を促すために必要な注射や輸液による汚染、栄養補給時や排泄時の汚染など、手術衣、病衣、寝衣など衣類を汚すなどの機会が多い。健康逸脱期で、逸脱への医学的治療や看護、また回復促進のための医学的治療や看護を必要としている人は、健康逸脱から運動機能を含めた生理的機能に障害があることが多い。健康逸脱、あるいは健康逸脱から回復促進に向けて行われる医療的処置のために、身体行動に規制が加わることが多々ある。さらに身体の障害、あるいは健康逸脱に対して行われる医療的処置や医療的規制から衣類の汚染は著しく、交換は頻回に行わなければならない。

以上のような状況下で、健康逸脱期にある人は自力で衣類の選択・着脱が困難である場合が多い。衣類選択・着脱に関する運動機能障害が

ある場合は、自力での衣類の着脱は不可能なため、家族や介護者、看護師や介護士などに助力や支援を求めることになる。

健康逸脱に対する医療的治療が行われている時や医療的処置に伴う規制がある時は、医療的治療から生じる汚染の処置と、汚染に伴う感染予防は医療専門職の責務である。したがって、健康逸脱期で医療的処置やそれに伴う規制が行われている病人の衣類の着脱は、主として看護専門職者が行う。そして、それらの病人は看護専門職者からの協力を受け自力でできる、規制下でもしてもよい機能をはたらかせて、衣類の選択・着脱を行う。なお、健康逸脱期の運動機能不全者や病人は、衣類の着脱に関して家族・介護者・看護師・介護士ら重要他者からの援助を受けることになる。重要他者からのサポートの受け入れ（受容的行動）が、衣類の選択・着脱を可能にする。そして、家族・介護者・看護師・介護士らは、衣類の着脱交換を必要とする人に対し寄与したことになる。その関係は、患者―看護師との相互依存の関係である。

3．健康回復期

健康回復期とは、個体のもつ自然治癒力、またそれを促進する医療的治療によって心身の健康障害が回復に向かう時期である。健康回復期は、心身の健康障害の病態が修復する速度、修復範囲、回復度合などにより、回復過程には個人差が生じる。

健康回復期における「適切な衣類を選び、着脱する」欲求の充足を考えるにあたり、当該欲求の4つの目的に関連させて検討した。その結果を**表2**に示す。

健康回復期における「適切な衣類を選び、着脱する」欲求が充足されれば、生活は豊かになり精神的によい効果をもたらす。なぜなら、自分好みの衣類を身につけることで、安定感、充実感、満足感、幸福感が得られ健康回復意識に結びつく。寝衣から日常衣に着替えるだけでも気持ちは日常生活に切り替わる。社会復帰および自立に向けて「適切な衣類を選び、着脱する」のに必要な力や運動機能を補うために、看護師や介護者らからの支えや手助けを受ける。

表2 ■「適切な衣類の選択と着脱の目的」「健康回復期の状態」「病衣・寝衣・日常衣のあり方」

適切な衣類の選択と着脱の目的	健康回復期の状態	病衣・寝衣・日常衣のあり方
①体温の生理的恒常性の維持	1）体温の変動あり、ただし変動幅は少ない 2）循環促進の停滞	1）体温変動に合わせた病衣 2）発汗による下着の交換 3）循環促進・保温のための病衣・寝衣・日常衣
②環境からの危険回避	1）室温・湿度との調和 2）点滴ルートの圧迫・脱落 3）感染・転落など医療事故の回避	1）室温・湿度に合わせた衣類、枚数の調整 2）点滴ルート確保・圧迫・脱落防止のための衣類の選択（袖幅、ゆるみ、開口部範囲など） 3）感染部が明確に見える色、材質の衣類 4）感染部の交換がしやすい衣類 5）転倒・転落を防止できる衣類・材質
③個人の人格的自己の表現	1）健康回復に向けた自己実現 2）残存機能維持に向けた自己実現	1）身体機能回復を助ける衣類の選択と着脱 2）健康回復への意欲を反映した衣類の選択に対する満足感 3）残存機能を助ける衣類の選択と着脱 4）残存機能維持への意欲を反映した衣類の選択と選択に対する満足感
④社会的調和	1）健康回復に向けた施設や仲間との心理的調和 2）残存機能維持に向けた施設や仲間との心理的調和	1）健康回復に向けて所在している施設や家族、健康回復を共にがんばっている仲間と衣類の選択や着脱を通じて共感し合える人間関係が生じる 2）残存機能維持に向けて、所在している施設や家族、残存機能維持にがんばっている仲間と、衣類の選択や着脱を通じて共感し合える人間関係が生じる

それらを考え行動することは、セルフケア能力であり、健康回復を促進する。リハビリテーション運動時は身体活動がスムーズに行え外傷などから身体を守ることができる、熱生産の増加で発汗が増加することを考慮して衣服を選択することが、快適さだけでなく健康上でも意義がある。

4．安らかな死

安らかな死、人生のラストステージは、それが若年者であれ中高年者であれ、事故や加齢、健康障害の悪化が原因であっても、生命維持の困難が予想される状態はすべての人に訪れる。どの年齢、どのような理由であっても、人は人生の終焉の時期を心身ともに穏やかでありたいと願う。それが安らかな死を迎える時期である。

安らかな死において、前述した衣類の着脱に必要な全運動機能が機能しなくなることが多い。自力で衣類を着脱することが不可能である場合、死をみとる人がその人になり代わって、安らかな死を迎えるにふさわしい衣類を選び、心身の安楽を最優先して着脱を行う。

臨死の時は、硬直により衣類着脱に必要な運動機能が不全になる前に、旅立ちの衣類の着脱が必要となる。生前に着用していた衣類を脱がせ、その人なりの死の旅立ちにふさわしい死装束を選び着せることが望ましい。この時の衣類の着脱は、家族や生前その人にかかわった人々に委ねることとなる。生前にその人が深くかかわった人との相互依存関係を大切にするゆえんである。例えば、家族をはじめ、最期の時を共にした人々や、ときには親しい人ばかりでなく、疎遠であったり、絶縁していた人も最期に和解を求めて死装束の着替えを手伝ったり、見送りをすることもある。

死の直前、身のまわりの世話をした看護師が家族に代わって行うこともある。

創傷部や付着した医療機器を除去し清潔にしたり、死後の処置と全身清拭後に更衣することも看護師の仕事である。死装束の更衣は、患者を本当の家族のように思って行わなければならない。死装束が着物の場合は左前合わせとする。

以上から、安らかな死における衣類の選択と着脱は、その人にとっての重要な他者からの相互依存的な儀礼の意味もあり、旅立つ人も見送る人もそれによって当該欲求は充足される。

〈引用文献〉
1. Virginia Henderson：Basic Principles of Nursing Care. International Council of Nurses，1997：34．
2. ヴァージニア・ヘンダーソン著，湯槇ます，小玉香津子訳：看護の基本となるもの．日本看護協会出版会，東京，2006：25．
3. 金子道子編著：ヘンダーソン，ロイ，オレム，ペプロウの看護論と看護過程の展開．照林社，東京，1999：25，97．
4. ヴァージニア・ヘンダーソン著，湯槇ます，小玉香津子訳：看護論．日本看護協会出版会，東京，1994：32．

〈参考文献〉
1. 髙橋惠子，湯川良三，安藤寿康，他編：発達科学入門 第2巻 胎児期〜児童期．東京大学出版会，東京，2012．
2. 髙橋惠子，湯川良三，安藤寿康，他編：発達科学入門 第3巻 青年期〜後期高齢期．東京大学出版会，東京，2012．
3. 井上幸子，平山朝子，金子道子編：看護学大系 第4巻 看護と人間（2）．日本看護協会出版会，東京，1991．
4. 深井喜代子：ケア技術のエビデンス．へるす出版，東京，2010．
5. 川口孝泰，佐藤蓉子，宮腰由紀子，他編著：リンクで学ぶ看護基本技術ナビゲーション 清潔の援助技術．中央法規出版，東京，2003．
6. 坪井良子，松田たみ子編：考える基礎看護技術Ⅱ 看護技術の実際．ヌーヴェルヒロカワ，東京，2005．
7. 藤崎郁：基礎看護技術2 第14版．医学書院，東京，2006．
8. 黒澤尚，青木きよ子編：新体系看護学全書25 成人看護学12 運動器．メヂカルフレンド社，東京，2010．
9. Sister Callista Roy：The Roy Adaptation Model 3rd ed. Pearson，2009．

基本的欲求7

「衣類の調節と環境の調整により、体温を正常範囲内に維持する（maintain body temperature within normal range by adjusting clothing and modifying the environment）」

平尾眞智子

概念の解説

I 基本的欲求7「衣類の調節と環境の調整により、体温を正常範囲内に維持する（maintain body temperature within normal range by adjusting clothing and modifying the environment）」とは；概念定義

1．原語から

ヘンダーソンは、人間の基本的欲求の第7番目に「衣類の調節と環境の調整により、体温を正常範囲内に維持する」（7. maintain body temperature within normal range by adjusting clothing and modifying the environment）という欲求を挙げた。

「maintain body temperature」にある「maintain」の意味は、ロングマン英英辞典（以下同）によると「to make a level or rate of activity, movement etc stay the same」とあり、活動や運動などのレベルや程度を同じ状態にとどまらせることを意味している。

このことを人間の体温に応用して考えると、「体温を同じ状態に保つこと」が基本的欲求となる。

湯槙らの訳本では原語の「normal range」は「生理的範囲内」と意訳されているが、本稿では原語のとおり「normal range」を「正常範囲内」とする。この正常の概念は、今日では正常・異常の区分ではなく、幅をもった基準値の考え方をしている。例えば平熱は、新生児・乳児・高齢者で平均値において差異があり、その差異は正常範囲内である。その人にとっての正常範囲内で健康維持していることが、正常範囲内で体温を保持することである。

ヘンダーソンは体温を調整するものとして、適切な衣類の着用と環境の調整を挙げている。原文では、「adjusting clothing and modifying the environment」となっている。他動詞の「adjust」は、「to change or move something slightly to improve it or make it more suitable for a particular purpose」いう意味で、「特別な目的のために、それをより適した状態にしたり、改良したりするのに何かを少し変化させたり、動かしたりする」ことである。これを当該基本的欲求に応用すると、「正常範囲内での体温保持のために、衣服の材質や枚数を変化させる」と意味づけられる。

他動詞「modify」は英意で「to make small changes to something in order to improve it and make it more suitable or effective」とあり、「それを改良したりより適切にあるいは効果的にするために、何かに対し小さな変化を起こす」と訳した。この意訳を当該基本的欲求に応用すると、「体温保持の目的で、体温を改善したり、適切で効果的なものにするのに、環境に小さな変化を与えること」という意味になる。

「maintain body temperature」は「体温を維持する」と訳す。他の基本的欲求は、例えば「eat」や「drink」などというように、動詞形のみでその活動が示されているが、当該基本的欲求は維持しなければならない「体温」を明示している。ふだんはあまり意識していないが、体温自体が生命に直結する生理的状態である。「normal range」とは「正常範囲内」であるのが理由である。「adjusting clothing」とは「体温を適した状態にしたり、改善したりするのに、衣服を少し変化させたり、動かしたりする」ことである。「modifying the environment」とは「正常範囲内での体温保持のために、環境に小さな変化を与える」と意味づけられる。

当該基本的欲求での衣類の着用については、基本的欲求6「適切な衣類を選び、着脱する」と関連し、環境の調整については基本的欲求9「環境のさまざまな危険因子を避け、また他者を傷害しないようにする」と関連をもっている。

以上のことから当該基本的欲求の充足は、「適切な衣類の選択と着脱」「衣類・環境調整による体温保持」の2基本的欲求との相互関連性で考えなければならない。

2．ヘンダーソンの定義が生まれた背景

ナイチンゲールは自身の看護書『看護覚え書』（1859）第1章「換気と保温」において「体温」について述べている。体温は呼吸の次に述べられており、ナイチンゲールが生命維持に関連した項目として「呼吸と体温への援助」を最重視しているのがわかる。

「注意深い看護師は自分の患者、特に衰弱し病気が長引

き気力も喪失している患者については目を離さずに見守り、生命を維持するのに必要な熱を患者自身が失ってきたときはその影響から彼を保護する。病気の状態によっては健康時より体熱の発生がずっと低下する場合がある。そして生命力は体熱を維持することに費やされて次第に減退し、ついには終息へという傾斜をたどる」と述べている。また、「患者は外側からの加温が少し足りないために衰弱していく。このような例はよくあることで、真夏にさえも起こりうる。命にかかわるこの身体の冷えは24時間のうちで気温が最も下がる早朝にかけて、前日の食物から得た力が消耗されてしまったときに最も起こりやすい」と、人間の生命維持に必要な熱とその保持、体熱の発生が低下する病気、加温不足による衰弱、早朝の身体の冷え、食物から得た力の消耗と冷えについて述べ、看護師による体温保持の援助の重要性を主張している。

ヘンダーソンの『看護の基本となるもの』は、その約100年後の20世紀半ばにアメリカで著された。アメリカは温帯に位置し、外気温が人体に致命的な影響を与えるような条件下にはない。また、貧富の差はあっても住宅や衣服の欠乏で直接生死にかかわるような問題は起きていない。

ヘンダーソンは体温保持の欲求を、このような社会・文化的なありようのなかから、社会生活を営むために必要な欲求であり、かつ日常的には自分で満たすことのできる欲求と位置づけ、生命維持に必要な欲求の次の第7番目に置いたものと考えられる。

3．基本的看護からみた基本的欲求の意味

当該基本的欲求に対応する基本的看護は、原文では「Helping patient maintain body temperature within normal range」となっている。ここから「Helping patient」を削除し、基本的欲求の形に直すと「maintain body temperature within normal range」となり、当該基本的欲求「maintain body temperature within normal range by adjusting clothing and modifying the environment」と比較すると、後半部の「by adjusting clothing and modifying the environment」が削除されていることがわかる。

このことから、体温維持のための基本的看護は衣類の着用と環境の調整だけでなく、さらに多様な看護法を取り上げたいというヘンダーソンの意図が読みとれる。実際、ヘンダーソンは基本的看護に次のことを挙げている。

①環境温度の調整をする、②衣類の適切な選択をする、③患者に空気の温湿度、気流の変更、活動量・食物摂取の調整、着衣・寝具の加減などを助言し、体温の調節ができるようにする、④沐浴、パックその他の温熱刺激貼用の実施で体温調節を促す、⑤日光浴療法時、太陽光線から目と皮膚を保護する、⑥長時間の寒冷から身体末端部を保護する。

ヘンダーソンの考える当該基本的欲求への（具体的）基本的看護から、当該基本的欲求は、衣類・環境の調整を中心に、自然環境・活動量・食物摂取等の調整により充足されることが判明した。

4．概念定義

7番目の基本的欲求「衣類の調節と環境の調整により、体温を正常範囲内に維持する」は次のように定義した。

> 「衣類の調節と環境の調整により、体温を正常範囲内に維持する」とは、体温を変動させる状況に対し、自分で衣類の調節や環境の調整を行うことで、体温の変動を改善・改良し、体温をその年齢に応じた正常範囲内に維持することである。

Ⅱ 体温と体温を保持するメカニズムに関する知識

1. 体温とは

ヒトは恒温動物の一種で、外部環境の温度が変化しても体内の温度は常に37℃に保たれている。これは人体の深部（臓器や体液）の温度で核心温度という。これに対し体表面の温度を外殻温度という。外殻温度は外気温に影響を受けやすい。

1）体温の測定部位

体温は腋窩（腋窩温）、口腔内（口腔温）、直腸（直腸温）、中耳（鼓膜温）などで測定される。このうち、直腸温は腋窩温より約0.8℃、口腔温は腋窩温より約0.5℃それぞれ高く、核心温度に最も近いのは直腸温である。

2）体温の個人差

体温は、正常な人でも個人差があり、正常値には幅がある。日本人の平均は腋窩で36.5℃、口腔で36.7℃、直腸で37℃で標準偏差は±0.2℃〜0.3℃くらいである。0.5℃以上差がある時は、一応体温の異常の可能性がある。

3）日周期リズム

体温は午前3〜6時に最低に、午後3〜6時に最高になる日周期リズムがある。これは、体内時計のはたらきによる。1日の体温の動きは大きくは「体内時計」と「産熱・放熱機構」の2つで調整されている。この2つの仕組みで体温は「睡眠と覚醒のリズム」を調整する。睡眠が深いほど体温は大きく低下する。また、身体は眠ろうとする時、身体内部の「中核温」が低く、皮膚温が高いほど眠りに入りやすくなる。

4）体温と年齢

体温は年齢とも関係がある。新生児は、身体の容積に対して体表面積が大きく皮膚組織も薄いので、体重あたりの熱放散量が大きい。新生児の安静時の熱代謝量は成人の2倍近いが、熱放散量はそれを上回る。そのうえ体温調節中枢も未熟なため、核心温度は環境温度の影響を受けやすい。新生児は変温動物に近く、生後6か月頃から完全になる。小児は成人より体温が0.3℃程度高いが、思春期を過ぎると成人の体温になる。高齢者では代謝量の低下、皮下脂肪の喪失、動脈硬化による血流減少などによって体温は低くなる。

5）体温の産生と放熱

体熱の産生はすべて摂取した栄養素の燃焼に由来する。糖代謝でATPが産生される時、糖質のエネルギーの60%は熱となって放出される。体熱は、心臓、肝臓などの細胞で多量に産生される。骨格筋の重量は30%を占めるため、体熱の約40%は骨格筋で産生される。これらの細胞で産生された熱は、血流によって身体のすみずみまで運ばれる。

血流によって体内の深部から体表面に運ばれ、そこから外界に放散される。放散には放射（輻射）、伝導と対流、蒸発がある。

2. 体温のホメオスタシス

人間にとって、体温が一定に保たれるということは、細胞内の化学反応が一定に維持されるために、すなわち身体の機能が一定に維持されるために必要なことである。細胞内では糖質や脂肪の代謝をはじめとして多種の化学反応はたえず進行している。体内の化学反応速度は酵素の作用に影響されるが、体内での酵素の至適温度は37〜38℃である。ヒトの体温の上限は44〜45℃である。これ以上ではタンパク質の不可逆的変性が生じ数時間で死に至る。下限は33℃で意識が失われ、28℃で心機能が停止し、それによって死に至る。

環境温が大きく変化しても体内の体温を正常範囲に維持しようと恒常性機構（ホメオスタシス）がはたらいている。身体の熱産生の割合が熱喪失の割合と同じであれば、身体は37℃の一定の核心温度を保つことができる。体温が一定であるということは、体内における熱産生と体外への熱放出が平衡しているということである。ヒトを含む恒温動物では、外界温度が低下すると体熱の放散を抑制したり、体熱の増産をする仕組みがはたらいて、体温を一定に保つこ

とができる。

人間は恒温動物の一種であるが、他の恒温動物に比べて体毛（毛）が少なく、発汗を司るエクリン腺が多いことから、体温維持のための活動を意識的・無意識的に行う必要性が出てきたとされる。体毛が少ないヒトは、体熱放散防止機構が貧弱である代わりに衣服の着脱や環境の調整、すなわち冷暖房器具の使用によって体熱の放射、伝導を防いだり、促進している。

3．寒冷刺激・温熱刺激と体温調節（図1、2〈p.172〉）

身体が寒冷刺激を受けた時は、交感神経のはたらきで体熱放散の抑制が起こり、交感神経、内分泌系、体性神経系のはたらきで体熱産生増加が起こって体温は一定に保たれる。外気温が下がると皮膚血管を収縮して体外へ熱を逃がさないようにし、さらに外気温が下がると、熱をつくって体温を保持しようとする。熱をつくる場所は筋肉、特に骨格筋にある。熱産生のため、全身の筋肉を不随意に急速に収縮させる。これが身体の「震え」である。

筋肉を収縮させ熱産生するには、燃料（エネルギー）として食物の炭水化物（糖質）、脂肪、タンパク質が必要である。これらの食物はグリコーゲンや脂肪として体内に取り込まれ、最初は糖質が消費され次に脂肪、最後にタンパク質が分解される。

身体が温熱に曝された時は、交感神経の緊張低下、熱産生促進ホルモン分泌低下、体性神経系緊張低下によって体熱放散の促進、体熱産生抑制が起こり、体温は一定に保たれる。

外部環境が暑い時や体内で多量の熱を産生した時は、皮膚血管を拡張して多くの血液を流し、同時に発汗によるその蒸発によって血液を冷やす。発汗は交感神経が調節している。スポーツや運動などで熱産生が増加すると、発汗によって体温の調節が行われる。発汗は汗腺で起こり、放熱の場合はエクリン腺が関係する。発汗量は1時間で最高1〜1.5Lに及ぶこともある。運動した時、オーバーヒートしないようにはたらく主要な防御反応が「蒸発」である。皮膚表面の水滴（汗）が蒸発することで熱が吸収される。水1mLが30℃で蒸発する場合、0.580kcalの気化熱が奪われることで熱の放散が行われる。このような体温調節は、視床下部にある体温調節中枢の指令によって行われる（皮膚の構造・生理については、基本的欲求8「身体を清潔に保ち、身だしなみを整え、皮膚を保護する」図3〈p.184〉、表2〈p.185〉参照）。

4．体温調節中枢と体温の異常

体温調節中枢にはたらきかけて設定温度を狂わせ発熱させる化学物質として、細菌の菌体成分、タンパク質の分解によって生じたポリペプチド、パイロゲンなど多くの物質が知られている。また、体温調節中枢が機械的に刺激される脳出血や脳腫瘍、頭蓋底骨折などの場合にも発熱が起こる。体温調節中枢が大脳の影響を受けて、ストレス性あるいは神経性の発熱が生じる。

発熱には生体の防御作用としての意味もある。つまり、発熱することで病原菌の増殖が抑制され（ウイルスなどは低温のほうが繁殖しやすい）、白血球の機能が促進され、免疫応答が促進されるからである。このように発熱は生体の防御反応の一種であるが、持続すると代謝亢進によって体力が消耗する。

体温の異常には、発熱のほかにうつ熱（熱中症など）と低体温がある。これらは体温調節中枢が正常にはたらいている状態で起こる。うつ熱は急に暑くなって体が熱さに適応できない時や炎天下で運動した時などに起こる。低体温は栄養失調、老衰、衰弱など、熱産生低下によって起こることが多い。体温調節機能が不完全な新生児や乳児、あるいは飲酒などで調節機能が失調している時は、わずかな体熱の放散でも低体温になることがあるので注意を要する。

5．体温保持と衣類の調節

人類の祖先は亜熱帯地方の草原で生まれ生活を始めた。衣服もなく、火も知らなかったし、裸だった。このような状態では、これに近い地域以外では生活できないはずであった。現在では、人間は家の中で衣服を着て生活をしている。衣服を適当に着た時の衣服と皮膚の間の空

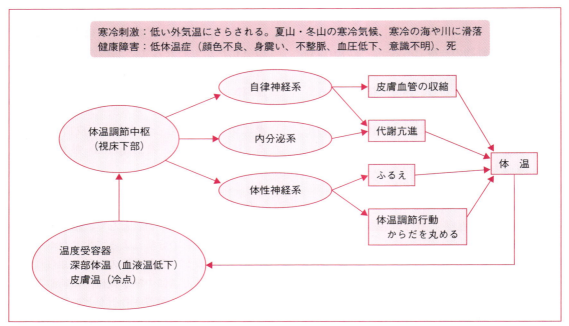

図1 ■ 寒冷刺激と体温調節
(「貴邑冨久子，根来英雄：シンプル生理学，改訂第7版，p.336，2016，南江堂」より許諾を得て改変し転載)

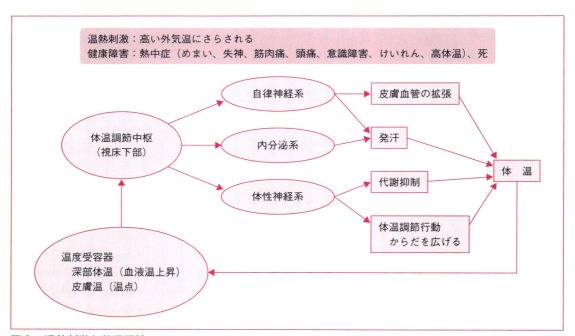

図2 ■ 温熱刺激と体温調節
(「貴邑冨久子，根来英雄：シンプル生理学，改訂第7版，p.336，2016，南江堂」より許諾を得て改変し転載)

気層の気温はほぼ31～33℃くらいで、人類の祖先が裸で生活していたのと同じような気温になっている。つまり、衣服内部の状態をみると、人類が地上に現れた時の環境条件を、衣服によって身体のまわりにつくり出して生活しているのである。衣服の着用によって体表面を包む空気が31℃前後になっている時が最も快適とされる。

寒さを防ぐのに衣服の効果は大きい。寒い屋外では、軽くて風を通さず運動が自由で熱抵抗

の大きな軽い毛皮や防水性のアノラックがよい。また、袖口、襟元、足首をよく締め、風を通さないようにする。下着は一番下に木綿、上に毛のシャツを着る。手袋や帽子、襟巻きも必要となる。靴下も重ねて履く。靴は防寒用のものを選び、中に毛皮かフェルトの中敷を敷き、足からの熱の伝導を防ぐようにする。

6. 体温保持と環境の調整

日本の住居は、夏の高温多湿の気候に対応するため、開放的で風通しのよい造りに考えられている。日本家屋には隙間があり、畳を通して床下からも換気があるなど、高温多湿の夏場を涼しく過ごすための工夫がなされている。現在はクーラーなどの冷房装置を使用していることが多く、扇風機も見直されている。うちわや扇子なども涼しくする工夫の一つである。空気に身体が接していると、伝導と対流の両方によって熱の移動が起こる。冷たい空気が身体に接するとそれが温められ、軽くなり、上昇する。この時生じる対流によって熱が運び去られる。そよ風や扇風機によって空気が早く移動すると、対流の割合はより早くなる。安静時には、伝導と対流によって体熱の約15％が空気中に失われる。

冬場の家屋の暖房のためには、壁を厚く、熱貫流率の小さな材料で、隙間の小さな建て方をしなければならない。冬場の室内を暖かくするには、ストーブや温風暖房器などを使用する。また、こたつやホットカーペットを使用することもある。人間はこのように、夏冬で住環境に工夫を施し、体温調節を行っている。

III 基本的欲求の概念を構成する重要要素の解説

1. 生命体・社会生活・成長発達と「衣類の調節と環境の調整により、体温を正常範囲内に維持する」基本的欲求

基本的欲求とは、「人間が生命体として生き、社会生活を営み、終生成長発達を遂げるのに、最小不可欠な欲求である」と定義した。そして14の基本的欲求は、「生命体として生きるため」、「社会生活を営むため」、「終生成長発達を遂げるため」のすべてに共通して不可欠である。

当該基本的欲求は、本書看護対象論「人間の基本的欲求」総論の、図1「14基本的欲求の概念規定にかかわる重要構成要素図」（p.67参照）から、第二段階（ロ）の「社会生活を営む」ために特に必要な基本的欲求に位置する欲求である。衣服や自然・住居・環境などの調節を行いながら、暑い夏は涼しく、寒い冬は暖かく過ごせるように工夫しながら生活している。これらのことは社会生活を営むために行われるものである。

人間は生命体として生きることが必至で、それには特に重要な「正常に呼吸する、適切に飲食する、あらゆる排泄経路から排泄する、身体の位置を動かしよい姿勢を保持する、睡眠と休息をとる、環境からの危険を回避する」という第一階層としての6欲求が充足されなければならない。当該基本的欲求の体温の調節機能も、生命維持に不可欠である。加えて、第二階層の社会生活を営むためにもより重要な欲求である。

理由は、社会生活の多様性にある。社会生活は自然環境の変化、住居環境の多様性、生活様式の多様性、年齢等による快適温度の多様性で成り立っている。それゆえに、各個人が衣類と環境の調整により、体温の恒常性を維持することがより重要となる。

2. 基本的欲求分類定立のための概念と「衣類の調節と環境の調整により、体温を正常範囲内に維持する」基本的欲求

ヘンダーソンは、基本的欲求を分類し定立するために以下に挙げる3つの概念を示した。
- イ．日常は他者の援助なしで生活維持できる欲求
- ロ．活力なく無為な状態からの脱出のための欲求
- ハ．愛と称賛、社会的自己有用性・相互依存性に必要な欲求

当該基本的欲求は、上記3つのカテゴリーの「イ．日常は他者の援助なしで生活維持できる欲求」にあたる。日常生活においては、人は外

気温に応じた衣類を選択・着用し、住居を夏は涼しく冬は暖かく保つという季節・風土に応じた工夫を自分で行いながら、体温調節を行っている。

3. 全発達段階に不可欠な欲求としての「衣類の調節と環境の調整により、体温を正常範囲内に維持する」基本的欲求

1）胎児期・新生児期

胎児は、分娩を境に急激な環境温度の低下に遭遇し、生後1時間以内に約2.0〜3.0℃の体温下降を余儀なくされる。胎内（38℃）と胎外（24〜26℃）の環境温度差は出生直後の新生児にとって寒冷刺激として呼吸を促進するうえで重要な役割を果たす。その寒冷刺激に伴う体温下降から身を守るために、児の産熱亢進と放熱抑制を、保護者によるベビー服や寝具、保温器の使用という方法で体温調節機構を作動させ、体温を保持している。

2）乳幼児期

乳幼児期は、体温調節機能が未発達なために環境の影響を強く受ける。生後約120日で体温は安定し、2歳頃から生理的な日内変動がみられるようになる。乳幼児が風邪などで高熱を発しやすいのは、体温調節機能が未発達であることも一つの原因である。

乳幼児は成人に比べ体は小さいが、体重あたりの体表面積は大きく、また皮下脂肪が少ないので皮膚から熱が逃げやすいという性質をもっている。そのため、寒さに曝さないための重ね着や防寒具の使用といった衣類の調整と、冷暖房器具による環境調整が必要である。

その一方で、乳幼児は体重あたりの食事摂取量が成人よりも多く、幼児期では運動量も多くなってくるため、身体が産出する熱量が多くなる。発汗が多く自力で衣類調節ができない乳幼児には、保護者による屋内外・夏冬の衣類調整が不可欠である。虐待で寒気にさらし、死に至らしめた例もある。

3）学童期

学童期は心身の成長期であり、新陳代謝もさかんである。食事や遊び・運動、睡眠を適切にとり、健康を増進している。学童の健康的な身体づくりには食事や遊び・運動、睡眠を適切にとることが必要で、そのことで体温が適切に保持され成長・発達が促されることを学習する。そして保護者からの見守りを受けながら、これらの健康法を自分で実行し、体温保持に関しても自立的に衣類・環境の調整ができるようになっていく。

近年、体温が35℃台といった低体温児が増えているという報告がある。このような児童は、遊ばない、落ち着きがない、かっとなるなどの症状を示す。学童が夜遅くまで起きていると朝起きるのが遅くなり、朝食をとる時間がなく食べないで学校に行くということになりやすい。そのため午前中は体温が上がらず、午後からようやく体温が上昇することとなる。このように食事摂取や睡眠のとり方は体温にも影響するため、食事や睡眠を適切にとるように指導を行う必要がある。

4）青年期

青年期の発達課題に、「自分の身体構造を理解し、自分の身体を有効に使うことができる」ということがある。これは、「青年期に身体的成長や機能が全体的に頂点に達し、その頂点に達した機能、能力を理解したうえで、有効に活用することができる」という課題である。スポーツ界における活躍にはこの時期のものが多い。

青年期には、この身体的特徴、趣味やレジャー、体力づくり、仲間づくりなどのためにスポーツをする人が増える。スポーツによる過剰な熱産生に対し、身体には発汗という体温調節機構が備わっている。身体の機能を理解し、過剰な熱産生に対し、自分で衣服や下着の着替え、水分の補給、皮膚の清潔のためのシャワー、室温の調整などを行うことで放熱し、適切な体温維持ができるよう自立しなければならない。

スポーツには冬季に行われるものもあり、外気温が低い場合には、体熱が外に逃げないように防寒具の着用を行いながら、熱産生とのバランスを保てるようになる必要がある。

5）成人期

　成人の発達課題は職業生活を行うことである。成人のほとんどは職業につき職場で仕事をしている。職場・作業環境によっては冷所であったり熱所であったりすることもあり、環境に応じた体温調節をしなければならない。夏のクーラーのききすぎた室内での冷房病、炎天下での熱中症などが体温不調整の問題になり対策がとられるようになってきている。職場では夏冬の外気温の変化に対し、クールビズ、ウォームビズといった衣類の調整を行うことで電力や冷暖房器具にたよらない、経済効率を考えた生活が行われるようになってきている。

　成人女性では月経周期と関連して基礎体温が変動する。排卵日にやや低下して最低となり（低温相）、その後、排卵以前の低温相よりも0.3〜0.5℃くらい体温が上昇し、高温相に移行する。そして月経開始とともに排卵前の体温まで再び低下する。すなわち、月経および卵胞期は低温であるが、排卵および黄体期には黄体ホルモン（プロゲステロン）の影響によって代謝が亢進し、それによって体温も上昇し、妊娠可能な身体状況をつくり出している。妊娠時には黄体ホルモンの影響で高温相が持続する。このような、非妊時や妊娠時の体温変化に対し、女性は自分で衣服・環境の調整などを行い、体温恒常性を維持しなければならない。

6）高齢期

　加齢に伴う体温の低下は、運動機能の低下と身体の生理機能の低下に関係があると考えられている。高齢者では若者に比べ、朝の体温の立ち上がりは早く、夜も体温の下がりが早い。ゆえに高齢者は早寝早起きである。

　高齢者は体温調節機能が低下する。暑さ、寒さに対する感覚が鈍くなり、身体の反応も弱くなっている。暑くても汗をかきにくく、汗の量も少なくなる。暑いと皮膚の血流が増えて体内の熱を逃がそうとするはずであるが、高齢者の場合、暑くても皮膚の血流量が増えにくくなる。逆に、寒くなっても皮膚の血流量があまり減らないため、体内の熱を逃がしてしまい、体が冷えやすくなる。さらに、体内で熱を産生する反応も弱いため体が冷えてしまう。また、高齢者は発熱の程度が弱い場合が多く、細菌感染が肺炎に進行したり、尿路感染症など重症になっている場合も多い。

　高齢者は自分の体温の特徴を知り、感覚だけに頼らない、暑さ、寒さに応じた衣類や環境の調整を自分で行いながら、体温を適切に保持できるように生活しなければならない。さらに、微小の体温変動に留意し、感染症発症を抑制する必要がある。ただし、認知機能が低下すると体温感覚が鈍くなり、体温に合わせた衣類の選択や調整がむずかしくなるので、身近にいる家族や介護者の援助が必要となる。

4．全健康レベルに不可欠な「衣類の調節と環境の調整により、体温を正常範囲内に維持する」基本的欲求

　基本的欲求の概念定義において、14の基本的欲求は全健康レベルにおいて不可欠な欲求であるとした。全健康レベル、すなわち、「健康維持期」「健康逸脱期」「健康回復期」「安らかな死」のすべてに、基本的欲求はなくてはならないものである。

　しかし、健康レベルによっては特に重要となる基本的欲求がある。そのことを熟慮したうえで、「衣類の調節と環境の調整により、体温を正常範囲内に維持する」基本的欲求を考えてみた。この欲求の場合には、「人間の基本的欲求」総論で示した図1「14基本的欲求の概念規定にかかわる重要構成要素図」（p.68参照）にみるように、「健康逸脱期」の段階において特に重要となる。

1）健康維持期

　健康維持期とは、特定の健康障害あるいは機能障害の有無にかかわらず、心身の形態機能がその人個人にとって良好の状態に維持できている時期である。そして良好な状態が維持できているだけでなく、可能な限りより良好な状態にしていくこともできている時期といえる。

　健康維持期における体温保持の欲求とはどういうことか。それは健康維持期に自分で衣類の調節と環境の調整を行い、自己の体温保持の欲

求を満たすことができる状態をいう。私たちは、夏季になり外気温が高くなってくると、身につける衣類を薄くしたり、室温を低く設定したり、涼風を求めたり、冷たいものを摂取したりする。また冬季になると、防寒具や厚めの衣類を着用し、暖房器具を使用することで室温を快適な温かさに設定し、温かいものを摂取する。このような衣類や環境の調節を自分の体温感覚・測定に合わせ行うことで、体温保持の欲求を満たしている。

2）健康逸脱期

健康逸脱期とは、自分の置かれている物的・人的環境から、何かの刺激および個体の身体内に生じた病的変化により、心身の形態機能の変化や障害が生じている時期をいう。

健康逸脱期における体温保持の欲求とはどういうことか。それは、健康逸脱状態で患者が自分の体温を、衣類や環境の調整を、自分あるいは他者の援助を得て適切に保つ欲求である。

病態変化に対する体温保持とは、体温の異常を自覚し、自分で体温恒常性維持のための対処機制をとったり、体温異常に対する受診行動をとったり、対処機制があることを家族や関係重要他者に理解してもらい、協力を得ることである。

このことを事例でみてみると、20歳の女性Aさんは、高熱と悪寒、倦怠感を感じ近所のクリニックを受診し（高熱等を自覚し、適切な受診行動という対処ができた）、インフルエンザと診断された。Aさんの体温保持の欲求は39℃と高温となった身体に対し（身体は高温になることで白血球を活性化し、身体の防衛反応が行われている最中である）、自宅で安静を保つこと（運動による発熱を抑制し、防御反応を高める）、使用できる心地よさを感じる冷罨法を用い（体温放熱を促進する）、発汗に対しては肌着を適宜交換し（過剰な放熱への抑制）、十分な水分補給を行う（放熱による脱水状態を補填する）。また、冷たい飲み物やアイスクリーム、フルーツなどを摂取したり（発汗による電解質の補填）、クリニックで処方された解熱剤を服用することで（解熱への薬物療法）、平熱に戻すような体温調節を可能な限り自分で行う。

3）健康回復期

健康回復期とは、個体のもつ自然治癒力、それを助長する医療的治療によって心身の健康障害が回復に向かう時期である。健康回復期は心身の健康障害の病態が修復する速度、修復範囲、回復度合などにより、急性期、慢性期、適正医療期とよばれている。そして一定の治療効果により、病態が寛解して健康維持期に移行する場合、あるいは病態の寛解はないが、残存する病態からの障害に対し、治療管理により一定の良好な状態を維持できる状態にまで回復した場合を含む。

健康回復期における体温保持とは、体温恒常性維持を衣類・環境の調整や医療的規制・治療法に関して患者が自分で考えたり、行動できることである。自分でできないところは家族・介護者・看護師から衣服や環境の調整の援助を受けながら体温保持をする。健康回復期にあって「衣類の調節と環境の調整により、体温を正常範囲内に維持する」欲求は健康回復に重要な意義をもつ。

このことをBさんの事例でみてみる。Bさんの体温保持の欲求は、入院による治療で安静状態を保ちながら（運動による発熱の抑制と、高温による身体の防御機能を亢進状態にする）、高熱への薬物療法を受け（適切な受療行動）、体温を正常範囲内に戻すことである。そのために、発汗に伴う水分の補給（発汗に対する対処規制）や氷枕・氷嚢などの冷罨法の使用（体表面外殻温度の低下）、発汗による寝衣交換や清拭を看護師らから受けること（発汗で水分を含んだ寝衣による低体温防止と清潔）、適切な寝具を用い、適切な室温、湿度の病室環境を保つこと（体温調節環境の維持）を自分で行うことは、熱生成機能亢進による体力低下を抑制する。

健康回復期は以上のように、他者の援助を受けながらも自力で体温調節を行うことができる。

4）安らかな死

人生のラストステージはすべての人に訪れる。どんな人でも、どのような理由であっても

人は人生の終焉の時期を心身ともに安らかでありたいと願う。それが安らかな死（peaceful death）を迎える時期である。安らかな死を迎える段階における体温保持とはどういうことか。この段階では、代謝機能が低下するに伴い体温も低下してくる。このような時には体温を正常範囲内に上げていくことに加え、低体温でも苦痛を感じないように、低体温がより低下しないように衣類やベッド上の環境の調整を行い、体温保持を図っていくようにする。

事例でみてみると、90歳の女性Cさんはがん末期の状態で体重は40kg、体温は35℃、食欲不振のため経口摂取はできず、高カロリー輸液で栄養を摂取している（生命維持に最低限必要な栄養摂取）。終日、傾眠がちに過ごしている（最低限必要な栄養摂取に対する活動の抑制で生命維持）。このようなCさんの場合には、人生の終末期で低体温となることで生命活動を低下させ、苦痛を感じない状況をつくり出していると考えることができる。体温が低い状態であってもその人が安寧であるならば、人間の生命活動としてはある意味正常なことであり、その人にとっての体温を維持するという基本的欲求であると考えられよう。

〈引用文献〉
1. ヴァージニア・ヘンダーソン著,湯槇ます,小玉香津子訳：看護の基本となるもの．日本看護協会出版会，東京，2006．
2. 貴邑冨久子,根来英雄：シンプル生理学 改訂第7版．南江堂，東京，2016．

〈参考文献〉
1. 井上幸子,平山朝子,金子道子編：看護学大系 第4巻 看護と人間（2）．日本看護協会出版会，東京，1991．
2. 井上芳光,近藤徳彦編：体温Ⅱ 体温調節システムとその適応．ナップ，東京，2010．
3. 入来正躬：体温生理学テキスト．文光堂，東京，2003．
4. 入来正躬編：体温調節のしくみ．文光堂，東京，1995．
5. 大築立志：生活の生理学．朝倉書店，東京，1983．
6. 長谷川眞理子：ヒトはなぜ病気になるのか．ウェッジ，東京，2007．
7. 深井喜代子,佐伯由香,福田博之編：新・看護生理学テキスト．南江堂，東京，2008．
8. 山蔭道明監修：体温のバイオロジー：体温はなぜ37℃なのか．メディカル・サイエンス・インターナショナル，東京，2005．
9. 林正健二編：ナーシング・グラフィカ 解剖生理学．メディカ出版，大阪，2012．
10. テルモ体温研究所ホームページ．http://www.terumo-taion.jp/（2019/1/10アクセス）．

基本的欲求8

「身体を清潔に保ち、身だしなみを整え、皮膚を保護する（keep the body clean and well groomed and protect the integument）」

佐藤圭子

概念の解説

I 基本的欲求8「身体を清潔に保ち、身だしなみを整え、皮膚を保護する（keep the body clean and well groomed and protect the integument）」とは；概念定義

1．原語から

ヘンダーソンは人間の基本的欲求の第8番目に「身体を清潔に保ち、身だしなみを整え、皮膚を保護する」という欲求を挙げた。

看護対象論「人間の基本的欲求」総論で示した、図1「14基本的欲求の概念規定にかかわる重要構成要素図」（p.68参照）において当該基本的欲求は、人間が生命体として生き、社会生活を営み、終生成長発達を遂げるのに最小不可欠な欲求であり、あらゆる健康レベルとあらゆる発達段階において必要不可欠な欲求である。「身体を清潔に保つこと（keep the body clean）」と「皮膚を保護すること（protect the integument）」は、生命体として生きる要素を含んでいる。加えて、社会生活を営むうえでも重視しなければならない欲求といえる。

この欲求は原語では、「keep the body clean（身体を清潔に保つこと）」「well groomed（身だしなみを整えること）」「protect the integument（皮膚を保護すること）」となっている。

原語の意味を考えて、3つの概念に分けて追究する。

1）「身体を清潔に保つこと（keep the body clean）」、「身だしなみを整えること（well groomed）」、「皮膚を保護すること（protect the integument）」の三概念

ヘンダーソンは、当該基本的欲求への基本的看護「患者が身体を清潔に保ち、身だしなみよく、また皮膚を保護するのを助ける」の中で、「清潔（cleanliness）と身だしなみ（grooming）とは、衣類と同様に心理的生理的意義に加え、その人の生きる心構えを反映した生き方そのもの（being just）の現れ（sign）である」（訳 佐藤圭子、原本 p.63）と述べている。

「その人の生き方そのものの現れ」は人間関係形成にも影響を与えるため、社会的側面からも意義づけられる。

3つの概念を辞書的意味に加え、生理的・心理的・社会的意義から考える。

2）「身体を清潔に保つ（keep the body clean）」とは；概念定義

「身体を清潔に保つ（keep the body clean）」とは、生命体として生きるために必要であり、社会生活を営むうえでも必要なことである。

（1）「身体を清潔に保つ（keep the body clean）」の生理的意義

「keep the body clean」とは「身体を清潔に保つ」であり、ジーニアス英和辞典によると「body」とはからだ、肉体であり、身体構造の全体をいう。その中に全身を覆う外皮や頭皮、口腔や鼻腔、外陰部などの粘膜も含まれる。

「clean」とは、「汚れがなくきれいなこと、衛生的なこと、特に感染予防の面からは、人体や物体の表面に病原微生物が付着していない状態をさす」とある。

「清潔を保つ」とは、露出している外皮、四肢はもとより皮膚と皮膚が接触している部位や粘膜などに、細菌汚染、空気中に浮遊している埃、有害物質、皮膚からの分泌物の付着などがないことである。清潔を保った結果、病原体が生体内に侵入することを防御している。すなわち、皮膚の生理機能が身体を細菌感染から護っている。特に乳幼児、高齢者や疾病をもつ人は、身体の予備力や免疫力が低下しているため感染症に罹患しやすい。口腔、尿道や肛門など外に開口している部位の粘膜の清潔保持は、肺炎や尿路感染の予防になる。また、口腔内は温度や湿度・栄養など細菌繁殖にとって好条件の環境であるうえに、口腔内には多くの細菌が常在しているため、口腔内（口腔と歯）の清潔保持が肺炎などの感染症を防ぐことにつながる。身体の清潔が保たれないと、皮膚や粘膜、種々の臓器の感染巣から細菌が血中に播種され敗血症や二次感染を引き起こし、生命が脅かされる。

このように、身体を清潔に保つことは、生命体として生きるために重要である。

（2）「身体を清潔に保つ（keep the body clean）」の心理社会的意義

「keep the body clean」は生理的意義に加え、心理社会的意義をもつ。すなわち、身体の清潔は、爽快感・満足感・心地よい感情・気分転換をもたらす。これらの感覚・感情は、自信をもって人とかかわることにつながり、外へ向けての活動すなわち外向的参加が積極的になる。

身体の清潔は、他者に好印象を与える。顔の外観は、表情や顔色などの変化が感情表現につながるため、他者へ与える印象が異なる。身体が不潔だと、他者に悪印象を与え、本人の自信喪失につながることもある。自信喪失は、人間関係に悪影響を及ぼす。

身体を清潔にする行動、すなわち身体清潔行動様式は、その人の生活習慣、清潔感、心身の健康状態を反映する。洗顔、手洗い、毎食後の歯磨き、洗髪、シャワー・入浴、髭剃り、排泄後の陰部・肛門粘膜の清潔、含漱（うがい）、爪切りなどの清潔行動は、自立した健康人ならば、健康を意識して日常的・慣習的に行っている。個人の清潔感を反映する一つの例として、外出前の清潔行動がある。これは、他者からどう見られたいかという価値観、すなわち清潔感（観）を反映した行動といえる。このように清潔行動を促進する要素がある一方で、心身の健康障害やその治療により清潔行動がとれないことや、清潔にしようという意欲が起こらないこともある。例えば、手術後で疼痛が強い場合や、抑うつなどの状態である。

このように、「身体を清潔に保つ（keep the body clean）」ことは、基本的欲求の定義にある社会生活を営むために必要なことである。

（3）「身体を清潔に保つ（keep the body clean）」とは；概念定義

「身体を清潔に保つ」ことの生理的・心理社会的意義から、次のように定義する。

> 「身体を清潔に保つ（keep the body clean）」とは、外皮・粘膜汚染を除去し、病原微生物、有害物質が皮膚に付着していない状態を保持する。清潔な身体は、心地よい感情・外向的参加による人間関係の円滑化をもたらす。

3）「身だしなみを整える（well groomed）」とは；概念定義

「身だしなみを整える（well groomed）」ことは、特に社会生活を営むうえで必要なことである。

（1）「身だしなみを整える（well groomed）」の辞書的意味

「well groomed」は「身だしなみを整える」である。「well」は医学英和大辞典によると「健康な」「健全な」という意味であり、「groomed」は「身だしなみ」「こぎれいな」という意味である。「well groomed」は、ロングマン英英辞典によると「especially of a person clean, tidy, smart」とあり、「clean」ということも含まれ「手入れが行き届き汚れがなくきれい」「外観において清潔であること」という意味である。

「身だしなみ」は、広辞苑によると「身のまわりについての心がけ。頭髪や衣服を整え、ことばや態度をきちんとすること」とある。以上をまとめると「身だしなみを整える（well groomed）」とは、「健全に頭髪や衣服をきれいに整えること」「身なりをきちんとすること」となる。

身だしなみを整える対象は、身体の清潔以外に衣類の清潔・頭髪・口臭や体臭・排泄物などの臭気・香水や装飾品・治療上必要な機器や補助具の清潔を含む。

（2）「身だしなみを整える（well groomed）」の心理社会的意義

「身だしなみを整える」ことは、衣類の選択とともに汚れていない衣類を身に着け、清潔感がある外観に整えるということである。身だしなみが整えられていることは、生きている社会の常識や人に対する礼儀が含まれている。このことは、自分自身が爽快感や満足感を得ることに加え、他者へも好印象を与える。

「身だしなみを整える」ことが社会生活を営むうえで重視されるのならば、「自己表出すること」を考慮しなければならない。すなわち、対人関係を考えたうえで自分好みの衣類を選択し、身だしなみを自分らしく整え、自分自身を表現することである。身だしなみには自分なりの清潔感や価値観が反映される。香水や装飾品をつけ、自分好みに化粧をし、頭髪や衣服を中心に口臭や体臭、排泄物などの臭気に配慮し、清潔を保持し身だしなみを整えられることは、その人の気分を爽快で心地よくし、満足感を得て自尊感情を維持することにつながる。また、その人の外観は周囲の人に向けての自己表現であるが、他者へも影響を与える。そのため、自分の価値観だけでなく社会の基準に合わせようとする欲求である。

健康障害がある場合、他者の助けを借りて自分で身だしなみを整えることができる。例えば、入院中、急性期には排泄物や血液・分泌物などが付着し寝衣が汚染されることがある。また、治療上チューブ類や補助具が顔面や手足に固定されたり、内出血や浮腫の症状が出現していることがある。それでも自分の思う身だしなみが整えられず面会を控える患者もいる。そこで、看護師の手助けにより、清潔な寝衣に着替えたり、チューブ類を見た目にもよく固定するなど、外観を整えることが自分で身だしなみを整えることである。

健康障害の有無にかかわらず、他者に不快感を与えない、自分が満足のいく身だしなみを整え、良好な対人関係を維持することが重要である。

注：基本的欲求の6番目に「適切な衣類を選び、着脱する」という欲求を挙げ、衣類を選択することは、衣類に対する自分の価値観の反映であるとした（基本的欲求6「適切な衣類を選び、着脱する」参照）。

（3）「身だしなみを整える（well groomed）」とは；概念定義

以上のことから「身だしなみを整える（well groomed）」を次のように定義する。

> 「身だしなみを整える（well groomed）」とは、清潔感や価値観を反映した頭髪や衣服の手入れをし、外観を整え、自身の満足感と自尊感情が維持

できると同時に、他者への好印象を与えることによる人間関係の円滑化をもたらす行動である。

4）「皮膚を保護する（protect the integument）」とは；概念定義

「皮膚を保護する（protect the integument）」ことは、特に生命体として生きるために必要であるが、社会生活を営むうえでも必要なことである。

「protect the integument」を、「protect」と「integument」に分けて、意味を考えていく。

（1）「保護する（protect）」の概念
①「保護する（protect）」の生理的意味

「protect」は、「保護する」と訳す。「保護する」とは、外界のどのようなものからの保護か、皮膚の生理機能から考える。

②皮膚の構造と機能（図3〈p.184〉、表2〈p.185〉参照）

皮膚は人体の表面を覆い、外界との境になっている。皮膚の機能として、体温調節機能、保護機能、感覚機能、排泄機能、吸収機能、ビタミンDの合成機能などがあり、生命保持には欠かせない。

体温調節機能に関しては基本的欲求7「衣服の調節と環境の調整により、体温を正常範囲内に維持する」、排泄機能に関しては基本的欲求3「あらゆる排泄経路から排泄する」、ビタミンDの合成機能に関しては基本的欲求2「適切に飲食する」に含まれる。当該欲求では、皮膚の生理的機能の中の保護機能を取り上げる。

③皮膚を保護すること

身体は皮膚と粘膜で覆われ、外界から遮られている。皮膚は外界からさまざまなストレスを受けているが、皮膚の構造上の特徴である弾力性や伸縮性、連続性など分泌液のはたらきによって外界からの物理的・化学的侵害や病原微生物の侵入を防いでいる。外壁の作用としての角質層は微生物などの侵入を阻止し、脂質が皮膚表面からの水分の蒸発を阻止して乾燥や紫外線から防御している。また、機械的刺激に対してクッションのように吸収し、分散する。

衣服に覆われていない皮膚には、空気中の埃や塵、微生物などさまざまなものが付着する。衣服は化学物質の付着などから皮膚を守り、余分な分泌物を吸着・吸収し、保護してくれる。綿、麻などの素材を使用した衣服は吸湿性がよい。

皮膚の保護機能が維持できない場合には、皮膚の表面を衣類が物理的に保護したり、化学薬剤などで被膜を作り皮膚を保護する。その方法は、皮膚への刺激の種類によって異なる。皮膚を保護することは、外界からのさまざまな刺激から皮膚を守り、汗腺や皮脂腺など内部から出てくる分泌物を円滑に外に出せるようにし、皮膚の保護機能を正常に維持することである。

（2）「皮膚（integument）」の概念
①「皮膚（integument）」の辞書的意味

「integument」は「皮膚」と訳す。医学英和大辞典では、「外皮（総皮）」「外被」とある。ステッドマン医学英英辞典では、「the enveloping membrane of the body; includes, in addition to the epidermis and dermis, all the derivatives of the epidermis, e, g, hairs, nails, sudoriferous and sebaceous glands, and mammary glands, as well as the subcuta-neous tissue.」とある。「integument」は、「皮膚、外皮（特に被膜）をいう。皮膚、外皮は、身体の内部と外部を境界するものである。さらに皮膚・外皮には、口腔、鼻腔、外陰部、肛門などの表皮から移行するすべての粘膜、毛髪、爪、汗腺、脂腺、乳腺などを含む。」と和訳する（佐藤圭子訳）。

②ヘンダーソンによる「skin」の用い方

ヘンダーソンは、当該欲求に対する基本的看護で、「integument」に関連する概念に、下記のように「skin」を用いている。

「それぞれの患者は自分が皮膚、毛髪、爪、鼻、口腔、および歯を清潔に保つために必要な設備、物品を用意して援助されるべきである。（Each patient should be provided with such facilities, equipment and assistance as needs to clean the skin, hair, nails, mouth and teeth.）」（原本p.66）

「integument」の内容として、皮膚（skin）、毛髪（hair）、爪（nails）、口腔（mouth）、歯（teeth）に粘膜を加える。

③「integument」と「skin」

ヘンダーソンは、当該欲求の表現の中で保護の対象を「integument」としたが、一方で「skin」という言葉も用いている。

医学英和大辞典の「skin」の意味は、外表を被覆する組織（表皮、真皮、皮下組織）と付属器の毛、爪、汗腺、脂腺などである。

ヘンダーソンは、皮膚（skin）とskinの付属器、毛髪（hair）、爪（nails）に加え、口腔（mouth）、歯（teeth）の清潔保持を重視し、その全体が皮膚を保護することであるとした。

以上のことから、「皮膚を保護する（protect the integument）」の「integument」は「skin」とskinの付属器すべてを含むといえる。さらに、ヘンダーソンの「integument」の概念の中には、辞典では付属器の「その他」とされていた口腔（mouth）、歯（teeth）が強調されている。口腔（mouth）の中は粘膜で被覆されている皮膚の一種であり、歯（teeth）は角質化した皮膚であると考えられる。ヘンダーソンはそれも重視した。

したがって、「integument」の概念の中には、口腔（mouth）の粘膜、歯（teeth）の角質化した皮膚も含んでいるといえ、「integument」の辞書的意味とヘンダーソンの「skin」は同義であるということができる。

（3）「protect the integument」の心理社会的意味

皮膚は外皮であるため、自分の目で見たり、手で触れたりして確認できる。皮膚がきれいであると美しく活力があるようにみえる。加齢に伴う皮膚の変化に敏感に反応し、しみやしわなどを予防するために紫外線や乾燥から皮膚を保護し、できるだけ美しさを保ちたいと行動することも心理社会的機能であり、他者に好印象を与える。また、顔や腕、手などの発疹や皮膚のただれや傷などがあると、不安や不快な感情をもつ。発疹の出現時には、適切な方法で皮膚を清潔にし保護する。それが適切にできなかったり、接触により感染するような状況であれば、周囲の人に不快感

を与えるばかりでなく人が遠ざかることにもなり、人間関係にも影響を及ぼす。

（4）「皮膚を保護する（protect the integument）」の概念定義
「protect」と「integument」の概念「皮膚を保護する（protect the integument）」を次のように定義する。

> 「皮膚を保護する」とは、皮膚は外皮と粘膜、付属器、毛髪、爪に加え、口腔、歯を清潔保持し、皮膚の構造上の特徴や分泌液のはたらきによって、自然環境や病原微生物からの攻防、体液喪失防止に伴う皮膚の生理機能を正常に保つことである。また皮膚の外観変化は自尊感情や他者への印象、人関係形成に影響を与える。

2.「身体を清潔に保つ」「身だしなみを整える」「皮膚を保護する」の関連

1）三概念の作表

「身体を清潔に保つ」「身だしなみを整える」「皮膚を保護する」の三概念の観念定義から、各概念に含まれる生理的事象、心理・社会的事象を抽出し、表1に示した。

「身体を清潔に保つ」「皮膚を保護する」の2つの概念に共通する生理的事象は、微生物、有害物質が付着せず、外界からの刺激から保護されていることである。「身体を清潔に保つ」「身だしなみを整える」「皮膚を保護する」の3つの概念に共通する心理的事象は、心地よい感情、肯定的な自尊感情などの自分自身に対する肯定的な感情である。また3つの概念に共通する社会的事象は、他者への好印象と良好な人間関係である。

2）三概念関連図の作成

表1より、次に示す①〜⑥を考え、図1を作成した。
① 「身体の清潔保持」、「皮膚の保護」は、生理的、心

表1 ■「身体を清潔に保つ」「身だしなみを整える」「皮膚を保護する」三概念の生理的事象、心理・社会的事象

三概念＼事象	生理的事象	心理的事象	社会的事象
「身体を清潔に保つ」（身体の清潔保持）	微生物、有害物質が付着していない状態（頭部から四肢先端までの外皮である皮膚や粘膜の汚染を、汚染に応じた方法で取り除いた状態）、感染が予防できている状態	心地よい感情	外に向けての活動にも積極的 他者への好印象 良好な人間関係
「身だしなみを整える」	恒常性の維持（循環、体温）	肯定的自尊感情 自分への満足感	外観を整える⇒他者への好印象 良好な人間関係
「皮膚を保護する」（皮膚の保護）	外界からの刺激から保護 体液喪失を防止	肯定的自尊感情	他者への好印象 良好な人間関係

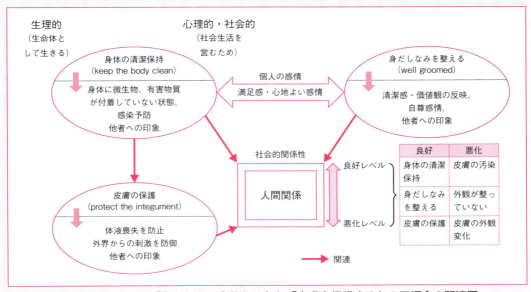

図1 ■「身体を清潔に保つ」「身だしなみを整える」と「皮膚を保護する」の三概念の関連図

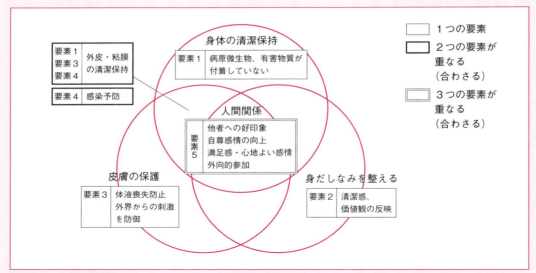

図2 ■ 「身体を清潔に保ち、身だしなみを整え、皮膚を保護する」概念図

理・社会的要素を含むので、その中間に位置づける。
② 「身だしなみを整える」ことは、主として心理・社会的側面であるので、心理的・社会的に位置づける。
③ 「身体の清潔保持」、「身だしなみを整える」は、個人の感情として満足感・心地よい感情をもたらすことから、心理的・社会的側面として関連づける。
④ 「身体の清潔保持」、「身だしなみを整える」、「皮膚の保護」の三要素は、すべて社会的関係性の人間関係に関与することに向けて集約させる。
⑤ 人間関係は、悪化から良好のレベルを随時移動する。そのレベルの移動は、「身体の清潔保持」、「身だしなみを整える」、「皮膚の保護」の三要素の影響を受ける。
⑥ 「身体の清潔保持」、「身だしなみを整える」、「皮膚の保護」が悪化すると人間関係の悪化の理由となる。

3.「身体を清潔に保ち、身だしなみを整え、皮膚を保護する（keep the body clean and well groomed and protect the integument）」の概念定義

1）「身体を清潔に保つ」「身だしなみを整える」「皮膚を保護する」の三概念の概念定義

（1）「身体を清潔に保つ（keep the body clean）」とは
外皮・粘膜汚染を除去し、病原微生物、有害物質が皮膚に付着していない状態を保持する。心地よい感情と外向的参加による、人間関係の円滑化がもたらされる状態である（再掲）。

（2）「身だしなみを整える（well groomed）」とは
清潔感や価値観を反映した頭髪や衣服の手入れをし、外観を整え、自身の満足感と自尊感情が維持できると同時に、他者への好印象を与えることによる人間関係の円滑化をもたらす行動である（再掲）。

（3）「皮膚を保護する（protect the integument）」とは
皮膚（skin）は外皮と粘膜、付属器、毛髪（hair）、爪（nails）に加え、口腔（mouth）、歯（teeth）を清潔保持し、皮膚の構造上の特徴や分泌液のはたらきによって、自然環境や病原微生物からの攻防、体液喪失防止に伴う皮膚の生理機能を正常に保つことである。また、皮膚の外観変化は自尊感情や他者への印象、人間関係形成に影響を与える（再掲）。

以上より、基本的欲求「身体を清潔に保ち、身だしなみを整え、皮膚を保護する（keep the body clean and well groomed and protect the integument）」について、事象の関係を含め5要素に分け定義した（図2）。

なお、図2では要素1～5を四角で囲んだ。また、要素が二重になる場合は太線囲みに、三重になる場合は二重囲みとした。一重囲み、太線囲み、二重囲みから、すべてが人間関係に集約されることがわかった。

2）概念定義

図2「身体を清潔に保ち、身だしなみを整え、皮膚を保護する」概念図から生成された5要素をもって当該基本的欲求の定義とした。

> 「身体を清潔に保ち、身だしなみを整え、皮膚を保護する（keep the body clean and well groomed and protect the integument）」とは；
> 要素1　「看護対象者が身体を清潔に保つ」とは、外皮・粘膜汚染を除去し、病原微生物、有害物質が皮膚に付着していない状態を保持することである。
> 要素2　「身だしなみを整える」とは、清潔感や価値観を反映した頭髪や衣服の手入れをし、外観を整えることである。
> 要素3　「皮膚を保護する」とは、外界からの刺激を防御し、体液喪失を防止すること

要素4　「身体の清潔保持と皮膚の保護」とは、外皮・粘膜の清潔保持と感染予防である。

要素5　「身体の清潔保持と皮膚の保護・身だしなみを整える目的および結果」とは、外皮・粘膜の清潔保持と感染予防と自己イメージの昂揚であり、それらは人間関係を良好にする。

3）概念定義図示

概念定義における要素1～5の定義内容を、**図2**に示した。図2の概念図は、図1の三概念関連図に概念定義の要素1～5を導入し、図示したものである。

4．基本的看護・基本的欲求の言語表現からみた本質の一致性

1）基本的看護の言語表現

「Helping patient keep their body clean and well groomed and protect integument（患者が身体を清潔に保ち、身だしなみよく、皮膚を保護するのを助ける）」

2）基本的欲求の言語表現

「keep the body clean and well groomed and protect the integument（身体を清潔に保ち、身だしなみを整え、皮膚を保護する）」

3）基本的看護と基本的欲求の本質の一致性

基本的看護の言語表現と基本的欲求の言語表現は、「keep the body clean」「well groomed」「protect integument」の共通する三要素が表現されており、三要素の順番も同じである。

以上から、患者の求める基本的欲求の本質と、看護師の行う基本的看護は一致している。

II 基本的欲求8「身体を清潔に保ち、身だしなみを整え、皮膚を保護する（keep the body clean and well groomed and protect the integument）」に関連する皮膚の構造機能

1. 皮膚の厚さと面積、重量

皮膚の厚さは数mmであるが、部位によって異なる。例えば、足の踵や手掌は厚いが眼瞼や耳介などの皮膚は薄い。また、男性よりも女性のほうが薄く、成人に比べて小児のほうが薄い。また、全身の皮膚の面積は、成人では約$1.6m^2$で、重量は、皮下組織まで含めると9kg前後である。

2. 皮膚の構造（図3）

皮膚は、表皮、真皮、皮下組織の3層からなる外皮で体表面を覆っている。皮膚の一番外側にある表皮は、外側から角質層、顆粒層、有棘層、基底層で構成されている。また、表皮を構成する角化細胞は、基底層で分化し続けている。新しく生まれた細胞は、皮膚表面に向けて押し出されていき、最外層の角質層になると、細胞内は硬いタンパク質のケラチンが充満する。有棘層では、細胞同士がしっかり結合する。このようなことから、表皮は丈夫で擦り減ることがなく、外壁の役割を果たしている。また、表皮には血管分布がないため酸素や栄養は真皮の血管から受け取っている。

皮膚は触覚、温度感覚（温・冷）、痛覚などの受容器である自由神経終末やファーター・パチニ小体がある。脂肪組織の外側には網状に血管が走っている。血管の収縮性が調節されて、体温の調節を行っている。

3. 皮膚の生理機能（表2）

皮膚には、「外壁としての作用」「皮脂腺のはたらき」「爪の指趾端の保護」「紫外線透過の調節作用」「機械的刺激に対する保護作用」「体温調節作用」「毛による保護作用」「免疫作用」「知覚調節作用」「分泌・排泄作用」などがある。

III 生命体・社会生活・成長発達と「身体を清潔に保ち、身だしなみを整え、皮膚を保護する」基本的欲求

金子は、「基本的欲求とは、人間が生命体として生き、社会生活を営み、終生成長発達を遂げるのに、最小不可欠な欲求である」と定義した。生命体として生きるために、皮膚機能の「外壁としての作用」「皮脂腺のはたらき」「爪の指趾端の保護」「紫外線透過の調節作用」「機械的刺激に対する保護作用」「体温調節作用」「毛による保護作用」「免疫作用」「知覚調節作用」「分泌・排泄作用」すべてが機能しなければ、生命体として生きられない。熱傷に伴い皮膚機能を失った場合、熱傷面積が40％以上の場

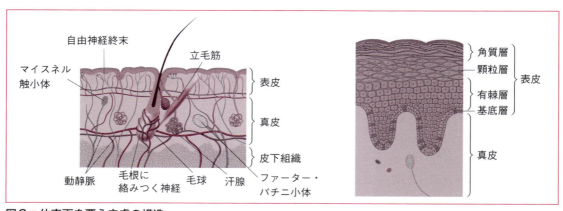

図3 ■ 体表面を覆う皮膚の構造

表2 ■ 皮膚の生理機能

機能	生理機能の内容
外壁としての作用：角化細胞（ケラチノサイト）	・皮膚の最外層を覆う表皮の大部分を構成する角化細胞（ケラチノサイト）の性質により、外部環境と内部環境を区切る外壁の役割がある ・内部を保護する角化細胞は、表皮最下層に存在する1層の基底細胞の有糸分裂により次々に生まれ、有棘層、顆粒層、角質層を形成し、約1か月で垢となり脱落する ・角質層になると細胞は扁平となり、核や細胞器官は失われ、細胞内にケラチンという硬いタンパク質が充満し層状に表皮最外層を覆い、皮膚を傷つきにくくしている ・有棘細胞の細胞間はしっかり結合し、角化細胞は擦り減ることのない大きな壁を形成している ・角化細胞は慢性刺激に対して角質層の肥厚を起こす性質から、肘頭、膝、手掌、足底には厚い角質層ができ、機械的刺激から保護されている
皮脂腺のはたらき	・毛包に開口していることが多く、皮脂腺のはたらきにより、皮膚の外壁としての機能は強化されている ・皮脂腺から分泌される脂質と表皮細胞由来の脂質は、汗の水分と混ざり乳化し皮脂膜をつくり、水分やその他の物質の生体内への侵入を防ぎ、不感蒸泄を抑制し、角質層の水分を保持している ・皮脂には抗菌作用のある化学物質が含まれ、皮膚を弱酸性に保ち、細菌や有害物質の侵入を防いでいる
爪の指趾端の保護	・爪は角質層が分化したもので、指趾端を保護している ・爪の基部や爪の下面に接した部位（爪床）で細胞分裂が起こり爪は成長する
紫外線透過の調節作用	・表皮基底層にあるメラノサイトがメラニン色素をつくり、紫外線を吸収し、過剰な紫外線の透過を防ぐ作用をもっている ・表皮のメラニン色素は、基底細胞の間や毛根部に存在するメラニン細胞より産生され、角化細胞に供給される。長時間紫外線の影響を受けていると、真皮結合組織が障害され、しわの多い皮膚となる
機械的刺激に対する保護作用（弾性による）：真皮、皮下組織	・真皮と皮下組織はクッションの役割を果たし、外部からの刺激（衝撃）をやわらげている。また、骨に対する機械的力をやわらげる。
体温調節作用（皮下組織、皮膚血管、汗腺）	・皮膚の下には脂肪組織が存在し、外界と体内を断熱し保温している ・脂肪組織の外側を覆う真皮と皮下組織には、毛細血管が網目状に分布し、この血管は皮下組織の栄養血管であると同時に、交感神経の命令で収縮・拡張し、体温調節を行っている ・表皮下部から発生した真皮内に分泌部をもつエクリン汗腺は、その分泌部が多数の血管と無髄神経末に取り巻かれ、交感神経の命令で分泌を増減することにより、体温を調節する
毛による保護作用	・毛は毛根の底部で毛球の部分の細胞分裂によって発育し、ここにはメラノサイトが存在して、毛にメラニン色素を供給している ・頭髪はたくさんの髪の毛が重なり合っているため、衝撃をやわらげるクッションの役割があり、頭を保護し、睫毛は眼を保護する機能がある
免疫作用	・皮膚にも多種の免疫系細胞が存在し、外来異物の排除やアレルギー反応を起こしている ・樹状細胞（ランゲルハンス細胞）と呼ばれるマクロファージが表皮に存在し、侵入した細菌や異物は局所で処理され、血流に入ることはまれである
知覚調節作用	・皮膚の真皮上層と乳頭層には、自由神経終末やメルケル触覚細胞、マイスネル触小体、ファーター・パチニ層上小体（圧覚）、クラウゼ終末小体（冷覚）、ルフィニ小体（皮下組織の緊張度）、毛包周囲柵状神経終末が存在する ・これらの知覚神経終末は脊髄、脳へと情報伝達をしている。かゆみの多くは、表皮内に過剰生産された化学物質が神経終末を刺激して起こると考えられている
分泌・排泄作用	・皮膚の血流や発汗は、自律神経でコントロールされており、汗を分泌することにより体内の老廃物を排除すると同時に、汗のpHは4～6の弱酸性であり、皮膚表面の環境を維持している ・皮脂には有害物質を排出する機能があり、それらは垢や毛髪が抜け落ちるのと一緒に、体外に排出する

合、生命の危機が生じる。熱傷により、皮膚組織が損傷を受けると皮膚の保護機能が破綻し、体液喪失や免疫作用が損なわれ感染予防ができなくなる。

社会生活を営むときには、清潔感や価値観を反映した頭髪や衣服の手入れをし、外観を整え、自身の満足感と肯定的な自尊感情を維持する。また、同時に他者への好印象を与えることにより人間関係の円滑化をもたらす。

成長発達に伴い、皮膚の生理機能は変化する。青年期には新陳代謝が活発になり、スポーツによりさらに亢進し、皮膚の機能は向上する。また、高齢期には加齢とともに皮膚の生理機能や弾力性が低下し脆弱になる。それに応じて身体を清潔に保ち、身だしなみを整え、皮膚を保護しなければならない。

IV 基本的欲求分類定立のための概念と「身体を清潔に保ち、身だしなみを整え、皮膚を保護する」基本的欲求

ヘンダーソンは基本的欲求を分類し、定立するために次の3つの概念を示した。
　イ．日常は他者の援助なしで生活維持できる欲求
　ロ．活力なく無為な状態からの脱出のための欲求
　ハ．愛と称賛、社会的自己有用性、相互依存に必要な欲求

イ．日常は他者の援助なしで生活維持できる「身体を清潔に保ち、身だしなみを整え、皮膚を保護する」欲求

身体を清潔に保ち、身だしなみを整えることは、新生児・乳幼児期は養育者の援助を受け、生活習慣となり欲求は充足される。

学童期以降は形成された生活習慣で、自力で当該欲求を充足できる。日常は活動の場や目的、参加者等を考慮して、個人の自己表現や価値観に基づき当該欲求を自力で充足する。

何らかの健康障害で、自分自身で身体の清潔保持や身だしなみを整えることに困難を生じた場合でも、人は可能な限り自力で当該欲求を満たそうとする。例えば下着の更衣は、プライバシーを保持しようとしてベッド上で何とか行おうと知恵や意思力をはたらかせる。これも他者の援助なしで充足しようとしている現れである。

ロ．活力なく無為な状態からの脱出のための「身体を清潔に保ち、身だしなみを整え、皮膚を保護する」欲求

活力なく無為な状態に陥った多くの人は、朝の起床が困難である。起床時に自ら、時には他者の助けを借りて、まずは起床し、歯磨きや髭剃り、髪をとかすことで爽快感が得られることをきっかけに、他の活動をしてみようと思える。

清潔を保ち、身だしなみを整えることで、心身ともに爽快感や心地よい感情が得られ、意欲向上につながる。洗面や整容、入浴によって生活のメリハリがつき、生活リズムを整えることで、活力なく無為な状態から脱出できる。

ハ．愛と賞賛、社会的自己有用性、相互依存に必要な「身体を清潔に保ち、身だしなみを整え、皮膚を保護する」欲求

当該基本的欲求は、その人の清潔感や美意識への価値観が反映されている。清潔で整った身だしなみで人と会い、他者への好印象を与えることによって他者に受け入れられていると感じ、自分自身も満足感が得られる。

入院中の患者が、着用するパジャマや頭髪等を整えることは、その人の清潔感や美意識の現れである。病人だからこそ少しでも明るく小綺麗にしたい気持ちの現れが、パジャマや頭髪等の整えに反映される。

パジャマや頭髪等の整えに対し、看護師から「素敵なパジャマでお似合いですね」「肌のつやもよく、髪も綺麗にまとめられていますね」などと称賛された患者は、パジャマや頭髪の整えに込めた自分の意思を看護師に理解・称賛され、是認されているように感じる。看護師による理解・称賛・是認は患者に健康回復への意欲をもたらす。看護師と患者の間に理解・称賛・是認という相互関係が生まれ、理解・称賛・是認によって健康回復への意欲をもつという利益

がもたらされるのである。

患者にとって看護師は、「理解・称賛・是認によって健康回復への意欲につなげてくれたありがたい存在」である。また、看護師にとって患者は、「看護師からの理解・称賛・是認を、患者自身の健康回復への意欲につなげてくれたありがたい存在」である。

患者と看護師がパジャマや頭髪等の整えを通して、双方でありがたい存在だと思えることが、当該基本的欲求の相互有用性である。

V 全発達段階に不可欠な基本的欲求としての「身体を清潔に保ち、身だしなみを整え、皮膚を保護する」基本的欲求

基本的欲求の概念定義において、14の基本的欲求は各発達段階において必要不可欠な欲求であるとした。発達段階を「新生児期」「乳児期」「幼児期」「学童期」「青年期・成人期」「高齢期」とした。

著者は、各発達段階における「身体を清潔に保つ」「皮膚を保護する」「身だしなみを整える」基本的欲求の三要素の特徴と充足の仕方を表3（p.188）に示した。

VI 全健康レベルに不可欠な「身体を清潔に保ち、身だしなみを整え、皮膚を保護する」基本的欲求

ヘンダーソンによると基本的欲求は、常時存在する条件・病理的状態によって変容する。特に、健康レベルを決定づける病理的状態により、当該基本的欲求は変容する。そのことを考慮して全健康レベルにおける当該基本的欲求の概要を述べる。

1. 健康維持期

健康維持期とは、特定の健康障害あるいは機能障害の有無にかかわらず、心身の形態機能がその人にとって良好な状態に維持できている時期である。そして、良好な状態が維持できているだけでなく、可能な限りより良好な状態にしていくこともできている時期といえる。

健康維持期における「身体を清潔に保ち、身だしなみを整え、皮膚を保護する」欲求は、身体の清潔を保持し、感染予防や自分なりの身だしなみを整え、他者との交流を円滑にすることができる状態である。清潔保持が自立し主体的にできることは、健康維持ができているということである。具体的には、表3で示した各発達段階での当該基本的欲求の特徴に応じて、当事者が自力で（必要時には他者の援助を得て）充足できていることがこの期の状態である。

2. 健康逸脱期

健康逸脱期とは、自分のおかれている物的・人的環境から、何らかの刺激および個体の身体内に生じた病態変化により、心身の形態機能の変化や障害が生じている時期をいう。健康逸脱期には、皮膚そのものが障害されている場合と、健康障害を起こすことによる皮膚障害発生の場合がある。

手術や検査時の人為的な操作による皮膚組織の損傷は前者の例で、上皮化し皮膚が一次癒合されるまでは感染を予防する。手術創からの分泌物や、処置に伴い皮膚が汚染される場合は清潔に保つことが必要である。治療上、身体に挿入されるラインやドレーン類の皮膚への圧迫刺激による皮膚損傷があった場合は後者の例で、皮膚を保護することが必要である。

意識障害や運動機能の低下、体力の消耗などがあると、清潔を保持したり身だしなみを整えることが困難になる。疾患に伴い麻痺が出現し身体の可動性が障害されたり、呼吸困難のために活動体制が低下すると、同一体位による皮膚への圧迫やずれ力が加わり皮膚組織の障害を起こしやすい。

アトピー性皮膚炎や火傷は、皮膚の保護機能が低下した状態である。皮脂膜が失われると水分が蒸発しやすくなり皮膚が乾燥し、細菌が侵入し痒みが起きやすい。痒みに対して掻き傷をつくると、さらに皮膚の保護機能が低下し、細胞間脂質（セラミドなど）が減少し乾燥が進む。

（本文p.192に続く）

表3 ■ 各発達段階における「身体を清潔に保つ」「皮膚を保護する」「身だしなみを整える」基本的欲求の特徴と充足の仕方

発達段階各期	身体を清潔に保つ欲求		皮膚を保護する欲求		身だしなみを整える欲求	
	各期の欲求の特徴	特徴に対する当事者の充足の仕方	各期の欲求の特徴	特徴に対する当事者の充足の仕方	各期の欲求の特徴	特徴に対する当事者の充足の仕方
新生児期	①新陳代謝が活発で、母親のホルモンの影響で皮脂の分泌が活発 ②排泄の回数が多く、排泄物（尿や便）が付着した状態により皮膚がアルカリ性に傾き、湿疹、表皮が剥がれるなどの皮膚の損傷や炎症を起こしやすい ③皮膚炎により、痒みや痛みが出ても、症状を訴えることができず、泣いて機嫌が悪くなる ④新生児は、すべての事柄を他者に依存しなければ生きていけない存在である	①新陳代謝が活発で、母親のホルモンの影響で皮脂の分泌が活発であることを養育者は理解し、特に頭皮や額など皮脂腺の多いところを重点的に清潔にする ②排泄回数が多く、排泄物が付着した状態により皮膚がアルカリ性に傾き、湿疹、表皮が剥がれるなどの皮膚の損傷や炎症を起こしやすいことを養育者は理解し、皮膚清潔の回数を多くし、皮膚の汚染を除去し、皮膚炎を予防する ③皮膚炎により痒みや痛みが出ても、症状を訴えることができず、泣いて機嫌が悪くなることを養育者は理解し、皮膚炎を観察し、皮膚の炎症・痒み・痛みに対処する ④すべての事柄を他者に依存しなければ生きていけない存在であることを養育者は理解し、頻回な清潔保持、特にオムツ交換時や沐浴時に観察し、排泄物や分泌物が付着する肛門周囲などの清潔保持を全面的に引き受ける	①皮脂がもつ保護機能がはたらいている状態（母親の皮脂を生成する副腎由来のホルモンが新生児にも残っている） ②角質層の厚さが成人の約1/2であり、外からの刺激に弱い ③皮脂分泌が盛んで生後2週目ごろから前頭部から頭頂部にかけて、皮疹（頭部脂漏）が出現し、細菌感染を起こしやすい ④胎脂が首、脇、股の部分に白く付着し、皮膚を保護している	①皮脂がもつ保護機能がはたらいている状態であることを養育者が理解し、その機能をふまえ、弱酸性石鹸などを使用し、皮脂をすべて取り除かないように清潔行為のなかで皮脂を残し、皮膚の保護機能を維持する。沐浴後は皮膚が乾燥しやすいが、新陳代謝が激しく、汗をかきやすいため、乾燥しやすい季節のみベビーオイルを塗る ②角質層の厚さが成人に比べ薄く、外からの刺激に弱いことを養育者が理解し、頻回の排便時には皮膚への刺激が最小限になるように柔らかい布を使用し、温湯でぬぐう ③皮脂分泌が盛んで頭部に皮疹が出現し、細菌感染を起こしやすいことを養育者が理解し、爪で掻き傷をつくらないように保護する ④首、脇、股の部分に白く付着した胎脂が新生児の皮膚を保護していることを養育者が理解し、無理に拭き取らない	①自分自身では身だしなみを整えることができない	①自分自身では身だしなみを整えることができないことを養育者が理解し、肌着は皮脂を吸着しやすいガーゼ素材で、運動を妨げない形状を選択し、汚染されたらすぐに取り換える。また、頭髪、爪などを含めた身だしなみを整えることを全面的に引き受ける

発達段階	身体を清潔に保つ欲求		皮膚を保護する欲求		身だしなみを整える欲求	
	各期の欲求の特徴	特徴に対する当事者の充足の仕方	各期の欲求の特徴	特徴に対する当事者の充足の仕方	各期の欲求の特徴	特徴に対する当事者の充足の仕方
乳児期	①生後2か月ごろまでは皮脂分泌が多く、新陳代謝が盛んで発汗量も成人と比べ多い ②消化機能が確立することに伴い離乳が進み、排便回数は減少してくる ③新生児期同様に、すべての事柄を他者に依存しなければ生きていけない存在である	①皮脂分泌が多く、新陳代謝が盛んで発汗量も成人と比べ多いことを養育者が理解し、発汗の有無や皮膚の状態を頻回に観察し、清潔行為により皮膚の清潔保持をする ②排便後に入浴する。特に入浴後、皮膚を乾燥させ、皮膚代謝を促進するためにマッサージをする ③すべての事柄を他者に依存しなければ生きていけない存在であることを養育者が理解し、乳児の皮膚の特徴に留意し、身体の清潔を全面的に引き受ける	①皮膚の水分保持機能である角質層の厚みが成人に比べ薄いため、水分が蒸散しやすく、皮膚が乾燥することと皮膚の保護機能が未熟なため、外的刺激を受け、傷つきやすい	①皮膚の水分保持機能である角質層が成人に比べ薄く、水分が蒸散しやすいため皮膚が乾燥することと皮膚の保護機能が未熟なため、外的刺激を受け傷つきやすいことを養育者が理解し、石鹸は弱酸性のものを使い、よく泡立てて手の泡で汚れを落とし、皮膚への刺激を最小限にする。オムツ交換時、湿潤した皮膚は乾燥させ、マッサージをする	①発育が盛んで、月齢が進むにつれ動きが活発になるが、自分自身では身だしなみを整えることができない	①-1 発育が盛んで動きが活発であることを養育者が理解し、清潔、保温、吸湿などの目的が達せられ皮膚の刺激にならない素材を選択する ①-2 乳児期の発達に応じて、動きが妨げられず、腹部や下肢の圧迫が避けられ、安全性が保たれ、着脱が簡便な形状を選択し、汚染されたらすぐに取り換える（フリルやボタンの多いものは選択しない）
幼児期	①日常生活動作が少しずつ自立し、外での遊びも増える。そのため、食事や遊びを通して頭髪や皮膚・衣類を汚す機会が多い ②生活を通して清潔の保持の必要性とその方法の教育を受け、自立に向かうが、完全には自立できない	①日常生活動作が少しずつ自立し、外での遊びが増え頭髪や皮膚・衣類を汚す機会が多いことを養育者が理解し、身体の汚れや衣服の汚れの状況に応じて、養育者とともに手洗い、衣類の交換、頭髪を一緒に洗う。泥遊び・水遊びなどの遊びを通して汚染物に触れた際には、手洗いをすることを、しつけとして養育者が教える ②生活を通して清潔の保持の必要性とその方法の教育を受け、自立に向かう時期であることを養育者が理解し、清潔保持の方法が学べるように、自分でできるところは自分で行い、できない部分に関して、養育者の支援を受ける	①皮膚の保護機能が未熟なため、外的刺激を受け、傷つきやすい ②排泄動作が自立に向かう	①-1 皮膚の保護機能が未熟なため、外的刺激を受け、傷つきやすいことを理解した養育者から、皮膚を外的刺激から保護する方法を学び、自分で保護できる部分は保護し、できないところは養育者とともに保護する ①-2 外遊び（泥遊び、砂場など）で汚染した皮膚（顔、手足など）は、水道水で汚染物を洗い流し、弱酸性の石鹸をよく泡立てて洗い流すことを学ぶ。また擦り傷は水道水できれいに洗い流し、傷口から出血している場合は止血をすることを学ぶ ②排尿・排便後には、皮膚に付着した汚染物を拭き取る方法を学ぶ	①生活を通して身だしなみを整えることの必要性や方法の教育を受け、自立に向かえる	①生活を通して身だしなみを整えることの必要性や方法の教育を受け、自立に向かえることを理解した養育者から、歯磨き、髪の洗浄と身体の清潔方法、身だしなみを整える必要性とその方法を学び、自分でできる部分は自分で身だしなみを整え、できない部分は養育者とともに整える

（次頁へ続く）

発達各期段階	身体を清潔に保つ欲求		皮膚を保護する欲求		身だしなみを整える欲求	
	各期の欲求の特徴	特徴に対する当事者の充足の仕方	各期の欲求の特徴	特徴に対する当事者の充足の仕方	各期の欲求の特徴	特徴に対する当事者の充足の仕方
学童期	①生活習慣として習得した清潔行為を、学校など集団生活での感染予防に用いることを学ぶ ②目立つ汚れだけでなく、病原菌や空気中の汚染物質からも身体を守ることを学ぶ ③女子は初潮を迎える	①-1 学童期までに習得した生活習慣としての清潔行為を、学校での集団生活の清潔行為に生かす。養護教諭や友人から感染予防を学ぶ ①-2 養護教諭や友人から学んだ感染予防のための清潔行為は集団生活の中で守る ②病原菌や空気中の汚染物質からの感染があることを学び、感染予防のための清潔保持を励行する ③女子は、月経時の手当や処理を清潔に行う	①運動・遊びから生じる皮膚の傷害を予防することを学ぶ	①外遊びなどによる皮膚傷害時、養護教諭や養育者から学んだ対処方法を実施する（水道水で汚染物を洗い流し、弱酸性の石鹸をよく泡立てて洗い流す、擦り傷は水道水できれいに洗い流し、傷口から出血している場合は止血をする）	①学童として社会通念に合わせ、安全性と快適性を照らし合わせ集団生活を行う ②集団生活を送るためのルールの中で生活している ③基本的生活習慣である手洗い、洗面・歯磨き、整髪など、身だしなみの整え方は各人の社会生活により異なる	①学童として社会通念に合わせ、安全性と快適性を照らし合わせ、一定のルール、機能性をふまえることを理解し、身だしなみを整える ②集団生活を送るためのルール（華美にならない、危険が伴わないなど）を守りながら、学業生活が機能的・快適になるよう身だしなみを整える ③-1 学校以外の家庭生活においては、清潔で機能的であり、自己表現を含めた身だしなみに整える（頭髪、化粧、アクセサリーなど） ③-2 集団生活の基本的生活習慣である身だしなみは、各人の社会生活に合わせて大人の見守りを受け、自分で整える
青年期・成人期	①アンドロゲン（男性ホルモン）のはたらきが活発になり、皮脂の分泌が増加し、細菌感染による痤瘡（ニキビ）ができやすい ②運動など肉体的活動が活発になることから、汗・体液等の分泌が高まる	①アンドロゲンのはたらきが活発になり、皮脂の分泌が増加し、細菌感染による痤瘡（ニキビ）ができやすいため、適宜洗顔をし、皮膚を清潔に保つ ②運動など肉体的活動が活発になることから、汗・体液等の分泌が高まるため、活動後は、活動状況に合わせて自分で清潔行為を行う	①青年期は皮脂分泌が多い場所に痤瘡（ニキビ）ができやすい ②更年期になるとエストロゲンの量が減少し、皮脂分泌量が低下し皮膚の乾燥が進む ③職場環境により、粉塵や化学物質に皮膚が汚染されることがある	①青年期は皮脂分泌が活発なため、皮脂で毛穴が塞がれ、額、眉毛から眉間、鼻筋、顎、頬、首、口周囲、背中などに痤瘡（ニキビ）ができやすいため、弱酸性の石鹸を泡立てて、皮膚に過度の刺激が加わらないように、洗い流す ②更年期になると、エストロゲンの量が減少し、皮脂分泌量が低下し皮膚の乾燥が進むため、皮膚の状態に合わせ自分で保湿、皮膚を保護する	①他者に映る自分を気にする ②外観が整わないと、人との関係に消極的になり、外観の変化が自尊感情と対人関係に大きく影響する ③各人の職場環境に合う身だしなみに整え、人に好印象を与える	①他者に映る自分を気にするため、他者に不快感を与えないように配慮（ニキビケアや香りなど）し、身だしなみを自分で整える ②外観の変化が自尊感情と対人関係に大きく影響するため、その場にふさわしい外観となるよう機能性をふまえ、頭髪・衣類の身だしなみを整える ③各人の職場環境に合う身だしなみを整え、他者へ好印象が与えられるように考え、自分で整える

発達各期段階	身体を清潔に保つ欲求		皮膚を保護する欲求		身だしなみを整える欲求	
	各期の欲求の特徴	特徴に対する当事者の充足の仕方	各期の欲求の特徴	特徴に対する当事者の充足の仕方	各期の欲求の特徴	特徴に対する当事者の充足の仕方
青年期・成人期	③職場環境によっては、容易に皮膚が汚染されやすい ④幼少期から確立してきた清潔習慣を保持しながら変化する生活スタイルに応じて適宜変化させ、可能な限り感染予防ができるように維持していく	③職場環境によっては、容易に皮膚が汚染されやすいため、皮膚の汚染の状態に合わせて、皮膚の清潔を自分で保持する ④清潔保持は自立しているため、自分で清潔を保持する ⑤子どもが清潔保持できるように見守り、支援する ⑥介護対象者が清潔保持できるように、できない部分を支援する		③粉塵の多い職場の場合には、入浴やシャワーで付着物を洗い流したり、衣類で皮膚を保護する。化学物質は、家に持ち込まないようにする	④子どもや介護対象者に対し、身だしなみが整えられるように支援する	④子どもや介護対象者の身だしなみを観察し、対象者が整えられない部分を、清潔感、におい、汚染がないことを優先し、機能性・安全性が保てるように支援する
	⑤新生児・乳児期・幼児期の子どもになり代わり、養育者が清潔保持する。学童期の子どもには、学童期の子どもができるように見守ったり、学校での教育を家でも守れるようにする ⑥身体機能の低下や清潔保持の動作が緩慢になり、清潔保持が行き届かない介護対象者に対し、清潔保持できるように支援する					
高齢期	①加齢に伴う身体機能の低下により清潔保持の動作が緩慢になる ②清潔保持が行き届かない ③皮脂腺や汗腺の分泌低下に伴い、保湿機能が低下し皮膚の乾燥による痒みの発現や、唾液分泌の減少により口腔内の自浄作用が低下するなど予備力や防御力が低下する（感染症に罹患しやすくなる） ④心身の健康状態、皮膚の状態等の身体条件お	①加齢に伴う身体機能の低下により清潔保持の動作が緩慢になるため、ゆっくり時間をかけて全身の清潔を保持する ②清潔保持が行き届かないため、身体の機能低下の状況に合わせて補助具などを使用し、清潔保持する ③皮脂腺や汗腺の分泌低下に伴い、保湿機能が低下し皮膚の乾燥による痒みの発現や、唾液分泌の減少により口腔内の自浄作用が低下するなど予備力や防御力の低下等の皮膚の機能低下に応じ、感染予防のための口腔内の清潔や皮膚の保湿を、自分でできるところは自分で行い、できない部分は他者からの支援を受ける	①皮膚の角質層の水分は加齢とともに減少し、皮膚が乾燥し保護機能が低下する（男性は精巣からのホルモンの分泌減少が緩やかで、皮脂分泌は80歳ぐらいまで続くが、女性は更年期以降に皮脂の分泌量が減少） ②皮膚の保護機能の低下により、ささいな刺激に反応し、痒みを生じやすい	①皮膚の乾燥予防のために室内環境を整え、皮膚の乾燥の状態に合わせ保湿する。自分でできないところは他者に症状を訴え、支援を受ける ②皮膚への刺激の少ない衣服の選択や痒みに対する対処を自分でできるところは自分で行い、できないところは支援を受ける	①身だしなみへの関心が薄れやすく、身体機能の低下や活動意欲の低下に伴い身だしなみを整えることができにくくなる ②髪型や身だしなみに価値を置き、自分らしさの表現として大切にし、年齢を重ねても自分らしさを表現したいと願っている ③他者に不快感を与えることなく、人間関係を円滑に保てるような身だしなみにすることが望ましい	①身だしなみへの関心を可能な限り保ち、身体機能、意欲が低下しても自分の身だしなみへの意欲を継続し、適切に動け、安全を確保できる身だしなみを考え、自分でできるところは行い、できないところは支援を受ける ②自分らしさの表現として髪型や身だしなみに価値をおき、自分らしさを維持するようにする。できるだけ自分で行い、できないところは他者の援助を受けつつ維持する ③周囲からの支援と肯定的なフィードバックを受けながら、他者に好印象がもたれる身だしなみが整えられるようにする

（次頁へ続く）

発達段階	身体を清潔に保つ欲求		皮膚を保護する欲求		身だしなみを整える欲求	
	各期の欲求の特徴	特徴に対する当事者の充足の仕方	各期の欲求の特徴	特徴に対する当事者の充足の仕方	各期の欲求の特徴	特徴に対する当事者の充足の仕方
高齢期	よび対象者の清潔観や清潔行動には、その人なりの歴史（価値観）がある ⑤清潔保持は高齢者の疾病を予防し、健康の維持増進に影響する	④心身の健康状態、皮膚の状態等の身体条件および対象者の清潔観や清潔行動にはその人なりの歴史（価値観）があるため、今までの生活習慣や清潔に対する価値観を継続できるように行う。できない部分は自分の考えを他者に伝え、他者から支援を受ける ⑤清潔保持は、疾病予防と健康の維持増進に影響するため、感染症等の疾病予防のため自分で清潔保持し、できない部分は他者に依頼する				

精神障害によりいままで培ってきた清潔への観念が変化する人もいる。清潔がどの程度保てるかはその人の健康の指標にもなる。意欲低下、清潔へ関心が向かない、清潔へのこだわり、妄想など、思考の変化があっても適切な清潔保持が必要である。

健康障害が発生した場合、それまで行っていた清潔に関する生活習慣は維持困難になることがある。例えば、入浴の回数、自力での清潔行為、時には清潔に関する価値感（観）の変化等も生じる。したがって、健康逸脱を生じた人の清潔に関する期待や価値感（観）を尊重しつつも、第一に健康の維持・健康の回復に向けた清潔行為や感染予防をしなければならない。

健康の維持・健康の回復に向けた清潔行為や感染予防をするためには、看護師等専門職者の指導により、本人や家族等介護者の学習・訓練が必要になる。本人や介護者の学習には、具体的な清潔行為・感染予防の学習や清潔に関する価値感（観）の学習等が含まれる。看護師がそれら学習の指導を行うことが基本的看護である。

3．安らかな死

人生のラストステージは、すべての人に訪れる。どんな人も人生の終焉の時期を、心身ともに安らかで、最期まで自分らしくありたいと願う。それが、安らかな死を迎える時期である。

この段階における「身体の清潔を保ち、身だしなみを整え、皮膚を保護する」ことは、最期まで自分らしく清潔を保持し、身だしなみを整えることである。終末期は、病態や症状の悪化により、低栄養や身体可動性障害などによる褥瘡などの皮膚障害を起こしやすい。倦怠感や消耗性疲労、気持ちの落ち込み、せん妄症状の出現などにより、清潔の保持や身だしなみを整えることは自力では困難になる。

病態悪化や自力での清潔行為・感染予防困難な状態だからこそ、看護師による専門的な清潔行為・感染予防が必要となる。在宅で安らかな死を迎える人には、その介護者に、体力の消耗を最小限にする清潔行為・感染予防の方法を看

護師が教え、指導する。ただし、褥瘡の手当てなどの医療行為は看護師が行う。

　看護師が本人になり代わって清潔行為・感染予防を行う際は、本人や家族が「こうありたい」と身だしなみに価値をおいてきたことを可能な限り尊重して行う。これらが在宅における基本的看護である。

　死亡宣告が行われた後に、看護師はその人の人生の最期にふさわしい姿に整えるため、身体を清拭し清める。これを「湯灌」という。傷口を保護し、体液などの排泄物の漏出を防ぎ、髭を剃り、化粧（エンゼルケア）をし、その人やその人を知る家族の望む姿に外観を整え、好む衣服を装着する。そして、生前の穏やかで幸福に満ちた表情や状態に近づけるように整え最期を見送ることは、死におけるその人の尊厳を守ることである。

〈引用文献〉
1. ヴァージニア・ヘンダーソン著，湯槇ます，小玉香津子訳：看護の基本となるもの．日本看護協会出版会，東京，2006：53．
2. Virginia Henderson：Basic Principles of Nursing Care. International Council of Nurses．1997：66．
3. 井上幸子，平山朝子，金子道子編：看護学大系 第4巻 看護と人間（2）．日本看護協会出版会，東京，1991：340．
4. 林正健二編：ナーシング・グラフィカ 人体の構造と機能（1）解剖生理学 第3版．メディカ出版，大阪，2013．

〈参考文献〉
1. ヴァージニア・ヘンダーソン著，湯槇ます，小玉香津子訳：看護の基本となるもの．日本看護協会出版会，東京，2006．
2. 井上幸子，平山朝子，金子道子編：看護学大系 第4巻 看護と人間（2）．日本看護協会出版会，東京，1991．
3. 林正健二編：ナーシング・グラフィカ 人体の構造と機能（1）解剖生理学 第3版．メディカ出版，大阪，2013．
4. 坂井建雄，岡田隆夫：系統看護学講座 専門基礎分野 人体の機能と構造① 解剖生理学 第10版．医学書院，東京，2018．
5. 小野さち子，椛島健治：皮膚免疫における樹状細胞・マクロファージの役割．日本臨床免疫学会会誌 39（5），2016：448-454．
6. 金子道子編著：ヘンダーソン，ロイ，オレム，ペプロウの看護論と看護過程の展開．照林社，東京，1999．
7. 高橋惠子，湯川良三，安藤寿康，他編：発達科学入門 第2巻 胎児期〜児童期．東京大学出版会，東京，2012．
8. 高橋惠子，湯川良三，安藤寿康他編：発達科学入門 第3巻 青年期〜後期高齢期．東京大学出版会，東京，2012．
9. 舟島なをみ：看護のための人間発達学 第5版．医学書院，東京，2017．
10. 大塚藤男：皮膚科学．金芳堂，京都，2016．
11. 清水 宏：あたらしい皮膚科学．中山書店，東京，2011．
12. 日本皮膚科学会 創傷・熱傷ガイドライン策定委員会編：創傷・熱傷ガイドライン．金原出版，東京，2012．
13. 斉藤隆三，滝川雅浩，宮地良樹編：やさしい小児皮膚科学（皮膚科診療プラクティス）．文光堂，東京，2000．
14. 馬場一雄監修，原田研介編：新版 小児生理学．へるす出版，東京，2009．
15. 仁志田博司：新生児学入門 第4版．医学書院，東京，2012．
16. 八田恵利：新生児の皮膚ケアハンドブック．メディカ出版，大阪，2013．
17. 水戸美津子編：高齢者（新看護観察のキーポイントシリーズ）．中央法規出版，東京，2011．
18. 石川 治編著：Q&A高齢者の皮膚疾患とケア．中外医学社，東京，2009．
19. 水野敏子，高山成子，三重野英子，他編，水谷信子監修：最新老年看護学 第3版．日本看護協会出版会，東京，2016．
20. 堀内ふき，大渕律子，諏訪さゆり編：ナーシング・グラフィカ 老年看護学（2）高齢者看護の実践 第4版．メディカ出版，大阪，2016．
21. 高木永子監修：看護過程に沿った対症看護 病態生理と看護のポイント 第4版．学研メディカル秀潤社，東京，2010．
22. 角田直枝編：癒しのエンゼルケア．中央法規出版，東京，2010．
23. 中井久夫，山口直彦：看護のための精神医学 第2版．医学書院，東京，2004．

基本的欲求9
「環境のさまざまな危険因子を避け、また他者を傷害しないようにする（avoid dangers in the environment and avoid injuring others）」

平尾眞智子

概念の解説

I 基本的欲求9「環境のさまざまな危険因子を避け、また他者を傷害しないようにする（avoid dangers in the environment and avoid injuring others）」とは；概念定義

1. 原語から

ヘンダーソンは人間の基本的欲求の第9番目に「環境のさまざまな危険因子を避け、また他者を傷害しないようにする」（9.avoid dangers in the environment and avoid injuring others）という欲求を挙げた。

ここでは2つのこと、つまり、前半部「環境のさまざまな危険因子を避けること」と後半部「他者を傷害しないようにする」を述べている。前半部と後半部の両方に共通しているのが、「avoid」で、この単語の意味をロングマン現代英英辞典（2009）（以下英単語の意味の出典は本書による）によると、「to prevent something bad from happening」となっており、「生じているできごとからよくない何かを予防すること」の意味がある。ヘンダーソンの14の基本的欲求のなかで、「予防する」が出てくるのは当該基本的欲求だけである。

前半部の予防は「環境のさまざまな危険因子を避けること」である。危険因子の原語「dangers」は複数形で、その意味は「something or someone that may harm or kill you」、「人を傷つけたり、命を奪ったりする何かまたは何者か」をいう。今日よく使用される「risk」は「the possibility that something bad, unpleasant, or dangerous may happen」となっており、「よくないこと、危険なことが起こる可能性」をいう。「danger」は「risk」の下位概念の一つで、「risk」の一つと考えられる。

「環境」の原語は「environment」で、その意味は「the people and things that are around you in your life, for example the buildings you use, the people you live or work with, and the general situation you are in」と説明されている。著者は次のように意訳した。「環境とは人々の生活を取り巻いているある特定の人や物をいう。例えば人が使っている建物、一緒に暮らしたり働いている人々、その人がおかれている状況すべて」をいう。意訳のように「environment」とは広い概念で、自然環境から人間関係などの社会・文化的な側面までも含んでいる。

人にとって環境とは、自己の身体・精神を取り巻く生活環境のすべてをいう。人と環境は相互に影響を与え合っており、自己に利益になる場合もあるが、不利益になる場合もある。また環境は、人の生存と活動に必要不可欠で、それなくしては人としての生存や活動が不可能となる。生存を脅かすものの一つに環境にひそむ危険因子がある。人にはそれを「未然に防ぐ、避ける、予防する」という行為が欲求の一つとして備わっている。

後半部の予防は「他者への傷害を避けること」である。「（他者への）傷害」とは原語では「injuring」と動名詞が使用されている。動詞「injure」の意味は「to hurt yourself or someone else, for example in accident or an attack」で、「自分または他者を事故や攻撃で、傷つけること」である。ヘンダーソンは他者を傷害しないことを取り上げている。

人は他者とともに生きていく社会的存在である。人同士の共生という観点から、自分以外の他者に危害を加えないという欲求をもっている。さらに人は終生成長発達を遂げる存在であり、乳幼児期には他者から生命の危険を回避してもらい、成長発達とともに自分自身で、時には他者の危険を回避する行動がとれるようになる。

2. ヘンダーソンの定義が生まれた背景

1900年代前半のアメリカでは感染症による疾患が多く、死亡率も高かった。当時のアメリカでは貧富の差が大きく、貧しい移民の多い地域では犯罪や暴力がはびこっていた。不衛生な環境に起因する病気も多く、訪問看護や公衆衛生看護が行われるようになった時代である。その一方で、新しい医薬品や医療機器の導入も始められている。

また、ヨーロッパの伝統社会に比べ、人種や宗教・習慣が異なる多民族社会のアメリカは、自分の身の安全は自分

で守るという自主独立の精神的風土が醸成された。ヘンダーソンは、そのような多民族社会のアメリカで育ち、1960年に『看護の基本となるもの』を著した。

ヘンダーソンの『看護の基本となるもの』より100年前、イギリスではナイチンゲールによる『看護覚え書』(1859) が発行された。全13章の項目のうち、第3番目の「小管理」では、看護師不在による事故や危険に対する管理の必要性が述べられている。イギリスの伝統的階級社会に生まれた看護論であるが、危険に対する管理は看護論の中でも比較的早い段階で言及されており、看護における重要性が認識されている。

3. 基本的看護との対比からみた基本的欲求の意味

ヘンダーソンは、「環境のさまざまな危険因子を避け、また他者を傷害しないようにする」基本的欲求に対応する基本的看護を、次のように表現している。

「患者が環境の危険を避けるのを助ける。また感染や暴力など、特定の患者がもたらすかもしれない危険から他の者を守る (Helping patient avoid dangers in the environment; and protecting other from any potential danger from the patient, such as infection or violence」(原著、p.76)

当該基本的欲求の「avoid dangers in the environment and avoid injuring others」となっているのが、基本的看護においても前半は「avoid dangers in the environment」と同じになっている。

一方、当該基本的欲求の後半「他者を傷害しないようにする」の内容は、基本的看護では「感染や暴力など、特定の患者がもたらすかもしれない危険から他の者を守る」とし、危険の内容は「感染または暴力 (infection or violence)」と具体的な内容になっている。また、「danger」にpotentialという形容詞が付されている。この場合の「potential」の意味は「likely to develop into a particular type of person or thing in the future」となっており、「将来的に特別な人やことがらになっていく」、つまり「起こりうる」という予測的意味である。さらに「守る」は「protecting」で、動詞「protect」は「to keep someone or something safe from harm, damage, or illness」と説明されている。意訳すると、「危害、損傷、または病気から人や物の安全を保つこと」という意味になる。

9番目の基本的看護は「患者が環境の危険を避けるのを助ける。また感染や暴力など、特定の患者がもたらすかもしれない危険から他の者を守る」となっている。この基本的看護の表現を、看護師の"助ける"部分を削除し、残りを基本的欲求に加えて表現すると、当該基本的欲求は次のように概念定義する。

「環境のさまざまな危険因子を避け、また他者を傷害しないようにする」とは；

「患者が環境の危険（感染や暴力など）を避けるとともに、患者自身が加害者として他の人にもたらすかもしれない予測的な危険を避けること」である。抽象して「患者が自分にふりかかる危険を避け、患者自身が他の人に危害を加えるのを避ける欲求」とする。熟語にして「危険回避・加害回避の欲求」という。

II さまざまな環境と危険因子

1. 物理的・化学的環境と危険因子

　入院患者の場合には、身に着けている寝衣、履物、生活すべての場となるベッドとベッド柵、またそれに付属するマットレス、枕・シーツ・毛布・ふとんなどの寝具類、ナースコール、カーテン、オーバーテーブル、床頭台、照明器具、イス、テレビ、冷蔵庫、空調設備など病室内の設備や備品、他の病室、廊下、階段、手すり、浴室、トイレ、給湯室、エレベーターを含めた病棟・病院全体の構造・設備が身近な環境となる。建物の床・壁・天井・窓なども清潔で安全である必要があり、施設・設備の管理業務が十分行われる必要がある。ベッドからの転落や室内や廊下、浴室、浴槽、トイレなどでの転倒とそれに伴う打撲や骨折が起きないような配慮が必要である。

　病室や居室の室温、空気、採光が適切であり、騒音や臭気、粉塵がない状態が健康で安全な環境である。さらに室内が整理整頓され、掃除が行き届いて清潔であることが、環境の危険因子を取り除き、ひいては院内感染を防ぐことになる。

　病院や施設には患者を治療しケアするために、人工呼吸器、吸引器、酸素吸入器、血圧計、輸液ポンプ、聴心器、車いす、ベッド上での移動介助器具、ベッド上便器、ポータブル便器、歩行器、杖、松葉杖などさまざまな医療機器・器具が設置されている。これらの機器・器具の多くは患者の自立感覚を高め、看護師の安全・安心の確保に役立つが、その一方で危険因子となる可能性もあるので注意が必要である。

　住宅環境においては、建築用材や塗料などの化学物質からシックハウス症候群が生じることがある。訪問看護や在宅看護の場合には、病人や高齢者の住む住宅の構造、間取り、洋室・和室の居室、住宅のある地域などが対象者の主な環境となるため、環境からの危険に注意しなければならない。

　自然災害としての地震、津波、台風、水害や人的災害としての火災、放射線被曝などは環境を破壊し、生命の危険をもたらすことがある。近年、強大な自然災害は地球規模で多発している。予防できる災害には最善の危険回避の備えを、災害発生時には被害を最小限に抑制する意識と準備が望まれる。

2. 生物的環境と危険因子

　感染は、微生物とよばれる非常に小さな生き物である細菌とウイルスが主な原因である。それらは、私たちの生活環境のどこにでも存在している。皮膚、口腔や人体の他の部分にも棲息しているが、健康な人はこうした生き物と調和をとりながら生活をしている。微生物の性質、その人のもつ体力・免疫システムなどが、微生物が無害であるかそれとも疾患の原因になるかを決める。

　物理的な防壁や免疫システムが、通常は身体を微生物から保護している。物理的な防壁には、皮膚、粘膜、涙、耳垢、粘液や胃酸などがある。尿路から侵入してくる微生物は、通常の排尿で体外へ押し流されてしまう。免疫システムは白血球と抗体を使って除去する。私たちが"発熱"とよぶものは、感染やけがから身体を保護するための反応として起こる体温の上昇である。

　病原微生物に汚染された手や器具は患者と看護師にとって脅威である。同時に、患者や看護師は、手や器具を通じて接触した家族や友人に対する脅威ともなる。人体にとってアレルギーを引き起こすアレルゲンには、樹木の花粉や動物、さまざまな食品や食品添加物などがある。また、蚊やハエ、クモ、ゴキブリなどの昆虫も感染予防の観点から駆除をする必要がある。患者が生活し動き回る病室内・居室内の環境は、安全で衛生的で、居心地のよいものであることが必須である。

3. 社会環境と危険因子

　社会環境には国家や政治、法律、制度、地域などがあるが、看護が関与する危険回避・加害回避の欲求における社会環境とは、主に地域や家庭、学校、職場、病院などの小社会の中における人間関係である。

　人間には、これらの社会的な環境から、安全

で健全な人間関係が築かれているか、人間の成長発達を促すような人的環境にあるかなどといった危険回避の欲求がある。反対に、人間の心身の健康にストレス・危害を及ぼすような人間関係もみられる。このようなストレスとなる人間関係には親子、同胞、夫婦、上司と部下、同僚間の関係、友人間、生徒と教師間の関係などが挙げられる。これらの人間関係から生じるストレスが危険因子である。

入院患者の場合、例えば夜間いびきをかく患者が同室にいると、それがストレスとなり安眠できない患者が出てくる。このことが原因で同室の患者同士の人間関係が険悪となることがあり、看護師による調整が必要となる。

てんかんは大脳の神経細胞が過剰に興奮することで起きる病気で、発作では手や顔のけいれん、卒倒、意識消失などが起こる。てんかんの患者が持病を申告せずに運転免許証を取得し交通事故を起こすことがあり、社会問題となっている。このような患者の場合は、加害回避の欲求欠如といえる。

また、社会には病気を隠蔽することで感染源となり感染を拡大させる危険性のある人や、強迫観念や被害妄想から他者に暴力をふるうのを止められないという者もいる。人間社会は人と人の共生である。感染源となる可能性のある人には感染防御対策が、暴力行為を止められない人には社会的な保護が必要となる。

自ら他者に危害を与えないという欲求を強化し努力できるかどうか、あるいは病的な加害意識になっていないかを見きわめ、危険回避・加害回避の欲求を持続させなければならない。

4．医療現場と暴力

わが国における暴力犯罪が増加傾向を示す中、医療サービスの受け手である患者の権利意識の高揚、医療事故の頻発、マスコミ報道の過熱などから形成される潜在的な医療不信、医療費の自己負担率の増加などが影響して、医療関係者が患者から受ける暴力は増加の一途をたどっている。このような患者からの暴力は、医療行為を妨げるだけにとどまらず、使命感をもって医療を志した者たちの熱意をも奪っている。

当該基本的欲求の後半部分「他者を傷害しないようにする」という欲求が充足されていない事態が医療現場で問題視されるようになってきており、各医療施設では組織的な取り組みが実施されるようになってきている。

Ⅲ 基本的欲求の概念を構成する重要要素の解説

1．生命体・社会生活・成長発達と「環境のさまざまな危険因子を避け、また他者を傷害しないようにする」基本的欲求

「基本的欲求とは、人間が生命体として生き、社会生活を営み、終生成長発達を遂げるのに、最小不可欠な欲求である」と定義した。そして14の基本的欲求は、生命体として生きるため、社会生活を営むため、終生成長発達を遂げるためのすべてに共通して不可欠である。当該基本的欲求は、このうち、生命体として生きるため、そして人間として社会生活を営むためにより重要な欲求である。

人間は生命体として生きることが必至で、それには特に重要な「正常に呼吸する、適切に飲食する、あらゆる排泄経路から排泄する、身体の位置を動かし、またよい姿勢を保持する、睡眠と休息をとる、環境からの危険を回避する」の第一階層としての6欲求が充足されなければならない。そして第二階層として社会生活を営むことができ、そしてそのために特に重要な5欲求がある。それが充足されて、より人間として高次の第三階層の終生成長発達を遂げるために、より重要な4欲求がある。

「環境のさまざまな危険因子を避け、また他者を傷害しないようにする（危険回避、加害回避）」基本的欲求は、第一階層の生命体として生き、そして第二階層の社会生活を営むのにより重要となる基本的欲求であるといえる。

本書看護対象論「人間の基本的欲求」総論で示した図1「14基本的欲求の概念規定にかかわる重要構成要素図」（p.68参照）にみるように、第一階層と第二階層の両方にかかわるのは当該基本的欲求だけであり、ヘンダーソンが特別な意味をもたせていることがわかる。

2. 基本的欲求分類定立のための概念と「環境のさまざまな危険因子を避け、また他者を傷害しないようにする」基本的欲求

ヘンダーソンは、基本的欲求を分類し定立するために次に挙げる3つの概念を示した。

- イ．日常は他者の援助なしで生活維持できる欲求。
- ロ．活力なく無為な状態からの脱出のための欲求。
- ハ．愛と称賛、社会的自己有用性・相互依存性に必要な欲求。

当該基本的欲求は、上記3つのカテゴリーの「イ．日常は他者の援助なしで生活維持できる欲求」にあたる。

日常生活の中には多くの危険因子が存在している。その中で人は、危険回避を続けていかなければ一瞬たりとも生活していくことはできない。人は、これらの危険を自分自身で未然に防ぎながら生活を維持しているのである。例えば、家の中に段差があれば転倒しないように注意し、料理時には包丁の使い方や揚げ物などを作る際の熱い油に注意している。自動車を運転する場合には道路上の自車の前後・左右を注視しながら速度を決め、運転技術を駆使して事故を未然に防止しながら運転しているのである。

3. 全発達段階に不可欠な「環境のさまざまな危険因子を避け、また他者を傷害しないようにする（危険回避・加害回避）」基本的欲求

1）胎児期

胎児期の危険回避・加害回避の欲求は、母体そのものが胎児にとっての環境であることから、母体の危険回避がそのまま胎児の危険回避となる。母親の流産の防止は胎児への加害回避の欲求ともいえる。逆に、妊娠中の喫煙や過剰なストレスは胎児への加害となり、厳重に回避しなければならない。

2）乳幼児期

身体的、精神的保護の必要な乳幼児期の危険回避・加害回避の欲求は、乳幼児の保護者が充足しなければならない。自分で危険から身を守ることができないからである。乳幼児は、免疫抗体形成の未熟性から感染の危険性も成人より高い。また、外因死のうち、不慮の事故が乳児期に高く、物理的環境に起因する窒息や溺死などが多い。不適切な人的環境に置かれたことによる虐待での心身の危険性もある。幼児は適切な保育学習・教育環境に置かれ愛護される必要があるが、物的環境とともに人的環境が大きく関係する。これら幼児の危険回避は、養育者がその児になり代わって、その児だけでは充足できない欲求を充足することになる。

特に生命の危険は他者から回避してもらわなければならないが、成長発達とともに自分自身で危険回避する行動がとれるように、しつけ・教育で学習していく必要がある。危険回避に関係のある身体機能は主に運動機能であるが、神経や反射機能、感覚機能、認知機能の発達も関係する。さらに、病気から身体を防御する免疫機能も関連している。

3）学童期

学童期における危険回避・加害回避の欲求の例として、いじめの問題がある。いじめは、いじめる側もいじめられる側にも精神的・身体的傷害となる。例えば、いじめをする子からお金を要求された子が母親の財布からお金をとりそれを渡すのは、その子の危険回避の行動である。いじめをする子は「他者に危害を加えない」加害回避の欲求が充足されていない。また、いじめられる子はいじめる子に従うことで「危険回避」している。いずれも、ゆがめられた「危険回避」「加害回避」行動である。

いじめの問題は、「危険回避」「加害回避」の欲求の概念で考えられるが、基本的欲求の三分類のうち「ハ．愛と称賛、社会的自己有用性・相互依存性に必要な欲求」の「相互依存性に必要な欲求」とも関連している。また、ロイの適応理論の4つの適応様式のうちの「相互依存」にも関係し、その中の仲間はずれになりたくないという「所属」の欲求ととらえることができる。

学童期の「危険回避」「加害回避」の能力を健康の側面から育成していく必要がある。

4）青年期

青年期における危険回避・加害回避の欲求は、自殺や交通事故の例にみられる。平成26年の日本における年齢階級別死因順位で、青少年（15〜29歳）では自殺と不慮の事故が多く、外因死の割合が大きくなっている。

青年期の自殺を研究したフォックスらの研究によると、自殺的行為は単独の危険因子によって引き起こされるのではなく、防御因子をほとんどもたず、回復力の弱い人々の中でストレス要因が蓄積された結果として生じる。実際に、いじめ、親しい人の死、住宅問題、虐待、人種や文化・宗教に関する問題、成長期の悩み、金銭問題、周囲への適応、性の問題、友人関係、学校や職場でのプレッシャーなど、ストレスを引き起こす要因は数多く存在する。これらの問題が、同時にいくつも重なり合えばその重圧は圧倒的なものとなり、すでに弱気になっている人は対処することが難しくなるのである。

自殺行為は、当事者には危険回避の欲求が満たされない状況であるが、周囲の近親者（家族・友人）にとっては親しい者の自殺行為そのものが心理的な加害行為ともなり、彼らへの加害回避の欲求が満たされないという両側面をもっている。自殺を思いとどまること、自殺を予防することは危険回避・加害回避の両方の欲求を満たすことである。

5）成人期

成人期の危険回避・加害回避の欲求として、職業に関するさまざまな事故による危険性がある。視覚、聴覚、温度感覚に障害がある場合には、危険を認識できないことによる事故の危険性がある。精神に障害のある場合には、自傷他害の危険性や不潔行為による感染の危険性がある。成人では、ドメスティック・バイオレンスといった配偶者などに対する暴力行為、子どもや老人への虐待、育児放棄、介護放棄などの危険性ももっており、これらは他者への「加害回避」の欲求が満たされていない行為ととらえることができる。

ドメスティック・バイオレンスにおいては、例えば夫に暴力を振るわれた女性が子どもに暴力を振るうことがあり、この場合には妻の加害回避の欲求が満たされていないことになる。このことはロイの適応理論の4つの適応様式のうちの「相互依存」にも関係し、夫から暴力を振るわれた女性は、それでも夫婦としての人間関係から離れたくないという「所属」の欲求からもとらえることができる。

6）高齢期

高齢期の危険回避の欲求の例として、身体能力の低下や物理的環境の不適切による転倒・転落・骨折などの危険性とその予防が挙げられる。高齢期には加齢現象として、身体的な反射能力や危険を察知する知覚力が低下するという現象がみられる（図1〈p.200〉）。

高齢者の転倒の危険因子としては、ADLの低下、認知機能障害・精神症状の存在、服薬薬剤数、転倒の既往などが報告されている。認知症高齢者の転倒には、転倒の既往、焦燥・不穏、活動性低下、多剤服用、徘徊傾向などの特徴がある。また、歩幅や歩隔が乱れやすいことが危険性を高めている。徘徊は見当識障害、記憶障害、認知障害、感情、不安・緊張感などが原因とされ、徘徊することで転倒の危険性が高くなる。転倒には住環境も関係しており、照明、床、浴室、履物には特に注意が必要である。

4．全健康レベルに不可欠な「環境のさまざまな危険因子を避け、また他者を傷害しないようにする（危険回避・加害回避）」基本的欲求

当該基本的欲求は、全健康レベルにおいてなくてはならないものであり、本書看護対象論「人間の基本的欲求」総論の図1「14基本的欲求の概念規定にかかわる重要構成要素図」（p.68参照）にみるように「健康回復期」と「安らかな死」の段階においては特に重要となってくる。

1）健康維持期

健康維持期は、特定の健康障害あるいは機能障害の有無にかかわらず、心身の形態機能がその人個人にとって良好な状態に維持できている

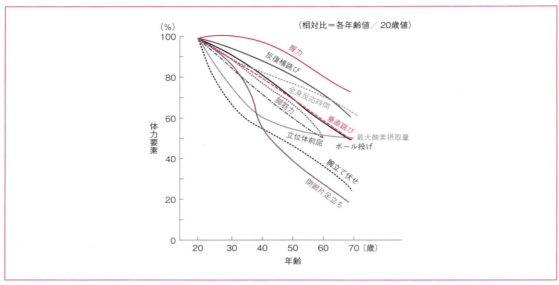

図1 ■ 体力要素の20歳値を100とした場合の10年ごとの体力要素の相対比逓減図
(文献3、p.32より引用)

時期である。そして、良好な状態が維持できているだけでなく、可能な限りより良好な状態にしていくこともできている時期といえる。

健康維持期における危険回避・加害回避の欲求充足とはどういうことか。それは、生活の場を自分にとって安全で健康的であるよう快適に整え、自力で欲求を満たすように努力すること、自分が他者に危害を与えないよう、他者からの危害を回避できるよう努力することである。

危険回避・加害回避の欲求を充足できれば、病気や事故、感染などを未然に防ぐことができ、人間関係におけるストレスへの対処もでき、結果精神的安定が得られ健康維持につながる。

2）健康逸脱期

健康逸脱期とは、自分の置かれている物的・人的環境からの何らかの刺激および個体の身体内に生じた病態変化により、心身の形態機能の変化や障害が生じている時期をいう。

健康逸脱期における危険回避・加害回避の欲求とはどういうことか。それは、健康逸脱によって生じた危険を避け、患者自身が他の人に危害を加えるのを避ける欲求である。

具体的には、自分の病態に気づいたり、自分の病態を理解したり、病態に対する受診行動をとったり、障害に対する対処機制をとったり、医療者に対処機制を教えてもらったりすることなどをいう。

オレムはこのことを「健康逸脱に対するセルフケア要件」と表現しており、その内容は、①適切な医療援助を求める能力、②病理的諸状態の影響を自覚する能力、③医学的に指示された処方策の理解と実行、④副作用の留意と悪化防止のための自主規制、⑤特殊な健康状態にあることの受け入れ、特別なヘルスケアの必要性の受け入れ、⑥症状とうまく付き合いながらの生活修正能力、ととらえている。

これを事例でみてみると、大部屋に入院している20歳男性Aさんは、肺結核の疑いで入院となった。検査の結果、喀痰に結核菌が排菌されているのが確認された。Aさんの危険回避の欲求は治療を受け入れ療養に専念することである（健康逸脱セルフケア要件、①②⑤）。加害回避の欲求は、隔離をはじめとする感染予防対策を受け入れ、他の患者、家族・友人、医療者に感染を拡大させないことである（健康逸脱セルフケア要件、②③⑥）。

この事例にみるように、Aさんは危険回避・加害回避の欲求をもっているから治療を受け入

れ、他者への感染も起こすことなく安全に過ごせている状態にある。

3）健康回復期

健康回復期とは、個体のもつ自然治癒力、それを促進する医療的治療により心身の健康障害が回復に向かう時期である。健康回復期は、心身の健康障害の病態が修復する速度、修復範囲、回復度合などにより、急性期、慢性期、適正医療期とよばれている。そして、一定の治療効果により、病態が寛解して健康維持期に移行する場合、あるいは病態の寛解はないが残存する病態からの障害に対し、治療管理により一定の良好な状態を維持できる状態にまで回復した場合を含む。

健康回復期における危険回避・加害回避の欲求とはどういうことか。それは、自分にふりかかる危険を避け、患者自身が他の人に危害を加えるのを避ける欲求である。健康回復期にあって「環境のさまざまな危険因子を避け、また他者を傷害しないようにする（危険回避・加害回避）」欲求は特に重要な意義をもつ。

事例でみると、80歳女性Bさんは、脳卒中後右半身麻痺で右上下肢に力が入らないため、左手で柵につかまりベッドから起き上がる（危険回避）。ベッド端で起座位になり、両足を床につけて立ち上がる（危険回避）。転倒の危険を考え、介助者に見守りを頼む（危険回避）。バランスをとりながら自力で車椅子に乗るのを見守ってもらう（危険回避）。床にペットボトルの水がこぼれているのに気づき、「水で滑って、私も介助者も転んで怪我をするといけないからすぐに拭いてください（水による加害回避）」と依頼し、車椅子に移乗した。

健康回復期の右半身麻痺のあるBさんは、自分の残存機能を使い、危険予知して回避し、安全に車椅子移乗できた。その間、床に水がこぼれていることに気づき、自分ならびに介助者の、床の水による転倒からの加害を回避できた。危険回避・加害回避の欲求が充足されたのである。

4）安らかな死

人生のラストステージはすべての人に訪れる。どんな人でも、どのような理由であっても、人は人生の終焉の時期を心身ともに安らかでありたいと願う。それが安らかな死（ヘンダーソンの看護の定義の中ではpeaceful deathとなっている）を迎える時期である。安らかな死を迎える段階における危険回避とはどういうことか。それは、安らかな死を迎える段階になった患者が、自分にふりかかるかもしれない生命維持の危険を避けることである。この時期の多くの患者は自力では危険回避できない状態にあるため、患者になり代わって危険回避を行うことが看護師の役割となる。

事例でみてみると、末期がんで闘病中の70歳男性のCさんは、鎮痛のため意識レベルを低下させる麻薬を使用している。意識レベルが低下しているため、ベッドからの転落や気道閉塞要因、体温を低下させる要因、感染の要因、褥瘡のできる要因などを自分で気づき除去できない状態にある。これらの身の回りの危険を本人に代わって家族や看護師に回避してもらい、最後まで安全な環境で安らかな闘病生活ができることが危険回避である。

ヘンダーソンは『看護の基本となるもの』の中で、「極度に他人に頼らなければならない状態、たとえば昏睡やひどく衰弱している状態にあるときのみ、看護師は何が患者にとってよいことかを患者と共にというよりは患者に代わって決定することが容認される」と述べている。この段階における生理的欲求の危険、特に呼吸や体温保持の欲求に関しては、本人になり代わって医師や看護師が行わなければならない欲求である。

また、ヘンダーソンは「自分が看護している人との間に一体感を感じることができるのは、優れた看護師の特性である。患者の"皮膚の内側に入り込む"（"get inside the skin"）看護師は、傾聴する耳をもっているにちがいない」と述べている。「安らかな死」の段階にある人の場合には、これらのことがそのまま当てはまる最も重要な状況であろう。例えば、加害回避の欲求の例として、「今、会いたい人はいないか」

と患者に医療従事者が尋ねることがある。患者と長年にわたって確執のあった家族、絶縁状態の家族に対し和解のための時間がもてるように医療従事者が配慮するのは、会えなかった家族に心の禍根を残すという害を回避する、患者の立場に立った加害回避とみることができる。

　人間にとって「死」は最大の「危険」であるが、回避できない時がある。死が避けられない場合であっても、看護師はその人の望む安らかな死を迎えることができるように準備し、環境を整えるなどの援助をする必要がある。その人にとっての「安らかさ」をどう演出するかは、看護師の才覚による。たとえ一瞬であっても、その人にとって有意味で生の質的な向上につながるような思いをもてるようにかかわることが、最終的な危険回避のための援助となる。

〈引用文献〉
1. ヴァージニア・ヘンダーソン著，湯槇ます，小玉香津子訳：看護の基本となるもの．日本看護協会出版会，東京，2006．
2. Virginia Henderson：Basic Principles of Nursing Care. International Council of Nurses，1997．
3. 佐藤祐造編：高齢者運動処方ガイドライン．南江堂，東京，2002．

〈参考文献〉
1. ICN（国際看護師協会）編著，南 裕子監修：現代に読み解くナイチンゲール・看護覚え書き―すべてのケア提供者のために．日本看護協会出版会，東京，2011．
2. 井上千津子，白澤政和，澤田信子，他監修，加藤伸司編：発達と老化の理解 介護福祉士養成テキストブック⑩．ミネルヴァ書房，京都，2010．
3. 金子道子編著：ヘンダーソン，ロイ，オレム，ペプロウの看護論と看護過程の展開．照林社，東京，1999．
4. 厚生統計協会編：国民衛生の動向（2016/2017）．厚生統計協会，東京，2017．
5. 坂田三允編：患者の安全を守る看護技術 精神看護エクスペール19．中山書店，東京，2006．
6. 佐藤エキ子編：看護実践マネジメント 医療安全．メヂカルフレンド社，東京，2012．
7. 高橋惠子，湯川良三，安藤寿康，他編：発達科学入門．東京大学出版会，東京，2012．
8. 田中哲郎：新 子どもの事故防止マニュアル 改訂第4版．診断と治療社，東京，2007．
9. 日本痴呆ケア学会編：痴呆ケアの実際Ⅱ：各論．ワールドプランニング，東京，2004．
10. クローディーン・フォックス，キース・ホートン著，田中康雄監修，東 眞理子訳：ハンドブック 青年期における自傷行為―エビデンスに基づいた調査・研究・ケア．明石書店，東京，2009．
11. 二木鋭雄編著：ストレスの科学と健康．共立出版，東京，2008．
12. 向殿政男：よくわかるリスクアセスメント―事故未然防止の技術 中災防新書14．中央労働災害防止協会，東京，2003．
13. 村上陽一郎：安全学．青土社，東京，1998．
14. 吾郷晋浩監修，吉川武彦，石川俊男編：ストレスと病い―診断・治療と予防．関西看護出版，大阪，2004．
15. 林正健二編：ナーシング・グラフィカ 解剖生理学（1）人体の構造と機能 第3版．メディカ出版，大阪，2013．
16. Linsley P著，池田明子，出口禎子訳：医療現場の暴力と攻撃性に向き合う―考え方から対処まで．医学書院，2010．
17. 井上幸子，平山朝子，金子道子編：看護学大系 第2巻 看護とは（2）．日本看護協会出版会，東京，2003．

基本的欲求10

「自分の感情、欲求、恐怖等を表現して他者に伝える（communicate with others in expressing emotions, needs, fears, etc.）」

黒田梨絵、金子道子

概念の解説

I 基本的欲求10「自分の感情、欲求、恐怖等を表現して他者に伝える（communicate with others in expressing emotions, needs, fears, etc.）」とは；概念定義

1．ヘンダーソンとナイチンゲールからコミュニケーション概念を見出す

ヘンダーソンは、人間の基本的欲求の第10番目に「自分の感情、欲求、恐怖等を表現して他者に伝える」を挙げ、「communicate with others in expressing emotions, needs, fears, etc.」と著述している。著者は、当該基本的欲求を追究するにあたり、ヘンダーソンとナイチンゲールがコミュニケーションに関して述べている、看護の神髄ともいえる言葉をとらえた。そこから当該基本的欲求の概念を考えたい。

ヘンダーソンは、「皮膚の内側に入り込む（"get inside the skin"）」[*1]ようにして、患者の感じていることを言語と表情などの非言語から感じ取って傾聴し、分析し、表現することがコミュニケーションであると考えた。それ以前にナイチンゲールは、『看護覚え書』の補章で、「この世の中に看護ほど無味乾燥どころかその正反対のもの、すなわち、自分自身はけっして感じたことのない他人の感情のただなかへ自己を投入する能力（power of throwing yourself into others' feelings）を、これほど必要とする仕事はほかに存在しないのである」（『看護覚え書』p.217）[*2]と述べている。

著者は、看護師と患者とのコミュニケーションにおいて、ヘンダーソンの述べる「皮膚の内側に入り込む」こととナイチンゲールの述べる「他人の感情のただなかへ自己を投入する能力」は等しい概念ととらえた（図1〈p.204〉）。そして、看護師が患者の「皮膚の内側に入り込み」、「他人の感情のただなかへ自己を投入して」読み取らなければならないことは、ヘンダーソンの述べる「emotions, needs, fears, etc.」であり、ナイチンゲールの述べる「feelings」であると解釈した。そして、看護師が患者の「皮膚の内側に入り込み」、「他人の感情のただなかへ自己を投入して」、「emotions, needs, fears, etc.」や「feelings」を読み取るための手段が「コミュニケーション」なのである。

つまり、看護師が患者の「皮膚の内側に入り込み」、「他人の感情のただなかへ自己を投入して」、「emotions, needs, fears, etc.」や「feelings」を読み取るコミュニケーションは、看護師独自の行為であると考える。看護師だからこそ患者の内に深く入り込み、患者が内に有している「emotions, needs, fears, etc.」や「feelings」を読み取り、理解しなければならない。これは、看護師だからこそ実践可能なコミュニケーションであり、看護師独自のコミュニケーション能力として不可欠であると考える。

著者は、ヘンダーソンの述べる「皮膚の内側に入り込む」ことや、ナイチンゲールの述べる「他人の感情のただなかへ自己を投入する能力」を、自分の視点で一方的に他者を理解するのではなく、他者の内に深く入り込み、相手の視点に立ち、他者が感じ、経験することを自分が読み取り、認知し、他者を理解する能力をつけ、双方向でやりとりすることを意味しているととらえる。「肌で感じる」という表現もあるように、他者とのコミュニケーションは、他者

[*1]：If nurses are to "get inside the skin" of a patient they must have a listening ear ; they must be sensitive to non-verbal communication and encourage patients to express their feelings in all sorts of ways.（Basic Principles of Nursing Care、p.28）
患者の"皮膚の内側に入り込む"看護師は、傾聴する耳をもっているにちがいない。言葉によらないコミュニケーションを敏感に感じ、また患者が自分の感じていることをいろいろな方法で表現するのを励ましているにちがいない。（看護の基本となるもの、p.19）

[*2]：My dear sister, there is nothing in the world, except perhaps education, so much the reverse of prosaic-or which requires so much power of throwing yourself into others' feelings which you have never felt, -and if you have none of this power, you had better let nursing alone.（NOTES ON NURSING、p.131）

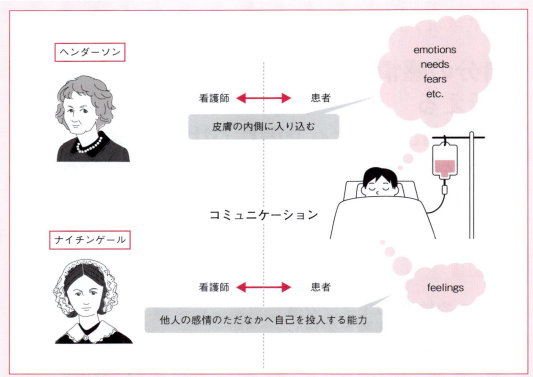

図1 ■ ヘンダーソンとナイチンゲールのコミュニケーション概念図

を理解するために実際に見聞きし、他者の内に有しているものすべてを感じ取り理解することが重要であることを意味している。

つまり、ナイチンゲールとヘンダーソンからとらえたコミュニケーション概念とは、看護師は患者の感情のなかへ自己を投入する能力、皮膚のなかに入り込む能力を習得し、自分では感じたことのない、患者が抱く「feelings」や「emotions, needs, fears, etc.」を認知し読み取り、理解することととらえる。

2. 原語から

「communicate with others in expressing emotions, needs, fears, etc.（自分の感情、欲求、恐怖等を表現して他者に伝える）」を、「communicate with others」と「in expressing emotions, needs, fears, etc.」の2側面から述べる。

1）「communicate with others（他者に伝える）」とは

（1）「communicate」の意味

「communicate」の語源はラテン語にあり、「communicatus：他者と共有した、知らせた」である。「communic-：共有の（common）」+「-ate：～にする」の意味をもつ（ジーニアス英和大辞典、2007）。英和大辞典によると、「communicate」は、①その動作の直接の対象を必要としない自動詞、②動作の直接の対象を必要とし、目的語を従える他動詞の2側面をもつ。ヘンダーソンは、一方的に相手に伝えるだけでなく、常に相手の気持ちや考えを共有することの重要性を指摘している。

したがって、他動詞で考える「communicate」は、他動詞として、次のように訳されている。
① （口頭・手紙・電話などで）情報・意見・気持ちを（相互に）伝え合う、通信し合う、連絡を取り合う、話が通じ合う。
② 共感し合う、（共感によって）理解し合う　など。

「communicate」は語源からも考えるに、「私が伝える」という一方向に作用するだけではなく、「伝え合う」という双方向に作用することを意味すると考える。

（2）「with」の意味

「with」は、随伴・対立・所有・手段・材料・原因、対象・関連など、さまざまな意味をもつ前置詞である。ここでは、続く単語が「others」であることから、「～に」「～に対して」という看護対象を示す前置詞として日本語訳できる。

また「with」には、「against」の反対語として、「～と考え方が一体となって」「～と同意見で」「～に賛成して」「〔人の話を〕理解して」「～に味方して」という意味も有する。例えば、「I'm with you.：あなたに賛成です／同感です」というように、相手の意見や気持ちに対して強く同調する時の砕けた表現で使用したりする。つまり「with」は、「～と共に」「～と一緒に」「～と一体になって」といった随伴・同伴の意味が一番に辞書で表記されていることもあり、一方向に作用するものではなく、"共に"という双方向の意味を示す前置詞ととらえた。

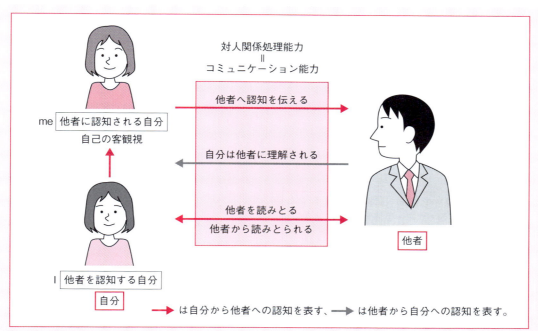

図2 ■ 自分と他者の認知と対人関係処理能力

「communicate with」は、「伝える」という一方向に作用するだけではなく、「伝え合う」という双方向に作用し、その結果、相互理解することを意味すると考えた。

(3)「other "s"」の意味

ヘンダーソンは、伝え合う対象を「others」としている。「others」は、「他者」と日本語訳されている。日本語には表現されていないが、原文では複数形で表現されている。つまり、伝え合う対象は自分ではない他者であり、その他者は1人である可能性もあるが、多くは2人以上の複数であるため、原文では「other "s"」という表記をしていると考える。

ここで、人が自分と「others（他者）」を認知する様相を深めてみたい。自分と他者との関係は非常に複雑である。人は、「自分はこうだ」と認知する自分（I）と、「自分はこうだと思われている」と認知される自分（me）があり[3]、自分の認知の枠組みを通して他者を理解する過程がある[5]といわれている。自分を認知するには、「自分はこうである」といった自分で自分を認知する過程と、「自分はこうだと思われている」といった他者の目に自分がどう映り、どう評価を受けているかを想像して自分を認知する過程の2つの過程がある[5]。

また、他者（others）を認知するには、「彼はこうである」というように他者の行動や外面を客観的に認知したり、自分の認知の枠組みを通して他者を認知する過程の「他者認知」、「彼が自分をこうであると思っていることを、私は知っている」というように他者の感じ方やものの見方を考慮し、他者を推察しようとする過程の「他者理解」がある。「他者理解」は、①他者の立場に立つ相手の身になる能力である視点移動の能力と、②他者の感情を追体験することであり自分の経験を他者にあてはめる感情移入と共感の能力、に分けられる[5]。

「自分」は「認知する自分（I）」と「認知される自分（me）」からとらえられる（図2）。認知される自分は、認知する自分が自己を客観視することによってとらえることができる。自分が何かを他者に「伝える」という行動（自分→他者）をとり、他者によって自分は「理解される（他者→自分）」。そして、自分が何かを他者に「伝える」時、自分と他者は「読み取る、読み取られる」という双方向のやり取りを、暗黙のうちに行うことを意味すると考える。

自分が何かを他者に伝えるためには、自分を自分で認知し理解したうえで他者に伝える必要がある。そして、自分が伝えた何かを他者がどう理解したかを確認する必要がある。ここでは、自分が何かを他者に「伝える」、他者によって自分は「理解される」、自分と他者は暗黙のうちに「読み取る、読み取られる」という3つの対人関係処理能力を活用しなければならない。また、他者とは1人だけでなく2人以上の複数の場合もある。図2に示したとおり、自分と1人の他者との認知においても、3つの対人関係処理能力を必要とし、1人以上の複数の他者の認知においてはさらに複雑となる。看護師にとって他者とは、患者とその家族・他の医療従事者などであり、この複雑な関係の中で3つの対人関係処理能力を活用し、自分が何かを他者に伝え合わなければならないのである。「伝える」「理解される」「読みとり・読みとられる」の3つの対人関係処理能力は、コミュニケーション能力である。

対人関係処理能力についてヘンダーソンは、次の3つのことにふれている。①看護師は母親的役割をとる、②看護師は"プロの母親"である、③看護師が自然で建設的な看護師―患者の関係形成をすることは一つの芸術（art）で

ある。また、ナイチンゲールは、「すべての女性は、看護師なのである」と述べている。母親は、自分の子どもの気持ちの代弁者となるが、他の子どものそれにもならなければならない。ここにおいても、ナイチンゲールとヘンダーソンが述べているように、看護師はすべての患者やその家族といった、看護を必要とする人の代弁者になれるよう自身で対人関係処理能力、すなわちコミュニケーション能力を身につけ向上させなければならない。

(4)「communicate with others（他者に伝える）」の定義
以上のことから、「communicate with others」の概念を次のように定義した。

> 「communicate with others（他者に伝える）」とは、自分の「感情・欲求・恐怖等」を「(他者に)伝える」「(他者から)理解される」「(他者を)読みとる、(他者に)読みとられる」の3つの対人関係処理能力を身につけ、1人または複数の他者に伝え合うことである。

2)「in expressing emotions, needs, fears, etc.（自分の感情、欲求、恐怖心等を表現して）」とは
ヘンダーソンは、1人または複数の他者に伝え合う何かを「in expressing emotions, needs, fears, etc.」としている。
以下、各単語について解説する。

(1)「in」の意味
「in」は、「〜の中に」「〜の中で」「〜して」「〜の中に入れて」などの意味をもつ前置詞である。ここでは、続く単語が「expressing」であることから、「〜して」という活動を示す前置詞として日本語訳する。また、「in」は「中の」「内部の」「中(内)にある」などの意味をもつ副詞でもある。つまり、「in」は、「〜して」という活動を示す前置詞だけではなく、心理的な活動によって自己の内に有しているものを意味していると考える。自己の内に有しているものとは、「in」の後に続く「感情、欲求、恐怖等（emotions, needs, fears, etc.）」である。

(2)「expressing」の意味
「express」の語源はラテン語にあり、「expressus：表現した」である。「ex-：外へ」+「press：押す」=「(中にあるものを)外へ押し出す」の意味をもつ（ジーニアス英

和大辞典、2007）。英和大辞書によると「express」は他動詞であり、
① (人・行動・表情・言葉など)を表現する、述べる。
② (気持ちなどを態度で)表す、示す。
③ (言葉・身振りで)自分の考え(感情)を述べる。
などと訳されている。
「express」は、言葉を使っての言語表現（Verbal）と、言葉以外、例えば、表情、顔色、視線、身振り、手振り、姿勢、物理的な距離の置き方、服装、髪型、呼吸、声のトーン、声質などを使っての非言語表現（Non-Verbal）を意味する。他者に伝えるためには、言語と非言語の2側面から表現するのである。
他者とのコミュニケーションにおいて、言葉以外の非言語的な要素が93％を占めるとの報告がある[4]（表1）。
ヘンダーソンは、「言葉（words）」と「言葉によらないコミュニケーション（non-verbal communication）」を、「沈黙、表情、動作（silences, expression, movements）」と表現し（『看護の基本となるもの』p.19）、言語・非言語の2側面からとらえている。そのため、「express」は言語・非言語表現の2側面から解釈することができる。
「in expressing」は、自己の内に有している何かを、言語と非言語を使用して表現することを意味すると考える。

(3)「emotions, needs, fears, etc.」とは
ヘンダーソンは、自己の内に有しているものを「emotions, needs, fears, etc.」と表現している。以下、各単語について解説する。
① 「emotions」
「emotion」の語源はラテン語にあり、「emovere：揺り動かす」である。「e-：外へ」+「motion：動き」=「感情を揺さぶり出すこと」の意味をもつ（ジーニアス英和大辞典、2007）。「emotion」は、「感情（態度に表れた強い感情）」、「情緒（身体感覚に関連した無意識な情動）」、「興奮（態度に表れた、抑えることのできないような強い興奮）」などと訳される。
新版心理学辞典（1981）によると「emotion」[*3]の意味には「fear」を含んでいるが、ここでとらえる「emotion」とは、「fear」の意味を除いた愛や喜びなどを強く意味しているのではないだろうか。複数形「emotions」には、感情・情緒・興奮などが含まれると著者は考える。
② 「needs」
「need」は、「欲求、要求」という心理、「必要性・理

表1 ■ 他者とのコミュニケーションにおいての言語情報と非言語情報の割合

言語情報（Verbal）	話す言葉そのもの		7％
非言語情報（Non-Verbal）	視覚情報（Visual）	見た目、身だしなみ、しぐさ、表情、視線など	55％
	聴覚情報（Vocal）	声の質（高低）、速さ、大きさ、テンポなど	38％

*3：情動あるいは情緒は、急激に生起し、短時間で終わる比較的強力な感情であると定義される場合が多い。情動は主観的な内的経験であるとともに、行動的・運動的反応として表出され、また内分泌腺や内臓反応の変化など生理的活動を伴うものであり、より広義の意味を含む感情と明確に区別することが難しい。ワトソン（Watson JB）は基本情動として、怒り、恐れ、愛の3つを挙げている。また、シャンド（Shand AF）は基本情動として恐怖、怒り、喜び、驚き、反感、憎しみを取り上げ、プルチック（Pluchik R）は進化論の立場に立って、受容、嫌悪、怒り、恐れ、喜び、悲しみ、驚き、期待の8つの純粋情動を挙げている（新版心理学辞典、p.377）。

由・義務」、「不足・欠乏」などの名詞、「～する必要がある」の動詞として訳される。ここでは、自己の内に有しているものととらえ、心理を示す「欲求」と訳されていると解釈できる。「欲求」を意味する英単語には「need」「demand」「request」などがあるが、「need」は、非常に重要な人や物事を欲することを表す。「demand」は権利としての要求、強い要求を意味し、「request」は人に正式かつ丁寧に物事を依頼・要望する行為として使用される（小学館オックスフォード英語類語辞典、2011）。

「needs」は、自分が非常に必要として求める欲求を意味し、複数形「needs」には上記の「need」「demand」「request」などが代表して含まれると考える。

③「fears」

「fear」は、「恐怖、不安」などと訳す。「恐怖（苦痛・危険などに感じる恐怖）」や「不安（安否・将来などの不安）」を表し、幅広い意味での恐怖を示す一般的な語と使用され、複数形「fears」には、恐怖・不安などが含まれると考える。

④「etc.」

「etc.」は、「など」「その他」の意味をもつ名詞である。ヘンダーソンは、人間の心理を「感情、欲求、恐怖等：emotions, needs, fears, etc.」に分けてとらえていると考えられる。「emotions, needs, fears」は人間の心理の代表で、この3つにあてはまらない心理すべてを「etc.」と表現している。つまり「etc.」とは、「emotions, needs, fears」以外の、人間が抱くさまざまな心理を意味する。また、「感情、欲求、恐怖等」は1つずつが独立しているわけではなく、感情などが複雑に絡まり合って切り離せないものである。この、人間が抱く複数の感情などの絡まりを、人間の感情などの実態として「etc.」と表現されたと考えた。

（4）「in expressing emotions, needs, fears, etc.（自分の感情、欲求、恐怖心等を表現する）」の定義

「in expressing emotions, needs, fears, etc.」を以下のとおりに定義する。

「in expressing emotions, needs, fears, etc.（自分の感情、欲求、恐怖等を表現する）」とは、自己の内に有している「emotions、すなわち態度に表れた強い感情、身体感覚に関連した無意識の情動、態度に表れた抑えることのできないような興奮」「needs、すなわち自分が非常に必要として求める欲求」「fears、すなわち苦痛・危険などに感じる恐怖、安否・将来などの不安」「etc.、すなわち自己の内に有しているもののうち、emotions、needs、fears以外のすべて」を言語と非言語を使用して表現することである。

3）著者による基本的欲求10 "communicate with others in expressing emotions, needs, fears, etc."の訳

湯槇らは、『看護の基本となるもの』の原本『Basic Principles of Nursing Care』（p.90）に示されている「10. communicate with others in expressing emotions, needs, fears, or "feelings"」を採用して「自分の感情、欲求、恐怖あるいは"気分"を表現して他者とコミュニケーションをもつ」と訳している[2]。一方、著者は、原本『Basic Principles of Nursing Care』（p.35）の「10. communicate with others in expressing emotions, needs, fears, etc.」を採用し、「自分の感情、欲求、恐怖等を表現して他者に伝える」と訳した。その理由は次のとおりである。

（1）"feelings"の位置づけ

湯槇らの採用した原語表現には"feeling"がある。しかも、「emotions」「needs」「fears」の後に「or」で"feelings"を位置づけている。すなわち、「emotions」「needs」「fears」を言い換えると「feeling」であると解した。その意味でfeelingに" "が付されていると考えられる。一方、著者の採用した言語表現は、"feeling"はなく「etc.」に包含している。"feelings"の概念は「etc.」の概念と同義した。

（2）「emotions」「needs」「fears」と"feelings"

前項で示したように「emotions」「needs」「fears」の概念を特に心理学辞典などで明らかにすると三概念と"feelings"の概念が重なり、三概念と"feelings"の概念の違いを明確にできなかった。さらにヘンダーソンは、三概念のあとに「or "feelings"」と表現しており、三概念と"feelings"の概念は並列で、同格でないとしていることから"feelings"は三概念の言い換え概念ととらえた。

以上から、著者は表現してわかりやすいほうを選択した。

3．基本的看護からみた基本的欲求の意味

ヘンダーソンは、基本的欲求10を「communicate with others in expressing emotions, needs, fears, etc.（自分の

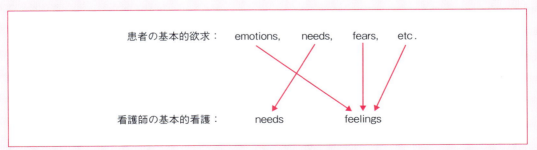

図3 ■ 基本的欲求と基本的看護における自己の内に有する概念の構成

感情、欲求、恐怖等を表現して他者に伝える）」と表現しているが、基本的看護10では「Helping patient communicate with others—to express needs and feelings（患者が表現しようとする自分の欲求や気持ちを他者に伝えることを助ける）」と著述している。特筆すべき点は、基本的欲求において自己の内に有しているものを「emotions, needs, fears, etc.」と表現しているが、基本的看護では「needs and feelings」の２つに代表させて表現している点である。

１）基本的欲求の「emotions, needs, fears, etc.」と基本的看護の「needs, feelings」の同質性

基本的欲求で表現されている「needs」は、基本的看護にも表現され、また基本的欲求の「emotions」「fears」「etc.」の三要素は「feelings」に集約して表現されており、これらは同質なものである。基本的看護は基本的欲求に対し行われる。ゆえに、図３に示したように「feelings」には「emotions」「fears」「etc.」が含まれる。

２）コミュニケーションをとるうえでの「needs」

本章で述べている基本的欲求10や基本的看護10に示されている「needs」は、「自分が非常に必要として求める欲求」を意味し、「fundamental human needs」の中の一つである。ここで示す「needs」は、14基本的欲求「fundamental human needs」とは異なるものであり、個人が他者とコミュニケーションをとるうえで必要な欲求に限定される。

４．「自分の感情、欲求、恐怖等を表現して他者に伝える（communicate with others in expressing emotions, needs, fears, etc.）」の概念定義

「自分の感情、欲求、恐怖等を表現して他者に伝える」とは、自己の内に有している「態度に表れた強い感情、身体感覚に関連した無意識な情動、態度に表れた抑えることのできないような興奮」「自分が非常に必要として求める欲求」「苦痛・危険などに感じる恐怖、安否・将来などの不安」「自己の内に有しているもののうち、感情、欲求、恐怖以外のすべて」を言語と非言語を使用して表現して、「伝える」「理解される」「読み取る、読み取られる」の３つの対人関係処理能力を活用し、一人または複数の他者に伝え合う欲求である。

II 基本的欲求の概念を構成する重要要素の解説

1. 生命体・社会生活・成長発達と「自分の感情、欲求、恐怖等を表現して他者に伝える」基本的欲求

基本的欲求の概念定義から、「生命体として生きるためのコミュニケーション」「社会生活を営むためのコミュニケーション」「終生成長発達を遂げるためのコミュニケーション」について述べる。

1）生命体として生きるためのコミュニケーション

自分の生命維持にまず必要となるのが、コミュニケーション欲求である。生命維持の危険を知らせる重要なサインに激痛がある。激痛は、痛みを感じたその人自身でしか表現できない身体感覚である。他者、特に看護師は、本人が感じる痛みに自己を投入し、激痛の原因を除去し、生命維持を最優先しなければならない。本人が、生命維持に直結するかもしれない激痛を、身体感覚として重要他者に理解してもらう手段はコミュニケーションしかない。

生命維持に直結する激痛には、クモ膜下出血発症時の頭痛、心筋梗塞発症時の胸痛などがある。頭痛・胸痛の激痛を自覚した本人が、自分の内に生じている激痛の詳細（部位、程度、持続時間、随伴症状など）を言語と非言語を使用して表現し、生命維持を可能にしてくれる重要他者に伝え、激痛の改善をコミュニケーションすることで生命危機に対処できる。クモ膜下出血発症時の頭痛や心筋梗塞発症時の胸痛などの激痛は、まさに生命維持の最大の危険徴候ゆえである。頭痛・胸痛の激痛は、生命維持の危険を知らせる症状の一つであり、この時のコミュニケーションが一命を取りとめるのか、死に直結するのかを決める。

また、痛みの詳細に加え、「態度に表れた強い感情、身体感覚の無意識な情動、態度に表れた抑えられない興奮（emotions）」「苦痛・危険などに感じる恐怖、安否・将来などの不安（fears）」も重要他者に伝えられれば、適切な危機対応となる。例えば、突然の痛みで衝撃を受けて、言葉にならない放心状態、死ぬかもしれない恐怖を言語・非言語で緊急に訴えれば、重要他者は緊急性を理解し、痛みに対する強い欲求（needs）、例えば「命を助けてほしい」「激痛を何とかしてほしい」など、生命維持に最も必要な欲求を訴え、理解してもらえるコミュニケーションが成立する。その人にとって最も必要な欲求がわかれば、看護師や医師、家族などの重要他者は、その時その場での生命維持に最優先すべき患者の欲求に的確に対応できる。この時のコミュニケーションは、看護師や医師、家族などが患者の「皮膚の内側に入り込み」援助することで生命維持が可能となる。この時の「皮膚の内側に入り込む」とは、患者の激痛や感情、欲求、恐怖等を患者の身体感覚に沿って知識や経験で客観的に読み取り、自分の感じたことのある痛みや感情、欲求、恐怖等に置き換えて追体験のうえ認知し、それを言葉にして表現し患者に伝え確認するという双方向のやりとりを経ることによって患者を理解し、援助することができる。

激痛が生命維持に直結しなくても、生命・生活の質を維持するために、コミュニケーションは常に不可欠な手段である。

2）社会生活を営むためのコミュニケーション

人間は一人では生きていけない。人間が人として生き、生活するために社会生活を営む。人間が社会生活を営むには、自分の意思や感情を表現し他者に伝え、自分が他者に理解されて、初めて可能になる。また自分は、他者の表現された意思や感情を理解し、他者の意思や感情に対応することで初めて他者との関係が成立する。人間関係が成立するには、自分と他者との間で意思や感情を相互に交わすコミュニケーションが重要で、自分と他者との間でコミュニケーションが成立した関係が社会的人間関係である。

人間の社会生活には、家族を中心にした家族社会生活、学業を中心にした学校社会生活、職業を中心とした職業社会生活、地域に住む人々の関係を中心にした地域社会生活、趣味や目的を共有した合目的社会生活などがある。そし

て、人は各々の社会に所属し、その社会での役割機能をもって生き、活動している。

　一人の人間が所属する多様な社会の中で生き、活動するにはコミュニケーションは絶対に必要である。所属する社会の中で自分の居場所をつくり、活動するための役割機能をもち、役割機能を遂行するには所属する社会の人々と親密で信頼のできるコミュニケーションを成立させ、人間関係をつくっていかなければならない。

　自分の感情、欲求、恐怖等を表現し、他者が抵抗なくありのままを受け入れ理解してくれた時は、親密で信頼のできるコミュニケーションが成立する。逆の場合は、コミュニケーションはとても親密で信頼のできる人間関係には発展しがたい。自分の感情・欲求・恐怖等が表現できて、親密で信頼のできる人間関係を基盤とした社会生活を送るためには、他者が、ありのままの自分を抵抗なく受け止め理解を示してくれること、自分が他者のありのままを抵抗なく受け止め理解を示すことの双方向のコミュニケーションが最も重要である。

　例えば、壮年期の父親が病気で入院し治療を受けることになった。この時、父親は「自分が病気をどう克服したいか」について意思・感情・恐怖を抱く。父親が、自分の意思・感情・恐怖を医師や看護師等医療従事者に表現することで、入院生活での治療的人間関係が成立する。父親が自分の意思・感情・恐怖を表現すると、医療従事者は父親の意思・感情・恐怖を読みとる。自分の意思・感情・恐怖を読みとってもらった父親は、自分が理解されたと思え、父親と医療従事者との間にコミュニケーションが成立する。そして、コミュニケーションのとれた合目的な入院・受療生活が可能となる。「病気を治してほしい」欲求や「病気は治るのか」の不安を伝えようとする意思があっても、伝え方がわからないとコミュニケーションは成立しない。患者が看護師や医師に伝えにくい欲求や恐怖等を表現できることは、患者として安心して入院・受療生活を営むために必要なコミュニケーションとなる。この時、看護師や医師は、患者の「皮膚の内側に入り込み」、患者が抱く欲求や恐怖等を表現できるように支援しなければならない。この時の「皮膚の内側に入り込む」とは、患者の治療への意思だけでなく、患者の抱く感情、欲求、恐怖等を患者の視点に立って、知識や経験で客観的に読み取り理解し、看護師や医師が、言葉にして患者へ確認することである。また、看護師や医師は、患者が欲求や恐怖等を話せそうと思える雰囲気をつくり援助することで、初めて患者が内に抱いている感情を表現できるようになる。ときに、看護師や医師は、患者が抱いているであろう感情や欲求を察知し、先取りしてから言葉にして患者へ話しかけ、先回りするコミュニケーションも必要になる。患者が看護師や医師に理解されたと自覚することで安心して治療を受けられ、また、患者がありのままの思いを話せそうな雰囲気を感じ取り、看護師や医師との間でありのままの意思や感情を相互に交わすことで、治療的人間関係を形成できるのである。

　父親は、これまで家庭生活では父親として、あるいは、経済的支柱として役割遂行し、職場では管理職として部下の信頼を得て仕事を総括し、地域では自治会の役員をもって生活し活動してきたが、病気によって病人役割をもつことで、父親役割や職業人役割などを一時的に免除される。そのかわり、患者として病人役割を克服するために、早く回復しようと治療に専念する。父親の病人役割を克服するために、家族は入院生活の支援と病気克服のための応援を行い、家族関係を深め、より強固にして危機を乗り越えていくためにコミュニケーションは重要となる。また、病人役割が長引くと、経済的基盤である職業の喪失や職場の地位の喪失の不安も抱く。病人役割克服後には職場に復帰したいということを上司に伝え、経済的基盤となる職業社会生活を失わないように調整するコミュニケーションも重要となる。

　また、同じ治療を受けている同室の患者と感情を語り、闘病する同士として語り合い、親密で信頼できる人間関係を形成していく。病室で自分の居場所を作り、親密で信頼のできる人間関係をつくるにはコミュニケーションの成立が重要となる。

3）終生成長発達を遂げるためのコミュニケーション

　人間は、生を受け天寿を全うするまでコミュニケーションで人生をつないでいく。コミュニケーションは、人が終生成長発達するために必要な欲求である。

　胎児は、胎盤を通じて母親と固く結ばれている。胎児は胎盤から栄養を吸収しながら身体を発達させ、常に母親の心音や血液が流れる音を聞き、光を感じ、母親が飲食した物の温度を感じ、胎内での胎動というかたちで母親とコミュニケーションをとっている。具体的には、母親が聞く癒しの音楽は胎動を落ち着かせ、ロックの音楽は胎動が活発になったりする。母親が冷たい水を飲むと、胎児は母親のお腹を激しく蹴って不快感を示したりする。また、児の脳の発達には母親の心の状態や、母親の運動によって血流が向上すること、胎児に愛情をもって話しかけることが影響を与える。胎児の心身の成長発達は、母親の栄養、ストレスなどによるホルモンの分泌などに依存し、また、言語を含む心身の活動によるコミュニケーションに依存する。母親の影響自体が胎児とのコミュニケーションそのものである。

　まだ言語をもたない新生児は、自己の内に有している自分の感情、欲求、恐怖等を表情や泣き声、泣き方などを使用して体全体で表現し、他者に児が成長しようと潜在能力で伝えようとする。そして、母親らが児の「皮膚の中に入り込み」思いを読み取り援助することで、成長発達を遂げるためのコミュニケーションが可能となる。この時の「皮膚の中に入り込む」とは、母親が児の生命維持のための呼吸や飲食、排泄、姿勢、睡眠、衣服の選択と体温保持、清潔などの基本的欲求を読み取り、理解しようとすることである。逆に、児が泣いても母親らが放っておくと、他者へ自分の気持ちを伝えることを諦め、感情を失い、心を閉ざし、おとなしくて泣くことも笑うことも少ない新生児（サイレントベビー）になり、脳などの成長を妨げる原因にもなる。言語をもたない新生児の脳や感情の心身の成長発達を遂げるためには、伝えてくる児の思いを母親らが読み取り、会話のキャッチボールをしながら抱っこなどでぬくもりと安心感を与えて触れ合う愛情豊かなコミュニケーションが不可欠となる。

　幼児期・児童期では、社会的人間関係の中で、自分の身近にいる家族や友人らの言動や概念を真似し、学習して自分のものにしていく。まだ自分の感情などを伝えるための語彙数が少なく、表現力も不十分であり言葉や概念の理解力も未熟さがある。コミュニケーションの成功や失敗を通して学習し、コミュニケーション技術を向上させる時期である。児は、社会的人間関係の中で言葉や概念を学習しながら、自分の感情、欲求、恐怖等を自分の意思で他者に伝えるための技術を発達させようとする。この時期は、児を取り巻く環境でのコミュニケーションが成長発達のカギとなる。幼児期や児童期の成長発達を遂げるためには、児が一生懸命伝えようとすることを傾聴して理解し、言葉や概念を学習させ、表現力を伸ばし、自分自身で感情、欲求、恐怖等を言語や非言語で伝えられるようになるための教育的なコミュニケーションが不可欠となる。

　青年期・成人期・高齢期では、自己の内に有している自分の感情、欲求、恐怖等を言語と非言語を使用して表現し、伝えることができるようになる。また、他者に欲求を伝えて援助を求めるだけではなく、自分自身で自己の内に有している自分の感情、欲求、恐怖等を解決しようとしたり、自分自身で解決可能か不可能かを判断し、他者に援助を求める欲求を決めるセルフコントロールが可能となる。自分が他者とコミュニケーションをとる際、他者の読み取り方を推測しながら、言語で伝えるか伝えないか、またどう伝えるかなどを考慮したり、表情や声のトーンなどの非言語もコントロールする。さらに、自己の内に有している自分の感情、欲求、恐怖等だけでなく、他者のそれらまで推測し判断しながら伝え、自分を受け入れ、他者を受け入れながら対人関係を形成し、自分の力で生きる世界を広げていく時期である。また、誰とコミュニケーションをとるのか・コミュニケーションをどうとるかの自己決定をし、その人その時その場のコミュニケーションの必要性と自己選択に委ねられる。

青年期のコミュニケーションの特徴は、アイデンティティの確立により、より個別性が明確化してくることである。この時期に形成した社会的人間関係はコミュニケーションを変化させ、個性の変容を促し、今後のコミュニケーション欲求に影響を与え、その人のとるコミュニケーションを決定づける。成人期以降になると、これまで蓄積された社会的な経験が個別性を顕著にする。高齢期では、これまでの長年に至るすべてがその人のコミュニケーションのあり方を決定する。

そして、高齢期は、これまで共に生きてきた家族や関係をもった友人との別れを迎える時期でもある。自分と対人関係を形成した他者への尊厳を考慮し、自分を支えてくれた他者に感謝や別れを伝えることもコミュニケーションでなし得る。

終生成長発達を遂げるために、発達段階に応じた自己理解や他者理解を深め、コミュニケーション技術を変化向上させ、自己選択・自己決定をしながら、他者との対人関係を形成維持するためのコミュニケーションが不可欠である。

2．基本的欲求分類定立のための概念と「自分の感情、欲求、恐怖等を表現して他者に伝える」基本的欲求

ヘンダーソンの規定した基本的欲求分類のための概念から、「日常は他者の援助なしで生活維持できるためのコミュニケーション」「活力なく無為な状態から脱出のためのコミュニケーション」「愛と称賛・社会的自己有用性と相互依存性に必要なコミュニケーション」について述べる。

1）日常は他者の援助なしで生活維持できるためのコミュニケーション

コミュニケーションが良好な人は、健康レベルの高低にかかわらず、自立した生活が維持できている人が多い。

しかし、新生児・乳幼児期は、言語的コミュニケーションの未熟性から、日常生活維持のためのコミュニケーションへの、重要他者からの援助は間断なく継続しなければならない。児の訴えたい感情・欲求・恐怖等の非言語的様相を、重要他者が察知してコミュニケーションをとる。

児にとっての重要他者、例えば親・こども園の先生・友人同士は、児に感情、欲求、恐怖等の表現方法を教え、児は日々コミュニケーション技術を進歩させ、自力でコミュニケーションをとることを学ぶ。そこには重要他者の教育的援助が不可欠である。

子どもが生命や生活を維持するために、言葉や表現力のコミュニケーション能力を身につけることは重要な発達課題である。

一方、他者の援助があれば、乳幼児は確実にコミュニケーション能力を身につける。語彙数は増え、言葉の概念を理解し、表現力も豊かになる。乳幼児なりに他者の援助なしで生活維持できるには、養育者等重要他者が乳幼児のコミュニケーション能力を発達させることが最も大切である。

学童期では、友人・先生・家族とコミュニケーションがとれている時は、ほぼ他者の援助を必要としない。しかし、児童が周囲の人とコミュニケーションをとろうとしない、あるいはとれなくなった時は、重要な問題が生じていると考えなければならない。例えば、いじめによるひきこもりが発生した場合などである。いじめによる登校拒否が生じると、子どもはひきこもる。いじめによる恐怖や登校したくない気持ちを家族にも表現できず、恐怖等を自分の内なる心に閉じ込めてしまう。子どもを大切に思う家族が何かあると気づいても、子どもが心に秘めている恐怖や不安を表出してくれない限り、家族とのコミュニケーションは成立しない。それゆえ、家族も、子ども同様に不安や恐怖を胸の内に抱えてしまう。

ささいな問題であれば、子どもと家族の基本的信頼関係が成立している限り、他者の援助を得なくても子どもと家族でコミュニケーションを丁寧に交わせば問題解決は可能であり、多くの場合そうしている。これが、学童期の日常は他者の援助なしで生活維持できているコミュニケーションである。しかし、ひきこもりが生じてしまった子どもとその家族の場合は、不安や恐怖を抱えている子どもと家族、家族と重要他

者とのコミュニケーションが成立していない。

　学童期は、乳幼児期よりコミュニケーション能力を発達させているが、発達途上であり成人期には及ばない。それを考慮して子どもと家族、それらを取り巻く重要他者は、児童や家族の抱く不安や恐怖等に気づき、それらの感情等を表出できる雰囲気や環境を整え、導くためのコミュニケーションが優先される。

　成人期・高齢期で自立し生活維持できている人は、良好なコミュニケーションの基盤に立っているとみることができる。良好なコミュニケーションとは「活力なく無為な状態から脱出するため」「愛と賞賛・社会的自己有用性と相互依存性に必要な」コミュニケーションである。その詳細は次項で述べる。

2）活力なく無為な状態から脱出のためのコミュニケーション

　活力なく無為な状態から脱出できている人のコミュニケーションは、良好なコミュニケーションの成果をみることができる。活力なく無為な状態に陥った場合、多くの人は、日頃あるいは長年の経験知から活力なく無為な状態に陥ってしまった刺激やストレスに対する対処機制（ストレスコーピング）を体得し、無為からの脱出を試み、不安・恐怖からの逃避・脱出を試み、感情を含めた精神の安定を得る。

　自問自答、すなわち自分が（Ｉ）自分に（Me）コミュニケーションして独力で脱出できる人もいる。信頼できる他者やカウンセラー等専門職者とのコミュニケーションを通じて脱出できる人もいる。

　いずれも、その人のもつコミュニケーション能力が、活力なく無為な状態からの脱出を可能にしてくれる。例えば、「自分の感情、欲求、恐怖等を表現して他者に伝える」意欲が低下し、うつ的状態に陥り、終日室内に閉じこもっている人に対し、うつ状態に気づいた友人が何気ない会話で一緒に食事をし、心地よい風にあたり、好きなカフェのお茶に誘う。食事を介しての何気ない会話は、その人の"今"の感情や思いを抵抗なく表現することにつながり、友人はそれを知ることにつながる。そのことで、二人の間に「感情や思いを伝え」「感情や思いを理解し」「感情や思いを読みとり、読みとられる」コミュニケーションが成立する。コミュニケーションの成立で、それまで一人で閉じこもっていた人の心と胃袋に活力が生まれる。また、心地よい風に誘われ、好きなカフェでお茶をすることで、閉じこもっていた室内とは別の外気に触れ心身がリフレッシュすることができる。友人が誘ってくれたこと、二人で心身の心地よさを共有し共鳴できたことが無為からの脱出を可能にした。うつ的状態にあった人にとって、友人は活力なく無為な状態から脱出するのに「あたかも皮膚の内側に入りこみ」「本人の感情や思いを自然に語らせ」「心地よい快の感覚をともに味わい分かち合う」コミュニケーションの適任者である。

　うつ病患者が重症になると「何もしたくない」「死にたい」など希死念慮を抱く。病気症状に対しては、医師や看護師等専門職者がその治療にあたる。治療の基本は、「患者が自分の感情、欲求、恐怖等を表現して他者に伝える」ことである。それに対し「伝え合う」「理解し、理解される」「読みとり・読みとられる」ことを患者とともに行うことが、看護師に課せられた基本的看護である。

　そこで重要なことは、無為な状態を理解することである。「なぜ無為の状態なのか」「無為とはどのような状態か」「その人は無為の状態から脱出したいと思っているのか」などを知り、理解することである。そして、その人が可能ならば、自力で「自分の感情、欲求、恐怖等を表現して他者に伝える」ことができるように導くコミュニケーションをとる。しかし、自力では困難な人には、その人が感じているであろう感情、欲求、恐怖等をその人になり代わって表現してみる。その表現にその人が応えてくれたら、その時点でその人は「自分の感情、欲求、恐怖等を表現し他者に伝えた」ことになる。

　「本人が感情等を表現するまで待つ」「危険がせまっている時は積極的に話しかける」など、コミュニケーションをとる時期やとり方が専門的に判断でき、実行できるのが基本的看護である。

3) 愛と称賛・社会的自己有用性と相互依存性に必要なコミュニケーション

　自分が、自分や他者を愛しみ褒めたたえること（愛と称賛）、自分が社会の中で役に立っていることを認識すること（社会的自己有用性）、自分と他者が独立と依存のバランスを適切に保つこと（相互依存性）、これらはすべてコミュニケーションによって初めて可能になる。

　例えば、死期が間近に迫った人が、妻や子ども、孫から「あと1か月で金婚式になるね。みんなでお祝いしようね」と励まされた。金婚式は自分が妻と切磋琢磨して生きてきた証の節目の儀式であり、愛と称賛・社会的自己有用性と相互依存性の歴史でもある。金婚式は、夫婦どちらが欠けても祝うことができない。家族が夫婦の金婚式を祝うことは、死期間近いその人の生きる価値（自己有用性）を願うメッセージである。家族が生を励まし、金婚式を祝う意思を言葉にして本人に伝えるコミュニケーションは、愛（家族愛）と称賛（夫婦で金婚式までこぎつけた苦労と努力を称える）・社会的自己有用性（みんなのために金婚式まで生きていてほしい）と相互依存性（1人が欠けたら金婚式ができない）へのコミュニケーションで、生きていく力そのものである。生きていく力を得た死期間近いその人は、あらためて自身の社会的自己有用性を認識でき、人生を終結することができる。それは、人生完成期の偉大な営みである。自分が残された人生をいかに生きるか、自分が自分でできること、家族との相互依存でできることを自分の言語や非言語で表現し、家族らに伝える。家族は本人を愛しみ、これまでの人生を称賛し、本人が自分でしようとすることを見守り、支援し、ありのままを受け止め理解を示す双方向のコミュニケーションが成立する。この偉大な営みは、家族間のコミュニケーションで完結される。

（本文p.218に続く）

表2 ■ 全発達段階とコミュニケーション

発達段階	コミュニケーションの特徴	コミュニケーションのあり方
胎児期	1．母親の心身の状態が、胎児の状態に直結する 1）母親の栄養、ストレスによるホルモンの分泌、感情などが影響する 2）母親の抱く快・不快の感情を記憶する	1．母親の心身の安定を図る 1）母親が興奮すると血液中にアドレナリンが増加し、母親の血液中にアドレナリンが増えると胎盤を介して胎児へも影響し、胎児も興奮状態になる。そのため、母親の過激な興奮を避け、胎児への過度な興奮状態を回避する 2）母親が驚いたり、イライラしたり、疲れていると胎児も目を見開いて驚き、不快そうな表情をし、激しく動いたりと不快感を訴える。母親が癒しの音楽を聴いてリラックスすると血液中のストレスホルモンが減少し、母親も胎児もリラックスする。母親が穏やかな気持ちに満たされていると胎児も快く穏やかに眠る。そのため、母親はできるだけ不快な感情を回避し、穏やかな気持ちに満たされることで胎児の感情が快に安定するように図る
	2．母親と胎児の落ち着きある意思疎通を図る	2．母親が胎児とコミュニケーションをとっていると、胎児は母親と意思疎通できることを身体と脳を通して感知し発達するので、出生後は落ち着きのある児となる。母親は胎児の気持ちを意識し、感じながら落ち着いて意思疎通を図るようにコミュニケーションをとる
	3．胎内で聞いた言葉や発音や方言などは出生後の"話し方"の元になる	3．胎児の耳が聞こえるようになるのは20週以降とされ、胎児は母親の胎内で外界の音を聞き、胎動というかたちで母親とコミュニケーションをとろうとする。特に、胎児の脳細胞は脳が急速に発達する妊娠6か月以降、外部の音や言語などに反応して成長し、言葉の音のパターンを習得していく。そのため、母親は話す言語に愛情を込め、話す言語で胎児の脳の発達や言語能力を成長させることをよく理解して発達を促す、お互いを理解し合うための語りかけをする

胎児期	4．胎内で音楽を聴くことは脳の発達につながる	4．	音楽を聴くことは、脳の情緒を司る右脳の活性化につながる。母親が音楽に耳を傾けて右脳を使うことにより、胎児の右脳も発達する。母親の胎内で音楽を聴いた児は、聴いていなかった児に比べて集中力があり発音や発声が明瞭になる。胎児は言語のあらゆる音を聞き分ける基礎を母親の胎内で身につける。日本語はもとより外国語などもたくさん聞かせるのも大切となるため、胎児の右脳の発達を促すために、母親は多言語の音楽を通してコミュニケーションをとる
乳幼児期	1．コミュニケーションを通して言語を学習し、発達する	1．	生後1年間はコミュニケーションの発達に重要な時期である。乳幼児は言葉を用いないが、他者が発する言葉に反応しさまざまに発声する。受け身の依存的なだけの存在ではなく、大人を引き込み積極的に音声や表情でコミュニケーションする。6か月～1歳ごろまでに喃語を話し、視線を共有することができ、物のやりとりができるようになる。9か月を過ぎると2～3の言語を理解し始める。1歳を過ぎると語彙も増えて会話ができるようになる。16か月を過ぎると語彙が急増し単語で文の意味を伝えようとする。言語の発達は表出面だけでなく理解面でも起き、動詞よりも名詞のほうが理解が早い 家庭の中で父親や母親などの他者が、乳幼児が表現する言葉をよく聞き言葉の足りない部分を補ったり、正しく受け答えすることによって会話のルールを獲得していく。乳幼児を取り巻く環境が児のコミュニケーション能力の発達に直結するため、お互いの意思や感情などを伝えること・理解することの双方向のやりとりと、言語と概念に関する教育的なかかわりを重要他者である両親らが図る
	2．重要他者からのコミュニケーションを通して、愛着関係から人間関係を形成しようとする	2．	不安になった時、信頼できる人に、泣いたりしがみついたり抱っこしてもらったりすると不安がなくなり、安心してやる気が出るといった関係を愛着関係といい、1歳過ぎまでに日々の生活の中で形成する。快情動の共有と不快情動の低減を中心とし、特定の他者への基本的な信頼感をもち、自分は常に守られている、困ったことがあってもそこにいけば大丈夫と感じ、安心が得られる関係形成ができる 児が他者とのコミュニケーションを通して信頼感をもち愛着関係を形成し、重要他者が人間関係形成の発達を促すことが大切となる
	3．自身の行動とコミュニケーションを通して自己を認識する	3．	生後3か月ごろに自分の手をじっとみるようになる（自分の体に対する最初の認識）。6か月ごろまでは母親との一体感があり、母親が悲しそうな表情をすると子も悲しそうな表情をする（共鳴動作）、母親の話しかけのリズムに合わせて体を動かす（エントレインメント）。また、目を合わせる、番をとる（相手が刺激を出している時は自分は待っている、その後、自分が刺激を出して相手が待っているというやりとり）、感情を共有するようになる 6か月～1歳ごろまでに他者とのつながりを求め、他者と共にあることに喜びを感じる一方で、他者から妨げられずに自身の思い通りにすることにも喜びを感じ、自己を充実したいという欲求ももつようになる。大人がすることを模倣したり、大人が褒めたことを繰り返したりする。これらの他者とのかかわりの中で、自分を認識し自己を発達させる 1歳を過ぎると模倣やイメージをすることができるようになる。2歳までには鏡に映った自分がわかるようになる。また、自己主張と自己抑制が少しずつ成長する。3歳はまだ他者の視点にたって物事をみることができず、4歳以降で少しずつわかってくるといわれている。乳幼児が自己認識を発達するように、児の自己主張に対して支持を伝えたり、ときには自己抑制のために我慢を覚えさせ、他者への思いやりのある行動をみせるといったかかわりを重要他者がコミュニケーションを通して行う

（次頁へ続く）

学童期	1. コミュニケーション技術を学習し発達させる	1. 自分で自分を理解し、自分の感情などを理解し、他者に伝えるための思考力、判断力、表現力といったコミュニケーションに必要な技術を学習する。また、他者を理解し解釈する読解力、自分の知識や経験と結びつける統合・解釈、相手の立場に立ち、思いやるといった情緒・共感を向上させる 両親や教員らといった重要他者が、児童の言動をみて本人に対して共感を伝えたり、思いやりのある行動をみせるといった言語と非言語を使用したコミュニケーションを通してコミュニケーション技術を向上させるためのかかわりをする
	2. コミュニケーションを通して社会的規範や社会的価値、自己概念を構築する	2. 家庭だけでなく、学校や地域へと行動範囲が広がる。仲間や教師など家族以外の他者と多様な関係を結び、地域や学校、もしくはより広範な文化の影響を受けて社会的人間関係を形成する。このような社会的人間関係の中でのコミュニケーションを通してさまざまなことを経験する。その経験によって、友だちを叩いてはいけないといった社会的規範、友だちにやさしくすることが好ましいといった社会的価値だけではなく、他者と比較することで自分がどのような人間かについての自己概念を構成する。自己の社会的規範や価値、自己概念、過去の経験を絶えず参照しながら自分の行動や外界に対する自分の生き方を決定する。自己の社会的規範や価値、自己概念を高めるために、家庭だけではなく学校や地域などで教員や仲間らと社会生活を送りながら、自分と重要他者とのコミュニケーションを確立できるような教育的なコミュニケーションを交わすことが大切となる
	3. コミュニケーションを通して仲間関係を形成する	3. 学校という集団生活を行うなかで、自分とは異なる他者を認識し理解すること、他者認識を通して自己の存在をみつめ思考する。集団を形成し、他者との協調・協働が図られる活動を行うことを学び、自分と他者との平等と互恵性に基づいて仲間関係を形成する。これらすべての関係形成はコミュニケーションによる
	1) 自分と他者・自分自身とのコミュニケーションにより、遊びを通して自分自身の感情などをコントロールして自己統制・自制心を発達させる	1) 自分勝手な行動をすれば仲間という他者から拒否されるといった経験によって他者の気持ちや意図に関する理解を促進させる。さまざまな他者と交遊し、遊びを通して自分の気持ちや主張を他者に伝え、お互いの気持ちや主張をぶつけたり、自分の気持ちや主張を抑え、自分の順番がくるのを待つという経験をする。この経験によって、自分自身の感情などをコントロールする自己統制・自制心を発達させる。遊びを通して仲間関係の形成と自己統制・自制心を養うことが大切となる。仲間関係形成のプロセスや自己統制・自制心を養うプロセスは、自分と他者および自分自身とのコミュニケーションによって初めて可能となる
青年期	1. 自身への内省により自己をより意識し人格形成する	1. 幼少期とは明らかに違い、自分自身との対話、すなわちコミュニケーションにより意識的に自律、個性化することについて考え始める。自己と他者を比較するなどより複雑な思考形態をもち、自己とはいったいどのような存在であるのかなどについて考える。これは、自分への内省という自身への問いかけである
	1) 積極的・主体的コミュニケーションを通して人格形成する	1) 幼少期に他者とかかわることを積極的に行ってきたとしても、この頃に自己統制能力の未発達や他者理解の不十分により他者とうまくコミュニケーションがとれなくなることもある。自己統制能力の発達や他者理解は良好な人間関係の形成に寄与する。青年期の人格の形成とコミュニケーションは自己統制能力の発達や他者理解を助ける。そのため自分の悩みを模索し、自己の理解と自己の客観視を深め、人格形成につながるコミュニケーションを自ら求める必要がある
	2) 重要他者とのコミュニケーションを通してアイデンティティを形成する	2) 自己の欲求や関心と、自分に向けられる他者の意見や期待とを絶えず相互調整しながら「自分らしさ、自分なりの価値観」であるアイデンティティを探求していく。特に青年期は自分のアイデンティティに一番悩みやすい時期とされ、さまざまなこと

青年期		を経験し模索することで自分の価値観を確立していくことが大事となる。アイデンティティの主要な領域である進路・職業選択において単に自分の能力や関心を基に決めるわけではなく、重要他者である親や人生のモデルとなる人の意見や期待に気づき、自己に取り込みながら探求していく。そしてそのプロセスは、青年と他者との間のコミュニケーションに表出される。そのため、青年が自己のアイデンティティを確立するための良好な人間関係を形成し、自己認識と自己統制、他者理解を深めるためのコミュニケーションが大切となる
	2．コミュニケーションを通して恋愛関係、夫婦関係を形成する	2．異性に対して関心をもち親密な関係（恋愛関係）になろうとする。しかし、青年の多くが恋愛関係を築こうとし、また築いた恋愛関係も失恋というかたちで終結を迎えることもある 恋愛関係は青年にとって重要で、身近な人間関係の一つである。そのため多くの青年が恋愛に関心をもつ。交際前では恋愛を成就させようと悩み、自分の気持ちを相手に表現しアプローチや駆け引きをすることで恋愛関係を形成しようとする。交際中では相手への愛情や関係維持に対する不安感などを抱き、自分の感情や欲求、恐怖等を言語と非言語で表現し伝えようとする。恋愛関係を形成する中で相手への理解を深め、相手を愛しいと思う愛情という感情の自覚、恋愛対象者と思い・思われ、頼り・頼られる相互依存性、恋愛対象を自分のものにしたいという独占欲を抱き、これまでに経験のない自己の認識、相手との距離感の保持、恋愛関係にある重要他者の理解を深める。これらは言語的・非言語的な意思疎通によるコミュニケーションによって可能となる
成人期	育児家庭生活・職業生活・老親の介護等で経験するできごとから、現実的問題解決とパーソナリティを発達させるためにコミュニケーションをとる	就職・恋愛・結婚・妊娠・出産・育児・転職・老親の介護等家族や職業等の人間関係が複雑多様化し、それに伴い身体的・心理的にさまざまな変化を経験する時期である。成人期の生活上の多様な経験は、パーソナリティの形成と変容に影響する 職業的社会生活では職業的達成・昇進や挫折、家庭では家族・親の庇護の下からの自立、結婚による夫婦関係の形成、親になる・子どもをつくることによる親役割の獲得や新たな親子関係の形成、老親の介護や看取りといった家族役割の変化がある。身体的変化では体力の衰え・老化・寿命の自覚、心理的変化には自己の有限性を自覚する。心身や環境の変化は個人の存在を揺り動かす危機的状況を生む可能性もある。自身で自己のパーソナリティを自覚し発達させながら、コミュニケーションの対象となる人や子どもとの信頼関係を成立させる。その場その場に適応し、必要なコミュニケーションを選択し、自己決定し、コントロールしていくことが大切となる。さらに成人期にある人のコミュニケーションは、対象者がコミュニケーションしやすいように、また、対象者のパーソナリティの変化・発展にも寄与できるようなあり方が期待される
高齢期	1．加齢によるコミュニケーション機能の変化に応じたコミュニケーション能力を維持する	1．加齢による視力・聴力・理解力・判断力・認識力の変化や低下をきたす。それらの変化・低下が生じても、多くの高齢者は変化・低下に応じたコミュニケーションとりながらコミュニケーション能力を維持している。また、コミュニケーション能力が低下しても人間としての尊厳が失われたと必ずしも思ってはいない。加齢に伴う視力・聴力・理解力・判断力・認識力の変化・低下に対し、補助器具や認知・理解力の低下を予防する脳トレーニングなどを活用しコミュニケーション能力の維持に努める
	2．自己の尊厳を保持するためのコミュニケーションに努める	2．子らの自立により家族構成員の変化が生じたり、仕事や活動などからの引退で今までの生活様式を再編成する必要性が生じる。また、これまで共に生きてきた家族や関係をもった友人との別れを迎えたり、築いてきた人間関係が変化し喪失体験をする

（次頁へ続く）

		自分と他者との築いてきた人間関係を大切にし、自分は他者の尊厳を守り、また他者からも自分の尊厳を大切にしてくれるコミュニケーションが必要となる。自分を支えてくれた他者に感謝や別れを伝え、他者からも感謝・別れの言葉が返ってくるようなコミュニケーションをとる
高齢期		

3．全発達段階に不可欠な基本的欲求としての「自分の感情、欲求、恐怖等を表現して他者に伝える」コミュニケーション

全発達段階の「胎児期」「乳幼児期」「学童期」「青年期」「成人期」「高齢期」の各発達段階において、各成長発達にあわせたコミュニケーション欲求がある。各発達段階におけるコミュニケーションの特徴およびコミュニケーションのあり方を**表2**に示した。

4．全健康レベルに不可欠な基本的欲求としての「自分の感情、欲求、恐怖等を表現して他者に伝える」コミュニケーション

全健康レベルの「健康維持期」「健康逸脱期」「健康回復期」「安らかな死」の各健康レベルにあわせたコミュニケーション欲求がある。各健康レベルにおけるコミュニケーションの特徴およびコミュニケーションのあり方を**表3**示した。

表3 ■ 全健康レベルとコミュニケーション

健康レベル	コミュニケーションの特徴	コミュニケーションのあり方
健康維持期	健康維持期におけるコミュニケーションの自立性	健康が維持できている時、コミュニケーションに関して自立できている人は他者の援助なしで良好なコミュニケーションがとれている。良好なコミュニケーションがとれていれば、自身の健康を維持することができる。しかし、健康であっても新生児や乳幼児といったコミュニケーション能力が未熟で自立したコミュニケーションがとれない対象は、健康を維持するために重要他者の援助が必要となる
健康逸脱期	健康を逸脱した時の重要なコミュニケーション 1）健康逸脱を自覚・受容できるコミュニケーション 2）健康逸脱に対して自分のとるべき対処機制（病人役割行動）を表現し健康を守るコミュニケーション	健康を逸脱した時こそ他者とのコミュニケーションを密に図る。コミュニケーションを通して、健康を逸脱したことを他者に伝え支援を求める 1）健康を逸脱した人は、自分の状態を自覚し、まず医師や看護師など医療従事者や重要他者に状態改善や生命維持のためのコミュニケーションを図る。人は、痛みや病的症状の苦しみといった健康を逸脱した状態とその部位と共に痛み等による生命の恐怖等や感情、助けてほしいという欲求を、表情などの非言語と語気の強さなどの言語で医療従事者と重要他者に表現する。「病気である自分」としっかり向き合って自己観察し、ありのままの自己を受容するためにコミュニケーションを図る。健康を逸脱しても病識がなく、病気を自覚したり受容することができない人もいる。そのような人は、医師や看護師など医療従事者や重要他者に自分の感情や意思を表現し、健康を逸脱している自分の現状を自覚し受容できるようにコミュニケーションで導いてもらう 2）健康を逸脱した時、人は心身共危機的な状況に陥る。危機的な状況に陥った人は、その衝撃を自分の能力や他者の援助を受けて乗り越えようとする。そのため、病気を受容し適応しながら病人として役割行動をとるために医療従事者や重要他者とコミュニケーションを図る 人は、受け入れられない感情などを抑圧したり、誤った防衛機制をはたらかせることがあるかもしれない。医療従事者や重要他者は健康逸脱した人がとるべき対処機制に修正できるコミュニケーション能力をもっている。したがって、それらの人々とコミュニケーションをとることが自分の健康を守ることにつながる

健康逸脱期	3）健康逸脱に対してとり得た自分の対処機制の成果と問題・課題を表現するコミュニケーション	3）人が健康を逸脱した時、病気を治そうという行動は、①病気を解釈する段階、②その解釈に基づいて対処行動を起こす段階、③行った対処行動の有効性を自己評価して行動を修正する段階に分けられる。この3段階のプロセスに患者の主観的な「病気の表象」と「病気への情緒的反応」が影響を与える。人は病気になった時、無意識に自己を防衛しようと反応する。多くの対処機制には逃避、抑圧、投影、同一視、反動形成、合理化、補償、昇華、置き換え、搾取などがある。危機的状況での一時的な反応としては異常な状態に対する正常な反応であるが、長期化する時などは医療従事者や重要他者による介入を要する。病気の理解・受容などの程度と本人の気持ち、受療や治療の方向性の意思を医療従事者や重要他者に伝えるためにコミュニケーションを図る	
健康回復期	健康回復期のコミュニケーション	健康回復期では社会復帰のために意思を表明したり、一生の付き合いとなる慢性疾患との共存のために医療従事者や重要他者と意思疎通、疾患理解のためにコミュニケーションを図る	
	1）健康回復による社会復帰への意思表明に関するコミュニケーション	1）社会復帰のための準備を始める。入院・受療生活をしていた人が無事に治療を終え病人役割を終える時や今後も続く時、家庭・社会生活における親・子役割、職業社会生活における職業人役割を再開するための準備のために、自分の健康回復状態を考慮し自分の意思や欲求などを言葉にして伝え、医療従事者や重要他者とコミュニケーションをとる 自分で自立できるように切磋琢磨し（リラクゼーションして）、他者も本人が自立できるように支援をし、自立するために他者から見守りをしてもらうためのコミュニケーションも必要となる	
	2）慢性疾患と共存するためのコミュニケーション	2）これから一生付き合っていかなければならない慢性疾患との共存のために医療従事者や重要他者と意思疎通、疾患理解を図る。慢性疾患を悪化させないために日常生活を見直し、食事を工夫し、内服管理を継続するためにコミュニケーションを図る。また、自分にどのような症状が出現したら再受診しなければならないのか、病状悪化の症状とは何かを言語や非言語を用いて医療従事者や重要他者に伝え、いざという時にすぐ対処するために備えておくためのコミュニケーションを図る	
安らかな死	安らかな死のためのコミュニケーション	死期間近い時、本人は死による喪失感や疎外感、孤立感、孤独感を感じやすい。自分の人生の終結をどのように迎えるかを思い、他者に言語と非言語で表現してコミュニケーションを図る。直接コミュニケーションをとれない場合は、手紙や日記、遺書などで伝える	
	1）死を自然な現象として受け止め、タブー視しないコミュニケーション	1）近年、人は病院で死を迎えるようになり核家族化によって近しい人が身近で死を経験する頻度が減ったことにより、「死」は忌み嫌われタブー視され、日常生活から切り離されるようになった。死を避けられないと思いつつも、死を忘れようとしてきた側面もある。死についてコミュニケーションを図ることで、生命の有限さ・大切さを学ぶデス・エデュケーションも大切である。死を非日常とせず、死と反対の生の意味・理解を深め、誰にでも訪れる自然な現象として理解・受け入れるためにコミュニケーションを図ることは大切となる	

（次頁へ続く）

安らかな死	2）人生の終結完成の仕方・最期の別れの仕方とコミュニケーション		2）どこまで積極的な治療をしたいか、心肺蘇生・延命処置はするのか、する場合はどこまで実施するのかなど自分の意思や希望を他者に伝える手段はコミュニケーションでしかなし得ない。生前では話題にしにくい側面もあるが自分の人生の終結完成の仕方、最期の別れの仕方の意思・気持ちを伝えるためのコミュニケーションを図る 自分の死後、家族にどう生きていってほしいかといった今後の希望も言葉にして伝えることも大切となる。家族は、死期が間近いことや疾患名などを本人に告知することを悩むかもしれない。本人を思うがゆえの悩みであり、本人が安らかな死を迎えるための環境を考慮するために、言語的・非言語的コミュニケーションを工夫する必要がある 事故死などの予期せぬ死で、死を迎える時までに時間的猶予がない場合もある。自分自身の人生の終結に関する意思を表出できない時もあり、家族らの重要他者が本人になり代わって意思決定しなければならない。その時の重要他者、特に家族は悲嘆といった急性反応を呈し、つらさといった感情などの軽減を図る必要が生じる。思いのたけを医師や看護師などの他者に表現し伝えることで、本人が安らかな死を迎えるために支援を受けながら、本人の最期を決定するための意思決定のためにコミュニケーションを図る

〈引用・参考文献〉
1. Virginia Henderson：Basic Principles of Nursing Care. International Council of Nurses, 1997.
2. ヴァージニア・ヘンダーソン著，湯槇ます，小玉香津子訳：看護の基本となるもの．日本看護協会出版会，東京，2006．
3. James William：The principles of psychology. Cambridge, Masschusetts, Harvard University Press, 1890.
4. Mehrabian A：Silent messages. Wadsworth, Belmont, California, 1971.
5. 高田利武，丹野義彦，渡辺孝憲：自己形成の心理学 青年期のアイデンティティとその障害．川島書店，東京，1988．
6. 藤永 保編：心理学事典．平凡社，東京，1981．
7. 高橋惠子，湯川良三，安藤寿康，秋山弘子編：発達科学入門 第2巻 胎児期〜児童期．東京大学出版会，東京，2012．
8. 高橋惠子，湯川良三，安藤寿康，秋山弘子編：発達科学入門 第3巻 青年期〜後期高齢期．東京大学出版会，東京，2012．

基本的欲求11

「自分の信仰に従って礼拝する（worship according to his faith）」

金子道子

概念の解説

I 基本的欲求11「自分の信仰に従って礼拝する（worship according to his faith）」とは；概念定義

1．原語から

ヘンダーソンは、人間の基本的欲求の第11番目に「自分の信仰に従って礼拝する（worship according to his faith）」という欲求を挙げた。「自分の信仰に従う」ことは原本で「according to his faith」と記述されている。「自分の信仰」は「his faith」である。新英和辞典（研究社、第2版）によると「his faith」は「自身の信じること。信念、信条、信仰」をいい、日本語訳で取り上げている信仰は「faith」の意味の一部である。さらに「faith」を「宗教」と訳す時は特定の宗教を指すことから、「the」の定冠詞をつけなければならない。また、「worship」は日本語訳では「礼拝する」としている。新英和辞典によると「worship」は「崇拝、尊敬、礼拝」の意味をもつ。

一方、ヘンダーソンは基本的欲求11「自分の信仰に従って礼拝する」に対応する基本的看護を次のように表現している。

「患者が自分の信仰を実践する、あるいは自分の善悪の考え方に従って行動するのを助ける（Helping patient with religious practices or conform to the patient's concept of right and wrong」（原本p.76）[1]

基本的欲求では「worship according to his faith」となっているが、基本的看護では「worship（礼拝、尊敬）」が「religious practices（信仰を行動に表す）」と「conform to the patient's concept of right and wrong（善意の考え方に調和させて行動する）」になっている。ゆえに、「自分の信仰に従って礼拝する」欲求は、ある特定の宗教を信仰しているか否かを問うものではなく、宗教を含めた自分の信念、信仰、善意を判断する価値観、倫理観に基づく行動がとれ、信念・信仰・価値観・倫理観が自己実現できる欲求と解することができる。

2．ヘンダーソンが概念定義した背景から

ヘンダーソンはアメリカ合衆国に育ち、アメリカの多民族・多宗教の存在する風土と文化の中で『看護の基本となるもの』を著し、ICN大会において、自説を世界の看護師に向けてよびかけた。

日本を含め世界のあらゆる国や民族が、それぞれに自分たちの宗教、価値観、倫理観をもって過去を生き、そして現在を生きている。特に宗教は、信仰・宗派を問わず、「worship」の語義にあるように（根拠をつけずに）信ずることであり、それが親から子へ、社会から個人へと生きる支柱となっている。

ヘンダーソンは、アメリカ社会と世界の宗教や信仰をみて、国籍を問うことなく、さらに普遍的な見方から、現在を生きるすべての人の欲求として、自分の信仰、価値観を行動で示す基本的欲求を11番目に位置づけたものと考えられる。

3．基本的看護の意義から

ヘンダーソンの書いた11番目の基本的看護からも十分に読みとれることがある。信仰、信念とは宗教にまつわることもあるが、宗教を含む善悪を判断するその人の価値観や倫理観も宗教と同等に重視していかなくてはならない。その表象的表現が11番目の基本的看護の表現である。すなわち、「患者が自分の信仰を実践する、あるいは自分の善悪の考え方に従って行動するのを助ける」ことである。

上記の表現を、看護師の"助ける"部分を除去し、基本的欲求に直し表現した。

4．定義

当該基本的欲求の語源的意味とヘンダーソンの意図することを加味、考慮して当該基本的欲求を次のように定義した。

> 「自分の信仰に従って礼拝する」とは、「自分の信念や信仰あるいは善悪を判断する価値基準や倫理観に基づいて、自分自身のあり方を実現すべく行動していくこと」である。
>
> さらに抽象すると「自分の信念・信仰や価値観・倫理観に従って自己実現する欲求」といえる。
>
> 「自分の信仰に従って礼拝する欲求」は「信念に基づく自己実現の欲求」とする。

II 基本的欲求の概念を構成する重要要素の解説

1. 生命体・社会生活・成長発達と「自分の信仰に従って礼拝する」基本的欲求

「基本的欲求とは、人間が生命体として生き、社会生活を営み、終生成長発達を遂げるのに、最小不可欠な欲求である」と定義した。この定義から、全基本的欲求は「生命体として生きるため」「社会生活を営むため」「終生成長発達を遂げるため」のすべてに共通し、また不可欠である。「自分の信仰に従って礼拝する（自分の信念に基づいて自己実現する）」欲求は、人間として終生成長発達を遂げるために、特に重要な欲求である（以下、本書看護対象論「人間の基本的欲求」総論の図1「14基本的欲求の概念規定にかかわる重要構成要素図」（p.68）参照）。

人間は、第一義的に生命体として生きることが必要で、それに不可欠な「正常に呼吸する」「適切に飲食する」「あらゆる排泄経路から排泄する」「身体の位置を動かし、またよい姿勢を保持する」「睡眠と休息をとる」欲求は、第一階層「生命体として生きる」欲求として充足されなければならない。

第二階層は、社会生活を営むために必要な欲求である。第一階層の欲求に加え、そのために特に重要な「適切な衣類を選び、着脱する」「衣類の調節と環境の調整により、体温を正常な範囲に維持する」「身体を清潔に保ち、身だしなみを整え、皮膚を保護する」「環境のさまざまな危険因子を避け、また他者を傷害しないようにする」「自分の感情、欲求、恐怖等を表現して他者に伝える」の5つの欲求がある。

それらの欲求が充足されて、考え、悩み、希望をもつ人間として、より高次の第三階層がある。それには、終生成長発達を遂げる重要な4つの欲求があるが、特に「自分の信仰に従って礼拝する（自分の信念に基づいて自己実現する）」欲求は、人間として終生成長発達を遂げるのにより重要である。第三階層ではほかに、「達成感をもたらすような仕事をする」「遊び、あるいはさまざまな種類のレクリエーションに参加する」「学習し、発見し、あるいは好奇心を満足させることで、健康での"正常な"発達を導く」欲求がある。

第一階層の「人間が生命体として生きる」際、「生きている」状態であれば、信念、信仰、価値感（観）、倫理観はなくてもよいかもしれない。しかし「生きていく」ためには、それらは不可欠となる。

第二階層の「社会生活を営む」ためにも、当該基本的欲求は不可欠である。家族、地域社会、学校や職場、趣味や価値を同じくする仲間、国などといった、個人がその時その場で所属する社会では個人の信念や信仰・価値感（観）、倫理観はその集団の中でも自己実現したいであろうし、自己実現できる集団をめざす。また、所属する集団のグループアイデンティティにかかわるだろう。

ヘンダーソンが特に注視していた信仰のありようは、キリスト教信者の多い国にあってもイスラム教やユダヤ教も共存し、またイスラム教やユダヤ教の信者が多い国であっても他教との共存で調和を保とうとしている。日本においても、宗教を信仰している人もそうでない人も、日常生活はもとより年末年始や冠婚葬祭などで自分の信念や信仰、価値感（観）や倫理観に基づいて自己実現を遂げている。

第三階層の「終生成長発達を遂げる」ために「自分の信仰に従って礼拝する」、すなわち「信念に基づく自己実現の欲求」は、より重要な意味をもつ。人間以外の動物は生命体として発生し、成長・生殖・死で生命体を終える。しかし人間は、胎児から生命体として成長発達し、生命体としての機能の衰退や喪失が生じても生命の終焉の時まで信念や信仰、価値感（観）や倫理観に従って自己実現を遂げ続ける。それゆえ、当該基本的欲求は、特に人間として終生成長発達を遂げるのに重要な欲求となる。さらに、個人の信念や信仰、価値感（観）や倫理観は千差万別で、同一人にあっても成長発達に伴って無限に変容していくのである。

2. 基本的欲求分類定立のための概念と「自分の信仰に従って礼拝する」基本的欲求

ヘンダーソンは、14の基本的欲求を分類し定

立するために、次の3つのカテゴリー概念を示した。

- イ．日常は他者の援助なしで生活維持できる欲求
- ロ．活力なく無為な状態からの脱出のための欲求
- ハ．愛と称賛、社会的自己有用性・相互依存性に必要な欲求

「自分の信仰に従って礼拝する（自分の信念に基づいて自己実現する）」欲求は、上記3つのカテゴリー概念の「ハ．愛と称賛、社会的自己有用性・相互依存性に必要な欲求」にあたる。「愛と称賛、社会的自己有用性・相互依存性」は、他者との関係の中で、自身のありようを確認し方向づけたり、また行動決定するのに不可欠な欲求である。

「愛と称賛に必要な欲求」とは、自分が他者を愛し称賛する、そして他者からも愛され称賛されるのに必要な欲求で、自分が他者を愛し称賛し、他者からもそうされたいという信念や価値観をもたないと実現できないものである。

「社会的自己有用性」を感じるために必要な欲求とは、自分が他者とのかかわりの中で他者のために役立っている、あるいは他者が自分を役立ててくれていると実感できるために必要な欲求である。社会的自己有用性が実感できるためには、自己存在についての価値観、あるいは倫理観として「自分はみんなのために、みんなは自分のために」という信念が必要である。その信念のもとに行動を起こし、「自分は他者の役に立てる」または「他者が自分を役立ててくれている」と実感できることこそ自己実現といえる。社会的自己有用性に価値を置き実現していくには、自分の信念に基づいて自己実現する欲求こそ原動力となるであろう。

「相互依存性」をより深め進展させていくための欲求とは、自分と他者、特に自分にとっての重要他者との「独立と依存の調和（自分と相手の関係において、相手に対し強く依存したり、依存しないで全く孤立している状態を避け、ほどよく依存し、ほどよく独立している状態）」をより確実にし、調和のとれた人間関係をつくっていくのに不可欠な欲求である。さらに、相互依存性を維持し深化発展させるには、相互の愛と称賛（お互いに相手を愛しみ、相手の人格を讃え合うこと）、重要他者との寄与的行動・受容的行動（自分が重要他者に寄与している行動をとり、重要他者は自分に寄与していると思える行動に対し、受容する行動をとること）が必要である。

重要他者との「独立と依存の調和」および「寄与的行動・受容的行動」を可能にするには、自分自身の他者との人間関係を形成するための価値感（観）や倫理観の中に、「重要他者との独立と依存の調和を保とう」「重要他者には寄与的行動・受容的行動で関係を維持しよう」とする考え方や意思、実行力が不可欠である。これらの考え方や意思、実行力こそが自分の信念に基づく自己実現の欲求といえる。

3．全発達段階に不可欠な「自分の信仰に従って礼拝する（自分の信念に基づいて自己実現する）」基本的欲求

基本的欲求の概念定義において、14の基本的欲求は全発達段階に必要不可欠な欲求であるとした。全発達段階、すなわち胎児期、乳幼児期、学童期、青年期、成人期、高齢期のすべての段階で、基本的欲求はなくてはならないものである。

「自分の信仰に従って礼拝する（自分の信念に基づいて自己実現する）」欲求は、胎児期・乳幼児期・学童期に確立しうる欲求とはいい難い。概念の定義について述べたとおり、「his faith」の概念は「信仰に従って礼拝すること」「信念・信条を行動に現すこと」「自分の善悪の考え方に調和させて行動すること」の意味を包含している。

胎児期・乳幼児期・学童期は、感覚・知覚能力の発達、認知の生得、言語の出現と発達による意識的・顕在的認知の発達の普遍性と多様性の獲得などを成し遂げていく。しかし、内省的精神機能の発達は青年期の課題となる。

「自分の信仰に従って礼拝する（自分の信念に基づいて自己実現する）」欲求は、青年期に著しく発達させることができる内省的精神機能の代表的な一つである。つまり、「自分の信仰

に従って礼拝する（自分の信念に基づいて自己実現する）」欲求は、おおむね青年期から充足する欲求として考えることができる。

それに対し、乳幼児期から食前・食後の礼拝、冠婚葬祭の礼拝、宗教・宗派による特別な礼拝、生育中の通過儀礼など、所属する家族や宗教の慣例や先例に則って礼拝はなされるのではないかという反論がある。乳幼児や児童が所属する家族や宗教の慣例や先例に無条件に従っている状態は、自ら判断した信念・信仰に従っているとはいい難い。家族や宗教は、成熟させた信仰や価値基準をもち、それを行動で示すかたちをもっている。したがって、乳幼児期や児童期の信仰・礼拝とは異なる。以上から、内省的精神機能としての信仰・信念による礼拝・自己実現は、青年期から始まると考えられる。

ただし、すべての乳幼児や児童でこの欲求をもたないのかという反論もある。精神的早熟児や難病児・若年性白血病児など自分の命が決して長くないことを知覚認識した児は、生命の限りを悟り安らかな死への内省を始めることもある。これから昇る天国のこと、家族や友人との別れ、また暦年齢を超越した生命や人生についてを自分に問う。その胸の内には、心情を昇華させて信仰や信条をもち、信仰や信念に基づいた行動を示すこともある。また、歌や詩、日記や文章、絵や造形などで表現や表象することもある。このような行動ができる児童は、「自分の信仰に従って礼拝する（自分の信念に基づいて自己実現する）」欲求に対し、青年期あるいはそれ以上の域に達しているとみることができる。

以上を概観したうえで、発達段階における「自分の信仰に従って礼拝する（自分の信念に基づいて自己実現する）」欲求については、青年期、成人期、高齢期について述べる。

1）青年期

青年期の認知の特徴は、内省的精神機能の発達が挙げられる。

内省的精神機能は、特に自我に向けられ、自己存在の意義や価値、さらに社会における自己存在の意義や価値づけに及ぶ。

内省と行動を繰り返し、成功と失敗を経て、葛藤や矛盾、歓喜や悲哀、自信や挫折などの諸体験をしながら、やがて他者とは違う自分らしさやアイデンティティの確立へ向かう。

アイデンティティは、より具体的な青年期の自分、親に対する子どもとしての自分、学生としての自分、職業選択・職業人としての自分、男性もしくは女性としての自分など、子どもから独立した成人になるまでの自己概念（自分自身について、思ったり感じたりしている核心の部分）の形成にかかる内省と行動を重ねる。

自己概念には、自分の身体について思ったり考えたりしている「身体的自己概念」と、自分の人格について思ったり考えたりしている「人格的自己概念」がある。

青年期の身体的自己概念には、性意識や青年期の身体特性に見合った身体感覚をもてるかどうか、男性もしくは女性としてのボディイメージに合った自分になり得ているかがある。

青年期の人格的自己概念には、青年期を生きる自分の目標やどう生きたいか、心情から信条へ移行した信念があるかどうか、そして目標や信念を貫こうとしているかといった自己一貫性が問われる。自己一貫性とは、「どう生きたいか」といった生きる目標や信念などを貫き、「こうありたい」自分を貫くことである。生きる目標や信念を貫くことが、当該基本的欲求の「自分の信念に基づいて自己実現する」ことと同じである。

また、人格的自己概念には、現在の目標、2〜3年先の目標、大人としての理想的自己像をどう描くかの自己理想／自己期待が問われる。自己理想／自己期待とは「自分のあり方の理想は○○である」、あるいは「自分が自分に期待することは○○である」というように、自分が自分の人格についての理想をもち期待する事柄をいう。自分が自分の人格について理想をもち期待することは、当該基本的欲求の「自分の信念に基づいて自己実現する」ことと同じである。

道徳的・倫理的・宗教的自己概念とは、人間として生きていくための規範、道徳観、人としての道を踏みはずすことをしない倫理観、そして生きるために支えとなる宗教について、自分

が考えまとめている状態である。特に青年期は、それらについて思考をめぐらし深める傾向にある。道徳的・倫理的・宗教的自己概念の追求も、当該基本的欲求充足の一側面である。

当該基本的欲求は、自己概念の中でも人格的自己概念の道徳的・倫理的・宗教的自己概念（自分の行動を決定づける、自分の中にある道徳的・倫理的・宗教的規範）に深く関連している。青年期にある人は、子どもの時から親や学校、または地域社会により教えられ、躾けられてきた道徳的・倫理的規範を自分の中にもっている。それらの規範に照らし合わせて善悪を判断し、判断に則って行動している。一方で、アイデンティティの形成過程において、他者から教えられた既存の道徳的・倫理的規範に懐疑を抱いたり、抵抗・反発を示したりもする。しかし、それを改めて納得し受け入れるといった経験を繰り返し、やがて独自の道徳的・倫理的・宗教的自己概念が明確になる。独自の道徳的・倫理的・宗教的自己概念が自分の行動を導くための信念に移行し、自分の行動にある種、ある程度の自信へと移行していく。自分の信念が行動に反映され、やがて自信となり自己概念になっていくことは、自分の信念に基づいて自己実現する欲求が充足され、自己成長につながるとみることができる。

青年期の内省的機能の重要な現れとしてグループアイデンティティがある。青年期の個人が自分自身を内省していく時、内省したことは自己概念として収斂される。しかし、他者との関係において、自分を映し出す鏡を他者に求め自分自身を知っていく内省機能が可能になる。自分を知ることは同時に他者理解となり、自己認知と他者理解から生き方や価値観を共有できる仲間をつくることができる。また、学生生活を共にするグループ、スポーツや趣味を共にするグループ、職場で仲間になったグループなど、青年期のライフスタイルから生じたグループメンバーとのグループアイデンティティを形成していく。これらのグループアイデンティティも、自分たちの信念に基づいてグループの目的を実現していく欲求とみることができる。

2）成人期

成人期は、おおむね心身の発達が頂点に達し、生きている、または生きていく目標を達成するための個人的・社会的活動を思考し行動できる、またできている時期である。

ハビーガーストは、成人期を壮年期・中年期に分け、各期の発達課題を次のように挙げている［（　）は金子が付記］。

【壮年期】
①配偶者を選ぶこと（非婚、離婚もある）。
②配偶者との生活を学ぶこと（配偶者の他、同居家族・準家族を含む）。
③第一子を家族に加えること（第二・三子らも含む）。
④子どもを育てること（子どもの心身・社会性の養育）。
⑤家族を管理すること（衣食住および経済・教育・健康管理を含む）。
⑥職業に就くこと（就業に適応し、仕事に適性とやりがいを得る）。
⑦市民的責任を負うこと（国・地域住民・所属組織人としての責任を負う）。
⑧適した社会集団をみつけること（趣味・生きがいにつながるライフワークなどを実現できる集団）。

【中年期】
①大人としての市民的責任を達成すること（壮年期⑤・⑦の達成）。
②一定の経済的生活水準を築きそれを維持すること（壮年期⑥の達成）。
③十代の子どもたちが信頼できる幸福な大人になれるよう助けること（十代の子どもたちとは、自分の子どもを含む地域・周辺の子どもたち）。
④大人の余暇活動を充実すること（壮年期⑧に関連）。
⑤自分と配偶者とが人間として結びつくこと（子どもたちの独立に伴う壮年期後の人間関係）。
⑥中年期の生理的変化を受け入れ、それに適応すること（生理的変化＝加齢現象、適応＝身体的自己の受容）。
⑦年老いた両親に適応すること（適応＝両親

への重要他者としての受容的・寄与的行動）。

またエリクソンは、成人期のパーソナリティ形成に必要な基本的強さに、配偶者・家族・両親・職場の人々・同趣味の仲間への「愛」と「世話」を挙げている。

ハビーガーストやエリクソンの成人期のパーソナリティ発達課題をみると、人間・生活者として成人期を発達させるのは、現実生活に密着した具体的行動である。成人期を発達させるこの具体的行動とは、どのような信念や信条に基づき支えられているのか。それは、成人期のその人の中にある配偶者や家族への家族意識や家族愛・家族としての役割意識がその人自身を成り立たせている。また、所属する職場や趣味・レクリエーションの仲間への価値観・役割意識・仲間意識は、壮年期の発達課題達成に大きく役立つ。いずれも壮年期の自分、あるいはグループのアイデンティティが成人期を発達させる。さらに、発達課題の学習や課題を達成させていく具体的行動が「自己実現の行動」である。

一方で、発達課題の学習や課題達成がうまくいかない場合もある。すなわち発達危機状態（例えば、育児不安、職場不適応、ドメスティック・バイオレンス、中年者うつ病、貧困、過労死、夫婦関係の破綻など）がある。このような状態に陥った時は、生きがい・価値観・役割意識・グループアイデンティティの揺らぎや喪失が生じる。すなわち、自分の信念に基づいて自己実現する基本的欲求の充足に危機が訪れる。そこで「患者が自分の信仰を実践する、あるいは自分の善悪の考え方に従って行動するのを助ける」基本的看護の必要性が生ずる。成人期の自分の信念に基づいて自己実現する欲求を充足するための基本的看護は、現実的で具体的な発達課題達成のための重要な看護であるといえる。

3）高齢期

わが国は、高齢になった男女の平均寿命から、前期高齢者と後期高齢者の二層が連動する時代になった。前期高齢者は、一般的に定年後の生活再編成・加齢による認知変化への適応・成人期とは異なる就労と社会参加・人間関係の再編成など、成人期と後期高齢期の中間で、移行的生活スタイルを示す。一方、後期高齢者は、サクセスフルエイジング、すなわちエリクソンやオールポートがいうように、終盤としての英知と哲学をもって人生を統合・結実させていく。また、身体的機能の低下や加齢から派生する健康障害に適応し、年金生活者としての経済生活を維持することに順応する。配偶者や同年齢の親しい仲間の死に適応しつつ、自分自身の死を直視・受容していく。

前期高齢者と後期高齢者では、生活スタイル・加齢現象・健康レベル、さらに人生観や死生観など個別的で異なる。しかし、前期高齢者あるいは後期高齢者であっても、生活スタイルの維持と変化への対応、加齢現象への対応、健康レベルの維持と変化への対応、そして、その人の今現在を決定づけている人生観や死生観を貫いている英知や哲学は同じである。それらすべては、その人自身の信念や信仰であり、信念・信仰に基づいたものである。

充実した前期高齢期・後期高齢期を生きるための英知や哲学は個別的である。そして、英知や哲学の源流にあるその人の信念や信仰は、成人期を継承しながらも高齢期での自身の存在を完結させていくというように、その人にとって最終の、また最も価値のある信念であり信仰である。

では、高齢期において、自分の信念や信仰を自己実現するとはどのようなことか。前期高齢者であれば、成人期を無事に経過した今、定年後の生活に対し抱いていた自己理想／自己期待に対しそれを実現していくことである。また、加齢による認知変化を客観視し、それでも自身の生きてきた価値は変わるものではないという哲学・信念をもつこと。さらに、その哲学・信念の下に、自分と気が合い、価値観を共にでき、相互依存が可能なパートナーや仲間と、自分のペースに合わせた穏やかで温かな人間関係を再構築していくことが、サクセスフル自己実現である。

後期高齢者になると、回避できない加齢による身体機能の低下や健康障害を受容し、身体機能低下や健康障害の悪化を少しでも遅延させること、そして受容した身体機能低下や健康障害

とうまく付き合う気持ちをはたらかせ、実際に付き合っていくことが自己実現である。また、後期高齢者は、配偶者や親しい仲間、そして自分自身の死を直視しなければならない現実に迫られる。死が避けては通れないその現実は、否応なくその人の死生観を明確にさせる。人生の終焉として死が避けては通れないこと、また、それが近い将来確実に訪れることを自覚した時、人は自分の生きる支柱となった信念や信仰に辿り着く。高齢者の場合、自分が生きてきた、そして生きている支柱としての信念であり信仰である。

信仰では安らかな死や死後の世界を描き、それらを信じることで安寧な死に導くことを旨としている。それゆえ、自分の信念・信仰に従って礼拝する欲求は、高齢者にとって安らかな死を迎えるために重要な欲求であり、この欲求を現実に合わせて実現していくことが、安らかな死への自己実現となる。

以上を総括すると、高齢者がサクセスフルエイジングに向けて自分の信念・信仰を実践する、あるいは自分の善悪の考え方に従って行動するのを助けるのが、基本的看護である。

4．全健康レベルに不可欠な「自分の信仰に従って礼拝する（自分の信念に基づいて自己実現する）」基本的欲求

基本的欲求の概念定義において、14の基本的欲求は全健康レベルにおいて必要不可欠な欲求であるとした。全健康レベル、すなわち健康維持期・健康逸脱期・健康回復期・安らかな死に基本的欲求はなくてはならないものである。しかし、健康レベルによっては、特に重要となる基本的欲求がある。そのことを熟慮したうえで「自分の信仰に従って礼拝する（自分の信念に基づいて自己実現する）」欲求の概念を考えた。

1）健康維持期

健康維持期における「自分の信念に基づいて自己実現する」基本的欲求とはどういうことか。それは、健康を維持増進することに関し自分の信念に基づいて自己実現していく欲求である。健康維持期とは、特定の健康障害、あるいは機能障害の有無にかかわらず、心身の形態機能がその人個人にとって良好な状態に維持できている時期である。そして、良好な状態が維持できているだけでなく、可能な限りより良好な状態にしていくこともできている時期といえる。

健康維持に関する自己信念とは「健康維持増進するために自身はどうありたいか」という自分の心身の健康に関する考え方や価値づけ、および健康維持、健康への意思や自分への期待など、身体的・人格的自己概念、あるいは自己尊敬（自分の身体に対し大丈夫という価値づけ）である。

健康維持の信念に基づく自己実現する欲求とは、健康維持に対し自己の価値づけたことを実現していくための欲求である。それは、健康維持のために自分自身がどうありたいかを考えその信念を貫くのみならず、信念を実行に移し、新たな健康維持への信念を形成することである。

一方、健康維持に関する自己信念がなかったり、間違っていたりすることもある。そこで、他者や専門家に指摘・修正してもらったり、自ら自己信念を修正して健康維持のために自己実現していくことが重要である。

2）健康逸脱期

健康逸脱期における「自分の信念に基づいて自己実現する欲求」とはどういうことか。それは、健康の逸脱に関し自分の信念に基づいて自己実現していく欲求である。

健康逸脱期とは、自分の置かれている物的・人的環境から何らかの刺激および個体の身体内に生じた病態変化により、心身の形態機能の変化や障害が生じている時期をいう。

健康逸脱期に生じる自己信念とは「自分の心身にどのような健康逸脱が起こっているのか、なぜ起こったのか知りたい」「自分に生じている健康逸脱は治るだろうか。治してみせる」「自分に健康逸脱が起こっているはずがない」など、自分の心身に生じている健康障害への疑念、健康障害の実態解明への願望、健康障害の受容と治療回復への意欲、健康障害の否定などが挙げられる。

健康逸脱期の自己信念は、健康障害の種類や程度により個人はさまざまな反応を示し、自己信念が表現・表在化する。

　健康逸脱期の信念に基づく自己実現への欲求は、健康逸脱に対して抱いた自己信念を貫いたり信念を修正したりすることなど、いわば信念に基づく健康逸脱への全対処機制行動を実現し、受療行動を突き動かす力になる。例えば「自分の心身にどのような健康逸脱が起こっているのか、なぜ起こったのか知りたい」という自分の心身に生じている健康障害への疑念、実態解明への願望は、多くの患者にみられる反応である。予期しない、あるいは予期不安のあった健康障害に対して「本当に病気なのか」という疑念、「病気だとしたらどういう病気で、なぜその病気にかかってしまったのか知りたい」という、病気であることをいったん認め、受け入れて病気の実態を解明したいという願望に変化していく。

　健康障害への疑念や実態解明への願望は、医療機関の受診行動、医師や看護師への質問行動になり、やがて健康障害を改善する受療行動の原動力となる。したがって、健康障害への疑念や実態解明への受診行動、医師や看護師への質問行動は、健康でありたいという自己信念の自己実現への行動である。そして、健康でありたいという自己信念は、健康回復するという自己概念に変化し、そのための受療行動として自己実現の欲求となっていく。

　一方、健康逸脱への自己信念がなかったり、間違っていたりすることもある。例えば、健康逸脱を起こしているにもかかわらず、その自覚がなかったり、健康逸脱として認めない例である。健康逸脱期にあって健康逸脱への自己信念が欠如していたり誤った自己信念を貫くことは、健康逸脱への適切な対処機制をとることができないばかりか、最悪の場合は生命維持の危機を招く。そのような状態にある時、必ず必要になるのが医師や看護師など専門的な医療従事者である。専門的医療従事者は、健康逸脱者に対し、健康逸脱への自己信念の欠如や誤った自己信念に対して補足や修正を行い、自身の健康障害を自覚・理解し、受容して、健康障害と向き合えるような姿勢に導くことが必要である。それが基本的看護となる。そして患者が、自己信念の補足や修正によって、健康逸脱から健康回復への対処機制がとれ、自己実現できるように患者を支える。

3）健康回復期

　健康回復期における「自分の信念に基づいて自己実現する欲求」とはどういうことか。それは、健康回復に関し自分の信念に基づき自己実現をしていく欲求である。

　健康回復期とは、個体のもつ自然治癒力（免疫抗体・意思力）、またそれを促進する医療的治療で、心身の健康障害が回復に向かう時期である。健康回復期は、心身の健康障害の病態が修復する速度、修復範囲、回復度合などにより急性期、慢性期、適正治療期とよばれている。そして、一定の治療効果により病態が寛解して健康維持期に移行する場合、あるいは病態の寛解はないが残存する病態からの障害に対し、治療管理により一定の良好な状態を維持できる状態にまで回復した場合を含む。

　以上のような健康回復期において「自分の信仰に従って礼拝する（自分の信念に基づいて自己実現する）」欲求は重要な意義をもつ。

　健康回復期に重要な自己信念とは、健康回復を自己理想・自己期待とする人格的自己概念である。心身の病態変化により健康障害を発症しても、栄養管理や個体のもつ免疫抗体などの自然治癒力は病態変化を修復に導く。病態変化の修復を積極的に導くために機能するのが医療的治療である。医療的治療が行われても本人に病気を治そうとする意思や意欲がなければ、医療的治療の効果は上がらないことはよく知られていることである。

　一方ヘンダーソンは、個体のもつ回復力は、その人の体力はもとより意思力や知識によることを強調している。回復に必要な栄養や免疫抗体などは体力の一部であるのに対し、健康回復を自己理想／自己期待とする人格的自己の信念は意思力であり、自己信念から派生する健康回復への知識力となる。すなわち健康回復には、自分の中の心身の回復能力を高めなければなら

ない。それには、自然治癒力を高めるべく積極的な医療的治療を受容する信念、健康回復への自己理想／自己期待を貫く信念が回復の鍵といえよう。ただし、健康障害を受容し、積極的に医療的治療を受容・協力して健康回復への自己理想／自己期待をもっても、適正な病人役割行動、障害者役割行動がとれなければ、健康障害からの回復は難しい。

　自分の健康障害を正確に理解すること、処方された医療的治療を正しく理解しそれに従うこと、健康障害ゆえに規制された事項を正しく理解しそれを守ることなどは、病人役割行動、障害者役割行動である。病人役割行動・障害者役割行動は健康を回復したいという自己の信念に基づいた自己実現行動である。

　健康回復への強く高邁な自己信念があってもそれを実現する行動が伴わなければ、それは単に信念に終始する。健康回復をめざすのであれば信念に基づく実行が必要で、健康回復を成し遂げて自己信念が実現されたことになる。それには正しい知識と強い意思力が必要である。

4）安らかな死

　人生のラストステージ、それが若年者であれ中高年者であっても、あるいは原因が事故や加齢、健康障害の悪化であっても、生命維持の困難が予想される状態はすべての人に訪れる。どの年齢、どのような理由であっても、人は人生の終焉の時期を心身ともに安らかでありたいと願う。それが安らかな死を迎える時期である。

　人は、健康維持期、健康逸脱期、健康回復期のいずれの時期にあっても生命の維持を願い、そのために健康回復を願い、より充実した生き方、生活をめざす。そして、より充実した生き方、生活をめざすために、「自分の信仰に従って礼拝する（自分の信念に基づいて自己実現する）」欲求が不可欠であった。

　しかし、人生の中で生物体として生命維持困難が確実となり生命の保証が失われた時、すなわち安らかな死を迎えなければならない時期にあって、人は否応なく、生物体としての生命が喪失することを是認せざるを得ない状態に置かれる。そして多くの人は、残された人生の時間をいかに自分らしく生き、生を全うするか、生命の質、生活の質を考え始め、時には苦しみ、時には安らぎを得て死を迎え、キューブラー・ロスの「死の受容」に示されているように、死を受容し、死に至るまでの最後の人生を創造する。自分らしく死を受容し、最後の人生を創造するには、その根底にある自分の信仰、信念に真正面から向き合う。過去の自分の信仰・信念、そして限りある時間のこれからのそれは、その人の精神性が凝縮された形で意識化・表在化され、時間を先延ばしできずに行動を創造していく。ある人は、肉体的苦痛を回避し、精神的安寧を宗教に求めるだろう。また、ある人は、最期まで自分の病気と向き合い、闘病した自分を肯定、是認することで生を全うしたいと考え行動するだろう。また、ある人は、穏やかな人生が送れたことに対し家族に感謝し、神に感謝し、そしてすべての人に感謝して終焉の時を迎えるだろう。また、自分の人生は最悪であった、神も仏もないと自分を恨み、人を恨み、世を恨んで最期を迎える人もいるだろう。列挙に限りないが、百人百様の人生であり、したがって安らかな死も百人百様であるが、「その人らしく」死を受容し、最後の人生を創造することはすべての人に共通である。そして、その人らしい死の受容と、最後の人生の創造の根底に、「自分の信仰に従って礼拝する（自分の信念に基づいて自己実現する）」欲求があることも共通している。

　安らかな死は人々の共通の願いであるが、最後まで病気と闘い壮絶な死を遂げた人も少なくない。それが安らかな死といえるかという反論もある。病気との壮絶な闘いそのものがその人の信念に基づく自己実現で、その結果が、その人にとっての安らかな死であったとするならば、病気との壮絶な闘いは安らかな死に至る道程であるといえる。さらに、病気との壮絶な闘いの中で、その人は自分を信じ、家族を信じ、医療従事者を信じ、そして闘っている自分を懐深く包み、がんばれと励ましてくれる神を信じていただろう。そうだとするならば、壮絶にみえる安らかな死でも、自分の信仰に従って礼拝することは精神の安寧に重要な欲求であったと

いえる。

　遷延性意識障害・脳死状態の患者や重症な認知症患者の場合など、自分の最期が認識できない状態にあっても、その人にとっての安らかな死は重要である。患者本人にとっての安らかな死とは、身体的苦痛のないことが第一の条件で、安らかな死を迎えるための自分の信仰と礼拝は考えにくい。しかし、患者の家族や重要他者は、患者の認識に代わるごとく安らかな死を願う。

　近年、先端医療の最前線として、脳死状態患者からの臓器移植が行われるようになった。本人が臓器提供を意思決定できない状態で、家族が死の時期の決定を迫られる。その際、家族は本人になり代わり、本人にとっての安らかな死を考え、悩み、決断する。例えば、意識のないまま生きられるだけ生き生命体の死を迎えることが安らかな死か、自分の臓器が他者の臓器の一部として生きることで生命体をつなぎ安らかな死とするか、本人にとっての安らかな死を考え、悩み決断する。家族が苦渋の判断を迫られる時、自分たちの信念、信仰が必ず問われる。しかも、本人になり代わるというものの完全に本人と一体とはなり得ず、限りなく本人に接近したとしても、最終的には自分たち自身でしかない。ときには本人に接近することなく、自分たち自身の都合や価値基準で決断することさえある。

　安らかな死を迎えるためには、家族といえども本人にはなり得ない限界を含みつつ、自分たちの信念、信仰に基づいて自己実現していくのである。

Ⅲ 「自分の信仰に従って礼拝する」基本的欲求と適応行動様式

1. 「自分の信仰に従って礼拝する」基本的欲求とは

　「自分の信仰に従って礼拝する」基本的欲求は、概念構成と意味的要約から「自分の信念・信仰や価値観・倫理観に従って自己実現する欲求」とした。自分の信念・信仰・価値観・倫理観は道徳的・倫理的・宗教的自己概念である。

2. 14の基本的欲求分類定立のための3つのカテゴリー概念にみる適応行動様式

　ヘンダーソンが示した14の基本的欲求を分類し定立するための下記1）、2）、3）に示す3つのカテゴリー概念を、適応行動様式概念で説明づける。

1）「日常は他者の援助なしで生活維持できる欲求」の適応行動様式

　日常生活維持には、主として生理的―身体的行動様式の日常生活維持行動・労作が必要である。また、従として人格的自己の自己理想／自己期待、道徳的・倫理的・宗教的自己および日常生活維持の役割機能と相互依存関係が関与する。

2）「活力なく無為な状態からの脱出のための欲求」の適応行動様式

　自己概念の人格的自己、その中の自己理想／自己期待の非効果的応答に無力がある。活力なく無為な状態は無力と同義で、自己理想／自己期待の非効果的応答といえる。活力なく無為な状態からの脱出には、自分は何をしたいか、何をすべきかといった自己理想／自己期待および自分の生命・生活への価値づけに関する道徳的・倫理的・宗教的自己の自己概念の確立が必要になる。さらに、活力なく無為な状態から脱出するには、意思を貫くエネルギー、すなわち人格的自己の自己一貫性をもつことが必要である。最終的に、活力なく無為な状態からの脱出には、人格的自己の諸側面が総動員されなければならない。

3）「愛と称賛、社会的自己有用性・相互依存性に必要な欲求」の適応行動様式

　この欲求は、全体が相互依存の適応行動様式である。愛と称賛は、愛情充足ニードとして、相互に愛し愛されて初めて成立する相互依存の適応行動様式である。

　自己有用性は、自己概念、とりわけ道徳的・倫理的自己にかかわる。さらに、社会的自己有用性は、重要他者に対しての自分の有用性を信じる自己概念である。重要他者には寄与的行

動・受容的行動で応えることも自己有用性を認識することになる。自己有用性は道徳的・倫理的自己概念の核となる。

3. 全健康レベルに不可欠な、自己実現の欲求にみる適応概念・適応行動様式

1）健康維持実現のための適応行動様式

健康維持実現のための自己概念適応行動様式は、身体的自己（自分の身体をどう感じ思うか）への自己尊敬（自分の感じ思っていることを尊重すること）が必要である。心身の形態機能の維持とは、生理的―身体的適応行動様式の維持である。特定の健康障害・機能障害のある人は、健康障害・機能障害に調和・代償・折り合いをつけることで適応レベルを維持し、適応レベルを維持することが健康維持につながる。それには、身体的自己への自己尊敬が重要である。

2）健康逸脱期の自己実現適応行動様式

健康逸脱期は、「自分の心身にどのような健康逸脱が起こっているのか。なぜ起こったのか知りたい」「自分に生じている健康逸脱は治るだろうか。治してみせる」「自分に健康逸脱が起こっているはずがない」など、自分の心身に生じている健康障害への疑念、健康障害の実態解明への願望、健康障害の受容と治療回復への意欲、健康障害の否認など、自己概念が表現・表在化する。そして、健康逸脱時が契機（所与の時）となって健康逸脱への上記に示した身体的・人格的自己概念がより明確となる。

健康逸脱への身体的・人格的自己概念を健康回復に仕向けていく行動様式は、病人役割行動である。健康逸脱から回復への病人役割行動は、健康回復レベルを上げるための健康逸脱との調和、代償、折り合いをつける適応レベルの行動様式である。

3）健康回復期の自己実現適応行動様式

健康回復を自己実現する自己概念は、健康回復を自己理想／自己期待とする人格的自己概念である。「病気を治したい」という自己信念に基づき健康障害を受容し、積極的に医療的治療を受容、協力する自己理想／自己期待である。それに基づき適正な病人役割行動、障害者役割行動がとれることも必要である。

適正な病人役割行動、障害者役割行動とは、自己の健康障害を正確に理解すること、処方された医療的治療を正しく理解しそれに従うこと、健康障害ゆえに規制された事項を正しく理解し、それらを守ることである。健康障害を調和させ代償や折り合いをつけた病人役割行動は、適応レベルを維持し、やがて健康回復に至る。

4）安らかな死の自己実現適応行動様式

自分らしく死を受容し最期の人生を創造するには、その根底にある自分の信仰、信念に真正面から向き合う。すなわち、安らかな死とは、自分の信念、信仰に従って、自己実現していく欲求の充足である。特に、高齢期の死の受容や最期の人生を創造するには、人生を統一する哲学や生命・生活を支える重要他者との相互依存関係が不可欠である。それゆえ、人生を統一する哲学は、人格的自己の道徳的、倫理的・宗教的な自己そのものである。

また、生命・生活を支える重要他者の存在は、相互依存関係の重要他者との寄与的・受容的サポートシステムの存在そのものである。安らかな最期が迎えられた時、見送る者も見送られる者も相互に寄与でき受容できたことで、死に適応できたといえる。

4. 全発達段階に不可欠な自己実現の欲求にみる適応行動様式

胎児期・幼児期・学童期・青年期・成人期・高齢期の全発達段階に共通していえることは、「発達段階にある人々が各発達段階に適応するには、発達課題の達成を自己実現しなければならない」ということである。各発達段階の発達課題は異なるが、発達課題の達成が発達段階への適応であることにおいて共通している。

発達課題は社会的にも期待され、また自らも意識的に達成を志し願うものである。したがって、重要他者からの期待、あるいは社会的期待に応える対処機制は、自我・自意識の発達が顕

著になる3歳児から高齢期まで，その人の発達課題にかかわる人格的自己の自己理想／自己期待や道徳的・倫理的自己が深く関与する。発達課題がその人の自己概念を形成し，自己概念がその人の発達課題達成に関与すると結論づけられる。

〈参考文献〉

1. Virginia Henderson：Basic Principle of Nursing Care. International Council of Nurses, 1997.
2. Sister Callista Roy：The Roy Adaptation Model 3rd ed. Pearson, 2009.
3. ヴァージニア・ヘンダーソン著，湯槇ます，小玉香津子訳：看護の基本となるもの．日本看護協会出版会，東京，2006.
4. 金子道子編著：ヘンダーソン，ロイ，オレム，ペプロウの看護論と看護過程の展開．照林社，東京，1999.
5. アーサー・W・コームズ，フレッド・リチャーズ，アン・C・リチャーズ著，大沢 博，今城真帆訳：認識心理学．（上）（下）．ブレーン出版，東京，1991.
6. フランク・A・ジョンソン著，江口重幸，五木田紳訳：「甘え」と依存．弘文堂，東京，1997.
7. パトリシア・ベナー著，井上智子監訳：看護ケアの臨床知．医学書院，東京，2005.
8. パトリシア・ベナー編著，早野真佐子訳：エキスパートナースとの対話．照林社，東京，2004.
9. G. W. オルポート著，詫摩武俊，青木孝悦，近藤由紀子，他訳：パーソナリティ．新曜社，東京，1982.
10. 金子道子，日本適応看護理論研究会編：ロイとコームズの自己概念・概念枠組に関する文献検討．日本適応看護理論研究会学術論文集 2002；1（1）：137-165.
11. 金子道子，日本適応看護理論研究会編：相互依存の適応行動様式に関するパースペクティブ―日本人の相互依存に迫る．日本適応看護理論研究会学術論文集 2004；3（1）：167-189.
12. ウヴェ・フリック著，小田博志，山本則子，春日 常，他訳：質的研究入門．春秋社，東京，2002.
13. 高橋惠子，湯川良三，安藤寿康，他編：発達科学入門．東京大学出版会，東京，2012.
14. 金子道子：「自分の信仰に従って礼拝する」基本的欲求概念に見る適応概念．日本適応看護理論研究会学術論文集 2013；9（1）：13-1-19.
15. 金子道子：老年完成期に観る自己概念―ナラティブ意味の要約分析を通して―．日本適応看護理論研究会学術論文集 2007；6（1）：3-33.
16. 金子道子：老年完成期に観る自己概念の考察―ナラティブ意味的要約分析から構造的要約分析を通して―．日本適応看護理論研究会学術論文集 2011；8（1）：215-249.
17. E・キューブラー・ロス著，川口正吉訳：死ぬ瞬間 死にゆく人々との対話．読売新聞社，東京，1987.

基本的欲求12
「達成感をもたらすような仕事をする（work at something that provides a sense of accomplishment）」

金子潔子

概念の解説

I 基本的欲求12「達成感をもたらすような仕事をする（work at something that provides a sense of accomplishment）とは；概念定義

　ヘンダーソンは12番目の基本的欲求として、「work at something that provides a sense of accomplishment」を挙げた。湯槇らは、「達成感をもたらすような仕事をする」と訳し、仕事を通して達成感をもたらすことは、基本的欲求であるととらえている。当該基本的欲求には、「work」と「a sense of accomplishment」の2つのキーワードがある。これは、文脈からみて一つの欲求であると理解できる。したがって、当該基本的欲求の概念定義を原語からとらえるには、まず「work」と「accomplishment」の辞書的意味から検討する。

　「work」と「a sense of accomplishment」の辞書的意味の探究には、英英辞典、英和辞典、和辞典を用いた。英英辞典は英語の意味の同義表現、英和辞典は英語表現を日本語として意味を熟慮した表現、さらに和辞典は日本の風土・文化・生活様式などに同化させた意味合いを含めた語彙集を表現している。このことは、ヘンダーソンの英語表現の概念を、日本の風土・文化・生活様式に合わせた概念とすることに適していると考えた。

1．原語から
1)「work（仕事をする）」の辞書的意味
　英英辞典によると、「work」は「the job person does especially in other to earn money」と説明されているように「賃金を得るためにする仕事」の意味がある。また、「to make efforts to achieve」とあり、何かを成し遂げるための努力をする意味ももっている。
　英和辞典で「work」は「仕事・労働・作業・任務、職業など」の意味であり、ある目的をもって努力して行うという意味が包含されているとある。要するに、「work」には目的をもって行うという意味が含まれている。「work（仕事や労働）」の目的は、生活のため賃金を得ることなのである。一方で、「手作業（刺繍・針仕事など）、作品を作ること（陶芸・工芸など）」など何かを作る、あるいは創作するという意味もある。これらは必ずしも賃金を得るという目的ではない。

　和辞典で「仕事」に該当する言葉として、「仕事」と「職業」などがある。仕事には、「する事。しなくてはならない事。特に職業・業務を指す」とある。「職業」には、「日常従事する業務・生計を立てるための仕事・生業」の意味がある。和辞典においても「work」は、生活する（生きる）ために賃金を得ることを意味している。要するに、人間が働く・職業をもつことは生活する（生きる）という目的があるということがいえる。

　一方、人間は社会の中で役割を担い、その役割を遂行したいという欲求をもっている。働くこと（仕事）で誰か（社会）の役に立ちたいという欲求である。これは、職業としてのやりがい、母親・父親役割、学生としての役割をやり遂げるということである。さらに「work」には賃金を得る目的のほかに、手芸・刺繍・陶芸など何かを作る（制作する）、あるいは創作するという意味も併せもっている。

2)「work（仕事をする）」に関するヘンダーソンの見解
　当該基本的欲求についてヘンダーソンは、記述の多くを病人、すなわち健康障害をもつ人を中心に述べている。本来、基本的欲求はすべての人間に備わっている欲求であり、健康・不健康を問わない。特に当該基本的欲求は、人間が生きて・生活するための活動として重要であり、仕事・職業に対してやりがいを得たいという、誰もが生きる意欲につながる欲求として重要である。しかし、病人（健康障害のある人）は、「仕事（work）」による達成感を得ることは困難な状況にあると考えやすい。ヘンダーソンは、病人であってもその人の関心事の何かがあるという。

　ヘンダーソンは、「A normal day for most persons includes doing something that results in a product.」（原本p.43）と、「人間は生産的な活動をすることが普通である」と述べている。また、work（or productive activity）と記しているように、「work」は「生産的な活動」なのである。この生産的な活動は、必ずしも身体的活動に限らず、精神的活動も価値があると述べている。

3)「work（仕事をする）」の概念定義
　辞書的意味から「work」の要素を挙げると、人間が賃金を得るという目的のための活動である。これは、生活す

る（生きる）ために不可欠な活動である。また、「work（仕事）」を通して何かを成し遂げるという意味が含まれている。このことは、社会の中での役割遂行ととらえることができる。さらに「work」には必ずしも賃金を得ることを目的としない精神的活動を反映した創作活動がある。以上のことをふまえて、「work」を次のように概念定義をした。

> 「仕事をする（work）」とは、人間が生きて生活するために賃金を得ることを目的とした活動である。また、「仕事をする」とは、何かを成し遂げるための活動であり、その結果、社会的役割を遂行することである。さらに、必ずしも賃金を得ることを目的としない精神的活動を反映した創作も含まれる。

4)「a sense of accomplishment（達成感をもたらすような）」の辞書的意味

「accomplishment」は、英英辞典によると、「an impressive thing that is done or achieved after a lot of work」と説明しているように、多くの仕事を成し遂げた後に感じる感覚の意味がある。

英和辞典で「accomplishment」は、「成果、成就、業績、遂行」などの意味がある。当該基本的欲求では、「a sense of accomplishment」として熟語で使われている。これは達成感という意味であり、「work」を成し遂げたことで生じる満足した感覚である。

和辞典では、「accomplishment」に該当する言葉には「遂行・成就・業績」などがある。これらは「成し遂げる、成し遂げた仕事」などの意味がある。「accomplishment」の前に「a sense of」がついているので、「a sense of accomplishment」の語訳は「達成感」とした。「達成」には目的を達成するという意味があり、「達成感」は、「物事を成し遂げたことで得られる満足感」とある（広辞苑）。また、「感」は「ものごとに触れて心を動かすこと」（広辞苑）とあるように、「work」によって心を動かされるような肯定的な感覚である。しかし、同じ活動であっても、個人が受ける感覚は個別であると考える。

5)「a sense of accomplishment（達成感をもたらすような）」の概念定義

辞書的意味から、「a sense of accomplishment」を次のように概念定義した。

> 「達成感をもたらすような（a sense of accomplishment）」とは、仕事を成し遂げた結果得られる満足感である。人間が仕事を成し遂げた結果、心に生じる肯定的な感覚が満足感である。その満足感が達成感をもたらす。成し遂げた仕事は、その人にとっての生産的活動であり、達成感も個別である。

2. 「達成感をもたらすような仕事をする（work at something that provides a sense of accomplishment）」基本的欲求の概念定義

「仕事をする（work）」と「達成感をもたらすような（a sense of accomplishment）」の両概念定義から、当該基本的欲求を次のように概念定義した。

> 仕事とは、「人間が生きて生活するために賃金を得る」ことを目的とし、ときには「賃金を得なくても」行う「身体的・精神的・創造的活動」をいう。仕事を成し遂げた結果は、心に肯定的な満足感と達成感を生じ、その人の社会的役割遂行につながる。成し遂げた仕事は、その人にとっての生産的活動であり、達成感も個別である。

3. 基本的看護との対比による基本的欲求の概念

ヘンダーソンは、当該基本的欲求「達成感をもたらすような仕事をする（work at something that provides a sense of accomplishment）」に対する基本的看護を「患者の仕事あるいは生産的活動を助ける（Helping patient with work, or productive occupation）」とした。

当該基本的欲求の概念を、当該基本的看護の概念から考えた。

1) 基本的欲求の英文表現

ヘンダーソンは、「達成感をもたらすような仕事をする」基本的欲求を次のように英文表現している。

「work at something that provides a sense of accomplishment」

当該基本的欲求は「仕事をする（work）」ことである。

さらに「仕事をする（work）」には、「達成感をもたらすような（provides a sense of accomplishment）」仕方ですることを付け加えている。

2) 基本的看護の英文表現

ヘンダーソンは、「患者の仕事あるいは生産的活動を助ける」基本的看護を次のように英文表現している。

「Helping patient with work, or productive occupation」

基本的看護を示す「helping patient」、すなわち患者を助ける部分を除いた英文表現をみると「work」と「productive occupation」、すなわち「仕事」と「生産的活動」が取り上げられている。

3) 基本的欲求と基本的看護の「work」比較

当該基本的欲求では「work（仕事をする）」ことを取り上げている。

当該基本的看護では「仕事（work）」と「生産的活動（productive occupation）」の2つを取り上げている。

基本的看護が基本的欲求に対して行われることを考えると、次の関係がいえる。

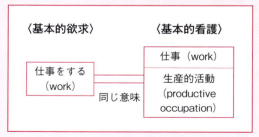

4)「仕事をする（work）」と「生産的活動（productive occupation）」の意味

　当該基本的看護で、「helping patient with」は看護師が患者を助けるという看護の行為である。何を助けるかというと、「仕事をする、あるいは生産的な活動をする（work, or productive occupation）」という基本的欲求である。要するに、基本的看護の対象となる基本的欲求は「仕事をする（work）」「生産的な活動をする（productive occupation）」ということになる。一方、基本的欲求の充足には、ただ仕事をすればよいのではなく「達成感をもたらすような（a sense of accomplishment）仕事（work）」でなければならないのである。基本的欲求の「仕事をする」には「達成感をもたらす仕事」の意味があり、基本的看護で助ける「仕事」「生産的活動」には、「達成感をもたらす仕事・生産的活動」の意味が含まれる。

4．「達成感をもたらすような仕事をする」基本的欲求が生まれた背景

　ヘンダーソンは20世紀初頭に看護を志した。ヘンダーソンの育った当時の世界は、経済発展の一途をたどる一方で、世界大戦など戦争や社会にひずみが出ていた時代であった。特に人種差別や婦人参政権など人権運動の最中にあり、医療においても医師中心の治療を受ける患者の不満が噴出していた。この時期ヘンダーソンは、社会の動きをみながらも「看護とは何か」を常に探求していたと考える。当該の基本的欲求について、ヘンダーソンの育った背景から考察する。

　ヘンダーソンは大家族の中で育ち、子ども時代から家の中で仕事を与えられていた。それは子どもにとって楽しいことであると述べているように（訳本p.5）、仕事（与えられた役割を果たすこと）は楽しみ・喜びにつながり、達成感を得ることができるという体験をしていたのである。

　陸軍看護学校時代、実習は患者に適切なケアを提供することであり、ケアを通して多くの学びを得ることができるとともに、ケアをすることに楽しみを見出していたことを著書より伺うことができる。ヘンダーソンは、適切なケアは患者によい結果をもたらすことであり、学生であっても看護する者として受け入れられていたことが、やりがいを感じ満足感を得ることにつながったのだと推察できる。また、陸軍看護学校には上流階層出身者が多く、当時の看護師が社会的に評価されていたことや品格のある教育を受けたことなどから、学生であっても敬意を払われていた。「看護師は社会に受け入れられている」この体験は、当時の女性差別の問題があった社会において、人間としての平等性を学び、「work」は男女にかかわりなく必要な基本的欲求であるととらえ、一人の働く人間としての価値観を育てていったと考えられる。

　さらに、当該欲求に「達成感をもたらすような仕事をする」ことを挙げた背景には、看護実践を経験した後、大学において生理学や心理学など他領域の学問を通して、より人間を深く理解できるようになったこともあるだろう。ヘンダーソンは、他領域の学問の知見を基本的欲求・基本的看護に統合することで看護を科学として独立させ、看護界に多大な影響を与えた。

　「達成感をもたらすような仕事をする」という基本的欲求は、成育歴の中で仕事をすることによる楽しみ・充実感を得る体験や、陸軍看護学校において学生であっても人間として遇される体験から看護が崇高な職業であることを学び、看護師として実践活動をする中で、仕事から達成感を得ることは人間の自然で普遍的な欲求ととらえることができたものと考えた。

II 基本的欲求の概念を構成する重要要素の解説

1．生命体・社会生活・成長発達と「達成感をもたらすような仕事をする」基本的欲求

本著において、基本的欲求とは「生命体として生き、社会生活を営み、終生成長発達を遂げるのに最小不可欠な欲求である」と定義した。本項では、基本的欲求を規定する概念に基づき、生命体として生きるため、社会生活を営むため、終生成長発達を遂げるための、最少不可欠な当該基本的欲求を追求した。

1）生命体として生きるための「達成感をもたらす仕事」の意味

人間は、生命体として生きるために「衣食住」の生活を営み、生命維持と子孫を産み育む。「衣食住」「子孫を産み育てる」ことに対して「仕事をする」の視点から考える。「衣食住」を満たすには、「仕事」により衣食住の糧を得る。特に、生命体として生きるには、糧すなわち「食」を得て、「衣」で体温を保持し、「住」によって安全性を得る。また、人間は、「子孫を産み育てる」ために食べ・食べさせ、衣類を着て着せて、住により安全性を確保する。これらすべては仕事・生産的活動から得られた賃金や作成物による。生命体として生きるための「仕事をする」ことの意味は、自分と子孫の「衣食住」に不可欠な基本的欲求を得るためである。

なお、「衣」は第6「適切な衣類の選択と着脱」、「食」は第2「適切な飲食」、「住」は第9「危険・加害回避」の基本的欲求で取り上げられている。それらの欲求充足への仕事・生産的活動であり、仕事・生産的活動から得られた賃金や作成物が生命を維持し、子孫を育む。

2）社会生活を営むうえでの「達成感をもたらす仕事をする」意味

一般的に、人間は生命体として生きるための基本的欲求が満たされることによって、次の社会生活を営む段階の欲求に向かう。社会生活を営むということは、家庭生活を営み、職業・仕事に就くことである。

生きて・生活するため、仕事により賃金を得る。仕事を成し遂げ、社会的役割を遂行する中でやりがい・達成感が得られる。仕事をすることは、他者と協力する、他者に助けてもらう、他者を助けることで人間関係が生まれる。

生活の糧を得るには家族で協力しなければならない。家族の仕事を通しての関係、特に協力、補完、分担関係が生まれる。

職場においては、仕事の目的を達成するために、仕事の役割分担、協力、補完し合う関係が生まれる。時には競争し合う関係も生じる。これらのことから、「仕事をする」活動の基盤は人間関係にある。「仕事をする」成果として、良好な人間関係形成・社会的役割遂行において満足感を得、達成感を生むのである。一方、社会の中で円滑な人間関係の形成が不十分であるとストレスが増し、不全感となり健康障害を引き起こすこともある。

これらのことから、社会生活を営むために人間関係を形成し社会的役割を遂行するには、「達成感をもたらす仕事をする」ことが重要な意義をもつ。

3）終生成長発達を遂げるための「達成感をもたらす仕事をする」意味

各発達段階には、「達成感ある仕事」について特徴がある。終生成長発達を遂げるための「達成感ある仕事」を発達段階に沿って考えると次のことがいえる。

（1）幼児期

幼児期における成長発達を遂げるための「仕事」は「遊び」である。「遊びは、社会的発達に寄与する唯一の活動ではないが、きわめて重要な活動である」[1]というように、本来子どもは遊びが大好きで、遊びに満足する。また、幼児は遊びにより物の概念を認識し、使い方を習得し、また遊びを通して人とかかわることで社会性を学習する。幼児期の「満足する遊びという仕事」は成長・発達にとって重要な意味をもつ。

（2）学童期

　学童期の「仕事」は学習である。学習は一般的に、学校において思考・創造性、新たな技能を習得する。また、家庭・地域など学童が所属する文化を獲得する。学童期は、学校での学習や仲間・大人とのかかわりなどさまざまな経験を通して、知識とともに道徳性を学んでいく。

　学童期の「仕事」である学習により成長・発達を促進することについて、エリクソンは「勤勉性」を挙げている。この時期、一生懸命学習することで「やればできる」という感覚をもつことは、学習に喜びや達成感をもたらし、子どもに自信をつけ、さらに次の自信への動機づけとなる。すなわち、勤勉に学習を積み重ねることで終生成長発達を遂げる基盤をつくり上げる。それゆえに、学童期の「達成感をもたらす仕事」である学習は、将来を方向づける重要な意味をもつ。

（3）青年期

　青年期の課題について、エリクソンは「アイデンティティの確立」を挙げている。アイデンティティとは、「受動的に生きられてきた自分、生きていきたい自分、他者—社会から期待される自分を統合すること」[8]と説明しているように、次期の成人として生きて・生活するための自己統合の時期である。すなわち、自己の生き方を決め、自立した生活構築のための準備として学業に打ち込むことがこの時期の「仕事」である。「仕事」のもう一つは、生きて生活するため、学業・他者とのかかわり・社会経験から得られた知識・技能を活用して職業を選択し、職業に就くことである。職業に就くことは、経済的自立と社会の一員としての責任を遂行することである。就業により経済的自立が得られ、仕事にやりがいを見出すことができれば達成感・満足感につながる。これら「仕事」の統合がアイデンティフィケーション（identification）である。したがって、青年期における「仕事」の成長・発達とは、職業的アイデンティティの確立といえる。

（4）成人期

　成人期の発達課題として、エリクソンは「親密さ」と「生殖性」を挙げている。これは、次世代を産み・育てる、弱い者の世話をする意味がある。成人期の発達課題を達成するために、成人期の「達成感をもたらす仕事」は不可欠な欲求である。成人期の「達成感をもたらす仕事」は自己や子どもの生命・生活を維持するために職業に就き、賃金を得たり、社会・地域の中での役割を遂行する。仕事や社会生活における役割を果たすことで達成感をもたらす。

　成人期の「親密さ」「生殖性」は、「達成感のある仕事」から生じた成果である。仕事や社会における役割遂行による達成感は、自己実現につながる重要な要素である。成人期の「達成感のある仕事」を通しての自己実現は、現実の生活・仕事をみつめ受け入れることであり、人間として生き、着実に目的を達成していく成人期の成長・発達なのである。

（5）高齢期

　高齢期の発達課題について、エリクソンは「自我の統合」を挙げている。高齢期は、加齢による体力・能力の減退を受容し、社会的責任・職業を退いたことによる収入の減少での生活に適応しなくてはならない。この時期は、「自分にとって価値ある仕事」を通して成熟した人間として成長発達し統合した段階である。自己の生命・生活維持のための基本的欲求の充足とともに、豊かな人生経験を通して成熟した人間として自己実現と死を認め受け入れることが、この時期の「人生の仕事」であると考える。一方で、家族や地域社会のための活動によってやりがい・喜びの感覚をもたらすことができる。それは、高齢期の生きがいにつながる。生きがいは、生を実感させてくれることであり[13]、生きがいの内容は個別である。

　高齢期には、身体機能や能力の低下、生活の変化に適応し、いずれ訪れる生命体としての死という最終段階を受け入れていく課題がある。高齢期の成長発達とは、人生の最終段階まで自己実現できる自己を見出すことであり、それが「自分にとっての価値ある仕事」なのである。

そして、自分にとっての価値ある仕事は、人生を豊かにするという意味において達成感をもたらす。

人間が人間として生き、終生成長発達を遂げるには、各発達段階の成長発達に見合った特徴的な「達成感をもたらす仕事」がある。したがって、人間が終生成長発達を遂げるために各発達段階の特徴的な「達成感をもたらす仕事」を遂行することは、第11「自己実現」基本的欲求につながる。

2. 基本的欲求分類定立のための「達成感をもたらすような仕事をする」基本的欲求

ヘンダーソンは基本的欲求を分類し定立する概念として、「日常は他者の援助なしで生活維持できる欲求」、「活力なく無為な状態からの脱出のための欲求」「愛と称賛、社会的自己有用性・相互依存性に必要な欲求」を示した。

3つの概念について当該基本的欲求と関連させて述べると、以下のようになる。

1）「日常は他者の援助なしで生活維持できる欲求」としての「達成感をもたらす仕事」

通常、健康な自立した人間であれば自分で当該基本的欲求を充足することができる。ヘンダーソンは当該基本的欲求について、人間は生産的活動によりその成果から達成感を得られることを説明している。自立した人間は、自ら職業選択を思考・意思決定し、社会的役割遂行を思考・行動できるからである。

2）「活力なく無為な状態からの脱出のための欲求」としての「達成感をもたらす仕事」

自立した人間は生産的活動をしたいという基本的欲求をもっている。しかし、さまざまな精神的・身体的理由により、生産的活動にやる気が起きないことがある。健康障害や仕事による失敗・対人関係のつまずきなどにより、やる気が失せ無為な状態に陥る。一方、人間はそんな状態に満足せず、自分の役割を果たしたい、他者の役に立ちたい、生産的な活動をしたいという欲求を持ち合わせている。現実に達成感をもたらす仕事があれば、無為な状態からの脱出は容易である。どのような状況にあっても、自分の活動に意味を見出すことがやる気につながり、無為な状態から脱出できるのである。そして、無為な状態から脱出できた時、仕事や生産的活動に対し達成感を感じるだろう。

3）「愛と称賛、社会的自己有用性・相互依存性に必要な欲求」としての「達成感をもたらす仕事」

人間は一人では生きられない。人間は社会とのかかわりの中で生きているため、他者から愛されたい、認められたいという基本的欲求をもっている。

仕事や生産的活動において取り組む姿勢や成果を他者から認められることは、満足感を覚え達成感をもたらし、さらなる意欲を高める。当該基本的欲求における他者からの愛と称賛は、自己の有用性を認識させ、「仕事・生産的活動」での自己有用性をより高める。自己有用性を認識・高めさせてくれた他者に対し、相互依存性はより相互に理解し合う関係となる。職業や地域活動において相互に理解し認識しあう関係ができれば、それは「仕事・生産的活動」における理想的な人間関係となる。

3. 全健康レベルにおける「達成感をもたらすような仕事をする」基本的欲求

1）健康維持期

「達成感をもたらすような仕事をする」ことは、自立した人間が健康な状況にあれば充足は可能である。それは、成長・発達の過程で培ってきた知識や技能を確立させ、仕事上の自己実現に向かう姿勢を備えているからである。

2）健康逸脱期

心身の健康を障害された健康逸脱期は、「達成感をもたらすような仕事をする」ことが充足できないこともある。急性期では生命維持が最優先され、病人自身は病人役割遂行がこの時期の「達成させなければならない仕事」なのである。この状態は疾病の回復期または維持期まで継続する。

生命危機から脱し、回復に向かった時、病人は日常生活を元に戻すために、仕事や仕事に復帰するための生産的活動を始める。健康逸脱期でも精神的活動や手仕事など、病床で可能な「その人にとっての仕事」は疾病回復への意欲や社会復帰の準備につながる。

　危機を脱した病人は、障害の回復過程に見合った「生産的創造的活動」を選択したり、回復後の職業や仕事の仕方の変更も必要となる。例えば、健康障害に起因する心身の機能障害は、元の職業に復帰するのが適切か、十分に考慮しなければならない。残存機能でどこまで現職を続けられるのか本人の意思と考えを尊重しつつ、医学的客観的判断・受け入れる職場の状況と判断を総合的に勘案し、配置転換や職種変更も検討する必要がある。

　障害に起因した障害の残存の有無にかかわらず、本人はもとより家族や職場の合意形成があれば、仕事の復帰が可能になった時、達成感を得ることができる。仕事による健康障害は、過労やストレスから引き起こされる。現在では、過労死、過労からうつ病、うつ病から自殺といった過労の悪循環が、日本そして世界の重大な社会問題になっている。また、有害化学物質・特殊な振動・大気汚染・放射能・熱射病・転落や圧死など、労働を取り巻く環境が健康障害や生命の危機を招く。健康回復期の新たに職業選択を見直さなければならないという課題は、「仕事・生産的活動が死ではなく、達成感をもたらす」ことを十分念頭において、解決すべきである。

3）安らかな死

　ヘンダーソンは、病人であっても生産的活動への欲求はあるという。人間は、死に直面していても精神活動は可能なのである。

　例えば、自らがんを患った医師である彼は、病気・死と向き合い、最後まで医師としての職業をやり遂げた。彼は「死と対座する中に自分の心の安らぎをもちはじめる」[12]と死が近づいた時期に述べている。また、彼はがん終末期にあっても病気と向き合い、同じ病気に苦しむ人の役に立ちたいと最後まで活動する人たちと出会った。彼らは、その一瞬（とき）を生きている自分をみつめ、今の自分を認めている。これは、まさしく自己実現に向かっているのであり、精神においての生産的活動の重要な要素である。要するに、自分の人生を受け入れ生きる意味や価値を見出そうとする欲求は、終末期にあっても消えることはない。人間の終末期における「大事業」は、死をみつめながらも希望を失わず、自分らしく生きたいという自己実現につながる高度な精神的生産的活動なのである。

　終末期における「当該基本的欲求」達成のためには、さまざまな症状による身体的苦痛の緩和が条件であることはいうまでもない。

〈引用・参考文献〉
1. Virginia Henderson：Basic Principles of Nursing Care. International Council Nurses, 1960：43-44.
2. ヴァージニア・ヘンダーソン著，湯槇ます，小玉香津子訳：看護の基本となるもの．日本看護協会出版会，東京，2006．
3. ジェイムズ・スミス著，小玉香津子，尾田葉子訳：ヴァージニア・ヘンダーソン—90年のあゆみ—．日本看護協会出版会，東京，1992．
4. ヴァージニア・ヘンダーソン著，湯槇ます，小玉香津子訳：看護論．日本看護協会出版会，東京，1994．
5. ヴァージニア・ヘンダーソン著，小玉香津子訳：ヴァージニア・ヘンダーソン論文集．日本看護協会出版会，東京，1989．
6. フランク・ゴーブル著，小口忠彦監訳：マズローの心理学．産業能率大学出版部，東京，1972．
7. A.H. マズロー著，小口忠彦監訳：人間性の心理学．産業能率大学出版部，東京，1981．
8. 無藤 隆，田島信元，高橋恵子編：発達心理学入門2 青年・成人・老人．東京大学出版会，東京，1990．
9. 無藤 隆，久保ゆかり，遠藤利彦：発達心理学．岩波書店，東京，1995．
10. E. H. エリクソン著，小此木啓吾訳：自我同一性 アイデンティティとライフサイクル．誠信書房，東京，1973．
11. 宮川知彰，野呂 正：発達心理学．放送大学教育振興会，東京，1991．
12. 西川喜作：輝やけ我が命の日々よ．新潮社，東京，1982．
13. 宮川知彰，荒井保男：老人の心理と教育．放送大学教育振興会，東京，1990．

基本的欲求13

「遊び、あるいはさまざまな種類のレクリエーションに参加する（play, or participate in various forms of recreation）」

乙黒仁美、金子道子

概念の解説

I 基本的欲求13「遊び、あるいはさまざまな種類のレクリエーションに参加する（play, or participate in various forms of recreation）」とは；概念定義

1．原語から

ヘンダーソンは、人間の基本的欲求の第13番目に「遊び、あるいはさまざまなレクリエーションに参加する（play, or participate in various forms of recreation）」¹ という欲求を挙げた。当該基本的欲求を「遊ぶ（play）」と「参加する（participate）」の2つの動詞でとらえている。「play」と「participate」の2つの動詞は「レクリエーション（recreation）」としてとる行動である。したがって、基本的欲求を原語から概念をとらえる時は、「play」「participate」「recreation」の辞書的意味から概念定義を行う。

「play」「participate」「recreation」の辞書的意味の追究にあたり、辞書は英英、英和、和辞典を用いた。英英は英語意の同義表現、英和は英語に日本語としての意味を加え深めた表現、和辞典は日本風土・文化・生活様式などに同化させた意味合いを含めた語彙表現をしている。このことは、ヘンダーソンの英語表現の概念を日本の風土・文化・生活様式に合わせた概念とすることに適していると考えた。以上の理由から、三概念の辞書的意味から概念定義を検討する。

1）「遊ぶ（play）」の辞書的意味

「play」の辞書的意味は以下のとおりである。

（1）OXFORD現代英英辞典で「play」とは

「（with sb/ sth）to do things for pleasure, as children；to enjoy yourself, rather than work.」とある。これを邦訳すると「（誰かと／何かを）子どもがするように楽しみのために行うこと。仕事というより自分の楽しみのために行うこと」（邦訳、乙黒仁美）となる。

（2）新英和大辞典で「play」とは

1．遊ぶ、遊戯をする、慰みごとをする、（子ども・動物などが）ふざける、戯れる、2．（仕事をしないで）遊ぶ、休む、無為に暮らす、ストライキをする、3．もてあそぶ、いじくる、4．勝負事をする、5．競技に出る、6．ふるまう、行う、7．演奏する。

（3）英英訳、英和訳の統合

英和訳の「1．遊ぶ、戯れる」は、英英訳の「to do things for pleasure, as children；to enjoy yourself, rather than work.（子どもがするように楽しみのために行うこと。仕事というより自分の楽しみのために行うこと）」と同義であり、次のように統合できる。

> 「play」とは、子どもがするように楽しみのために遊び、戯れることである。

（4）広辞苑で「遊ぶ」とは

広辞苑において「遊ぶ」は「日常的な生活から心身を解放し、別天地に身をゆだねる意。神事に端を発し、それに伴う音楽・舞踊や遊楽などを含む」である。広辞苑では「遊ぶ」を日本の風土に合わせ、日常生活行動に引き寄せてとらえているのが特徴である。

これらを統合して考えると「遊ぶ」とは次のようになる。

> 「遊ぶ」とは、日常的な生活から心身を解放し、自分自身が楽しむために自身の心身を駆使して活動することである。

（5）「遊ぶ（play）」の辞書的意味の統合

英英訳および英和訳でも、広辞苑の意訳すべてに共通することは、楽しむためにplayするという目的である。楽しむのは自分自身であるから、楽しむことは主体的・能動的行為であるといえる。「play（遊ぶ）」は日常的な生活から心身を解放するために自分自身が主体的・能動的に楽しむ行為・行動である。

英英訳、英和訳、広辞苑意訳の定義と、楽しむことは主体的・能動的行為であることを加えて「play」の概念定義を次のように行った。

> 「遊ぶ（play）」とは、日常的生活から心身を解

放するために、自分自身が主体的・能動的に楽しむ音楽、ダンスなど屋内外の遊楽行為・行動である。

2）「参加する（participate）」の辞書的意味

（1）OXFORD現代英英辞典で「participate」とは

英英辞典の「participate」の意味は「〜（in sth）to take part in or become involved in an activity.（活動に参加する、あるいは熱中するようになる）」（邦訳、乙黒仁美）とあり、「活動に参加する」、あるいは「（参加した結果）参加した活動に熱中する」と解した。

活動に参加する、あるいは参加した活動に熱中するのは、一人の人間あるいは自分である。一人の人間あるいは自分は、単独あるいは一人称で、参加の対象はactivity（活動）であって、人ではない。

（2）新英和大辞典で「participate」とは

英和辞典の「participate」の意味は「共にする」、「関係する」、「加入する」という意味がある。「共にする」、「関係する」、「加入する」の意味は、一人の人あるいは自分が他の人あるいは人々とactivity（活動）を共にすることと解する。そして、activity（活動）を共にすることで、一人の人（自分）は他の人（人々）と関係を築くことができる。さらに、一人の人（自分）はactivity（活動）を通して築いた関係ある人々の中に加入し、関係を拡大することもある。

「共にする」、「関係する」、「加入する」意味は、単独の一個人が、activity（活動）を通じて他者と関係を形成することが重要な意味といえる。したがって「共にする」、「関係する」、「加入する」対象（目的）は人（人々）であってactivity（活動）は「共にする」、「関係する」、「加入する」目的のための手段と考えられる。

逆に、activity（活動）することが目的であれば、単独に行うのではなく他者と共にactivity（活動）に参加することで、結果として他者との関係が得られることを意味する。

なお、「participate」を小玉らは「参加する」と訳した。著者は小玉らの訳に「共にする」意味を含める。

（3）広辞苑で「共にする」とは

広辞苑で「共にする」とは、「1つになってする、一緒にする」とある。和辞典で「一緒にする（participate）」の意味は、英和辞典で「共にする（participate）」と同じである。一人の人間（自分）が他者と一緒にすることはactivity（活動）である。一人の人間（自分）が他者とactivity（活動）を一緒にした結果、他者との間に関係が築かれる。

「活動（activity）」が目的や手段であっても、一人の人間が他者と「活動（activity）」を共有することで一人の人間と他者との間に人間関係が築かれる。

（4）「participate」の辞書的意味の統合

「participate」の英英、英和、和辞典で検討してきた意味を統合すると、図1のようになる。図1から、①「一人と他者」「活動と参加」「人間関係成立」の言葉（概念）の関係が明確になり、②活動に参加することで、他者との人間関係成立のプロセスが図示できた。

（5）「participate」の概念定義

図1から「participate」の概念定義を以下のとおりとした。

「participate（参加する）」とは、一人が他者と活動（activity）に参加することで、参加した活動を共有し、その結果一人と他者との間に人間関係を成立させることである。

3）recreationの辞書的意味

（1）現代英英辞典から「recreation」とは

英英辞典で「recreation」は「n.（form of）play or amusement；refreshment of body and mind.；sth. That pleasantly occupies one's time after work is done.」とある。「recreation」は、次の3つの状態・行動に邦訳できる。

① 遊んだり楽しむかたち、あるいは行動
② 体と心をリフレッシュするかたち、あるいは行動
③ 働いた後の楽しく過ごせる時の状態

上記①〜③の意味を統合すると「recreation」とは、「働いた後の、遊んだり楽しむかたちや行動で、遊んだり楽しむ結果、体と心がリフレッシュする状態」をいう。

（2）新英和大辞典から「recreation」とは

英和辞典で「recreation」は「n. 気晴らし、娯楽、休養、保養、レクリエーション。；（元気が）回復した状態」とある。英和訳から、「recreation」とは次の2つの異なる意味をもつ。

① 気晴らし、娯楽、休養、保養、レクリエーション
②（元気が）回復した状態

①は「recreation」する人の心身の状態や「recreation」のかたちを表し、②は「recreation」の結果をいい、心身がリフレッシュされ元気を取り戻した状態をいう。①、②を統合すると「recreation」とは、「心身をリフレッシュし、元気を回復するためにとられた、気晴らし・娯楽・休養・保養の形や状態」をいう。

（3）広辞苑から「レクリエーション」とは

広辞苑で「レクリエーション」は「仕事や勉強などの疲れを、休養や娯楽によって精神的・肉体的に回復すること。また、そのために行う休養や娯楽」とある。

和辞典の定義のうち「仕事や勉強など」疲れが原因となるものについては、英英辞典の「働いた後の」に相当する。したがって、英英辞典での「働いた」ことに勉強を加え、「仕事や勉強など」を疲労の原因に考えることが適当と考える。

レクリエーションは疲労を取り上げている。「疲労」は英英辞典では心身、和辞典では精神的・肉体的疲労の取り上げ方であり、同義とみなすことができる。心身あるいは精神的・肉体的疲労をリフレッシュすることが、レクリエーションと定義できる。

和辞典では、「休養や娯楽が心身の疲労を癒す」としている。英英辞典では心身をリフレッシュする状態が「recreation」だとし、和辞典では心身の疲労がリフレッシ

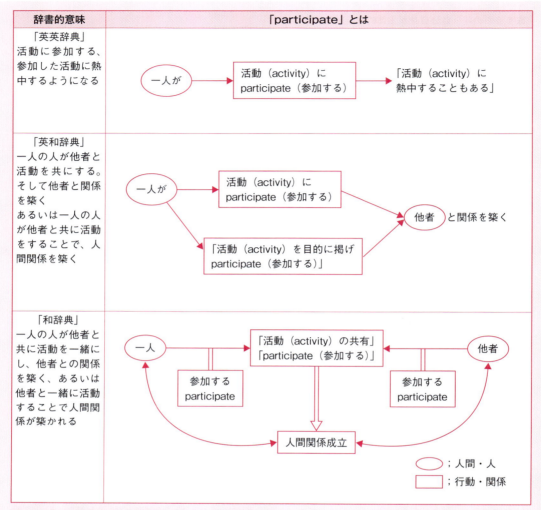

図1 ■「participate（参加する）」の辞書的意味の図示

ュされた結果が癒された状態と考えられる。心身の疲労をリフレッシュする形態として、気晴らし・娯楽・休養・保養があり、心身がリフレッシュされた結果が癒された状態とすることができる。癒された状態とは、心身の疲労がリフレッシュされた状態である。そして英和辞典でいう、元気が回復した状態である。

レクリエーションとは、仕事や勉強など心身の疲労をリフレッシュする目的で、気晴らし・娯楽・休養・保養の形態で心身を癒すことをいう。

（4）「recreation」の概念定義

「recreation」の概念定義を、以下のとおりとした。

「recreation」とは、仕事や勉強などによる心身の疲労をリフレッシュする目的で、気晴らし・娯楽・休養・保養の形態で心身を癒し、元気を回復した状態であり、形態である。

2.「遊び、あるいはさまざまな種類のレクリエーションに参加する」基本的欲求とは；概念統合

「遊び（play）」「参加する（participate）」「レクリエーション（recreation）」の概念定義をしたうえで、「遊び、あるいはさまざまな種類のレクリエーションに参加する」基本的欲求の概念定義を行った。

1)「遊ぶ（play）」とは；概念定義（再掲）

「play」とは、日常的生活から心身を解放するために、自分自身が主体的・能動的に楽しむ音楽、ダンスなど屋内外の遊楽行為・行動である。

2)「参加する（participate）」とは；概念定義（再掲）

「participate」とは、一人が他者と活動（activity）に参加することで、参加した活動を共有し、その結果一人と他者との間に人間関係を成立させることである。

表1 ■「遊ぶ」「参加する」「レクリエーション」の目的と行為・行動

三概念	目的	行為・行動
遊ぶ（play）	日常生活からの心身の解放	音楽・ダンスなど屋内外の遊楽
参加する（participate）	一人と他者との間の人間関係の成立	一人と他者との活動（activity）への参加と共有
レクリエーション（recreation）	仕事・勉強などによる心身の疲労のリフレッシュと元気の回復	気晴らし・娯楽・休養・保養

3）「レクリエーション（recreation）」とは；概念定義（再掲）

「recreation」とは、仕事や勉強などによる心身の疲労をリフレッシュする目的で、気晴らし・娯楽・休養・保養の形態で心身を癒し、元気を回復した状態であり、形態である。

4）「遊ぶ」「参加する」「レクリエーション」の目的と行為・行動

「遊ぶ」「参加する」「レクリエーション」の概念定義から、各概念の目的と行為・行動をまとめると表1のようになる。

5）「遊ぶ」「参加する」「レクリエーション」の目的および行為・行動の統合

（1）「遊ぶ」「レクリエーション」の目的の統合

表記した三概念の目的を統合すると次のようになる。

「遊ぶ」「レクリエーション」の目的は、仕事や勉強など日常生活からの心身の解放や疲労のリフレッシュにより、元気を回復することである。

（2）「遊ぶ」「レクリエーション」行為・行動の統合

表記した二概念の行為・行動を統合すると次のようになる。

「遊ぶ」「レクリエーション」の行為・行動は、気晴らし・娯楽・休養・保養でとる音楽・ダンスなどの屋内外の遊楽行動である。

（3）「参加する」目的・行動と「遊ぶ」「レクリエーション」の目的・行動の統合

「参加する」目的は、一人と他者との間の人間関係の成立にある。「遊ぶ」「レクリエーション」の概念が一人の人（自分）であるのに対し、「参加する」の概念は一人の人が他者の活動に参加し人間関係形成の要素が加わる。人間関係形成への行動は、「遊ぶ」「レクリエーション」行動を含む活動への参加であり、他者とは活動を共有することで人間関係が成立する。

「参加する」目的および行動は、人間関係成立をめざした「遊ぶ」「レクリエーション」の目的および行動の一段高みの目的行動といえる。

3．「遊び、あるいはさまざまな種類のレクリエーションに参加する」基本的欲求の概念定義

「遊び、あるいはさまざまな種類のレクリエーションに参加する」基本的欲求とは、次のように定義する。

「遊び、あるいはさまざまな種類のレクリエーションに参加する」とは、仕事や勉強など日常生活からの心身の解放や疲労のリフレッシュにより元気を回復する目的で、音楽・ダンスなど屋内外の遊楽行為で気晴らし・娯楽・休養・保養する活動である。

一人が他者との活動に参加することで、活動を共有し、他者との人間関係成立をもたらすものである。

4．基本的看護から

1）「遊び、あるいはさまざまな種類のレクリエーションに参加する」基本的欲求の原語表現

ヘンダーソンは「遊び、あるいはさまざまな種類のレクリエーションに参加する」基本的欲求を原語で「play, or participate in various forms of recreation」[1]と表現した。

2）「患者のレクリエーション活動を助ける」基本的看護の原語表現

ヘンダーソンは、「遊び、あるいはさまざまな種類のレクリエーションに参加する」基本的欲求に対する基本的看護を、原語で「Helping patient with recreational activities」[2]と表現した。

3）基本的欲求・基本的看護の原語表現対比

（1）「play, or participate in various forms of recreation」と「recreational activities」の同義性

①ヘンダーソンは、患者の基本的欲求に対する看護を基本的看護と命名した。そのことは、13番目の基本的欲求に関しても適用した。それぞれの原語表現は「play, or participate in various forms of recreation」、「Helping patient with recreational activities」とした。

②基本的看護の中で「Helping patient with」に続く「recreational activities」は、基本的欲求「play, or participate in various forms of recreation」[1]に相当する。その理由は、患者の基本的欲求に対する看護が基本的看護であるためである。

③②に挙げた内容を考慮すると、基本的看護の中の「recreational activities」の概念は、「play, or participate in various forms of recreation」[1]の概念と同義であることがいえる。

④基本的欲求「play, or participate in various forms of recreation」の概念定義は次のとおりである（再掲）。

「遊び、あるいはさまざまな種類のレクリエーション

に参加する」基本的欲求とは、「仕事や勉強など、日常生活から心身の解放や疲労のリフレッシュにより元気を回復する目的で、音楽・ダンスなど屋内外の遊楽行為で気晴らし・娯楽・休養・保養する活動である。一人が他者との活動に参加することで、活動を共有し、他者との人間関係成立をもたらすものである。」

⑤基本的看護の中の「recreational activities」の概念定義は次のとおりである。

「患者のレクリエーション活動」とは、「仕事や勉強など日常生活からの心身の解放や疲労のリフレッシュにより元気を回復する目的で、音楽・ダンスなど屋内外の遊楽行為で気晴らし・娯楽・休養・保養する活動である。一人が他者との活動に参加することで、活動を共有し、他者との人間関係成立をもたらすものである。」

⑥「遊び、あるいはさまざまな種類のレクリエーションに参加する」ことと、「患者のレクリエーション活動」とは同義である。

⑦基本的欲求と基本的欲求を助ける基本的看護の助ける内容は同義である。

5.「遊び、あるいはさまざまな種類のレクリエーションに参加する」基本的欲求の定義が生まれた背景

ヘンダーソンは兄弟たちが従軍した影響から、第一次世界大戦終戦直前の1918年に開学したアメリカ陸軍看護学校で学んだ。1921年ワシントンDC、ヘンリーストリートのセツルメントの公衆衛生看護師兼訪問看護師となった。その後、ノーフォーク・プロテスタント病院学校にて、バージニア州で最初の看護師教員に着任した。

この頃ヘンダーソンは、学生たちが勤務後、看護師寮の自室に帰るほかに何もすることがないということから、学生にレクリエーションを用意したらどうかと交渉し、テニスコートを設けた。さらに学生食堂の環境に悩んだ際は、夏休み中に自ら90脚ほどの椅子を黒く塗りその上に果物の絵を描いて、学生たちの生活に明るさをもたせようとした。また、彼女は看護師宿舎で暮らさないと昇給しないと言われても拒否し、病院から2～3ブロック離れた叔父の家に住み、仕事に没頭しながらも仕事と私生活を区別していた。

ヘンダーソンが学びを深めるため、1929年にコロンビア大学ティーチャーズカレッジに入学した時には、1年に修得可能な32単位を取得し、それ以上に許可されていない余分な科目としてタップダンスを自分のプログラムに組み入れるように図った。そのことについて後日、「とても楽しむことができました。私は今もタップダンスを踊っているのを見るのが好きです」と述べている。

また、学資が尽きロチェスター市のストロング記念病院で働いていた時、ヘンダーソンは外来初の臨床と教育の両方を兼任する教育担当婦長のようなポストに就き、学生と患者の双方の教育に心を砕いていた。このとき彼女は、病院から約半マイル離れた、冬にはスケートリンクとなる川へときどき滑りに行っていた。「南部の人が氷の上を滑れるなんて」と同僚が驚くほど、まるで子どものようにスケートが上手になったという。

このように、ヘンダーソンは多忙であっても仕事だけに没頭するのではなく、楽しむ時間を自ら確保し、職場と自宅を区別していた。これは、人間の基本的感情の中にあるただ一つの「快」感情である「幸福」を重視したからだと考える。それについては、ヘンダーソンが過ごした陸軍看護学校時代の影響もあると思われる。陸軍のすべての施設には、ダンスやレクリエーションをするための特別な建物があり、そこでの社交行事も組まれていた。また、学校にはバスケットボールチームやテニスコートなどがあり、勤務のない時の楽しみとなる機会がたくさんあったという。

看護とは何かということがまだ確立されておらず、看護へのさまざまな疑問、疑念を抱いていた学生のヘンダーソンにとって、それがリフレッシュするための機会となっていたと思われる。その一端を、彼女が学生時代に経験した精神科患者の処遇に関する思いからも推測できる。

ヘンダーソンは、精神科病院での患者の処遇をみて、暗黒の時代だとの反感と躊躇を1960年代まで抱き続けていた。しかし、理学療法士を素晴らしい人たちだとも思っていた。それは、その頃主流であった水治療法を行う彼らが、患者たちを連続浴槽に入れてやり、患者たちを喜ばせていたからである。また、作業療法にはいろいろなプログラムがあり、ヘンダーソン自身も1度ダンスを行っている。おそらく彼女は、患者にとっても楽しみが必要であると認識していたのであろう。

ヘンダーソン自身も、学生の時にウイルス性肺炎に罹患し1か月以上入院していた。これらの経験を通してヘンダーソンは、勉強や仕事、あるいは患者の闘病生活の対極にあるようにみえるレクリエーションを行うことが、勉強や仕事、闘病生活での疲れを癒しリフレッシュでき、その人の成長発達につながる新たな意欲を生み出すエネルギーになると確信したのだと考える。

II 解説：「遊ぶ」「参加する」「レクリエーション」

　金子は、ヘンダーソンの考える基本的欲求の概念定義に"正常"な発達を遂げることを内包することが必要と考え、「基本的欲求とは、人間が生命体として生き、社会生活を営み、終生成長発達を遂げるのに最小不可欠な欲求である」[3]と概念定義をした。この定義を基盤にして、基本的欲求としての「遊ぶ」「参加する」「レクリエーション」の意義を考える。

1．「遊ぶ」意義

　当該基本的欲求の概念定義で「遊ぶ」とは、「日常的生活から心身を解放するために、自分自身が主体的・能動的に楽しむ音楽・ダンスなど屋内外の遊楽行為・行動である」とした。
　「遊ぶ」概念は、「日常から心身を解放する」、「自分自身が主体的・能動的に楽しむ」、「屋内外の遊楽行為・行動」の三要素で、「遊ぶ」意義をこの三要素別に発達段階の側面から述べる。

1）「日常生活から心身を解放する」遊びの意義
（1）乳幼児期における「日常生活から心身を解放する」遊びの意義

　3歳頃までの乳幼児は、主として生理的欲求を泣くことで表出する。さらに言語を覚え、14の基本的欲求のうち、正常な呼吸・適切な飲食・全排泄経路からの排泄・身体の運動機能・睡眠と休息・適切な衣類の選択と着脱・体温保持・身体の清潔保持と皮膚の保護・危険回避と加害回避・感情の表出とコミュニケーションなど、乳幼児レベルの欲求充足を学習・体得し、それが成長発達を促進する。
　乳幼児にとって「遊び、レクリエーションへの参加欲求」は、12番目の「達成感をもたらす仕事をする」ことと同じである。したがって、乳幼児にとって「遊ぶ」は「達成感をもたらす仕事をする」につながる。
　乳幼児は、日常生活時間の大部分を遊びに費やす。それゆえ、乳幼児の「遊ぶ」の意義は日常生活において、心身の発達促進に大きく寄与する行為・行動であり、日常生活から心身を解放することとは反対の意義をもつ。大人が遊びにより、特に仕事から心身を解放することとは正反対である。
　幼児期になると、新奇性を求めて活発に遊ぶようになる。また、自我が芽生え、さまざまなことを自分でやりたいという欲求も出てくる。大人を見て、自分も「大人のようでありたい」という願望とともに、「自分ひとりでやる」という大人から自立したい欲求がある。しかし、大人と同じようにやりたいという願望は、現実の日常生活では社会的制約、子ども自身の能力や技能の未熟さによって大人から禁止され、成し遂げられないことが多い。
　しかし、遊びの世界ではそのような制約はなく、自由に振る舞えるため大きな喜びを得ることができる。このことが、その児にとって日常からの心身の解放となる。現実の日常生活の中で生じるさまざまな心の葛藤やトラブルを、遊びの中で遊びのルールに従って活動し自分の欲求を満たし、欲求の一時的な補償の場となる。そのことが、幼児の主体性と自律性、自己コントロールの感覚を育てる。幼児の主体性・自律性から自己コントロール感覚を育てることは、遊びで身につけた感覚であり、遊びが日常生活における大人からのプレッシャーから心身を解放した成果ともいえる。

（2）学童期における「日常生活から心身を解放する」遊びの意義

　学童期では、学校教育を中心として知識・技能を習得するとともに勤勉性を求められるようになる。勤勉性を求められる学童は、家庭でも遊びたいのを我慢して宿題をする。勤勉性を求められる学童にとって、遊びは勉強という日常性からの解放になる。ただし、遊びたい盛りの学童は幼児期からの延長もあり、自律的に学業と遊びのバランスをとることが困難な場合が多く、むしろ遊びに傾く傾向がある。
　そこで、家庭や学校の大人から指導という外力で遊びと学業のバランスを学ばされることになる。このことは、日常生活の中で遊びによっ

て心身のバランスを保つ意義をもつ。また、学童期は、遊びを介して友人同士の人間関係を形成し拡大する。時には軋轢が生じ、軋轢からの解放としての遊びの意義がある。遊びは日常からの解放で、心身の自由が享受でき、その結果、学業への元気を回復し、勤勉性を獲得していく。友人関係の拡大や軋轢からの解放、学業からの解放など、遊びは日常生活の中で心身を解放し、勤勉性を獲得する意義をもつ。

（3）青年期・成人期における「日常生活から心身を解放する」遊びの意義

青年期・成人期の多くは学業、職業に就業している。「達成感をもたらすような仕事をする」基本的欲求である。青年期・成人期は「仕事への欲求」と「仕事から解放された時の遊び、レクリエーションへの欲求」の意義は大きい。

学業や仕事は達成感をもたらすが、同時に、ストレスも出てくる。学校や職場における人間関係や友人関係も複雑となり、ストレスへの対処をしていかなければならない。その対処機制の効果的な行動が「遊び」といえる。

遊びは、学業・職業上の日常的ストレスから心身を解放してくれる。遊びを通じてストレス発散ができ、仕事上では知り得なかった他者の人間としての側面も理解でき、人間関係修復につながる。

また、青年期・成人期の日常は、恋愛・結婚・家庭生活といった生活の営み、子育てや老親の介護など、家庭人としての役割機能が生じ、遂行していく長い期間である。

日常の恋愛・結婚・家庭生活・子育て・老親の介護から生じるストレスやストレス対処には限界があり、日常生活から心身を解放する「遊び」の意義は、日常の人間関係や家族間の達成感・親密性・目的意識などを忘れて、新たな関係をつくりだすことにつながる。

職業人、家庭人として日常生活から解放され楽しむことで、職場や家庭で悩んで狭小化された意識が解放される。現実の状況やストレスは変わらなくても、狭小化された意識が解放されることで自分が抱えている悩みや困難を、成人期だからこそ多角的な視点でとらえることが可能となり、その結果、悩みや困難感が軽減し、職場や家庭の人間関係にもよい影響を及ぼし孤立化を防ぐことにつながる。

（4）高齢期における「日常生活から心身を解放する」遊びの意義

高齢期は身体機能の衰えを自覚し、死を意識し自分の人生を振り返ったり、周囲の人の死や社会的立場などの喪失体験を経て、孤独との付き合いが生じる時期である。身体変調は精神の変調にもつながりやすい。たとえ身体に変調をきたしたとしても、身体の変調に応じ新たな楽しみを見出すことで楽しみに投入する自分自身が生まれ、個人で楽しんでも他者と楽しんでも孤独から抜け出すことができる。また、楽しみは新たな生きがいや希望を見出し、それが新たな人間関係に発展し、明日を、来月を、一年先をなどと、未来に向けてどのように生きるかということを考えることにつながる。

高齢者が心身の変化に応じた自身の楽しみや遊びを見出すことは、日常の中に遊びを取り入れることである。遊び、レクリエーションが日常の欲求充足につながる。体力・知力・意思力の衰えから、遊び、楽しむことも少なくなり孤独になりがちだった状況から、遊び・レクリエーションは、楽しむ日常性をとり戻してくれる。孤独という最大のストレスから解放してくれ、新たな日常性を創出してくれるのが、遊び、レクリエーションである。

2）「主体的・能動的に楽しむ」遊びの意義
（1）乳幼児期における「主体的・能動的に楽しむ」遊びの意義

1歳半を過ぎると象徴機能を獲得し、実物とは違うものを見立てて遊ぶようになる。幼児が公園デビューをして、同年代の子どもと主体的・能動的に活動できるようになるのは、養育者を安全基地として利用し活動を広げていることを体現しており、養育者との基本的信頼感が獲得できていることの現れでもある。幼児が子ども同士でごっこ遊びをするなど、遊びを主体的・能動的に楽しむことは、幼児が肯定的な自己像を獲得したり、他者と安定した人間関係を

形成し活動を展開することにつながっている。

（2）学童期における「主体的・能動的に楽しむ」遊びの意義

　学童は、社会的知識や能力・スキルを学校や家庭、または周りの大人から教えられる。その獲得した知識や能力・スキルを活用し、学童が主体的・能動的に遊びに取り入れることで、遊びの種類や範囲が大きく拡大し、生活能力の充実を招く。そして、そのことが日常生活を生きるための実践的で有効なスキルにつながり、将来の生きる力となる。

　学童期に遊びから主体的に得たスキルは、将来の趣味や職業選択にもつながる。同じ趣味や遊びを通して、同一の価値やスキルをもつ仲間が形成され人間関係が深まる。そして、仲間同士で切磋琢磨し新たなスキルや価値を生み、相互の力で創造性を高める。学童期の遊びを通しての主体性・能動性は、青年期・成人期の生き方を方向づけるものといえる。

（3）青年期・成人期における「主体的・能動的に楽しむ」遊びの意義

　青年期・成人期の人が、遊びや趣味に主体的・能動的に取り組むことは、職業選択・経済的自立・家族形成・子どもの養育や老親介護などに関係する。

　青年期は、職業的アイデンティティの確立と経済的自立が重要な課題である。遊びや趣味に主体的・能動的に取り組んでいる青年期の人は、その中で見出した身体的能力やスキル、あるいは価値を、青年期だからこそ客観視できるようになる。そして、自分の身体能力やスキル・価値観を活かせる職業選択で経済的自立を考え試みる。あるいは、身体能力やスキル・価値観を必ずしも反映した職業選択をしなくても、経済的自立の職業選択とは別の、自分自身の生活の一部として遊び、趣味を主体的に楽しむ。

　遊びや趣味から主体的・能動的に得られた身体能力やスキル・価値観は、その人の職業的アイデンティティに組み込まれ、成人期・老年期にも引き継がれていく。

　成人期の遊び・趣味への主体性や取り組みも、社会的発達課題である。家族形成・子どもの養育や老親の介護と深く関係する。成人期までの遊びや趣味への主体的・能動的取り組みで蓄えられた身体能力・スキル・価値観は、パートナーの選択や子どもの養育への身体能力・スキル・価値観に反映される。また、老親の生きがいや生活価値観をも支えることになる。

　青年期・成人期の人が趣味や遊びに主体的・能動的に楽しむことは、その人のパートナーの選択や生活、子どもの養育や老親の介護への身体能力・生活スキル・生活価値観を支える力を生み出し、ひいては人生を多様に楽しむことにつながる。

　青年・成人期においても、この基本的欲求を主体的・能動的に充足することは、「遊ぶ」が単なる遊びではなく、生活や人生を楽しんで充実させる重要な欲求であるといえる。

（4）高齢期における「主体的・能動的に楽しむ」遊びの意義

　高齢期はさまざまな喪失体験をする時期である。しかし、定年以後は仕事から引退し、あるいは自営業などの場合は仕事の第一線から身を引いて、成人期の仕事をしている時期には成し得なかった遊びや趣味に主体的・能動的に取り組むことができる。もし仕事からの引退が喪失であるならば、遊びや趣味は新たな目標や価値の獲得につながる。そして、仕事に従事していた時間帯を、遊びや趣味に費やす時間にあてられる。これも、喪失ではなく、新たな目標や価値に費やす時間を得たことになる。

　その人の遊びや趣味は、乳幼児期や学童期、あるいは青年期・成人期と同様のものとは限らないが、持続してきた遊びや趣味を老後の生活様式に合わせて、さらに楽しむことができる人もいる。しかし、身体技能や体力の衰えは、今までの楽しみ方を変更せざるを得ないことが当然起こりうる。

　主体的・能動的に遊びや趣味に取り組む姿勢は、身体技能や体力の衰えをカバーし、蓄積してきた能力と変更させなければならない能力との調和を生み出す。また、持続してきた遊びや

趣味を、身体能力や技能の限界であきらめなければならない場合も出てくる。高齢期の主体的・能動的意思や関心は、自分の体力に見合った他の遊びや趣味に移行する原動力になる。したがって、高齢期においても遊びや趣味に主体的・能動的に取り組む関心や意思は、その後の遊びや趣味を自分から見つけ出し、楽しむ力になるのである。そして、楽しむ力は新たな目標や価値を生み出し、生涯をより充実したものにしてくれる。

一方、高齢期に至るまで仕事に追われるなどで特別な遊びや趣味をもたずにきた人は、新たな遊びや趣味を見出すことも必要になる。

成人期に就業していた仕事や高齢期になって新たに出てきた役割の中から楽しみや意義を見出し、楽しみながら役割を果たすということも遊びと役割の中間的楽しみ方といえる。それは12番目の欲求、すなわち仕事で達成感を得るという欲求と13番目の当欲求との中間的な楽しみ方である。

退職後の主体的・能動的なボランティア活動や、孫への愛情から能動的に世話をすることなどは、仕事としての達成感を味わうだけではない。報酬を求めないボランティアや孫の世話は趣味と同じように楽しみであり、やりがいをもつことができ、新たな能力と価値を生み出すことができる。ボランティア活動や孫の世話で生み出された新たな能力と価値は、高齢期の人生を統合するその人の哲学といえる。

3）「屋内外での遊楽行為・行動として」の遊びの意義

（1）乳幼児期における「屋内外での遊楽行為・行動として」の遊びの意義

乳幼児は1日の多くの時間を養育者と過ごすことから、養育者の屋内でのかかわりが主となる。養育者からおもちゃを与えられたり、絵本の読み聞かせをされることで、養育者と一緒に遊楽行為をすることになる。遊楽行為を一緒にすることは、養育者との相互作用で乳幼児が養育者への基本的信頼感を獲得していく。基本的信頼感を獲得した乳幼児は周囲への関心を高め、認知機能が発達し、自律性・自主性も獲得する。

養育者による乳幼児への屋内での遊楽行為は、乳児にとって認知機能の発達と自律性・自主性の獲得に重要な意義をもつ。

また、幼児になると増える屋外での遊びは、身体能力の発達を促す。さらに不特定多数の子ども同士での遊びの機会が増える。不特定多数の子どもとの遊びから、子ども同士の遊び方にルールがあること、してはいけないことなどを学ぶ。

屋内での遊びは、遊びを通して特定の子どもとの人間関係を形成する。社会性の学びにはごっこ遊びがある。特定の子どもとごっこ遊びをすることで、ごっこ遊びに登場する人物の役割機能、役割行為、役割関係の正しい行使、ルールの厳守などを理解し、道徳的感覚も獲得するなど社会性を学ぶ。同時に、身体機能、認知機能、知能を高める。獲得された役割の正しい行使は、子どもから大人にかけて社会生活を営むために必要不可欠なものである。

屋内外の遊びに共通することは、象徴機能と創造性を駆使した活動を行っていることである。一人で行っていたごっこ遊びから、複数の仲間での子どもの発達レベルに応じた役割遊びは、より現実世界の営みに近づけた遊びとなり、象徴機能を発達させる。また、屋内外の遊びを通して、自由に物や人と触れ合うことで生まれる知的好奇心や冒険的探究心は、創造性を発達させる。

日々めまぐるしく成長発達する乳幼児期の発達レベルに合わせた屋内外での遊楽行為・行動は、大人としての社会生活を送るうえで必要不可欠な人間関係形成の基盤をつくっている。その人間関係を築きつつ、新たな進展を見出すような創造性も発達させているといえる。

（2）学童期における「屋内外での遊楽行為・行動として」の遊びの意義

学童期は、学校で組織的な学習を通して社会生活に必要な知識や技術を獲得する中で、勤勉性を養うことが課せられている時期である。それゆえ、学童は学校で日中の生活の大半を過ごし、特に学課目の学業を通して勤勉性を培う。

学業を通じての勤勉性獲得は、社会から求められる期待である。社会的期待に応える学業遂行には社会的ルールが適用される。それが学課目であり、登校、下校時間などである。また、社会、学校の先生や親は、子どもが自発的意思で学業に勤勉であることを期待する。

以上のような社会的期待と社会的ルールに応え、学童は勤勉性を培うのであるが、学業とは一見対極にみえる遊びの中にも勤勉性を培っている。例えば、勉強に夢中になって疲れたからゲームをして気分転換をし、ゲームで十分楽しんだからまた宿題をやる気になれた。子どもは、学業や遊びの中で徐々に育ってきた自律性が、周囲から期待される学業と内発的に遊びたい気持ちという相互を、バランスよく両立する術を身につけていく。

学業と遊びを生活時間帯の中で上手に両立させた原動力は、「勉強も遊びも夢中になる」という勤勉性であった。その勤勉性は、学業と遊びを相反した対立する位置に置くのではなく、学業と遊びを隣り合わせに、いつでも場所的・時間的・心理的に自在に行き来できる近しい位置においている。だから学業と遊びの両方に夢中になれ、上手に気分転換が図れるのである。

学童が学業を強いられて全く遊ぶことがなかったら、あるいは学業が嫌いで遊びに逃避したらそれは歪められた成長となり発達危機を招く。したがって、学業と遊びの両者における自律的勤勉性は、学童期には必要不可欠なものと考える。学業と遊びにおける自律的勤勉性を培う学童期は「よく学び、よく遊ぶ」という言葉に象徴されている。よく学んだことがよく遊んだことに活かされ、よく遊んだことがよく学ぶことに活かされる。このことは、学業と遊びが相補的であるということを示している。先に述べたことは、遊びは学業の気分転換であるということであったが、ここでは気分転換以上の、お互いに補い合うものであるという意味である。

（3）青年期・成人期における「屋内外での遊楽行為・行動として」の遊びの意義

仕事を遂行するには、遂行上ストレスが生じ、そのストレスを発散・解消するための気分転換がすべての青年期・成人期の人に不可欠である。遊びは日常生活から心身を解放するため、また仕事以外のことを楽しむ行為である。したがって、遊びは仕事遂行上のストレス解消や気分転換には最適な行為・行動である。青年期・成人期にある人が、仕事と遊びを屋内外でどのように行っているかを概観すると**図2**のようになる。

図2は、屋内の仕事であれば屋外の遊びでストレス解消をしようとするものである。仕事が主に身体を行使するものであれば、ストレス解消のための遊びは主に神経を行使するほうが、心身のバランスが維持できる。同様に、仕事が主に神経を行使するものであれば、ストレス解消のための遊びは主に身体を行使するほうが、心身のバランスが維持できる。なお、遊びを選択する時は、その人の趣味も活かしたほうが効果的である。

一方、屋内外を自宅と職場に置き換えてみると、自宅は屋内であり、職場は屋外となる。青年期・成人期のほとんどの人は職業をもっているが、子育てや介護で主な仕事を自宅で行っている人や自営業の人など、自宅と職場が同じ人もいる。職場が自宅以外の人は、仕事上のストレス解消には職場より自宅のほうが気分転換になる場合もある。また、自宅が職場の場合は仕事上のストレス解消には自宅以外の場を選ぶほうが効果的である。遊ぶ場所を屋内外に分けて考えると、屋内仕事は屋外遊びで、屋外仕事は屋内遊びで心身のバランスを保つことが効果的であるといえる。なお、遊びはその人の趣味を活用したものがより効果的である。

（4）高齢期における「屋内外での遊楽行為・行動として」の遊びの意義

高齢期は、加齢現象により身体機能が低下するにつれて、社会活動の範囲も狭小化し屋内に閉じこもる傾向にある。高齢期にあっても社会的つながりをもち、高齢者が社会的つながりのなかでその人らしく生きるためには、何らかの社会的つながりをもつ手段や方法が必要となる。

遊びは自分自身が主体的・能動的に楽しむ行

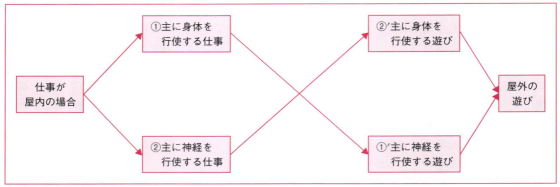

図2 ■ 仕事から生じるストレス発散・解消に効果的な仕事と屋内外の遊びとの関係

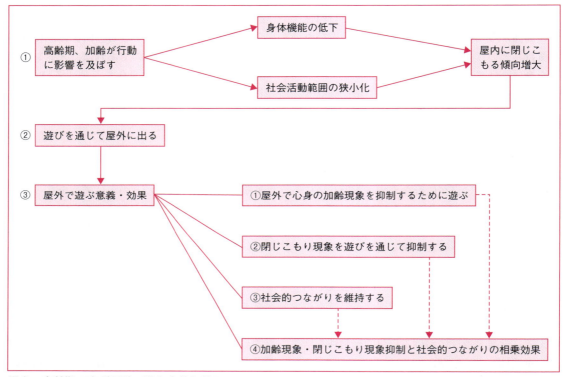

図3 ■ 高齢期の人が屋外で遊ぶ意義と効果

動である。したがって、高齢期の人が身体機能の低下をきたしても屋内に閉じこもることなく積極的に楽しむためには、遊びを通じて屋外に出ることが必要となる。しかし、加齢や障害などにより、主体的に遊びを求めても屋外に出て楽しむことが困難な場合も多い。通院など、外出しなければならないことは他者に介護を依頼できても、遊びで他者を煩わせることに遠慮する場合もある。閉じこもる傾向にある高齢者が屋外に出る意義と効果を図3に示す。

【「図3　高齢期の人が屋外で遊ぶ意義と効果」説明】

●屋外での心身の加齢現象の抑制（図3-③-①）

屋外に出ることは、歩行・外気にふれて季節感を味わう、人や物を見て過去を想起したり現在を認知して将来を思う、認知機能の維持など加齢現象の抑制の効果が期待できる。

●閉じこもり現象を、遊びを通じて抑制（図3-③-②）

屋外での遊びは、一人で行う場合でも他者と

一緒に行う場合でも、楽しむことに集中する。準備を楽しみ、楽しんだ後は余韻を残す。集中力、楽しい感情、準備や楽しむ行動、楽しんだ後の余韻が閉じこもり現象を抑制する力となる。

●社会的つながりの維持（図3-③-③）
　屋外にいる他者とのふれ合い、他者からの刺激、自然や環境からの刺激、遊びを通じて他者と親密な楽しみの共有など、人、物、自然とのつながりをもつ。

●加齢現象・閉じこもり現象の抑制と社会的つながりの相乗効果（図3-③-④）
　加齢現象・閉じこもり現象の抑制が、社会的つながりをより効果的なものにする。屋外で遊び楽しむことは、心身の加齢現象の抑制力になる。すなわち、身体機能の維持は当然のこと、衰えがちな認知・情動機能も活性化する。心身の機能維持や活性化は社会的つながりに最も重要で、社会的つながりが、逆に高齢期の人の心身機能維持と活性化をもたらす。

　閉じこもり現象の抑制力、すなわち遊びへの集中力、楽しい感情、準備や楽しむ行動、楽しんだ後の余韻は、楽しむ高齢者の感情や行動であるが、家を出て（ときには来てもらって）、他者と感情や行動を共有できたら、その共有したことが社会的つながりになる。その中で自己有用性が得られれば、それが社会的つながりをより促進することになる。

　高齢期の人の屋外で遊ぶ意義と効果から、加齢現象・閉じこもり現象の抑制力が社会的つながりに相乗効果をもたらすといえる。

4）「日常生活から心身を解放する」遊びの意義とヘンダーソンの考え方

　ヘンダーソンは、基本的欲求の分類定立に際し基本的欲求を次の3つに分けた。
　　イ．日常は他者の援助なしで生活維持できる欲求。
　　ロ．活力なく無為な状態から脱出するための欲求。
　　ハ．愛と称賛、社会的自己有用性・相互依存性に必要な欲求。

　乳幼児にとって遊びは日常生活そのものであり、学童にとっては、日常の中で学業とバランスをもち、調和させて心身を成長させていく意義をもつ。青年・成人は、日常の中でのさまざまな事柄から生じるストレスを上手に解消・発散させる意義をもち、高齢者においては、加齢現象や閉じこもり現象の抑制と社会的つながりに相乗効果をもたらす意義をもつ。

　そこで、上記のヘンダーソンによる基本的欲求分類定立のためのイ・ロ・ハと、各発達段階別の遊びの意義とを照合する。

イ．「遊び」の意義と「日常は他者の援助なしで生活維持できる基本的欲求」との関係

　乳幼児期は、遊びそのものが日常である。成長発達促進のために周囲が遊びを教え訓練することがあるものの、乳幼児は遊びの発見者である。したがって、「乳幼児は他者の援助なしで遊びを日常生活にする天才」といえる。遊びが創造性を高め、心身の成長発達を牽引する意義をもつ。

　学童期は「遊びと学業の情緒・身体・認知の主体性調和が日常生活をより充実させ、やがて成人期に向かう基礎を築く」。遊びを主体的に楽しむことは、乳幼児期から継続しつつ青年期に移行する。

　他者の援助を自ら求める主体性を、遊びによって培うことは遊び・レクリエーションのアイデンティティ確立に寄与する。

　青年期・成人期では、「主体的遊びは日常の仕事・育児や親の介護などから生じるストレスを上手に解消・発散する」意義をもつ。ストレスを上手に解消・発散させる力は自らが蓄えてきた力であり、また蓄えていく力でもある。したがって、他者の援助はほとんど必要としない。ただし、ストレス対処法が自ら発想できない時は他者の援助を必要とすることもある。

　「高齢期の主体的遊びは、加齢現象で閉じこもりがちになり社会的つながりが希薄になるのを抑制し、より社会とつながる効果をもたらす」

　遊びは体力・意思力・知識を必要とし、そのなかで欠けた一部を他者に援助を求めることができる人は、自立して日常の中で楽しみ、社会

的つながりも維持できる。しかし、加齢や障害などにより、体力や意思力、知識が減退した人には、家族や介護者、遊びを助ける専門職者などの援助を必要とする。家族や介護者らが遊びのサポートシステムを上手に活用することが、遊びの効果をもたらすことにつながる。

ロ．「遊び」の意義と「活力なく無為な状態からの脱出のための基本的欲求」との関係

乳幼児期・学童期のほとんどが、遊びにおいては活力なく無為な状態に陥ることはない。なぜなら、乳幼児期の日常は遊びが中心であり、学童期では、遊びと学業とのバランスで、日常生活をコントロールしなければならないからである。

青年期・成人期は仕事・育児や親の介護などに心身を傾注しなければならない状況が出てくる。そして仕事・育児や親の介護などで疲労が重なると、活力なく無為な状態に陥る。無為な状態に陥った時こそ遊びが必要となる。したがって遊びは、仕事・育児や親の介護などの疲労から脱出するための効果的な目的であり手段である。このことは、基本的欲求の定義と一致する。

高齢期において遊びは、加齢現象・閉じこもりの抑制から社会的つながりをつくるという効果がある。高齢期に生じやすい閉じこもり現象は、活力なく無為な状態そのものである。高齢期の人にとって遊びは、活力なく無為な状態から脱出する最高の手段である。高齢期の人の閉じこもり傾向は特別なことではなく、放置していたら多くの高齢者が閉じこもりがちになる。

それゆえに、楽しく遊ぶことは、活力なく無為な状態からの脱出には最大の効果をもたらす。

遊びが、青年期・成人期の仕事・育児や親の介護などの疲労からの脱出に効果があること以上に、高齢期の多くは、日常の中に遊びを取り入れることが重要となる。

ハ．「遊び」の意義と「愛と称賛、社会的自己有用性・相互依存性としての基本的欲求」との関係

①乳幼児期・学童期の場合

乳幼児期・学童期の遊びの意義と「愛と称賛、社会的自己有用性・相互依存性」との関係を図4に示した。

乳幼児期・学童期の遊びにおける「愛と称賛、社会的自己有用性・相互依存性」の意義は、他者から意識づけられる。

乳幼児期・学童期は、遊びの中で「よく遊べたね」「自転車に乗れるようになったね」「友だちと仲良く遊べたね」などと親や先生から愛と称賛、自己有用性・相互依存性の言葉をかけられる。乳幼児期・学童期は、親や先生からできるようになったことで称賛され、できたことに自信をつけてもらうことで自己有用性を感じ、友だちとの相互依存性を認識する。そして、愛と称賛、自己有用性・相互依存性は乳幼児・学童の自己成長につながる。乳幼児・学童にとって遊びは日常のことであるから、周囲の他者からの遊びに対する愛と称賛、自己有用性・相互依存性の言動は、乳幼児期・学童期の自己成長には日常的に不可欠な成長重要要因である。

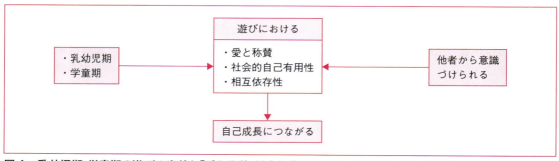

図4 ■ 乳幼児期・学童期の遊びの意義と「愛と称賛、社会的自己有用性・相互依存性」との関係

②青年期・成人期、高齢期の場合

青年期・成人期、高齢期の遊びの意義と「愛と称賛、社会的自己有用性・相互依存性」との関係を図5に示した。

青年期・成人期、高齢期の遊びにおける「愛と称賛、社会的自己有用性・相互依存性」は、乳幼児期・学童期とは異なり、自己認識により自己確認し、自己評価するものである。自己認識・自己確認・自己評価は、青年期・成人期、高齢期の特徴である。例えば、仕事のストレス解消に思いっきりテニスを楽しむ。テニスを楽しむことは、他者から称賛されたり自分が社会にとって有用であるといわれたり、他者との相互依存性を指摘されることのみによって満足するものではない。大事なことは、テニスを楽しんだ自分を愛しみ褒めてあげるという、自分に対する愛と称賛、仕事のストレスをテニスで解消した自己有用性、テニスの相手との相互依存性を自分が自覚することである。

自分がした自覚は、自己認識・自己確認・自己評価である。自分の自己認識・自己確認・自己評価は、他者のそれらと必ずしも一致するものではない。人からは自己満足と評されるかもしれないが、仕事からのストレス解消が新たな仕事への意欲につながれば、その人にとっての自覚は社会的に生きる力に発展する。

青年期・成人期、高齢期は、社会的に生きる力が日常にとって不可欠である。社会的に生きる力の源の一つに、遊びにおける愛と称賛、社会的自己有用性・相互依存性も重要な要素になる。

2.「参加する」意義

当該基本的欲求の概念定義で「参加する」とは、「一人が他者との活動に参加することで、参加した活動を共有し、その結果一人と他者との間に人間関係を成立させることである」とした。

「参加する」定義の意義を発達段階別にとらえて述べる。

1）乳幼児期にみる「一人が他者との活動に参加して、活動を共有したことによって形成される人間関係」の意義

（1）母子関係

乳幼児にとって遊びとは、生理的欲求を満たしてくれる母親とのかかわりを通した日常生活そのものであった。それゆえ乳幼児は、母親が乳幼児の身辺の世話をしあやしてくれるなど、母親が用意してくれた遊びに参加することになる。

乳幼児にとって母親は唯一無二の他者であり、あやしてくれる母親の行動に応えることが活動への参加である。乳幼児は、母親のあやしや母親との遊びの中で基本的信頼に基づく母子の絆ともいわれる人間関係を築く。同時に、一緒に遊ぶ、信頼できる母親を"自分が喜ばせることができる"といった、自分自身に対する"基本的信頼"も獲得する。したがって、乳幼児の基本的信頼は、基本的安定感、自己肯定感に発展し、母親以外の父親、兄弟、祖父母、同年齢の子どもとの人間関係が築ける力に発展する。

母親以外の他者との活動に参加することは、

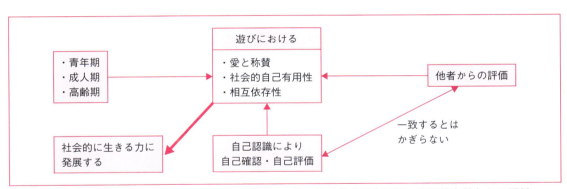

図5 ■ 青年期・成人期、高齢期の遊びの意義と「愛と称賛、社会的自己有用性・相互依存性」との関係

自分と母親との間に形成された人間関係と、自分の母親以外の人との間に形成された人間関係の類似性・相違性を知ることにつながり、人間関係の広がりを増す力になる。そこからまた、新たな見知らぬ人との人間関係を築く行動の拡大にもつながる。

したがって、母子関係において、乳幼児が母親との遊びに参加したことの意義は、基本的信頼の確立である。母親との基本的信頼を確立することで、乳幼児は他者へのかかわりや新奇なものへの興味を拡大し、主体的・能動的な行動を示すことができるようになる。

(2) 幼児間の関係

幼児は自分の興味や関心のままに遊ぶ。自分の興味や関心のある遊びを他の幼児がしていると、その幼児の遊びに自ら入っていく。すなわち、一人が他者の活動に参加したことになる。

お互いが同じものに興味が出てきた時には、興味や関心が一致した幼児は幼児間に「仲良し」という人間関係を形成するが、興味や関心が一致していても、お互いの自己主張でトラブルを起こす。一方が他者を認めない限り喧嘩となるが、喧嘩となっても自己主張を貫く自己一貫性がはたらくと、相手との間の人間関係は崩壊する。しかし、自己主張を抑制して相手の自己主張に合わせようとする時、仲良し関係は維持できる。

幼児は自ら自己主張を抑制する力はもちにくい。その時に一番必要なのは、その子にとっての重要他者、多くは父母・保育者であり、父母・保育者の児に対する人間関係形成のための躾や助言が、児にとって仲良し関係をつくる大切な学びになる。自己主張することは周囲のことに興味・関心を示し、行動する主体性の現れであるが、その行動を行使することで他者がどのような反応を示すか、自己と他者の相違を明確に認識する。そして、他者にも他者なりの自己があり、他者の自己と自身の自己に相違があることを学ぶ。

そうして遊びに参加して学ぶことは、自己主張したり抑制したりするスキルを磨き、仲良くする能力を獲得し、かつ、社会的規範を学び習得する機会となる。また、自分の欲求を満たすだけでなく、他者の立場に立つことも学ぶ。

したがって、幼児一人が他者との活動に参加して人間関係を形成することの意義は、母親や重要他者から、幼児間との人間関係に発展させる力をつけることである。

2) 学童期にみる「一人が他者との活動に参加して、活動を共有したことによって形成される人間関係」の意義

学童期の児童一人が他者との活動に参加する。その時の活動には、学校生活での活動あるいは放課後の友だち同士の活動、あるいはサッカーチームのメンバーなど目的集団の活動などが挙げられる。学校生活での活動における人間関係は、学業を通じての人間関係である。一緒に授業を受け、課題に対して回答するのに友人関係をつくり、教えたり教えられたりして、相互で相手に利益となる人間関係が期待され、多くはその関係をつくっていく。しかし、それとは全く反対の、いじめや仲間はずれの関係に陥ることもある。

放課後の友だち同士の活動は学業とは異なり、一人が、気が合う同士の仲間集団の活動に参加することになる。気が合うだけでなく価値観や興味、活動の楽しさを共有できる友だちで、時間帯が合う友だちという性質をもつ。一人が目的集団の活動に参加することは、目的集団の活動目標や価値観、また、そこでの強い絆を共有することになる。そして、それが共有できた時、目的集団のグループアイデンティティが形成される。

3) 青年期・成人期にみる「一人が他者との活動に参加して、活動を共有したことによって形成される人間関係」の意義

青年期・成人期の一人が他者との活動に参加して形成する人間関係は、友人関係、家族関係、職場関係がある。

青年期・成人期の友人、家族、職場の人間関係の特色は、明確な目的・目標があること、目的・目標のために各個人が果たすべき役割があること、あるいは役割期待があること、関係の

あり方が親密であること等が挙げられる。したがって、良好な人間関係の維持には明確な目的・目標を尊重すること、目的・目標のために各人が努力し、役割を遂行すること、親密さを保持することが必要である。しかし、それは常時うまくいくとは限らない。したがって、一人が他者との活動に参加しても、ストレスや良好な人間関係の崩れが生じたらその集団内で解決もしなければならない。それが、青年期・成人期の一人が他者との活動に参加してできる人間関係の特徴である。

4）高齢期にみる「一人が他者との活動に参加して、活動を共有したことによって形成される人間関係」の意義

高齢期の一人が他者との活動に参加し共有した時の人間関係は、端的にいえば高齢期の新たな人間関係形成といえる。高齢期の人間関係は、さまざまな理由から孤独になりがちである。しかし、高齢期の人が自ら他者との活動に参加しその活動を共有できたら、それは孤独からの脱出であり、脱出以上に活動を共有する新たな人間関係の形成となりうる。

孤独が人間関係の喪失であるとするならば、活動の共有から生じる人間関係は、人間関係の喪失とは正反対の獲得といえる。それが、高齢期の人の生きる新たな力となる。

3.「レクリエーション」の意義

当該基本的欲求の概念定義で「レクリエーション」とは、「仕事や勉強などによる心身の疲労をリフレッシュする目的で、気晴らし・娯楽・休養・保養の形態で心身を癒し、元気を回復した状態であり、形態である」とした。

定義から、各発達段階における「レクリエーション」の意義と形態を述べる。

1）乳幼児期における「レクリエーション」の意義と形態

「レクリエーション」には、仕事や勉強などによる心身の疲労をリフレッシュする目的がある。乳幼児にとっての仕事や勉強に相当するものは遊びである。乳幼児の遊びによる心身の疲労とは何か。

まず、遊びによる身体の疲労がある。また、遊びによる心の疲労は「遊びに飽きる」という現象で表れる。乳幼児が身体の疲労、あるいは「遊びに飽きる」「遊びから関心が逸れる」行動がみられた時、乳幼児はリフレッシュするために、まず、疲労したこと、遊びに飽きた表情、遊び以外に関心を示す行動を周囲に示す。

乳幼児によっては、遊び疲れて横たわる、指しゃぶりをする、あるいは移行対象としてのお気に入りのタオルやぬいぐるみを持って安心を得るなど、リフレッシュするためのその子特有の対処機制をもつ。それらの行動や対処機制が気晴らし、休養の形態である。

また、乳幼児によっては気晴らし、休養の形態がわからなかったりできない児もいる。そして、ときには休養の対処機制がとれても心身の疲労は解消されない場合もある。

遊びによる心身の疲労に対しその子独自の行動や対処機制が効果をもたらし、その子が元気を回復した時は、その子のとった行動・対処機制がレクリエーションの形態であり、元気を回復した状態がリフレッシュの状態である。

遊びによる心身の疲労に対し、その子がリフレッシュするための行動や対処機制がとれない場合は、周囲がリフレッシュするための条件を整える。児がリフレッシュするための条件づくりの一つに、リフレッシュする形態が含まれる。子どもをよく知る周囲の家族や保護者は、その子に合わせたリフレッシュの形態を考える。その形態は心身の休まる休養であったり、気分転換のレクリエーションの形態であったりする。

乳幼児期におけるレクリエーションとは、遊びからの心身の回復目的で、その子に合った方法、形態でリフレッシュすることをいう。なお、乳幼児のレクリエーションの形態の一つに食への楽しみがある。おやつは食の楽しみでもあり、心身の疲労回復へのレクリエーションでもある。

2）学童期における「レクリエーション」の意義と形態

　学童にとってのレクリエーションは、勉強などにより生じた心身の疲労をリフレッシュし、元気を回復することが目的となる。

　小学校への入学を契機に、それまでは自由闊達に遊ぶことを推奨されていた状態から、45分程度の静寂を保って授業を受けたり、自分の活動をさまざまな規律に合わせてコントロールすることを求められる。そのような時、学童は休憩時間に友だちとお喋りをしたり、ふざけっこをする、あるいは休み時間を利用して校庭で野球ゲームに興じるなどの気晴らしやゲームなどの娯楽、机に伏せたり読書をしたりという休養や保養の形態をとりながら心身の疲労を癒す。心身の疲労を癒すことで、授業に集中しボーっとなった頭や強張った身体をすっきりさせることがリフレッシュしたことであり、元気を回復した状態といえる。学童はリフレッシュし、元気を回復したことで再び次の授業に臨むことができる。

　このように、休憩時間をうまく活用して学童が心身をリフレッシュし、次の授業に集中できるよう心身のバランスをとることは、学童が勉強をするために学ぶべきこと、学ばなければならない術や態度を身につけることにつながる。それゆえ、学童にとってレクリエーションの意義は、勉強などで生じた疲労を回復するためのレクリエーションであり、レクリエーションをした結果、心身の疲労がリフレッシュでき、元気を回復することである。

　学童が勉学に励むという勤勉性に、ゲーム・運動などによるレクリエーションは重要な意義をもつ。

　一方、レクリエーションは学童期の勤勉性を含めた発達課題達成から生じるストレスに対する対処機制・方法としての意義をもつ。勉学から生じるストレス、学童期の仲間づくりから外された子の対処法としてのゲームなど、学童期特有の発達課題達成上生じるストレスに耐えるための遊びは、一時的に気晴らしになったり、心の休養となったりして過剰なストレスから逃避する役割を果たす。ただし、一人でゲームに夢中になっていたりすると、孤立・孤独という別な病的ゲーム依存症が生まれる。人間関係の過剰なストレスから再び良好な人間関係を形成するための一人遊びはレクリエーションとしての意義をもつが、一人ゲーム遊びに逃避し、孤独に陥ってしまう一人遊びは、レクリエーションとしての意義はもたない。

3）青年期・成人期における「レクリエーション」の意義と形態

　青年期・成人期におけるレクリエーションは、主として仕事などによる心身の疲労をリフレッシュする目的がある。青年期・成人期になると仕事はもちろん、他者と親密な関係を築き、家庭をもち、子育てや老親の世話など多くの役割と責任を負っているため、身体的・精神的、また経済的にも多くの負荷がかかることになる。

　青年期・成人期におけるレクリエーションは、それまでに培った遊びや趣味などの娯楽で気晴らしをする、子どもと一緒に屋内外で遊んで楽しむ、子どもや老親と一緒に家族旅行に出かけるなど、休養・保養の形態をとって心身を癒し、元気を回復する。そして、多様な発達課題達成の活力を生んでいく。

　職場においてレクリエーションは、仕事後の食事や飲み会での気晴らし、社内でのゴルフやバーベキューなどの娯楽、社員旅行で温泉に入るといった休養・保養の形態をとり、心身の疲労をリフレッシュし、元気を回復した状態である。これは、家事を担う主婦においてもいえる。いずれも仕事外のレクリエーションで、仕事上の人間関係・作業能率の好転に結びつくレクリエーションの意義がある。

　家庭においても家族が一緒にレクリエーションをすることで、同じ目的・目標、達成感を得てリフレッシュでき、元気を回復し、親密性を増し、家族の絆も強まる意義をもつ。

　青年期・成人期は、今抱えている職責を果たすことを優先し、レクリエーションどころではないと思う可能性もある。しかし、仕事に取り組むのと同等に積極的にレクリエーションに取り組むことは、レクリエーション活動によって

心身を癒し元気を回復することで、仕事・家庭上のストレスで生じる心身症などの予防にもなる。また、多量飲酒や薬物乱用といったストレスへの不適切なコーピング行動の回避につながる。さらに、家庭においても主婦が空の巣症候群などに陥らないなど健康障害の発症を予防し健康を維持し、社会への適応性を高めるなど社会生活を営むための意義がある。

4）高齢期における「レクリエーション」の意義と形態

高齢者にとってのレクリエーションは、身体機能の低下やさまざまな喪失体験から生じる空虚感、虚無感、孤独感といった心身の疲労を叡智に変え、人生を重ねてきた叡智の中から心身の変調に合わせた新たな楽しみの目標や目的を見出し、リフレッシュすることで元気を回復した状態をいう。

退職を仕事の喪失としてとらえるのではなく、仕事一筋で家族のために頑張ってきた自分自身へのご褒美の時間としてとらえ、若い頃からやりたかった趣味に興じたり、祖父母としての役割を孫のために果たすなど、喪失したものに代わって新たなレクリエーションの仕方を獲得したとみることができる。

高齢期のレクリエーションの形態は、継続してきた趣味や習い事、新たに獲得した趣味や役割、旅行などでの気晴らし、映画や歌舞伎を見たりゲートボールを行うなどの娯楽、マッサージや温泉などでの休養や保養といった形態を、自分自身の変調に合わせて見出しリフレッシュする。そのことによって、さまざまな喪失体験からくる空虚感や虚無感、孤独感を克服し、元気を回復する意義をもつ。

身体機能の低下に応じたレクリエーションを積極的に行い、リフレッシュし、新たな楽しみを見出し、最後まで自分らしく生き抜くための元気を回復することが、高齢期のレクリエーションの意義である。このことが、自分の生きてきた人生を統合することにつながる。

Ⅲ 健康障害時のレクリエーション

1．健康障害時のレクリエーションの意義

健康障害の時期とは、健康障害により心身が苦痛や疑念、期待や祈りの反応を示し、障害の回復に向けて意欲や希望、ときには悲嘆や挫折を繰り返しながら、健康障害克服をめざす時期である。また健康障害期は、急性期と回復期・慢性期に分けられる。

健康障害時のレクリエーションの意義は、基本的欲求の第一階層「生命体として生きるため」の闘病意欲を引き出す意義をもつ。また、回復期・慢性期では他者の援助を得て健康障害と共存しながら「社会生活を営み闘病生活を持続する」意義をもつ。さらに、健康障害と共存しながら第三階層の「終生成長発達を遂げるため」に、レクリエーションは元気を回復させる意義をもつ。以下、健康障害の時期に応じたレクリエーションの意義について詳細を述べる。

2．急性期のレクリエーションの意義

急性期におけるレクリエーションの意義は、基本的欲求の第一階層「生命体として生きるため」に心身の疲労をリフレッシュする目的で、気晴らし・気分転換・休養・保養の形態で健康障害から生じる心身の苦痛を癒し、生命維持のために元気を回復させる意義をもつ。

急性期は、生命維持のために健康障害や治療上の心身の苦痛と格闘している時期である。生命維持のために心身の苦痛と格闘している時、レクリエーションで楽しむ余裕はほとんどの場合ないかもしれない。だからこそ心身の苦痛軽減には、患者自らというよりは他者が他動的に気晴らし・気分転換・休養がとれる癒しの形態を用意する必要がある。例えば、手術中もしくはICU、CCU入室時の癒しの音楽や、のどかな田園風景を想像させる小鳥のさえずりなど、病気や治療に集中しがちな神経を解放し、安らぎや回復後の少しの楽しみを想像させる手段を用意するのが、レクリエーションとしての看護の重要な役割である。

健康障害を受けると、健康障害に対し「まさ

か」「どうして」の否認や怒りの感情が生じ、積極的に治療に参加する気持ちになれないこともある。健康障害時に生じる否認や怒りの感情を鎮め積極的に治療に参加するには、患者の感情を受け止めながら、その時その場でできる気分転換が必要である。レクリエーションの形態として、急性期であるがゆえの心身の激動を避け、急性期のリハビリテーションをかねた気分転換は有効である。例えば、床上で絵画や写真をながめる、医療従事者や面会者との安堵感を得られる会話、窓外の景色を見て季節を感じるなど、病人には適度なレクリエーションとなる。気持ちや神経を病気から解放すると、また新たな気持ちで病気と向き合える。

病気と向かい合った結果、新たな闘病意欲につながると、急性期からの脱出という意味においてレクリエーションはさらに有効であるといえる。

3．回復期・慢性期のレクリエーションの意義

健康障害が回復期・慢性期に至ると、レクリエーションは第二階層「社会生活を営むため」、第三階層「終生成長発達を遂げるため」の基本的欲求へと移行する。

回復期・慢性期におけるレクリエーションの意義は、健康障害から生じた心身の疲労を健康回復に向けて、あるいは健康障害と共に共存することに向けてリフレッシュする目的で、健康レベルに見合った気晴らし・娯楽・休養・保養の形態で心身を癒し、元気を回復することにある。レクリエーションによるリフレッシュには、次のことが期待される。

健康レベルに合わせた今後の社会生活や、将来の具体的生活設計を考える元気を得ることである。それには、回復期・慢性期にあっても可能な限り、日常に近づくためのレクリエーションを導入する必要がある。例えば、社会とのつながりを回復するため新聞・テレビ・本・インターネットなどで情報を得て楽しむ。また、日常で楽しんでいたレクリエーションを復活させることも有効である。ただし、健康障害による心身の疲労を考慮し、レクリエーションで健康レベルの低下をきたさない配慮が必要である。

回復期・慢性期にある人は心身の疲労を増加させないばかりか、心身のリハビリテーションにもなるようなレクリエーションの形態が適切である。それには、作業療法士・医師・看護師など専門家の指導に基づくことが大事である。

レクリエーションを行うことで、健康障害から生じる心身の苦痛や疲労からの気晴らしができるだけでなく、自らの残存機能を確認し、健康レベルに合わせた、新たな自分らしいレクリエーションの形態を見出すことができる。そのことによって、楽しみを倍加し、創造性を育み、療養生活に役立てることもレクリエーションの効果である。

〈引用文献〉

1. Virginia Henderson：Basic Principles of Nursing Care. International Council of Nurses, 1997：35, 90.
2. Virginia Henderson：Basic Principles of Nursing Care. International Council of Nurses, 1997：43.
3. 金子道子：「自分の信仰に従って礼拝する」基本的欲求概念に見る適応概念．日本適応看護理論学術論文集 2013：9（1）：8-1-19.
4. ヴァージニア・ヘンダーソン著，湯槇ます，小玉香津子訳：看護の基本となるもの．日本看護協会出版会，東京，2006：25.

〈参考文献〉

1. 市河三喜，岩崎民平，河村重治郎：新英和大辞典 第4版．研究社，東京，1960.
2. OXFORD現代英英辞典．旺文社，東京，2010.
3. 新村 出編：広辞苑 第2版．岩波書店，東京，1969.
4. 金子道子編著：ヘンダーソン，ロイ，オレム，ペプロウの看護論と看護過程の展開．照林社，東京，1999.
5. 宮川知彰，野呂 正編著：発達心理学．放送大学教育振興会，東京，1991.
6. 中島義明，太田裕彦編著：放送大学教材 人間行動学．放送大学教育振興会，東京，1994.
7. 三宅和夫編著：乳幼児の人格形成と家族関係．放送大学教育振興会，東京，1993.
8. 宮沢康人，星 薫編著：子供の世界．放送大学教育振興会，東京，1992.
9. P. エクマン，W. V. フリーセン著，工藤 力訳：表情分析入門 表情に隠された意味をさぐる．誠信書房，東京，1987.
10. ジェイムズ・スミス著，小玉香津子，尾田葉子訳：ヴァージニア・ヘンダーソン—90年のあゆみ．日本看護協会出版会，東京，1992.
11. 小林富美栄，樋口康子，小玉香津子，他：増補第2版 現代看護の探究者たち 人と思想．日本看護協会出版会，東京，2009.
12. 都留伸子監訳：看護理論家とその業績 第2版．医学書院，東京，1995：100-110.
13. E. H. エリクソン著，小此木啓吾編訳：自我同一性 アイデンティティとライフサイクル．誠信書房，東京，1984.

基本的欲求14

「学習し、発見し、あるいは好奇心を満足させることで、健康での"正常な"発達を導く（learn, discover, or satisfy the curiosity that leads to "normal" development in health）」

金子道子

概念の解説

I 基本的欲求14「学習し、発見し、あるいは好奇心を満足させることで、健康での"正常な"発達を導く（learn, discover, or satisfy the curiosity that leads to "normal" development in health）」とは；概念定義

1．原語から

ヘンダーソンは、基本的欲求14の原文表現を「learn, discover, or satisfy the curiosity that leads to "normal" development in health」としている。

著者は「学習し、発見し、あるいは好奇心を満足させることで、健康での"正常な"発達を導く」と和訳した。その理由を以下に解説する。

1）3つの重要動詞「learn」「discover」「satisfy the curiosity」

ヘンダーソンは、すべての基本的欲求を動詞で表現している。基本的欲求14における重要な動詞はまず「learn（学習する）」、次いで「discover（発見する）」、そして「satisfy the curiosity（好奇心を満足させる）」の三動詞である。「学習し、発見し、好奇心を満足させる」の動詞で表現した三行動は基本的欲求を示している。これらの重要な動詞を、以下のように訳した。

learn：自動詞。「学習する」と訳す。各人は学習する欲求をもっている。

discover：自動詞。「発見する」と訳す。各人は発見する欲求をもっている。

「learn」の次に「discover」が配されていることから、「学習する」ことにより「発見する」ことができると考えた。

satisfy the curiosity：「特定の好奇心を満足させる」と訳す。「satisfy」は他動詞で「満足させる」と訳す。「the curiosity」は「特定の好奇心」と訳し、「satisfy」の目的語とした。

「satisfy the curiosity」を「learn」「discover」の後に「or」で接続していることから、「learn」「discover」とは別の位置づけと解し、「特定の好奇心を満足させる」欲求と訳し、「学習する」ことにより「発見する」＝「学習し発見する」ことで「特定の好奇心を満足させる」とつなげた。

2）行動充足の目的と結果を示す関係代名詞「that」

ヘンダーソンは、「学習する」「発見する」「好奇心を満足させる」の三動詞を関係代名詞「that」でつなげ、次の文言で説明している。

「leads to "normal" development in health（健康において、"正常な"発達に導かれる）」

著者はこの一文を次のように解釈した。

「健康において、"正常な"発達に導かれる」ことは、三行動の目的であり、結果である。その根拠は当該基本的欲求が関係代名詞「that」で連結されていることによる。14の基本的欲求のうち、ヘンダーソンが欲求行動を「that」で説明しているのは、当該基本的欲求のほかは基本的欲求12「work at something that provides a sense of accomplishment（達成感をもたらすような仕事をする）」である。この場合の「that」は、「work（仕事）」の目的および結果を方向づける関係代名詞である。

以上から、当該基本的欲求の「that」は基本的欲求12と同様、「学習する」「発見する」「好奇心を満足させる」の三行動の目的および結果を方向づける関係代名詞と考えた。

3）「that」以下の「leads to "normal" development in health」の和訳

leads to：「～を導く」と訳した。動詞「lead」の主語は「learn」、「discover」、「satisfy the curiosity」の三行動で、主語を「that」で総称していると訳した。

to "normal" development：「"正常な"発達を」と訳した。「leads to」とつなげて「"正常な"発達を導く」と訳した。「learn」「discover」「satisfy the curiosity」の三行

動が「"正常な"発達を導く」と解した。"normal"が" "で強調されているのは、「正常」の概念に特に注目を要するとのヘンダーソンからのメッセージととらえた。

in health：「健康において」と訳した。前文とつなげて「健康において、正常な発達」と訳した。基本的欲求14では、「健康」の側面からの「"正常な"発達」と解した。

以上に述べた原語の解釈により、著者は基本的欲求14を「学習し、発見し、あるいは好奇心を満足させることで、健康での"正常な"発達を導く」と和訳した。

2．著者による基本的欲求14の和訳と小玉らによる和訳との相違

小玉らは、基本的欲求14の原文を「"正常な"発達および健康を導くような学習をし、発見をし、あるいは好奇心を満足させる」（『看護の基本となるもの』）と訳している。小玉らの和訳は、「学習をし、発見をし、好奇心を満足させること」と「"正常な"発達および健康を導くこと」とは、修飾的で同義のように訳されている。また、基本的欲求の充足は「発達」および「健康」を導くとし、「発達」と「健康」を同格に訳している。原著の「Needs of All Patients Usually Met by the Nurse and How Modified by Conditions Always Present and Sometimes Present」（p.34〜35、小玉ら訳「一般には看護師によって満たされ、また常時ならびに時に存在する条件によって変容するすべての患者が持っている欲求」）の表中表現にある14番目の欲求の表現「learn, discover, or satisfy the curiosity that leads to "normal" development and health」を採用し和訳していた。

一方、著者は原書のSummary（p.89）にある「learn, discover, or satisfy the curiosity that leads to "normal" development in health」（p.90）を採用した。理由は次のとおりである。

①看護は健康に関して機能すること。したがって、発達は健康の内包概念でみなければならない。
②Summaryで記載されている表示のほうが、表内の表示よりも優先すると考えた。

著者は「健康において、正常な発達を導く」と訳し、看護は広く健康概念で機能することを重視した。小玉らが「健康」と「発達」を同格にとらえるのとは異なる訳である。また、著者は「健康において、正常な発達を導く」ことは「学習し、発見し、好奇心を満足させる」三行動の目的・結果であると解し訳した。小玉らの修飾的で同義的訳とは異なる訳を行っている。

著者の和訳は、上記の観点をふまえ、概念を正確、かつ詳細に表現すると「学習し、発見し、好奇心を満足させる欲求。結果、健康での"正常な"発達を導く」になる。動詞を名詞化し短く表現すれば、「学習、発見、好奇心の満足による、健康での発達の正常性」となる。これらを勘案しての標準的な表現は次のとおりである。

「学習し、発見し、あるいは好奇心を満足させることで、健康での"正常な"発達を導く」

3．重要原語概念（辞書的概念定義と解説）

基本的欲求14の重要原語「learn」「discover」「curiosity」「development」「health」の五概念の辞書的概念定義に基づき、それぞれの要点を解説する。五概念は、原文では動詞・名詞であるが、すべて抽象名詞とした。

1）学習（learning）

過去の経験の上に立って、新しい知識や技術を習得すること。広義には精神・身体の後天的発達をいう。（広辞苑、p.420）

learningはleis-（軌道・わだちの意味で、わだちは痕跡を残し、輪の動きを容易にし、学習の成果をよく表している）を語源としている。一般に学習とは、一定場面でのある経験がその後の同一または類似の場面でのその個体（その人）の行動もしくは行動の可能性に変容をもたらすことである。具体的には言葉を覚えたり、生活習慣を身につけたり、学校で種々の学課を勉強したり、スポーツや技術を習得することを概念に含める。

人間は、生活体として複雑な生活状況の中で遭遇する環境に適応するために、自らの反応に変更を加える行動、あるいは積極的に環境を改変するための行動の側面を学習という。

学習行動：学習行動の対象や形態
①条件付け学習、②運動学習、③言語学習、④高次学習（関係把握・多様選択・概念学習・問題解決）
学習効果に影響する諸要因
①学習者の動機づけ（学習動因の強化）、②反復練習回数や練習の分配、③学習教材の量や質、④個体条件としての学習能力や学習の時期・時間（心理学事典、p.82）

2）発見（discover discovery）

まだ知られていなかったものやことをはじめてみつけだすこと（広辞苑、p.1944）

「discover」は、イ〈未知の物事を〉発見する、見つける、見出す、ロ〈事実、答などが〉わかる、悟る、ハ 人に〈かくれたものを〉あらわに示す。（新英和辞典、p.595）

3）好奇心（curiosity）

①内発的動機づけを構成する重要な要素の一つで、有機体の生存には必ずしも役立たない情報を求める傾向をさす。
②検索行動や認識行動を引き起こす動機づけとなる。
③知覚的・知的好奇心
・知覚的好奇心：新奇さ、意外さ、あいまいさ、複雑さを持つ刺激と接触し、その反応として探索行動を導く。
・知的好奇心：態度、信念、知識、思想などの象徴反応間の一つを満たせば他が満たされないという葛藤（概念的葛藤）が生じ、認識行動を引き起こすと考えられる。人間の場合は、探索行動・認識行動を重視することから、知覚的好奇心・知的好奇心を区別せず「好奇心」の語を用いる。
④興味の範囲を広げ知識をバランスのとれたものにするのに重要。
⑤拡散的・特殊的好奇心
・拡散的好奇心：退屈や情報への飢えにより生じ、明確な方向性を持たず、幅広く情報を求める好奇心。
・特殊的好奇心：特殊化された情報を求める好奇心。興味を深め知識をより首尾一貫したものに寄与する。新

しく入った情報を既存の認知構造に取り込めない時、認知構造の中に矛盾や空隙がある時に生じる。拡散的好奇心と特殊的好奇心とを交互に働かせると、広義の認識の発達が行われる。（心理学事典、p.227）

4）健康（health）（医学大辞典、p.414）（看護学大辞典、p.192）
健康の概念は、その時代や国によって異なる。
①1946年の世界保健機構（WHO）設立時代に採択された保健大憲章の定義「健康とは、単に病気や虚弱でないことのみならず身体的、精神的、社会的に完全な状態である」が一般的な定義である。
②1986年の第1回ヘルスプロモーション国際会議で採択されたオタワ憲章は、健康をより積極的概念ととらえ、次のように定義されている。「健康は生きる目的でなく生きる価値である。また、毎日の生活の個人的・社会的資源である」
加えて、「政治、経済、社会、文化、環境、行動科学、生物学的諸要因が健康に大きく影響する。従って健康は多要因で決定される構造的な状態である」
③ヘンダーソン看護論での「健康」とは、疾病の有無にかかわらず、また健康のあらゆるレベルにおいて、可能な限り基本的欲求を自力で充足して、自立できている状態が最高の健康のレベルである。（金子道子規定）

5）発達（development）
（1）発達とは
受精から死までの生涯にわたる時間の経過にともなって個体にある継続して起こる変化。（発達科学入門、p.3）
①個体の中に生起する主として遺伝的に決定される成熟過程で、内部に潜んでいたものが徐々に表面に出てひろがってくること。学習とは全く独立している側面。
②学習の特殊な形態で、比較的長期にわたる非可逆的、創造的な特徴をもった学習をいう。この場合は学習の下位概念に位置づけられる。
③遺伝に決定づけられる生物学的発達と学習によって、心身そして社会的側面から非可逆的、創造的に成熟していく発達の両者の統合として発達をとらえる。
④発達の普遍性：多くの個体において、特定の成熟と経験の相互作用により、ある程度の幅はあるにしても、一定の時期に出現する心身及び社会的発達は認められる。それを発達の普遍性という。

（2）発達段階（Development Stage）
個体発達の過程において、ある領域の心理学的機能に注目した時、ある時期の機能の特徴が前後の時期のそれと異なり、かつ、機能間の関連のパターンにも前後の時期のそれと区別される特徴がみられる時、それを一つの段階として区分したものの序列が発達段階または発達の時期である。
発達心理学では、出生以降の人生の時期を便宜上、乳児、幼児、児童、青年、成人（壮年）、老年の各期に分ける。（心理学事典、p.696）

（3）発達課題（Development tasks）
発達の特定の時期に個人が達成すべきいろいろな発達課題があり、それを具体的に記述したのはハビーガースト（Havighurst RJ）である。
彼によれば、ある発達段階において発達を成功させる能力は、その時期より以前において課せられたことをマスターしているかどうかにかかっている。
その考え方は、子どもの活動に注目しつつも、それらを要請する社会の側面からとらえようとするところに特色があり、個人の要求と外側からの要請とを橋渡しする概念として評価されている。
すなわち、発達を外的環境と無関係な自主的なものとしても、また外からの働きかけによる受動的なものとしてもとらえておらず、現実の社会のなかにおける経験を通して展開していくものとして考えている。ハビーガーストは発達を認知・適応的な立場ですでに考えている。（心理学事典、p.690）

4．基本的欲求14「学習し、発見し、あるいは好奇心を満足させることで、健康での"正常な"発達を導く」の概念定義

1）概念定義

> 健康の維持増進、回復、そして安らかな死のいかなる健康レベルにおいても、人が生まれて人生を全うするまで、可能な限り自力で基本的欲求を充足することにおいて正常に発達していくために、学習し、発見し、あるいは好奇心を満足させる欲求をいう。
>
> 学習し、発見し、あるいは好奇心を満足させる欲求は、人生の正常な発達を導く。人生の正常な発達とは、日常は可能な限り他者の援助なく基本的欲求を充たし、無為からの脱出のため、そして社会的相互依存と有用性という意味において、健全な出生から終結に至る人生の発達をいう。

2）概念定義の根拠
（1）当該基本的欲求の原語表現に基づく
ヘンダーソンは、14番目の基本的欲求を「learn, discover, or satisfy the curiosity that leads to "normal" development in health」と表現した。原語表現のすべてがキーワーズと考え、概念定義に位置づけた。

（2）「in health」を全健康段階と理解したことに基づく
ヘンダーソンの趣旨を読み取り、著者は看護目的論で「health」とは全健康段階をいうと強調した。当該基本的欲求も全健康段階において充足されなければならない。

（3）当該基本的欲求の各人が満たすべき行動は「学習し」「発見し」「好奇心を満足させる」の三行動に基づく
ヘンダーソンは、当該基本的欲求に対する基本的看護を「Helping Patient Learn（患者の学習を助ける）」と示している。この表現から、ヘンダーソンは「学習する（learn）」「発見する（discover）」「好奇心を満足させる（satisfy the curiosity）」の三行動を、基本的看護対象者の「学習（Learn）」で代表させたことがわかる。「学習（Learn）」

（名詞）は、「学習する（learn）」「発見する（discover）」「好奇心を満足させる（satisfy the curiosity）」の三行動を含む。

（4）「"normal" development」は人生の正常な発達と意訳したことに基づく

「"normal" development」は「正常な発達」となる。発達は、①子どもから大人へと成長すること、②人は高齢期まで発達し続けること、の両方の発達を1つにまとめると、人生（人が生まれて人生を全うする意）の発達と意訳した。"normal"は「正常な」と直訳した。ヘンダーソンは、" "で「normal」を特別に注目すべき概念として取り上げている。

看護対象者（全患者）が、自らの"正常な"発達を目的に学習すべきことは何か。ヘンダーソンはこれを「健康の法則（the laws of health）」（原著p.84）としている。看護対象者すべてが、いかなる健康レベルにおいても健康の法則を学び、その結果、健康における"正常な"発達を自らの手で引き寄せる。"正常な"発達は、人生の目的であり結果である。

（5）「"normal" development」の概念を基本的欲求の概念と関連させたことに基づく

"normal"は"正常な"と直訳した。そこで、何が正常かを考えた。"normal"の概念は、基本的欲求が正常に機能し充足されている状態とした。ヘンダーソンは基本的欲求の概念を次のように考えた。
①日常は他者の援助がなくても充足できる欲求
②無為の状態から脱出するための欲求
③愛と称賛、社会的有用性と相互依存性を満たすための欲求

ヘンダーソンの考える基本的欲求概念を"normal"の概念と結びつけた結果、「人生の正常な発達」とは、「日常は可能な限り他者の援助なく基本的欲求を満たし、無為からの脱出のため、そして社会的有用性と相互依存性という意味において健全である」と考えた。

II 「学習し、発見し、あるいは好奇心を満足させることで、健康での"正常な"発達を導く」基本的欲求概説

1. 当該基本的欲求が基本的欲求の14番目に位置する意味

各個人が学習し、発見し、好奇心を満たす対象は、自身の基本的欲求についてである。その理由は、前述した「"正常な（normal）"は基本的欲求の充足できている状態」としたことによる。

各個人は、基本的欲求1～13の各欲求について学習し、発見し、好奇心を満たす。各個人の学習・発見・好奇心の対象は、健康の法則（ヘンダーソンはナイチンゲールの言葉をそのまま使い、正常な発達を遂げるには、健康の法則—the laws of health—を学ぶべきとしている）である。そして、学習などの結果が健全な発達をもたらす。

基本的欲求は全14項目の欲求で構成されている。1～13の各基本的欲求の満たし方は、各基本的欲求の健康の法則について、学習し、発見し、好奇心を満足させることによって可能となる。ゆえに当該基本的欲求は、最後の14番目に位置づけられたと考える。

2. 当該基本的欲求の重要構成概念（「learn」「discover」「satisfy the curiosity」）と基本的欲求1～13との関係

1）learn（動詞；学習する）

基本的欲求1～13について学習することである。その根拠は、ヘンダーソンによる次の記述から考えた。

「妊婦に赤ちゃんの着物の用意」「母親に乳児の皮膚を清潔に保つこと」「家庭にいる婦人に在宅老人患者の褥瘡予防」（『看護の基本となるもの』p.76）などを教えることは、医師ではなく看護師の仕事である。

「赤ちゃんの衣類着脱」「乳児の皮膚の清潔保持」「在宅老人患者の褥瘡予防、危険回避」は乳幼児や老人の基本的欲求である。乳幼児や高齢患者になり代わり、妊婦や母親、家族が基本的欲求を満たしている。看護師は、乳幼児・高齢者になり代わり、基本的欲求の満たし方を教え、妊婦や母親、家族は基本的欲求の充足の仕方を学ぶ。「learn（学習する）」概念である。

ヘンダーソンの例でみるように、日常生活はほとんど自立して自分の基本的欲求を充足している人々は、基本的欲求充足の仕方を成人までに身につけている。しかし、乳幼児や加齢、健康障害などに伴い心身や社会的機能の未熟さや低下、または障害などがみられる人々には、家族や保護者が基本的欲求の不足を補わなければならない。そこに、基本的欲求の充足に関しての専門職である看護師の存在意義があり、看護師は基本的欲求充足の対象を助ける基本的看護を行うのである。そして、人間として人生を全うする時の最大の学習は、発達課題を学習し続けることである。発達課題の学習は、「ある経験がその後の同一・類似場面での行動変容の可能性をもたらす（学習概念定義）」ものである。

2）「discover」（動詞；発見する）

基本的欲求1～13の充足について発見することである。

例えば、子どもはある時、性器の違いによる性差を発見し、排泄の仕方の差異を学ぶ。また、直腸がん手術によってストーマ造設をした患者は、自分の排泄経路変更を認識自覚し、ストーマ管理を学ばなければならない。排泄経路変更は余儀なくしたもので、それをみせつけられた時は、拒否感や抵抗感を伴うのが常であるが、ストーマ造設が生命維持と引き換えであることを自身が発見し認知できた時、ストーマ造設が受け入れられる例は多くの患者にみられることである。

子どもが性差を発見しそれによる排泄の仕方を学ぶこと、ストーマ造設が生命維持と引き換えであることを発見した患者がストーマ排泄管理を学ぶことは、いずれも発見と学習との関連を示している。すなわち、よりよい排泄のために発見が学びを促進させている。そして、より健全な成長発達をもたらすであろう。子どもやストーマ造設患者は「未知な物事を見つけわかる（「発見」の概念定義）」行動をとった。

3）「satisfy the curiosity」（動詞；好奇心を満足させる）

子どもは好奇心のかたまりといわれている。好奇心が、知る世界を広げ、やがて学習し、新たな好奇心を生み、知る世界をさらに拡大していく。一方、大人の好奇心は、ある程度の趣味や仕事に収斂していく。好奇心が高じてマニアになったり、好奇心から本職となり探索・探求が深みを増す。子どもでは好奇心を満足させることが成長につながり、大人では趣味や仕事で好奇心を満足させることが、次なる好奇心や発見を駆り立て、人生の充実につながる。子どもが好奇心から知る世界（認知領域）を拡げるように、成人期・高齢期になっても好奇心を拡大し収斂し続ける人もいる。

好奇心を終生維持拡大し続けることは、知る世界、経験する世界、考える世界を維持拡大させ、仮に高齢期になって身体的に経験する世界が限定されても、好奇心さえあれば、テレビやラジオ、インターネット、本や映画などを通じて知り、追体験し、考える世界は維持拡大し続けられる。

好奇心を満足させることを上記のように考えると、好奇心の満足は、知る、経験する、考えるという意味で、人生を豊かに健全なものにしてくれることがわかる。

先に述べたように、子どもは好奇心のかたまりで、学習が他からの強制でやらされている場合もあるのに対し、好奇心は自分の気の向くまま知る、経験する、考える世界を拡げることができ、そこで発見もでき、発見したことに好奇心が湧けば学習の動機づけともなる。子どもの好奇心に象徴されるように、好奇心は発見に、発見は学習へとつながるならば、子どもが自分の基本的欲求に興味をもち、好奇心から基本的欲求を満足させる学習をすることは、子どもの心身、そして社会的健康をつくるのに最適といえる。また、成人期・高齢期にある人も好奇心を維持拡大し続け、自分の基本的欲求の充足を維持拡大し続ければ、心身、そして社会的健康で健全な日常を送ることができる。

ヘンダーソンは「learn, discover」の次に「or satisfy the curiosity」と、好奇心の満足について"or"でつないでいる。すなわち、学習する、発見すると好奇心を満足させることは並列ではない。「learn」と「discover」の相関は先述したが、「学習する」「発見する」と「好奇心を満足させる」とは必ずしも相関ではない。

3．当該基本的欲求の構造─当該基本的欲求充足の目的と結果─

当該基本的欲求の概念定義で、当該基本的欲求を次のように2つに大別した。

①欲求前半：「learn」「discover」「satisfy the curiosity」の三重要概念。
②欲求後半：「leads to "normal" development in health」。

著者は①欲求前半と②欲求後半の関係を考え、次の結果に至った。

①欲求前半の「学習し、発見し、好奇心を満足させる」の三行動は、②欲求後半の「健康での"正常な"発達を導く」目的であり結果である。当該基本的欲求の前半と後半の関係を、図1に示す。

子どもが好奇心から発見し学習する様相は、健康での"正常"な発達を導く結果となる。ま

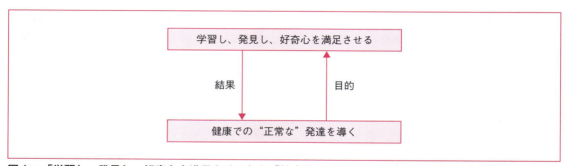

図1 ■ 「学習し、発見し、好奇心を満足させる」と「健康での"正常な"発達を導く」との関係

た、大人がこれからも健康での"正常な"発達を継続すれば、学習し、発見し、好奇心を満足させることが目的となる。

学習し、発見し、好奇心を満足させる三行動と、健康での"正常な"発達を導くことは、相互に目的と結果になりうる構造をもつ。

4．当該基本的欲求の充足と「基本的欲求」の概念定義との関係

著者は、ヘンダーソンの考え方を熟慮し基本的欲求の概念定義を「基本的欲求とは人間が生命体として生き、社会生活を営み、終生成長発達を遂げるのに最小不可欠な欲求である」とした。

著者は、1982年に来日したヘンダーソンに、著者の「基本的欲求」の概念定義がそれでよいのか直接会って意見を伺う機会を得た。その時、ヘンダーソンから柔和な表情で「それでよいです」というコメントを頂くことができた。その時から著者は、自分の考えに自信を得、基本的欲求概念追求に意欲を持ち続けていくことができた。

著者が上記の概念定義をした最大の根拠は、当該基本的欲求「学習し、発見し、あるいは好奇心を満足させることで、健康での"正常な"発達を導く」についての探求からである。当該基本的欲求が、単に「学習し、発見し、あるいは好奇心を満足させる」であれば、「正常に呼吸する」「適切に飲食する」など他の欲求と同様に、欲求は充足され健康の維持増進、回復、安らかな死は可能となろう。

しかしヘンダーソンは、当該基本的欲求充足の目的と結果に「健康での"正常な"発達を導く」ことを取り込んで14番目の基本的欲求とした。目的および結果を取り込んだ欲求は、14の基本的欲求のうち当該基本的欲求だけである。14番目の基本的欲求を重視した著者は、基本的欲求の概念定義に「終生成長発達を遂げること」を入れなければならないと考えるに至った。そしてそのことをヘンダーソンに伝えたところ、前述のとおり「それでよい」との返事を頂いたのである。その結果、著者独自の基本的欲求の定義、特に「終生成長発達を遂げる」概念を入れたのである。

ヘンダーソンは、基本的欲求を充足するには体力、知力、意思力が必要であるとした。しかも各欲求で充足に必要とする体力、知力、意思力は異なる。体力、知力、意思力で14の基本的欲求を充足すると、当該基本的欲求の結果である「健康における"正常な"発達を導く」ことになる。

5．各基本的欲求の「健康の法則」を学習し、発見し、「健康の法則」に好奇心を満たすとは

1）基本的欲求の「健康の法則」とは（原本p.84、訳本p.73参照）

ヘンダーソンは当該基本的欲求に、ナイチンゲールの「健康の法則」概念を取り入れた。ヘンダーソンが、この「健康の法則」を看護として最も重視している当該基本的欲求と関連させて考えると次のようになる。

当該基本的欲求の「学習し、発見し、好奇心を満足させる」対象は、基本的欲求1〜13の充足に関する「健康の法則」についてである。そして、ナイチンゲールやヘンダーソンのいう「健康の法則」とは基本的欲求に関する科学的な知識や理論であると考えた。すなわち、基本的欲求1〜13の充足に関する「健康の法則=基本的欲求の知識・理論」を学習し、発見し、好奇心を満たせれば、当該基本的欲求は充足され、健康で正常な発達ができるのである。

2）本書第Ⅲ章-Ⅱ「人間の基本的欲求」各論こそ「健康の法則」

本書第Ⅲ章-Ⅱ「人間の基本的欲求」各論はすべてヘンダーソンのいう全基本的欲求に関する健康の法則であると考えることができる。著者らは蓄積した知見をまとめ、14基本的欲求に関する「健康の法則」の具体を明確にしたと考えている。さらに、看護専門職者で共有したいと願っている。

3）人々と健康の法則を共用する看護専門職者

本書で著述した「人間の基本的欲求」各論、すなわちヘンダーソンのいう「全基本的欲求に関する健康の法則」は、主として看護学生、看

護実践者、看護教育研究者など看護専門職者を対象にしたものである。

　全基本的欲求は人類すべてに共通している。すべての各個人は自分の基本的欲求を充足する。ゆえに、「全基本的欲求に関する健康の法則」はすべての人々と共有し、健康での正常な発達を遂げなくてはならない。すべての人々と「全基本的欲求に関する健康の法則」を共有することにおいて、看護専門職による健康教育の重要な価値があるといっても過言ではない。

6．基本的欲求の充足と基本的看護の目的、そして「セルフケア」

　ヘンダーソンは、「患者の学習を助ける」基本的看護の著述の中で（原著p.87、訳書p.77）、医療チームの責任は「各人の自立、『セルフケアできる』ことである」とした。のちに看護理論家のオレムによって「セルフケア看護モデル」が開発されたが、その先鞭をつけたといえる。個人の自立・セルフケアと全基本的看護目的・セルフケア看護目的との関係を図2に示した。

7．全発達段階に不可欠な「学習し、発見し、好奇心を満足させることで、健康での"正常な"発達を導く」基本的欲求

1）全発達段階での学習・発見・好奇心の満足と発達課題

　当該基本的欲求は、人間として、健康での正常な発達をもたらす欲求である。全基本的欲求の健康の法則を学習し、発見し、好奇心を満足させることで充足する。正常な発達は各発達段階で異なる。人間として心身、そして社会的にも健康での正常な発達を遂げるのに重要で、誰もがなし得ていることに発達課題の学習がある。

　発達課題の概念と、各発達段階における具体的発達課題を研究し提唱した最初の学者にハビーガーストがいる。ヘンダーソンが、コロンビア大学ティーチャーズカレッジで学び『看護の原理と実際』を著作していた頃、ハビーガーストは『人間の発達課題と教育』を発表し、人間発達の学習と教育の相関を世に示し問うた。ヘンダーソンが、ハビーガーストの人間発達課題の理論を看護に導入した意図は定かではないが、14番目に位置づけた基本的欲求の概念定義を明確にすると、著者は当該基本的欲求の充足には発達課題の課題達成が不可欠であると考えた。

(1) ハビーガーストによる発達課題

　ハビーガーストによる人間発達課題概念と課題達成への学習について、著者は次のような特徴をとらえた。

【ハビーガーストによる人間の発達課題の特徴】
① 人間の発達を、心身および社会的発達の統合としてとらえたこと
② 従来の発達概念は、子どもが成人期まで発達し、加齢から生じる老化は発達概念になかったのに対し、生物的身体機能の衰退がみられても、人格的・社会的発達は、学習により加齢と共に発達し続けなければならないとしたこと
③ 人間一生の発達各期には、その期特有の心身および社会的発達に応じた発達課題があり、幼少の子ども・成人・高齢者であって

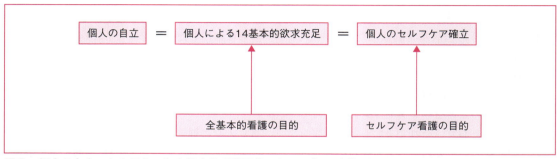

図2 ■ 個人の自立・セルフケアと全基本的看護目的・セルフケア看護目的との関係
個人の自立とは個人による14の基本的欲求の充足であり、結果として個人のセルフケアの確立である。個人による14の基本的欲求の充足は基本的看護の目的であり、個人のセルフケアの確立はセルフケア看護の目的である。

も各自が自分の発達課題を達成するために学習しなければならないこと
④ある発達段階の発達課題を達成するには、前段階の発達課題をマスターしているかどうかによること
⑤発達課題は、個人が発達を遂げるのに、個人の内的要請と外側からの外的要請とが橋渡ししてつくられた、現実の社会の中での経験を通して学習するものであること
⑥各自が発達課題を学習することは、各人が自分の経験を認知し、その時その場に適応することによって可能になること
⑦各自の発達課題達成の学習のために教育があること
⑧発達段階各期の発達課題が達成できると、幸せに健康に次なる発達段階の課題達成が可能であるが、発達課題が停滞または不成功の時は正常な発達は望めないとしたこと
ハビーガーストによる発達段階各期の発達課題についての著者のまとめは後述する。

（2）エリクソンによる各発達段階における心理社会的発達と発達危機

　エリクソンは、社会的影響を受ける人格形成の発達に関して研究し定説を残した。エリクソンの定説は、当該基本的欲求の学習・発見・好奇心充足について理論的な示唆を与えてくれる。
　エリクソンによる発達段階各期の人格的発達課題およびその特徴と発達危機についての著者のまとめは後述する。

2）発達課題達成の見きわめ方と課題達成への学習・発見・好奇心

　看護師が看護対象者の当該基本的欲求の充足を見きわめる時、ハビーガーストやエリクソンらの発達課題達成の学習理論は非常に役立つ。同時に看護対象者は自身の発達課題達成が健康で幸せな人生につながることを自覚し、看護師と同様、発達課題達成を学習し、発見し、好奇心を満足させる。そこで、発達課題理論を活用し応用した看護対象者の発達課題達成の見きわめ方と、達成への学習・発見・好奇心についての要点を、次のようにまとめた。

①看護対象者の暦年齢からおおよその発達課題を見きわめる
・発達段階：乳児期・幼児期・学童期・青年前期・青年後期・壮年期・向老期・高齢者前期・高齢者後期
・暦年齢によらず、生育歴や家族、社会的状況により発達レベルは個人差がある。その人の実態に合わせること
・心身の発達に加え日本の保健医療福祉制度に基づく発達区分も考慮すること
・「おおよそ」とした理由は、年齢で発達段階を明確に区切れないことおよび本人の発達段階自覚も個人差があることによる
②看護対象者のおおよその該当発達段階における発達課題の取り上げ
・ハビーガーストの発達課題の取り上げ：ハビーガーストは、発達課題を乳児期・幼児期・児童期・青年期・壮年期・中年期・老年期に大別していることから、看護対象者もその区分に合わせ、その段階のハビーガーストの示した発達課題を取り上げる。
・エリクソンの人格的発達課題の取り上げ：エリクソンは、人格的発達段階を乳児期・幼児期初期・遊戯期・学童期・青年期・前成人期・成人期・老年期に大別していることから、看護対象者もその区分に合わせた人格的発達課題を取り上げる。
③看護対象者の発達課題達成の見きわめ
・ハビーガーストの発達課題達成のために、看護対象者における学習・発見・好奇心に関する情報収集と、課題達成レベルをアセスメントする。
・エリクソンの人格的発達のために、看護対象者における学習・発見・好奇心に関する情報収集と、課題達成レベルをアセスメントする。
④看護対象者における発達課題未達成の見きわめ
・看護対象者におけるハビーガーストの未達成発達課題を取り上げ、学習・発見・好奇心・その他の未達成要因をアセスメントする。
・看護対象者におけるエリクソンの人格的未発達を発達危機概念から抽出し、発達危機

が学習・発見・好奇心・その他の要因から出ているかどうかをアセスメントする。
⑤各個人が発達課題達成を認識し、未発達課題への学習・発見・好奇心を発揚・実行する。
・各個人は、自身におけるハビーガースト未達成発達課題を認識し、課題達成に向けての学習・発見・好奇心を発揚・実行する。
・各個人は、自身におけるエリクソン人格的未発達課題、あるいは発達危機を認識し、課題達成に向けての学習・発見・好奇心を発揚・実行する。

8. 全健康レベルで不可欠な「学習し、発見し、あるいは好奇心を満足させることで、健康での"正常な"発達を導く」基本的欲求

当該基本的欲求は、健康維持期・健康逸脱期・安らかな死の全健康レベルにおいて必要とされる欲求である。そして、当該基本的欲求の様相は各健康レベルによって異なる。

健康維持期での当該基本的欲求の様相は、「学習し、発見し、好奇心を満足させて、健康での"正常な"発達を導かれている」状態である。

安らかに死を迎える段階での当該基本的欲求の様相は、死について、あるいは最期まで生きることについて「学習し、発見し、好奇心を満足させて、安らかな死に導かれる」様相となる。安らかな死を迎える段階での当該基本的欲求の様相は、基本的欲求11「自分の信仰を実践する。あるいは自分の善悪の考え方に従って行動するのを助ける（各人の信念に基づく自己実現を助ける）」とほぼ同一とみなすことができる。著者は、基本的欲求11で安らかな死に臨む時の自己実現の欲求を詳述した。参照されたい。

以上から、健康逸脱期について述べることとする。

1）健康逸脱期における「学習し、発見し、あるいは好奇心を満足させることで、健康での"正常な"発達を導く」基本的欲求とは

健康逸脱期（健康危険期、適正医療期、健康回復期）での当該基本的欲求は、自分の健康障害と健康障害克服に向けられる。その人が学習し、発見し、好奇心を満足させる対象は、自分の健康障害・健康障害克服に関してで、その時の自分にとっての重要な課題となる。

健康逸脱期における健康障害克服の病人役割について、オレムは次に挙げる6つのセルフケア能力の必要性を提唱した。
①適切な医療援助を求める能力、およびその医療援助を確保する能力
②病気の病理学的諸状態の影響を自覚する能力、病理学的諸状態の結果に対して注意を払う能力
③医学的に指示された諸方策の理解と諸方策の効果的実行
④医療ケアから生じる不快な点や副作用に対する留意と、悪化防止のための自主規制
⑤特殊な健康状態にあることの受け入れ、特別なヘルスケアの必要性の受け入れ
⑥健康障害から生じる諸症状とうまくつき合いながらの生活修正能力

健康逸脱期における当該基本的欲求の充足とは、健康逸脱における上記の6セルフケア要件を学習し、発見し、好奇心を満足して健康な生活に導かれることである。

2）健康逸脱各期における当該基本的欲求
（1）急性期（健康危険期・適正医療期）

急性期、特に自分の病気に気づいた時は、健康逸脱におけるセルフケア要件の①のとおり、適切な医療援助を求め、医療援助を確保しなければならない。「適切な医療援助を求め確保する」とは、病気に応じて、受診に適切な診療所や病院を選択することである。

また、選択した医療施設に行くための手段や諸手続きをし、受診・受療に至ることである。在宅あるいは病院施設などで受療生活を送るが、その際必要なセルフケア能力は、②病理学的諸状態を自覚し注意を払う能力、③指示された治

療の理解と効果的実行、④医療ケアから生じる不快や副作用の留意と悪化防止、⑤特殊な健康状態・特別なヘルスケアの受容、⑥健康障害とつき合いながらの生活修正の諸能力である。

　急性期は、健康逸脱を生じた病変の変化速度が速いことから、病変・病変から生じる諸症状の理解、病気に対する治療・治療から生じる副作用の理解は、病気を生じたその人の学習による。学習書（家庭医学書・病院パンフレット・インターネット情報など）を用いたり、医師・看護師からの説明を、自分に生じている諸症状と照らし合わせて学び、正確に病気を理解する。学習での疾病に対する正確な理解は、病気・治療・ヘルスケアの受容につながる。その結果、病気と共存できる生活修正能力がはたらき、急性期であっても健康な生活へと導かれるのである。学習による正確な理解は、病気とうまくつき合えることにつながり、病気との共存に新たな発見をもたらし、病気であっても苦しみを好奇心に変え、前向きに生活を修正しようとする力をもたらしてくれる。

（2）回復期

　回復期は、健康逸脱におけるセルフケア能力のうち、③の治療・リハビリテーションの効果的実行を重視する期である。回復期の治療は、急性期の効果を査定したうえで疾患の寛解に向けての治療となる。したがって、回復期の患者は、治療上の重要他者（医師・看護師・リハビリテーションに関与する理学療法士・作業療法士ら）から、治療上の効果と想定されるリスクを学習する必要がある。

　学習の方法はすべて自分の身体感覚と結びつけて理解し、体得していく。体得した心身の健康障害に関する身体感覚とその表現が重要で、感覚表現も学習である。患者の体得した身体感覚表現の情報は、治療にかかわる医療従事者には疾病回復しているか、停滞気味か、悪化徴候はないかの査定・指標となる。回復徴候・悪化徴候（薬剤の副作用も含む）の身体感覚を発見することも、患者本人しかわからない重要な感覚である（健康逸脱期のセルフケア能力の④）。発見した身体感覚も医療従事者には重要な情報となる。

患者と医療従事者との、特に身体感覚を重視したコミュニケーションが円滑にいくことは両者が協働して疾病回復・悪化防止への効果的治療の実行といえる。

（3）慢性期

　慢性期は、健康逸脱期のセルフケア能力の⑤、⑥の「特殊な健康状態と特別なヘルスケアの必要性の受け入れ」と「健康障害から生じる諸症状とうまくつき合いながら（調和させた）の生活修正能力」がより重要となる期である。「特殊な健康状態・特別なヘルスケアの受容」は、患者によっては急性期・回復期から受容できつつあるかもしれない。ただし、疾患が完全に完治する可能性のある場合は安易にできるが、慢性期、すなわち完治することは困難で、ほぼ生涯その病気と調和しながら、そして病気を可能な限り悪化させないようにするべくつき合わなければならない時は、「特殊な健康状態・特別なヘルスケアの受容」は、生命維持と引き換えるほどに重要となる。また、患者にとって「健康障害諸症状と調和させた生活修正」は、従来からの生活パターンを健康障害共存の治療生活に調和させることを意味する。すなわち、生活修正という調和創出の大事業である。人生の中で初めて経験するという意味において、考え、試行し、失敗し、修正して成し遂げていく大事業である。

　上記2つの慢性期に必要なセルフケア能力は、疾病の悪化防止と生命維持のために不可欠である。したがって、慢性期にある患者は「特殊な健康状態・特別なヘルスケアの受容」を生涯にわたって学習し、発見し、好奇心をもって取り組まなくてはならない。また、「健康障害諸症状と調和させた生活修正」を生涯にわたって学習し、発見し、好奇心をもって取り組まなくてはならない。

　「受容」と「生活修正」についての学習・発見・好奇心とは、医療関係者や家族はもとより、患者会や患者家族会、また講演会や書物などから得る知識や感情、意見や実行録などから自分にとって有益となるものを選択し、自分の状況に合わせて取り入れていく過程である。そ

して、両者の学習し、発見し、好奇心をもって自分の状況に合わせて取り入れていく過程が、慢性期にあっても健康生活に導く過程でもある。

Ⅲ 基本的欲求14を理解するための知識

1．ハビガーストの発達課題

ハビガーストの発達課題について、以下の表に示す。

①幼児期の発達課題
　（Ⅰ）歩行の学習
　（Ⅱ）固形の食物をとることの学習
　（Ⅲ）話すことの学習
　（Ⅳ）排泄の仕方を学ぶこと
　（Ⅴ）性の相違を知り、性に対する慎みを学ぶ
　（Ⅵ）生理的安定を得ること
　（Ⅶ）社会や事物についての単純な概念を形成すること
　（Ⅷ）両親や兄弟姉妹や他人と情緒的に結びつくこと
　（Ⅸ）善悪を区別することの学習と良心を発達させること

②幼児期の生物・社会的発達（統合的発達課題）
　（Ⅰ）信頼についての基本的な態度の学習
　（Ⅱ）自立感を学ぶこと
　（Ⅲ）自発性の学習と良心の発達

③児童期の発達課題
　（Ⅰ）普通の遊戯に必要な身体的技能の学習
　（Ⅱ）成長する生活体としての自己に対する健全な態度を養うこと
　（Ⅲ）友だちと仲よくすること
　（Ⅳ）男子として、また女子としての社会的役割を学ぶこと
　（Ⅴ）読み書き、計算の基礎的能力を発達させること
　（Ⅵ）日常生活に必要な概念を発達させること
　（Ⅶ）良心・道徳性・価値判断の尺度を発達させること
　（Ⅷ）人格の独立性を達成すること
　（Ⅸ）社会の諸機関や諸集団に対する社会的態度を発達させること
　（Ⅹ）知的発達を遂げる
　　　知的発達の目標
　　　　・客観的事実と空想とを区別すること　｝具体的な事柄について知的に探求する段階
　　　　・事実を探求し、その秩序を発見すること
　　　　・事実を利用すること　｝抽象的思考の段階
　　　　・事柄の表面にはみえないもっと基本的な真実をみつけること

④青年期の発達課題
　（Ⅰ）同年齢の男女との洗練された新しい交際を学ぶこと　｝青年期の仲間集団の発達
　（Ⅱ）男性として、また女性としての社会的役割を学ぶこと

（Ⅲ）自分の身体の構造を理解し、身体を有効に使うこと ⎫
　（Ⅳ）両親や他の大人から情緒的に独立すること　　　　　⎪
　（Ⅴ）経済的な独立について自信をもつこと　　　　　　　⎬ 青年期の独立の発達
　（Ⅵ）職業を選択し準備すること　　　　　　　　　　　　⎪
　（Ⅶ）結婚と家庭生活の準備をすること　　　　　　　　　⎪
　（Ⅷ）市民として必要な知識と態度を発達させること　　　⎭
　（Ⅸ）社会的に責任のある行動を求め、そしてそれを成し遂げること ⎫
　（Ⅹ）行動の指針としての価値や倫理の体系を学ぶこと　　　　　　⎪
　　　・自己を人と同一化し、人の模倣をすること　　　　　　　　　⎬ 人生観の発達
　　　・価値を倫理的に研究し、分析すること　　　　　　　　　　　⎭
⑤壮年期の発達課題
　（Ⅰ）配偶者を選ぶこと
　（Ⅱ）配偶者との生活を学ぶこと
　（Ⅲ）第一子を家族に加えること
　（Ⅳ）子どもを育てること
　（Ⅴ）家庭を管理すること
　（Ⅵ）職業に就くこと
　（Ⅶ）市民的責任を負うこと
　（Ⅷ）適した社会集団をみつけること
⑥中年期の発達課題
　（Ⅰ）大人としての市民的・社会的責任を達成すること
　（Ⅱ）一定の経済的生活水準を築き、それを維持すること
　（Ⅲ）10代の子どもたちが信頼できる幸福な大人になれるよう助けること
　（Ⅳ）大人の余暇活動を充実すること
　（Ⅴ）自分と配偶者とが人間として結びつくこと
　（Ⅵ）中年期の生理的変化を受け入れ、それに適応すること
　（Ⅶ）年老いた両親に適応すること
⑦老年期の発達課題
　（Ⅰ）肉体的な力と健康の衰退に適応すること
　（Ⅱ）引退と収入の減少に適応すること
　（Ⅲ）配偶者の死に適応すること
　（Ⅳ）自分と同じ年頃の人々と明るい親密な関係を結ぶこと
　（Ⅴ）社会的・市民的義務を引き受けること
　（Ⅵ）肉体的な生活を満足に送れるように準備すること

（文献4をもとに作成）

2. エリクソンによる各発達段階における心理・社会的発達と発達危機

　心理・社会的発達と発達危機について発達論を述べた代表的な心理学者はエリクソンである。エリクソンは、心理・性的なものと世代のサイクルに関して、下記（**図式1**〈p.272〉）のとおりに示した。

1）人生の各発達段階における特性

　人生の各発達段階（乳児期・幼児期初期・遊戯期・学童期・青年期・前成人期・成人期・老年期）における特性・特色を、A〜Hの観点から簡潔に表したのが図式1である。各観点は、以下のとおりである。

図式1

発達段階	A 心理・性的な段階と様式	B 心理・社会的危機	C 重要な関係の範囲	D 基本的強さ	E 中核的病理、基本的な不協和傾向	F 関連する社会的秩序の原理	G 統合的儀式化	H 儀式主義
Ⅰ 乳児期	口唇―呼吸器的、感覚―筋肉運動的〔取り入れ式〕	基本的信頼 対 基本的不信	母親的人物	希望	引きこもり	宇宙的秩序	ヌミノース的	偶像崇拝
Ⅱ 幼児期初期	肛門―尿道的、筋肉的〔把持―排泄的〕	自立性 対 恥、疑惑	親的人物	意志	強迫	「法と秩序」	分別的〔裁判的〕	法律至上主義
Ⅲ 遊戯期	幼児―性器的、移動的〔侵入的、包含的〕	自主性 対 罪悪感	基本家族	目的	制止	理想の原型	演劇的	道徳主義
Ⅳ 学童期	「潜伏期」	勤勉性 対 劣等感	「近隣」、学校	適格	不活発	技術的秩序	形式的	形式主義
Ⅴ 青年期	思春期	同一性 対 同一性の混乱	仲間集団と外集団：リーダーシップの諸モデル	忠誠	役割拒否	イデオロギー的世界観	イデオロギー的	トータリズム
Ⅵ 前成人期	性器期	親密 対 対立	友情、性愛、競争、協力の関係におけるパートナー	愛	排他的	協力と競争のパターン	提携的	エリート意識
Ⅶ 成人期	〔子孫を生み出す〕	生殖性 対 停滞性	〔分担する〕労働と〔共有する〕家庭	世話	拒否性	教育と伝統の思潮	世代継承的	権威至上主義
Ⅷ 老年期	〔感性的モードの普遍化〕	統合 対 絶望	「人類」「私の種族」	英知	侮蔑	英知	哲学的	ドグマティズム

(文献5、p.34より引用)

A：心理・性的な段階と様式；心理・性的な様式の特徴から、各発達段階を表現したもの
B：心理・社会的危機；各発達段階において心理・社会面で発達する基本的な特徴と、基本的発達が阻害された時に生ずる危機状態
C：重要な関係の範囲；各発達段階における重要な関係他者と、関係の範囲
D：基本的強さ；各発達段階の特徴をもたらす、基本的に存在する、あるいは基本的に形成される強さ（その発達段階を充実させる強さ）
E：中核的病理、基本的な不協和傾向；各発達段階に生じる心理・社会的、性的発達の危機的状態、発達不適応状態
F：関連する社会的秩序の原理；各発達段階における社会観の特徴
G：統合的儀式化；各発達段階の全体的特徴の表現
H：儀式主義；各発達段階の行動様式、価値観などの特徴

この図式1から、発達的セルフケア要件、特に心理・社会的発達的セルフケア要件を考察すると、次の事項が考えられる。

2）エリクソンの発達課題の考え方と、正常な発達

図式1にまとめられた各発達段階の心理・社会的発達の特徴の中から、特にB、C、D、Eと発達的セルフケア要件との関係を考えてみる。

（1）B：心理・社会的危機と正常な発達

　各発達段階において、例えば乳児期の基本的信頼、幼児期初期の自立性、遊戯期の自主性、学童期の勤勉性、青年期の同一性、前成人期の親密、成人期の生殖性、老年期の統合といった心理・社会的態度が形成され、人格形成をなす。乳児期の基本的信頼から老年期の統合に至る心理・社会的態度が、各発達段階における心理・社会的発達課題そのものであるととらえることができる。そして、心理・社会的態度が各発達段階において形成されることにより、次なる発達段階へ健全な移行が可能となるのである。

　一方、基本的信頼、自立性、自主性、勤勉性、同一性、親密、生殖性、統合の心理・社会的態度の確立の失敗が、基本的不信、恥・疑惑、罪悪感、劣等感、同一性の混乱、対立、停滞性、絶望となり各発達段階に表れる。これが各発達段階における発達危機状態の表れ方である。

　「"正常な"発達を遂げる」とは、各発達段階における心理・社会的態度を、各発達段階において形成させることおよび各発達段階における発達危機状態を乗り越えて発達危機状態を克服していくことである。

（2）C：重要な関係の範囲と正常な発達

　Cは、各発達段階における人間関係形成の対象や範囲を示している。重要他者とどのように人間関係を形成するかは、その発達段階の重要な発達課題といえる。したがって、重要な関係の範囲にみられる重要他者との人間関係形成そのものが正常な発達とみることができる。また、重要他者との関係形成の困難や失敗が発達危機となり正常な発達を阻害する。

（3）D：基本的強さと正常な発達

　DはBの心理・社会的危機を克服していく基本的強さであり、また心理・社会的危機を克服した結果の基本的強さでもある。したがって、各発達段階における基本的強さは、各発達段階を健全に発達し、また発達危機を克服するためのセルフケア要件と考えられる。基本的強さの獲得失敗は、正常な発達を阻害する。

（4）E：中核的病理、基本的な不協和傾向と正常な発達

　各発達段階の心理・社会的特性が病的状態に陥った場合のその状態の表れ方や、心理・社会的発達が円滑に発達せずひずみが生じた場合のその状態の表れ方が、中核的病理、基本的不協和傾向そのものである。各発達段階における中核的病理、基本的な不協和傾向は、図式1に挙げられている乳児期の引きこもり、幼児期初期の強迫、遊戯期の制止、学童期の不活発、青年期の役割拒否、前成人期の排他的、成人期の拒否性、老年期の侮蔑といった状態・態度である。こうした状態・態度が表れた時、それ自体を発達危機状態とみることができる。そして、その状態・態度を克服し修正していくための学習・発見・好奇心が、発達を正常に導く。

3．「基本的欲求」「基本的看護」の主要概念の関係

1）基本的欲求14の「学習」「発見」「好奇心」の対象

　基本的欲求14の「学習」「発見」「好奇心」の主たる対象は、基本的欲求1「正常に呼吸する」から基本的欲求13「遊び、あるいはさまざまなレクリエーションに参加する」の13基本的欲求についてである。

　そこで、「基本的欲求」「基本的看護」「基本的欲求14」「基本的看護14」の関係を明確にするために、それらの主要概念の関係を明確にした。

2）基本的欲求充足と基本的看護目的の関係

　「基本的欲求概念」「学習し、発見し、好奇心を満足させる」基本的欲求14概念、「基本的看護の目的」「自立の概念」「セルフケア概念」の全体の関係を図3「基本的欲求充足と基本的看護目的の関係図示」（p.274）にまとめた。上記諸概念の関係を以下に解説する。

（1）A「学習し、発見し、好奇心を満足させる」基本的欲求と「患者の学習を助ける」基本的看護の関係

　①基本的欲求14の充足三行動（学習・発見・

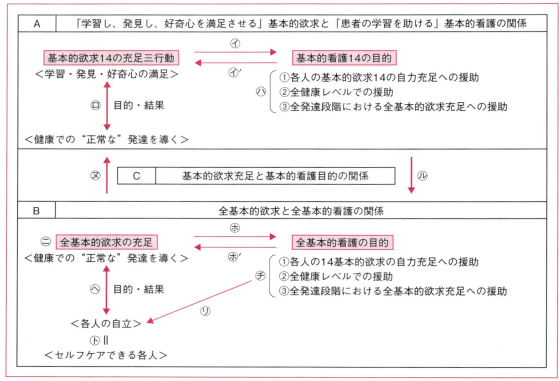

図3 ■ 基本的欲求充足と基本的看護目的の関係図示

好奇心の満足）への看護は、基本的看護14「患者の学習を助ける」である。
㋑′基本的看護14「患者の学習を助ける」の目的は、基本的欲求14の三行動（学習・発見・好奇心の満足）の充足である。
㋺「学習・発見・好奇心の満足」充足三行動の目的・結果は、「健康での"正常な"発達を導く」ことである。
㋩基本的看護14「患者の学習を助ける」は、3側面の援助をする。
　①各人の基本的欲求14の自力充足への援助
　②全健康レベルでの援助
　③全発達段階における全基本的欲求充足への援助

（2）B 全基本的欲求と全基本的看護の関係
　㋥全基本的欲求の充足は、健康での"正常な"発達を導く。
　㋭全基本的欲求の充足は、全基本的看護の目的である。
　㋭′全基本的看護の目的は、全基本的欲求の充足である。
　㋬「健康での"正常な"発達を導く」全基本的欲求の充足は、「各人の自立」への目的であり結果である。
　㋣「各人の自立」は、「セルフケアできる各人」と同じ意味（同義）である。
　㋠全基本的看護は、3側面の援助をする。
　①各人の14基本的欲求の自力充足への援助
　②全健康レベルでの援助
　③全発達段階における全基本的欲求充足への援助
　㋷全基本的看護の3側面の援助は、「各人の自立」への援助である。

（3）C 基本的欲求充足と基本的看護目的の関係
　㋦全基本的欲求の充足は、健康での"正常な"発達を導く
　㋸「患者の学習を助ける」基本的看護の目的は、全基本的看護の目的「全健康レベル・全発達段階での全基本的欲求の充足」と同じ意味（同義）である。

〈引用文献〉
1. ヴァージニア・ヘンダーソン著, 湯槇ます, 小玉香津子訳：看護の基本となるもの. 日本看護協会出版会, 東京, 2006.
2. Virginia Henderson：Basic Principles of Nursing Care. International Council of Nurses, 1997.
3. 金子道子編著：ヘンダーソン, ロイ, オレム, ペプロウの看護論と看護過程の展開. 照林社, 東京, 1999.
4. R. J. ハビーガースト著, 荘司雅子監訳：人間の発達課題と教育. 玉川大学出版会, 東京, 1995.
5. E. H. エリクソン著, 村瀬孝雄, 近藤邦夫訳：ライフサイクル, その完結. みすず書房, 東京, 1989.
6. Sister Callista Roy：The Roy Adaptation Model 3rd ed. Pearson, 2009.
7. Orem DE：Nursing：Concepts of practice 5th ed. Mosby, St. Louis, 1995.

〈参考文献〉
1. 高橋惠子, 湯川良三, 安藤寿康, 他編：発達科学入門. 東京大学出版会, 東京, 2012.
2. R. ラーナー著, 上田礼子訳：生涯発達学. 岩崎学術出版社, 東京, 1990.
3. E. H. エリクソン著, 西平 直, 中島由恵訳：アイデンティティとライフサイクル. 誠信書房, 東京, 2011.
4. 波多野誼余夫編：学習と発達 認知心理学5. 東京大学出版会, 東京, 1996.
5. P. J. ウルドリッジ著, 南 裕子, 青木恵子訳：行動科学と看護理論. 医学書院, 東京, 1990.
6. 金子道子：「自分の信仰に従って礼拝する」基本的欲求概念に見る適応概念. 日本適応看護理論研究会学術論文集 2013；9（1）：13-1-19.
7. 金子道子：ロイとコームズの自己概念・概念枠組みに関する文献検討. 日本適応看護理論研究会学術論文集 2002；1（1）：137-165.
8. 金子道子：相互依存の適応行動様式に関するパースペクティブ〜日本人の相互依存に迫る〜. 日本適応看護理論研究会学術論文集 2004；3（1）：167-187.
9. フランク A. ジョンソン著, 江口重幸, 五木田紳訳：「甘え」と依存. 弘文堂, 東京, 1997.

第Ⅳ章-I 看護方法論

看護方法論総論

金子道子

看護方法論とは：看護方法論の定義

【看護方法論とは】

> 看護方法論とは、看護の方法を合目的にそして看護対象者の個別性を重視して導き出す原則について論及したものである。
> 現在では、看護診断を含む看護過程方法論と同義である。
> （第Ⅲ章Ⅰ-1の再掲、p.36～42参照）

看護過程展開の6段階

看護過程方法論は、看護過程展開の6段階について論及している。看護過程展開の6段階とは、次に示す段階をいう。

【看護過程展開6段階】
1段階：看護対象者理解のための情報収集
2段階：看護対象者の看護問題アセスメントのための情報収集
3段階：看護問題アセスメント（看護診断）
4段階：看護問題アセスメント結果（看護診断結果）に基づく看護援助計画立案
5段階：看護援助計画に基づく看護の実施
6段階：実施した看護の評価と修正

【看護過程展開6段階に関する重要3事項】
*1　看護対象者理解のための理論枠組は、看護論によって異なる
*2　看護対象者の看護問題は、看護論によって異なる
*3　看護問題アセスメントの方法は、看護論によって異なる

ヘンダーソン看護論における「看護方法論の定義」

看護方法論の定義を、ヘンダーソン看護論に適用すると次のようになる。

【ヘンダーソン看護論における看護方法論の定義】
看護対象者の基本的欲求充足のために（合目的に）、個別的基本的看護の方法を導き（個別性重視の看護方法抽出）、そして実践・評価する原則論である。
現在では、14の基本的欲求充足・未充足の診断方法論（看護診断方法論）と、看護診

断結果に基づき、基本的看護実践・評価を目的とする看護過程展開6段階の原則論である。

ヘンダーソン看護論における「看護過程展開の6段階」

看護過程展開の6段階をヘンダーソン看護論に適用すると次のようになる。

【ヘンダーソン看護論における看護過程展開6段階】
1段階：**14基本的欲求に関する情報収集**
　　　　目的：看護対象者理解のため。
2段階：**14基本的欲求に影響を及ぼす2要件（常時存在する条件・病理的状態）に関する情報収集**
　　　　目的：看護対象者の14基本的欲求の充足・未充足の看護問題アセスメント（看護診断）のため。
　　　【14基本的欲求に影響を及ぼす2要件】
　　　＊1　常時存在する4条件：個人属性、気質・情動状態、社会的・文化的状態、身体的・知的能力（ヘンダーソンの考えた4条件）
　　　＊2　病理的状態：疾患名、既往歴、主訴、現病歴、疾患・病態生理、臨床症状所見、治療方針、治療の実際、病状説明、患者の疾病理解・疾病受容、その他病理的状態に関する特記事項（ヘンダーソンの考えた項目を現在に置き換えた項目）
3段階：**14基本的欲求の充足・未充足の看護問題アセスメント（看護診断）**
　　　　看護問題アセスメント方法：常時存在する条件・病理的状態が14基本的欲求に与える影響をアセスメントし、14の各基本的欲求の充足・未充足状態を明確にする。
4段階：**14基本的看護の援助計画**
　　　　各基本的看護援助計画：各基本的欲求看護問題アセスメント（看護診断）に基づく。
5段階：**14基本的看護の実施**
　　　　各基本的看護実施：各基本的看護援助計画に基づく。
6段階：**14基本的看護の評価・修正**
　　　　各基本的看護の評価・修正：各基本的看護実施に基づく。

看護過程6段階展開の方法

1．1段階：14基本的欲求に関する情報収集・情報整理・情報解釈

イ　目的：看護対象者理解のため
ロ　看護対象者理解の理論枠組み：14の各基本的欲求の理論枠組み
ハ　情報収集枠組み：14の各基本的欲求別の枠組み
ニ　情報収集手段：本人・家族からの直接面談観察法、カルテ等記録書類、関連する医療福祉機関等
ホ　14基本的欲求の各欲求に関する理論・知識の活用：『看護の基本となるもの』『ヘンダーソン看護論と看護実践への応用（本書）』の活用

ヘ　情報整理
　①各基本的欲求別情報整理
　　　理由：情報収集段階では、多様な情報が混在しているから。
　②時系列情報整理
　　　理由：現在、そして今後の基本的欲求充足・未充足をアセスメントする必要から。
　　　　　　過去情報は、現在アセスメントの参考に用いる。
　③情報整理結果の明文化
　　　収集情報・情報整理結果は明文化する。
ト　情報解釈
　①14基本的欲求の各欲求に関する理論・知識の活用
　　　『看護の基本となるもの』『ヘンダーソン看護論と看護実践への応用（本書）』における14基本的欲求に関する総論・各論の理論・知識を個人情報に照合し情報解釈を行う。
　②情報解釈に用いる看護師の専門的思考過程
　　　看護師の基本的欲求に関する専門的理論・知識を活用・応用しての情報解釈は、看護師による専門的思考過程であり結果でもある。
　③各基本的欲求に関する情報解釈の明文化
　　　収集した情報の解釈は看護師の思考過程・結果であるゆえ、明文化する。
チ　14基本的欲求に関する記録表
　①14基本的欲求の情報収集・情報整理・情報解釈共有の必要性
　　　理由：❶看護診断に用いる必要、❷医療チームでの情報共有、❸看護チームから医療チームへの解釈を含む情報提供
　②情報共有のための情報収集・整理・解釈明記の必要性
　　　情報共有必要性の理由から情報収集・整理・解釈の結果を明文化する必要性がある。
　③14基本的欲求の情報収集・整理・解釈の記録表作成根拠
　　　上記イ～トまでの考え方が根拠となる。
リ　基本的欲求に関する記録表（**表1**）

2．2段階：14基本的欲求に影響を及ぼす2要件（常時存在する条件・病理的状態）に関する情報収集・情報整理・情報解釈

イ　目的：看護対象者の14基本的欲求の充足・未充足（看護問題）、アセスメント（看護診断）のため。
ロ　14基本的欲求に影響を及ぼす2要件
　　＊1　常時存在する4条件：個人属性、気質・情動状態、社会的・文化的状態、身体的・知的能力（ヘンダーソンの考えた4条件）
　　＊2　病理的状態：疾患名、既往歴、主訴、現病歴、疾患・病態生理、臨床症状所見、治療方針、治療の実際、病状説明、患者の疾病理解・疾病受容、その他病理的状態に関する特記事項（ヘンダーソンの考えた項目を現在の医療に置き換えた項目）
ハ　情報収集手段
　①本人・家族からの直接面談観察法
　②カルテ等記録書類から
　③関連する医療福祉機関等から

表1 ■ 看護過程記録表1「基本的欲求情報データベース」

基本的欲求	今までの状況	現状		変化	
		情報	解釈	月/日	情報
1. 正常に呼吸する					
2. 適切に飲食する					
3. 全排泄経路から排泄する					
4. 身体の位置を動かし、よい姿勢を保持する					
5. 睡眠と休息をとる					
6. 適切に衣類を選び、着脱する					
7. 衣類と環境の調節で体温を正常範囲に維持する					
8. 身体の清潔保持、身だしなみを整え、皮膚を保護する					
9. 環境の危険因子を避け他者を障害しない					
10. 自分の感情、欲求、恐怖、"気分"を表現し、他者とコミュニケーションをもつ					
11. 信仰に従って礼拝する					
12. 達成感ある仕事をする					
13. 遊び、種々のレクリエーションに参加する					
14. 発達・健康を導く学習をする					

　ニ　基本的欲求に影響を及ぼす常時存在する条件
　　①ヘンダーソンの提唱する常時存在する条件（常在条件と略す）
　　　ヘンダーソンは、常時存在する条件として、次の4項目を挙げ、各項目の具体例を示した。
　　　❶年齢
　　　　新生児、小児、青年、成人、中年、老年、臨終。
　　　❷気質・感情の状態・一過性の気分
　　　　ⓐふつう、ⓑ多幸的で活動過多、ⓒ不安・恐怖・動揺・ヒステリー、ⓓ憂鬱で活動低下。
　　　❸社会的・文化的状態
　　　　適当に友人がおり社会的地位も得ていて家族にも恵まれている場合、比較的孤独な場合、適応不全、貧困。
　　　❹身体的・知的能力
　　　　ⓐ標準体重、ⓑ低体重、ⓒ過体重、ⓓ普通の知力、ⓔ普通以下の知力、ⓕ天才的、ⓖ聴覚・視覚・平衡覚・触覚が正常、ⓗ特定の感覚の喪失、ⓘ正常な運動能力、ⓙ運動能力の喪失。
　　②「年齢」項目の変更
　　　ヘンダーソン提示の第1項「年齢」は、「個人属性」とし、年齢（発達段階）を含む個人に属する必要諸情報（住所、家族構成、連絡方法、主たる介護者等）に拡大した。

③「基本的欲求に影響を及ぼす常在条件」の情報整理・情報解釈
　❶個人属性（年齢・家族・その他の個人情報）
　　年齢・住所・家族構成・連絡方法・主たる介護者等について情報収集し、その人の発達段階が基本的欲求に与える影響を考え、情報解釈する。家族構成・主たる介護者には救急時の異変・退院後の在宅での療養を伝達・相談・指導する対象者として、どうかかわるかを考え情報解釈する。
　❷気質・情動状態
　　その人がⓐ～ⓓの例にあるような気質、情動状態にあるか、またⓐ～ⓓを考慮してその人の気質・情動状態を見きわめ、見きわめた気質・情動状態が基本的欲求に与える影響をアセスメントし情報解釈する。
　❸社会的・文化的状態
　　その人の社会的・文化的状態は、まったく個人的で千差万別である。千差万別状態のなかから、ヘンダーソンは信頼でき相互依存可能な人間関係・経済的自立・愛と称賛といった自己尊厳や自己存在価値を保持できる状態を例示している。信頼と相互依存可能な人間関係・経済的自立・自己尊厳や自己存在価値を保持できるその人の社会的・文化的状態を情報収集し、それら社会的・文化的状態がその人の基本的欲求に与える影響をアセスメントし情報解釈する。
　❹身体的・知的能力
　　ⓐ～ⓙは身体的・知的能力の例示で、現在のフィジカルアセスメントの情報収集項目は、身体的能力の情報収集項目に使える。ヘンダーソンの例示も参考に、その人の健康生活に関係する身体能力・知的能力収集情報を身体的・知的能力としてアセスメントし、さらに身体的・知的能力が基本的欲求に与える影響をアセスメントする。この2つのアセスメントが情報解釈である。
　❺特記事項：その人特有の情報
ホ　常時存在する条件の情報収集・情報整理・情報解釈の共有・記録の必要性
　①看護診断に用いる必要
　②医療チームでの情報・情報解釈の共有
　③「看護チーム・医療チームでの情報・情報解釈共有」のための記録が必要
ヘ　常時存在する条件に関する記録表（**表2**）
ト　基本的欲求を変容させる病理的状態
　①ヘンダーソンが例示している病理的状態
　　❶飢餓状態・致命的嘔吐・下痢を含む水および電解質の著しい平衡障害、❷急性酸素欠乏状態、❸ショック、❹意識障害、❺異常体温をもたらす温熱環境、❻急性発熱状態、❼局所的外傷、❽伝染性疾患状態、❾手術前状態、❿手術後状態、⓫疾病による、あるいは治療上指示された動けない状態、⓬持続性ないし難治性疼痛
　②病理的状態に関するヘンダーソンの注釈
　　ヘンダーソンは、基本的欲求を変容させる例示した病理的状態について、次のように注釈している。
　　「例示した病理的状態は看護で注目する一般的な病理的状態である」
　　「その人の病理的状態は、罹患している疾病の病理状態と照合させること」
　③ヘンダーソン例示「病理的状態」の日本の現実医療への還元化
　　ヘンダーソンは、看護独自の立場から12項の病理的状態を例示した。例示された病理的状態を、上記のヘンダーソンによる注釈を参考に、日進月歩の日本の現実医療

表2 ■ 看護過程記録表2 「常時存在する条件の情報データベース」

年齢・家族・その他の個人情報		気質・情動状態	
情報	解釈	情報	解釈
социальный・文化的状態		身体的・知的能力	
情報	解釈	情報	解釈
特記事項			

にあてはめた。その結果が次の11項目である。
❶疾患名、❷既往歴、❸主訴、❹現病歴、❺疾患・病態生理、❻臨床症状の所見、❼治療方針、❽治療の実際、❾病状説明、❿患者の疾病理解・疾病受容、⓫その他の病理的状態に関する特記事項

チ 病理的状態に関する情報収集項目・情報収集方法・情報解釈・記録
　現在の日本における医療体制で、基本の看護を行うために最低必要な病理的状態に関する情報収集項目・情報収集方法・情報解釈・記録について、**表3**（p.284）にまとめた。

リ 病理的状態に関する情報収集・情報解釈の活用
　①病理的状態が14基本的欲求にどのような影響を与えるかのアセスメントに用いる。
　②基本の看護の援助目標設定・具体的援助計画・実施評価に用いる。

ヌ 病理的状態に関する情報収集・情報解釈記録表（**表4**〈p.285〉）

3．3段階：看護問題アセスメント（看護診断）

イ 看護師は看護問題アセスメントにおいて専門家である。
ロ 看護問題は14基本的欲求の未充足状態である。
ハ 看護問題アセスメントとは、14基本的欲求の各欲求について、常在条件と病理的状態が各欲求に与える影響を判断し、各基本的欲求の充足・未充足を見きわめ明確にすることである。
ニ 看護問題アセスメントには、「14基本的欲求」「常在条件」「病理的状態」のカテゴリーで収集した情報・情報解釈を活用する。
ホ 看護問題アセスメントプロセスとアセスメント結果は、看護診断プロセスと看護診断名である。
ヘ 看護問題アセスメントの方法
　①各基本的欲求別に、収集した基本的欲求の情報（情報解釈を含む）を明記する。

表3 ■ 病理的状態に関する情報収集項目・情報収集の方法と情報解釈・記録

情報収集項目	情報収集の方法・情報解釈と記録
1．疾患名	1）医学的診断を行った医師等の判断を正確に理解する 2）医学的診断名から障害されている器官・機能を明確にする 3）障害されている器官・機能の明確化は疾患と治療に関する医学書等の専門知識を用いて解明し記録する
2．既往歴	1）患者の罹患した疾患、健康障害を時系列で情報収集する 2）罹患した疾患、健康障害と現疾患との関係を考え、記録する 3）既往の健康障害に対しその人がいかに対処したかを情報収集し対処機制を解釈する
3．主訴	1）今回の診断で、本人が主に訴えている体の変調や違和感・心身の苦痛、生活上の困難等を聴取し、本人や家族の訴えている言葉で記録する 2）情報解釈は医学的診断名から抽出された器官・機能の障害と関連させて解釈する 3）主訴と医学的診断による器官・機能の障害の関連性の不明点は、医師等に確認し、確認事項を記録する 4）患者の心身の苦痛や生活上の困難等は、基本的欲求のどの欲求に関連しているかを判断し、解釈とともに記録する
4．現病歴	1）医師の問診から記録された現病歴を医学的診断名から明確になった器官・機能の障害と照合し、理解できたことを記録する 2）主訴の体の変調や違和感、心身の苦痛、生活上の困難等と現病歴との関係をみて、理解できたことを記録する
5．疾患・病態生理	1）医療チームで共有しているカルテ等医療情報から患者の疾患の病態生理に関する情報を収集し、医学書の当該疾患の病態生理と照合する 2）患者の疾患の病態生理を医学書等から学習理解し、記録に残す⇒患者疾患の病態生理・臨床症状の理解につなげる
6．臨床症状の所見	1）疾患から生じる臨床症状を情報収集し、疾患の病態生理と照合のうえ、臨床症状の病態生理を記録する 2）鑑別診断、確定診断の目的で行われた検査データを収集しデータと臨床症状とを照合して明確にした臨床症状の根拠を記録する 3）臨床症状の悪化・回復を示す検査データを収集し、データの示す健康レベルを理解し、記録する
7．治療方針	1）医療チームでの治療方針を情報収集する 2）医療の治療方針、看護治療方針、リハビリテーション治療方針等を明確にする 3）基本的欲求を充足させる役割（看護治療）と医療チームとの連携を明確にして記録する
8．治療の実際	1）医療チーム全体の治療の実際を情報収集する：医師による医学的治療の実際、看護師による看護的治療の実際、薬剤師による薬物的治療の実際、理学・作業療法士によるリハビリテーション治療の実際、栄養士による食事療法の実際、その他の医療チームの治療の実際 2）医療チーム全体の治療の実際のなかでの、看護治療のもつ役割と医療チームとの連携を明確にして記録する
9．病状説明	1）医師や看護師等医療従事者が患者に病状説明・治療方針について何をどう説明しているかを情報収集する 2）医療従事者のインフォームに対し、患者や家族がどのように同意しているかを情報収集する 3）インフォームドコンセントの間で相互理解と調整が取れているかを見きわめ記録する
10．患者の疾病理解・疾病受容	1）医師・看護師等から説明を受けて、患者は自分の病気をどのように認識しているか、また病気をどう受け止めているか、具体的に患者の言葉で情報収集し記録する 2）患者自身の病気の理解と受け止め方で、患者の気持ちや意図を推定して情報の理解を記録する 3）患者の病気理解と受け止め方に対し、医師や看護師等の理解でよいかを患者に確認し記録する
11．その他の病理的状態に関する特記事項	1）患者の病理的状態で患者特有の注目すべき情報を収集する 2）情報収集者の感情や感覚、あるいは経験知から気づいたことを記録する

表4 ■ 看護過程記録表3 「病理的状態の情報データベース」

情報収集項目	情報	情報解釈
1．疾患名		
2．既往歴		
3．主訴		
4．現病歴		
5．疾患・病態生理		
6．臨床症状の所見		
7．治療方針		
8．治療の実際		
9．病状説明		
10．患者の疾病理解・疾病受容		
11．その他の病理的状態に関する特記事項		

　　②各基本的欲求別に、収集した常在条件の情報（情報解釈を含む）のなかから、その欲求に影響を与えると判断した情報（情報解釈を含む）を選択し明記する。
　　③各基本的欲求別に、収集した病理的状態の情報（情報解釈を含む）のなかから、その欲求に影響を与えると判断した情報（情報解釈を含む）を選択し明記する。
　　④各基本的欲求別に、選択・判断・明記した常在条件・病理的状態情報（情報解釈を含む）を用いて、その基本的欲求に与える影響を総合判断する。
　　⑤④の結果、各基本的欲求の充足状態・未充足状態をその原因・背景を含めて明記する。
　　⑥原因・背景を含めた基本的欲求の充足状態・未充足状態は多様である。
　　⑦同一基本的欲求であっても、原因・背景が複雑・多様であるゆえに、看護診断名は複数になることが多い。その場合は、原因・背景の詳細が判明した証拠であることから、全看護診断名を挙げることが望ましい。
　ト　各看護診断結果から各基本的看護の概要を導き出す。
　　①各基本的欲求別の各看護診断結果から、各診断内容に沿った基本的看護の概要を導き出す。
　　②基本的欲求は看護対象者の状態であるのに対し、基本的看護は看護師の行う行為であることをふまえ、基本的看護概要の表現を考える。
　チ　各基本的看護概要は、看護援助計画につながる。
　リ　基本的欲求の充足に関するアセスメントプロセス・基本的看護抽出方法・留意点一覧表（表5〈p.286〉）。
　　上記イ～チをまとめ「基本的欲求の充足に関するアセスメントプロセス・基本的看護抽出方法・留意点一覧表」を作成した。
　ヌ　看護診断プロセス記録表「基本的欲求充足に関するアセスメントプロセス・基本的看護抽出記録表」（表6〈p.287〉）。
　ル　看護診断プロセスの思考過程と記録
　　各基本的欲求の充足・未充足の状態判断は、「14基本的欲求」「常在条件」「病理的状態」の3情報群を活用した思考過程である。看護実践現場では情報を活用した看護師の瞬時の判断が、その時その場の行動を決定づける。そして看護師の専門的判断は行動に反映するものの、記録に残さない限り消失する。

（本文p.288に続く）

表5 ■ 基本的欲求の充足に関するアセスメントプロセス・基本的看護抽出方法・留意点一覧表

	I	II	III	IV	V	VI
アセスメントプロセス / 基本的欲求	基本的欲求	基本的欲求の情報	常在条件で基本的欲求を変えること	病理的状態で基本的欲求を変えること	看護問題：看護診断結果 基本的欲求の充足に関するアセスメント結果	基本的看護の概要 基本的看護の抽出
アセスメントの方法・留意点	❶14基本的欲求別の枠組みをつくる ❷14基本的欲求全体を取り上げることで、一人の全体像を理解する ❸短期間・瞬時の看護では、その人その時その場で最も援助を必要とする基本的欲求に焦点化して取り上げるとよい	❶14基本的欲求別に情報を収集する ❷情報収集の視点は、本書「人間の基本的欲求」各論の理論知識を活用する ❸情報収集の方法は、コミュニケーション・観察・カルテ等情報記録用紙（含む電子媒体）等から収集する ❹収集した情報は14基本的欲求別、時系列別で過去・現在に分けて記録する ❺記録された各基本的欲求の情報群を、常在条件情報群（III）・病理的状態情報群（IV）と照合する	❶常在条件（年齢・気質情動状態・社会的文化的状態・身体的・知能力）を情報収集し、情報解釈しておく ❷看護師（学生）は各基本的欲求別に、その欲求に影響していると判断した常在条件情報を選択する ❸看護師（学生）は自分が収集し解釈した常在条件（上記❶）のなかから影響情報を選択する（看護師の専門的責任） ❹選択した情報を、この欄（III）に記載する	❶病理的状態（疾患名・既往歴・主訴・現病歴・疾患・病態生理・臨床症状の所見・治療方針・治療の実際・病状説明・患者の疾病理解と受容）を情報収集し解釈しておく ❷看護師（学生）は、各基本的欲求別に、その基本的欲求に影響していると判断した病理的状態情報を選択する ❸看護師（学生）は、自分が収集し解釈した病理的状態情報（上記❶）のなかから影響情報を選択する（看護師の専門的責任） ❹各基本的欲求別に選択した情報を、この欄（IV）に記載する	❶看護問題の抽出は各基本的欲求別に行う ❷看護師（学生）は、その欲求状態（II）を、その欲求に影響していると判断選択した常在条件（III）・病理的状態（IV）の情報および情報解釈とを関連づける ❸基本的欲求と関連づけられた常在条件・病理的状態の要点を要約して看護問題を表現する ❹看護問題の表示は、影響を受けた常在条件と病理的状態を具体的個別的に明示する。それにより具体的個別的基本的欲求の状態表現になる ❺看護問題表示は看護診断名と同義である ❻14基本的欲求の看護問題アセスメント結果は、複数あり得る ❼看護問題アセスメントの結果から基本的看護を抽出する ❽I～Vまでは患者の14基本的欲求についてである	❶基本的看護の抽出は各基本的欲求の看護問題ごとに行う ❷看護問題は、常在条件・病理的状態の影響を明示している。ゆえに影響因子の要約が基本的看護の概要になる ❸基本的看護を行うのは看護師であるから、基本的看護の表現は看護師を主語とする ❹I～Vまでは患者の基本的欲求であるのに対し、VIは看護師の行う基本的看護に変化させている ❺基本的看護の概要は、援助計画に継承する

表6 ■ 看護過程記録表4「基本的欲求充足に関するアセスメントプロセス・基本的看護抽出記録表」

I	II	III	IV	V	VI
基本的欲求	基本的欲求の情報	常在条件で基本的欲求を変えること	病理的状態で基本的欲求を変えること	看護問題：基本的欲求の充足に関するアセスメント結果	基本的看護の抽出：基本的看護の概要
思考過程・記録方法	基本的欲求情報データベース（表1活用）	常在条件の情報データベース（表2）から抽出・記録	病理的状態の情報データベース（表4）から抽出・記録	基本的欲求の充足に関するアセスメントプロセス・基本的看護抽出方法・留意点一覧表（表5）の活用	基本的欲求の充足に関するアセスメントプロセス・基本的看護抽出方法・留意点一覧表（表5）活用
1 正常に呼吸する					
2 適切に飲食する					
3 全排泄経路から排泄する					
4 身体の位置を動かし、よい姿勢を保持する					
5 睡眠と休息をとる					
6 適切に衣類を選び、着脱する					
7 衣類と環境の調節で体温を正常範囲に維持する					
8 身体の清潔保持、身だしなみを整え、皮膚を保護する					
9 環境の危険因子を避け他者を障害しない					
10 自分の感情、欲求、恐怖、"気分"を表現し、他者とコミュニケーションをもつ					
11 信仰に従って礼拝する					
12 達成感ある仕事をする					
13 遊び、種々のレクリエーションに参加する					
14 発達・健康を導く学習をする					
記録上の備考	1．本記録表は左側I枠が14基本的欲求であることに対し、右側VI枠は各基本的看護が抽出される記録表となっている。それを可能にするのは、上2段目枠の思考過程記録による 2．各基本的欲求別に各基本的看護を抽出する。それには、III→IV→Vの思考過程を展開する 3．初期計画での、患者の全基本的欲求から全基本的看護の抽出は、患者の全体像・全基本的看護の明確化に有効である 4．その時その場で必要とされる欲求・看護は状況に応じて全欲求・全看護から選択し重点化する 5．電子記録表は、重点的欲求・看護を更新・追記するのに枠拡張できるので利便性がある				

日常では瞬時に行う看護師の判断を、ここでは看護問題アセスメント、すなわち看護診断プロセスとして、思考過程を明文化しなければならない。そこで看護診断プロセスの思考過程を記録する表を意図的に作成した。看護の初学者である看護学生にとって、看護問題アセスメントの初歩を学ぶために思考過程記録表は有用と考える。また、教育する側も看護問題アセスメント方法について各自が独自の思考過程をもっているが、押し付ける形で教育したくないジレンマをもつ教員も少なくない。著者は、ヘンダーソンが論理的に提唱説明している「基本的欲求に影響を及ぼす常在条件・病理的状態」を「看護問題アセスメント」に活かすことを長年考え実行してきた。何より、現場で優れた思考と実践力をもつ看護師の思考過程を明文化しなければならないと考えたからである。

看護診断プロセス記録表は、思考過程を示すツールであり結果である。看護初学者・看護教員・看護実務者すべてに共有できる看護問題アセスメント思考過程記録表は、医師や理学療法士、薬剤師、管理栄養士などの医療チームメンバーに、「看護とは、看護の独自性とは、看護の責任は」等を明確に示し、医療チーム全体の協調のための切り札としたい。

4．4段階：看護問題アセスメント結果に基づく基本的看護援助計画立案

イ　各基本的看護は、各基本的欲求の未充足状態、すなわち看護問題アセスメント結果から抽出される。
ロ　各基本的看護は、各基本的欲求の看護問題ごとに抽出する。
ハ　各基本的看護援助計画は、各基本的欲求の看護問題ごとに立案する。
ニ　基本的看護援助計画の初段階は、目標設定である。
　①目標設定は患者の基本的欲求未充足状態がどのような状態になったらよいかを考え表現する。
　②目標は、短期目標・中期目標・長期目標を設定する。
　　短期目標：すぐに解決可能な、あるいは解決しなければならない看護問題（基本的欲求の未充足問題）の解決目標。
　　中期目標：すぐには解決できないが、長期にわたり解決不能にしたくない、あるいはしてはならない看護問題の解決目標。
　　長期目標：解決まで長期間を要することが見込まれる看護問題の解決目標。
　　＊解決不能が見込まれる看護問題については、現状維持・悪化防止のための短期・中期・長期目標を設定する。
　③目標設定基準
　　❶直接生命維持にかかわる看護問題は短期目標とする。
　　❷その時その場で解決が必要な、あるいは解決可能な看護問題は短期目標とする。
　　❸看護問題解決が長期にわたる場合、あるいは解決不能が見込まれる場合は、短期・中期・長期の共通目標とする。
　　❹健康障害が急性期・慢性期・回復期・安らかな死のどの期にあるかにより、短期・中期・長期のいずれかに該当する目標を設定する。
　　❺患者・家族等の基本的欲求・常在条件・病理的状態の諸状態により、その人（家族を含む）の短期・中期・長期の期間を決定する。
　　❻特に、患者・家族等の疾病理解・疾病受容・回復意欲等に注目して、短期・中期・長期目標を設定する。

❼入院患者の場合、入院から退院・在宅までの短期・中期・長期目標を設定する。
　　　❽在宅患者の場合、急性症状発症がある時は短期目標を、慢性症状が持続している時は中長期目標を重点的に設定する。
　　④短期・中期・長期目標は患者の基本的欲求の充足到達目標であるから、目標表現は主語を患者または家族とする。
　　⑤目標によっては、短期目標のみであったり、中長期目標とまとめたりする。
　　⑥同一基本的欲求内で複数看護問題が抽出された場合、看護問題を短期目標・中期目標・長期目標別に整理して目標設定することも看護問題解決に役立つ。
　ホ　目標設定の次段階は具体的援助計画立案である。
　　①短期目標・中期目標・長期目標の一つ一つの目標に即して、具体的援助計画を立案する。
　　②具体的援助計画立案に際し、目標につながっている看護問題のアセスメント結果の原点に戻る。理由は、看護問題解決のための具体的援助計画であるためである。
　　③看護問題アセスメント結果に表現されている、基本的欲求未充足原因の常在条件・病理的状態を再度見きわめる。
　　④具体的援助計画記入内容は、目標達成のために、欲求未充足の原因要素、すなわち常在条件・病理的状態への介入を具体的行動レベルで考案し、記述する。
　　⑤具体的援助計画立案の際、各基本的欲求間で重複する場合がある。理由は、欲求に影響する常在条件・病理的状態が個人のなかで同一であるから。例えば、飲食を助ける基本的看護と排泄を助ける基本的看護とで援助計画が重なる。その場合、主たる援助を立案し、他はその援助を参照とすれば援助計画が焦点化できる。
　　⑥具体的援助計画には計画ナンバー（例えば、計画１…、計画２…）をつけると、実施記録が簡易になる
　ヘ　看護問題アセスメント結果に基づく、基本的看護援助計画記録表（**表7**〈p.290〉）。

5．5段階：基本的看護の実施

　イ　基本的看護実施の原則
　　①基本的看護の実施は、看護師独自の機能であり行為である。
　　②基本的欲求の看護問題アセスメントおよび基本的看護援助計画は、看護師独自の機能、すなわち基本的看護実践のためにある。
　　③看護師による基本的看護の実施は、具体的援助計画（計画１…、計画２…）に基づき行動する。
　　④基本的看護実施の優先順位は、生命維持に直接かかわる計画、短期・中期・長期目標全体にかかわる計画、その時その場で患者が必要としている計画を考慮する。
　ロ　基本的看護実施の記録
　　①看護実施は、記録して初めて看護行為が立証される。看護実施の事実があっても、記録がないと実施の事実と適切性が検証されない。医療ミスなど法的立証にも必要となる。
　　②看護記録表には基本的看護実施欄を設ける。
　　③看護実施記録は計画ナンバー（計画１…、計画２…）に合わせ、実施した行為行動を書く。
　　④看護師（学生）は具体的援助計画に対し、何をどう考え実行したか、本人が認識した事項を記録すること。

表7 ■ 看護過程記録表5「基本的看護援助計画・実践・評価・修正記録表」

	基本的看護	看護診断（再掲）	基本的看護概要（再掲）	目標			援助計画	実施		評価	修正
				短期	中期	長期		実施記録	患者反応		
1	患者の呼吸を助ける	(例) 1… 2… 3… 4…	1… 2… 3… 4…	1… 3…		2… 4…	計画1… 計画2… 計画3… 計画4…	計画1… 計画3…	1… 3…	1… 3…	1…
2	患者の飲食を助ける										
3	患者の排泄を助ける	1… 2…	1… 2…		1…	2…	計画1… 計画2… 計画3…	計画2… 計画3…	1…	1…	
4	患者の姿勢と移動を助ける	1… 2… 3…									
5	患者の休息と睡眠を助ける										
6	患者の衣類選択と着脱を助ける										
7	患者の体温の正常範囲保持を助ける										
8	患者の身体清潔・身だしなみ・皮膚の保護を助ける										
9	患者の危険回避・加害回避を助ける										
10	患者の意思伝達・欲求と気持ちの表現を助ける										
11	患者の信仰・善悪の判断に基づく行動を助ける										
12	患者の生産的活動・職業を助ける										
13	患者のレクリエーション活動を助ける										
14	患者の学習を助ける										

⑤援助実施後の患者の反応を記録すること。その際、理解できた患者の重要な情報を明記し、また情報記録表に追記すること。
　　⑥計画通り実施した時は、その旨を記載すること。
　　⑦計画を変更して実施した場合は、何をどう変更したかを明記すること。
　　⑧基本的看護の実施記録は、実施した基本的看護の評価に用いる。
　ハ　基本的看護実施記録表（表7）

6．6段階：基本的看護評価と修正
　イ　実施した基本的看護に関する評価・修正の原則
　　①実施した基本的看護を評価する。
　　②実施した基本的看護の記録を用いて評価する。
　　③具体的基本的看護実施記録を目標・具体的援助計画と照合する。それにより、設定目標・具体的援助計画の適切性・看護の効果を見きわめ記録する。
　　④実施した基本的看護が患者の基本的欲求の変容に与えた効果、または損失を評価する。
　　⑤基本的看護実施記録に書いた患者反応を看護診断結果と照合することで、看護問題アセスメントの適切性を見きわめ、その見解を記録する。
　　⑥基本的看護の評価から、具体的援助計画・目標・基本的看護の概要・看護問題アセスメント結果（看護診断）に修正および追加を加え、明記する。
　ロ　実施した基本的看護に関する評価・修正の記録
　　①具体的援助計画別（計画1…、計画2…別）に実施記録を書く。
　　②看護師の実施記録と患者反応をそれぞれ目標・具体的援助計画・看護問題アセスメント結果・基本的看護の概要と照合した結果、見えてきた見解を評価欄に記載する。
　　③評価の結果、見えてきた具体的援助計画・目標・基本的看護の概要・看護問題アセスメントの修正事項を修正欄に記載する。
　ハ　基本的看護評価・修正記録表（表7）

ヘンダーソンによる看護過程論

1．『看護の基本となるもの』第Ⅲ章に記述された3重要事項

　ヘンダーソンが『看護の基本となるもの』を著した時は、「看護過程」という学術専門用語はまだ生まれていなかった。ヘンダーソンは、基本的看護を実践するうえで、次に示す3重要事項を学生や看護の指導スタッフに教育すべきであると考えた。その目的は、「看護専門職とは、看護の独自性」であることを意識させるためである。
【3重要事項】（『看護の基本となるもの』より引用、一部改変）
重要事項1：看護師が満たそうとする基本的欲求は、患者の医学的診断に関係なく存在するものの、医学的診断名によって変容する
重要事項2：特定の個人が必要とする基本的看護は、その人の年齢・情緒バランス・文化的背景・身体的・知的能力に大きく左右される
重要事項3：看護師の援助を必要とする患者の基本的欲求に関する判断には、「患者の病理的状態」と「患者の常時存在する条件」との両方向からの影響を統合する

2．3 重要事項解説

イ　重要事項１：看護師が満たそうとする基本的欲求は、患者の医学的診断に関係なく存在するものの、医学的診断名によって変容する

①看護師が満たそうとしているのは、患者の基本的欲求である。看護目的論に従うならば、看護は患者の医学的診断名に直接アプローチするものではない。

②看護師として理解すべきことは、「患者の基本的欲求は罹患している疾患の病理的状態によって変容する」ことである。

③看護師は患者の医学的診断名から、患者の健康上の問題を理解する。

④基本的欲求を変容させる患者の医学的診断名の病理的症状・症候群の代表例
　❶飢餓状態、❷急性酸素欠乏状態、❸ショック、❹意識障害、❺体温異常、❻急性発熱状態、❼局所的外傷、❽伝染性疾患状態、❾手術前状態、❿手術後状態、⓫運動規制、⓬持続性・難治性疼痛

⑤看護師は、次の能力をもっていることにおいて看護専門職でありうる。
　❶看護師は患者の基本的欲求に影響を与える病理的状態を熟知していること
　❷基本的看護を必要とする患者の病理的状態の基本的欲求に与える影響を的確に判断できる能力があること

ロ　重要事項２：特定の個人（その人）が必要とする基本的看護は、その人の年齢・情緒バランス・文化的背景・身体的・知的能力に大きく左右される

①看護師は個人が必要とする基本的看護を創造する際、基本的欲求に影響を与えるその人の年齢・情緒バランス・文化的背景・身体的・知的能力に配慮しなければならない。

②その人の基本的欲求に影響を与えるその人の「年齢・情緒バランス・文化的背景・身体的・知的能力」は、総称してその人の「常時存在する条件」と呼ぶ（常時存在する条件を略して「常在条件」ともいう）。

③看護師は「その人の常時存在する条件がその人の各基本的欲求にどのような影響を及ぼすか」を判断し、その後にその人の基本的欲求の充足のされ方を見きわめる。

④その人の常時存在する条件の情報は、保健医療福祉サービスのなかで重視され用いられるが、その情報を基本的欲求への影響判断に用いることにおいて、看護師は専門であり看護独自の機能である。

ハ　重要事項３：看護師の援助を必要とする患者の基本的欲求充足に関する判断には、「患者の病理的状態」と「患者の常時存在する条件」との両方向からの影響を統合する

①「患者の病理的状態」は、「重要事項１：患者の基本的欲求は罹患している疾患の病理的状態によって変容する」ことから、論理的に抽出されたことである。

②「患者の常時存在する条件」は、「重要事項２：その人の常時存在する条件がその人の基本的欲求に影響を及ぼす」ことから、論理的に抽出されたことである。

③看護師の援助とは、看護師が実践する基本的看護をいう。その人への基本的看護は、その人の基本的欲求の充足に対して行われる。

④その人の基本的欲求充足アセスメントは、基本的欲求に影響を及ぼす、その人の病理的状態・常在条件の両方向から行う。

⑤看護師は、基本的欲求充足アセスメントを、病理的状態・常在条件の影響を判断することにおいて専門職である。

3.「一般には看護師によって満たされ、常時ならびに時に存在する条件によって変容するすべての患者がもっている欲求」の解題と看護過程論

ヘンダーソンは、『看護の基本となるもの』で看護過程展開の方法について示している（**表8、9**〈p.294〉）（訳本p.25、原本p.34〜35）。それぞれの表題は次に示す通りである。

- 和文：「一般には看護師によって満たされ、常時ならびに時に存在する条件によって変容するすべての患者がもっている欲求」
- 英文：「Needs of All Patients Usually Met by the Nurse and How Modified by Conditions Always Present and Sometimes Present」

この表題は、次に示す重要なことを意味している。

イ　看護目的論（基本的看護の遂行）と看護対象論（14基本的欲求の理論枠組み）をふまえた看護方法論（看護過程展開方法）であること。

ロ　患者の基本的欲求の充足・未充足診断方法（看護過程展開方法の一部）は、「各基本的欲求への常在条件・病理的状態の影響を診断する」こと。

表8 ■ 一般には看護師によって満たされ、また常時ならびに時に存在する条件によって変容するすべての患者がもっている欲求

基本的看護の構成要素	基本的欲求に影響を及ぼす常在条件	基本的欲求を変容させる病理的状態（個人の疾患と対照する）
以下のような機能に関して患者を助け、かつ患者がそれらを行えるような状況を用意する 1. 正常に呼吸する 2. 適切に飲食する 3. あらゆる排泄経路から排泄する 4. 身体の位置を動かし、またよい姿勢を保持する（歩く、すわる、寝る、これらのうちのあるものを他のものへ換える） 5. 睡眠と休息をとる 6. 適切な衣類を選び、着脱する 7. 衣類の調節と環境の調節により、体温を生理的範囲内に維持する 8. 身体を清潔に保ち、身だしなみを整え、皮膚を保護する 9. 環境のさまざまな危険因子を避け、また他人を傷害しないようにする 10. 自分の感情、欲求、恐怖あるいは"気分"を表現して他者とコミュニケーションをもつ 11. 自分の信仰に従って礼拝する 12. 達成感をもたらすような仕事をする 13. 遊び、あるいはさまざまな種類のレクリエーションに参加する 14. "正常"な発達および健康を導くような学習をし、発見をし、あるいは好奇心を満足させる	1. 年齢：新生児、小児、青年、成人、中年、老年、臨終 2. 気質、感情の状態、一過性の気分： 　ⓐ "ふつう"あるいは 　ⓑ 多幸的で活動過多 　ⓒ 不安、恐怖、動揺あるいはヒステリー、あるいは 　ⓓ ゆううつで活動低下 3. 社会的ないし文化的状態： 　適当に友人がおり、また社会的地位も得ていて家族にもめぐまれている場合、比較的孤独な場合、適応不全、貧困 4. 身体的ならびに知的能力 　ⓐ 標準体重 　ⓑ 低体重 　ⓒ 過体重 　ⓓ ふつうの知力 　ⓔ ふつう以下の知力 　ⓕ 天才的 　ⓖ 聴覚、視覚、平衡覚、触覚が正常 　ⓗ 特定の感覚の喪失 　ⓘ 正常な運動能力 　ⓙ 運動能力の喪失	1. 飢餓状態、致命的嘔吐、下痢を含む水および電解質の著しい平衡障害 2. 急性酸素欠乏状態 3. ショック（"虚脱"と失血を含む） 4. 意識障害—気絶、昏睡、せん妄 5. 異常な体温をもたらすような温熱環境にさらされる 6. 急性発熱状態（あらゆる原因のもの） 7. 局所的外傷、創傷および/または感染 8. 伝染性疾患状態 9. 手術前状態 10. 手術後状態 11. 疾病による、あるいは治療上指示された動けない状態 12. 持続性ないし難治性の疼痛

（文献1、p.25より改変して転載）

表9 ■ Needs of All Patients Usually Met by the Nurse and How Modified by Conditions Always Present and Sometimes Present

Components of basic nursing	Conditions always present that affect basic needs	Pathological states (as contrasted with specific diseases) that modify basic needs
Assisting patients with these functions or providing conditions that will enable them to: 1. Breathe normally 2. Eat and drink adequately 3. Eliminate by all avenues of elimination 4. Move and maintain desirable posture (walking, sitting, lying and changing from one to the other) 5. Sleep and rest 6. Select suitable clothing, dress and undress 7. Maintain body temperature within normal range by adjusting clothing and modifying the environment 8. Keep the body clean and well-groomed and protect the integument 9. Avoid dangers in the environment and avoid injuring others 10. Communicate with others in expressing emotions, needs, fears, etc. 11. Worship according to the patient's faith 12. Work at something that provides a sense of accomplishment 13. Play, or participate in various forms of recreation 14. Learn, discover, or satisfy the curiosity that leads to "normal" development and health	1. Age: new born, child, youth, adult, middle aged, aged, and dying 2. Temperament, emotional state, or passing mood: a) "normal" or b) euphoric and hyperactive c) anxious, fearful, agitated or hysterical or d) depressed and hypoactive 3. Social or cultural status: A member of a family unit with friends and status, or a person relatively alone and/or maladjusted, destitute 4. Physical and intellectual capacity: a) normal weight b) underweight c) overweight d) normal mentality e) sub-normal mentality f) gifted mentality g) normal sense of hearing, sight, equilibrium and touch h) loss of special sense i) normal motor power j) loss of motor power	1. Marked disturbances of fluid and electrolyte balance including starvation states, pernicious vomiting, and diarrhea 2. Acute oxygen want 3. Shock (including "collapse" and hemorrhage) 4. Disturbances of consciousness —fainting, coma, delirium 5. Exposure to cold and heat causing markedly abnormal body temperatures 6. Acute febrile states (all causes) 7. A local injury wound and/or infection 8. A communicable condition 9. Pre-operative State 10. Post-operative state 11. Immobilization from disease or prescribed as treatment 12. Persistent or intractable pain

（文献2、p.34〜35より引用）

　上記イ・ロを説明するにあたり、表題を「一般には看護師によって満たされる」「常時ならびに時に存在する条件によって変容する」「すべての患者がもっている欲求」に三分割して、それぞれの文の意味を解説する。

1）「一般には看護師によって満たされる（Usually Met by the Nurse）」の意味
　表題最初の「一般には看護師によって満たされる」とは、「看護師が基本的欲求を充たす」ことを意味する。言い換えると、看護師は基本的欲求を充たすことに関してプロフェッショナルで、基本的欲求を充足する援助を基本的看護といい、看護師独自の機能であることを述べている。

看護師独自の機能は、『看護の基本となるもの』の「第Ⅰ章 看護目的論」の主題である。看護目的論の看護師独自の機能である基本的看護を、表題では再掲し強調していると解することができる。

2）「常時ならびに時に存在する条件によって変容する（How Modified by Conditions Always Present and Sometimes Present）」の意味

表題の中間「常時ならびに時に存在する条件によって変容する」とは、「基本的欲求は、常時ならびに時に存在する条件によって変容する」ことを意味する。

「常時存在する条件」とは、表の中央枠「基本的欲求に影響を及ぼす常在条件」をいう。ここには、【1．年齢、2．気質・感情の状態・一過性の気分、3．社会的・文化的状態、4．身体的・知的能力】が挙げられている。1〜4のカテゴリーの状態が常在条件である。さらに、ⓐⓑⓒ…と各カテゴリーに属する例示が挙げられている。

「時に存在する条件」とは、表の右枠「基本的欲求を変容させる病理的状態」をいう。右枠内には「基本的欲求を変容させる病理的状態」の1〜12の例が挙げられている。ただし、1〜12の病理的状態は看護師が注目すべき例であって、ヘンダーソンは次のような指摘をしている。

【ヘンダーソンによる指摘】
①ここでの病理的状態とは、患者対象者の罹患している疾患の病理的状態をいう。例示がすべてではない。
②基本的欲求に影響を与える病理的状態は、看護対象者が罹患している疾患の病理的状態とすること。

上記①②の意味を示す文言を、ヘンダーソンは右枠上部の（　　）内に（個人の疾患と対照する）と但し書きを付している。（　　）内の但し書きの意味は「看護対象者の罹患している疾患の病理的状態に合わせなさい」ということであり、必ずしも1〜12の例示にこだわらなくてよいという意味である。

基本的欲求は、「常時存在する条件」「病理的状態」の影響で変容する。「常在条件」「病理的状態」が変化すればそれらの影響を受ける基本的欲求は変容する。その結果、基本的欲求は充足状態も変化する。

そこで、看護対象者の14基本的欲求の充足・未充足状態の診断が必要になる。すなわち、その時その場の「常在条件・病理的状態」、またそれらの変化に応じて、14基本的欲求への常在条件・病理的状態の影響を診断する。これが看護診断である。「基本的欲求は、常在条件・病理的状態で変容する」ことは、看護診断の方法を示したものといえる。看護過程展開の一部である。

3）「すべての患者のもっている欲求（Needs of All Patients）」の意味

「すべての患者のもっている欲求」とは、14基本的欲求のことである。14基本的欲求は看護対象理解の枠組みで、看護対象論である。

ヘンダーソンは『看護の基本となるもの』の「第Ⅱ章 対象論」のなかで、14基本的欲求の性質について「万人に共通」としている。14基本的欲求があることは、万人に共通しているという意味である。

看護師が14基本的欲求の充足に専門的責任を負うことは看護目的論で述べた。そして、基本的欲求が万人に共通していることは看護対象論で述べた。「すべての患者のもっている欲求」は看護対象論である。それは、看護目的論をふまえている。

4）基本的看護の構成要素

表8の左枠の上部タイトルは「基本的看護の構成要素」である。ただし、左枠に列挙されているのは14基本的欲求である。しかし、ヘンダーソンは、14基本的欲求列挙の上部に次のコメントをしている。

「以下のような機能に関して患者を助け、かつ患者がそれらを行えるような状況を用意する（Assisting patients with these function or providing conditions that will enable them to）」

① 「以下のような機能」とは、左枠に列挙してある、14の基本的欲求をいう。
② 「患者を助け」とは、患者の基本的欲求充足を看護師が助けることである。その意味は、患者が可能な限り基本的欲求を自力で満たすことを助けることである。
③ 「かつ患者がそれらを行えるような状況を用意する」とは、患者が可能な限り自力で基本的欲求を充足できる人的物的環境や、意思・知識・スキルを援助することである。
④ 「基本的看護の構成要素」の枠に「以下のような機能に関して患者を助け、かつ患者がそれらを行えるような状況を用意する」ことわりを入れて14基本的欲求を列挙しているのは、基本的看護と基本的欲求の関係を明言したものである。
⑤ ヘンダーソンの考える「基本的看護」と「基本的欲求」の関係は次の通りである。
「各基本的看護は各基本的欲求に対して行われる」
⑥ ヘンダーソンの考える「基本的看護の行い方」は次の通りである。
「患者が自分の基本的欲求を可能な限り自力で充足できるように助ける」

5）表題全体が意味すること

表題全体が意味することをまとめると次のようになる。
① 基本的欲求は、常在条件と病理的状態によって変容する。
② 看護師は、患者の14基本的欲求に常在条件・病理的状態がどう影響を与えているかをアセスメントする。
③ 看護師は、看護対象者が基本的欲求を可能な限り自力で充足できるよう、その人を助ける。
④ 看護対象者が、基本的欲求を可能な限り自力で充足できるよう助ける看護を、基本的看護という。
⑤ 看護師は、基本的看護を行う方法論を学び、実行できることにより専門職者といえる。
⑥ 表題「一般には看護師によって満たされ、また常時ならびに時に存在する条件によって変容するすべての患者がもっている欲求」の解題から看護過程を考える。
表題「一般には看護師によって満たされ、また常時ならびに時に存在する条件によって変容するすべての患者がもっている欲求」の解題から、看護過程の展開を考えると次のようになる。
❶ その人の過去・現在の14の基本的欲求の状態について情報収集する。
❷ その人の基本的欲求に影響を及ぼす常時存在する条件について情報収集する。
❸ その人の基本的欲求に影響を及ぼす病理的状態について情報収集する。
❹ その人の現在の基本的欲求充足状態について、常在条件・病理的状態からの影響を考慮して判断する。

❺判断の際、基本的欲求の充足状況と、充足・未充足をもたらしている常在条件や病理的状態を判断する。

❻最終的に、基本的欲求の充足状況を明確にし、それをもたらしている原因を明確にして明文化する。

❼❻の基本的欲求の充足状況の明確化・明文化に伴い、基本的欲求の充足状況のための基本的看護を抽出する。これがその人への個別的援助となる。

❽その人に必要な基本的看護をもとに、具体的援助計画を立案する。

❾援助計画に従って、基本的看護を実践する。

❿実践した看護を評価し、次の実践に活かす。

引用文献
1. ヴァージニア・ヘンダーソン著,湯槇ます,小玉香津子訳：看護の基本となるもの.日本看護協会出版会,東京,2006.
2. Virginia Henderson：Basic Principles of Nursing Care. International Council of Nurses,1997.

第Ⅳ章-Ⅱ

「基本的看護」各論

基本的看護1
「患者の呼吸を助ける（Helping patient with respiration）」

平尾眞智子、金子道子

I｜緒論

基本的看護1　邦訳（湯槇ら）

> 患者の呼吸を助ける
> 『看護の基本となるもの』p.34

基本的看護1　原文（V. Henderson）

> Helping patient with respiration
> 『Basic Principles of Nursing Care』p.43

　ヘンダーソンは、「患者の呼吸を助ける」基本的看護を1番目に置いた。「正常に呼吸する」基本的欲求が1番目に位置していることから、基本的欲求に呼応する基本的看護も1番目に位置づけしたのである。

　ヘンダーソンは、「breathe normally（正常に呼吸する）」基本的欲求に対する基本的看護を、「Helping patient with respiration（患者の呼吸を助ける）」とした。

　著者は、ヘンダーソンが基本的欲求を「breathe normally」と表現したことに対し、基本的看護には「Helping patient with respiration」と表記したことに注目した。日本語訳では両方とも「呼吸」であるが、原語は、患者の基本的欲求では動詞「breathe」を使用し、看護師の基本的看護では「respiration」を使用していることに重要な意味があると考えた。

　本書第Ⅲ章-Ⅱ「人間の基本的欲求」各論の「正常に呼吸する」の項で解説したように、オックスフォード英英辞典によると、名詞「respiration」の動詞「respire」は「technical to breathe」、「respiration」は「technical the process of breathing」であった。「technical（操作的）」を重視すると次のことがいえる。

　看護対象者の呼吸「breath」を、専門知識技術を駆使して操作的に助けるのが看護師の基本的看護である。

　ヘンダーソンによると、患者の「呼吸（breathe）」を助ける看護師の立場から表現すれば、患者の「呼吸（respiration）」となる。「respiration（呼吸）」は、看護師による専門的な援助の対象となる患者の呼吸を示すものである。

II｜本論

1．「患者の呼吸を助ける」基本的看護の概念定義

1）基本的欲求1「正常に呼吸する（breathe normally）」の概念定義

　著者は、本書第Ⅲ章-Ⅱ「人間の基本的欲求」各論の項で、当該基本的欲求の概念定義を原語および基本的看護の2方向から次のように行った。

> 「正常に呼吸する（breathe normally）」とは、呼吸を可能にする解剖生理学的三過程（外呼吸、血液細胞間のガス移動、内呼吸）および、三過程を可能にする三要件（解剖学的呼吸器の具備、生理学的内呼吸の円滑な機能、外呼吸への良好な外的環境の整備）がすべて正常に推移していることをいう。加えて、解剖生理学的三過程および三過程を可能にする三要件に変化が生じても、正常な呼吸が維持されることをいう。

2）基本的看護1「患者の呼吸を助ける（Helping patient with respiration）」とは；概念定義

　ヘンダーソンが基本的看護に使用している

「respiration」とは、「患者が呼吸する（breathe）」基本的欲求を看護の専門的立場から命名した呼吸の概念である。「患者の呼吸（respiration）を助ける」ことは基本的看護である。

基本的欲求1「正常に呼吸する」の概念定義と今日の呼吸を助ける看護状況に基づき、次のように定義した。なお、ヘンダーソン自身が患者だけでなくすべての健康レベルにある人を看護の対象と考えていることから、広い意味を考え、ここでは看護対象者すべてを含める意味で「各人」という表現を用いる。

> 「患者の呼吸を助ける」とは：概念定義
> 看護師は呼吸に関する三過程（外呼吸、血液細胞間のガス移動、内呼吸）・三要件（解剖学的呼吸器の具備、生理学的内呼吸の円滑な機能、外呼吸への良好な外的環境の整備）の専門的な知識・技術をもって「各人が正常に呼吸すること」を助ける。各人が正常に呼吸するために、呼吸を可能にする解剖生理学的三過程および、三過程を可能にする三要件がすべて正常に推移するように助ける。また、各人の「正常に呼吸するための解剖生理学的三過程および三過程を可能にする三要件」に変化が生じても、正常な呼吸が維持されるように各人を助けることが基本的看護である。

3）「患者の呼吸を助ける」基本的看護に必要な看護師の専門的能力

（1）基本的看護の概念定義に基づく看護師の専門的能力

「患者の呼吸を助ける」の概念定義から看護師は次の4項にわたる専門的能力を必要とする。

①看護師は、正常な呼吸の三過程・三要素を熟知している。
②看護師は、病理的状態から生ずる呼吸状態の変化を理解している。
③看護師は、正常な呼吸への回復保持の医学的治療・基本的看護に関する専門的知識・技術をもっている。
④看護師は、専門的知識技術を駆使して呼吸を助ける看護を実践し評価する。

（2）ヘンダーソンの提唱する基本的看護の主旨と看護師の専門能力

ヘンダーソンが、『Basic Principles of Nursing Care（看護の基本となるもの）』の第Ⅳ章「1. 患者の呼吸を助ける」で基本的看護について記述している内容を、次のイ～ヌのように要約した。イ～ヌの要約内容と当該基本的看護の概念から抽出した上記①～④の看護師の助ける行動との関連を次のように検討した。

イ．看護師が呼吸のありようを正確に観察すること（観察目的④、観察根拠①②③）。
ロ．看護師の責任で望みうる最善の胸郭拡張とすべての呼吸筋の自在な活用を促すこと（④）。
・安全安楽な体位の実演とその効果の説明をすること（実演・効果説明④、知識技術、根拠①②③）。
・安全安楽な体位の保持に必要な物品の選択と使用について責任を持ち、患者家族への指導と工夫をすること（責任可能・根拠①②③、指導・工夫①②）。
ハ．気道閉塞の徴候がないかどうか注意や気道閉塞の原因の除去および防止する技術をもっていること（技術③、技術可能根拠①②）。
ニ．すべての医療従事者および患者・見舞い客に酸素その他のガスの取り扱いについて原則的なことを説明できていること（説明④、説明可能根拠①②③）。
ホ．患者が吸っている混合ガスのサンプルを分析して処置の効果を試験することができること（処置効果の試験④、試験根拠①②③）。
ヘ．退院後の患者が（患者が専門家の観察下に置かれていない場合）、患者自身が自分に処方された特定の方法を理解できるように、処置のしかたについて患者や家族に教える責任を負うこと（責任可能根拠①②③④）。
ト．救命法と同時に心肺蘇生術を行えること（救命措置④、救命措置可能根拠①②③）。
チ．呼吸器械の操作と呼吸器械の構造および操作の原理を患者に教えること（患者教

育④、教育可能根拠①②③)。
リ．地域社会における大気汚染を制御するプログラムに参加し、時に主導すること(大気汚染制御プログラムへの参加・主導④、参加・主導の根拠①②③)。
ヌ．環境の温度、相対湿度、空気中の刺激性物質の存在に留意できること(呼吸刺激性物質の留意④、留意可能根拠①②③)。

ヘンダーソンの考える「患者の呼吸を助ける」基本的看護のイ～ヌまでのすべては、基本的看護の概念定義から生成された看護師の専門能力①～④を持たないと機能しない。したがって、ヘンダーソンの考える基本的看護の主旨と概念定義は一致する[1]。

2．「患者の呼吸を助ける」基本的看護の概要

1）「respiration」概念と「respiration（呼吸）を助ける」基本的看護

respiration（呼吸）とは、看護師の立場からみた患者の呼吸である。本書第Ⅲ章-Ⅱ「人間の基本的欲求」各論の「正常に呼吸する」の解説の表で著者は、呼吸の概念定義において「breathe」と「respiration」の違いを次のようにした。「breathe」は基本的欲求で「患者自ら呼吸する」ことをいい、「respiration」は看護師の人為的操作を加えた「患者の呼吸」をいう。したがって、看護師の行う基本的看護では、患者の呼吸を「respiration」で表す。

看護師の行う専門的な「患者の呼吸を助ける」基本的看護には、次の3つの重要な機能を集約した。これは各人（患者）のrespirationの概念から生み出されたものである。

【看護師の3機能】
①各人（患者）が呼吸機能逸脱を予防し呼吸機能を保持するのを助ける。
②各人（患者）が呼吸機能逸脱を医学的治療・基本的看護によって回復保持するのを助ける。
③各人（患者）が呼吸停止による生命の脅かしへの対処法を学習するのを助ける（呼吸停止の原因の理解・呼吸困難を緩和する方法・呼吸停止を予防する方法）。

看護師は呼吸機能の逸脱予防・逸脱回復、呼吸停止による生命の脅かしを援助することにおいて専門である。

2）「正常に呼吸する」基本的欲求への「患者の呼吸を助ける」基本的看護3機能

看護師の行う「患者の呼吸を助ける」基本的看護と各人（患者）の「正常に呼吸する」基本的欲求との関連を看護師の3機能を介在させて図1に図示した。

3）看護師の3機能と看護師の4専門能力

上記に集約した看護師3機能と、前述した4専門能力との関係を検討し次に示した。
①各人（患者）が呼吸機能逸脱を予防し呼吸機能を保持するのを助ける（看護師の専門能力①④）。
②各人（患者）が呼吸機能逸脱を医学的治療・基本的看護によって回復保持するのを助ける（看護師の専門能力①②③④）。
③各人（患者）が呼吸停止による生命の脅かしへの対処法を学習するのを助ける（看護師の専門能力①②③④）。

なお、看護師3機能と4専門能力との関係も図1に挿入した。

4）基本的看護3機能の具体的内容

（1）各人（患者）が呼吸機能逸脱を予防し呼吸機能を保持するのを助ける

正常な呼吸を保持するためには、正常な呼吸をするための解剖生理学的三過程（外呼吸、血液細胞間のガス移動、内呼吸）、三過程を可能にする三要件（解剖学的呼吸器の具備、生理学的内呼吸の円滑な機能、外呼吸への良好な外的環境の整備）を維持することが重要である。

健康時には「呼吸すること」自体が全く意識されないで行われ、充足されている。基本的看護は、この機能・状態が維持・促進されるように看護する。言い換えれば、健康逸脱を予防することを助けることである。

同じく正常な呼吸をするための三過程、三要件のうち、身体的構造機能に関する過程・要件は日常的にスポーツをすることで呼吸筋や気道、横隔膜を鍛えたり、深呼吸を意識して行い

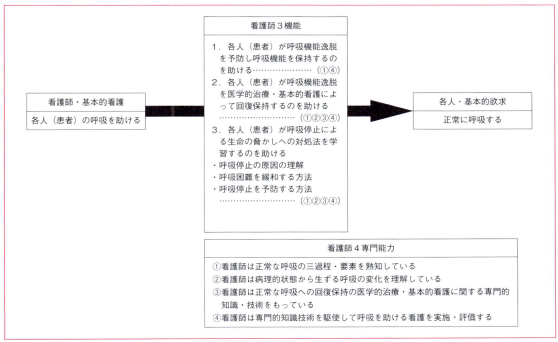

図1 ■「患者の呼吸を助ける」基本的看護における看護師の3機能・4専門能力

気管支の末端部まで空気を入れることで満たすことができる。

　正常な呼吸をするための三過程、三要件のうち、呼吸をするための身体的構造機能以外の要件である「外呼吸への良好な外的環境の整備」は、この時期には意識的に良好な状態に操作できる要件である。これらには基本的欲求の項で既述したように、（イ）姿勢・衣服、（ロ）自然気候、（ハ）外気・室内環境、（ニ）外的刺激、がある。

　身体をしめつけない衣服を着用すること、呼吸するのに楽な姿勢をとること、新鮮な空気の吸える緑の多い公園、海、山などの自然環境に出かけること、人ごみは避け、帰宅後はうがいをすること、自宅・学校・職場などの室内の換気を適宜行うこと、アレルゲンの除去としての室内の清掃をきちんと行うこと、室内の温度や湿度に配慮することなどが挙げられる。

　以上は、各人（患者）が正常に呼吸するための体力・意思力・知識を持っていれば、ほとんど自力で欲求を充足できる。基本的看護は各人の体力・意思力・知識をもって欲求を充足する効果を承認し、さらなる努力と継続を支援することである。しかし、欲求充足のための体力・意思力・知識が欠如していたり、あるいは誤りがある時は、欠如していることがらを補充し、誤りを正して欲求充足に寄与することが基本的看護である。

　ヘンダーソンは「自然換気と清掃とにより、たいていの場所で健康的な心地よい空気環境を提供することができる」と述べている。これは外的環境の整備への基本的看護といえる。

（2）患者が呼吸機能逸脱を医学的治療・基本的看護によって回復保持するのを助ける

　ここでは基本的欲求の「正常に呼吸する」逸脱状況の骨子を述べた上で基本的看護を述べる。

①「正常に呼吸する」逸脱状態とは

　「正常に呼吸する」基本的欲求の逸脱状態とは、次のa、bの二状態のことをいう。

　a. 呼吸を正常にする解剖生理学的三過程（イ. 外呼吸、ロ. 血液細胞間のガス移動、ハ. 内呼吸）が正常に推移しなくな

った状態。
　b. 解剖生理学的三過程を正常にするための三要件（イ. 解剖学的呼吸器の具備、ロ. 生理学的内呼吸の円滑な機能、ハ. 外呼吸を正常にする外的環境の整備）が正常に機能あるいは整備されていない状態。

② 「正常に呼吸する」逸脱状態への基本的看護
　「正常に呼吸する」逸脱状態への基本的看護は、「正常に呼吸する」基本的欲求の逸脱状態（上記①のa、bの状態）に対して行われる看護である。
　a. 呼吸を正常にする解剖生理学的三過程（イ. 外呼吸、ロ. 血液細胞間のガス移動、ハ. 内呼吸）が正常に推移するように助ける。
　b. 解剖生理学的三過程を正常にするための三要件（イ. 解剖学的呼吸器の具備、ロ. 生理学的内呼吸の円滑な機能、ハ. 外呼吸を正常にする外的環境の整備）が正常に機能、あるいは整備するよう助ける。

以下に、上記a、bのそれぞれの具体的内容について説明する。
　a. 呼吸を正常にする解剖生理学的三過程（イ. 外呼吸、ロ. 血液細胞間のガス移動、ハ. 内呼吸）が正常に推移するように助ける。

呼吸を正常にする解剖生理学的三過程のうち、「イ. 外呼吸」を助けるには、肺が拡張しやすいように胸郭を広げること、気道の狭窄や閉塞を防ぎ空気の流通をよくすること、肺胞に空気が到達しやすいように適切な体位を保持するように援助することが挙げられる。また、深呼吸を行ったり、トリフローなどの呼吸訓練補助具を用いた努力呼吸の実施によって末梢気道を広げること、横隔膜・外肋間筋による呼吸運動の効果を最大に得るように援助する。

次に、「ロ. 血液細胞間のガス移動」を助けるために、気道内分泌物や気管内分泌物を、吸引器具を使用して除去することで拡散に使う呼吸面積を維持する。また、拡散の正常性を維持するための肺水腫改善に行われる輸液の管理を行う。

さらに「ハ. 内呼吸」を助けるには、細胞内のミトコンドリアのはたらきを高める必要がある。ミトコンドリアは運動によって増え、体のエネルギー代謝を良好にし、酸素を有効に活用するようになる。そのため、有酸素運動を行うことで細胞内に質のよいミトコンドリアを増やすようにする。ミトコンドリアは筋肉中に多く含まれているため、背筋、大腿部の筋肉の運動もミトコンドリアの活性化と量産体制を促すことにつながる。体が寒さを感じるとミトコンドリアを増加させ活性化させるため、体調に合わせた方法で水風呂や足に水をかけることもある。看護対象者へのミトコンドリアの増殖と活性化への援助はすべて基本的看護である。

　b. 解剖生理学的三過程を正常にするための三要件（イ. 解剖学的呼吸器の具備、ロ. 生理学的内呼吸の円滑な機能、ハ. 外呼吸を正常にする外的環境の整備）が正常に機能あるいは整備するよう助ける。

解剖生理学的三過程を正常にするための三要件の一つ「イ. 解剖学的呼吸器の具備」を助けるには、呼吸器を構成する上気道、下気道内、肺、胸膜で効果的な呼吸運動ができるように、吸入器を用いた気道粘膜の保湿や気道内分泌物の粘稠度の軽減、吸引器を用いた気道内分泌物の除去を行う。また、効果的な咳嗽法の指導を行ったり、効果的な咳嗽を阻害する疼痛、倦怠感、不安、不適切な体位を改善するのを助ける。さらに、肺の拡張を促し円滑な呼吸運動を行うために、胸郭を拡大するような体位を保持するのを助ける。また、日ごろから呼吸器そのものを強化するために、意識的な口すぼめ呼吸や胸郭を拡張させる呼吸法や、呼吸筋の運動を行うように指導する。

第二要件の「ロ. 生理学的内呼吸の円滑な機能」を助けるためにミトコンドリアの活性化・増加のために有酸素運動を行うことを助ける。

さらに第三要件の「ハ. 外呼吸を正常にする外的環境の整備（姿勢・衣服、自然気候、外気・室内環境、外的刺激）」を助ける具体的内容は次のとおりである。

「姿勢・衣服」では、呼吸運動を容易にする体位の取り方、圧迫により呼吸運動を妨げないような衣服の選択と着脱を助ける。このこと

病人が安楽な呼吸をする体位は、仰臥位よりファーラー位やセミファーラー位が適切である。これらの体位は、背中を広く支えることで肋間筋の運動を楽にする。また、横隔膜より下にある内臓が重力によって下がり胸郭を広げ、かつ腹筋による上下運動を容易にする。胸郭が広がることで肺が受動的に拡大し、多量の酸素を細胞内に取り込むことができる。ゆえに、患者の安楽な呼吸を助けるにはファーラー位・セミファーラー位を適切にとれるよう助けることである。

新生児・乳幼児の胸腹部はオムツや衣服で圧迫しないようにする。病人では、胸部に用いる創傷用のパッドや心電図モニターなどの電極類は大きさ、材質、貼付の方向などが呼吸運動に関連するので、これらが呼吸運動を妨げないように援助する。

「自然気候」では、外呼吸のレベルにおいて動脈血の酸素分圧が90〜100mmHgになるように自然環境・室内気圧などを整える。高地では大気圧の低下とともに酸素分圧、酸素濃度が低下するが、登山などの場合は酸素吸入で対処し、運動量を減らすことで酸素消費量を減らし対処する。病室の空気環境は、平地であっても吸入酸素の取り込みの少ない慢性呼吸器疾患の患者にとっては、酸素分圧の低い高地と同様の環境である。慢性呼吸器疾患患者は居住宅あるいは病室でパルスオキシメーター（経皮的動脈血酸素飽和度）の値が90％を切っても、自らの行動を調整すれば酸素消費量を減らし、苦痛なく生活できる。このように、患者が低酸素状態であっても、本人の酸素吸入量と酸素消費量を考慮し、本人が自分の呼吸状態に応じた酸素の吸入量と消費量のバランスが保持できるように援助する。

「外気・室内環境」では、外気の汚染は直接外呼吸を妨げるので、新鮮で清浄な空気を吸うことができるように環境を整える。外気温が極度に高い、あるいは低い場合には呼吸運動が浅く早くなり、酸素消費量が多くなる割に効果的な酸素吸入量が得られないので、適温を保つようにする。外気・室内環境の高温は近年高齢者に多い熱中症の原因の一つにもなっている。

「外部刺激」では、精神的緊張や情動の変化は呼吸中枢を刺激するので、緊張のない安定した情動を保てるように援助する。開腹術や上腹部切開術を受けた場合には、痛みと不安により浅表性の呼吸となるので、緊張や痛みを緩和する援助が必要になる。

3．各発達段階における「正常に呼吸する」基本的欲求への「各人（患者）の呼吸を助ける」基本的看護

各発達段階における「正常に呼吸する」基本的欲求の特徴（既述）と特徴をふまえた「呼吸を助ける」基本的看護の要点を以下にまとめた（詳細については**表1**〈p.306〉を参照）。

1）胎児期

胎児期における「正常に呼吸する」基本的欲求は母体に依存している。胎児期における「呼吸を助ける」基本的看護は妊娠中の母体への基本的看護となる。分娩直後には外呼吸の成立を助ける。

2）新生児期・乳幼児期

新生児期・乳幼児期は未熟な呼吸器と呼吸機能が自立に向け発達していく時期である。この時期の新生児、乳幼児には養育者・保護者が基本的看護を行う。看護師・助産師は、新生児・乳幼児と養育者・保護者に対し、基本的看護を行う。

3）学童期

学童期は心身が成熟に向かう途上にある。身体を鍛えることが呼吸器と呼吸機能の発達に影響する。知的には抽象的思考ができるようになるため、呼吸器疾患予防のための学習をすることが可能となる。学校で集団生活を行うため、インフルエンザなどの感染の機会が多くなるので、学童の知的抽象的思考能力の発達の特徴をふまえた基本的看護を、看護師・養護教諭が行う。

表1 ■ 各発達段階における各人（患者）の呼吸を助ける基本的看護

発達段階	「正常に呼吸する」基本的欲求の特徴	「呼吸を助ける」基本的看護
胎児期	1. 妊娠16週からは呼吸様運動が観察され、胎盤でのガス交換が行われるが、肺形成は未完 2. 妊娠19週からはガス交換する部分を除いて主要呼吸器が完成する 3. 妊娠26週からは肺胞原器が発生し、血管が豊富となる 4. 妊娠32週からは肺胞構造がみられ、肺胞界面活性物質が産生される。したがって、母親の呼吸の影響が大きい 5. 分娩後には肺成熟が完成し、第一声で肺呼吸を開始する （1〜5は解剖・生理学的特徴）	1. 母体を通じて胎児の呼吸器官の完成に必要な栄養が摂取できるよう助ける 2. 母親の「正常に呼吸すること」を助け、胎児が「正常に呼吸すること」を助ける 3. 分娩時のいきみで母親の呼吸を助け、胎児に十分な酸素が確保されるよう助ける 4. 分娩直後の第一声による外呼吸成立を助ける 5. 分娩直後の出生児の呼吸器の発達状態・機能のチェックと外呼吸機能が円滑に行われるよう助ける
新生児期・乳幼児期	1. 新生児期・乳児期の咽頭・喉頭は柔らかく狭く、気管・気管支の直径が狭い 2. 気管支壁を構成する平滑筋組織が未発達のため、感染による浮腫・分泌物が貯留しやすく、気道狭窄・閉塞を起こしやすい 3. 前胸壁の肋骨はほぼ水平に並び、呼気・吸気時の胸郭の容積の差が少なく、腹式呼吸で胸郭の拡張を助けている 4. 呼吸型は鼻呼吸。口呼吸ができず、幼児期後半になるまで意図的に呼吸を調整できず自分で鼻をかむことができない。そのため、鼻閉による呼吸困難を起こしやすい 5. 呼吸器の感染防御機構は未熟であり、気道感染の頻度が成人に比較して高く、自己排痰ができないことにより肺全体に及ぶ二次感染を起こしやすい 6. 治療に使用される薬剤に対する感受性が高く、治療にも反応し好転する可能性も高い （1〜5は解剖・生理学的特徴）	1. 新生児・乳児を抱く時、衣類の選択およびオムツを当てる時は、腹式呼吸が可能であるように保育者を助ける 2. 哺乳後は排気を行い、溢乳を防ぐとともに腹式呼吸が容易にできるよう保育者を助ける 3. 保育者は右側臥位かやや上体高挙の体位とし、溢乳・吐乳による誤嚥性肺炎を予防することを助ける 4. 顔色や呼吸の仕方・回数、呼吸音の観察によって保育者が気道閉塞を未然に防ぐことを助ける 5. 気道内分泌物・鼻腔内の分泌物が増加している場合には、保育者は受診・療養し吸引・吸入によって気道閉塞・鼻閉による呼吸困難に陥らないように助ける 6. 感染源となる空気・冷気を保育者が回避し、適切な湿度に整え気道内の清潔および気管支壁を構成する平滑筋の機能を助ける 7. 処方薬がある場合には、正常な呼吸を観察・見きわめながら適切な与薬方法で正確な薬物の服用を助ける 8. 意図的に呼吸を調整できるようになる幼児期後半には、鼻をかむこと・口を漱ぐことを教え、呼吸困難・感染症への罹患を回避するように助ける
学童期	1. 身体の成長発達とともに肋骨の角度に傾斜ができ、胸式呼吸によって胸腔の容積が拡大する 2. 肺胞の大きさが成長し、それに伴って呼吸数が少なくなり成人の呼吸数に近づいていく 3. 意図的に呼吸を調整できるようになり、意識して腹式呼吸ができるようにする 4. 感染症に対する防御機能が高くなり、乳幼児期に比較して呼吸器感染症は減少するが、環境や生活習慣を原因とした新たな呼吸器疾患を発症する 5. 知的発達の段階では、児童期前期は具体的操作の段階であり、後期は形式的操作の段階に入り抽象的な思考が可能になるため、呼吸器疾患の予防や悪化防止に関する知識の学習が可能になる （1〜4は解剖・生理学的特徴）	1. 呼吸運動に関連する解剖生理学的知識をふまえた、身体運動による呼吸筋の筋力強化の実践を助ける 2. 喘息などの呼吸器疾患のある児童には、必要に応じて意図的に呼吸を調整できるように助ける 3. 喘息などの呼吸器疾患のある児童には、呼吸に影響する環境についての知識を確認し、呼吸停止の危険回避を助ける 4. 集団感染の危険のあるインフルエンザなどの流行性疾患に対し、感染予防対策の実践を助ける

発達段階	「正常に呼吸する」基本的欲求の特徴	「呼吸を助ける」基本的看護
青年期	1. 児童期に引き続き、さらに成人型に向けて成熟に向かい、全身の筋力の増加に伴い呼吸筋の筋力も増加する 2. 第二次性徴の発現による心身の変化は呼吸調節に影響する 3. 情緒の複雑化とともに、情緒反応を引き起こす刺激に対する適切な反応ができるまでに成熟していない。これらの情動が不随意に呼吸運動を変化させる 4. 情緒の揺れの大きさとともに、制御するまで成熟していないことから喫煙・薬物乱用などに向かう傾向があり、呼吸機能に悪影響を与える （1、2は解剖・生理学的特徴）	1. スポーツなどによる青年期の心肺呼吸機能の充実促進を援助する 2. 多様な人間関係・環境から呼吸器感染症の機会があり、インフルエンザなどの予防行動がとれるよう学習するのを支える 3. 心肺呼吸機能の過信を避け、生活スタイルに見合った呼吸機能維持を援助する 4. 呼吸の変化に影響する「恐怖」「怒り」「不安」への対処行動を助ける 5. 呼吸器に影響を及ぼす喫煙・薬物乱用を回避する行動がとれるよう、学習・行動変容を支える
成人期	1. 解剖・生理学的な呼吸器・呼吸機能の発達は完成に達している 2. 呼吸器悪性腫瘍の好発時期である 3. 就労・生活習慣（喫煙）による慢性閉塞性肺疾患の好発時期である 4. 多剤耐性結核の増加傾向がある 5. 社会的役割のストレスによる呼吸の変化をきたす時期である	1. 呼吸器悪性腫瘍の早期発見のために保健行動を助ける 2. 大気汚染・喫煙が呼吸器に及ぼす影響について、集団に対して情報提供し、個々が遭遇している危険を回避することを助ける 3. 就労者や個人経営者・主婦ら個人で健康管理をしなければならない人々に対して、呼吸器感染に対する集団教育および定期健診の受診を助ける 4. 処方薬がある場合には、確実な服薬ができるように助ける 5. ストレスに対する適切な対処行動がとれるように傾聴・共通理解・共同作戦を練る
高齢期	1. 呼吸筋および呼吸器自体の機能が衰え、肺全域への酸素供給の効率が低下し、気道内分泌物が貯留しやすくなる 2. 肺の弾力性・収縮力が低下する 3. 脊柱が彎曲することにより横隔膜による胸腔の拡大が得られなくなる 4. 痰の喀出機能低下と免疫力の低下による呼吸器感染症に陥りやすい 5. 炎症反応が現れにくくなり、栄養の摂取および吸収力の低下により、呼吸器感染症は発見されたときには重篤化していることが多い 6. 嚥下機能の低下による誤嚥性肺炎になりやすい （1～4は解剖・生理学的特徴）	1. 顔色・呼吸回数・呼吸型を観察し、呼吸状態の悪化の早期発見の学習を助ける 2. 睡眠時、休養時の胸腔が可能な限り拡張・収縮しやすいように体位の工夫を教育・指導し実行できるよう支える 3. 外気の温度・湿度を調整することにより感染源となる空気を避け、感染を回避し、外気環境を整える力をつけるのを支える 4. 肺炎予防のために誤嚥せず栄養が十分摂取できるように、栄養および食物の形の選択や食事の取り方の実際を訓練・実行できるまで教育・指導する

4）青年期

呼吸筋の筋力も増加し、呼吸器と呼吸機能は成人型に近づく。その一方で、情緒の安定性には動揺や未成熟な面もあり、このことが呼吸機能にも影響するため、そのことを看護師・保健師は理解し自己対応できるような基本的看護を行う。

5）成人期

呼吸器・呼吸機能の発達は完成するが、呼吸器悪性腫瘍・呼吸器の生活習慣病の好発年齢である。就労に伴うストレス・環境を考慮した基本的看護を行う。集団教育の必要な年代であることをふまえ、各人が正常に呼吸する基本的欲求を満たすための基本的看護を看護師・保健師が行う。

6）高齢期

呼吸機能は老化により徐々に衰退してくるので、それに応じた生活の修正を行う必要がある。呼吸状態の悪化による身体の反応が緩慢で発見しにくく、また、肺炎などが高齢者の死亡原因の上位でもあることから、本人や家族が早期発見できるような基本的看護を行う。

4．各健康レベルにおける「正常に呼吸する」基本的欲求への「各人（患者）の呼吸を助ける」基本的看護

1）表2「各健康レベルにおける各人（患者）の呼吸を助ける基本的看護」作成意図

各健康レベルにおける「正常に呼吸する」基本的欲求への「各人（患者）の呼吸を助ける」基本的看護の原則と詳細を**表2**「各健康レベルにおける各人（患者）の呼吸を助ける基本的看護」にまとめた。表2の作成にあたり、次のことを意図した。

①横軸枠組は左側から順次「健康レベル」「健康レベルに応じた基本的看護の原則」「健康レベルにおける基本的欲求の特徴」「基本的欲求未充足に対する基本的看護」とした。

②縦軸健康レベルは「健康維持期」「健康逸脱期」「健康回復期」「安らかな死」の4段階とした。

③横軸枠組「健康レベルに応じた基本的看護の原則」は基本的看護の3機能から抽出した。

④横軸枠組「健康レベルにおける基本的欲求の特徴」は「正常に呼吸する」基本的欲求各論から既述した要約を再掲した。

⑤横軸枠組「基本的欲求未充足に対する基本的看護」は上記③「健康レベルに応じた基本的看護の原則」と上記④「健康レベルにおける基本的欲求の特徴」とを意味的統合を行って導き出した。

⑥健康レベル「健康維持期」「健康逸脱期」「健康回復期」「安らかな死」の4段階は、本書の概念に基づいた。

表2に基づいた各健康レベルの基本的看護の要旨と基本的看護の応用例を次に述べる。このうち、基本的看護応用例はオレム看護論の健康逸脱時におけるセルフケア要件に添った呼吸器疾患のモデルとして、小児喘息と慢性閉塞性肺疾患（COPD）の例でまとめた。しかし、これらは比較的長い文章になるため、表2にはセルフケア要件のみの記載とした。各健康レベルと基本的看護については、表2と以下の記述の両方を参考にしてほしい。

2）健康維持期の基本的看護

「正常に呼吸する」ことにおいて健康であるこの時期は、当該基本的欲求充足のための解剖生理学的三過程および三過程を可能にする三要件がすべて正常に推移しており、基本的欲求は自力で満たすことができている。

健康維持期の「正常に呼吸する」基本的欲求の特徴と「呼吸を助ける」基本的看護の原則と詳細は表2に示した。

3）健康逸脱期の基本的看護

健康逸脱期の「正常に呼吸する」基本的欲求の特徴と、「呼吸を助ける」基本的看護の原則と詳細を表2に示した。この時期の基本的看護は、前述した「患者の呼吸を助ける基本的看護」3機能のうち「患者が呼吸機能逸脱を医学的治療・基本的看護によって回復保持するのを助ける」と「患者が呼吸停止による生命の脅かしへの対処法を学習するのを助ける」看護が関係してくる。

4）健康回復期の基本的看護

健康回復期の「正常に呼吸する」基本的欲求の特徴と「呼吸を助ける」基本的看護の原則と詳細を表2に示した。この時期の基本的看護は、前述した「患者の呼吸を助ける基本的看護」3機能のうち「患者が呼吸機能逸脱を医学的治療・基本的看護によって回復保持するのを助ける」と「患者が呼吸停止による生命の脅かしへの対処法を学習するのを助ける」看護が関係してくる。特に、患者自身が呼吸の自己管理を行うため、①患者は呼吸機能低下の原因を知る、②患者は呼吸機能低下を緩和する方法を身につける、③患者は呼吸機能低下を予防する方

表2 ■ 各健康レベルにおける各人（患者）の呼吸を助ける基本的看護

健康レベル	健康レベルに応じた基本的看護の原則	健康レベルにおける基本的欲求の特徴	基本的欲求未充足に対する基本的看護
健康維持期	各人（患者）が呼吸機能逸脱を予防し、呼吸機能を保持・増進するのを助ける	1.「正常に呼吸する」欲求は無意識に行われている 2.「呼吸を可能にする解剖生理学的三過程」および「三過程を可能にする三要件」が整っている（三過程・三要素は既述参照のこと） 3. 社会生活を営むために汚染のない十分な酸素量のある空気が存在する自然・社会的環境が整っている 4. 健康障害の有無にかかわらず多くの人は自力で当該欲求を満たしている	1. 無意識に行われ充足している「正常に呼吸する」基本的欲求を、改めて正常な呼吸か否かを意図的に観察・評価し、「正常に呼吸する」ことが持続できるよう各人を助ける。なお、正常に呼吸していると思っていたことが正常でないと判明した場合には、健康逸脱と考え健康逸脱期の基本的看護を行う 2.「呼吸を可能にする解剖生理学的三過程」および「三過程を可能にする三要件」を各人が可能な限り意識して当該基本的欲求の充足を助ける。なお、この三過程・三要件に変化・異常を感じた時は健康逸脱と考え、受診・受療行動がとれるよう指導し健康逸脱期の基本的看護を行う 3. 汚染のない十分な酸素量のある空気が存在する自然・社会環境であるかに関心を持ち、清浄な空気摂取への自助努力を助ける。また、看護師は安全な空気摂取への公衆衛生看護に取り組む
健康逸脱期・健康回復期	各人（患者）が呼吸機能逸脱を医学的治療・基本的看護によって回復保持するのを助ける（オレム看護論の健康逸脱時における6セルフケア要件の導入） 1. 呼吸機能逸脱の起因疾患に対し、適切な医療援助を求め獲得する能力の開発援助 2. 呼吸機能逸脱の起因疾患の病理学的諸症状の影響を自覚し、注意を払う能力の開発援助 3. 呼吸機能逸脱の起因疾患に対し、医学的に指示された諸方策を理解し、効果的に実行する能力の開発援助 4. 医療ケアから生じる不快な点や副作用に留意し、悪化防止への自主規制ができることへの援助 5. 健康状態を受け入れ、特別な治療・看護を受容するのを助ける 6. 病態の諸症状とうまく付き合いながらの、生活修正能力開発への援助	健康逸脱期の当該欲求の特徴は二大別される Ⅰ 呼吸に関する「正常性」の逸脱 　イ. 呼吸を正常にする解剖生理学的三過程が正常に推移しなくなった状態 　ロ. 三過程を正常にするための三要件が正常に機能、あるいは整備されない状態 Ⅱ 「正常に呼吸する」逸脱状態の回復 　イ. 呼吸を正常にする解剖生理学的三過程が正常に推移しなくなった状態において、外呼吸・血液細胞間のガス移動・内呼吸を整え、正常な状態に近づけること 　ロ. 三過程を正常にするための三要件を整え、正常な機能に近づけること 　ハ. 呼吸の機能低下に応じた生活機能を見出し、それに馴れ、正常性を逸脱しないこと	（オレム看護論の健康逸脱時における6つのセルフケア要件） 1. 原疾患（呼吸器疾患を含む）から生じた「正常な呼吸の逸脱状態（Ⅰ. イ・ロ）」に対し適切な援助を求め獲得する能力開発への援助 2. 呼吸逸脱状態の病理学的諸症状（Ⅰ. イ・ロのいずれか）の影響を自覚し注意を払う能力開発への援助 3. 呼吸逸脱病態に対し医学的に指示された諸方策（Ⅱ. イ・ロ・ハのいずれかへの諸方策）を理解し、効果的に実行する能力を助ける 4. 医療ケア（Ⅱ. イ～ハへの医療ケア）から生ずる不快点・副作用に留意し、悪化防止（Ⅱ. イ～ハの悪化防止）への自主規制を援助する 5. 呼吸逸脱状態を受け入れ、特別な治療・看護を受容するのを援助する 6. 病態の諸症状（Ⅰ. イ・ロ）とうまく付き合いながらの、生活修正能力開発を助ける

（次頁へ続く）

健康レベル	健康レベルに応じた基本的看護の原則	健康レベルにおける基本的欲求の特徴	基本的欲求未充足に対する基本的看護
安らかな死	呼吸困難・停止による生命への脅かしに対し、本人・家族が対処法を学習するのを助ける	1. 咳嗽・喀痰・労作性呼吸困難など呼吸器症状の悪化 2. 咳嗽、喀痰に伴う疲労感・睡眠障害および日常生活動作・活動性の低下 3. 「死」と直面しつつある過程で生じる予期的不安と窒息への恐怖感 4. 入院による療養環境の変化・孤独・日常生活動作の低下に伴う自尊心の低下により呼吸困難が増強する 5. 酸素ホメオスターシスの維持のために起こる臨死期の呼吸型の出現	1. 鎮痛・鎮咳剤の適切な使用による疼痛コントロール、室内の温度・湿度・空気の清浄化、直接風が当たらないようにするなど、容易で快適な外呼吸の促進を助ける 2. 呼吸困難の訴えを傾聴し、呼吸器症状の観察により患者・家族に症状の原因、症状管理の方法を説明し、治療法の選択および呼吸停止の危険を回避することを助ける 3. 枕・寝具の工夫により安楽な体位を調整し、胸郭を広げ呼吸運動がスムーズにできるのを助ける 4. 呼吸苦を生じている喀痰喀出のための気道内吸引を行い苦痛を最小限にし、自力外呼吸を助ける 5. 好きな音楽をかけたり、家族およびキーパーソンの付き添いによって患者が呼吸苦を感じないようリラックスできるよう助ける 6. ベッド周囲の物を整理し動線を考慮し、酸素療法などの工夫によって患者自身が日常性を保持し、自立性と自尊心の保持を助ける 7. 多職種との連携により在宅医療における質の高い療養ができるようにサポートする 8. 死別を予想し悲嘆の過程にある家族をねぎらい、家族の気持ちを汲み取り、家族内での話し合いなどを通じてサポートシステムをつくることを助ける 9. 患者・家族に、最期にどのように過ごしたいかを聞き、そのように調整することによって、家族がケアの満足感を得ることを助ける

法を身につける、といった3つの行動が関係してくる。

5）安らかな死への基本的看護

安らかな死の時期の「正常に呼吸する」基本的欲求の特徴と「呼吸を助ける」基本的看護の要旨と詳細を表2に示した。

ヘンダーソンは「看護師にできるのは、ただ看護師自身が考えている意味ではなく、看護を受けるその人にとっての意味における健康、その人にとっての意味における病気からの回復、その人にとっての意味におけるよき死、に資す

るようにその人が行動するのを助けることである」と述べている。金子は「安らかな死とは自分の信念・信仰に従って自己実現していく欲求の充足である」と述べている。

死を迎える人の「患者の呼吸を助ける」基本的看護は、この時期における「正常に呼吸する」基本的欲求を充足することであり、可能な限りの生命維持につながり、患者が自分の信念・信仰に従って自己実現していく欲求が充足するように行動できる時間を設けることにもなる。

ヘンダーソンは「呼吸の停止ほど生命を脅か

すものはないのである」と述べている。終末期の呼吸は、生命を脅かすとともに、呼吸困難の苦痛、死への恐怖を伴っているものである。呼吸苦を除去することが終末期の呼吸を助ける基本的看護である。そのために、外呼吸を助け呼吸運動をしやすくする体位の工夫、吸入するガス（酸素）の調整、そしてその人のそばにいることで恐怖をやわらげるための援助を行う。呼吸苦を感じている本人が一番安楽と感じられることを、本人の意思に基づき周囲の人が整えることで正常な呼吸が確保できる。

　臨死にあっても、最後まで生命維持への呼吸努力をしている人間の生体を、臨死の人も、またその家族も、そして看護師も理解していかなければならない。それは、生体のもつ生きる力そのものである。

6）健康逸脱期の基本的看護応用例
「小児喘息」

　健康逸脱期の「患者の呼吸を助ける」基本的看護を「小児喘息」を例にみてみる。

　小児喘息は、呼吸をする時に「ヒューヒュー」「ゼイゼイ」という音（喘鳴）が聞こえる呼吸困難を繰り返す病気である。初めのうちは、風邪をひいた時に咳が長引いたり、喘鳴が伴うことが多い。風邪をひいた時にこのような症状を繰り返しているうちに、風邪をひいてなくても喘鳴が生じたり、咳が出やすくなったり、運動をすると喘鳴や咳が出て苦しくなるようになる。

　喘息発症には、気管支と肺胞が大きくかかわっている。喘息発作は、ウイルスの感染やアレルギーの原因になるダニやハウスダストなどの環境性抗原を吸い込んで、気管支粘膜で免疫反応としてのアレルギー性炎症反応が起こる。これが長期間続くと気道の慢性炎症が起こる。気道の慢性炎症が生じると気道過敏性が高まってくる。また、気管支粘膜の腫脹、気管支平滑筋収縮、粘膜栓形成による痰の増加、気管支壁の硬化が起こり、空気の通り道が狭くなり喘鳴や呼吸困難が起こる。さらに長期化すると肺機能が低下してくる。小児喘息患者の9割以上がアトピー体質であり、環境性アレルゲンの吸入により喘息発作が誘発される。

　全健康レベルに不可欠な「正常に呼吸する」基本的欲求の「健康逸脱期」で述べたように、オレムによる健康逸脱時における6つのセルフケア要件を小児喘息基本的看護に応用して考えると次のようになる。

① 小児喘息に対し、適切な医療援助を求める能力、およびその医療援助を獲得する能力を身につけ発揮することを援助する

　小児の受療行動は両親など保育者に依存する。つまり、適切な医療援助を求め獲得する能力は保育者によることになる。小児喘息発作の救急医療・定期検診は保護者が求め、確保できなければならない。したがって、看護師は保育者へ、その児の病状にあった適切な医療機関の選択ができ、救急対応ができるように援助しなければならない。また、看護師は保育者が児の日常での症状を正確に観察し、医療従事者に伝え、適切な医療援助が受けられるような能力をつけることを援助する。

② 小児喘息を引き起こしている病気の病理学的諸状態の影響を自覚する能力、呼吸異常の病理学的諸状態の結果に対して注意を払う能力を身につけ発揮することを援助する

　保育者は、児に代わって小児喘息を引き起こしている病理的諸状態を観察して、医療者に伝え、医療者の指示を理解し注意を払う能力が必要である。看護師はそれらの能力を保育者が獲得できるよう保育者を助ける。また、保育者の能力不足や誤り、疑問・質問があったときに不足を補充し誤りを正し、疑問・質問に答えることが基本的看護である。

③ 小児喘息に対して医学的に指示された諸方策を理解し、諸方法を効果的に実行することを援助する

　保育者は、児になり代わって医学的に支持された諸方策を理解し、諸方法を児に対して効果的に実行する。看護師は、保育者が小児喘息に対して医学的に指示された諸方策を正しく理解し、児に対し諸方法を効果的に実行しているかを見きわめ、治療効果が上がるように援助する。また、児が自分の病気や指示された諸方法の理解が可能な場合は、看護師は児が理解でき

るよう援助する。さらに、看護師が児を援助する方法を保育者にみてもらい、児への援助に役立ててもらう。

④小児喘息に対して行われる医療ケアから生ずる不快な点や副作用に対して留意し、悪化防止のため自主規制することを援助する

保育者は児になりかわって小児喘息への医療ケアから生じる不快点や副作用に留意し、悪化防止のための自主規制をする。看護師は、医療ケアによって生じる不快点や副作用に留意し、悪化防止のための自主規制がとれているかを見きわめ、副作用対処・悪化防止の自主規制が効果的にできるよう保育者を援助する。また、児が副作用対処・悪化防止のための自主規制が一部できる場合は児を援助する。さらに、看護師が児を援助する方法を保育者にみてもらい、児への援助に役立ててもらう。

⑤小児喘息の健康状態にあることを受け入れ、喘息の状態に合わせた特別な治療、看護が必要であることを受け入れる

保育者は、児になり代わって、児が小児喘息という特殊な健康状態にあることを受け入れ、喘息に合わせた特別な治療・看護が必要であることを受け入れなければならない。看護師は、保育者がそれらを受け入れられるよう援助する。また、児自身がそれらを理解し受け入れられる場合は、児の受容を援助する。さらに看護師が児へそれらの受容を援助したことを保育者にみてもらい、児への援助に役立ててもらう。

⑥小児喘息から生ずる諸症状とうまく付き合いながら生活するために、現生活を修正する能力を養う

発作などで医療機関での入院治療後に、児が小児喘息の諸症状とうまく付き合いながら生活するために、保育者は現生活を見直し、児の呼吸が正常に維持できるよう改善しなければならない。看護師は保育者が現生活を見直すこと、児の呼吸が正常に維持できるように、生活スタイルや住環境などを改善することを助ける。

7）健康回復期の基本的看護応用例「慢性閉塞性肺疾患」

健康回復期の基本的看護の解明を「慢性閉塞性肺疾患」患者の場合でみてみる。

慢性閉塞性肺疾患（COPD）とは、従来、慢性気管支炎や肺気腫と呼ばれてきた病気の総称である。タバコの煙を主とする有害物質を長期に吸入曝露することで生じた肺の炎症性疾患であり、喫煙習慣を背景に中高年に発症する生活習慣病といえる。

タバコの煙を吸入することで肺の中の気管支に炎症が起きて咳や痰が出たり、気管支が細くなることによって空気の流れが低下する。気管支の末端にある肺胞が破壊されて肺気腫の状態になると、酸素の取り込みや二酸化炭素を排出する機能が低下する。COPDではこれらの変化が並存していると考えられ、治療を行っても元に戻ることはない。

COPDでは、歩行時や階段昇降など身体を動かした時に息切れを感じる労作性呼吸困難や慢性の咳や痰が特徴的な症状である。一部の患者では、喘鳴や発作性呼吸困難など、喘息様の症状を合併する場合もある。

オレムによる健康逸脱時における6つの能力開発セルフケア要件を「健康回復期」のCOPD患者に応用して考えると次の6つのようになる。

①COPDに対し、適切な医療援助を求める能力、およびその医療援助を獲得する能力を身につけ、実行することへの援助

患者は呼吸異常に気づき、これ以上呼吸機能を低下させないためにCOPDの専門外来を受診し、何でも相談できる医師に定期的に通院し呼吸機能の維持に努められるようにする。定期的に受診するために、自ら家族や職場の健康管理者と相談し、職場の同僚と勤務時間・仕事内容を調整できるようにする。

看護師は患者が呼吸異常に気づき、COPDの診断を受け、自発的にCOPDの治療に適切な医療機関を選択し、定期的に受診が維持できるよう、患者・家族を導く。また、それらが自発的にできている人にはセルフケア能力を評価し、持続できるよう励ます。また、受診維持のために自発的に職場で仕事の調整をしている人には、職場での健康管理と専門治療機関との調整もできるよう支えることが基本的看護である。

②COPDの病理学的諸状態の影響を自覚し、呼吸異常の病理学的諸状態に注意を払う能力の開発への援助

患者は、自身の病気が肺胞の破壊によって酸素の取り込みや二酸化炭素の排出機能が低下するという病理的諸状態で呼吸機能低下が生じていることを自覚し、これ以上の低下を防止するために禁煙に努め、感冒・肺炎など肺合併症の予防に留意する能力を身につける。看護師は、患者が自身の病気による病理的状態（酸素・二酸化炭素のガス交換機能の低下）を自覚し、禁煙や肺合併症予防に留意できる健康逸脱におけるセルフケア能力を開発することを援助する。また、それらができている人にはその能力を評価し、患者にフィードバックする。

③COPDに対して、医学的に指示された諸方策を理解し、諸方法を効果的に実行することへの援助

患者は、自身の病気に対して医学的に指示された薬物療法、口すぼめ呼吸、運動療法、在宅酸素療法などの治療法を次のa）〜d）の理由から行うことを理解し、効果的に実行する能力を身につけなければならない。

a) COPD患者の気管支は閉塞状態であるため気管支拡張剤で酸素の取り込みを促進させる。
b) 呼吸機能を主に担う横隔膜のはたらきが弱くなり、胸式呼吸による浅い呼吸に頼っていることが多く呼吸の効率が低下してくるため、腹式呼吸を訓練する必要がある。また、口をすぼめてゆっくりと息を吐き出すことで気道内圧を高く保ち、呼気時の肺胞の残気の排出を促進し気道閉塞を防ぐため、口すぼめ呼吸の訓練をする。さらに鼻から吸うことで空気を加湿・加温する。
c) 運動療法として、外出しての歩行や坂道・階段を上る練習をしたり、腹筋筋力の強化、座位での体操や持久力トレーニングとしての踏み台昇降、階段昇降や自転車エルゴメータ、トレッドミルなどを用いた負荷訓練を行うこともある。
d) COPDに対する医学的な治療や訓練を行っても酸素を体内に十分取り込めず低酸素血症をきたしている患者には「在宅酸素療法（HOT）」が行われる。

看護師は、患者が指示された治療法を理解し、その治療法が呼吸機能維持になぜ必要なのか正しく理解できること助ける。また、治療法の正しい実行のしかたや実行後の効果判定を患者が正確に行えるよう助ける。さらに、治療上不明な点や疑問が生じた時、必ず医療者に相談し解決できるよう助ける。

④COPDに対して行われる医療ケアから生じる不快な点や副作用に留意し、悪化防止のため自主規制することへの援助

患者は、医学的に指示された気管支拡張剤などの薬物療法・口すぼめ呼吸・運動療法・在宅酸素療法などから生じる患者にしかわからない不快な点や副作用に留意し、副作用などを自覚したら必ず受診し正しく伝え、医療者からの指示を受け、指示に従って規制されたことを守りCOPDの悪化を防ぐ。

看護師は、患者が指示された医学的治療法の副作用や不快な点を正しく理解し、自分に生じていることを医療従事者に正確に報告するのを助ける。また、患者が副作用や不快点を解決しながら正常な呼吸ができるよう援助する。

⑤COPDであることを受け入れ、COPDの状態に合わせた特別な治療や看護が必要であることを受け入れることへの援助

患者は、自分が罹患している疾患が慢性のものであり治療を継続することで生命維持が可能であることを受け入れ、生命維持のために指示された治療法であることを理解し受容しなければならない。そして、医療従事者の指示やケアは自分の生命維持に対して行われていることで、自分の生命維持には自ら主体的に医療従事者や家族らのサポートが得られるように考え行動することを学ぶ。

看護師は、患者が生命維持のために指示された治療法を理解し、受容することを助ける。また、患者が生命維持のために主体的に医療従事者や家族らのサポートが得られ考えて行動するのを助ける。

⑥COPDから生じる諸症状とうまく付き合いな

がら生活するために、現生活を修正する能力を養うことへの援助

a）家庭・職場・受療の場での生活修正

患者は、COPDの諸症状とうまくつき合うために、家庭・職場・受療の場をどう修正したらよいか考え、実行する必要がある。家庭では衣食住の生活スタイルを指示された治療法が継続できるように、家族のサポートを得て生活修正しなければならない。職場では健康管理者や同僚らのサポートを得て、病人役割と職業人役割の両立ができるよう職場生活の修正をする必要がある。受療の場では医療従事者のサポートを得て、受療行動が家庭と職場の生活と調和できるように修正する。

看護師は、患者が家庭・職場・受療の場で家族、職場の健康管理者や同僚、医療従事者のサポートを得て、受療行動が家庭・職場の生活とうまく調和できるように助ける。

b）呼吸機能と生活の修正

患者の1日の生活に指示された治療法をうまく組み込むことが必要になる。すなわち、1日の生活パターンの修正である。患者はパルスオキシメーター測定により、血中酸素濃度に応じた薬物療法・運動療法・呼吸法・在宅酸素療法などを調整し、1日の生活パターンを組み立てる必要がある。患者の重要な病人役割行動である。

また、労作性呼吸困難・発作性呼吸困難が発症した時、患者はすみやかな対処機制が必要である。救命救急、入院加療、在宅酸素療法など呼吸困難に対処できる行動パターンを日頃から想定し準備しておかなければならない。これらも重要な生活行動修正パターンである。このことは、前記した「正常に呼吸する」基本的欲求の「呼吸停止による生命の脅かしへの対処法を学習する」患者の欲求である。

看護師は、患者が「呼吸停止による生命の脅かしへの対処法を学習する」のを助ける基本的看護を行う。それは、図1に示した3機能の一つに該当する。看護師が助ける事項は、イ．患者が呼吸停止の原因を学習し理解するのを助ける、ロ．患者が呼吸困難を緩和する方法を学習するのを助ける、ハ．患者が呼吸停止を予防する方法を学習するのを助ける、である。患者は、イ～ハの学習が経験知となった時、生命危機に対処できる。看護師は生命危機に対処する基本的看護を行ったことになる。

〈引用文献〉
1. 竹村眞理：基本的欲求「Breathe normally」を適応概念で解く：normallyと適応レベルの考察．日本適応看護理論研究会学術論文集 2013；9（1）：9-1-30.

〈参考文献〉
1. 竹村眞理：基本的欲求「Breathe normally」を適応概念で解く：normallyと適応レベルの考察．日本適応看護理論研究会学術論文集 2013；9（1）：9-1-30.
2. 公益財団法人長寿科学振興財団：健康長寿ネット．慢性呼吸不全のリハビリテーション
http://www.tyojyu.or.jp/net/byouki/rehabilitation/mansei-reha.html（2019/1/10アクセス）
3. 荒川浩一，足立雄一，海老澤元宏，他監修，日本小児アレルギー学会：小児気管支喘息治療・管理ガイドライン2017．協和企画，東京，2017.
4. ドロセア E. オレム，小野寺杜紀訳：オレム看護論，看護実践における基本概念 第4版．医学書院，東京，2005.
5. 金子道子編著：ヘンダーソン，オレム，ペプロウの看護論と看護過程の展開．照林社，東京，1999.

基本的看護2

「患者の飲食を助ける（Helping patient with eating and drinking）」

中溝道子

I 緒論

基本的看護2　邦訳（湯槇ら）

> 患者の飲食を助ける
> 『看護の基本となるもの』p.37

基本的看護2　原文（V. Henderson）

> Helping patient with eating and drinking
> 『Basic Principles of Nursing Care』p.46

　ヘンダーソンは、2番目の基本的看護に「Helping patient with eating and drinking（患者の飲食を助ける）」看護をおいた。基本的欲求「eat and drink adequately（適切に飲食する）」が2番目に位置していることから、基本的看護も2番目に位置付けられている。

　2番目の基本的欲求「eat and drink adequately」と2番目の基本的看護「Helping patient with eating and drinking」を対比すると、基本的欲求では「adequately」があるが、基本的看護にはない。また、基本的欲求では「eat and drink」と動詞で表現されているが、基本的看護では「eating and drinking」と動名詞で表現されている。

　各自の「eating」「drinking」は、1日の生活の中で継続してとられている欲求である。各自の、継続してとっている飲食を助けることは、それまでに摂取したメニューや栄養、量や食欲などを考慮し、その時その場での飲食にふさわしい変化をつけて整える必要がある。飲食の継続性と変化を重視した基本的看護を考えなければならない。

　一方、ヘンダーソンは基本的看護のなかで、「看護師は食習慣、嗜好、タブーの類をよく知らなければならない」と述べている。

　基本的欲求に表現されている「adequately（適切に）」が、基本的看護では省略されている。しかし、ヘンダーソンの考え方をとり入れると、基本的看護には「adequately（適切に）」が充分考慮されなければならない。したがって、「適切性」には「継続性」と「変化」を含む。

II 本論

1. 基本的看護「患者の飲食を助ける」とは；概念定義

1）基本的欲求2「適切に飲食する（eat and drink adequately）」とは；概念定義

　基本的欲求2「適切に飲食する（eat and drink adequately）」を、著者は原語「eat and drink adequately」から次のように概念定義した（詳細については、基本的欲求2〈p.93〉を参照）。

> 「適切に飲食する」とは、食物に含まれる栄養素・調理法・年齢や健康状態に応じた必要栄養所要量・水分や食物の安全性の知識を基盤に、健康的な食習慣の範囲内で自分の好みの味付けや嗜好が反映されたものを量・質ともに過不足なく摂取し、飲食の満足や人間関係の発展を得る。その結果、飲食した水分・食物が正常に消化吸収され、生命維持に必要な細胞・組織の再生と成長発達・社会生活を営むために必要なエネルギーの生産と供給が行われることである。

2）基本的看護2「患者の飲食を助ける（Helping patient with eating and drinking）」とは；概念定義

（1）当該基本的欲求の重要概念と看護目的論との関連

当該基本的欲求の重要概念は、ヘンダーソンの看護目的論に反映されている看護師独自の機能について記述した内容（表1イ、ロ）に関連している。

そこで、当該基本的欲求重要概念1〜4と、看護師独自の機能（表1イ、ロ）を関連づけることで、当該基本的欲求と看護目的論との関連を明確にした。結果が表1である。

（2）基本的看護2「患者の飲食を助ける」の概念定義

基本的看護2「患者の飲食を助ける」の概念定義を、基本的欲求2「適切に飲食する」の概念定義と、ヘンダーソンが述べている看護師独自の機能に基づき次のように定義した。

なお、ヘンダーソンは「患者」の飲食を助けるとしているが、看護の対象者は患者だけではないことから、患者を含む「各人」とした。

> 「患者の飲食を助ける」とは、食物に含まれる栄養素・調理法・年齢や健康状態に応じた必要栄養所要量・水分や食物の安全性の知識を基盤に、健康的な食習慣の範囲内で自分の好みの味付けや嗜好が反映されたものを量・質ともに過不足なく摂取し、飲食を通して心の満足や人間関係の発展を得るよう助けることである。その結果、飲食した水分・食物が正常に消化吸収され、生命維持に必要な細胞・組織の再生と成長発達・社会生活を営むために必要なエネルギーの生産と供給が行われることを助ける。これらは各人が可能な限り自力でできるように助け、できないところを各人になり代わって助けることである。

当該基本的看護の定義には看護師が助ける4項が重要で、その具体的援助を図1「基本的欲求と基本的看護の概念定義図」に示した。図1は、基本的欲求・基本的看護の概念定義と欲求への看護を端的に図示したものである。

「適切に飲食する」の4つの欲求重要概念である「飲食に関する知識の習得」、「健康的な食習慣の範囲内での味付けや嗜好を反映」、「食物に含まれる栄養素・カロリーの過不足のない摂取」、「飲食の満足・人間関係の発展を得る」に対応させ、4つの看護重要概念「飲食に関する知識を習得し、判断と行動ができるように助ける」、「健康的な食習慣の範囲内での味付けや嗜好を反映できるように助ける」、「食物に含まれる栄養素・カロリーの過不足のない摂取を助ける」、「飲食を通して心の満足や人間関係の発展を得るように助ける」とした。

図1は基本的欲求概念・基本的看護概念・飲食への基本的看護目標の統合を示したものである。

3）基本的看護2「患者の飲食を助ける」概念定義とヘンダーソンの提唱する基本的看護との関係

ヘンダーソンが『Basic Principles of Nursing Care（看護の基本となるもの）』で、基本的看護「患者の飲食を助ける」について述べていることは、患者の飲食を助けるために看護師は何をなさねばならないかということであった。ヘンダーソンの提唱する主旨は、表2の右枠「ヘンダーソンの提唱する"患者の飲食を助ける"

表1 ■ 「適切に飲食する」基本的欲求の重要概念と看護目的論との関連

基本的欲求「適切に飲食する」重要概念	看護目的論
重要概念2；健康的な食習慣の範囲内で、自分の好みや味付けを反映	イ．病人であれ健康人であれ、各人が健康あるいは健康の回復（あるいは安らかな死）に資するような行動をするのを助ける
重要概念1；食物に含まれる栄養素・調理法・必要栄養所要量・水分や食物の安全性の知識 重要概念3；食物の栄養素・カロリーの過不足のない摂取 重要概念4；飲食の満足と人間関係の発展を得る	ロ．必要なだけの体力と意思力と知識を持っていれば、これらの行動は他者の援助を得なくとも可能である

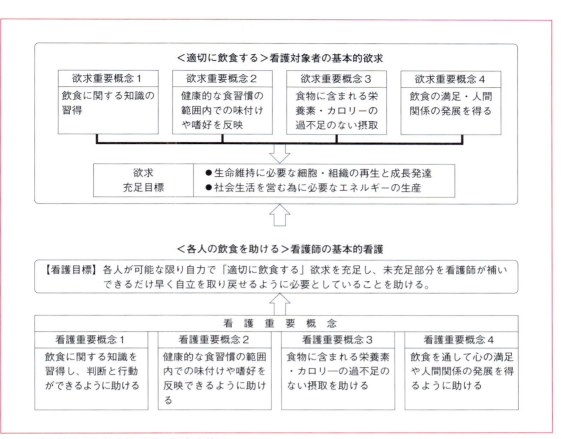

図1 ■ 基本的欲求と基本的看護の概念定義図

表2 ■ 「患者の飲食を助ける」看護重要概念とヘンダーソンの提唱する「患者の飲食を助ける」の主旨との関連

「患者の飲食を助ける」看護重要概念	ヘンダーソンの提唱する「患者の飲食を助ける」の主旨
重要概念1 　飲食に関する知識を習得し、判断と行動ができるように助ける	重要概念1に関する主旨 　イ．身長、体重の標準、必要栄養素量や食品の選択と調理について助言する、あるいは手伝う
重要概念2 　看護対象者が健康的な食習慣の範囲内での味付けや嗜好を反映できるように助ける	重要概念2に関する主旨 　ロ．患者の食習慣、嗜好、タブーの類、不適切な食餌摂取を観察し、患者の食欲および摂取の妥当性を常に見きわめる責任がある 　ハ．患者の健康的な食習慣を最大限に利用し、非健康的な習慣をやめさせる
重要概念3 　食物に含まれる栄養素・カロリーの過不足のない摂取を助ける	重要概念3に関する主旨 　ロ．患者の食習慣、嗜好、タブーの類、不適切な食餌摂取を観察し、患者の食欲および摂取の妥当性を常に見きわめる責任がある 　ニ．患者の飲食について励ます 　ホ．身体的に安楽で情緒的にストレスがなく、患者の食欲がわくように環境を整える 　ヘ．自分一人で食事ができない患者には援助する 　ト．病院慣例として決められた3食の時間配分について、患者への悪影響が最小限になるよう努力する
重要概念4 　飲食を通して心の満足や人間関係の発展を得るよう助ける	チ．食堂まで歩ける患者、松葉杖や車椅子、あるいはストレッチャーに乗ってでも食堂に行ける患者はそうしたほうがよい。そこには変化があり、友を見つける機会となる

表3 ■「飲食を助ける基本的看護目標」とヘンダーソンによる「飲食を助ける」目標の主旨との関連

「飲食を助ける」基本的看護目標	ヘンダーソンの提唱する「飲食を助ける」目標の主旨
各人が可能な限り自力で「適切に飲食する」欲求を充足し、未充足部分を看護師が補い、できるだけ早く自立を取り戻せるように必要としていることを助ける	・患者が自分でできるところは自分で行い、できる限り早く自立を取り戻すように仕向ける。そのためには創意工夫と患者の心からの関心が大切である ・身体的に安楽で情緒的にストレスがなく、患者の食欲がわくように環境を整える

の主旨」にイ・ロ・ハ・ニ・ホ・ヘ・ト・チで示した。

表2は、基本的看護2「患者の飲食を助ける」の重要概念定義が、ヘンダーソンの提唱する基本的看護の主旨のどこに包含するかを示したものである。「患者の飲食を助ける」基本的看護の重要概念1～4は、ヘンダーソンの提唱する基本的看護の主旨イ～チをすべて包含している。

表3は、基本的看護の概念定義から抽出した「飲食を助ける基本的看護目標」と、ヘンダーソンによる「飲食を助ける」目標の主旨との関連を示したものである。

4）現代社会における健康維持増進・逸脱時・健康回復のための食の重要性

ヘンダーソンは「必要栄養素量や食品の選択と調理について助言できなければならない。この種の助言は母親たちにとって特に必要であり、多々ある保健活動のなかでも子どもの食行動を扱った指導ほど喜ばれるものはない」と述べている。

上記はヘンダーソンの食による疾病予防の重要性に対する保健指導の大切さが読み取れる。近年、食の重要性が叫ばれていることから、「各人の飲食を助ける」基本的看護の概念定義は、それをより明確に示さなければならない。

5）基本的看護「患者の飲食を助ける」の全体像

著者は、当該基本的欲求と当該基本的看護の概念定義をもとに、当該基本的看護の全体像を図2「患者の飲食を助ける基本的看護の全体図」のように示した。

適切に飲食するための10要件がある（「適切に飲食する」基本的欲求を参照）。10要件とは、①食欲がある、②食物を得る、③調理する、④摂食行動をとる、⑤消化吸収機能が具備されている、⑥口渇に伴って水分摂取する、⑦飲水条件が整う、⑧水分摂取行動をとる、⑨水分を吸収する、⑩排泄機能が解剖学的に具備されている、ことである。

その10要件が具備されることにより、飲食に関する健康者の基本的欲求の重要4概念の「飲食に関する知識」「健康的な食習慣の範囲内で、自分の好みや味付けを反映」「食物に含まれる栄養素・カロリーの過不足のない摂取」「飲食の満足」が充足される。しかし、「1．飲食に関する知識不足」「2．健康的な食習慣の範囲内での味付けや嗜好を反映していない」「3．食物に含まれる栄養素・カロリーを過不足なく摂取していない」「4．飲食の満足や人間関係の発展が得られない」の基本的欲求の未充足に対して改善しない生活を送ると、健康障害発生の可能性につながる。そこで、看護師の専門的はたらきかけは次のとおりである。

A．健康者には、より健康を維持増進するためのはたらきかけ。
B．「適切に飲食する」基本的欲求未充足者には、「適切に飲食する」基本的欲求充足により健康障害発生の予防としてのはたらきかけ。
C．飲食に関する健康破綻あるいは障害のある人へのはたらきかけ。

上記A～Cが「患者の飲食を助ける」基本的看護の全体である

2．「患者の飲食を助ける」基本的看護の概説

1）概念1；看護対象者が、飲食に関する知識を習得し判断と行動ができるよう助ける

すべての人は、健康障害の有無にかかわらず、飲食による健康の維持増進・障害予防・健康回復の目的で、「飲食に関する知識を習得し

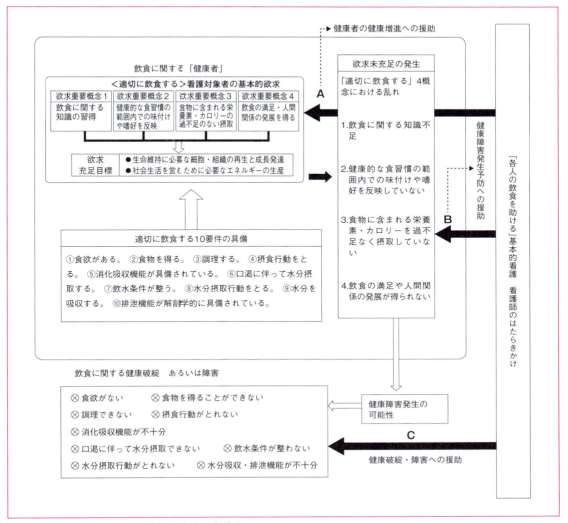

図2 ■ 患者の飲食を助ける基本的看護の全体図

ているか」「習得した知識に照らし合わせて適切な飲食ができているか」「習得した知識に基づいた行動がとれているか」判断しなければならない。具体的には、図2に示した「適切に飲食する10要件の具備」に関する判断・行動である。看護師は、すべての人の「適切に飲食する10要件の具備」に関する判断および行動を助ける。それが、患者の飲食を助ける具体的な基本的看護である。また、看護対象者ならびにその食事管理をする人（家族や集団の食事管理をする人）が「適切に飲食する10要件」に関する正しい知識を理解しているか、飲食管理が正しく実行できているかを観察・査定し、知識・実行の不足や過ちを補正し、適切にできていれば評価し継続できるよう導くことが基本的看護である。

入院している患者は、自分の健康回復に対してどのようなものを食べればよいか出された食事から学ぶ。その時の教育的役割を看護師が栄養専門職者と共に担う。全量摂取できない場合は、何を優先し補食して摂取すればよいかなど、患者が学習した知識をもとに健康回復への意思をはたらかせ行動できるよう導く。

退院後は、本人および家族等が健康回復の食の知識をもとに実施できるように、入院時にはたらきかけることが大切となる。

2）概念2：看護対象者が、健康的な食習慣の範囲内での味付けや嗜好を反映できるように助ける

　自分が慣れ親しんだ味付けや嗜好を反映することは、飲食の満足度を高くする。しかし、「健康的な食習慣」に照らし判断すると、その人の慣れ親しんだ味付けや嗜好は、将来の健康を障害する危険もある。例えば、塩分の濃い味付け、野菜嫌い、コレステロールの高い食事、過量な飲酒など高血圧症の発症や肝臓への負担などにつながる。したがって、「健康的な食習慣の範囲内」に照らし合わせて、その人の味付けや嗜好の見直しが必要となる。また、不健康な食生活の場合は、食事に対する認識の見直しが必要であり、その見直しにかかわるのが基本的看護である。

　疾病により制限食を摂取する場合、例えば高血圧症の減塩食など許容範囲内でおいしく食べられる工夫と、健康を回復するために各人が制限食を受け入れられるようにはたらきかけることが基本的看護である。

3）概念3：看護対象者が、食物に含まれる栄養素とカロリーが過不足なく摂取できるように助ける

　すべての人は、健康障害の有無にかかわらず、飲食による健康の維持増進・障害予防・健康回復の目的で、「食物に含まれる栄養素とカロリーが過不足なく摂取できる」ことが望まれる。そして、多くの人は、自分の健康維持のために必要な栄養素とカロリーを考えて、栄養バランス・カロリーバランスが継続保持できている。また、障害予防あるいは健康回復に向けて栄養素・カロリーを変化させて、栄養素・カロリーを過不足なく摂取するように努力している。しかし、栄養素・カロリーのアンバランスがあっても、潜在的に健康障害が進行したり、その進行に気づかない人もいる。そして、健康障害に気づいた時には自力での回復は困難で、治療的措置が必要になる。例えば糖尿病の発症は、典型的な例である。

　「食物に含まれる栄養素とカロリーが過不足なく摂取できる」ことは、疾病予防に最も重要なことである。栄養素・カロリーがバランスよく摂取できている人には正しく評価し、より健康維持が可能になるようさらなる改良点を探り、実行できるよう導く。栄養素・カロリーをアンバランスに摂取し健康障害が発生した人には、病態をふまえた実行可能な栄養指導を、医師・管理栄養士とともに行う。特に人工透析患者等には飲水を含めた栄養管理が必要で、患者の知識・健康回復への意思を頼りにした基本的看護を行う。

4）概念4：看護対象者が、飲食を通して心の満足や人間関係の発展を得るよう助ける

　家庭では、食事に対して「美味しかった」と満足し、「作ってくれた人に感謝し」、「次には何が食べたいか」を語る。これは、家族の食への満足と家族関係の親密さの現れである。食への満足と家族関係の親密さに対して、その価値を当事者が理解し発展できるよう助けることが基本的看護である。

　病院・施設等においては、仲間や看護師等が加わって、「美味しかった」「作ってくれた人に感謝する」「こんな点は改善してほしい」など、食への満足・感謝・改良点を自発的に語り、仲間との人間関係がより親密になるよう基本的看護を行う。

3．全発達段階に不可欠な「患者の飲食を助ける」基本的看護

1）胎児期の「看護対象者の飲食を助ける」基本的看護

　胎児期における適切な飲食の基本的欲求についての重要事項は、次のイ～ハの3点である（胎児の「適切に飲食する」基本的欲求〈p.98〉を参照）。また、胎児期の「飲食を助ける」基本的看護は、下記イ～ハへの援助である。

　イ．胎児期の成長発達を促進する飲食。
　ロ．胎児の成長発達を支える母体への適切な飲食。
　ハ．母体の健康管理に適切な飲食。

（1）胎児の成長発達を促進する飲食への看護

　胎児の成長発達を促進する主体は、胎児の母

親（母体）である。母親の飲食のありかたが直接影響するため、母親は自分の飲食が直接胎児の成長発達を決定づけることを自覚し、胎児の成長発達を促進する飲食に関する具体的な知識（p.98）を学び、学んだことを摂食行動で実行できるよう援助しなければならない。

母親が胎児の成長発達を促進する適切な飲食を摂取するためには、胎児を無事出産にこぎつけようとする児への愛着行動が根底になければならない。母親が愛着行動を認識し、大切にした飲食への援助が必要である。

周囲の人は胎児によいといわれている食習慣や慣習も含め、さまざまなアドバイスをする。そのなかで、母親と胎児にとって何がよいか、自分で学習し慣習や周囲の助言を取り込みながらも惑わされずに取捨選択する知識・意思力を養うことを援助する。

胎児が順調に細胞分裂し、各組織や器官を形成し成長するために必要な栄養素（p.98）を、臍帯を通して供給するための子宮内の環境を整える飲食が必要である。子宮胎盤・子宮内羊水の形成は母親の飲食によって保持されることから、母親への援助が基本的看護の中心になる。

（2）母親の健康管理に適切な飲食

母親の過剰なアルコールの摂取や喫煙は胎児への影響も大きいが、同時に母親の心身への健康障害（p.98～99）をもたらす。母親自身が、自分自身の健康と胎児への健康障害（p.98～99）を意識し健康障害をもたらす食品や摂取行動、アレルギー食品などへの細心の注意を払うよう援助することが基本的看護である。また、母親が適切に健康管理を行えるように、周囲の人への援助も基本的看護である。

2）乳幼児期の「看護対象者の飲食を助ける」基本的看護

乳幼児期における適切な飲食の基本的欲求についての重要事項は、次のイ～ニの4点であった（詳細は乳幼児期の「適切に飲食する」基本的欲求〈p.99〉を参照）。また、乳幼児期の「飲食を助ける」基本的看護は下記イ～ニへの援助である。

イ．新生児の消化機能。
ロ．母乳の推進。
ハ．乳幼児は味覚の発達の基礎づくり。
ニ．養育者の役割機能。

（1）新生児の消化機能を助ける看護

新生児は自分で飲食を選択し摂取することができないため、養育者の役割が大きくなる。

新生児は消化・吸収が未熟であり、母乳あるいはミルクを通して栄養を摂取している。また、新生児は噴門部の括約筋が弱く生理的呑気症を伴うことから、養育者が新生児の消化機能の特徴を理解し、適切な量・時間・排気の必要性を考え、判断して行動できるよう援助することが基本的看護である。

（2）母乳を推進する看護

乳児の飲食が母乳栄養であれば、母親自身の飲食のありかたが母乳を通して直接乳児に影響する。したがって、母親自身が産後の健康回復と良質な母乳の生成につながる飲食ができるように、知識と行動に移せる意思力を培うように援助することが基本的看護である。しかし、乳児の世話をするなかで、休息と適切な飲食を確保することが困難な場合がある。休息が十分にとれなかったり、強いストレスが加わると母乳の出が悪くなることもある。したがって、母親の「子育て支援」であるサポート体制として、家族あるいは周囲の人々の協力が得られるようにはたらきかけることも基本的看護である。

（3）乳幼児の味覚発達・マナーの基礎づくりへの看護

養育者は乳幼児の成長発達に合わせて、味付け、食材・調理法を考慮するとともに、食事に対するマナーが身につくように児に指導できるよう援助する。乳幼児の飲食は、今後の味覚づくりの基盤となる。したがって、養育者がそのことを自覚し行動できるよう援助していくことが、基本的看護である。

（4）乳幼児養育者の飲食をめぐる役割機能への看護

　祖父母がいる世帯での子育てであれば、祖母たちの知恵や工夫を借りながら児の飲食を整えたり食事のマナーが身につくようにかかわることができる。しかし、核家族の子育てでは母親を中心とし、養育者の役割は大きくなる。そのなかで、どのように児の食事を考えて準備していけばよいのか悩む場合もある。養育者が安定した気持ちで児の成長発達に合わせた適切な飲食を与えられるように指導・援助していくこと、母親同士の情報交換の場を提供していくことが看護師としての役割である。看護師は特に、健康に関して指導・援助できる専門職者である。

3）学童期の「看護対象者の飲食を助ける」基本的看護

　学童期における適切な飲食の基本的欲求についての重要事項は次の2点であった（詳細は学童期の「適切に飲食する」基本的欲求〈p.99〉を参照）。
　学童期の「飲食を助ける」基本的看護は、下記2つへの援助である。
　イ．学童期の成長発達を促進する飲食。
　ロ．学童期の適切な飲食。

（1）学童期の成長発達を促進する飲食への看護

　学童期は成長期であり、食行動が自立し食習慣が確立する時期である。成長発達を促進するために、成長発達を考慮した飲食に関する知識の習得と、この時期に必要な栄養素とカロリーが摂取できるように援助していく。また、学童が自身の身体をしっかりとつくるために必要な栄養や、その栄養を含む具体的な食材、よく噛んで摂取することの意味を理解し、健康にとってよい食習慣が身につくように援助していくことが基本的看護である。それは、家庭でも保健の授業や給食を通して学童の教育の場を活用していくことも大切である。養護教諭は当該基本的看護の役割機能を遂行する。

（2）学童期の適切な飲食への看護

　学童期では日中、学校という社会で友人と過ごし、さまざまな体験をする。そして、自宅に帰り家族とともにとる食事は、1日のできごとや悩みを話す場となり心の安定につながることから、心の発達に重要である。したがって、「適切に飲食する」目的の一つである「飲食を通して心の満足を得る」場を意識的につくるよう保護者にはたらきかけることが基本的看護となる。

4）青年期の「適切に患者の飲食を助ける」基本的看護

　青年期は、本人が身体内部をしっかりとつくり、中高年に起こりやすい生活習慣病の予防のための食習慣を定着させる時期である。したがって、本人がその重要性を自覚して必要な栄養素・量を摂取し、生活習慣病予防の食習慣が定着できるように援助する。それには、青年期の「飲食に関する知識の習得」と「個人に合わせた生活習慣病予防の食物に含まれる、栄養とカロリーが摂取できる」よう助けることが基本的看護である。

　特に女子の場合は、本人がこの時期に身体内部をしっかりとつくっていくことが次世代を担う妊娠期間への基盤であることを自覚し、自分の身体の健康保持ができるように知識の提供と自覚を促す援助が基本的看護である。

5）成人期の「看護対象者の飲食を助ける」基本的看護

　成人期における適切な飲食の基本的欲求についての重要事項は次の2点であった（詳細は成人期の「適切に飲食する」基本的欲求〈p.100〉を参照）。また、成人期の「飲食を助ける」基本的看護は下記2つへの援助である。
　イ．成人期の正常な身体機能維持と生活習慣病予防の飲食。
　ロ．社会的役割遂行との調和。

（1）成人期の正常な身体機能維持と生活習慣病予防の飲食への看護

　成人期は今までの食生活の習慣の積み重ねの

結果、生活習慣病の発症につながることがある。これは、健康的な食習慣の範囲内での味付けや嗜好を反映せず、栄養素やカロリーに過不足のある生活をした結果、疾病の顕在化につながる。特に仕事に就いている人は、意識しないと仕事中心の生活となり食生活が乱れてしまう。したがって、この時期は社会生活を営むなかで、健康的な食習慣を得るようにし、正常な身体機能維持と生活習慣病を予防するための飲食が必要である。

看護師は、本人が健康的な食生活を営むうえで支障となるところはどこなのかを考え、外食する場合や超過勤務時の具体的な飲食の工夫が考えられるように調整能力を育む援助をしていかなければならない。

（2）社会的役割遂行と飲食との調和への看護

成人期は、家庭を築き、自身が養育者となり子育てをし、職場では中堅として機能し、また老親を介護する時期である。養育者は、子どもが健康な食生活が送れるよう教育する役割がある。そのためには、養育者に健康的な食生活を送るうえでの知識と、実践できるための周囲との調整を行う意思、また継続するための工夫が身につくよう指導していくことが重要となる。老親の飲食を通しての介護への基本的看護も同様である。

6）高齢期の「看護対象者の飲食を助ける」基本的看護

高齢期における適切な飲食の基本的欲求についての重要事項は次の3点であった（詳細は高齢期の「適切に飲食する」基本的欲求〈p.100〉を参照）。また、高齢期の「飲食を助ける」基本的看護は下記3つへの援助である。
　イ．加齢現象による身体機能変化に伴う飲食。
　ロ．高齢期特有の栄養摂取。
　ハ．生活様式変化に伴う食生活状況調整。

（1）加齢現象による身体機能変化に伴う飲食への看護

個人差はあるが、年齢を重ねるにつれて、身体機能の低下（歯牙欠損、嚥下障害や咀嚼・消化吸収の低下など）が現れてくる。したがって、身体機能の能力に合わせた必要栄養素や摂取カロリー、嗜好や調理法を変化させて摂取できるように援助することが基本的看護である。

また、この時期は体液量が減少するため、身体が水分を欲していても、本人が口渇を感じないまま飲水行動をとらないと、脱水症状に陥る。熱中症である。熱中症に気づかず暑熱環境下で水分補給しないと、脱水によって臓器血流量が低下し、電解質バランスが崩れ、たちまち死に至る。したがって、高齢者には意識して水分摂取と脱水予防を徹底指導することが、重要な基本的看護である。

（2）高齢期特有の栄養摂取への看護

高齢期は加齢が進むにつれて食材の購入や調理することが困難になってくるため、簡単な食事で済ませたり、副食数が少なくなり、栄養摂取が不足しがちになってしまうことがある。しかし、身体機能の低下を抑えるために必要な栄養の摂取が不可欠である。そのため、「食物に含まれる栄養素とカロリーを過不足なく摂取できる」よう簡単に調理できる工夫や配食など、社会資源の活用方法の指導が必要となる。

（3）生活様式変化に伴う食生活状況調整への看護

近年、老夫婦のみの世帯や独居高齢者の数が増えつつある。子どもや孫と一緒に生活している高齢者は飲食を通して家族の交流もあるが、老夫婦のみの世帯や独居高齢者は飲食を通して人間関係の発展を得る機会が少ない。そのような人たちを対象に、会話をしながら気楽に昼食を楽しめるサロンを設置している地域もある。しかも、学童が放課後そこに寄り、高齢者に囲碁や将棋などを習い交流している。また、高齢者は今まで生きてきた生活の知恵をたくさんもっていることから、自身が培った日本食や家庭の伝統食を若者に伝えることで、自分の力が若者に役立つという喜びややりがいにつながる。看護師は、食事を通して高齢者が人間関係を発展できるよう地域住民と連携をとり、実現可能な計画づくりへ参加することも大切となる。こ

れは地域全体の活性化を図る保健活動といえる。

4．全健康レベルに不可欠な基本的看護

1）健康維持期の「各人の飲食を助ける」基本的看護

健康維持期の基本的看護は、患者が健康を維持するために必要な飲食に関する知識を提供し、飲食の満足と、実施するための環境要因の調整や実施しようとする意思力を支援することである。

特に、健康を障害し適切な治療により健康が維持できている場合は、その健康障害にあった飲食の調整が継続できるための環境調整や意思力を支援することは大切であり、健康を維持するための保健指導は看護師・保健師の大切な役割である。

2）健康逸脱期の「患者の飲食を助ける」基本的看護

健康逸脱期の基本的看護は、患者が健康逸脱に応じ「適切に飲食」できるように必要性や知識を身につけ、健康逸脱から回復できるように食生活を支援することである。

不適切な飲食により健康を逸脱した場合は、患者が今までの食生活のなかで健康を逸脱するような要因があったかを共に探り、適切な飲食を共に考え、それを実行できるよう導くのが基本的看護である。

患者が健康逸脱に応じた飲食を考慮しなければならない場合は、医師や管理栄養士と協働し病態に合わせた飲食を決め、提示された具体的な飲食の方法を実行・評価・継続でき、それにより本人が健康障害に応じた飲食を自己管理できるように支援することが基本的看護である。

健康逸脱により経口摂取が困難な場合は、補助的手段として、点滴や胃瘻からの栄養補給によりカロリーや栄養素の補給の調整や、抗がん剤の治療に伴う副作用である嘔気・嘔吐・食欲不振時の食物摂取の調整は、基本的看護として重要な役割である。

3）健康回復期の「患者の飲食を助ける」基本的看護

健康回復期の基本的看護は、個体の持つ自然治癒力（解剖生理学的ホメオスタシス、免疫抗体など）が発揮できるために、病態の修復に合わせた飲食が摂取できるように整えること、また、それを補完する医療的治療方法の効果があるように支援することである。特に急性期は、患者の生命を維持するために飲食摂取規制や消化吸収機能の専門判断を医療者が行うので、看護師は患者に代わって病態に合わせた飲食と摂取方法を考慮し、患者がそれらを理解して実行できるように援助する。患者の食欲がわき必要量が摂取できるように、飲食できる時間帯や患者のペースに合わせることが具体的に患者になり代わることである。慢性期・適正医療期になると、医療者の力を借りつつ患者自身が病態に応じた飲食が考えられ実施できるように、知識の提供と意思力を育むことが基本的看護である。

また、健康回復は、健康維持期への移行期でもあるため、病態の回復に応じて健康維持増進への飲食や食品を積極的に摂取することを助けるのも基本的看護である。

4）「安らかな死を迎える人の飲食を助ける」基本的看護

安らかな死を迎える人は、消化機能をはじめ、あらゆる機能が低下しているため、看護師は病院では栄養課、家庭では家族と話し合い、低下した機能に合わせてその人の食の満足が得られるように、食材の調理方法やその人の食べたい物を工夫し援助することが基本的看護である。その人は、特に幼少からの好物や思い出のある食べ物を通して人生をしめくくることもある。一方、食べることで生への意思を貫くことを考えておかなければならない。それらをふまえて、見送る家族も悔いが残らないように、家族の飲食に対する希望を考慮し環境を整えることも基本的看護である。

〈引用文献〉
1. ヴァージニア・ヘンダーソン著,湯槇ます,小玉香津子訳:看護の基本となるもの.日本看護協会出版会,東京,1995:37.
2. Virginia Henderson：Basic Principles of Nursing Care. International Council of Nurses, 1997：46.

〈参考文献〉
1. ヴァージニア・ヘンダーソン著,湯槇ます,小玉香津子訳:看護の基本となるもの.日本看護協会出版会,東京,1995:11.
2. 吉沢豊予子:周産期看護学アップデート.中央法規出版,東京,2008.
3. 松本淳子,東野妙子他:母性看護学1 妊娠・分娩 第2版,医歯薬出版,東京,2006.
4. 厚生労働省:日本人の食事摂取基準(2015年版).
http://www.mhlw.go.jp/bunya/kenkou/syokuji_kijyun.html
(2019/1/10アクセス)

基本的看護3
「患者の排泄を助ける（Helping patient with elimination）」

廣瀬礼子

I｜緒論

基本的看護3　邦訳（湯槙ら）

> 患者の排泄を助ける
> 『看護の基本となるもの』p.42

基本的看護3　原文（V. Henderson）

> Helping patient with elimination
> 『Basic Principles of Nursing Care』p.51

　ヘンダーソンは、基本的看護の3番目に「患者の排泄を助ける（Helping patient with elimination）」をおいた。これは、基本的欲求「3．あらゆる排泄経路から排泄する（eliminate by all avenues of elimination）」に対応させたためである。

　ヘンダーソンによる第3基本的欲求の原語表現「eliminate by all avenues of elimination」では「all avenues of」が表現されているが、基本的看護3の原語表現では、「all avenues of」が省略されている。基本的看護の「elimination」の概念は、「all avenues of elimination」の概念と同義である。したがって、「with elimination」の概念は、「all avenues of elimination」と同じ意味でとらえた。

II｜本論

1．「患者の排泄を助ける」基本的看護とは；概念定義

1）基本的欲求3「あらゆる排泄経路から排泄する（eliminate by all avenues of elimination）」とは；概念定義

　著者は、当該基本的欲求の概念定義を、原語および基本的看護の概要の二方向から行った。

　基本的欲求「あらゆる排泄経路から排泄する（eliminate by all avenues of elimination）」を次のように概念定義した（再掲）。

> 　体内で生成されたあらゆる老廃物質を体外に排泄し、人体の恒常性（ホメオスタシス）を保つために欠かせない欲求である。また、異物を体外に排出する生体の防御反応としての役割も担っている。身体的・心理的・社会的側面からみた排泄行動の概念は、次の5つの概念で構成される。
> ①排泄物生成機序　②排泄経路
> ③排泄物　④排泄動作　⑤排泄環境

2）「患者の排泄を助ける」（Helping patient with elimination）基本的看護とは；概念定義

（1）概念定義

　「患者の排泄を助ける」基本的看護の概念定義を、基本的欲求「あらゆる排泄経路から排泄する」の概念定義に基づき、次のように定義した。なお、ヘンダーソンは「患者」としたが、看護は患者を含むあらゆる健康レベルの人を対象とすることから、「患者」の代わりに「看護対象者」とした。

「患者の排泄を助ける」基本的看護とは：
　看護師は、体内で生成した全老廃物を体外に排泄し、人体の恒常性（ホメオスタシス）を保つ看護対象者の基本的欲求を助ける。また、看護対象者の異物を排出する生体防御反応を助ける。2つの援助を基本的看護という。
　身体的・心理的・社会的側面からみた看護対象者の排泄行動は、次の5つの概念で構成される。
①排泄物生成機序　②排泄経路
③排泄物　④排泄動作　⑤排泄環境

（2）「患者の排泄を助ける」基本的看護の概念図
　「患者の排泄を助ける」基本的看護の概念定義を図示すると**図1**のようになる。

（3）看護対象者の基本的欲求の図示説明
　図示した看護対象者の排泄行動の5概念（イ～ホ）は、次のように説明できる。
　イ　体内生成の老廃物・異物は排泄物として生成される
　ロ　排泄物は排泄経路・排泄動作を経る
　ハ　排泄物を体外に排出する
　ニ　排泄動作には排泄環境が影響を与える
　ホ　排泄物生成機序、排泄経路、排泄動作、排泄環境、排泄物体外排出の結果が恒常性維持と生体防御となる
　※イ～ホの関係を➡で示した。

（4）「あらゆる排泄経路から排泄する」基本的欲求の目的と結果
　「あらゆる排泄経路から排泄する」基本的欲求の目的は、「排泄物生成機序・排泄経路／排泄動作／排泄環境・排泄物体外排出」である。
　「排泄物生成機序・排泄経路／排泄動作／排泄環境・排泄物体外排出」を充足した結果が、恒常性維持と生体防御となる。

（5）「患者の排泄を助ける」基本的看護
　看護対象者が、恒常性を維持し生体の防御ができるように助けるのが、「患者の排泄を助ける」基本的看護であり、看護師独自の機能である。看護師は、基本的看護を行うことにおいて専門性が発揮される。

3）ヘンダーソンの「患者の排泄を助ける」基本的看護の記述
　ヘンダーソンは、『看護の基本となるもの』において「患者の排泄を助ける」基本的看護に

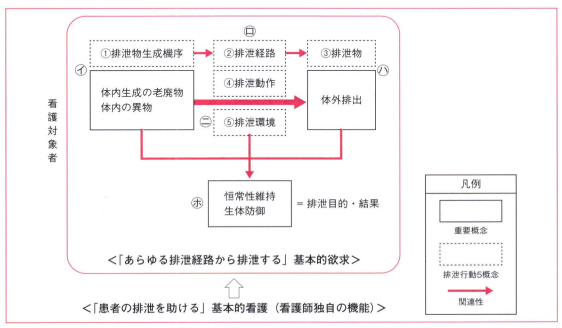

図1 ■ 「患者の排泄を助ける」基本的看護の概念図

ついて、看護師は「排泄の正常や排泄に影響する因子を知る」「患者のプライバシーに配慮する」ことが主な役割であると述べている。

さらに、上記2カテゴリーの役割に含まれる具体的基本的看護を、8項目示した。

イ「排泄の正常や排泄に影響する因子を知る」に含まれる6項目
①排泄機序、排泄物の正常を理解する。
②排泄物の外観から排泄機能を判断する。
③異常時はただちに医師の処置を求める。
④トイレでの排泄のための環境改善を行う。
⑤失禁や発汗時の皮膚を保護する。
⑥排泄物からの感染を予防する。

ロ「患者のプライバシーに配慮する」に含まれる2項目
⑦年齢や習慣に応じたプライバシーへ配慮する。
⑧可能な限り自然な排泄体位とする。

4）ヘンダーソンの基本的看護8項目と看護対象者排泄行動5概念の関連

上記8項目の具体的基本的看護と、「あらゆる排泄経路から排泄する」基本的欲求に含まれる5つの概念（①排泄物生成機序、②排泄経路、③排泄物、④排泄動作、⑤排泄環境）の関連を、表1に示す。

以上、「患者の排泄を助ける」8項目の具体的基本的看護は、看護対象者の5排泄行動への援助と関連している。

2．「患者の排泄を助ける」基本的看護の概要

1）ヘンダーソン記述の限界と限界突破

ヘンダーソンの当該基本的看護の概要記述では、看護師が行うべき具体的な項目として前述の8具体的基本的看護を記述している。看護対象者の5排泄行動のいずれかへの援助であった。

著者は、「あらゆる排泄経路から排泄する」基本的欲求の概念定義をもとに、「患者の排泄を助ける」基本的看護の概念定義をした。図1の概念図から重要概念の関係や構造を考え、基本的看護を図示した。

「患者の排泄を助ける」基本的看護概念図は、ヘンダーソンの考えた8項目の具体的基本的看護より多重的で多様な概念を包含している。著者がヘンダーソンの限界を突破できたのは、次のことを行ったからである。

（1）基本的欲求の概念定義に対応させた基本的看護の概念定義

基本的看護の「with elimination」の概念と、基本的欲求「all avenues of elimination」の概念を同じ意味でとらえた。その結果、基本的欲求の概念定義を基本的看護に応用できた。

基本的欲求の概念定義は、排泄にかかわる身体的・心理的・社会的側面から、①排泄物生成機序、②排泄経路、③排泄物、④排泄動作、⑤排泄環境の重要概念を考え、さらに排泄目的と結果も考察し、排泄重要概念と排泄目的・結果

表1 ■ ヘンダーソンの基本的看護8項目と看護対象者排泄行動5概念の関連

ヘンダーソンの基本的看護8項目	看護対象者排泄行動5概念
①排泄機序、排泄物の正常を理解する	①排泄物生成機序 ②排泄経路 ③排泄物
②排泄物の外観から排泄機能を判断する	①排泄物生成機序 ②排泄経路
③異常時はただちに医師の処置を求める	①排泄物生成機序 ②排泄経路 ③排泄物
④トイレでの排泄のための環境改善を行う	⑤排泄環境
⑤失禁や発汗時の皮膚を保護する	③排泄物
⑥排泄物からの感染を予防する	③排泄物
⑦年齢や習慣に応じたプライバシーへ配慮する	⑤排泄環境
⑧可能な限り自然な排泄体位とする	④排泄動作

との関連性を図示した。それにより、**概念定義は重要概念を多重的で関連性も明確にすること**ができた。

その結果、ヘンダーソンの考える8項目の具体的基本的看護よりも多岐にわたる看護が考えられたのである。

（2）基本的欲求・基本的看護の両概念定義の図示

基本的欲求の概念定義と基本的看護の概念定義を、両者の関連性を含めて図1に示した。図示する際に考慮したのは、次の3点である。

・概念定義の重要概念の関連性を明示したこと。
・看護対象者の排泄行動5概念の関連性を明示したこと。
・当該基本的欲求の充足に関する目的・結果を明確にしたこと。

このことをもって、**概念定義・概念が明確でなかったヘンダーソンの基本的看護の概念を明確にする**ことができた。

（3）ヘンダーソンによる基本的看護8項目が、看護対象者の排泄行動5概念に包含されていたこと

ヘンダーソンの記述した基本的看護8項目は、看護師が行う具体的な援助項目である。基本的看護8項目が基本的欲求の排泄行動5概念のいずれかへの援助であることを、表1に示した。その結果、著者が定義した基本的看護の概念図は、ヘンダーソンの考える基本的看護をさらに拡大したものである。

2）「患者の排泄を助ける」基本的看護の全体

図1に基づき、看護専門職の行う援助行為全体を図2（p.330）に示した。

（1）看護師の専門的援助（図2説明）

図2は、次のことを考慮して作成した。
①看護対象者の基本的欲求の5排泄行動を中心に考えた。
②看護対象者の基本的欲求の5排泄行動を自力で充足しているか、自力で充足できない時は家族らが助けるかどうかを表した。
③看護対象者の基本的欲求の5排泄行動を自力で充足している時は、「＝」で示した。自力で充足できず家族らによって充足するときは、「≠」で示した。
④看護対象者の「あらゆる排泄経路から排泄する」基本的欲求に対して、看護師の専門性をイ・ロ・ハ・ニ・ホ・ヘで示した。

（2）看護対象者の「あらゆる排泄経路から排泄する」基本的欲求に対する看護専門的援助

㋑看護対象者が自力で基本的欲求を充足しているときは、看護師は充足している看護対象者を助ける。
㋺看護対象者が自力で基本的欲求を充足できず家族らが助けている時は、家族らが看護対象者を助けられるように、看護師は家族らを助ける。
㋩看護対象者が自力で基本的欲求を充足できない時は、看護師は看護対象者を直接助ける。
㋥看護対象者の排泄に関する病理的状態への対応は、看護師の専門的援助である。
㋭看護対象者の排泄全体がどうなっているのかを、看護師は総合判断する。
　※「総合判断」とは、常在条件・病理的状態による排泄全体の変化・影響のアセスメント・援助方法を総合的に判断することである。
㋬看護師は、総合判断の結果から、基本的看護を実践・評価する。

3．全発達段階に不可欠な「患者の排泄を助ける」基本的看護

発達段階別の「患者の排泄を助ける」基本的看護は、「あらゆる排泄経路から排泄する」基本的欲求について行われる。そこで、「胎児期・新生児期」「乳幼児・幼児期」「児童期・青年期・成人期」「高齢期」における「あらゆる排泄経路から排泄する」基本的欲求に対して、発達段階別当該基本的看護を示した。その際、①排泄物生成機序、②排泄経路、③排泄物、④

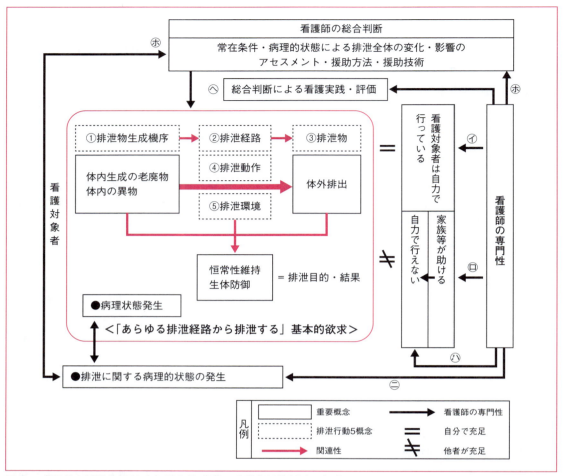

図2 ■「患者の排泄を助ける」基本的看護の看護専門的援助の概念図

排泄動作、⑤排泄環境の排泄行動5概念を基軸にした。以上から作成したのが**表2**である。

発達段階により、排泄行動5概念（①排泄物生成機序、②排泄経路、③排泄物、④排泄動作、⑤排泄環境）の基本的欲求は変化する。看護師は、看護対象者自身が発達段階に応じた基本的欲求を充足できるように、総合的な判断のもとに、基本的看護を行っていくことが重要である。

4. 全健康レベルに不可欠な「患者の排泄を助ける」基本的看護

「患者の排泄を助ける」基本的看護は、全健康レベルに不可欠である。全健康レベルにおいて、看護対象者の当該基本的欲求が充足できるように援助することが、看護師の専門的援助である。

健康逸脱期では、特に排泄に影響を及ぼす疾患や、疾患が排泄に及ぼす影響を考慮した排泄全体の統合判断と、判断に基づく看護を実践・評価することが求められる。

排尿・排便の障害と5排泄行動の病理的状態の発生の関連を**表3**（p.333）に示した。

排尿の主な障害に対する基本的看護を**表4**（p.334）に示した。排尿の主な障害の「症状・徴候」を量、回数、性状の3カテゴリーに分けて挙げ、さらに「原因となる病態・主な疾患など」を挙げた。排尿の主な障害が「心身に及ぼす影響」も示した。「症状・徴候」、「原因となる病態・主な疾患など」、「心身に及ぼす影響」から、具体的基本的看護を抽出し、その全体を示したのが表4である。

（本文p.337に続く）

表2 ■ 発達段階別にみた「あらゆる排泄経路から排泄する」基本的欲求に対する「患者の排泄を助ける」基本的看護

			基本的欲求	基本的看護
胎児期・新生児期	① 排泄物生成機序		胎生3か月：尿の生成開始、代謝産物は胎盤経由で排泄 胎生5か月：尿を腎臓で生成し、膀胱に貯留後、羊水中に排泄する。腎機能は未熟であり濃縮力は不十分である	イ．胎児期は、排泄に関する器官が発達していくが、排泄の機能は未熟であり、胎児の排泄は母体に依存している。母体の状態（高血圧、アルコールの摂取、喫煙等）が胎児に影響するため、母体の健康が維持できるように援助することが胎児の排泄への援助となる ロ．新生児期は、養育者に全面的に依存している。養育者が排泄物生成機序や排泄経路について理解し、観察ができ、異常時は受診行動がとれるように、看護師は援助する ハ．排泄の障害を起こす先天性疾患（鎖肛、胆道閉鎖、ヒルシュスプルング病等）の観察も必要で、看護師は養育者に観察項目（初回排尿・排便の有無、排尿・排便の色、排尿・排便回数）を指導する
	② 排泄経路		尿：腎臓→尿管→膀胱→尿道 便：大腸→肛門 新生児の初回排尿は、出生後24時間以内にみられる。膀胱容量75mL 腸管の蠕動運動は、生後に始まり胎便が排泄される	
	③ 排泄物	尿の性状	比重：1.005 排尿回数：18～25回/日 色：無色、淡黄色透明 尿量：100～300mL/日 　　　20～70mL/体重（kg）/日	イ．排泄物の観察や処理を対象者自身で行うことができないため、養育者が代わって行う ロ．養育者が排泄物について理解し、排泄物への対処を行えるように援助する ＜養育者が学ぶべきこと＞ ①排泄物の性状の判断方法 ②排泄物による皮膚障害の予防法 ③排泄物からの感染予防の方法 ④異常時の対応方法
		便の性状	生後24時間以内に胎便（粘稠な暗緑色で無臭）、移行便から3～5日で淡黄色～黄色泥状便になる 母乳栄養児は特有の甘酸っぱい臭気、人工栄養児は便臭 排便回数：4～5回/日	
	④ 排泄動作		反射で排泄する	イ．養育者に全面的に依存しているため、看護師は、養育者が排泄動作や排泄環境の調整ができるように具体的方法を指導する ＜養育者が学ぶべきこと＞ ①おむつが濡れたら早めに交換する ②股関節脱臼の予防のために、新生児の自然な足の動きを妨げないようにおむつをあてる。おむつ交換時は、臀部の下に手を入れて持ち上げる ③おむつ交換時の保温に注意する。新生児は、おむつ交換の回数が多いこと、おむつ交換時の皮膚の露出が多いこと、体温調節が未熟であることなどから、体温低下を起こしやすい。そのため、おむつ交換時の室温の調節や皮膚の露出時間の短縮などに配慮して行う ロ．養育者が具体的方法を理解できない、実践できない場合は、養育者に代わって看護師が排泄動作や排泄環境を整える
	⑤ 排泄環境		社会の文化的影響や保護者の価値観の影響を受けた方法で介助を受けて実施する	
乳児期・幼児期	① 排泄物生成機序		尿：腎臓の濃縮力は未熟である 便：消化吸収後の食物残渣などが大腸で水分を吸収されて、糞便となる	イ．看護師は、養育者や家族が、排泄物生成機序や排泄経路についての知識に基づき対象者の援助ができるように支援する（排泄機能が発達し、反射で行っていた排泄が自立していく時期である。乳幼児は、自分の排泄状態を十分に訴えることや環境を自分で変えることができない） ロ．看護師は、養育者や家族が、排泄物生成機序や排泄経路についての知識に基づく援助ができない場合は、対象者を直接援助する
	② 排泄経路		排泄の組織構造は、出生時に完成している反射で行っていた排泄が、神経系の発達とともに、随意的にコントロールできるようになる	

（次頁へ続く）

			基本的欲求	基本的看護
乳児期・幼児期	③排泄物	尿の性状	比重：1.005～1.012 排尿回数：15～20回/日（乳児） 　　　　　7～10回/日（2～3歳） 　　　　　6～7回/日（4～5歳） 色：淡黄色透明 尿量：300～1000mL/日 　乳児：70～90mL/体重（kg）/日 　幼児：40～50mL/体重（kg）/日	イ．看護師は、対象者がトイレトレーニングを受け、所属する社会の文化や価値観に応じた排泄方法を養育者から学ぶのを助ける ロ．看護師は、養育者が焦らずにトイレトレーニングを実施できるように支援する。また、トイレトレーニングの成否が心理面に大きな影響を与えるため、対象者と養育者の心理面や関係性にも注目して援助を行う ＜トイレトレーニングのポイント＞ ①準備段階 　・排尿間隔や坐位保持、言葉の発達、季節などを考慮して、開始時期を決定する 　・排泄に伴う快感を体験・意識させる ②排泄誘導 　・対象者の生活リズムに合わせて行う 　・排泄がトイレでできたら褒めて自信をつけさせる 　・トイレでの排泄が失敗しても叱らない ③退行現象 　・退行現象が出現した時は、情緒の安定を優先し、見守る ④集団生活では、友人の排泄行動をモデルとして学習する ハ．看護師は、養育者や家族がトイレトレーニングを実施できない場合は、対象者を直接援助する
		便の性状	色：黄色～黄褐色 排便回数：2～3回/日 乳児は反射で排便する	
	④排泄動作		身体機能の発達とともにトイレトレーニングを受けて排泄動作が確立する 精神的に不安定な時などは、退行現象によりおむつに戻ることがある	
	⑤排泄環境		トイレトレーニングが始まり、トイレでの排泄が自立する	
児童期・青年期・成人期	①排泄物生成機序		尿：成人期では身体の生理的変化に伴い、腎血量が低下し、尿の濃縮機能の低下が起こる 便：腸の吸収機能の低下はほとんどない	イ．看護師は、対象者自身が排泄物生成機序や排泄経路に関する知識を持ち、排泄に影響する要因も含めてコントロールできるように指導する ロ．看護師は、対象者自身が排泄物生成機序や排泄経路の正常・異常を判断し、異常時は受診行動がとれるように助ける
	②排泄経路		膀胱容量：500～600mL 成人期から膀胱容量の減少が起こる	
	③排泄物	尿の性状	比重：1.005～1.030 排尿回数：5～7/日（就寝中は0～1回） 色：淡黄色～黄褐色、透明 尿量：600～2000mL/日 　学童：30～40mL/体重（kg）/日 　成人：20～30mL/体重（kg）/日	イ．看護師は、対象者が排泄物についての知識を活用して対処できるように支援する ＜対象者が学ぶべきこと＞ ①排泄物の性状 ②排泄物の処理方法 ③排泄物からの感染予防策 ロ．排泄物の異常時は、受診行動がとれるよう指導する ハ．対象者自身が排泄の意味や、生活習慣が排泄に直接影響することを理解できるように助ける
		便の性状	色：黄褐色 排便回数：1～2回/日	
	④排泄動作		排泄動作は確立し、自立して行える	イ．看護師は、対象者自身が排泄動作や排泄環境について理解して、排泄動作や排泄環境をコントロールできるように助ける ロ．学校のトイレが自宅と異なり（和式・洋式）、排泄動作が行えない、学校での排便は周囲の目が気になる、トイレが汚い等の理由で学校では排泄を我慢することに対して、看護師は以下のことを指導する ①排泄環境を整備する ②和式トイレの使用方法を指導する ③排泄の大切さについて指導する ④朝食後の排便ができるような生活習慣の確立
	⑤排泄環境		トイレで排泄をする	

		基本的欲求	基本的看護
高齢期	①排泄物生成機序	尿：腎機能が低下し（80歳では20歳代の約半分）、尿濃縮力も低下する 便：消化吸収機能の低下に伴い、腸の蠕動運動が低下する	イ．看護師は、対象者自身が排泄物生成機序や排泄経路の加齢による変化についての知識を持ち、排泄障害を予防できるように支援する ロ．看護師は、対象者に排泄物生成機序・排泄経路の障害（頻尿・尿失禁・便秘など）が生じた場合は直接支援する
	②排泄経路	膀胱容量の減少や膀胱の弾力性、排泄に関連する筋力の低下が起こる 大腸の腸管平滑筋の萎縮、腹圧の低下、直腸壁の感受性の低下、肛門括約筋が脆弱化する	
	③排泄物 尿の性状	比重：尿濃縮力が低下する 排尿回数：1回尿量の減少 　　　　　就寝中の排尿回数増加 尿量：成人期と同様	イ．看護師は、対象者自身が加齢による排泄物の変化について理解し、対象者自身で実施できない部分は援助を求められるように導く ロ．排泄物の正常性のために、対象者の長年行ってきた生活習慣や排泄リズムを継続できるように、対象者や家族を看護師は援助する ハ．看護師は、排泄物についてのアセスメントを行い、対象者ができない部分を判断し援助する ニ．排泄物の処理を他者に依頼することや排泄物を他者に見られることは、対象者の自尊心が低下する。看護師は、対象者の自尊心に配慮した援助を行う
	③排泄物 便の性状	色：黄褐色 排便回数：1～2回/日 （2～3回/日～1回/2～3日でも習慣であれば正常範囲）	
	④排泄動作	移動動作に時間がかるようになったり、排泄の抑制が不十分となり、トイレでの排泄が間に合わないことがある	イ．看護師は、加齢に伴う排泄動作の変化や排泄環境の変更などを、対象者と家族に指導する ロ．看護師は、対象者の排泄動作・排泄環境・排泄機能に影響を及ぼす身体機能・認知機能を総合判断し、排泄動作や排泄環境への支援を行う ①対象者が望む排泄動作・排泄環境を調整する ②障害の部位や程度に応じた自助具を活用する ハ．看護師は、対象者自身が加齢に伴う排泄動作の制限や認知能力の低下を理解し、できない部分は他者に援助を求められるように導く ニ．自立していた排泄行動が自分で行えなくなることやトイレ以外で排泄することは、対象者の自尊心の低下を引き起こす。看護師は、対象者の尊厳が保たれるように援助する ホ．看護師は、対象者の排泄時のプライバシーが保てるように排泄環境や臭気への配慮などを行う
	⑤排泄環境	トイレでの排泄、ベッドサイドでの排泄、おむつの使用など、身体機能や認知能力により異なる	

表3 ■ 排泄行動の病理的状態に伴う排尿・排便の障害

障害 排泄行動	排尿							排便		
	多尿	乏尿無尿	頻尿	尿閉	蛋白尿	血尿	尿失禁	便秘	下痢	便失禁
①排泄物生成機序	●	●	●		●	●		●	●	●
②排泄経路		●	●	●			●	●		●
③排泄物				●	●					●
④排泄動作			●	●				●	●	●
⑤排泄環境			●	●				●	●	●

●：排泄行動の病理的状態。

表4 ■ 排尿の主な障害に対する基本的看護

	症状・徴候	原因となる病態・主な疾患など	心身に及ぼす影響	基本的看護
量	多尿：尿量が3000 mL/日以上の状態	①腎外性因子：尿崩症、心因性多飲症、糖尿病 ②腎性因子：慢性腎不全、慢性糸球体腎炎、電解質異常	①口渇、倦怠感、脱力感、不眠 ②低ナトリウム血症 ③低カリウム血症、脱水	①排尿状態と尿の性状の観察、異常時の対処：尿量、尿比重、色調、臭気、排尿回数等 ②尿量に影響する要因の観察、異常時の対処：水分摂取量、食事内容と量 ③原因となる病態や疾患、治療の有無と程度の観察 ④心身に及ぼす影響の有無と程度の観察、対応策の実施 ⑤水・電解質の補給：経口摂取、輸液療法の管理 ⑥食事の援助：水や電解質の喪失が食欲不振を起こす　カフェインやアルコールは制限、塩分糖分の過剰摂取を避ける ⑦皮膚（陰部）の清潔：頻尿により陰部が不潔になりやすい ⑧保温：寒冷刺激による腎臓の負担を軽減する ⑨頻尿や睡眠への援助：トイレに近い部屋にする、睡眠前の過剰な水分摂取を控える ⑩精神的援助：安心して排泄できるように配慮する ⑪教育・指導的援助：水分摂取、食事、清潔など自己管理できるように指導する
	乏尿：尿量が400 mL/日以下に減少した状態 無尿：尿量が100 mL/日以下の状態	①腎前性：循環血液量の減少（脱水・出血・下痢・嘔吐・ショック） ②腎性：糸球体や尿細管の障害（急性糸球体腎炎、尿細管壊死） ③腎後性：尿路の閉塞や尿流停滞（尿管結石、悪性腫瘍）	①浮腫、疲労感、頭痛、悪心・嘔吐 ②胸水・腹水貯留 ③電解質異常 ④尿毒症	①排尿状態と尿の性状の観察、異常時の対処：尿量、尿比重、色調、臭気、排尿回数等 ②尿量に影響する要因の観察、異常時の対処：水分摂取量、食欲不振、嘔吐、下痢等 ③心身に及ぼす影響の有無と程度、対応策の実施 ④原因となる病態や疾患、治療の有無と程度の観察 ⑤安静・保温：代謝による老廃物の低下、腎血流量を増加させ、腎臓の負担を減らす ⑥食事療法：食事療法の必要性の説明、食事環境の調整、食事内容の工夫 ⑦薬物療法や透析療法：薬剤等の管理、副作用の観察等 ⑧排便の調節：血中老廃物の増加を防ぐ ⑨精神的援助：ストレスによる尿量の減少を防ぐ ⑩教育・指導的支援：症状の報告、安静・保温、食事、排便などの自己管理ができるように指導する
回数	頻尿：尿回数が増加（8～10回/日以上）した状態 夜間頻尿：就寝後、排尿（2～3回以上）のために目覚める状態	①炎症による膀胱粘膜の刺激：膀胱炎 ②膀胱容量の減少：膀胱腫瘍・骨盤内腫瘍・骨盤部外傷・妊娠 ③下部尿路の閉塞：前立腺肥大症・膀胱頸部硬化症・尿道狭窄	①尿路感染症（飲水制限に伴う） ②陰部の搔痒感やびらん ③不眠、倦怠感、疲労感 ④ストレスの蓄積、集中力の低下 ⑤自尊感情の低下	①排尿状態と尿の性状の観察、異常時の対処：尿量、尿比重、色調、臭気、排尿回数、随伴症状等 ②尿量に影響する要因の観察、異常時の対処：水分摂取量、食事内容と量 ③原因となる病態や疾患、治療の有無と程度の観察 ④心身に及ぼす影響の有無と程度の観察、対応策の実施

	症状・徴候	原因となる病態・主な疾患など	心身に及ぼす影響	基本的看護
回数		④膀胱の神経支配異常：神経因性膀胱 ⑤心因性：精神的緊張		⑤飲水の調整：排尿回数を減らすため飲水を控えてしまうことがないように飲水を勧める ⑥皮膚（陰部）の清潔：頻尿により陰部が不潔になりやすい ⑦リハビリテーション：下半身全体の筋力強化運動 ⑧頻尿や睡眠への援助：トイレに近い部屋にする、睡眠前の水分摂取を控える ⑨精神的援助：安心して排泄できるように配慮する ⑩教育・指導的支援：水分摂取、食事、清潔など自己管理できるように指導する
	尿失禁：膀胱に貯留した尿が、尿道から無意識に漏出する状態	①骨盤底筋群の無力化：腹圧性（緊張性）尿失禁 ②神経因性膀胱、過活動膀胱：切迫性尿失禁 ③下部尿路の閉塞や神経因性膀胱：溢流性尿失禁 ④認知症・ADL障害による排泄動作の阻害：機能性尿失禁 ⑤排尿筋の過活動：反射性尿失禁	①尿路感染症（飲水制限に伴う） ②臀部や陰部のびらん ③自尊感情の低下 ④無気力、うつ状態 ⑤対人関係の狭小化	①排尿状態の観察：尿意の有無、尿漏れの程度、排尿間隔、排尿時間、排尿時の症状等 ②心身に及ぼす影響の有無と程度の観察、対応策の実施 ③身体機能や認知機能、排泄環境を観察し、原因をアセスメントする ④身体機能障害への対応 ・障害や失禁のタイプに応じた排泄用具の工夫やトイレの環境を整える ⑤認知機能障害への対応 ・トイレの場所が認識できない時は、トイレの目印をつける ・排泄動作が行えない時は、排泄行為の誘導や援助を行う ・排泄パターンに合わせてトイレに誘導する ⑥皮膚の清潔の保持：長時間のパットやおむつの使用、尿による湿潤や汚れが皮膚の障害を引き起こし、感染や褥瘡などの原因となる ⑦骨盤底筋体操の指導：骨盤底筋群の強化が、腹圧性尿失禁の改善につながる ⑧精神的援助：プライバシーや自尊感情に配慮して、対象者が安心して排泄できるような対応をする ⑨教育・指導的支援 ・排尿状態や生活習慣などについて報告できるように指導する ・長期間の自己管理になるため、対象者・家族に自己管理の必要性や具体的方法を指導する
	尿閉：膀胱に尿が貯留しているが、排出できない状態	①下部尿路の閉塞：前立腺肥大症、がん、結石、異物 ②尿道や膀胱の激しい痛み ③中枢神経疾患、子宮がんや直腸がんの術後、糖尿病	①下腹部痛、冷汗、頻脈、血圧上昇 ②疲労感、不安・焦燥感 ③尿路感染症、水腎症、腎不全	①排尿状態と尿の性状の観察、異常時の対処：尿量、尿比重、色調、臭気、排尿回数等 ②排尿回数に影響する要因の観察、異常時の対処：排泄設備、排泄場所、排泄動作の自立度、認知能力等 ③原因となる病態や疾患、治療の有無と程度の観察 ④心身に及ぼす影響の有無と程度の観察、対応策の実施 ⑤精神的援助：苦痛や不安の訴えを傾聴する、検査や治療などについては十分に説明する ⑥排泄環境・体位の工夫：可能な範囲で健康時の排泄環境や排泄体位に近づける

（次頁へ続く）

	症状・徴候	原因となる病態・主な疾患など	心身に及ぼす影響	基本的看護
回数				⑦刺激による排尿誘導、用手排尿を行う ⑧導尿、膀胱留置カテーテルの管理を行う：カテーテルからの感染予防や固定の確認を行う ⑨教育・指導的支援 ・排尿の観察や尿の性状を観察し、異常時は報告できるように指導する ・膀胱留置カテーテルの自己管理（固定の位置や方法、尿の逆流防止）について指導する。また、外観への対応策も指導し自尊感情やボディイメージの低下を予防する
性状	蛋白尿：尿中に蛋白が排泄（150mg/日以上）されている状態	①生理的蛋白尿：体位や運動などにより腎血量が低下する ②糸球体性：糸球体基底膜の通過性の変化 ③尿細管性：尿細管での再吸収障害	①倦怠感 ②浮腫・腹水・胸水 ③易感染	①尿の性状と排尿状態の観察、異常時の対処：尿量、尿比重、色調、尿中蛋白量、排尿回数等 ②尿の性状に影響する要因の観察、異常時の対処：体位や運動量・内容 ③原因となる病態や疾患、治療の有無と程度の観察 ④心身に及ぼす影響の有無と程度を観察、対応策の実施 ⑤安静・保温：代謝による老廃物の低下、腎血流量を増加させ、腎臓の負担を減らす ⑥感染予防：尿中に蛋白が排泄されるため、血液中の蛋白が低下して抵抗力が低下する。ステロイド治療による易感染性も出現する ⑦食事の援助：良質の蛋白質を摂取できるようにする。浮腫・腹水・胸水等がある場合は、ナトリウムの摂取を制限する ⑧薬物療法等の管理：薬物の管理、副作用の観察等 ⑨精神的援助：症状の発現による精神的動揺に対する援助 ⑩教育・指導的支援：治療が長期になるため、食事、安静、感染予防、薬物療法等について自己管理できるように、必要性や具体的な方法を指導する
	血尿：尿に血液が混ざった状態	①炎症（炎症の刺激で細静脈の破綻）：糸球体腎炎、腎盂腎炎、腎炎 ②物理的圧迫（組織の圧迫や血流の変化が、腎や粘膜のうっ血や浮腫を引き起こし、毛細血管が破綻する）：腎結石、尿路結石、腎がん、尿管がん、膀胱腫瘍、前立腺がん ③外傷（機械的損傷による尿路の損傷）：腎損傷、尿路損傷	①貧血、大量出血によるショック ②膀胱タンポナーデ（凝血による尿閉）	①尿の性状と排尿状態の観察、異常時の対処：尿量、尿比重、色調、排尿回数等 ②尿の性状に影響する要因の観察、異常時の対処 ③原因となる病態や疾患、治療の有無と程度の観察 ④心身に及ぼす影響の有無と程度の観察、対応策の実施 ⑤安静・保温：出血部位の安静を保ち、止血を促進する。腎臓からの出血の場合は、体動や体位変換時の腰の捻転による刺激を避ける。寒冷刺激は血圧を上昇させ血尿を増強させる ⑥排便の調節：便秘による怒責が血圧を上昇させ、血尿を増強させる ⑦食事の援助：十分な水分補給することで尿の濃縮を避け凝血を予防する。血液循環を促進する飲酒や刺激物は避ける

	症状・徴候	原因となる病態・主な疾患など	心身に及ぼす影響	基本的看護
性状		④出血傾向（薬剤の副作用や出血傾向による易感染性）：DIC（播種性血管内凝固症候群）、薬剤の副作用		⑧薬物療法等の管理：止血薬や輸血などの管理と副作用の観察 ⑨精神的援助：肉眼的血尿の場合は、血尿に対して不安や恐怖をもちやすいため、不安等の軽減に努める ⑩教育・指導的支援：安静・保温の必要性や排便などの血尿の増強要因について説明する。食事、薬物療法などが自己管理できるように具体的方法を指導する

　排便の主な障害に対する基本的看護を表5（p.338）に示した。排便の主な障害の「症状・徴候」を「便秘」「下痢」「便失禁」に分類し、さらに、「原因となる病態・主な疾患など」を挙げた。排便の主な障害が「心身に及ぼす影響」も示した。排便の主な障害の「症状・徴候」、「原因となる病態・主な疾患など」、「心身に及ぼす影響」から、具体的基本的看護を抽出した。その全体を一覧にしたのが表5である。

　排尿・排便の主な障害に対する基本的看護を考える際には、排泄に関連する器官だけでなく全身の状態が影響すること、また、排泄の障害が心身に影響することをふまえて看護することが求められている。

表5 ■ 排便の主な障害に対する基本的看護

症状・徴候	原因となる病態・主な疾患など	心身に及ぼす影響	基本的看護
便秘：糞便が大腸内に長い時間停滞しているために水分が減少して硬くなり、排便困難を伴う状態。排便回数が減少（3～4日以上排便がない）した状態	①腸の通過障害：腸の癒着、がん、炎症、巨大結腸症、子宮がん ②腸管以外の疾患：脳血管障害、甲状腺機能低下症、糖尿病、脱水 ③腸の機能の障害 ・腸内容物の通過遅延：加齢、運動不足、繊維成分不足の食事 ・副交感神経の過緊張による糞便の輸送障害：ストレス、下剤乱用 ・排便反射の低下：便意の抑制、怒責時の肛門痛、腹圧が不十分 ・薬剤の影響：抗うつ剤、抗コリン剤、麻薬	①食欲不振、腹痛、集中力の低下、頭痛 ②日常生活行動や社会活動への参加減少 ③血圧上昇、肛門部裂傷、痔核 ④二次性下痢、尿閉 ⑤腸閉塞、結腸・直腸の潰瘍・壊死・穿孔	①排便状態と便性状の観察、異常時の対処：排便回数、間隔・時刻、便の色、臭気、硬さ等 ②排便に影響する要因の観察、異常時の対処：食事内容・摂取量、水分摂取量、生活リズム、排泄環境等 ③原因となる病態や疾患、治療の有無と程度の観察 ④心身に及ぼす影響の有無と程度の観察、対応策の実施 ⑤排便習慣の確立：毎日一定の時間に排便を試みる、排便を抑制させない、起床直後の水分や牛乳の摂取を勧める ⑥排泄環境・体位の工夫：可能な範囲で健康時の排泄環境や排泄体位に近づける。排便反射と同時に、腹壁の筋肉と横隔膜を収縮させ怒責することで糞便を体外に排泄するため、怒責しやすい体位にする ⑦食事療法の援助：水分の十分な摂取、食物繊維の多い食品の摂取、ビフィズス菌入り食品の摂取を勧める ⑧運動療法時の援助：自動的・他動的な全身運動、腹部マッサージ（"の"の字マッサージ） ⑨罨法：腰背部の温罨法、腹部のメンタシップ（腹部の炎症がない場合） ⑩精神的援助：精神的な動揺や緊張は、自律神経の失調を招き便通異常をきたすため、プライバシーや自尊感情の低下に配慮して、患者が安心して排泄できるように対応する ⑪薬物療法の管理：下剤に依存し習慣化しやすいので管理を十分に行う ⑫浣腸・坐薬・摘便等：一定期間排便がなく、下行結腸付近に便が停滞している場合に行う ⑬教育・指導的支援：排便の正しい知識が持てるように指導する。自分自身で排便をコントロールしていけるように、食事や排便習慣の確立のための指導を行う
下痢：便の水分量が増加し、液状あるいは液状に近い糞便を排泄する状態	①浸透圧性下痢（吸収されにくい高浸透圧の内容物が腸管内にあり、水分が腸管内腔に移動）：乳糖不耐症、下剤服用時 ②滲出性下痢（炎症による腸管の粘膜障害を起こし、水分の吸収障害や滲出液を排泄）：潰瘍性大腸炎、クローン病、赤痢、偽膜性腸炎	①肛門周囲の皮膚の損傷 ②口渇、倦怠感、脱力感、腹痛、食欲不振、悪心・嘔吐、頭重感 ③低栄養、貧血、体重減少 ④脱水、電解質異常	①排便状態と便性状の観察、異常時の対処：排便回数、間隔・時刻、便の色、臭気、硬さ等 ②排便に影響する要因の観察、異常時の対処：食事内容・摂取量、食事の摂取方法、緊張、寝冷え、食物アレルギー等 ③原因となる病態や疾患、治療の有無と程度の観察 ④心身に及ぼす影響の有無と程度の観察、対応策の実施

症状・徴候	原因となる病態・主な疾患など	心身に及ぼす影響	基本的看護
下痢：便の水分量が増加し、液状あるいは液状に近い糞便を排泄する状態	③分泌性下痢（炎症やアレルギー反応による腸管粘膜の分泌の亢進；細菌感染、ホルモン産出腫瘍） ④腸管運動性下痢 ・腸管運動が亢進し、腸内容物の通過時間が早まり吸収不十分：過敏性腸症候群、甲状腺機能亢進症 ・腸管運動の低下による腸内容物の停滞や腸内細菌の増殖・発酵：大腸憩室、強皮症、糖尿病		⑤心身の安静：機械的刺激による腸蠕動の亢進を避ける、精神的緊張は自律神経系のバランスを崩し腸蠕動や分泌を亢進させるため避ける ⑥保温：腹腔内臓器への循環血液量を増加させて、消化吸収を促す。リラックス効果を促進させる ⑦食事療法の援助：食物繊維の少ない、消化のよい食事内容とする。副交感神経を刺激する食品、炭酸飲料、乳製品、脂肪の多い食品、生の魚介類は避ける ⑧水分補給：脱水症状に注意して水分出納のバランスをとる、水分（スポーツドリンク・すまし汁など）を少量ずつ頻回に摂取する ⑨経管栄養の管理：注入速度や注入物の温度に注意する、下痢が継続する場合は注入内容の変更を医師に相談する ⑩薬物療法の管理：止痢剤の過剰服薬により便秘にならないように管理する ⑪輸液療法の管理：輸液の管理、電解質のアンバランスに注意する ⑫身体、寝衣等の清潔保持：下痢便による皮膚のびらんや感染を起こしやすい ⑬教育・指導的支援：排便の性状や随伴症状の観察、異常時は報告できるように指導する。下痢の原因を知り、食事、薬物療法などが自己コントロールできるように指導する。感染性下痢の予防策を指導する、感染の伝播を防ぐための具体的な方法を指導する
便失禁：肛門から不随意に便が排泄される状態	①肛門括約筋の障害（肛門括約筋の損傷、収縮力の低下、神経系の障害）：出産、外傷、加齢、脳血管障害、脊髄疾患、糖尿病 ②肛門感覚の障害（便の内容を識別する感覚受容体の障害）：肛門の手術 ③直腸の伸展性の障害（伸展性が損なわれ、少量の便で直腸内圧が上昇）：潰瘍性大腸炎、放射線性直腸炎 ④直腸脱：直腸での便の保持が困難となり、外肛門括約筋の緊張不十分	①肛門周囲の皮膚の損傷 ②日常生活行動の制限 ③社会活動への参加が減少 ④自尊感情の低下、無気力、うつ状態 ⑤対人関係の狭小化	①排便状態の観察：便の性状と量、便意の有無、便失禁の程度、排便間隔・時間、排便時の症状等 ②原因となる病態や疾患、治療の有無と程度の観察 ③心身に及ぼす影響の有無と程度の観察、対応策の実施 ④身体機能や認知機能、排便に影響する要因等を観察し、原因をアセスメントする ⑤規則的な排便習慣を確立し、便の性状を調節する ⑥認知機能障害への対応 ・トイレの場所が認識できない時は、トイレの目印をつける ・排泄動作が行えない時は、排泄行為の誘導や援助を行う ・排泄パターンに合わせてトイレに誘導する ⑦皮膚の清潔の保持：便による皮膚刺激を早めに除去する ⑧骨盤底筋体操の指導：骨盤底筋群の強化が、便失禁の改善につながる

（次頁へ続く）

症状・徴候	原因となる病態・主な疾患など	心身に及ぼす影響	基本的看護
	⑤その他 ・下痢：大腸の刺激性が高まり、液状の便が排便反射を強く刺激する ・便秘：硬便が直腸に留まると、便塊の周囲が崩れて下痢状の便が排泄される ・トイレの位置を確認できない、トイレに行けない：認知症、脳血管障害後の身体の機能障害		⑨精神的援助：プライバシーや自尊感情に配慮して援助する ⑩薬物療法の管理：正しく服薬できるように援助する ⑪手術療法：手術について理解できるように援助する、ストマ造設時はボディイメージの変化についても配慮する ⑫教育・指導的支援： ・排便状態や生活習慣などについて報告できるように指導する ・治療に対する情報提供を行い、主体的に取り組めるようにする ・対象者・家族に自己管理の必要性や具体的方法を指導する

〈引用文献〉
1. ヴァージニア・ヘンダーソン著，湯槇ます，小玉香津子訳：看護の基本となるもの．日本看護協会出版会，東京，2006：42．
2. Virginia. Henderson：Basic Principles of Nursing Care. International Council of Nurses, 1997：51.

〈参考文献〉
1. ヴァージニア・ヘンダーソン著，湯槇ます，小玉香津子訳：看護の基本となるもの．日本看護協会出版会，東京，1995：17．
2. Virginia. Henderson：Basic Principles of Nursing Care. International Council of Nurses, 1997：34.
3. 高木永子監修：看護過程に沿った対症看護 病態生理と看護のポイント．学習研究社，東京，2005．
4. 池松裕子，山内豊明編：症状・徴候別アセスメントと看護ケア．医学芸術社，2008．
5. 水島 裕，黒川 清編：疾患・症状別 今日の治療と看護 改訂第2版．南江堂，東京，2004．
6. 山田幸宏編：看護のための病態ハンドブック 改訂版．医学芸術社，東京，2007．
7. 高木永子監修：看護過程に沿った対症看護 病態生理と看護のポイント 第4版．学研メディカル秀潤社，東京，2010．
8. 今村榮一，巷野悟郎編：新・小児保健 第13版．診断と治療社，東京，2010．
9. 大浦 猛編：系統看護学講座 基礎分野 教育学 第6版．医学書院，東京，2010．
10. 坂井建雄，岡田隆夫：系統看護学講座 専門基礎分野 解剖生理学 人体の構造と機能① 第9版．医学書院，東京，2014．
11. 酒井郁子，金城利雄編：看護学テキストNiCE リハビリテーション看護 障害をもつ人の可能性とともに歩む 第1版．南江堂，東京，2014．
12. 医療情報科学研究所編：病気がみえる vol.8 腎・泌尿器 第2版．メディックメディア，東京，2014．
13. 医療情報科学研究所編：病気がみえる vol.1 消化器 第5版．メディックメディア，東京，2017．

基本的看護4

「患者の歩行・坐位・臥位時での望ましい姿勢保持と、ある姿勢から他の姿勢への移動を助ける
(Helping the patient maintain desirable posture in walking, sitting, and lying : and helping him with moving from one position to another)」

窪川理英

I 緒論

1. 基本的看護4の邦訳

基本的看護4　邦訳（窪川理英）

> 患者の歩行・坐位・臥位時での望ましい姿勢保持と、ある姿勢から他の姿勢への移動を助ける

基本的看護4　原文（V. Henderson）

> Helping the patient maintain desirable posture in walking, sitting, and lying : and helping him with moving from one position to another
> 『Basic Principles of Nursing Care』p. 42

　ヘンダーソンは、4番目の基本的看護に「患者の歩行・坐位・臥位時での望ましい姿勢保持と、ある姿勢から他の姿勢への移動を助ける」を置いた。基本的欲求「身体の位置を動かし、またよい姿勢を保持する（歩く、すわる、寝る、これらのうちのあるものを他のものへ換える）」が4番目に位置していたゆえに、基本的欲求に呼応する基本的看護を4番目に位置づけしたのである。

　湯槇らによる当該基本的看護の訳は、「歩行時および坐位、臥位に際して患者が望ましい姿勢を保持するよう助ける。また患者が1つの体位から他の体位へと身体を動かすのを助ける」である。しかし、著者は上記のとおり湯槇らの訳とは異なる邦訳とした。理由は、当該基本的欲求と当該基本的看護の原文対比邦訳による。

2.「身体の位置を動かし、またよい姿勢を保持する」基本的欲求と「看護対象者の歩行・坐位・臥位時での望ましい姿勢保持と、ある姿勢から他の姿勢への移動を助ける」基本的看護の原文・邦訳

　著者は、当該基本的欲求と当該基本的看護の原文を対比し、邦訳を試みた。理由は次のとおりである。

イ．（看護師が行う）全基本的看護は、（患者の）全基本的欲求に対して行われる援助である。

ロ．当該基本的看護は当該基本的欲求に対して行われる援助である。

ハ．当該基本的看護の概念は、援助する患者の当該基本的欲求の概念を正確に反映させたものでなければならない。

ニ．ヘンダーソンによる当該基本的欲求と当該基本的看護の原文において「maintain」「move」のキーワードは同一であるが、表現順序性、（　）内表現の有無があり、基本的欲求と基本的看護の概念の整合性を検討しなければならない。

表1 ■ 基本的欲求4、基本的看護4の原文・対比・邦訳

	基本的欲求	基本的看護
原文	②move and ①maintain desirable posture（walking, sitting, lying and ②changing from one to the other）	Helping the patient ①maintain desirable posture in walking, sitting, and lying；and helping him with ②moving from one position to another
概念の同一性	①maintain desirable posture（walking, sitting, lying） ②move；changing from one to the other	①maintain desirable posture in walking, sitting, lying ②moving from one position to another（in walking, sitting, lying）
概念邦訳	①望ましい姿勢保持；歩行・坐位・臥位 ②姿勢間移動； 歩行 ⇄ 坐位 ⇄ 臥位	対象の援助すべき体位 ①望ましい姿勢保持；歩行・坐位・臥位 ②姿勢間移動； 歩行 ⇄ 坐位 ⇄ 臥位
欲求・看護邦訳	身体の位置を動かし、またよい姿勢を保持する（歩く、すわる、寝る、これらのうちのあるものを他のものへ換える） （湯槇ら訳）	患者の歩行・坐位・臥位時での望ましい姿勢保持と、ある姿勢から他の姿勢への移動を助ける （窪川訳）

maintainに①_____を、moveに②_____を引いた。

　上記イ〜ニをふまえて、当該基本的欲求・当該基本的看護の原文を対比し、邦訳を試みた結果が**表1**である。

3．姿勢「立位」の付加

　ヘンダーソンは、当該基本的欲求を「姿勢保持」と「姿勢移動」の二要素とした。さらに、姿勢の体位として「歩行」「坐位」「臥位」を挙げた。しかし、人の日常生活動作の基本は、「立位」が必ず加わる。「歩行」は「立位」の変形移動と考えなければならない。以上を考慮すると、ヘンダーソンが取り上げた体位と体位の移動を、著者は次のようにした（第Ⅲ章-Ⅱ 基本的欲求4参照）。そして、当該基本的看護も、著者の考えた「立位」を付加した当該基本的欲求に対しての援助とする。

【当該基本的欲求の姿勢（窪川案）】
　イ．望ましい姿勢保持：歩行・立位・坐位・臥位
　ロ．姿勢間移動；

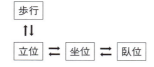

4．ヘンダーソンによる当該基本的欲求・当該基本的看護の表現と著者の見解

1）ヘンダーソンによる「歩行」「坐位」「臥位」と著者による「立位」の付加

　既述のように、ヘンダーソンは当該基本的欲求・当該基本的看護の姿勢として「歩行」「坐位」「臥位」を取り上げた。それらは当該基本的欲求と当該基本的看護の標題に表現されている。

　当該基本的欲求と当該基本的看護の標題邦訳は、ヘンダーソンの表現を尊重した。一方、著者は「歩行」「坐位」「臥位」に「立位」を加えた。当該基本的看護の概念定義は、「立位」を付加した当該基本的欲求の概念定義に基づいた。

2）「歩行」「立位」「坐位」「臥位」の順序性

　ヘンダーソンは基本的欲求4と基本的看護4のなかで、姿勢を「歩行」「坐位」「臥位」の順で示した。著者は「立位」を加えたことから、姿勢表示を「歩行」「立位」「坐位」「臥位」の順位とした。

Ⅱ 本論

1.「看護対象者の歩行・坐位・臥位時での望ましい姿勢保持と、ある姿勢から他の姿勢への移動を助ける」基本的看護とは；概念定義

1)「身体の位置を動かし、またよい姿勢を保持する(歩く、すわる、寝る、これらのうちのあるものを他のものへ換える)」基本的欲求とは；概念定義

著者は当該基本的欲求の概念定義を、次のように行った。

> 歩行、立位、坐位、臥位を望ましい体位で保持すること、歩行、立位、坐位、臥位の一つの体位から他の体位に望ましい姿勢で移動すること。
>
> 望ましい姿勢とは、個人にとって、その時その場の身体的・精神的状態に適し、安楽になりたい意思に基づいてとられる姿勢で、自然体位として体感・体得していく姿勢をいう。
>
> 望ましい姿勢は、発達段階・生活様式・健康状態・精神状態により無限に変容する。

2)「看護対象者の歩行・坐位・臥位時での望ましい姿勢保持と、ある姿勢から他の姿勢への移動を助ける」基本的看護とは

著者は、当該基本的欲求の概念定義をもとに「看護対象者の歩行・立位・坐位・臥位時での望ましい姿勢保持と、ある姿勢から他の姿勢への移動を助ける」基本的看護の概念を検討した。

当該基本的看護は当該基本的欲求に対して行われる。したがって、当該基本的看護の概念定義は、当該基本的欲求の概念に基づくものでなければならない。さらに、当該基本的欲求の概念定義は三文節に大別して定義した。したがって、当該基本的看護も三文節に大別して定義する。

なお、ヘンダーソンは、すべての基本的看護について「看護師は"患者"を助ける」とした。しかし、看護の対象者は患者に限定しないことから、患者を各人と呼称した。

> 看護師は、「各人が、歩行、立位、坐位、臥位を望ましい体位で保持できること」を助ける。また、「各人が、歩行、立位、坐位、臥位のある一つの姿勢から他の姿勢に移動すること」を助ける。
>
> 「望ましい姿勢の保持を助ける」とは、「各人が、その時その場の身体的・精神的状態に適し、安楽になりたい意思に基づいてとれる姿勢を、自然体位として体感・体得する」ことを助ける。
>
> 「各人が望ましい姿勢を、発達段階・生活様式・健康状態・精神状態により無限に変容する」ことを助ける。

2.「看護対象者の歩行・坐位・臥位時での望ましい姿勢保持と、ある姿勢から他の姿勢への移動を助ける」基本的看護の概要

1) 望ましい体位の保持・移動と具体的体位行動

著者は、本書第Ⅲ章-Ⅱ 基本的欲求4の概説で、「望ましい体位の保持・移動と具体的体位行動」を表で明示した。望ましい体位保持・体位移動は、次のイ〜チの保持移動である。

- イ. 望ましい臥位の保持。
- ロ. 望ましい坐位の保持。
- ハ. 望ましい立位の保持。
- ニ. 望ましい歩行の保持。
- ホ. 望ましい臥位の移動。
- ヘ. 望ましい坐位の移動。
- ト. 望ましい立位の移動。
- チ. 望ましい歩行での移動。

さらに、上記イ〜チの各々の望ましい体位の保持・移動に対応する具体的体位行動を明確にし、**表2**(p.344)にまとめた(再掲)。

2)「望ましい体位保持・移動の具体的体位行動への基本的看護一覧」作表の意図

看護対象者の基本的欲求である「望ましい体位の保持・移動と具体的体位行動」をもとに、次の意図をふまえ**表3**(p.345)にまとめた。

- イ.「看護対象者の歩行・立位・坐位・臥位時での望ましい姿勢保持と、ある姿勢から他の姿勢への移動を助ける」基本的看護の具体は、「望ましい姿勢保持・移動

表2 ■ 望ましい姿勢保持・移動の具体的体位行動

	体位の保持・移動	具体的体位行動	関連する主な基本的欲求 (丸数字は欲求番号)
イ	望ましい 臥位の保持	1. 身体を横臥させ広い基底面積をとる 2. 筋の緊張が最小限である 3. 安楽に気道確保ができる 4. 同一姿勢による循環不全が生じない	1. 正常な呼吸① 2. 睡眠と休息⑤
ロ	望ましい 坐位の保持	1. 下肢の負担を軽減させ、臀部、大腿部、背部で体重を支える 2. 目的にあった坐位姿勢が保てる 3. 同一姿勢による循環不全が生じない	1. 正常な呼吸① 2. 適切な飲食② 3. 学習による健康での正常な発達⑭ 4. 達成感をもたらす仕事⑫ 5. 睡眠と休息⑤
ハ	望ましい 立位の保持	1. 足底部で全体重を支える 2. 足底部で全体重を支えた状態でバランスを保てる	1. 正常な呼吸① 2. 達成感をもたらす仕事⑫ 3. レクリエーションへの参加⑬
ニ	望ましい 歩行の保持	1. 下肢を前方に交互に動かし、体重を移動させる 2. 転倒せず体重移動をバランスよく保つ 3. 目的の場所まで移動できる	1. 正常な呼吸① 2. 達成感をもたらす仕事⑫ 3. レクリエーションへの参加⑬
ホ	望ましい 臥位の移動	1. 身体を横臥した状態で、基底面積を変化させ、臥位を変化させる 2. 横臥した状態から上体を起こし坐位に移動する 3. 坐位の状態から身体を横臥させ臥位に移動する	1. 正常な呼吸① 2. 睡眠と休息⑤
ヘ	望ましい 坐位の移動	1. 坐位から臥位への移動（ロ→イ） 目的に合わせ循環不全のない臀部・大腿部・背部で支えた体重を、最小限の筋緊張・気道確保・循環不全のないよう身体を横臥させ、広い基底面を確保する 2. 坐位から立位への移動（ロ→ハ） 目的に合わせ、循環不全のない臀部・大腿部・背部で支えた体重を足底部で全体重を支えバランスを保持する	1. 正常な呼吸① 2. 睡眠と休息⑤ 3. 適切な飲食② 4. 学習による健康での正常な発達⑭ 5. 達成感をもたらす仕事⑫ 6. レクリエーションへの参加⑬
ト	望ましい 立位の移動	1. 立位から坐位への移動（ハ→ロ） 足底部で全体重を支えバランスを保持していた体位から、目的に合わせ循環不全のない臀部・大腿部・背部で体重を支える 2. 立位から歩行への移動（ハ→ニ） 足底部で全体重を支えバランスを保持していた体位から、下肢を前方に交互に動かし転倒せずに体重をバランスよく足底部で支えながら目的の場所まで移動する	1. 正常な呼吸① 2. 適切な飲食② 3. 学習による健康での正常な発達⑭ 4. 達成感をもたらす仕事⑫ 5. レクリエーションへの参加⑬
チ	望ましい 歩行での移動	1. 歩行から立位への移動（ニ→ハ） 下肢を前方に交互に動かし転倒せずにバランスを保ち目的の場所まで移動し、バランスよく足底部で全体重を支える 2. 歩行の続行（ニ→ニ） 下肢を前方に交互に動かし転倒せずにバランスを保ち目的の場所まで移動を続行する	1. 正常な呼吸① 2. 達成感をもたらす仕事⑫ 3. レクリエーションへの参加⑬

の具体的体位行動」に基づいた。

ロ．表2は、本書第Ⅲ章-Ⅱ「人間の基本的欲求」各論の当該基本的欲求での解説で著者が作表した。

ハ．「体位の保持・移動への具体的体位行動」への基本的看護は、「具体的体位行動への援助」と「具体的体位行動から生じる健康逸脱予防への援助」に大別して示し

表3 ■ 望ましい体位保持・移動の具体的体位行動への基本的看護一覧

	基本的欲求		基本的看護	
	体位の保持・移動	具体的体位行動	具体的体位行動への援助	具体的体位行動から生じる健康逸脱予防への援助
イ	望ましい臥位の保持	1. 身体を横臥させ広い基底面積をとる 2. 筋の緊張が最小限である 3. 安楽な気道確保ができる 4. 同一姿勢による循環不全が生じない	臥位保持目的（睡眠・休息）に適した体位をとる知識を教え、実行できるように援助する 1. 基底面が広くなるよう四肢の位置を整えるように助ける 2. 筋の緊張が最小になるよう関節角度を整えるように助ける 3. 安楽な気道確保ができるよう頭部の位置を整えるように助ける 4. 同一姿勢による循環不全が生じないように、ふとん等と接する身体の部分や身体と身体が接する部分との圧迫が最小となるように助ける ※睡眠・休息（基本的欲求）の適切な体位は、基本的欲求各論5を参照のこと	臥位保持目的に適した体位がとれないことが予想される場合の予防策を援助する 1. 基底面積の狭小化から生じる不安定臥位（災害時の車中泊等）の予防を助ける 2. 安静にする身体部分の筋過緊張（肩こり・こむらがえり等）の予防を助ける 3. 睡眠中の気道閉塞（窒息等）を予防する体位を助ける 4. 臥位の圧迫・循環不全から生ずる廃用症候群（関節拘縮・筋萎縮・褥瘡等）の予防を助ける
ロ	望ましい坐位の保持	1. 下肢の負担を軽減させ、臀部、大腿部、背部で体重を支える 2. 目的にあった坐位姿勢が保てる 3. 同一姿勢による循環不全が生じない	坐位保持目的（食事・仕事・学習・休息）に適した体位をとる知識を教え、実行できるように援助する 1. 下肢の負担を軽減でき全体重を支持できる椅子を整えるように助ける 2. 食事・仕事（作業・休息）・学習の目的に適した坐位姿勢となるように助ける 3. 坐位姿勢による循環不全が生じないよう、坐位時の臀部の圧迫や、臀部などが接する部分の素材や硬度の調整を行う	坐位保持目的に適した体位がとれないことが予想される場合の予防策を援助する 1. 下肢の負担が軽減できず全体重の支持に腰痛や危険が生じないように助ける 2. 坐位姿勢の目的を明確にして適切な姿勢の工夫を助ける 3. 循環不全の発生がみられた時は体位変換・移動して循環不全の予防を助ける
ハ	望ましい立位の保持	1. 足底部で全体重を支える 2. 足底部で全体重を支えた状態でバランスを保てる	立位保持目的（仕事・レクリェーション）に適した体位をとる知識を教え、実行できるように援助する 1. 足底部で全体重が支えられるよう、関節の支持や筋肉の支持力を助ける 2. 足底部で全体重を支え体幹バランスの均衡が保てるように助ける 3. 歩行前の安全確認としての立位のとり方を助ける（ふらつき・杖による支柱の必要性・介助の必要性・履物をはいての安定性等の判断）	立位保持目的に適した体位がとれないことが予想される場合の予防策を援助する 1. 足底部で体幹が支えられず、下肢・上肢の筋力活動調整がとれず、転倒が予測される場合の転倒防止を助ける 2. 足底部で全体重を支える際、バランス保持困難が予測される場合のバランス保持への援助をする（補助具の使用・立位から他の体位への移動）
ニ	望ましい歩行の保持	1. 下肢を前方に交互に動かし、体重を移動させる	歩行保持目的（仕事・レクリェーション）に適した体位をとる知識を教え、実行できるように援助する	歩行保持目的に適した体位がとれないことが予想される場合の予防策を援助する

（次頁へ続く）

		基本的欲求		基本的看護	
		体位の保持・移動	具体的体位行動	具体的体位行動への援助	具体的体位行動から生じる健康逸脱予防への援助
ニ		望ましい歩行の保持	2．転倒せず体重移動をバランスよく保つ 3．目的の場所まで移動できる	1．下肢の片側が前方に動かせるように助ける 2．転倒しないよう随伴し、歩行時の障害物を避けるよう助ける 3．目的の場所に到達するまでの循環動態などの身体アセスメントにより状況に適した方法で助ける 4．一人歩行の可能性・歩行のための補助具の使用・歩行介助の必要性・歩行に必要な筋力強化等の診断をし、ニードに応じた適切な援助をする	1．歩行時の障害物、歩行経路のバリアフリーなど歩行環境を整え、転倒予防を助ける 2．歩行機能障害・歩行機能低下・歩行時の循環動態悪化等を診断し、転倒予防のために障害に応じた援助をする 3．対象者の筋力・関節可動域など歩行能力を査定し、転倒防止のために歩行能力維持への援助を行う
ホ		望ましい臥位の移動	1．身体を横臥した状態で、基底面積を変化させ、臥位を変化させる 2．横臥した状態から上体を起こし坐位に移動する 3．坐位の状態から身体を横臥させ臥位に移動する	適切な臥位移動目的（睡眠・休息）の知識を教え、実行できるように援助する 1．仰臥位から側臥位に移動する際は基底面を小さくし、摩擦力が小さくなるようにし移動するのを助ける（四肢を体幹部に寄せ基底面積を狭め、頭部の向きを肩の方へ向け、体幹部が腹部・腰部・下肢へと連動） 2．頭部を緩やかに挙上させ坐位姿勢となるように助ける	適切な臥位移動できないことが予想される場合の予防策を援助する 1．臥位移動が適切にできないことによる圧迫・循環不全、循環不全から生じる褥瘡の予防を援助する 2．臥位移動が適切にできないことによる関節拘縮・筋萎縮の予防を援助する 3．臥位移動が適切にできないことから生じる廃用性症候群の予防を援助する 4．視界からの刺激が得られるよう環境を整える
ヘ		望ましい坐位の移動	1．坐位から臥位への移動（ロ→イ） 目的に合わせ循環不全のない臀部・大腿部・背部で支えた体重を、最小限の筋緊張・気道確保・循環不全のないよう身体を横臥させ、広い基底面を確保する 2．坐位から立位への移動（ロ→ハ） 目的に合わせ、循環不全のない臀部・大腿部・背部を支えた体重を足底部で全体重を支えバランスを保持する	適切な坐位移動目的（学習・仕事・休息・飲食・レクリエーション）の知識を教え、実行できるように援助する 1．坐位姿勢から頭部が最後に床面に接触するよう臥位への移動を助ける 2．臥位から目的の行動に合わせた坐位姿勢が保てるようになるまでを助ける 3．坐位から立ち上がる動作を助け、立ち上がって立位を支持できるまでを助ける 4．自力での坐位移動機能・能力を診断し、ニードに応じた補助具・介助の必要性を判断し、必要に応じて助ける	適切な坐位移動できないことが予想される場合の予防策を援助する 1．臥位から坐位・坐位から立位の移動時は、一時的な血圧低下、めまい症状を起こすことが予測されるので、急激な移動動作をとらないよう指導・援助する 2．対象者の坐位移動機能・能力の不足・低下から、転倒・骨折に至るのを予防する援助を行う
ト		望ましい立位の移動	1．立位から坐位への移動（ハ→ロ） 足底部で全体重を支えバランスを保持していた体位から、目	適切な立位移動目的（仕事・レクリエーション・飲食・学習）の知識を教え、実行できるように援助する 1．立位から坐位へ移動するとき	適切な立位移動できないことが予想される場合の予防策を援助する 1．立位から坐位、坐位から歩行のタイミング・順序

	基本的欲求		基本的看護	
	体位の保持・移動	具体的体位行動	具体的体位行動への援助	具体的体位行動から生じる健康逸脱予防への援助
ト	望ましい立位の移動	的に合わせ循環不全のない臀部・大腿部・背部で体重を支える 2．立位から歩行への移動（ハ→ニ）足底部で全体重を支えバランスを保持していた体位から、下肢を前方に交互に動かし転倒せずに体重をバランスよく足底部で支えながら目的の場所まで移動する	に転倒しないよう助ける 2．立位から目的にあった坐位姿勢が保持できるまでを助ける 3．立位から歩行ができるように助ける 4．自力での立位移動機能・能力を診断し、ニードに応じた補助具・介助の必要性を判断し、必要に応じて助ける	性を誤ることによる、立位移動時の転倒・骨折を予防するための援助を行う 2．対象者の立位移動機能・能力の不足・低下から転倒・骨折に至るのを予防する援助を行う
チ	望ましい歩行での移動	1．歩行から立位への移動（ニ→ハ）下肢を前方に交互に動かし転倒せずにバランスを保ち目的の場所まで移動し、バランスよく足底部で全体重を支える 2．歩行の続行（ニ→ニ）下肢を前方に交互に動かし転倒せずにバランスを保ち目的の場所まで移動を続行する	適切な歩行移動目的（仕事・レクリエーション）の知識を教え、実行できるように援助する 1．歩行している状態から速度を落とし静止した立位となるのを助ける 2．歩行が続けられるのを助ける 3．自力での歩行から立位、歩行の続行ができる機能・能力を診断し、ニードに応じた補助具・介助の必要性を判断し、必要に応じて助ける	適切な歩行移動できないことが予想される場合の予防策を援助する 1．歩行移動目的が、不適切な歩行移動により達成困難となることを予防するために、不適切な歩行移動を適切にするための援助をする 2．歩行から立位・歩行の続行により歩行移動に問題や困難が予想される場合、歩行移動の変更・中止を援助する 3．対象者の歩行移動機能・能力の不足・低下から、転倒・打撲・骨折等に至るのを予防する援助を行う

た。前者は、各個人の「体位の保持・移動」における健康維持への援助、後者は各個人の「体位の保持・移動」における健康逸脱予防への援助を明確にした。

3）「望ましい体位保持・移動の具体的体位行動への基本的看護一覧」作表結果

表3作成の意図に基づき、表3に基本的看護一覧を示した。

基本的看護一覧から、次のことがいえる。

イ．「望ましい体位保持・移動の具体的体位行動」から、具体的基本的看護が抽出できた。

ロ．「望ましい体位保持・移動の具体的体位行動」は、あらゆる健康レベルで各個人が体位における健康維持のためにとるべき行動で、したがってそれへの具体的看護も各個人の具体的体位行動の自立を助ける具体的看護となった。

3.「各人の歩行・立位・坐位・臥位時での望ましい姿勢保持とある姿勢から他の姿勢への移動を助ける」基本的看護の原則

1) ヘンダーソンによる当該基本的看護の7原則

ヘンダーソンは、『Basic Principles of Nursing Care（看護の基本となるもの）』の当該基本的看護に関する記述において、次に示す7原則を述べている。

（1）当該基本的看護におけるボディメカニクスの重要性

ヘンダーソンは、ボディメカニクスの重要性を、患者と看護師に分けて以下のとおりに述べている。

- イ．患者について：疾病にかかっている間に起こる変形や機能不全から患者を守るためのボディメカニックスの活用・応用。
- ロ．看護師について：看護師が患者の体位保持・移動を援助する際の、自分を守るための力動へのボディメカニクスの活用・応用。

（2）当該基本的看護における患者姿勢の読み取りと健康障害

ヘンダーソンは、患者の姿勢から読み取ることと、悪い姿勢から生じる健康障害について、次のことを述べている。

- イ．患者の姿勢・動作の読み取り：その人の気分や生活態度、特に精神を病む患者は、回復・悪化の変化を示す。
- ロ．悪い姿勢から生じる健康障害：悪い姿勢は重要諸器官を押し寄せ圧迫をもたらし、最善の健康を危うくする。

（3）患者のよい姿勢保持への原則的基本的看護

ヘンダーソンは、患者のよい姿勢保持への基本的看護について、次に示すイ・ロ・ハ・ニの順序性をもって援助する原則を示した。

- イ．患者のよい姿勢の理解。
- ロ．よい姿勢のとれるベッド・寝具・椅子の選択・使用法への援助。
- ハ．よい姿勢保持のために、看護対象者の姿勢バランス・整肢・支持の援助を行う。
- ニ．患者は看護師により、自分の姿勢を助けてくれるのは誰かを知り、神経運動系の自立を進めていけるよう援助する。

（4）看護師に必要な補助具の活用・移動の教育

ヘンダーソンは、患者の体位変換・移動には次のことに熟練していることが必要だと述べている。

- イ．シーツの使い方・各種機械装置の扱い方。
- ロ．シーツの使い方・各種機械装置の扱い方の患者・家族への教育。

（5）患者の長時間同一体位回避への看護師による見守りの責任

ヘンダーソンは、患者が長時間同一体位でいることを回避するために、看護師は見守りしなければならない。それは看護師の責任であると述べている。

- イ．看護師は、健康な人の昼夜頻繁に動いていることを知らなければならない。
- ロ．看護師は、意識障害患者・麻酔患者には、患者の意識になり代わって体位変換を励行しなければならない。

（6）頻繁な体位変換と身体清潔保持による寝たきり患者の褥瘡予防は看護の質の指標

- イ．多くの患者：援助により椅子での坐位・何歩かの歩行の拡大で寝たきりから解放される。
- ロ．寝たきりから解放されない少数の患者：患者の価値を自覚している看護師は、褥瘡予防のベッドやその他の機械設備の使用により援助する。

（7）患者のリハビリテーションに関する他職種との協働

- イ．ボディメカニクスに関する困難な問題解決への理学療法士との協働。
- ロ．患者が退院後、職場復帰までのリハビリ

テーション計画への看護師の参加。

2）ヘンダーソンによる当該基本的看護7原則と「望ましい体位保持・移動の具体的体位行動への基本的看護一覧」との関係

表3に示した基本的看護は、「望ましい体位保持（臥位・坐位・立位・歩行）」別に具体的に示した。

著者による具体的基本的看護は、ヘンダーソンによる当該基本的看護7原則の順位、枠組みとは異なるが、所々にヘンダーソンによる7原則は包含されている。

著者は、当該基本的欲求の概念定義をし、その概念定義に基づいて当該基本的看護の概念定義をした。さらにそれを系統的により具体化した基本的看護を導き出しているので、ヘンダーソンによる7原則とは一致するものと考える。

4．全発達段階における「看護対象者の歩行・坐位・臥位時での望ましい姿勢保持と、ある姿勢から他の姿勢への移動を助ける」基本的看護

1）胎児期

胎児期における当該基本的看護は、出産までの発達が保てるよう、母体を通しての援助が必要となる。看護師は、胎児の前屈姿勢の保持・安全で容易な胎動・羊水の中を浮遊し分娩に容易な方向への移動、出産時の頭部回旋の体位移動を助ける。

胎児が骨盤位（逆子）に移行した時は、母体に対し骨盤位体操を促し胎児の体位を変化させるよう手助けをする。また、産道を通過する胎児の体位移動を助け、母子ともにストレスが軽減できるよう母体へのマッサージや呼吸法による胎児の産道通過の姿勢の変化を助ける。なお、母子の産道通過と分娩時の体位変換への援助は、助産師の専門領域である。

2）乳幼児期

新生児の体位はほとんど臥位である。頭部が平面に固定され、四肢の運動が自由である体位を整えるよう援助することが基本的看護である。

新生児の窒息の多くの原因は、臥床体位が不適切であったことにより、自ら体位変換のできない新生児の鼻口が閉鎖された姿勢によって生じている。このような危険を回避するよう気道が確保できる姿勢を保持することや、鼻口を閉鎖する危険のある寝具を近くに置かないといった援助や保育者への指導が必要である。

乳児期は、頭椎の前彎が定頸したのち「坐位」が獲得され、立位も前彎増強により可能となる。「坐位」「立位」の保持を援助することが重要な基本的看護である。それには、バランス感覚を獲得し、骨格筋の形成段階に応じた援助が必要である。ただし、乳児期の「寝る」「寝がえりをうつ」「抱っこされる」「母乳やミルクを飲む」「排泄する」「坐る」「立つ」「歩行する」の適切な姿勢に関する援助は、児の保護者が注意深くできるよう、看護師、助産師、保健師らが指導し対応していく。

乳幼児期の成長過程を熟知し、年齢に即した成長過程にあるかを観察し、逸脱している場合は専門家に相談する必要性を保護者に伝えるといった指導が、この期の基本的看護といえる。こういった状況を鑑み、ヘンダーソンは『Basic Principles of Nursing Care（看護の基本となるもの）』で「看護師は"プロの母親"と呼ばれてきた」と記している。

3）学童期

学童期の体位保持・移動の特色は次のとおりである。
イ．自分の意思による体位保持・移動。
ロ．多種な運動学習時期。
ハ．骨格筋の形成による安定した姿勢の保持。
ニ．社会的秩序に基づく静止体位の保持と他者に合わせた行動。
ホ．ルールのある知的な運動。

上記イ〜ホの特質をふまえた体位の保持・移動ができ、拡大していくのを助けることが基本的看護である。そして、何らかの障害で体位の保持・移動ができなかった時、健康障害に基づく基本的看護が必要になる。学童期の養護教諭による基本的看護が将来の健康維持に重要な役割を示す。

4）青年期

青年期の当該基本的欲求には次のような特色がある。

- イ．身体的・性的な成熟により、筋力が増加し高度な動きが可能になる。
- ロ．自我の社会的意識の発達により、考えた行動と労働が可能となる。
- ハ．競技スポーツを行い、自らの理想とする身体保持・移動を目的とする。
- ニ．体力的にピークを迎え、身体能力の限界を超える体位保持・移動も生じる。
- ホ．スポーツ選手など、運動機能・能力を保持・強化する欲求も生じる。

青年期における当該基本的看護は、青年期の当該基本的欲求の特色をふまえて、「活動」「運動」「姿勢」「移動」が、通学や労働、スポーツの目的を満たすよう、青年期の体力、意思力、知識を稼働して、可能な限り自力で充足するのを援助することである。

青年期は、身体機能の成長はほぼ頂点に達し、さらに認知が深まり自らの生活をふまえた考えができる。青年前期は保護者の確認が必要であるが、これからの自らの生活を本人が理解したうえで通学や労働、スポーツの目的達成に活動、運動の姿勢や移動を自己管理し決定できるような援助が必要となる。

5）成人期

成人期における当該基本的看護は、労働の基本となる体位保持・移動、次世代を担う生殖行動、養育・育成活動、昨今は介護活動および生活行動が行えるよう支援することである。

多くの人は自分の身体・精神能力に見合った体位保持・移動が可能である。そこで、諸能力と認識に見合った体位保持・移動ができているかアセスメントし、必要に応じて助言・指導することが基本的看護となる。また、成人期は骨格筋成長のピークを越え、これから迎える高齢期に対応できるよう筋力を維持するための活動や、低下する基礎代謝に対応する諸行動がとれるよう、啓蒙教育を健康の側面から看護師が援助する。

6）高齢期

高齢期における当該基本的看護は、成長（加齢）に伴う骨格筋の脆弱化による円背、骨格形成の変化および易骨折など、身体変化に対応できるよう援助することである。また、高齢期には関節の硬化などの障害も発生してくるため、関節可動域を維持して、動かすための関節拘縮予防も含めて身体を動かすことを助ける。骨の再生速度も遅延するため、容易に骨折することがある。拘縮予防の援助も年齢を重視し高齢者に適した方法で行わなければならない。また、皮膚も脆弱化するため、姿勢維持や運動時には皮膚の摩擦や圧迫による変化にも注意が必要となる。

5．全健康レベルにおける「看護対象者の歩行・坐位・臥位時での望ましい姿勢保持と、ある姿勢から他の姿勢への移動を助ける」基本的看護

1）健康維持期

健康障害の有無にかかわらず、心身の機能がその人個人にとって良好の状態に維持できている健康維持期において、「身体の位置を動かし、またよい姿勢を保持する」基本的欲求は、次の状態を示す。

「日常の生活において身体の姿勢と移動が、骨格、筋力、関節可動域、日常行動として苦痛なく自らの希望にかなった動きででき、欲求が充足された状態」である。

当該基本的欲求の健康維持期の状態に対する基本的看護とは「日常生活において、身体の姿勢と移動が、骨格、筋力、関節可動域、目的行動として、苦痛なく自らの希望にかなった動きででき、欲求が充足されるよう各個人を助ける」であるが、具体的には次のような援助のことである。

（1）骨格の形成強化への基本的看護

骨格は、各成長発達に対応した状態にあり、骨の破壊と再生が繰り返し行われ丈夫に維持されている。成長発達に伴う骨の破壊と再生による骨格形成と強化への基本的看護は、骨形成強化のための食事と運動促進への援助である。

なお、各発達段階に応じた骨形成は当該基本的欲求の欲求充足の要件で、骨形成強化のための食事は「適切に飲食する」基本的欲求で、運動の促進は当該基本的欲求の各発達段階における運動・活動の促進で述べているので、それらの充足援助が基本的看護となる。

（2）筋力強化への基本的看護

筋力は、筋の収縮に必要なエネルギーを産出するATPの分解が行われた状態により、運動が行え、体位を保つことができ、使用したエネルギーの補充が栄養補給として補えた状態である。運動が行え、体位を保持するには筋力が必要である。筋力は筋の収縮により確保され、そのエネルギー源は栄養である。筋組織も蛋白質で合成される。

以上から、筋力強化への基本的看護は、筋収縮と筋組織に必要な栄養素の補給への援助である。なお、ここでの援助も前述と同様に当該基本的欲求の欲求充足要件・「適切に飲食する」基本的欲求および「飲食を助ける」基本的看護の知見を活用・応用して援助する。

（3）関節可動域への基本的看護

関節可動域は、それぞれの動きに対応できる関節包内運動を保てることにより保持される。姿勢保持・移動には関節可動域を維持・拡大し、それぞれの動きに柔軟に対応できることが、安全確保のためにも必要である。関節包内運動による関節可動域保持・拡大への援助は、関節痛・周辺筋肉痛を伴うことなく意図的に関節可動域を保持・拡大することを助言・指導することである。さらに、関節可動域の拡大に過剰な力を加えないことである。そして、関節可動域範囲の狭小化を防止する援助を行い、種々の望ましい姿勢保持・移動や転倒・骨折などの事故防止に備えることも重要な援助である。具体的には表3を参照のこと。

（4）意識的に身体を動かすことへの基本的看護

この基本的看護は、意識的に身体を動かすことで身体を動かす目的が達成できることを認識し、意識的に身体の位置を動かすことで生命維持が円滑になることを理解することへの援助である。

多くの人は、身体を動かす目的や目的達成の動作、そしてそれが円滑な生命維持につながっていることを意識せず当然のように行い、またできている。しかし、子どもや高齢者は意識的に身体を動かすことに理解が不足していたり、理解していても円滑に行えない場合も多い。そこで、当然のように行えている人にも、円滑に行えない人にも、当該援助をきちんとすべきである。

その具体的援助は、表3の「諸体位行動の知識を教え、実行できるように援助する」ことを参照すること。

（5）筋・関節への過負荷・反復トレーニングへの基本的看護

この基本的看護は、よりよい状態のために筋や関節に過負荷を加え、反復性のあるトレーニングを行うことへの援助である。

日常生活において運動不足などで、よりよい体位保持・移動や向上を心がけなければならない人には、筋・関節への過負荷・反復トレーニングが効果的である。それらの人に筋・関節への過負荷・反復トレーニングの助言・指導することが援助である。過負荷・反復トレーニングの適切性については、医師や理学療法士の指示や判断のもと、協働して援助することが重要である。

2）健康逸脱期

病態変化により、健康逸脱を生じた健康逸脱期の体位保持・移動への影響は、体位保持・移動の困難や不可能が生じ、望ましい姿勢、あるいは目的行動がとりにくく、また、とれない状況も生じる。特に、体位保持・移動に直接関係する神経・骨格・筋肉系統の障害は、影響が直接的で大きい。

神経系統の障害・筋力の低下・疼痛などにより、望ましい体位はもとより体位の保持・移動は困難になり、寝たきり状態や廃用性症候群の発症につながることもある。

骨格系では、絶えず形成・破壊・再形成の新

陳代謝を繰り返している骨は、破壊と再生のあいだに病変や力の衝撃を受けた場合に骨折が生じる。骨折によって、過度な力で筋肉細胞の活動への栄養補給の毛細血管が破損し、筋肉内血腫を発生し、疼痛が生じる。疼痛により体位保持・移動は不可能になる。

このような時期に「身体の位置を動かし、またよい姿勢を保持する」ための基本的看護は、何らかの代償で補うことにより、障害があっても体位保持・移動が可能な限りよい状態になるよう助けることが基本的看護である。

骨折による疼痛や安静保持のためには、古代から添え木で安静を保持したように、現代では早期に修復するようボルトや人工関節などを利用した外科的方法での補修が行われる他、ギプス固定といった方法で代償する。代償治療に対し、看護師は医師・理学療法士・作業療法士と協力して、健康逸脱があっても適切な体位保持・移動のための援助を行う。具体的には表3に準ずる。筋肉内出血のような場合は安静が必要であるが、冷却などによりさらなる悪化を防ぐことも必要である。

病態変化がさらに大きな場合、自ら身体の位置を動かせない状況では、体位保持・移動の専門職者の適切な援助で、車いすや杖などの補助具を使用し自力で体位保持・移動が可能となる。健康回復に至るまで援助を持続することが基本的看護である。この援助も表3に準ずる。

また、健康逸脱を生じている時期は、あえて動きを必要最低限にして筋力や体力を温存することや、疼痛の及ばない姿勢をとる方法を選択する場合もあり、その援助も基本的看護である。適切な基本的看護が行われなかったために生じる関節拘縮は人為的な障害であり、ナイチンゲールもヘンダーソンも看護の欠如から生じた弊害であると指摘している。看護専門職として心すべきことである。

こうした健康逸脱の急性期に考えられる必要最低限の動きに対する基本的看護こそ、その時その状況においての「身体の位置を動かし、またよい姿勢を保持する」基本的欲求に対する基本的看護といえる。

3）健康回復期

個体の持つ自然治癒力（意思力・免疫力）や、それを促進する医療的治療によって、心身の健康障害が回復に向かう健康回復期における「身体の位置を動かし、またよい姿勢を保持する」欲求は、健康逸脱期と重なり合い、健康逸脱した時から始まる。骨折した状態であれば、疼痛により動けなくなり、自然治癒力がはたらく回復期が始まる。筋肉内出血といった状態に対しても冷却することで、さらなる出血を避けることができ、健康回復期が始まる。

また、安静により生じる筋力低下や関節拘縮などに対しては、直ちにリハビリテーションが必要となり、リハビリテーション期も重なり、基本的看護が機能する。健康逸脱から生じる体位保持・移動の諸問題を解決しながら、健康逸脱から回復するための体位保持・移動のリハビリテーションの援助である。

リハビリテーションは、医療専門職チームで行う。医療専門職チームは看護師のほか、医師・理学療法士・作業療法士等で構成される。看護師は当該基本的欲求への基本的看護の任務を負う。

病態変化の大きい骨肉腫の治療で切断した骨は、現在の医学では再生しない。そこで、代替として義手や義足といった装具を用いることで健康回復を図る。この時期の病気・骨の切断、義手や義足の受け入れには精神的葛藤を伴う。ここで基本的看護は、機能としての体位保持・移動の問題解決とそれに関連する各個人の特有な精神的社会的問題への解決で健康回復を援助することにある。

健康回復期における基本的看護は、健康逸脱した時から始まり、リハビリテーションを行いながら、病的状態に合わせて変化させながら健康維持期に向かう欲求への看護である。なお、具体的援助は表3の準用による。

4）安らかな死

人生のラストステージ、それが若年者であれ中高年者であれ、あるいは原因が事故や加齢、健康障害の悪化であっても、生命維持の困難が予想される状況で人生の終焉を心身ともに穏や

かでありたいと願う。安らかな死における「身体の位置を動かし、またよい姿勢を保持する」欲求は、安楽な呼吸を維持するための酸素が吸入しやすいような気道確保ができる姿勢が必要となる。本人の意識や意向を確認しながらの当該基本的看護が重要である。体力消耗のため動きが緩慢となり、また制限されるため、安楽な動きを助ける援助が必要となる。

排泄行為は、できる限り自らの力でできるよう、車いすやポータブルトイレへの移乗の援助、さらに車いすやポータブルトイレでの坐位保持への援助も重要な当該基本的看護である。

自らの趣向にあった食事を、大切な人と行うために坐位が保てるようギャッジアップベッドやクッションなどを使用し、坐位姿勢による緊張や不安・不快が生じない配慮を看護師や周囲の人が行い、看護対象者が楽しい時間を持てるよう援助することも重要な当該基本的看護である。

また、死を迎えた後、それぞれの宗教や風習にならった姿勢が保持できるような援助が必要になる。死後は身体の硬直が生じるので、その前に見送る人にとっても納得のいく姿勢がとれるよう補正用具・用品を用いて整えることが大切である。なお、死後の処置は、体位とともに鼻腔・口腔・傷口からの分泌液や尿便、医療機器の装着口からの排液など、同時に処置しなければならないことがある。体位を整える際、それらを考慮して行うことが看護師の専門的業務である。

〈参考文献〉
1. ヴァージニア・ヘンダーソン著,湯槇ます,小玉香津子訳:看護の基本となるもの.日本看護協会出版会,東京,2011.
2. 江原義弘,山本澄子:ボディダイナミクス入門 立ち上がり動作の分析.医歯薬出版,東京,2005.
3. 藤原勝夫,外山寛:身体活動と体力トレーニング.日本出版サービス,東京,2000.

基本的看護5
「患者の休息と睡眠を助ける（Helping patient rest and sleep）」

今井栄子

I｜緒論

1．基本的看護5「患者の休息と睡眠を助ける」の表現

基本的看護5　邦訳（湯槇ら）

> 患者の休息と睡眠を助ける
> 『看護の基本となるもの』p.47

基本的看護5　原文（V. Henderson）

> Helping patient rest and sleep
> 『Basic Principles of Nursing Care』p.57

　ヘンダーソンは、基本的看護5に「Helping patient rest and sleep（患者の休息と睡眠を助ける）」を置いた。基本的欲求5「sleep and rest（睡眠と休息をとる）」が5番目に位置したゆえに、基本的欲求に呼応する基本的看護も5番目に位置づけしたのである。

2．基本的欲求5「睡眠と休息をとる」、基本的看護5「患者の休息と睡眠を助ける」における「sleep」と「rest」の順序性

　基本的看護「Helping patient rest and sleep（患者の休息と睡眠を助ける）」と基本的欲求「sleep and rest（睡眠と休息をとる）」を照合した時、基本的欲求は「sleep and rest」とsleepが先でrestが後になっている。一方、基本的看護においては、Helping patientを除いた部分の表現は、「rest and sleep」となっている。すなわち、「sleep」と「rest」が逆転している。

　「sleep」と「rest」の順序性、両者の逆転も含めて論考して、基本的看護5の概要に論及する（基本的欲求5〈p.147〉参照）。

II｜本論

1．基本的欲求「睡眠と休息をとる」の概念定義

　基本的看護5「患者の休息と睡眠を助ける」は、基本的欲求5「睡眠と休息をとる」に呼応している。本書第Ⅲ章-Ⅱ「人間の基本的欲求」各論で、基本的欲求5「睡眠と休息をとる」の概念定義を次のように行った。

> 「sleep and rest（睡眠と休息をとる）」とは、仕事や運動を休止させ、外的刺激に意識や身体の動きが低下または静止状態になり、脳波の周期的変化に伴い容易に目覚める状態になること。
> その状態になることにより、体力、知力、意思力がリラックスし、回復して生命維持に不可欠な生活現象としての睡眠と休息の維持ができる。

2．基本的看護「患者の休息と睡眠を助ける」の概念定義

　基本的看護5「患者の休息と睡眠を助ける」の概念定義は、基本的欲求5「睡眠と休息をとる（sleep and rest）」の概念定義に基づき、次のように定義した。

　なお、ヘンダーソンは「患者を助ける」としているが、基本的看護の対象者は"患者"を含む各人であることから、患者を各人とした。

> 「患者の休息と睡眠を助ける（Helping patient rest and sleep）」とは、各人が仕事や運動を休止させ、外的刺激に意識や身体の動きを低下または静止状態にして、脳波の周期的変化に伴い容易に目覚める状態になることを看護師が助けること

をいう。その状態になることにより、各人が、体力、知力、意思力がリラックスし、回復して生命維持に不可欠な生活現象として休息と睡眠が維持できるのを助ける。

3. 基本的看護「患者の休息と睡眠を助ける」における「睡眠」「休息」「活動」の循環性

「sleep」と「rest」の順序性は、基本的欲求では「sleep」が先で、基本的看護では「rest」が先である。基本的欲求「睡眠と休息をとる（sleep and rest）」の概念定義をした際、「sleep」の対極概念が「active」であった。それゆえ、当該基本的欲求と当該基本的看護における「sleep」「rest」の順序性を論及するには「active」の概念が必要と考えた。「sleep」「rest」の順序性ではなく「active」を加えた三概念の関係をみる循環性を問うことになる。以下にそれを詳述する。

① 睡眠（sleep）は、生命維持に不可欠な生活現象の一つであり、睡眠を規則正しく維持することは生命維持につながる。ゆえに、睡眠は「生命維持に不可欠な生活現象」として価値づけられる。

② 生命維持に不可欠な生活現象である睡眠は、容易に覚醒し、休息（rest）および活動（active）に戻る状態である。休息（rest）は、睡眠に近い状態である。休息により「体力・知力・意思力がリラックスし回復」すれば、活動状態、すなわちactive（活動する：動詞）、activity（活動：名詞）の状態に移行する。

③ 休息により、体力・知力・意思力をリラックスさせ、回復すれば、「体力・知力・意思力は以前よりも活性化」し、すべての基本的欲求の活性化につながる。活性化された基本的欲求の状態がactive（活動する）、activity（活動）である。

なお、以下は「sleep」「rest」「active」の原語を邦訳して「睡眠」「休息」「活動」と表現する。

④ 基本的欲求「睡眠」「休息」の定義から、「睡眠」は「休息」につながり、「休息」は「活動」につながる。「活動」は「睡眠・休息」につながる。

「睡眠」「休息」「活動」の三者の関係は双方向であり、その時その場の状態により、三者は多様なパターンをとる。その時その場の「睡眠」「休息」「活動」の三者の循環性をみることができる（図1）。

⑤ 人間の基本的欲求（Fundamental Human Needs）としての「sleep and rest」は、まず生命維持を最優先しなければならない。したがって、基本的欲求では「sleep」が先に置かれ、「sleep」によって得られた「rest」が後に続く。

⑥ 患者を含む各人を助ける基本的看護は、良好な休息から良好な睡眠への移行を助けることである。良好な睡眠が得られるためには、良好な休息と良好な活動が不可欠である。そのことは、休息―活動―睡眠の循環性から考えたことである。加えて、良好な睡眠を得るためには、良好な活動も必要である。したがって、基本的看護では休息を最初に置いたものと解することができる。

MEMO

「睡眠と休息」に「活動」が関与する理由
「睡眠をとる（sleep）」の対極概念が「活動する（active）」であることは、先行研究で明らかにした。
（日本適応看護理論研究会学術論文集．2014；10（1）：15-1-12）

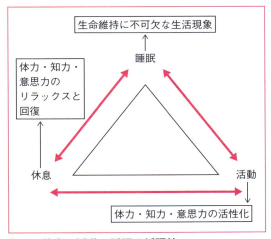

図1 ■ 休息―活動―睡眠の循環性

4．「患者の休息と睡眠を助ける」基本的看護の概要

14の基本的欲求に共通する概念定義は次の3つの要素を含んでいた。

① 生命体として生きるための「睡眠と休息をとる」基本的欲求
② 社会生活を営むための「睡眠と休息をとる」基本的欲求
③ 終生成長発達を遂げるための「睡眠と休息をとる」基本的欲求

「休息と睡眠を助ける」基本的看護は、上記の三目的に対する睡眠と休息の基本的欲求の概要に対して行われるものである。そこで、三目的に対しての当該基本的欲求の概要をまとめ、それらを助ける看護を提示した（**表1**）。

5．全発達段階に不可欠な睡眠と休息の欲求への基本的看護

14の基本的欲求を持つ各人には、「胎児期」「新生児期」「乳幼児期」「学童期」「青年期」「成人期」「高齢期」の発達段階によって睡眠時間の基本的欲求が異なるため、発達段階別の「各人の休息と睡眠を助ける」基本的看護を考えた（**表2**）。

表1 ■ 基本的欲求充足目的別概要と基本的看護

目的	「睡眠と休息をとる」基本的欲求概要	「各人の休息と睡眠を助ける」基本的看護概要
生命体として生きる	1．各人はノンレム睡眠・レム睡眠を一定時間ごとに繰り返す 2．各人は年齢に相関した睡眠時間と良眠を確保する（睡眠時間：新生児＞幼児＞学童＞成人＞高齢者） 3．各人の良眠は脳の高次情報処理能力を高め心理的安定、学習・記憶が高まる	1．各人の睡眠パターンが、ノンレム睡眠・レム睡眠で規則正しく繰り返されるように助ける 2．各人が各発達段階に必要な睡眠時間と良眠がとれるように助ける 3．各人が良眠により脳の高次情報処理能力の向上と心理的安定、学習、記憶能力を高められるように助ける
社会生活を営む	1．各人は社会生活で活動するための活力を疲労回復から生み出す 2．各人の疲労回復への活力は良好な睡眠と休息から得られる 3．各人は職業や生活のリズム、社会的文化等に合わせた良好な睡眠と休息を確保する	1．各人が社会生活で活動する活力を疲労回復から生み出すために、良好な休息と睡眠がとれるよう助ける 2．各人が疲労回復への活力を良好な休息と睡眠から得られるように助ける 3．各人が職業や生活のリズム、社会的文化等に合わせた休息と睡眠が確保できるように助ける
終生成長発達を遂げる	1．各人が終生成長発達を遂げるには、日々の活動から生じる疲労を、睡眠と休息によって回復できる 2．各人が心身および社会的発達を遂げるには、心身および社会的発達の身体的要因・心理的要因・社会的要因を睡眠と休息によって再生産する 3．胎児（母体）期、乳幼児期、学童期、青年期、成人期、高齢期のすべてで活動と休息・睡眠が繰り返される 4．各人の年代に応じた十分な睡眠と休息は、終生成長発達を遂げる生活の質（QOL）の向上の基盤となる 5．現在は、健康維持への十分な睡眠と休息のために、良眠への環境づくり、寝具類などの湧出している情報を活用し良好な睡眠と休息を確保する	1．各人が終生成長発達を遂げるには、日々の活動から生じる疲労を、休息と睡眠によって回復できるよう助ける 2．各人が心身および社会的発達を遂げるために、心身および社会的発達の身体的要因・心理的要因・社会的要因を休息と睡眠によって再生産するのを助ける 3．各成長期に応じた必要な睡眠時間の繰り返しがなされるように助ける 4．終生成長発達を遂げるための生活の質（QOL）向上に各人の年代に応じた良好な休息と睡眠を助ける 5．情報を活用して良眠への環境づくりを助ける

表2 ■ 発達段階別「各人の休息と睡眠を助ける」基本的看護概要

要素目的		胎児期	新生児期	乳幼児期	学童期	青年期	成人期	高齢期
生命体として生きる	(基本的看護) 1. 各人の睡眠パターンがNREM・REMで規則正しく繰り返されるように助ける							
		母体が胎児の活動と睡眠パターンを可能な限り妨げないような休息と睡眠がとれるように助ける	50%のNREM、NREMとREMの周期が7回とれるように助ける。それを母親または保護者に教える	20〜30%のREM（熟睡時間）がとれるように援助。保護者にも教える	20%のREMがとれるように援助する	25%のREMが90分ごとに、NREMが5〜30分繰り返されるような睡眠パターンを助ける	20%のREMが4〜5回繰り返されるように助ける。REMと活動によって身体を休ませる	20〜25%のREMが繰り返されるように助ける
	(基本的看護) 2. 各人が各発達段階に必要な睡眠時間と良眠がとれるように援助する							
		通常より1時間ほど多く母体が休息と睡眠がとれ、安らげるような環境の配慮と援助をする	最大18〜20時間の睡眠時間が維持できるような環境の配慮をする	運動時による活動時間が約10時間であることから、12〜14時間の睡眠が維持できるよう援助する	運動・活動時間が多くなることから、8〜12時間の睡眠がとれるように援助する	活動能力がアップすることから、7〜8時間の睡眠がとれるよう援助する	脳を休めるために6〜8時間の睡眠がとれるよう援助する	75〜80%脳を休めるNREMを含め、5〜6時間睡眠がとれるよう援助する
	(基本的看護) 3. 各人が良眠により脳の高次情報処理能力の向上と心理的安定、学習、記憶能力を高められるように援助する							
		NREMがうまくとれる。それによって胎児の脳の発達・成長が促進するように母親の休息・睡眠を援助する	脳の成長と心理的安定が得られるようにNREM、REMを援助する	昼寝は徐々に減少するが、言語・記憶・情緒の脳機能発達のために良眠が得られるよう援助する	心身の活動量が多いことから、休息を十分とることを助ける。休息がとれない状態では、心理的安定・学習・記憶能力の低下が生じることを本人と保護者に理解させ、休息や睡眠不足を正常にするよう援助する	NREM（脳を休める）がとれて95%脳を休めることができるような睡眠の確保、自己コントロールできるような環境づくりを援助。16時間の活動を5%のREMで休息すると、効率のよい睡眠がとれることを教える	疲労、ストレス、ライフスタイルによって睡眠不足に陥らないように自己コントロールできるような環境づくりを援助する	加齢に伴う脳機能の退行、二次的不眠要因が休息と睡眠に影響するため、休息と睡眠に関する本人の訴えを傾聴するなど援助する
社会生活を営む	(基本的看護) 1. 各人が社会生活で活動する活力を疲労回復から生み出すために、良好な休息と睡眠がとれるよう助ける							
		胎児・新生児の社会生活を営むための睡眠は、胎児では母親、新生児では保護者の睡眠のとり方にゆだねられるため、母親、保護者を助ける	NREM/REMを妨げる要因として、家庭、保育園・幼稚園児の活動が影響する。心身とも活動と休息のバランスがとれるように助ける。保護者には履行を助ける	学校生活や塾、遊び・スポーツなど、身体や脳からくる疲労から睡眠障害が起こらないように活動と睡眠がバランスよくとれるように助ける	会社・仕事、心身の活動から生じるストレスからの疲労回復のための良好な休息と睡眠がとれるよう助ける	家庭や仕事の役割意識などから活力と疲労回復のための良好な休息と睡眠がとれるよう助ける	家族や友人との別れ、孤独からくる人生の不安などから睡眠不足が生じないように助ける。身体活動が低下することから、活動量を高め良眠がとれるように助ける

(次頁へ続く)

要素 目的		胎児期	新生児期	乳幼児期	学童期	青年期	成人期	高齢期
社会生活を営む	(基本的看護) 2. 各人が疲労回復への活力を良好な休息と睡眠から得られるように助ける							
				活動量と睡眠のバランスがとれるよう、児のもつホメオスターシスを考えて助ける	運動・活動と睡眠のバランスが崩れると不眠・頭痛など身体症状となって現れるので、不眠・頭痛の徴候を目安に運動活動・睡眠のバランスがとれるよう助ける	疲労回復への活力を良好な休息と睡眠から得られるように自己調整することを助ける	心身の疲労が家庭・仕事から生じていないか疲労回復への活力を良好な休息と睡眠から得られるように自己調整することを助ける	家族・友人との別れや孤独からくる人生の不安に対し良好な休息と睡眠がとれているか本人が自覚し、良眠が得られるように助ける。また、介護者の高齢者への良眠誘導を助ける
	(基本的看護) 3. 各人が職業や生活のリズム、社会的文化等に合わせた休息と睡眠を確保できるよう助ける							
				・親の生活パターンが児の良眠確保に影響しないよう、本人・親の睡眠を助ける ・親の児に対する良眠価値が形成されるよう助ける ・各発達段階に応じた睡眠時間と良質な睡眠がとれるよう各人と親を助ける		睡眠に対する価値観、睡眠時間やパターンを確定し、自分に適切な休息と睡眠が自己調整のもとにとれるように各人を助ける		高齢期の生活リズム、睡眠に対する価値観に基づき、睡眠時間や睡眠パターンを確保できるように各人を助ける。各人がうまくできない場合は介護者を助ける
終生成長発達を遂げる	(基本的看護) 1. 各人が終生成長発達を遂げるには、日々の活動から生じる疲労を、休息と睡眠によって回復できるよう助ける							
		・NREMとREMの2種類の睡眠が一定時間ごとに繰り返し、一定の睡眠を構成している。このため、2種類の睡眠が各年代に応じて一定の時間ごとにとれるように助ける。または母親や保護者を援助する ・睡眠の量・質ともに年齢と相関し終生成長発達を遂げるために、その年代に応じた睡眠時間が不可欠である。質のよい睡眠が必要な時間とれるように助ける。または母親や保護者を援助する				活動量の最も多い青年期を休息と睡眠でのりきるために、本人の自覚と実行を助ける	日々の活動から生じる疲労を、休息と睡眠によって回復できるよう助ける	
	(基本的看護) 2. 各人が心身および社会的発達を遂げるために、心身および社会的発達の身体的要因・心理的要因・社会的要因を休息と睡眠によって再生産するのを助ける							
						学業・家庭・仕事または趣味等に投ずる体力や、精神的に安定が再生できるように睡眠・休息・活動バランスがとれ、循環性が保持できるように本人の自覚と実行を助ける		
	(基本的看護) 3. 各成長期に応じた必要な睡眠時間の繰り返しがなされるように助ける							
						各発達段階に必要な睡眠時間の繰り返しがなされるように助ける		
	(基本的看護) 4. 終生成長発達を遂げるためのQOL向上に、各人の年代に応じた良好な休息と睡眠を助ける。情報を活用して良眠への環境づくりを助ける							
						各人が各発達段階の生活スタイルを維持できるよう、QOL向上に対して休息と睡眠がどうあったらよいか自分の力で各人が考え実行できるように助ける		

NREM：ノンレム睡眠、REM：レム睡眠、QOL：生活の質。

6. 全健康レベルに不可欠な睡眠と休息の欲求への基本的看護

全健康レベルに不可欠な睡眠と休息の欲求への基本的看護は、「健康維持期」「健康逸脱期」「健康回復期」「安らかな死」と4段階の各健康レベルに応じて基本的看護を考慮した（**表3～6**）。

表3～6は、健康段階各期における「休息と睡眠を助ける」基本的看護を述べた。基本的看護を述べるにあたり、次の事項を順次述べた。

1. 健康段階各期の概念定義を述べた。
2. 健康段階各期における「睡眠と休息をとる」基本的欲求のあり方を特徴別に箇条書きで述べた。
3. 健康段階各期における特徴別に箇条書きで述べた「睡眠と休息をとる」基本的欲求の障害を述べた。
4. 「睡眠と休息をとる」基本的欲求の障害に対する基本的看護を述べた。

以上の「休息と睡眠を助ける」基本的看護は、すべて「睡眠と休息をとる」基本的欲求のあり方から導き出されたものである。

表3 ■ 健康維持期における「休息と睡眠を助ける」基本的看護

【健康維持期の概念定義】
健康機能障害の有無にかかわらず、心身の形態機能がその人にとって良好に維持でき、より良好にできる時期

No.	「睡眠と休息をとる」欲求のあり方	「睡眠と休息をとる」欲求の障害	基本的看護
1	仕事・運動を休止し睡眠と休息をとることで、心身の形態機能が維持される	仕事や運動を休止しても睡眠と休息がとれず、心身の形態機能が維持されないことにより健康維持に困難が生じかねない状態。睡眠と休息が必要な時間とれず健康維持が困難な状態	イ．睡眠時間・リズム・深さには個別性があり日中眠気で困らなければそれぞれにあった時間で十分。夜間熟眠と認識できるような援助 ロ．快適なベット・室温の知識など休息・睡眠環境を援助 ハ．早寝・早起き：朝の光を浴び生活のリズムをつくる援助 ニ．休息と睡眠をとることで心身の形態機能の良好な維持による健康維持への援助
2	睡眠と休息をとることで、外部刺激に対し意識や身体の動きが低下・静止し、心身の形態機能が良好に維持できている	睡眠と休息をとっても外部刺激に対し意識や身体の動きが低下・静止せず、心身の形態機能の良好な維持の困難が生じかねない状態	イ．寝る2時間前から刺激物を避ける援助 ロ．リラックスできる音楽などを流す援助 ハ．規則正しい食事と規則的な運動と睡眠との関係の知識を援助 ニ．休息と睡眠をとることで心身の形態機能の良好な維持による健康維持への援助
3	睡眠と休息をとることで脳波は周期的に変化しているが、容易に目覚め、心身の形態機能が良好に維持できている	睡眠と休息をとっても脳波は周期的に変化しておらず、容易に覚醒せず、心身の形態機能の良好な維持に困難が生じかねない状態	イ．昼寝は15時前の20～30分を限度とする ロ．眠くなってから床につく等の知識の援助 ハ．休息と睡眠をとることで心身の形態機能の良好な維持による健康維持への援助
4	睡眠と休息をとることで体力・知力・意思力がリラックス・回復し、活力を生み健康維持につながる	睡眠と休息をとっても体力・知力・意思力がリラックス・回復せず、活力を生み出せないことにより健康維持につながらない	イ．規則正しい食事と規則的な運動 ロ．日々の睡眠・起床時間を一定にする等の体力・知識・意思力の援助 ハ．休息と睡眠をとることでリラックスし、体力・活力を生み健康維持につながる努力への援助
5	生命維持に不可欠な生活現象としての睡眠・休息は健康維持につながる	生命維持に不可欠な生活現象としての睡眠・休息がとれず健康維持につながらない	イ．生命維持に不可欠である睡眠に関する知識の援助 ロ．睡眠薬代わりの深酒はしない知識の援助 ハ．睡眠薬は医師の指示に従い、正しく使用する等の知識を援助 ニ．休息と睡眠のとれない時の医療機関への受診を勧告

表4 ■ 健康逸脱期における「休息と睡眠を助ける」基本的看護

【健康逸脱期の概念定義】
物的・人的環境から何らかの刺激および個体の身体内に生じた病態変化により、心身の形態機能変化や障害が生じている時期

No.	「睡眠と休息をとる」欲求のあり方	「睡眠と休息をとる」欲求の障害	基本的看護
1	仕事・運動を休息し睡眠と休息をとっても、心身の病態変化により形態機能の障害が生じている。心身の病態変化により形態機能の変化が生じ、睡眠と休息がとれない状態	イ．不眠：仕事や運動を休止しても睡眠と休息がとれない ロ．仕事・運動を休止し睡眠・休息をとっても心身の形態機能の障害が改善しない ハ．心身の病態変化により、形態機能の変化が生じ睡眠・休息がとれない 例：不眠・入眠困難・慢性不眠・レム睡眠ノンレム睡眠のリズムの乱れ（睡眠パターンの乱れ）	イ．健康逸脱の状態に合わせ仕事・運動を適度に行い、達成感をもって、休息と睡眠がとれるよう助ける ロ．仕事・運動を休止し、休息と睡眠をとって、心身の形態機能の障害を軽減・回復するよう助ける ハ．睡眠障害を軽減・回復することにより、心身の病態変化・形態機能変化の改善を図る 　1）不眠・入眠困難・慢性不眠への基本的看護 　　・睡眠時間の一定化・睡眠前のリラクゼーション・睡眠環境の調整（心地よいベッド・室温等）への援助 　　・睡眠障害の原疾患や眠気に異変を感じた場合は医療機関の受診を援助 　2）REM・NREMのリズム・パターンの乱れへの援助 　　・入眠時刻・起床時刻を一定にする 　　・入眠前の飲食、入浴時刻の配慮
2	外部刺激、心身の病変により身体の動きが低下せず睡眠がとれない	イ．外部刺激・心身の病変により身体の動きが低下せず休息がとれない 例：多動による過度の疲労、外部刺激による夜間覚醒、夜間覚醒による昼夜逆転、心身の病変によるせん妄・不穏・幻覚・妄想・多動 ロ．外部刺激・心身の病変により身体の動きが低下せず睡眠がとれない 例：外部刺激・心身の病変による入眠困難・不眠・中途覚醒	イ．外部刺激・心身の病変による身体の動きが低下せず休息がとれないことを助ける 　1）外部刺激・心身の病変で多動による過度の疲労を休息によって改善するのを助ける 　2）外部刺激・心身の病変で夜間覚醒による昼夜逆転を改善し、休息をとるのを助ける 　3）外部刺激・心身の病変でせん妄・不穏・幻覚・妄想・多動による休息がとれないことを改善するのを助ける ロ．外部刺激・心身の病変により身体の動きが低下せず睡眠がとれないのを助ける 　1）外部刺激・心身の病変による入眠困難・不眠・中途覚醒を助ける 　2）睡眠を助けることで外部刺激・心身の病変による身体の動きが低下する 　3）外部刺激・心身の病変を調整・改善することで身体の活動が低下し、入眠困難・不眠・中途覚醒を解決するのを助ける ハ．睡眠前の入浴・心身のリラックスによるリラクゼーションで、入眠困難・不眠・中途覚醒を解決するのを助ける
3	睡眠と休息が良好にとれないことでREM・NREMの良好な周期的変化が可能な状態に入れない	イ．REM・NREMの時間的・周期回数の異常による脳波の異常・身体の休息の不足	イ．REM・NREMの時間的・周期回数が確保できるように助ける 　1）REM・NREMを周期的に繰り返すことが脳と身体を休息させることを学習・認識・実行することを助ける 　2）REM・NREMには周期があり、睡眠時間を確保することで熟眠できることを学習・認識・自覚することを助ける 　3）REM・NREMを周期的に繰り返すことを妨害する因子・刺激を除くことを助言し援助する

	【健康逸脱期の概念定義】 物的・人的環境から何らかの刺激および個体の身体内に生じた病態変化により、心身の形態機能変化や障害が生じている時期		
No.	「睡眠と休息をとる」欲求のあり方	「睡眠と休息をとる」欲求の障害	基本的看護
4	自己コントロールができない睡眠、眠りたいという欲求が満たされないためにリラックス、回復力、活動の生産につながらない	イ．自己コントロールできない睡眠で「睡眠と休息をとる」欲求が満たされず、リラックス・回復力・活動の生産につながらない 1）心身の病変により、不眠・中途覚醒が生じ、リラックス・回復力・活動の生産につながらない 2）心身の病変によりせん妄・不穏・幻覚・妄想が生じ、リラックス・回復力・活動の生産につながらない 3）心身の病変により、不動・緊張状態・ストレスが生じ、リラックス・回復力・活動の生産につながらない	イ．自己コントロールができない睡眠で「休息と睡眠をとる」欲求が満たされず、リラックス・回復力・活動の生産につながらないことの解決を援助する 1）心身の病変により生じた不眠・中途覚醒を解決し、リラックス・回復力・活動の生産につながるように援助する 2）心身の病変により生じたせん妄・不穏・幻覚・妄想を医療による治療で自己コントロールし、休息と睡眠がとれて、リラックス・回復力・活動の生産につながるように援助する 3）心身の病変により生じた不動・緊張状態・ストレスを軽減・解決して、休息と睡眠を自己コントロールすることによって、リラックス・回復力・活動力の生産につながるように援助する ロ．自己コントロールできない原因を取り除く助言をする 1）心身の病変への思いなどの傾聴 2）リラクゼーションの提言 3）専門医療機関の受診のすすめ
5	極端な睡眠障害は精神的活動を障害・停止し生命の危機を招くこともある	イ．極端な睡眠障害により精神的活動が障害・停止し、生命の危機を招くこともある 1）極端な睡眠障害による精神活動の混乱・停止 2）極端な睡眠障害による突発的自殺企図・希死念慮 3）睡眠剤過剰摂取による死 4）激痛・麻薬効果不能による死	イ．極端な睡眠障害で精神的活動の障害・停止が生じ、生命の危機を招くことを防止する援助 1）極端な睡眠障害を解決し、精神活動の混乱や停止を防止する援助 2）極端な睡眠障害を解決し、突発的自殺企図・希死念慮を予防する援助 ロ．極端な睡眠障害を解決するための専門医療機関の受診を助言・援助

表5 ■ 健康回復期における「休息と睡眠を助ける」基本的看護

【健康回復期の概念定義】 個体のもつ自然治癒力、それを助長する医療的治療により心身の健康障害が回復に向かう時期			
No.	「睡眠と休息をとる」 欲求のあり方	「睡眠と休息をとる」 欲求の障害	基本的看護
1	仕事・運動を休息し、睡眠と休息を十分とることで健康障害から回復に向かう	睡眠と休息が十分とれず、健康障害からの回復が望めない	休息と睡眠を十分とることで、健康障害が回復するよう援助
2	睡眠と休息をとることにより、外部刺激に対して心身の形態機能の反応が良好に維持できるような方向に向く	睡眠と休息がとれず、外部刺激に対して心身の形態機能の反応が良好に維持できず、健康回復に向かわない	イ．外部刺激（騒音、照明、温度、寝具、人の話し声等）に対して環境を整備し、休息と睡眠をとる知識と実行の援助 ロ．良好な環境への配慮を助ける ハ．休息と睡眠をとることで心身の形態機能が維持できることを確認する援助
3	睡眠と休息をとることで脳波は周期的に変化し、容易に覚醒して心身の形態機能が良好に維持できる状態に向く。それが健康回復に向かう	睡眠と休息がとれず、脳波の周期的変化・容易な目覚めがうまくいかず健康回復に向かわない（浅眠・中途覚醒・入眠困難・熟眠感なし・覚醒困難から健康回復に向かわない。REM・NREM周期の不調による倦怠感）	イ．脳波の周期的変化・容易な目覚めがうまくいかない原因（浅眠・中途覚醒・入眠困難・熟眠感なし・覚醒困難）を究明することを助け、心身の形態機能が良好に維持できる状態に向くように助ける ロ．運動、入眠・覚醒時間の調整援助 ハ．食事時間（飲食の方法）に配慮することへの援助
4	睡眠と休息をとることで体力・知力・意思力がリラックス・回復し、活力を生み、健康回復につながることができる状態に向く	睡眠と休息がとれず、体力・知力・意思力がリラックス・回復せず、活動の生み出しに使われず、健康回復が危ぶまれる状態	休息と睡眠をとることで体力・知力・意思力がリラックス・回復し、活力を生み、健康回復につながることができることの認識や体験への援助
5	質のよい休息と睡眠を得ることで疾患の回復がみられ、生命危機から脱する重要な時期となる	質のよい休息と睡眠が得られず、疾患からの回復が危ぶまれ、生命危機から脱することができない	質のよい休息と睡眠が得られるような環境を助け、疾患からの回復を援助

表6 ■ 安らかな死の時期における「休息と睡眠を助ける」基本的看護

【安らかな死の概念定義】 人生のラストステージはすべての人に訪れる。どんな人も人生の終焉の時期を、心身ともに安らかで自分らしくありたいと願う。安らかな死を迎える時期			
No.	「睡眠と休息をとる」欲求のあり方	「睡眠と休息をとる」欲求の障害	基本的看護
1	仕事・運動から解放され、睡眠から永眠へ心穏やかに心身機能が向いている状態	イ．仕事・運動から解放されず、睡眠から永眠へ心穏やかに心身機能が向いていない状態 不眠・不穏死への不安	イ．仕事・運動から解放され睡眠から永眠へ心穏やかに心身機能が向いていけるよう助ける ロ．睡眠から永眠へ心穏やかに移行できる環境整備の提案 ハ．重要他者との穏やかな時間が持て、心穏やかに睡眠できるよう助ける
2	外部刺激に対して環境が整い、身体の動きが最も低下・静止して休息と睡眠が保たれている状態	イ．外部刺激に対して環境が整わず、身体の動きが最も低下・静止せずに休息と睡眠が保たれていない状態 1）外部刺激に過剰反応し、休息と睡眠がとれない状態 2）外部刺激に過剰反応し、心身の休息が保たれない状態	イ．外部刺激の低減の援助 ロ．穏やかな環境の提案 ハ．好きな音楽や心安らぐ映像などから心穏やかな睡眠のとれる提案 ニ．心穏やかな睡眠のための芳香や色彩など環境への配慮 ホ．心穏やかな睡眠のための室温、ベッド、寝具等への配慮
3	脳波の周期的変化が、徐々に緩慢さが長くなり、容易に目覚めることはなくなっていく状態	脳波の周期的変化が暖徐になったにもかかわらず覚醒状態が続く状態	脳波の周期的変化に合わせ、眠剤等で少しずつ意識レベルを下げる援助
4	体力・知力・意思力が最も低下し、再度の回復・上昇はない睡眠状態	体力・知力・意思力が最も低下しているにもかかわらず睡眠が確保できない状態	体力・知力・意思力の低下に合わせて眠剤等で少しずつ意識レベルを下げる援助
5	生命が危機状態になっても睡眠から永眠へ心穏やかに過ごせる環境、何の苦痛もなく逝きたいという願望	生命が危機状態になっても睡眠から永眠へ心穏やかに過ごせない環境。何の苦痛もなく逝きたい願いが実現できない状況	イ．生命が危機状態になり睡眠から永眠へ心穏やかに過ごせる環境。何の苦痛もなく逝きたいという願いへの援助 ロ．少しずつ意識を下げ、永眠を助ける ハ．痛み等の苦痛を徐痛処置し、永眠を助ける ニ．重要他者との別離の援助 ホ．呼吸状態等、生理的苦痛の除去の援助

〈参考文献〉
1. ヴァージニア・ヘンダーソン著，湯槇ます，小玉香津子訳：看護の基本となるもの．日本看護協会出版会，東京，1961．
2. Virginia Henderson：Basic Principles of Nursing Care. International Council of Nurses, 1997.
3. 今井栄子：基本的欲求5「睡眠と休息をとる（Sleep and Rest）」．ヘンダーソン看護論と看護実践への応用．照林社，東京，2015：140-152.
4. 見藤隆子，小玉香津子，菱沼典子編：看護学事典．日本看護協会出版会，東京，2003：538，706．
5. 今井栄子：基本的欲求「Sleep and Rest」と生理的身体的行動様式「Activity and Rest」．日本適応看護理論研究会学術論文集 2014；10（1）：15-1-12．

基本的看護6

「患者の衣類選択と、着脱を助ける（Helping patient with selection of clothing, with dressing and undressing）」

溝口孝美

I 緒論

基本的看護6　邦訳（溝口）

患者の衣類選択と、着脱を助ける*
＊：湯槇らは「患者が衣類を選択し、着たり脱いだりするのを助ける」と邦訳したが、著者は原著から上記のように邦訳した。

基本的看護6　原文（V. Henderson）

Helping patient with selection of clothing, with dressing and undressing
『Basic Principles of Nursing Care』p.59

ヘンダーソンは、6番目の基本的看護に「患者の衣類選択と、着脱を助ける（Helping patient with selection of clothing, with dressing and undressing）」看護を置いた。基本的欲求「適切な衣類を選び、着脱する（select suitable clothing dress and undress）」が6番目に位置していたゆえに、基本的欲求に呼応する基本的看護も6番目に位置づけしたものである。

「Helping patient with」、すなわち「患者を助ける」部分を除いた「selection of clothing, with dressing and undressing」は、基本的欲求の「select suitable clothing dress and undress」の表現と同じである。このことから"助ける"対象は、患者の基本的欲求そのものである。ゆえに、基本的欲求に対応するのが基本的看護であるといえる。

ヘンダーソンは、患者の基本的欲求に対し、基本的看護が機能することを主旨とした。基本的看護は、患者が入院生活を送っていても、普段の日常生活から遊離しないことを考えることが大切であると述べている。したがって、「患者の適切な衣類の選択と着脱」の基本的欲求に対する気持ちや我慢を日常と遊離しないよう最小限にとどめ、「患者の衣類の選択と着脱を助ける」基本的看護が重要になる。

以上から、「適切な衣類を選び、着脱する」基本的欲求と「患者の衣類選択と、着脱を助ける」基本的看護の概念が対応しているとみるべきである。

II 本論

1.「患者の衣類選択と、着脱を助ける」基本的看護とは；概念定義

「患者の衣類選択と、着脱を助ける」基本的看護から「患者を助ける」を除外すると「適切な衣類を選び、着脱する」基本的欲求となる。このことから、基本的看護の概念定義は基本的欲求の概念定義から引き出すことができる。

著者は「適切な衣類を選び、着脱する」基本的欲求の概念定義を以下の5つの概念に集約した。

① 「適切な衣類を選び、着脱する」とは、生命体として生きるために、体温を保持し、外界の危険から身を守る生理的意味をもつ。
② 衣類は人格の一部ととらえ、その人の個性や思い、感情を衣類に表現されたものとと

らえられる。
③ 人はどのような健康状態、生活環境下にあっても衣類の選択や着脱を通して、人間らしくその人らしい個性を自己表現し、それが社会的に受け入れられ、社会との調和を保つ。
④ 衣類の選択や着脱は、その人の身体機能、衣類に対する価値観や美意識を反映した機能と人格の統合で、その人の生きる意欲や幸せにつながる。
⑤ 病人の衣類の選択と着脱は健康の回復、安らかな死とも関連する。衣類の選択を通して、自分らしい品位や自己表現ができ、生きる意欲や幸せにつながれば、病気の回復を高めるために必要な欲求として価値づけられる。

そこで、「患者の衣類選択と、着脱を助ける」基本的看護の概念定義は「適切な衣類を選び、着脱する」基本的欲求の5つの概念定義に対応させて5つの概念定義を行った。その結果が、表1の当該基本的看護の概念定義である。

2.「患者の衣類の選択と、着脱を助ける」基本的看護の概要

1）概念1:「患者の衣類選択と、着脱を助ける」とは、生命体として生きるために、体温を保持し、外界の危険から身を守る衣類の生理的意味が機能できることを助ける

概念1の目的は、患者の体温の生理的恒常性の維持と環境からの危険回避である。患者の体温の生理的恒常性の維持と、環境からの危険回避とはどういうことを意味するのであろうか。

人間にとっての生理的恒常性の維持、環境からの危険回避は、人間が生命体として生きるために不可欠なことであるため、衣類の選択と着脱は生命維持と健康維持に対して常に大切な生活行動である。

衣類の選択と着脱により、人は体内熱生産と体外熱放散機能から36℃前後の体温を保っている。これは、人体に約60兆あるといわれている細胞の、活性化酵素の至適温度が37℃前後であることに由来する。

衣類の選択と着脱への援助は、人間の皮膚の

表1 ■ 基本的欲求の「適切な衣類を選び、着脱する」概念定義に基づく「患者の衣類選択と、着脱を助ける」基本的看護の概念定義

定義 No.	概念定義	
	基本的欲求	基本的看護
①	「適切な衣類を選び、着脱する」とは、生命体として生きるために、体温を保持し、外界の危険から身を守る生理的意味をもつ	「患者の衣類選択と、着脱を助ける」とは、生命体として生きるために、体温を保持し、外界の危険から身を守る衣類の生理的意味が機能できることを助ける
②	衣類は人格の一部ととらえ、その人の個性や思い、感情を衣類に表現されたものととらえられる	その人が自分の人格や個性、感情や思考を衣類に表現するのを助ける
③	人はどのような健康状態、生活環境下にあっても衣類の選択や着脱を通して、人間らしくその人らしい個性を自己表現し、それが社会的に受け入れられ、社会との調和を保つ	どのような健康状態、生活環境下にあっても衣類の選択や着脱を通して、人間らしくその人らしい個性を表現し、それが社会に受け入れられ、社会的調和を保つことを助ける
④	衣類の選択や着脱は、その人の身体機能、衣類に対する価値観や美意識を反映した機能と人格の統合で、その人の生きる意欲や幸せにつながる	衣類の選択や着脱に際して、その人の身体機能と着脱目的と衣類に対する価値観や美意識の自己概念とを統合し、生きる意欲や幸せ感につなげられるように助ける
⑤	病人の衣類の選択と着脱は健康の回復、安らかな死とも関連する。衣類の選択を通して、自分らしい品位や自己表現ができ、生きる意欲や幸せにつながれば、病気の回復を高めるために必要な欲求として価値づけられる	病人が衣類の選択と着脱で生きる意欲や幸せ感をもち、健康の回復、安らかな死につながるよう助ける

体外熱放散機能と細胞内代謝機能の円滑化による体内熱生産機能への援助が基本である。そのうえで、自らの体温の生理的恒常性を維持するために衣類の調整を行う必要がある。また、衣類の選択と着脱の目的は、環境からの危険を回避するためのものでもある。そこで、体温の生理的恒常性と危険回避について論及する。

（1）自ら体温の生理的恒常性の維持ができるための援助

①季節変動、室内外環境温度変化に対する自らの衣類選択・着脱が可能な人への援助

衣類の材質・枚数・衣類温度・吸収性・環境温度と湿度や、自分の体温・皮膚の湿潤・体熱生産と放散・快適体温との調和を考えて衣類の選択と着脱ができている人、あるいはできている場合は、体温の生理的恒常性の維持に適切であるかを確認・評価する。そして、季節変動、室内外環境温度の変化に合わせて、適切な衣類の選択と着脱を変化させていくことを確認するのが看護である。

②季節変動、室内外環境温度変化に対する自らの衣類選択・着脱が不可能なときの援助

衣類選択・環境の条件と自分の体感感覚の条件のいずれかが自力では判断できず、適切な衣類選択と着脱ができない場合は、周囲の人、例えば家族や介護者が中心になって、欠けた部分を補填する。特に、体温異常が発生した時は、看護師が本人になり代わって適切な衣類選択と着脱の援助をしなければならない。

体温の生理的恒常性の維持のためには、季節変動、室内外の環境温度の変化に適合した衣類の選択と着脱をしなければならない。季節変動、室内外の環境温度の変化に適合した衣類選択と着脱の意識や目的、行動の確認と補填、特に体温変動が生じた時の援助が基本的看護の援助である。

（2）自ら環境からの危険を回避できるための援助

①環境からの危険回避に対する自らの衣類選択と着脱が可能な人への援助

環境が、皮膚や循環機能に与える危険（害虫・熱射・紫外線・有害化学物質・鋭利物体など）から本人が衣類により身体を保護するため、ひいては生命を守るために衣類を適切に選択・着脱できるようにすることが看護援助である。すなわち、本人が衣類により環境からの危険を回避する意図と意識を持ち、危険回避への知識と手段を理解して衣類選択、着脱行動ができることを援助する。援助方法の要点は、次のとおりである。

　イ．本人が、衣類選択・着脱は環境の危険から身体や生命を守るものであることの認識を持ち、その認識に基づいて衣類選択・着脱を実行することを援助する。
　ロ．環境の危険から身体や生命を守るための衣類選択・着脱に関する正しい知識を持ち、体温維持の方法が実行できることを援助する。
　ハ．特に環境からの危険に曝され、低体温や高体温となった時の衣類の選択・着脱について正しい知識を持ち、それが実行できることを援助する。

②環境からの危険回避に対する自らの衣類選択と着脱が不可能な場合の援助

前述のイ～ロが以下のような時に援助が必要となる。

　イ．本人が、衣類選択・着脱は、環境の危険から身体や生命を守り、体温の恒常性を維持するものであることの認識の一部、あるいは全部が欠如している時。
　ロ．環境の危険から身体や生命を守るための衣類選択・着脱に関する正しい知識や実行力に欠け、体温維持ができない場合。
　ハ．特に環境からの危険に曝され、低体温や高体温となった時の適切な衣類の選択・着脱ができなかった時。

本人の持つべき知識・方法が欠如している場合は、周囲の人、例えば家族や介護者が直接援助することが望ましい。ただし、体温異常と衣類選択・着脱の関係についての専門的知識や技術を有しているのは看護師である。したがって、本人はもちろん、周囲の人や家族、介護者に対して、体温異常と衣類選択・着脱の関係についての専門的知識・技術を教育し実行できる

ようにするのが看護援助である。

2）概念2：その人が自分の人格や個性、感情や思考を衣類に表現するのを助ける

看護師が「その人が自分の人格や個性、感情や思考を衣類に表現するのを助ける」ことは、衣類による人格的自己の表現を助けることである。その人が「衣類によって人格的自己表現する」ことは、衣類によって自分のボディイメージをどうアピールするか（例えば、太っている人は衣類で自分の体をどう痩身に見せるか等）、また、衣類によって自分の身体感覚を、どのように適切にもっていくか（例えば、汗かきの人が薄着によって不快感をいかに払拭するか等）を意味する。

さらに、衣類選択・着脱に対する自己理想・自己期待もある。衣類に対する価値観は、その人の衣類に対する道徳的自己、倫理的自己、霊的自己のなかに表れる（例えば、葬儀に出席するには喪服で悲しみを表そうという道徳的自己、気が滅入っている人を助けたいのでその人の一番好きな色の服を着て行こうとする倫理的自己、思い切り華やかな色とデザインの服装を身につけ、服飾から元気の霊をもらって仕事にがんばろうという霊的自己など）。

以上から、概念2の人格的自己の表現への援助は、衣類選択・着脱によるボディイメージや体の感覚など身体的自己への援助、自己理想・自己期待、道徳的自己、倫理的自己、霊的自己の人格的自己への援助となる。具体的には、次の三事項に対する援助が考えられる。

（1）その時その場に合わせた衣類による自己表現への援助

その人が、その時その場に合わせて自分で選択した衣類で、ボディイメージや体の感覚の身体的自己および自己理想・自己期待、道徳的自己、倫理的自己、霊的自己の人格的自己がうまく調和し、自分らしい着こなしができるように、その人の相談相手になったり、体温との調整に助言する。

（2）その人の衣類への美意識、期待感への援助

その人の選択した衣類が、好みや感覚、すなわち衣類に対するその人の美意識、期待感を反映したものになっているか否かが重要になる。衣類に対するその人の美意識、期待感は、衣類への思考や感情が統合されたもので、思考や感情の統合は自己概念といえる。その人が選択・着脱した衣類に対して、自己概念を反映した自分の美意識、期待感を認識し、満足することを助けるのが看護師としての援助である。

（3）衣類の選択・着脱に違和感をもつ人への援助

その人の選択・着脱した衣類が必ずしも満足するものではなく、自分らしくないと違和感や不満を抱く場合もある。違和感や不満を抱く人がいる場合は、違和感を払拭する方法に関して相談に応じることが援助となる。特に、違和感が体温の恒常性や体循環の圧迫から生じる違和感である時は、体温の恒常性、円滑な体循環の確保という重要な健康上の視点から、専門的に相談と指導にあたる必要がある。また、心身の健康障害があり、生理的機能障害が発生している人の場合は、健康障害と調和するかたちで、衣類に対する美意識、期待感を考慮しなければならない。

健康障害と調和するように仕向けることが、看護師による専門的援助となる。

3）概念3：どのような健康状態、生活環境下にあっても衣類の選択や着脱を通して、人間らしく、その人らしい個性を表現し、それが社会に受け入れられ、社会的調和を保つことを助ける

自分らしい自己表現として選択・着脱した衣類が、その時その場の生活環境のなかで、また人間社会のなかで受け入れられ、その人間社会と調和することが大切である。

衣類は、その時その場の構成メンバーの雰囲気や目的に合わせることが、社会的通念として不文律の約束で決められていることが多い。人が構成メンバーの社会になじもうとするには、

服装でその社会から外されないためにも服装の社会的通念や不文律の約束を守ろうとする。そこで、衣類の選択・着脱は、参加する集まりの雰囲気や目的に合わせ、その集まりに受け入れられ、なじめるようにするのである。例えば、その典型が冠婚葬祭の礼服・職業の仕事着・レジャー時の服装である。

特別な健康逸脱もなく、生活様式や生活環境が多様ななか、自分らしくありたいと選択・着脱した衣類が所属社会で受け入れられ、社会的調和を創り出していく。服装を通して相互の共通点や相互に称賛し合う相互関係が生じれば、社会的調和がより促進される。

仮に健康障害があったとしても、健康障害に応じた衣類選択・着脱が、その人をとりまく周囲の人々に受け入れられ称賛を受けることで、自尊感情は高まり、良好な人間関係が形成される。

以上から、健康障害の有無にかかわらず、その人がどのような生活様式や生活環境にあっても、その人自身が所属する社会や人々の集まりに自分らしい衣類を選択・着脱して参加することで、人々に受け入れられ称賛され、自尊感情が高まり、良好な人間関係形成が可能である。それへの援助は、自分らしく衣類を選択・着脱して社会的参加をするように助けること、また、人々から得られた称賛を力に自尊感情を高められるように助けることである。

4) 概念4：衣類の選択や着脱に際して、その人の身体機能と着脱目的と衣類に対する価値観や美意識の自己概念とを統合し、生きる意欲や幸せ感につなげられるように助ける

衣類の着脱に重要な身体機能は、次のような動作である。
① 衣類を頭から着用する。
② 下肢の伸展と屈曲を行使してズボン・スカートを下肢に履く。逆に脱ぐ。
③ ボタン、ホックを嵌める・外す、紐を結ぶ・解く。
④ ファスナーを開く・閉める。

上記の重要な衣類着脱動作と、衣類選択の基準になった着脱目的と、衣類に対する価値観・美意識の自己概念との3つを統合できれば、その結果、その人の生きる意欲や幸せ感につなげられる。

そこで、助けなければならない重要なことは次のことである。
① 衣類着脱の身体機能が自力（または他者の援助を得て）できることが生きる意欲や幸せ感につなげられる。
② 選択した衣類が、次に示す2点にかなっており、生きる意欲や幸せ感につなげられる。
　イ．選択した衣類が衣類着脱の目的にかなっていること。
　ロ．選択した衣類が衣類に対する価値観・美意識の自己概念にかなっていること。

衣類着脱の身体機能・目的意識・価値観や美意識に満足し、生きる意欲や幸せ感につなげなければならない人は、衣類着脱をするその人自身である。多くの場合、その人自身が自力でそのことが行えるだろう。重要なことは、衣類着脱の身体機能・目的意識・価値観や美意識が充足されていることを、生きる意欲や幸せ感につなげることである。これも、多くの人が味わっており、基本的欲求は充足されていよう。しかし、なかには衣類着脱の身体機能・目的意識・価値観や美意識の一部が欠けたり、満足が得られなかったりして、幸せ感につなげられない人もいる。また逆に、生きる意欲や幸せ感が低下しているゆえに、衣類の選択・着脱に無力、無関心になることもある。本人が信頼している家族や介護者が周囲にいて、本人の欠けたものを見きわめて補い、本人が満足することで生きる意欲や幸せ感につなげられるように援助することが重要である。

看護専門職者として援助する場合は、脳血管神経障害や認知症などで、衣類着脱の身体機能や着脱目的意識などに障害がある人に対する援助が挙げられる。専門的にどの能力が欠けているか査定し、欠けているものの補充の仕方を、本人や介護者が理解できるように教えなければならない。また、本人や介護者とともに、簡便で容易な着脱方法を工夫し、考案する役もとら

なければならない。本人の美意識も大切にして、最後は生きる意欲と幸せ感に導いていくことが最も大切なことである。

5）概念5：病人が衣類選択・着脱で生きる意欲や幸せ感を持ち、健康の回復や安らかな死につながるよう助ける

概念5における看護師が病人を助けることは、「病人が衣類の選択と着脱により生きる意欲や幸せ感がもて、それが健康回復や安らかな死につながること」である。

概念5の「病人が衣類選択・着脱で生きる意欲や幸せ感」追求のために表2を作成した（基本的欲求6〈p.166〉参照）。衣類の選択・着脱の各目的に対し、衣類の選択・着脱から生じ健康回復・安らかな死につながる生きる意欲・幸せ感を抽出し示した。これらの生きる意欲・幸せ感が、健康の回復や安らかな死につながるのを助けるのが当該基本的看護である。

（1）衣類の選択・着脱から生まれた生きる意欲・幸せ感が健康回復につながる援助

健康の回復においては、健康回復期の状態に合わせて生命維持体温の生理的恒常性の維持、環境からの危険回避、個人の人格的自己の表現、社会的調和という衣類選択・着脱の目的が

表2 ■ 「適切な衣類の選択と着脱の目的」「健康回復期の状態」「病衣・寝衣・日常衣のあり方」と「生きる意欲・幸せ感」との関係

適切な衣類の選択と着脱の目的	健康回復期の状態	病衣・寝衣・日常衣のあり方	衣類の選択・着脱から生じ健康回復・安らかな死につながる生きる意欲・幸せ感
①体温の生理的恒常性の維持	1) 体温の変動あり、ただし変動幅は少ない 2) 循環促進の停滞	1) 体温変動に合わせた病衣 2) 発汗による下着の交換 3) 循環促進・保温のための病衣・寝衣・日常衣	1) 体温変動に合わせた病衣を調整することにより暑いときは涼しい、寒いときは暖かいと感じる幸せ感 2) 発汗で汗ばんだ下着を交換することによる不快感の消失と爽快感 3) 循環促進・保温を保つために着用した衣類によって暖かさと心地よいまどろみを感じる幸せ感
②環境からの危険回避	1) 室温・湿度との調和 2) 点滴ルートの圧迫・脱落 3) 感染・転落など医療事故の回避	1) 室温・湿度に合わせた衣類、枚数の調整 2) 点滴ルート確保・圧迫・脱落防止のための衣類の選択（袖幅、ゆるみ、開口部範囲など） 3) 感染部が明確に見える色、材質の衣類 4) 感染部の交換がしやすい衣類 5) 転倒・転落を防止できる衣類・材質	1) 室温・湿度に合わせた衣類、枚数の調整をした後の寝心地よさ 2) 点滴ルート確保・圧迫・脱落防止のための衣類の選択からくる衣類への安心感、安全に治療が行われる安心感 3)、4) 汚染したら汚れがすぐにわかり、ただちに病衣を交換してもらえる安心感 5) 転倒・転落につながらない病衣に対する安心感
③個人の人格的自己の表現	1) 健康回復に向けた自己実現 2) 残存機能維持に向けた自己実現	1) 身体機能回復を助ける衣類の選択と着脱 2) 健康回復への意欲を反映した衣類の選択に対する満足感 3) 残存機能を助ける衣類の選択と着脱 4) 残存機能維持への意欲を反映した選択と選択に対する満足感	1) 選択した衣類で身体機能回復が促進されているようで、うれしい、ありがたいという健康回復への感謝と意欲 2) この衣類で健康回復への意欲が出てくるうれしい、がんばろうという意欲 3) 残存機能が回復しこの衣類が着られたので健康回復へがんばろうという意欲 4) ここまで回復できた満足、この機能を低下させないように、この衣類を着てがんばろうという意欲

（次頁へ続く）

適切な衣類の選択と着脱の目的	健康回復期の状態	病衣・寝衣・日常衣のあり方	衣類の選択・着脱から生じ健康回復・安らかな死につながる生きる意欲・幸せ感
④社会的調和	1）健康回復に向けた施設や仲間との心理的調和 2）残存機能維持に向けた施設や仲間との心理的調和	1）健康回復に向けて所在している施設や家族、健康回復を共にがんばっている仲間と衣類の選択や着脱を通じて共感し合える人間関係が生じる 2）残存機能維持に向けて、所在している施設や家族、残存機能維持にがんばっている仲間と、衣類の選択や着脱を通じて共感し合える人間関係が生じる	1）健康回復に向けて仲間で衣類の選択や着脱を通して、「健康になろうね」と共感しあえる幸せ感 2）残存機能の維持に向けて「衣類の選択や着脱がよくできているね」と共感しあえる幸せ感

達成されるように、衣類選択・着脱を助け導く。そうすると、生きる意欲や幸せ感を感じることができ、それが健康回復につながるよう助けることが、当該基本的看護である。

病人は、病気回復や治療が安全に行われるために、目的や状態に合った衣類を選択・着脱することで安心する。このことにより、健康回復への意欲につながる。

衣類選択・着脱が、健康回復への意欲、安心感や安全感、また、感謝につながれば、健康回復への意欲、安心感や安全感、感謝を分かち合うのが当該基本的看護である。それらが健康回復につながれば、当該基本的看護の目的も達成する。

社会復帰や自立に向けて、衣類の選択や着脱動作の訓練をすると身体活動がスムースにでき、危険から身を守ることに役立つ。そして、衣類の選択・着脱の拡充が、喜び・満足感につながれば、残存機能をさらに高めるための意欲が湧き、幸せ感と生きる意欲につながる。ここで感じる幸せ感や生きる意欲は残存機能の回復につながり、社会復帰の原動力となる。衣類に関して安心感や安全感、感謝を認め、家族や同室者らと衣類を通して関係性を深められるように援助するのが当該基本的看護である。

これらのことから、健康回復に向けて看護専門職者から支えられ手助けを受けながら、病人自身がどうすればよいかを考え行動し、セルフケア能力を回復するのを助けることが基本的看護の本質である。

（2）安らかな死

安らかな死を迎える時期は、衣類の着脱に必要な認知・運動機能がはたらかなくなることが多い。自力で衣類を着脱することが不可能である場合、死を看る人がその人になり代わって安らかな死を迎えるにふさわしい衣類を選び、本人が衣類を着用することにより心安らかに感じることを最優先として着脱を行う。臨死の時は衣類の着脱に必要な運動機能が死後硬直による機能不全になる前に、着脱を行うことが必要となる。そして、生前に着用していた衣類を脱がせ、旅立ちにふさわしい死装束である衣類を着せることが望ましい。この時の衣類の着脱は、家族をはじめ生前にその人が深くかかわった人、最期の時をともにした人らがあたる。時には、親しい人ばかりではなく、疎遠であったり、絶縁していたりした人も最期に和解を求めて死装束の着替えを手伝うこともある。

当該基本的看護は、死にゆく人や家族をはじめ、生前にその人が深くかかわった人、最期の時をともにした人らが、衣類の選択および着脱を通して心安らかな気持ちや満足感を感じられるようにすることを助けることである。

〈引用文献〉
1. Virginia. Henderson：Basic Principles of Nursing Care. International Council of Nurses. 1997：34.
2. ヴァージニア・ヘンダーソン著，湯槇ます，小玉香津子訳：看護の基本となるもの．日本看護協会出版会，東京，2006：25, 32.
3. 金子道子編著：ヘンダーソン，ロイ，オレム，ペプロウの看護論と看護過程の展開．照林社，東京，1999：25, 97.

〈参考文献〉
1. 高橋惠子，他編：発達科学入門 第2巻 胎児期〜児童期．東京大学出版会，東京，2012.
2. 高橋惠子，他編：発達科学入門 第3巻 青年期〜後期高齢期．東京大学出版会，東京，2012.
3. 井上幸子，平山朝子，金子道子編：看護学大系 第4巻 看護と人間（2）．日本看護協会出版会，東京，1991.
4. 深井喜代子：ケア技術のエビデンス．へるす出版，東京，2010.
5. 川口孝泰，宮腰由紀子，佐藤蓉子，他：リンクで学ぶ看護基本技術ナビゲーション 清潔の援助技術．中央法規出版，東京，2003.
6. 坪井良子，松田たみ子編：考える基礎看護技術Ⅱ 看護技術の実際．ヌーヴェルヒロカワ，東京，2005.
7. 藤崎郁：基礎看護技術2 第14版．医学書院，東京，2006.
8. 黒澤尚，青木きよ子編：新体系看護学全書25 成人看護学12 運動器．メヂカルフレンド社，東京，2010.
9. Sister Callista Roy：The Roy Adaptation Model 3rd ed. Pearson, 2009.

基本的看護 7

「患者が体温を正常範囲内に保つのを助ける（Helping patient maintain body temperature within normal range）」

平尾眞智子

I 緒論

基本的看護 7　邦訳（湯槇ら）

> 患者が体温を正常範囲内に保つのを助ける
> 『看護の基本となるもの』p.52

基本的看護 7　原文（V. Henderson）

> Helping patient maintain body temperature within normal range
> 『Basic Principles of Nursing Care』p.61

　ヘンダーソンは、基本的看護 7 に「Helping patient maintain body temperature within normal range（患者が体温を正常範囲内に保つのを助ける）」看護を置いた。基本的欲求「maintain body temperature within normal range by adjusting clothing and modifying the environment（衣類の調節と環境の調整により、体温を正常範囲内に維持する（平尾訳））」が 7 番目に位置していたゆえに、基本的欲求に呼応する基本的看護も 7 番目に位置づけしたのである。

　ヘンダーソンが、基本的欲求と基本的看護を対応させていることを重視するならば、基本的欲求と基本的看護の概念には、次の 2 つの概念が内包されているとみることができる。

　イ．衣類の調節と環境の調整により、体温を正常範囲内に維持する。

　ロ．体温を正常範囲内に保つ。

　著者は、7 番目の基本的看護の概念定義を行う際、上記イ、ロの基本的欲求と基本的看護の共通内包概念を熟慮した。基本的看護における共通内包概念は、原文で「maintain body temperature within normal range（体温を正常に保つ）」である。

　基本的欲求は、看護対象者であるその人（患者）自身の欲求である。それゆえ通常、健康時であれば、その人自身の感覚や体温測定によって自分の体温を正常範囲に保持している。そして、自身の体温保持は、主として衣類と環境の調整によって行っている。

　ヘンダーソンは、体温の正常範囲内保持の基本的欲求を充足するには、衣類と環境の調整によることを基本的欲求「maintain body temperature within normal range by adjusting clothing and modifying the environment」の概念定義のなかに規定している。

　看護の対象者が正常範囲内に体温保持することを助けるのは、体温保持のための基本的看護である。看護師の専門とする基本的看護は、体温保持に関して専門的知識と技術をもって行われるものであり、さらに看護対象者の常在条件・病理的状態をアセスメントした結果の援助である。そのことをふまえると、当該基本的看護の概念と概要を論じるには、看護対象者による衣類・環境調整能力の他に、体温に影響を及ぼす常在条件・病理的状態および援助方法に関する専門的知識と技術についても論じなければならない。

Ⅱ 本論

1．「患者が体温を正常範囲内に保つのを助ける」基本的看護とは；概念定義

1）基本的欲求7「衣類の調節と環境の調整により、体温を正常範囲内に維持する」（maintain body temperature within normal range by adjusting clothing and modifying the environment）とは；概念定義

著者は、基本的欲求7の概念定義を、原文および基本的看護の2方向から次のように行った（再掲）。

> 「衣類の調節と環境の調整により、体温を正常範囲内に維持する」とは、体温を変動させる状況に対し、自分で衣類の調節や環境の調整を行うことで、体温の変動を改善・改良し、体温を年齢に応じた正常範囲内に維持する欲求である。

2）基本的看護7「患者が体温を正常範囲内に保つのを助ける」（Helping patient maintain body temperature within normal range）とは；概念定義

基本的欲求「衣類の調節と環境の調整により、体温を正常範囲内に維持する」の概念定義に基づき、次のように定義した。

> 「患者が体温を正常範囲内に保つのを助ける」とは、「看護対象者が自分の体温の変動を自覚し、体温の変動に対し、体温が正常の範囲に維持できるよう、体温を変動させる衣類の調節と環境の調整をすること」を助ける、看護師の援助をいう。

上記当該基本的看護の概念定義を、さらに看護師の現実的、具体的行動にすると、次の3つに関して患者や家族を助けることである。

①看護師は、患者が自分の体温の変動を自覚するのを助ける

患者が自分の体温の変動を自覚できない時は、家族や周囲の人が患者になり代わって、体温の変動を発見し、患者を助ける。看護師は患者・家族を助ける。

②看護師は、体温の変動を自覚した患者が衣類の調節で体温を正常範囲に維持できるよう、患者を助ける

患者が自分の体温の変動を自覚できない時は、家族や周囲の人が患者になり代わって、衣類の調節をして患者を助ける。看護師は患者・家族を助ける。

③看護師は、体温の変動を自覚した患者が体温を変動させる環境要因を考え、体温変動環境要因を調整する患者を助ける

体温変動を自覚できない患者、体温変動環境要因がわからない患者に対しては、家族や周囲の人が患者になり代わって、体温変動環境要因を調整し、患者を助ける。看護師は患者・家族を助ける。

患者が「衣類の調節と環境の調整により、体温を正常範囲内に維持する」基本的欲求を充足するために行われる、看護師の「患者が体温を正常範囲内に保つのを助ける」基本的看護をより明確にするために、上記3つの患者・家族など周囲の人、看護師の思考と行動を独自に整理し、**表1**（p.374）にまとめた。なお、ヘンダーソンは看護対象者を患者としているが、著者は各人（患者）とし、患者を含むとした。

2．「患者が体温を正常範囲内に保つのを助ける」基本的看護の概要

1）「患者が体温を正常範囲内に保つのを助ける」基本的看護に関するヘンダーソンの記述

ヘンダーソンが、『看護の基本となるもの（Basic Principles of Nursing Care）』で当該基本的看護について記述している主旨を、以下に示すイ〜へに要約した。さらに、イ〜への要旨は、表1の「体温の変動に対する衣類・環境要因の調整」のうち、どれに該当するか（　）内に関連づけた。

イ．環境温度の調整をする（→環境要因の調整の一つ）。

ロ．衣類の適切な選択をする（→衣類の調整の一つ）。

ハ．患者に空気の温・湿度、気流の変更、活動量・食物摂取の調整、着衣・寝具の加減などを助言し、体温の調節ができるよ

表1 ■ 体温の正常範囲内維持のための患者・家族・看護師の思考と行動

体温・調整	患者【自立】	家族・周囲の人【介護】	看護師【基本的看護】
体温の変動	○自分の体温変動を自覚する ●自分の体温変動を自覚できない	○患者になり代わって患者の体温変動を発見する	イ．患者の体温変動を自覚するのを助ける ロ．患者の体温変動の自覚を助ける ハ．患者の体温変動を発見する家族らを助ける ニ．体温変動の専門的知識を持ち、患者や家族らに教える
体温変動に対する衣類の調整	○体温変動を自覚し、体温を正常範囲内に維持するため衣類を調節する ●体温変動を自覚できないため衣類の調節ができない	○患者になり代わって衣類の調節をする	ホ．体温を正常範囲内に維持できるよう、衣類調節で患者を助ける ヘ．患者の衣類の調節をする家族らを助ける
体温変動に対する環境要因の調整	○体温変動環境要因が考えられる ○体温変動環境要因を調整する ●体温変動環境要因が考えられない ●体温変動環境要因を調整できない	○患者になり代わって体温変動環境要因を考える ○患者になり代わって体温変動環境要因を調整する	ト．患者が体温変動環境要因を考えるのを助ける チ．患者が体温変動環境要因を調整するのを助ける リ．家族らが体温変動環境要因を考えるのを助ける ヌ．家族らが体温変動環境要因を調整するのを助ける

○：自分でできること、●：自分でできないこと。

うにする（→衣類と環境要因の調整の例）。
ニ．沐浴、パック、その他の温熱刺激貼用の実施で体温調節を促す（→環境要因の調整の例）。
ホ．日光浴療法時、太陽光線から目と皮膚を保護する（→環境要因の調整の例）。
ヘ．長時間の寒冷から身体末端部を保護する（→衣類の調整の例）。

このことから、ヘンダーソンが基本的看護の例として述べていることは、表1に挙げた内容に包含されることが立証された。

2）ヘンダーソンの記述の限界と限界突破

ヘンダーソンの当該基本的看護の概要についての記述は、著者が前項で集約した記述主旨（イ〜ヘ）にみる衣類や環境の調整の例や一部であった。そのヘンダーソンの言及の限界を突破するには、「衣類・環境の調整をするとは」の本質や概念・方法に論理の光を当てる必要がある。

その結果、作成したのが表1である。そこで、著者は「体温を正常範囲内に保つ」体温ホメオスタシスを「体温変動」の概念に、「衣類の調整」「環境の調整」の二要因を「体温変動」と関連づけることで、「体温変動」「衣類調整」「環境調整」の三者の関連から、以下のように当該基本的看護を理論的に導き出すことができた。

（1）「体温変動自覚」の概念導入

当該基本的看護は「患者が体温を正常範囲内に保つのを助ける」の表現であった。患者が「体温を正常範囲に保つ」ことは、患者体内の体温ホメオスタシスである。そして、体温の上下変動に気づくのは患者自身の身体感覚である。そこで、「体温を正常範囲に保つ」ホメオスタシス保持には、患者が体温変動を自覚する必要がある。家族や周囲の人が気づいたり、客観的に体温保持を観察できるが、まずは患者の身体感覚が他者には代替できない唯一無二の確実な情報となる。そこで、患者の体温変動の自覚を中心に基本的看護を展開した。

体温変動を自覚できる患者・できない患者を大別し、その人に対し、常時患者の近くにいる

家族や周囲の人が、患者の体温変動自覚にどう関与するかを表1に示した。看護師は、体温恒常性メカニズムの専門知識の熟知、衣類と環境の調整に関して当該基本的看護をする専門職であるから、患者および家族や周囲の人に直接何をすべきかを表示した。看護師のとる思考と行動が当該基本的看護の一部である。

以上、「体温の正常範囲内保持」の目的に対し「体温変動」自覚の概念を導入したことで、ヘンダーソン看護論の限界突破ができた。

（2）「体温変動」と「衣類の調節」「環境要因の調整」の関連づけ

当該基本的看護に対応する基本的欲求の表現は、「衣類の調節と環境の調整により、体温を正常範囲内に維持する」であった。基本的看護表現では「衣類の調節」「環境の調整」が欠けているが、基本的看護の概念には、2つを体温正常範囲内維持の患者が自力でできる手段として含めた。

「体温変動」は患者の身体感覚である。そして、患者の「体温変動」（身体感覚）に対して「衣類の調節」「環境要因の調整」は、患者が自力でできる調節・調整の手段である。

以上から、「体温変動」と「衣類の調節」「環境要因の調整」はいずれも患者自身の感覚であり、手段である点において関連している。患者が「体温変動」に対して「衣類の調節」ができるかどうか、同じく「体温変動」に対して「環境要因調整」ができるかどうか、「体温変動」と「衣類の調節」「環境要因の調整」との三者の関連づけを導入して表1を作表したことが、ヘンダーソン看護論の限界突破を可能にした。

3）「患者が体温を正常範囲内に保つのを助ける」基本的看護

「患者が体温を正常範囲内に保つのを助ける」基本的看護とは、表1に整理したように体温調整のために、「体温の変動」「体温変動に対する衣類の調節」「体温変動に対する環境要因の調整」を、患者、家族や周囲の人、看護師のそれぞれの役割と関連させて以下のように考えることができる。

まず、基本的看護は「体温の変動」に対して、患者が自分の体温変動を自覚するのを助ける。また、患者が自分の体温変動を自覚できない場合は家族や周囲の人が患者になり代わって患者の体温変動を発見する。看護師は体温変動の専門的知識を持ち、患者や家族に教える。

次に、「体温変動に対する衣類の調節」に関する基本的看護は、患者が体温変動を自覚し、体温を正常範囲内に維持できるよう、衣類の調節を助ける。患者が体温変動を自覚できないために衣類の調節ができない場合は家族や周囲の人が患者になり代わって衣類の調節をする。看護師は患者の衣類調節をする家族らを助ける。

「体温変動に対する環境要因の調整」に対しては、患者が体温変動環境要因を考えるのを助け、さらに、患者が体温変動環境要因を調整するのを助ける。患者が体温変動要因や体温変動環境要因の調整を考えられない場合は、家族・周囲の人が患者になり代わって体温変動要因や体温変動環境要因の調整を考える。看護師は家族らがこれらを考えるのを助ける。

これらの基本的看護は、看護師によりあらゆる発達段階、あらゆる健康レベルにある対象に応じて、その対象の正常な体温保持への援助として行われる。

4）ヘンダーソンが強調している基本的看護の現実への適用

ヘンダーソンが『看護の基本となるもの（Basic Principles of Nursing Care）』を著したのは1960年であり、それから半世紀ほどが経過し、看護の技術ならびに看護の技術に用いる道具等も進歩してきた。看護師の行う体温保持の援助も多数の方法が考えられてきている。これらの技術は全発達段階、全健康レベルにある看護の対象に適用される。

ヘンダーソンが強調している、前項で示した基本的看護の主旨（イ～ヘ）は、衣類の調節や環境の調整は時代を超えて共通する。しかし、今日では、熱中症予防のための保健指導や、低体温児を持つ保護者への保健指導、スポーツやレジャー、遊びの際の発汗時の皮膚の清潔や衣類の交換、快適な作業環境のための職場の改善

などの産業看護に含まれる事項など、予防的、また社会的な側面を含めた体温保持のための看護実践で、看護の活動範囲が拡大されてきている。

3．全発達段階に不可欠な体温保持の欲求への基本的看護

1）胎児期

胎児期の体温は母体の体温に関する健康状態に依存している。そのため、母体の体温保持への援助が胎児の体温保持の援助となる。

2）新生児期

新生児は体温調節機能が未熟で環境温度に左右されやすいので、保護者や保育者が室温の管理を行う。また、低体重児では体温が低下しやすいので保育器に入れて一定の環境温度を保持することもある。

3）乳幼児期

乳幼児は体表面積が成人に比して大きく皮膚から熱が逃げやすい。一方で、体重1kgあたりの食事摂取量、運動量も成人に比して多く、発汗も多い。また、体温調節機能が未熟で、感冒などで高熱を発しやすい。乳幼児は自分で体温変動を自覚できないため、家族や保護者が体温変動に気づく必要性がある（表1「基本的看護」ハ）。乳幼児期の生理的な正常体温は全ライフサイクル中最高温となり、活発な新陳代謝が行われ、身体の成長発達につながる。

乳幼児の発達課題に遊びがあり、室内外でよく遊ぶが、遊びによる運動や身体の動きが活発であることから、衣服がほこりや汗で汚れ湿潤する機会が多くなる。発汗により衣類が濡れることは、体熱を奪うことにつながる。乳幼児は自力での環境の調整や衣類の交換ができないため、保護者や養育者による環境の調整や衣服の選択・着替えが必要となる（表1「基本的看護」へ、ヌ）。

また、乳幼児が自力で体温調節のための環境を調節できないために起こる事故として、自動車内に乳幼児のみを残して保護者が車体を離れた場合に、車内の気温が外気温に影響され高温となり、乳幼児がうつ熱・脱水状態になり死亡するというケースがある（表1「基本的看護」へ、ヌの欠如、不履行）。車内に乳幼児を単独で放置し保護者が乳幼児のそばを離れることは、死に至るような危険で、その危険を保護者が認識し行動しなければならない。保護者の体温調節への無知・無関心による保護責任者遺棄罪として刑事事件扱いとなる（表1「基本的看護」ハ）。

熱中症のメカニズムとその予防に関しては、発達段階のすべてに関することなので、**図1**と**表2**（p.378）に別記した。

4）児童期

児童期は心身の成長発達に大事な時期であり、健康維持のための体温の調節は、衣類の調節や環境の調整に関して家族や周囲の人が教えれば、本人が自分で実施できるようになる。しかし、理想的な調整には大人の力がまだ必要である。

近年では、この年代の低体温児が問題となっている。原因は生活リズムの乱れで、低体温児の場合、夜遅くまで起きていて朝起きられず、朝食を食べないで学校に行く児童が多い。生理的な体温のリズムの意義や児童期の栄養摂取、睡眠のとり方を理解させる必要がある（表1「基本的看護」ロ）。

また、クラブ活動などで屋内外でスポーツを行う機会が多い。夏期は高温による外気温による影響を知り、水分を適切に摂取し、涼しい場所に移動するなどの熱中症予防対処（図1、表2）をする必要がある。学童自身には、体調が不良である時はがまんせず正直に周囲の大人（監督者や教師、保護者）に申告するよう事前に指導しておく。監督者や保護者は、当日の気温や活動の程度に合わせて計画的に休憩をとり、休憩場所や冷たい飲料を準備しておく。また、児童の体調を観察し、体調不良を相談できる雰囲気をつくるなどの配慮が必要である（表1「基本的看護」リ）。

学校で児童に接する看護職は養護教諭であるが、時期的に熱中症が予想される前の段階で、児童へ熱中症を予防するための保健指導（図

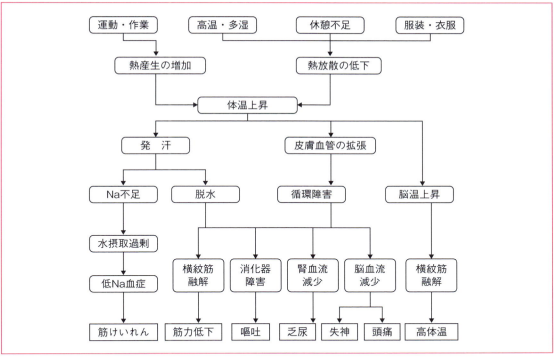

図1 ■ 熱中症の発生原因と症状
（文献2、p.63より改変して転載）

1、表2）を行うようにする（表1「基本的看護」ト）。

5）青年期

青年期の発達課題に、「自分の身体を有効に使うことができる」ということがある。青年期の身体運動能力は生涯で最高レベルにあり、この時期にはスポーツやレジャーで身体を動かすことが多い。スポーツによる体温上昇や発汗に対し、自力で環境の調整や衣類の調節、皮膚の清潔を行うことができる能力が備わっており、実施している。

この時期のレジャーに伴う事故として、登山や水の事故に伴う低体温症がある。夏山に軽装で登山し、急な天候変化に伴う寒冷な環境に晒されることで体熱が奪われ低体温症となり、自力での体温保持ができなくなる場合がある。このようなレジャーのためには、行く先（現地）に関する十分な情報収集と準備が必要である。低温環境に遭遇する可能性のある場合には、防寒用の衣服、下着、靴下、靴、帽子、手袋、マフラーなどを着用し、放熱を防止するようにする。雨や雪などの防水・防寒のために、防水用ジャケット、雨合羽、傘や防水靴などの準備が必要である。また、体熱産生のために携帯用食料なども必要となる（表1「基本的看護」ホ、ト、チ）。

健康な青年期の女性は、基礎体温が月経前の低温期と排卵後の高温期という二相性のリズムとなる。このリズムは避妊時にも受胎希望時にも活用される。妊娠中は分娩時まで高温相が維持される。毎日の体温チェックがこの時期の女性の健康維持につながる。自己管理ができるように基本的看護は機能する（表1「基本的看護」イ）。

6）壮年期

壮年期はエリクソンによると、人間の強さによるライフタスクとして「世話」（ケア）が挙げられている。自分の年代より若い者（子どもを含む）、また高齢者に対して配慮できる課題である。健康に関しても、若者や高齢者に対す

表2 ■ 熱中症の予防法（日常生活での注意事項）

1. 暑さを避ける	＜住まいの工夫＞ ①窓の日射の遮断：ブラインド、すだれ、緑のカーテン ②風通しの利用：玄関網戸、吹き抜け、対面する窓の開放 ③冷房設備の利用 ④気化熱の利用：打ち水 ⑤外部の熱の遮断：反射率の高い屋根素材、屋根裏の換気口、窓の日射遮断フィルム ＜衣服の工夫＞ ①ゆったりとした衣服 ②襟元はゆるめて通気 ③吸汗・速乾素材や軽・涼スーツの活用 ④炎天下では黒色系の素材（輻射熱を吸収）を避ける ⑤クールビズ ⑥日傘や帽子の使用 ＜行動の工夫＞ ①暑い日は無理しない ②日陰を選んで歩く ③涼しい場所に避難する ④適宜休憩する ⑤天気予報に留意し外出や行事を検討する
2. こまめに水分を補給する	①のどが渇く前に水分補給 ②アルコール飲料での水分補給はしない ③起床時、入浴前後に水分補給 ④1日あたり1.2Lの水分補給（成人） ⑤大量発汗時には塩分も補給
3. 急に暑くなる日に注意する	上手に発汗するには暑さへの慣れが必要。暑いときは徐々に暑さに慣れるようにする
4. 暑さに備えた体づくりをする	暑さへの体の適応は気候の変化より遅れて起きるので、暑くなる前から運動を継続し汗をかく機会を増やし、暑熱順化（暑さに体が慣れる）を獲得しておく
5. 個人の条件を考慮する	・発熱や下痢で脱水状態の時、食事を抜いた時、二日酔いの時は暑いところでの活動は避ける ・肥満、小児、高齢者、心肺機能・腎機能が低下している人、自律神経や循環機能に影響を与える薬を飲んでいる人は熱中症にかかりやすいので注意する
6. 集団活動の場（クラブ活動、グループ活動）ではお互いに配慮する	①監督者の配置、責任の明確化 ②休憩場所の確保 ③冷たい飲料の準備 ④当日の暑さや身体活動強度に合わせて計画的に休憩する ⑤個人の体調を観察 ⑥体調不良を相談できる雰囲気をつくる ⑦体調不良は正直に申告する ⑧お互いの体調に注意し声を掛け合うようにする

（文献2、p.28-35をもとに作成）

る世話ができる。これまでに蓄積してきた体温保持のための知識を活用して、他者のための体温保持に関する配慮・世話を行うことが可能となり、若者や高齢者になり代わって体温変動を発見し、衣類を調節し環境を調整するのを助ける（表1「基本的看護」ハ、ニ、ヘ、リ、ヌ）。

また、仕事で自己実現する時期でもある。その場合、仕事による作業環境と体温調整を考える必要がある。高温環境、寒冷環境で作業する場合には、作業時間、作業環境、衣類の調節などの基準が労働安全衛生法で定められており、保健師や衛生管理者、産業医による指導を受けるという決まりがある。保健指導では作業者が体温管理できるように助け、また環境調整も行う（表1「基本的看護」イ、ホ、ト、チ）。

妊娠、分娩、産褥期にある女性には、その時期に応じた健康保持、その一環としての体温保持の援助を行い各人が自立するのを助ける（表1「基本的看護」イ）。

7）高齢期

高齢者は加齢に伴い体温調節機能が低下する。体温は皮膚や内臓、骨にある温度を感知する器官の情報をもとに脳が制御している。体温が上昇すると脳が汗を出すように指示するが、高齢者は温度感知機能が低下し発汗しにくくなる。そのため熱が体内にこもり、体温の上昇幅が20歳代の2〜3倍程度になるとされ、熱中症にかかりやすくなる（図1、表2）。

高齢者の生理的正常体温は、人間の全ライフサイクル中一番低い状況にある。高齢者はこのような身体の変化を理解した上での環境の調整・衣類の調節が必要となり、本人が自覚し意図的に実施できるように助ける。

夏期の外気温が高温である時には、室内にいても熱中症になる場合があるため（図1）、適切に冷房を活用し室温が上がらないようにする、室内の温度と湿度をチェックする、水分をこまめに摂取する（喉の渇きがなくても意識して水分を摂取する）、などの対応（表1）が必要となる。

以上のことを高齢者が自立してできるためには、表1「基本的看護」イ、ホ、ト、チが必要である。

4. 全健康レベルに不可欠な体温保持の欲求への基本的看護

1）健康維持期の体温保持への基本的看護

健康維持期では、外気温に対し自分で環境の調整や衣類の調節を行うだけの身体的・精神的能力が十分に機能し自立している。

また、外気温の変化に対し、快適な環境を整え、衣類の調節を予防的に行うことができる時期である。ただし、子どもと高齢者については保護者や周囲の人が体温変動に注意し（表1「基本的看護」イ、ホ、ト、チ）、衣類の調節・環境の調整を常時可能な限り本人ができるように留意する必要がある。

2）健康逸脱期の体温保持への基本的看護

健康逸脱期では、まず健康逸脱状態に対する体温変動を、患者自身が自覚できるかどうかによって基本的看護の対処が変わる。患者が体温変動を自覚している場合には、体温変動の原因やメカニズムを受療行動によって正しく知ることが必要である。看護師は、体温を正常範囲に維持するための衣類の調節や環境の調整を、患者が自分でできるように助言や指導をし患者を助ける（表1「基本的看護」イ）。

患者が何らかの疾患・健康障害による体温変動を自覚し、対処機制として医療機関を受診する行動をとることができた場合には、専門的知識・技術を持った医師・看護師が援助をする。この場合、医療機関では原疾患（例えば、インフルエンザ、肺炎など）に対する検査・治療・処置が行われる。そして、看護師は体温の変動をチェック・監視し、体温が正常に戻るように安静、適切な与薬、温・冷罨法、飲食、清拭（発汗時のケア）、着替え、寝具・衣類の調節や室温・湿度・気流・冷暖房のための援助を行う。これらは専門的知識・技術を持った看護師らによって行われる、健康障害に関連した体温保持のための衣類の調節、環境の調整である（表1「基本的看護」イ、ロ、ホ、チ）。

急性期の高体温・低体温時には特別な治療が行われるので、看護師はその病態のメカニズム

を理解した専門的な援助を医師とともに行う。特に高体温によるけいれん発作が起こっている場合には、生命危機を招かないようにする看護が行われる。

患者が乳幼児などの場合には体温変動を自覚できないので、看護師は患者の衣類調節・環境調整をする家族を助ける。小児に特有な水痘などの感染症では、皮膚の発疹と体温変動の観察を行いながら援助する（表1「基本的看護」イ、ヘ、リ、ヌ）。

3）健康回復期の体温保持への基本的看護

健康回復期は原疾患の回復に伴い、体温の回復も行われ、平熱に戻ってきつつある時期である。この時期には原疾患の回復とともに、体温が正常に戻ってきているかのメカニズムを専門職として考えながら援助を行う。

例えば、インフルエンザや肺炎で高熱のある患者が治療により回復してきた場合には、原疾患であるインフルエンザや肺炎の原因・病態生理と治療によるその回復のメカニズムを考える。そして、同時並行で体温の回復も同様に行われているかの監視・観察を行いつつ、その体温の回復の程度に応じた援助を、医師との相談の上行う（表1「基本的看護」イ、ホ、ト、チ）。

疾患という表面上の現象にとらわれるのではなく、その背後にある人体に備わっている体温保持であるホメオスタシスという大きなメカニズム、回復を考慮した援助が重要である。

4）安らかな死のための体温保持への基本的看護

終末期では体温保持のための体温調節中枢の機能が破綻をきたし、体温の恒常性を維持できず、生命維持の閾値を超え、42℃以上の高温または35℃以下の低温を呈する場合がある。

病理的に代謝活動が低下し、低体温となっている場合や老衰により生理的に衰弱が起こっている時には、寝衣や寝具、毛布などの調節やさまざまな温罨法を用いて体温保持への援助を行う。また、皮膚へのマッサージやスキンシップで血液の循環を促すことも必要となる。一方、苦痛を伴わない低体温状態の場合、低体温ホメオスターシスとしてとらえ、積極的に体温上昇への介入は行わず見守る援助を行う。高体温となっている場合には、少しでも本人の苦痛が少なくなるように援助を行う（表1「基本的看護」ヘ、ヌ）。

〈引用文献〉
1. ヴァージニア・ヘンダーソン著，湯槇ます，小玉香津子訳：看護の基本となるもの．日本看護協会出版会，東京，2006．
2. 環境省：熱中症環境保健マニュアル2018．http://www.wbgt.env.go.jp/pdf/manual/heatillness_manual_full.pdf（2019/1/10アクセス）

〈参考文献〉
1. ヴァージニア・ヘンダーソン著，湯槇ます，小玉香津子訳：看護の基本となるもの．日本看護協会出版会，東京，2006．
2. 金子道子編：看護学臨地実習ガイダンス2 成人看護学・老年看護学．医学芸術社，東京，1999．
3. 平尾眞智子：衣類の調節と環境の調整により，体温を生理的範囲内に維持する．ヘンダーソン看護論と看護実践への応用．照林社，東京，2015：169-178．

基本的看護8

「患者が身体を清潔に保ち、身だしなみよく、また皮膚を保護するのを助ける（Helping patient keep their body clean and well groomed and protect integument）」

佐藤圭子

I｜緒論

基本的看護8　邦訳（湯槇ら）

> 患者が身体を清潔に保ち、身だしなみよく、また皮膚を保護するのを助ける
> 『看護の基本となるもの』p.53

基本的看護8　原文（V. Henderson）

> Helping patient keep their body clean and well groomed and protect integument
> 『Basic Principles of Nursing Care』p.63

ヘンダーソンは、8番目の基本的看護に「Helping patient keep their body clean and well groomed and protect integument（患者が身体を清潔に保ち、身だしなみよく、また皮膚を保護するのを助ける）」を置いた。基本的欲求「keep the body clean and well groomed and protect the integument（身体を清潔に保ち、身だしなみを整え、皮膚を保護する）」が第8番目に位置していたゆえに基本的欲求に呼応する基本的看護も8番目に位置づけしたのである。

ヘンダーソンが基本的欲求と基本的看護を対応させていることを重視するならば、以下の原文の概念は共通している。

基本的欲求8と基本的看護8の原語表現

基本的欲求の原語表現；「keep the body clean and well groomed and protect the integument」

基本的看護の原語表現；「Helping patient keep their body clean and well groomed and protect integument」

基本的看護8「Helping patient keep their body clean and well groomed and protect integument」の「Helping patient」を除外した部分「keep their body clean and well groomed and protect integument」は、基本的欲求8の「keep the body clean and well groomed and protect the integument」と同じ概念を示している。ただし異なるのは、基本的看護では"their body"としているのに対して、基本的欲求では"the body"と表現している点である。"their body"は看護対象者等の身体を意味している。一方、基本的欲求は「keep the body clean」である。the body（その人の身体）の clean（清潔）を keep（保持）するのは、看護対象者自身と特定される。それゆえ、表現は"the body"となっている。

基本的欲求は看護対象者の欲求であり、看護対象者が可能な限り自力で充足することである。欲求未充足のところを充足することが、看護師の基本的看護である。

II 本論

1.「患者が身体を清潔に保ち、身だしなみよく、また皮膚を保護するのを助ける」基本的看護とは；概念定義

1）基本的欲求「身体を清潔に保ち、身だしなみを整え、皮膚を保護する（keep the body clean and well groomed and protect the integument）」とは；概念定義

著者は基本的欲求の概念定義を、ヘンダーソンの原語および基本的看護の二方向から行った。

> 「身体を清潔に保ち、身だしなみを整え、皮膚を保護する（keep the body clean and well groomed and protect the integument）」とは；概念定義
> 要素1.「看護対象者が身体を清潔に保つ」とは、外皮・粘膜汚染を除去し、病原微生物、有害物質が皮膚に付着していない状態を保持することである。
> 要素2.「身だしなみを整える」とは、清潔感や価値観を反映した頭髪や衣服の手入れをし、外観を整えることである。
> 要素3.「皮膚を保護する」とは、外界からの刺激を防御し、体液喪失を防止することである。
> 要素4.「身体の清潔保持と皮膚の保護」とは、外皮・粘膜の清潔保持と感染予防である。
> 要素5.「身体の清潔保持と皮膚の保護・身だしなみを整える目的および結果」とは、外皮・粘膜の清潔保持と感染予防と自己イメージの昂揚であり、それらは人間関係を良好にする。

2）「患者が身体を清潔に保ち、身だしなみよく、また皮膚を保護するのを助ける」基本的看護とは；概念定義

患者が「身体を清潔に保ち、身だしなみよく、また皮膚を保護するのを助ける」基本的看護の概念定義を、基本的欲求「身体を清潔に保ち、身だしなみを整え、皮膚を保護する」の上記概念定義、要素1～5に基づき次のように定義した。ただし、要素4は要素5と重複するので、基本的看護では要素4として1つにまとめた。

なお、ヘンダーソンは「患者」としたが、看護は患者を含むあらゆる健康レベルの人を対象とすることから、患者を看護対象者とした。

> 「患者が身体を清潔に保ち、身だしなみよく、また皮膚を保護するのを助ける」基本的看護とは；
> 要素1. 看護対象者が「外皮・粘膜汚染を除去し、病原微生物、有害物質が皮膚に付着していない状態を保持すること」を看護師は助ける。
> 要素2. 看護対象者が「身だしなみを整え、清潔感や価値観を反映した頭髪や衣服の手入れをし、外観を整えること」を看護師は助ける。
> 要素3. 看護対象者が「皮膚を保護できるように、外界からの刺激を防御し、体液喪失を防止すること」を看護師は助ける。
> 要素4. 看護対象者が、「外皮・粘膜の清潔保持と感染予防と自己イメージを昂揚させ、人間関係を良好にするという目的および結果が達成できるように、身体の清潔保持と皮膚の保護・身だしなみを整えること」を看護師は助ける。

3）ヘンダーソンの提唱する基本的看護の主旨と当該基本的看護の概念定義との関係

（1）ヘンダーソンの提唱する基本的看護の主旨

ヘンダーソンが、『看護の基本となるもの』で「患者の身体を清潔に保ち、身だしなみよく、また皮膚を保護するのを助ける」基本的看護について述べていることは、主として看護対象者が身体を清潔に保ち、身だしなみを整えるために、看護師が何をなさなければいけないかということであった。

看護師がすべきことは、次に示すイ～ニの主旨に要約できる。

【ヘンダーソンの提唱する基本的看護の主旨】
　イ．皮膚や粘膜、毛髪、爪、鼻、口腔および歯の清潔の基準が保たれるようにする。
　ロ．患者の人間関係形成のために、他人により受け入れられやすい身だしなみであるようにする。
　ハ．清潔のありようはその人の健康の指標ともいえるため、清潔と身だしなみについ

て十分観察し、病気であっても清潔基準が引き下げられないように、個々人に合わせた清潔の援助を行うこと。
ニ. 清潔援助時のコミュニケーションは、患者の真意を知る大切な機会ゆえに、清潔援助は看護独自の機能である。

（2）基本的看護の概念定義とヘンダーソンの提唱する基本的看護の主旨との関係

ヘンダーソンの提唱する基本的看護の主旨が、基本的看護の概念定義のどこに該当（包含）するかを示したのが、**表1**「基本的看護の概念定義とヘンダーソンの提唱する基本的看護の主旨」である。

基本的看護の概念定義要素1に対してヘンダーソンの提唱する基本的看護イ、基本的看護の概念定義要素2に対してヘンダーソンの提唱する基本的看護の主旨イとハ、基本的看護の概念定義要素3に関しては、ヘンダーソンの提唱する基本的看護の主旨に該当するものはなかった。基本的看護の概念定義要素4に対しては、ヘンダーソンの提唱する基本的看護の主旨イ、ロ、ハ、ニのすべてであった。

以上から、ヘンダーソンの提唱する基本的看護の主旨イ～ニは、基本的看護の概念定義に包含されていた。

2.「患者が身体を清潔に保ち、身だしなみよく、また皮膚を保護するのを助ける」基本的看護の概要

1）「患者が身体を清潔に保ち、身だしなみよく、また皮膚を保護するのを助ける」具体的基本的看護

「患者が身体を清潔に保ち、身だしなみよく、また皮膚を保護するのを助ける」具体的看護を導くために、基本的看護要素1～4の概念定義を基軸にした（**表2**〈p.384〉）。

次に、基本的看護の要素1～4の各概念定義に該当する基本的欲求の具体的あり方を示した。

①基本的看護の概念定義要素1に対し、イ）～ハ）の基本的欲求の具体的あり方を示し

表1 ■ 基本的看護の概念定義とヘンダーソンの提唱する基本的看護の主旨

	基本的看護の概念定義	ヘンダーソンの提唱する基本的看護の主旨
要素1.	看護対象者が外皮・粘膜汚染を除去し、病原微生物、有害物質が皮膚に付着していない状態を保持することを助ける	イ. 皮膚や粘膜、毛髪、爪、鼻、口腔および歯の清潔の基準が保たれるようにする
要素2.	看護対象者が身だしなみを整え、清潔感や価値観を反映した頭髪や衣服の手入れをし、外観を整えることを助ける	イ. 皮膚や粘膜、毛髪、爪、鼻、口腔および歯の清潔の基準が保たれるようにする ハ. 清潔のありようはその人の健康の指標ともいえるため、清潔と身だしなみについて十分観察し、病気であっても清潔基準が引き下げられないように、個々人に合わせた清潔の援助を行うこと
要素3.	看護対象者が皮膚を保護できるように、外界からの刺激を防御し、体液喪失を防止することを助ける	
要素4.	看護対象者が、外皮・粘膜の清潔保持と感染予防と自己イメージを昂揚させ、人間関係を良好にするという目的および結果が達成できるように、身体の清潔保持と皮膚の保護・身だしなみを整えることを助ける	イ. 皮膚や粘膜、毛髪、爪、鼻、口腔および歯の清潔の基準が保たれるようにする ロ. 患者の人間関係形成のために、他人により受け入れられやすい身だしなみであるようにする ハ. 清潔のありようはその人の健康の指標ともいえるため、清潔と身だしなみについて十分観察し、病気であっても清潔基準が引き下げられないように、個々人に合わせた清潔の援助を行うこと ニ. 清潔援助時のコミュニケーションは、患者の真意を知る大切な機会ゆえに、清潔援助は看護独自の機能である

た。
②基本的看護の概念定義要素2に対し、イ）～ニ）の基本的欲求の具体的あり方を示した。
③基本的看護の概念定義要素3に対し、イ）の基本的欲求の具体的あり方を示した。
④基本的看護の概念定義要素4に対し、イ）の基本的欲求の具体的あり方を示した。

最後に基本的看護の各概念定義要素1～4から導いた各基本的欲求の具体的あり方に対し、具体的基本的看護を導き示した。

表2 ■「患者が身体を清潔に保ち、身だしなみよく、また皮膚を保護するのを助ける」具体的基本的看護

基本的看護の概念定義	基本的看護の概念定義に該当する基本的欲求の具体的あり方	具体的基本的看護
要素1．看護対象者が「外皮・粘膜汚染を除去し、病原微生物、有害物質が皮膚に付着していない状態を保持すること」を看護師は助ける	イ）外皮・粘膜、特に皮膚と皮膚が接触している部位に、細菌汚染、空気中に浮遊している埃、有害物質、皮膚からの分泌物の付着などがない ロ）口腔、尿道や肛門など外に開口している部位の粘膜の清潔保持は、感染症を防ぐ ハ）皮膚や粘膜、種々の臓器の感染巣から細菌が血中に播種され敗血症や二次感染を引き起こさず、生命が脅かされない	イ）看護対象者が外皮・粘膜、特に皮膚と皮膚が接触している部位に細菌汚染、空気中に浮遊している埃、有害物質、皮膚からの分泌物の付着などがないように助ける ロ）看護対象者が感染症を防ぐために口腔、尿道や肛門など外に開口している部位の粘膜の清潔保持ができるように助ける ハ）看護対象者が皮膚や粘膜、種々の臓器の感染巣から細菌が血中に播種され敗血症や二次感染を引き起こさず、生命が脅かされないように助ける
要素2．看護対象者が「身だしなみを整え、清潔感や価値観を反映した頭髪や衣服の手入れをし、外観を整えること」を看護師は助ける	イ）自分なりの清潔感や価値観が反映した頭髪や衣服の手入れをし、外観を整えることで自分自身を表現する ロ）自分好みの頭髪や衣服を中心に口臭や体臭、排泄物などの臭気に配慮し、身だしなみを整える ハ）自分らしく身だしなみを整えることは心地よい満足感を得て自尊感情を維持することにつながる ニ）他者に不快感を与えないよう外観を整えることは人間関係を良好にする	イ）看護対象者が自分なりの清潔感や価値観を反映した頭髪や衣服の手入れをし、外観を整えることで自分自身を表現できるように助ける ロ）看護対象者が自分好みの頭髪や衣服を中心に口臭や体臭、排泄物などの臭気に配慮し身だしなみを整えられるように助ける ハ）看護対象者が自分らしく身だしなみを整えることで心地よい満足感を得て自尊感情を維持できるように助ける ニ）看護対象者が他者に不快感を与えず人間関係を良好にできるように外観を整えることを助ける
要素3．看護対象者が「皮膚を保護できるように、外界からの刺激を防御し、体液喪失を防止すること」を看護師は助ける	イ）外皮と粘膜、付属器、毛髪、爪に加え口腔、歯を清潔保持し、皮膚の構造上の特徴や分泌液のはたらきによって自然環境や病原微生物からの攻防、体液喪失防止に伴う皮膚の生理機能を正常に保つ	イ）看護対象者が外皮と粘膜、付属器、毛髪、爪に加え口腔、歯を清潔保持し、皮膚の構造上の特徴や分泌液のはたらきによって自然環境や病原微生物からの攻防、体液喪失防止に伴う皮膚の生理機能を正常に保てるように助ける
要素4．看護対象者が「外皮・粘膜の清潔保持と感染予防と自己イメージを昂揚させ、人間関係を良好にするという目的および結果が達成できるように、身体の清潔保持と皮膚の保護・身だしなみを整えること」を看護師は助ける	イ）外皮・粘膜の清潔保持と感染予防と自己イメージを昂揚させ人間関係を良好にすることは、基本的看護の概念要素1～4に関する基本的欲求の目的および結果が達成できること	イ）看護対象者が外皮粘膜の清潔保持と感染予防と自己イメージを昂揚させ人間関係を良好にするという目的および結果が達成できるように、看護師は基本的看護の概念要素1～4に関することを助ける

2）「患者が身体を清潔に保ち、身だしなみよく、また皮膚を保護するのを助ける」基本的看護の全体

「患者が身体を清潔に保ち、身だしなみよく、また皮膚を保護するのを助ける」基本的看護の全体を図1〈「患者の身体を清潔に保ち、身だしなみよく、また皮膚を保護するのを助ける」基本的看護の看護専門的援助の概念図〉に示した。

図示した符号の内容は次の通りである。
（イ）看護対象者が自力で基本的欲求を満たしている。満たしているのを看護師は助ける。
（ロ）看護対象者が自力で基本的欲求を満たせるように家族らが助けている。家族らが看護対象者を助けられるように看護師が家族らを助ける。
（ハ）看護対象者が自力では基本的欲求を満たせない時、看護師は直接助ける。
（ニ）看護師は看護対象者の「清潔保持・身だしなみ・皮膚保護」全体がどうなっているのか総合判断する。
（ホ）看護師は、看護対象者の「清潔保持・身だしなみ・皮膚保護」に関して発現した看護問題を明確にし、援助を実施する。

3．全発達段階に不可欠な「患者が身体を清潔に保ち、身だしなみよく、また皮膚を保護する」基本的看護

各発達段階における「身体を清潔に保つ、皮膚を保護する、身だしなみを整える」基本的看護を表3に示した。

各発達段階における「身体を清潔に保つ・皮膚を保護する・身だしなみを整える」への基本的看護は次の方法で導いた。なお、各発達段階は、新生児期、乳児期、幼児期、学童期、青年期・成人期、高齢期とした。
イ．「身体を清潔に保つ」「皮膚を保護する」基本的欲求のあり方に基づき、両者に対する基本的看護を導き示した。
ロ．「身だしなみを整える」基本的欲求のあり方に基づき基本的看護を導き示した。
ハ．上記イ・ロについて各発達段階別に示した。

（本文p.390に続く）

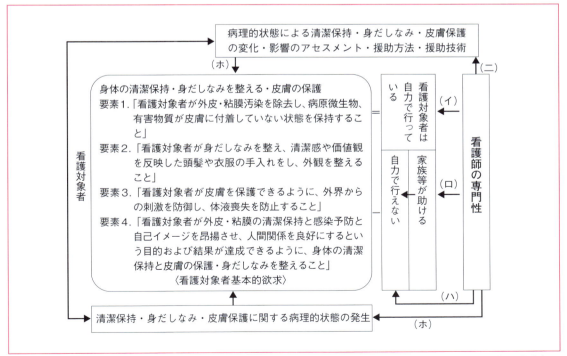

図1 ■「患者の身体を清潔に保ち、身だしなみよく、また皮膚を保護するのを助ける」基本的看護の看護専門的援助の概念図

表3 ■ 各発達段階における「身体を清潔に保つ、皮膚を保護する、身だしなみを整える」基本的看護

発達段階各期	身体を清潔に保つ欲求 各期欲求の特徴と特徴に対する当事者の充足の仕方	皮膚を保護する欲求 各期欲求の特徴と特徴に対する当事者の充足の仕方	「身体を清潔に保ち、皮膚を保護する」基本的看護	身だしなみを整える欲求 各期欲求の特徴と特徴に対する当事者の充足の仕方	「身だしなみを整える」基本的看護
新生児期	①新陳代謝が活発で、母親のホルモンの影響で皮脂の分泌が活発であることを養育者は理解し、特に頭皮や額など皮脂腺の多いところを重点的に清潔にする ②排泄回数が多く、排泄物が付着した状態により皮膚がアルカリ性に傾き、湿疹、表皮が剝れるなど皮膚の損傷や炎症を起こしやすいことを養育者は理解し、皮膚清潔の回数を多くし、皮膚の汚染を除去し、皮膚炎を予防する ③皮膚炎により痒みや痛みが出ても症状を訴えることができず泣いて機嫌が悪くなることを養育者は理解し、皮膚炎を観察し皮膚の炎症・痒み・痛みに対処する ④すべての事柄を他者に依存しなければ生きていけない存在であることを養育者は理解し、頻回な清潔保持、特にオムツ交換時や沐浴時に観察し、排泄物や分泌物が付着する肛門周囲などの清潔保持を全面的に引き受ける	①皮脂が持つ保護機能がはたらいている状態であることを養育者が理解し、その機能をふまえ弱酸性の石鹸などを使用し皮脂をすべてとり除かないように清潔行為のなかで皮脂を残し、皮膚の保護機能を維持する。沐浴後は皮膚が乾燥しやすいが新陳代謝が激しく、汗をかきやすいため、乾燥しやすい季節のみベビーオイルを塗る ②角質層の厚さが成人に比べ薄く、外からの刺激に弱いことを養育者が理解し、頻回の排便時には皮膚への刺激が最小限になるように柔らかい布を使用し、温湯で拭う ③皮脂分泌が盛んで頭部に皮疹が出現し細菌感染を起こしやすいことを養育者が理解し、爪で掻き傷をつくらないように保護する ④首、脇、股の部分に白く付着した胎脂が新生児の皮膚を保護していることを養育者が理解し、無理に拭きとらない	①養育者・看護師が新生児の身体の清潔保持・皮膚の保護を行う ②看護師は養育者が新生児の身体の清潔保持・皮膚の保護ができるように指導する イ．以下に示す新生児の皮膚の特徴をふまえた対策を指導 ・胎脂の付着 ・皮脂の分泌が活発 ・角質層が薄く刺激に弱い ・皮疹、細菌感染を起こしやすい ロ．排泄物付着による皮膚損傷を予防するため、排泄後は皮膚を清潔にする ハ．皮膚の観察（外傷、発疹、発赤など）方法の指導と異常時の対処方法の指導 ニ．身体の清潔保持・皮膚の保護の具体的方法 ・授乳直後（1時間）の沐浴は避け、10分程度とし、疲労させないようにする ・皮膚の二面が接している部分やくびれている部分は汚れがたまりやすいためよく洗う（頸部や腋窩、股間など） ・臍帯断端は消毒し乾燥させる ・新生児の皮膚は薄く、掻き傷をつくらないように爪を短く丸く切る	①自分自身では身だしなみを整えることができないことを養育者が理解し、肌着は皮脂を吸着しやすいガーゼ素材で運動を妨げない形状を選択し、汚染されたらすぐに取り換える。また、頭髪、爪などを含めた身だしなみを整えることを全面的に引き受ける	①養育者・看護師が新生児の身だしなみを整える ②看護師は養育者が新生児の身だしなみを整えられるように以下のことを指導する イ．枕やシーツ類は汗や唾液等で汚れやすく新生児の顔がよく触れる場所のため、汚れたら交換する ロ．運動を妨げない衣服を選択する ハ．衣服は毎日あるいは汚染のつど取り替える
乳児期	①皮脂分泌が多く新陳代謝が盛んで、発汗量も成人と比べ多いことを養育者が理解し、発汗	①皮膚の水分保持機能である角質層が成人に比べ薄く水分が蒸散しやすく皮膚が乾燥するこ	①養育者・看護師が乳児の身体の清潔保持・皮膚の保護を行う ②看護師は養育者が乳児の身体の清潔保持・皮膚の保護	①発育が盛んで動きが活発であることを養育者が理解し、清潔、保温、吸湿などの目的が達せ	新生児期と同様

乳児期	の有無や皮膚の状態を頻回に観察し、清潔行為により皮膚の清潔保持をする ②排便後に入浴する。特に入浴後、皮膚を乾燥させ、皮膚代謝を促進するためにマッサージをする ③すべての事柄を他者に依存しなければ生きていけない存在であることを養育者が理解し、乳児の皮膚の特徴に留意し身体の清潔を全面的に引き受ける	とと、皮膚の保護機能が未熟なため外的刺激を受け傷つきやすいことを養育者が理解し、弱酸性の石鹸を泡立てて手の泡で汚れを落とし、皮膚への刺激を最小限にする ②オムツ交換時、湿潤した皮膚は乾燥させマッサージをする	ができるように指導する イ．以下に示す乳児の皮膚の特徴をふまえた対策を指導 ・新陳代謝が盛んで発汗量が多い ・皮膚が乾燥しやすい ・外的刺激で傷つきやすい ロ．身体の清潔保持・皮膚保護の具体的方法 ・皮膚に刺激にならない弱酸性の泡立ちのよい石鹸を選択し、角質を傷つけないように泡で包み込むように洗う ・石鹸が残らないように十分洗い流す ・排便後は入浴（臀部浴）を行い、皮膚を乾燥させる ハ．皮膚の観察方法の指導と異常時の対処方法の指導	られ皮膚の刺激にならない素材の衣類を選択する ②乳児期の発達に応じて、動きが妨げられず腹部や下肢の圧迫が避けられ、安全性が保たれ、着脱が簡便な形状の衣服を選択し、汚染されたらすぐに取り換える（フリルやボタンの多いものは選択しない）	
幼児期	①日常生活動作が少しずつ自立し外での遊びが増え、頭髪や皮膚・衣類を汚す機会が多いことを養育者が理解し、身体や衣服の汚れの状況に応じて養育者とともに手洗い、衣類の交換、頭髪を一緒に洗う。泥遊びや水遊びなど遊びを通して、汚染物に触れた際には手洗いをすることをしつけとして養育者が教える ②生活を通して清潔の保持の必要性とその方法の教育を受け自立に向かう時期であることを養育者が理解し、清潔保持の方法が学べるように自分でできるところは自分で行い、できない部分に関して養育者の支援を受ける	①皮膚の保護機能が未熟なため、外的刺激を受け傷つきやすいことを理解した養育者から、皮膚を外的刺激から保護する方法を学び自分で保護できる部分は保護し、できないところは養育者とともに保護する ②外遊び（泥遊びや砂場など）で汚染した皮膚（顔、手足など）は水道水で汚染物を洗い流し、弱酸性の石鹸をよく泡立てて洗い流すことを学ぶ。また、擦り傷は水道水できれいに洗い流し、傷口から出血している場合は止血をすることを学ぶ ③排尿・排便後は皮膚に付着した汚染物を拭き取る方法を学ぶ	①養育者・看護師は幼児自身で身体の清潔保持・皮膚の保護ができるよう一緒に行い自立の方向へ援助する ②看護師は養育者が幼児の身体の清潔保持・皮膚の保護ができるように指導する イ．幼児へ直接指導 ・皮膚を汚染した時は養育者・看護師に知らせる ・清潔の習慣が身につき始め汚れが気になっても自分では清潔にできない場合は、養育者・看護師に知らせる ロ．身体の清潔保持・皮膚の保護の具体的方法 ・幼児が自分で清潔の保持ができる環境を整える（足台や手拭タオルを手が届く位置に配置するなど） ・手を汚す機会が多いため、手を洗う習慣を3歳くらいまでにできるようにしつけを行う（清潔のしつけの第一歩となる） ・歯磨きは齲歯予防のために食後に行うように援助する ・含漱は3歳ごろから教え、病原菌が体内に入るのを予防できるように援助する ・排泄後の拭き取り方法を指導する ハ．擦り傷などの対処方法（水道水できれいに洗い流す、出血している場合は止血）を指導する	①生活を通して身だしなみを整えることの必要性や方法の教育を受け、自立に向かえることを理解した養育者から歯磨き、髪の洗浄と身体の清潔方法、身だしなみを整える必要性とその方法を学ぶ ②自分でできる部分は自分で行い、できない部分は養育者とともに整える	①看護師は幼児が身だしなみを整えることの必要性や方法を養育者から学ぶのを助ける イ．清潔保持と身だしなみを整えることは気持ちのいいことであることを実感させる ②看護師は養育者が幼児の身だしなみを整えられるように支援する イ．養育者に歯磨き・髪の洗浄と身体の清潔方法、身だしなみを整える必要性とその方法を指導する ロ．幼児自身で爪切りの使用はできないが、爪の長さを気にするように指導し爪が伸びたら爪切りを行う ハ．失敗しても幼児自身で身だしなみを整えられるように援助する（洗面所を汚す、歯磨き粉を衣服につけるなどの失敗は見守り助言）

（次頁へ続く）

患者が身体を清潔に保ち、身だしなみよく、また皮膚を保護するのを助ける

幼児期					ニ. 遊びが中心のため手足や衣服を汚すことは当然のことなので、手洗い、洗面、着替えなどの自立できていない部分を援助する ホ. 4歳ごろまでは鼻汁がうまくかめないので、出たらすぐ養育者・看護師に教えるように説明しそのつど拭く ヘ. 歯磨きは大人の真似をさせてブラシを動かせるように援助する（回転性の動きは難しいため横磨きやたて磨きなど）
学童期	①学童期までに習得した生活習慣としての清潔行為を学校での集団生活の清潔行為に活かし養護教諭や友人から感染予防を学ぶ ②養護教諭や友人から学んだ感染予防のための清潔行為は集団生活のなかで守る ③病原菌や空気中の汚染物質からの感染があることを学び感染予防のための清潔保持を励行する ④女子は月経時の手当や処理を清潔に行う	①養護教諭や養育者から学んだ皮膚傷害時の対処方法を実施する（水道水で汚染物を洗い流し、弱酸性の石鹸をよく泡立てて洗い流す、擦り傷は水道水できれいに洗い流し、出血している場合は止血をする）	①保護者・看護師は対象者自身で皮膚の清潔保持・皮膚保護のための行動を行えるように支援する イ. 幼児期から生活習慣としての清潔保持（洗面やうがい・手洗いなど）が自分でできるように指導し見守る ロ. 集団生活でも清潔保持の行動ができ感染を予防できるよう指導する ハ. 月経時の手当や処理方法を指導し見守る ニ. 湿疹があると無意識に爪で皮膚を掻くことがある。感染予防のため爪を短く切る ホ. 外傷時の対処方法を実施できるように指導し見守る ②看護師は対象者自身で身体の清潔保持・皮膚の保護ができない部分を保護者が援助できるように上記の内容を指導する	①学童として、社会通念に合わせ、安全性と快適性をもたらす一定のルールや機能性をふまえることを理解し、身だしなみを整える ②集団生活を送るためのルール（華美にならない、危険が伴わないなど）を守りながら、学業生活が機能的・快適になるよう身だしなみを整える ③学校以外の家庭生活においては、清潔で機能的で、自己表現を含めた身だしなみに整える（頭髪、アクセサリーなど） ④集団生活の基本的生活習慣である身だしなみは各人の社会生活に合わせて、大人の見守りを受け自分で整える	①対象者の自立を促し身だしなみが整えられない部分を保護者が援助できるように看護師は支援する イ. 手を清潔にする必要性（さまざまな菌の媒介）と正しい手洗いの方法を理解し実施できるように援助する ロ. 洗面・歯磨き、整髪、爪などの身だしなみを自分で整えられるように指導し見守る ハ. 集団生活を送るためのルールを守りながら、自己表現できる身だしなみを整えられるように支援する

青年期・成人期	①アンドロゲンのはたらきが活発になり皮脂の分泌が増加し細菌感染によるざ瘡（にきび）ができやすいため適宜洗顔し皮膚を清潔に保つ ②運動など肉体的活動が活発になることから汗や体液等の分泌が高まるため、活動後は活動状況に合わせて自分で清潔行為を行う ③職場環境によっては容易に皮膚が汚染されやすいため、皮膚の汚染の状態に合わせて皮膚の清潔を自分で保持する ④清潔保持は自立しているため自分で清潔を保持する ⑤子どもが清潔保持できるように見守り、支援する ⑥介護対象者が清潔保持できるようにできない部分を支援する	①青年期は皮脂分泌が活発なため皮脂で毛穴が塞がれ、額や眉毛から眉間、鼻筋、顎、頬、首、口周囲、背中などにざ瘡ができやすいため、弱酸性の石鹸を泡立てて皮膚に過度の刺激が加わらないように洗い流す ②更年期になるとエストロゲンの量が減少し皮脂分泌量が低下し皮膚の乾燥が進むため、皮膚の状態に合わせ自分で保湿し皮膚を保護する ③粉塵の多い職場の場合には入浴やシャワーで付着物を洗い流し、衣類で皮膚を保護する。化学物質は家に持ち込まないようにする	①身体の清潔保持・皮膚の保護は自立しているため、看護師は見守り知識・情報を提供する イ．女性の場合には化粧などによる皮膚のトラブルが回避できるような皮膚の保護と清潔保持（洗顔）できるように知識を提供する ②看護師は対象者の養育者または介護者としての立場で身体の清潔保持・皮膚の保護を行うために必要な知識・具体的方法を指導する（新生児期・乳児期・幼児期・学童期・高齢期の基本的看護参照）	①他者に映る自分を気にするため、他者に不快感を与えないように配慮（にきびケアや香りなど）し、身だしなみを自分で整える ②外観の変化が自尊感情と対人関係に大きく影響するため、その場にふさわしい外観となるよう機能性を備えた身だしなみに整える ③各人の職場環境に合う身だしなみを整え、他者へ好印象が与えられるように考え自分で整える ④子どもや介護対象者の身だしなみを観察し対象者が整えられない部分を清潔感、におい、汚染がないことを優先して機能性・安全性が保てるように支援する	①身だしなみを整えることは自立しているため、看護師は見守り、知識・情報を提供する イ．髪の毛や口臭など身体から出るにおいに敏感に反応し、過剰に清潔を指向する人に対して正しい知識の提供をする ②看護師は対象者の養育者または介護者としての立場で身だしなみを整える援助を行うために必要な知識・具体的方法を指導する（新生児・乳児期・幼児期・学童期・高齢期の基本的看護参照）
高齢期	①加齢に伴う身体機能の低下により清潔保持の動作が緩慢になるため、ゆっくり時間をかけて全身の清潔を保持する ②清潔保持が行き届かないため身体の機能低下の状況に合わせて補助具などを使用し、清潔保持する ③皮脂腺や汗腺の分泌低下に伴い保湿機能が低下し皮膚が乾燥することによる痒みの発現や、唾液分泌の減少により口腔内の自浄作用が低下するなど、予備力や防御力低下による皮膚	①皮膚の乾燥予防のために室内環境を整え、皮膚の乾燥の状態に合わせ保湿する。自分でできないところは他者に症状を訴え、支援を受ける ②皮膚への刺激の少ない衣服の選択や痒みに対する対処を、自分でできるところは行い、できないところは支援を受ける	①対象者自身が加齢による皮膚機能の変化を理解し、皮膚障害を予防できるように看護師は指導する イ．加齢に伴う以下の皮膚機能の変化・症状への対処方法の指導 ・皮脂腺や汗腺の分泌低下による皮膚の乾燥による痒み、皮膚の脆弱化 ・唾液分泌低下による口腔内の自浄作用の低下 ロ．清潔保持は疾病予防と健康の維持増進に影響することの指導 ②対象者自身で身体の清潔保持・皮膚の保護ができない時は他者に援助を求められるように看護師は支援する ③対象者自身で身体の清潔保持・皮膚の保護ができない部分を家族らが援助できるように看護師は指導する	①身だしなみへの関心を可能な限り保ち、身体機能や意欲が低下しても自分の身だしなみへの意欲を継続し、適切に動け、安全を確保できる身だしなみを考え、自分でできるところは行い、できないところは支援を受ける ②自分らしさの表現として髪型や身だしなみに価値を置き、自分らしさを維持するようにする。できるだけ自分で行い、できないところは他者の援助を受けつつ維持する	①他者から受け入れられやすい身だしなみが自分で整えられるように家族・看護師は援助する イ．周囲の人に好印象が持たれるように身だしなみを整えられるよう援助する ロ．その人の価値（好み）に合わせた身だしなみに整えられるように援助する ハ．身だしなみを整えるために必要な周辺の環境（洗面所など）を整え、身体機能に応じた物品の選択や工夫を

（次頁へ続く）

患者が身体を清潔に保ち、身だしなみよく、また皮膚を保護するのを助ける

| 高齢期 | の機能低下、感染予防のための口腔内の清潔や皮膚の保湿など、自分でできるところは行い、できない部分は他者からの支援を受ける
④心身の健康状態や皮膚の状態等の身体条件および対象者の清潔観や清潔行動にはその人なりの歴史（価値観）があるため、今までの生活習慣や清潔に対する価値観を継続できるように行う。できない部分は自分の考えを他者に伝え、他者から支援を受ける
⑤清潔保持は疾病予防と健康の維持増進に影響するため、感染症等の疾病予防のために自分で清潔保持し、できない部分は他者に依頼する | イ．対象者の清潔観や清潔行動（価値観）を尊重する
ロ．対象者の身体機能に合わせた環境調整をし安全に行えるように援助する
・対象者のペースに合わせて援助する
・身体の機能低下の状況に合わせて補助具などを使用して清潔を保持する
ハ．加齢に伴う皮膚の変化に応じた皮膚保護のための具体的方法
・角質層は薄く、ひび割れたりするため保水性も低下し弾力や柔軟性が失われていくので、表面で膜を張るように皮膚を保護する
・皮脂分泌量が減少し外部からの刺激に弱い。保湿機能低下による乾燥から皮膚を保護する
・皮膚の乾燥予防のために室内環境を調節する
④看護師は対象者の加齢に伴う皮膚の変化や運動機能のアセスメントを行い、対象者ができない部分を援助する
イ．対象者の生活習慣や清潔に対する価値観を継続できるように支援する
ロ．清潔の援助を通し看護師とのコミュニケーションにより心身を癒す（医療的意義） | ③周囲からの支援と肯定的なフィードバックを受けながら、他者に好印象が持たれる身だしなみに整えられるようにする | する
ニ．歯磨きや入れ歯の手入れが行えているか確認し声をかける
ホ．身だしなみへの関心を維持できるように、身だしなみが整えられたことに関して肯定的なフィードバックを行う
ヘ．身だしなみを整えることで自分自身心地よい感情が持てて生活に意欲が持てるように援助する
②対象者自身で身だしなみを整えられないときは他者に援助を求められるように看護師は支援する
③対象者自身で身だしなみを整えられない部分は家族が援助できるように看護師は指導する（指導内容は上記イ～ヘ参照） |

4．全健康レベルに不可欠な「患者が身体を清潔に保ち、身だしなみよく、また皮膚を保護する」基本的看護

1）健康維持期

　健康維持期は、健康障害あるいは機能障害の有無にかかわらず、心身の形態機能がその個人にとって良好の状態に維持でき、さらに、より良好な状態にしていくことができている時期である。

　健康維持期における「患者が身体を清潔に保ち、身だしなみよく、また皮膚を保護するのを助ける」基本的看護とは、身体の清潔を保持し、感染予防や他者に受け入れられやすいよう、自分で身だしなみを整えることで、他者との交流をより円滑にできるように援助することである。

(1) 身体の清潔を保ち、皮膚を保護（清潔基準を保つ）するための基本的看護

　乳幼児や高齢者は免疫力の低下や身体予備力が乏しい。また、体力や免疫力の低下している患者は感染症に罹患しやすい。身体の清潔を保持することは感染予防となるため、健康維持のための情報提供や指導をしていく。

　特に多くの細菌が常在している口腔と歯の清潔保持は、肺炎などの感染症を防ぎ健康を維持するために必要であるので、個人にあった方法を選択し、口腔内の清潔保持ができるように援助する。

（2）他人に受け入れられやすい身だしなみを整えるための基本的看護

整髪し、自分好みの髪型にまとめ、髭を剃り、生活習慣を維持していけるように援助する。人間としての尊厳を維持し、その人らしい身だしなみを整え、清潔を保持できるように援助する。口臭を予防し、他者とのコミュニケーションを円滑にすることにもつながる口腔内の清潔保持が維持できるように援助する。化粧や香りなどは、その場にあった選択ができるよう援助する。

2）健康逸脱期

健康逸脱期とは、自分の置かれている物的・人的環境から何らかの刺激および個体の身体内に生じた病態変化により、心身の形態機能の変化や障害が生じている時期をいう。この時期は、自分で清潔保持し身だしなみを整えることが、病態変化により部分的、または全面的にできなくなる。そのため、看護師は患者の病態と自立の状況に応じた方法を選択して援助する。また、患者が自分らしい清潔保持と身だしなみを整え、人と接することができるように援助する。健康逸脱期であっても、健康時と変わらぬ清潔基準の維持と人に受け入れやすい身だしなみを整えられるように援助する。

健康逸脱期における「身体を清潔に保ち、身だしなみを整え、皮膚を保護する」基本的欲求の特徴に対する基本的看護を表4に示した。

表4は、左枠に「身体を清潔に保ち、身だしなみを整え、皮膚を保護する」基本的欲求の特徴を1～4で示した。右枠は「患者の身体を清

表4 ■ 健康逸脱期における「身体を清潔に保ち、身だしなみを整え、皮膚を保護する」への基本的看護

	「身体を清潔に保ち、身だしなみを整え、皮膚を保護する」基本的欲求の特徴	「患者が身体を清潔に保ち、身だしなみよく、また皮膚を保護するのを助ける」基本的看護
1	「身体を清潔に保つ、皮膚を保護する、身だしなみを整える」の逸脱状態には、皮膚そのものの障害と健康障害により起こる皮膚障害がある 1）皮膚そのものの障害 ・皮膚組織の損傷 ・皮膚の保護機能の低下（アトピー性皮膚炎など） 2）健康障害により起こる皮膚障害 ・健康障害（意識障害、運動機能低下、体力消耗、身体の可動性障害など）が原因の皮膚圧迫や皮膚へのずれ力による皮膚組織の障害（褥瘡）	1．皮膚の保護機能低下に対する具体的方法を指導する 　イ．洗剤、肌着、爪などからの刺激を避ける 　ロ．皮膚の汚れは速やかに除去し、保湿剤を使用する 　ハ．瘙痒は掻かずに軽く叩く、冷やす、発汗を避けるなどで対処する 2．皮膚組織障害（損傷、褥瘡など）の経過に応じた対策を行い、皮膚組織の回復を助ける。治癒を妨げる要因を軽減する 3．皮膚組織障害の原因となる皮膚圧迫やずれ力などを改善し、皮膚組織障害を起こさないように助ける 　イ．同一部位の長時間の圧迫の予防 　ロ．除圧のための物品の活用 　ハ．湿潤状態、摩擦、ズレ、低栄養状態などの改善
2	清潔ケアの動作が症状悪化を起こすこともあるため体力や疲労などを考慮して行う	1．患者の病態と自立の程度、皮膚の状況などを総合的に判断し患者に負荷の少ない清潔保持方法を選択して実施する
3	健康障害（身体的、精神的）が原因で清潔保持や身だしなみを整えることができない場合は、自分らしさを表現できないと感じ人間関係に消極的になる	1．患者自身で清潔保持や身だしなみを整えられない場合は、患者の好みを取り入れるなどの工夫をし、自分らしさを表現できるように助ける 2．健康障害により清潔への観念が変化している場合は、患者自身で清潔保持や身だしなみを整えられるように支援する
4	清潔保持や身だしなみを整えることは爽快感を得て心身の安らぎにつながり回復意欲を高めるきっかけとなる	1．清潔保持や身だしなみを整えることで爽快感や心身の安らぎを得て、自身の満足感や自尊感情維持につながり回復意欲を高められるように助ける 　イ．爽快感を得られるような清潔保持方法の工夫 　ロ．治療や疾患に伴う外観（創傷など）の保護 　ハ．ライン類の管理、排液や排泄物へのカバーの使用 2．外観の変化を受け入れて社会生活ができるように支援する 3．清潔援助時のコミュニケーションを通して患者の真意を知り、その後の看護に活かす

潔に保ち、身だしなみよく、また皮膚を保護するのを助ける」基本的看護を示した。基本的欲求の特徴1に対応させて、基本的看護は1～3を示した。他の基本的欲求の特徴に対しても同様である。

健康逸脱期にあるその人の当該基本的欲求の特徴が、表4のどれに該当するかを見極め、該当する特徴に応じた基本的看護を、表4を応用させて見極め実行することができる。

3）安らかな死

人は、人生の終焉の時期を、心身ともに安らかで自分らしくありたいと願う。終末期は、心身の機能低下により、自分で身体の清潔保持や身だしなみを整えることは困難になる。患者のこれまでの清潔に対する生活習慣を尊重し、患者の好みを考慮しつつ清潔保持・感染予防を行い、それ以上に、病態悪化に伴う基本的看護を施行しなければならない。

病態や症状の悪化に伴い、低栄養による浮腫が生じたり、身体可動性障害による同一部位の圧迫による褥瘡などの皮膚障害や、口腔内の乾燥による口腔粘膜の障害などを起こしやすい。清潔保持・感染予防のために、患者の病態や症状に合わせて清拭や手浴・足浴・洗髪・口腔ケアなどを行う。清拭等の際、皮膚が脆弱であることを考慮し、拭く強さを加減する。口腔ケアの際は、口腔内の状態に応じた用具（スポンジブラシなど）を用いる。さらに、リップクリーム等をつけて口唇の乾燥も防ぐ。これらすべてが病態悪化に伴う基本的看護である。

終末期は特定の疾患名がつけられなくても、倦怠感や消耗性疲労、気持ちの落ち込みなどにより、清潔保持や身だしなみを整えることが困難なことがある。それでも、本人が少しでも自力で清潔保持・感染予防を行う意思があれば、その意思を尊重する。本人が自力でできない部分があれば、本人になり代わって行うのが基本的看護である。自力でする意思を失っている場合は、本人になり代わって家族や介護者とともに、本人が望むであろう清潔保持・感染予防を施行する。それがヘンダーソンのいう「本人に代わって」「本人の皮膚の中に入り込んで」行う基本的看護である。

亡くなった後も、その人の尊厳を守るために、その人の最期にふさわしい外観に整える援助（エンゼルケア）が必要である。最期はどうありたいかという本人の思いをくみとり、生前と同様に声をかけながら、身体の清拭・創傷の処置・体液の漏出防止等で清潔保持・感染予防を行い、髭剃や化粧、その人の好む服装を装着し外観を整える。特に、亡くなった人と遺族等が対面する際、顔や衣装が重要になるため、その人の生前の穏やかで幸せであった表情・状態に近づけるように整える。また、宗教や社会的習慣などにも配慮することが必要である。

これらが当該基本的看護である。外観を整えるとともに、感染予防、家族への支援の目的ももっている。家族の受け入れ状況も確認しながら、家族も一緒に行えるように配慮する。死亡時の当該基本的看護は、上記のように外観を整え清潔保持・感染予防することが目的であるが、亡くなった人への最後のケアになるため、当該基本的看護を可能な限り遺族と一緒に行えるように配慮する必要がある。遺族とともに行うことが基本的看護である。

〈引用文献〉
1. ヴァージニア・ヘンダーソン著，湯槇ます，小玉香津子訳：看護の基本となるもの．日本看護協会出版会，東京，2006：53．
2. Virginia Henderson：Basic Principles of Nursing Care. International Council of Nurses，1997．
3. 井上幸子，平山朝子，金子道子編：看護学大系 第4巻 看護と人間（2）．日本看護協会出版会，東京，1991．

〈参考文献〉
1. 林正健二：ナーシング・グラフィカ 人体の構造と機能（1）解剖生理学 第3版．メディカ出版，大阪，2013．
2. 高橋惠子，湯川良三，安藤寿康，他編：発達科学入門 第2巻 胎児期～児童期．東京大学出版会，東京，2012．
3. 高橋惠子，湯川良三，安藤寿康，他編：発達科学入門 第3巻 青年期～後期高齢期．東京大学出版会，東京，2012．
4. 井上幸子，平山朝子，金子道子編．看護学大系 第4巻 看護と人間（2）．日本看護協会出版会，東京，1991．
5. ヴァージニア・ヘンダーソン著，湯槇ます，小玉香津子訳：看護の基本となるもの．日本看護協会出版会，東京，2006．
6. 金子道子編著：ヘンダーソン，ロイ，オレム，ペプロウの看護論と看護過程の展開．照林社，東京，1999．
7. 舟島なをみ：看護のための人間発達学 第5版．医学書院，東京，2017．
8. 大塚藤男：皮膚科学．金芳堂，京都，2016．
9. 清水 宏：あたらしい皮膚科学．中山書店，東京，2011．
10. 日本皮膚科学会 創傷・熱傷ガイドライン策定委員会編：創傷・熱傷ガイドライン．金原出版，東京，2012．
11. 斉藤隆三，滝川雅浩，宮地良樹編：やさしい小児皮膚科学（皮

皮科診療プラクティス）．文光堂，東京，2000．
12. 馬場一雄監，原田研介編：新版 小児生理学．へるす出版，東京，2009．
13. 仁志田博司：新生児学入門 第4版．医学書院，東京，2012．
14. 八田恵利：新生児の皮膚ケアハンドブック．メディカ出版，大阪，2013．
15. 水戸美津子編：高齢者（新看護観察のキーポイントシリーズ）．中央法規出版，東京，2011．
16. 石川 治編著：Q&A高齢者の皮膚疾患とケア．中外医学社，東京，2009．
17. 堀内ふき，大渕律子，諏訪さゆり編：ナーシング・グラフィカ 老年看護学（2）高齢者看護の実践 第4版．メディカ出版，大阪，2016．
18. 水野敏子，高山成子，三重野英子，他編，水谷信子監修：最新 老年看護学 第3版．日本看護協会出版会，東京，2016．
19. 高木永子監修：看護過程に沿った対症看護 病態生理と看護のポイント 第4版．学研メディカル秀潤社，東京，2010．
20. 角田直枝編：癒しのエンゼルケア．中央法規出版，東京，2010．
21. 中井久夫，山口直彦：看護のための精神医学 第2版．医学書院，東京，2004．

基本的看護9

「患者が環境の危険を避けるのを助ける。また感染や暴力など、特定の患者がもたらすかもしれない危険から他の者を守る (Helping patient avoid dangers in the environment ; and protecting other from any potential danger from the patient, such as infection or violence)」

平尾眞智子

I 緒論

基本的看護9　邦訳（湯槇ら）

> 患者が環境の危険を避けるのを助ける。また感染や暴力など、特定の患者がもたらすかもしれない危険から他の者を守る
> 『看護の基本となるもの』p.59

基本的看護9　原文（V. Henderson）

> Helping patient avoid dangers in the environment; and protecting other from any potential danger from the patient, such as infection or violence
> 『Basic Principles of Nursing Care』p.76

　ヘンダーソンは9番目の基本的看護に「Helping patient avoid dangers in the environment; and protecting other from any potential danger from the patient, such as infection or violence（患者が環境の危険を避けるのを助ける。また感染や暴力など、特定の患者がもたらすかもしれない危険から他の者を守る）」を置いた。基本的欲求「avoid dangers in the environment and avoid injuring others（環境のさまざまな危険因子を避け、また他者を傷害しないようにする）」が9番目に位置していたゆえに、基本的欲求に呼応する基本的看護も9番目に位置づけしたのである。

　著者は、9番目の基本的欲求の概念定義を行う際、基本的欲求と基本的看護の共通性を熟慮した。共通しているのは、「avoid dangers in the environment（環境の危険を避ける）」である。基本的欲求で「avoid injuring others（他者を傷害しないようにする）」となっている部分は、基本的看護では「protecting other from any potential danger from the patient, such as infection or violence（感染や暴力など、特定の患者がもたらすかもしれない危険から他の者を守る）」と、危険の概念が感染や暴力と具体的になっている。

　基本的欲求は、その人（患者）自身の欲求ゆえ、通常健康時は、自分から環境の危険を避けること、他人を傷害しないようにする必要がある。しかし、基本的看護は専門的知識と技術をもった看護師が行う危険回避・加害回避のための援助であることから、ヘンダーソンは他者を傷害しないようにする具体的行為に感染や暴力

などを挙げたと考える。今日では、環境からの危険、特定の患者がもたらすかもしれない危険を回避するための理論、専門的知識と方法が蓄積され実施・活用されている。

今日の危険を考えるうえで、わが国の年齢階級別にみた不慮の事故による死亡の状況（資料）を表1に示す。これでみると、人口10万人につき何人の人が不慮の事故で死亡したかの死亡率は、65〜74歳では35.0％、75歳以上では153.2％と後期高齢者が前期高齢者の約4倍となっている。危険回避のための基本的看護は、後期高齢者に重点をおかなければならない。年齢階級別の総死亡数に対し事故死の割合が高いのは、15〜24歳、5〜14歳、1〜4歳の若者と乳幼児である。交通事故や溺死・溺水での事故死が多い。事故死の若者・乳幼児への危険回避への基本的看護が必要である。生命危機に直結する自殺は、壮年期（20歳代後半）の男性が高くなっている。それへの基本的看護も急務である。

高齢者・乳児・若者・壮年期の人々の危険とは何か。その危険回避のための基本的看護およびその危険が及ぼす害、すなわち加害を回避する基本的看護は、今日ますます重要になる。

II 本論

1. 基本的看護「患者が環境の危険を避けるのを助ける。また感染や暴力など、特定の患者がもたらすかもしれない危険から他の者を守る」の概念定義

1）基本的欲求「環境のさまざまな危険因子を避け、また他者を傷害しないようにする（avoid dangers in the environment and avoid injuring others）」とは；概念定義

著者は9番目の基本的欲求の概念定義を、本書第III章-II「人間の基本的欲求」各論の項で、原語および基本的看護の2方向から次のように行った。

表1 ■ 年齢階級別にみた不慮の事故による死亡の状況（平成27年）

	総数[1]	0歳	1〜4	5〜14	15〜24	25〜34	35〜44	45〜54	55〜64	65〜74	75歳以上
総数	38306	81	109	161	653	657	1089	1592	2891	6106	24923
死亡率[2]	30.6	8.1	2.7	1.5	5.5	4.9	6.1	9.6	18.1	35.0	153.2
総死亡数に占める割合（％）	3.0	4.2	14.0	17.5	19.7	10.7	7.2	4.8	3.6	3.0	2.6
死亡数											
交通事故	5646	3	37	62	404	316	431	512	691	1097	2090
転倒・転落	7992	1	10	9	54	57	111	242	463	1058	5986
溺死および溺水	7484	4	27	56	92	69	108	207	498	1517	4882
窒息	9356	69	29	16	26	52	128	233	527	1263	7012
煙、火および火炎	940	1	3	12	13	19	44	54	120	187	481
中毒	612	−	1	2	27	78	125	112	90	63	113
その他	6276	3	2	4	37	66	142	232	502	921	4359
構成割合（％）											
総数	100.0	100.0	100.0	100.0	100.0	100.0	100.0	100.0	100.0	100.0	100.0
交通事故	14.7	3.7	33.9	38.5	61.9	48.1	39.6	32.2	23.9	18.0	8.4
転倒・転落	20.9	1.2	9.2	5.6	8.3	8.7	10.2	15.2	16.0	17.3	24.0
溺死および溺水	19.5	4.9	24.8	34.8	14.1	10.5	9.9	13.0	17.2	24.8	19.6
窒息	24.4	85.2	26.6	9.9	4.0	7.9	11.8	14.6	18.2	20.7	28.1
煙、火および火炎	2.5	1.2	2.8	7.5	2.0	2.9	4.0	3.4	4.2	3.1	1.9
中毒	1.6	−	0.9	1.2	4.1	11.9	11.5	7.0	3.1	1.0	0.5
その他	16.4	3.7	1.8	2.5	5.7	10.0	13.0	14.6	17.4	15.1	17.5

（資料：厚生労働省：人口動態統計）
1) 年齢不詳を含む、2) 0歳の死亡率は出生10万対、他の年齢階級は人口10万対。
（文献11より引用）

> 「環境のさまざまな危険因子を避け、また他者を傷害しないようにする」とは
> 「患者が環境の危険を避けるとともに、患者自身が加害者として他の人にもたらすかもしれない予測的な危険をも避けること」である。抽象して「患者が自分にふりかかる危険を避け、患者自身が他の人に危害を加えるのを避ける欲求」とする。

2）基本的看護9「患者が環境の危険を避けるのを助ける。また感染や暴力など、特定の患者がもたらすかもしれない危険から他の者を守る（Helping patient avoid dangers in the environment; and protecting other from any potential danger from the patient, such as infection or violence）」とは；概念定義

基本的欲求9「環境のさまざまな危険因子を避け、また他者を傷害しないようにする」の概念定義と今日の危険回避の看護状況に基づき、次のように定義した。なお、ヘンダーソン自身が患者だけでなくすべての健康レベルにある人を看護の対象と考えていることから、広い意味を考え、ここでは看護対象者すべてを含める意味で「各人」という表現を用いる。

> 「患者が環境の危険を避けるのを助ける。また感染や暴力など、特定の患者がもたらすかも知れない危険から他の者を守る」とは；概念定義
> 「各人が環境の危険を避けることを助ける」とは「各人が環境の危険を発見し、自覚し、安全な環境維持・確保のために環境危険因子を除去・改善する判断力・行動力を助けること」である。「各人が加害者として他の人にもたらすかもしれない予測的危険を避けることを助ける」とは、「各人が他者へ危害を加えることを発見し、自覚し、安全な環境維持・確保のために加害危険要因を除去・改善する判断力や行動力を助けること」である。

上記の概念定義から看護師の現実的・具体的行動は、次の4つのことに関して各人を助けることである。
①看護師は、各人が環境の危険を発見し、自覚することを助ける。
②看護師は、各人が安全な環境維持・確保のために環境危険因子を除去・改善する判断力・行動力を助ける。
③看護師は、各人が他者へ危害を加える危険性を発見し、自覚するのを助ける。
④看護師は、各人が他者への加害危険要因を除去・改善する判断力や行動力を助ける。

3）ヘンダーソンの提唱する基本的看護の主旨と当該基本的看護の概念定義との関係

ヘンダーソンが『Basic Principles of Nursing Care（看護の基本となるもの）』で危険回避に関する基本的看護について記述している主旨を、次のイ～ヘのように要約した。イ～ヘの主旨要約は当該基本的看護の概念から抽出した上記①～④の看護師の助ける行動のいずれかと一致する。

イ．患者に対する危険の除去、制御、説明の実施（②）。
ロ．精神病患者（自殺企図、殺人傾向）の保護（③）。
ハ．伝染病患者から看護師自身を、そして他の患者を守る（②）。
ニ．物理的、化学的、生物学的危険から、身を守れるように患者を助ける（①）。
ホ．事故防止のための安全教育の実施（①）。
ヘ．安全のための適切な施設管理、物品管理（①）。

ヘンダーソンは、現実的・具体的行動④「看護師は、各人が他者への加害危険要因を除去・改善する判断力や行動力を助ける」ことにふれていないが、これは重要な援助である。

2．「患者が環境の危険を避けるのを助ける。また感染や暴力など、特定の患者がもたらすかもしれない危険から他の者を守る」基本的看護の概要

1）物理的・化学的環境、生物的環境、社会環境と「危険回避」への基本的看護

当該基本的欲求の解説で既述した「さまざまな環境と危険因子の例」のように、看護対象者を取り巻く環境には、物理的・化学的環境、生物的環境、社会環境がある。これらに対し、看護師は各人が環境の危険を発見し、自覚するこ

とを助ける。また、看護師は各人が安全な環境維持・確保のために環境危険因子を除去・改善する判断力・行動力を助ける。

（1）物理的・化学的環境の危険回避への基本的看護

看護師は、物理的・化学的環境の危険因子に対し、病院や在宅で各人が環境の危険を発見し自覚することを助ける。また看護師は、各人が安全な環境維持・確保のために環境危険因子を除去・改善する判断力・行動力を助ける。

看護師は、各人に自覚力と行動力がある場合には、それらの危険と安全の知識を習得できるような機会の提供を行うことで、環境の危険を発見・自覚し、安全な環境維持・確保のために環境危険因子を除去・改善する判断力・行動力を助ける。また、各人が幼児や高齢者であったり、自覚力や行動力に不足があるなど自力での危険回避ができない場合は、対象者の周囲にいる家族や介護者に対し安全な環境を整備するように教え、そのための行動がとれるようにする。看護師が直接各人に対応する場合には、各人に代わって、各人にとっての安全な環境を整備する。このことは、病院の環境のみならず、在宅患者の場合の居住環境においては特に重要となる。

具体的に、看護師は病院や在宅で、高齢者の病床整備の際には高齢者にとって安全な生活環境であるか点検しながら、物品や医療器具の位置や配置、環境を整える。病床のシーツにできたしわの一つが、血液循環不全患者の皮膚には褥瘡の危険になるため、同一体位による褥瘡の危険防止には特殊なマットレスを使用する。また、患者の歩行介助や移動・移送時には、立位歩行機能から転倒・転落の事故が起こらないようにする。室内や廊下の床の水ぬれを発見した場合はすぐにふき取り、食事や排泄による事故が起こらないように「見守り」や「目視」による観察を日常的に行う。看護行為においては、患者の取り違えや与薬時の薬品の確認を確実に行う。乳幼児の場合には自力での危険回避は不可能なので、看護師側が危険回避の行動を代行する。

自然環境の問題として、異常気象による風害、水害や火災、地震、噴火などの自然災害に遭遇した際は、病院でも在宅の場合でも安全に患者の避難・誘導を行う。特に、患者が自分で「危険回避」できない場合は、看護師がその人になり代わって判断し、安全な場所に誘導していく責任がある。そのためには、平時から緊急時の対応ができる訓練をしていく必要がある。自然災害による被害はゼロにできないことを想定し、災害が起こっても少ない被害ですむように、「減災」のための方策も考えられるようになってきている。

自然災害時、看護師・保健師は専門職者として健康障害から生じる心身の危険に対し、回避のための看護を責任をもって行う。

（2）生物的環境の危険回避への基本的看護

生物的環境と危険因子に関しては、「病原微生物」の存在が大きい。看護師は各人が自覚力と行動力のある場合には、病原微生物の危険と安全の知識を習得できるような機会の提供を行うことで、環境の危険を発見・自覚し、安全な環境維持・確保のために環境危険因子を除去・改善する判断力・行動力を助ける。また、各人が幼児や高齢者であったり、自覚力や行動力に不足があるなど自力で危険回避できない場合は、その人に代わってその人の重要他者とともに病原微生物に対する安全な環境を整備する。このことは、病院の環境のみならず在宅患者の場合の居住環境においては特に重要となる。

具体的には、看護対象者あるいは対象者の重要他者が病原微生物（例えばインフルエンザウイルス、ノロウイルス、風疹ウイルスなど）に対する知識を持ち、予防的な行動がとれるように助言を行う。特に病原微生物が患者にとって健康障害の重症化を招かないように、使用物品や環境の清潔を保ち予防策をとる。

病原微生物による感染症の予防対策の一つとして予防接種（インフルエンザ、風疹、麻疹、ポリオなど）が行われている。これは、病原体を不活化または弱毒化したワクチンを接種し人体の免疫力を高めるもので、個人の感染予防にとどまらず、集団として接種率を上げることで

その疾病の流行拡大を阻止することが可能となり、社会的意義も大きい。

(3) 社会的環境の危険回避への基本的看護

社会的環境と危険因子に関しては、人間関係に関するものが主である。人間関係が危険となるのは、ときに自殺の原因となる場合があるからである。自殺者は青年期〜壮年期に多く、自殺防止のための対策が求められている。

自殺防止対策として、良好な人間関係を維持できることが大切となる。人は、人間関係のストレスに対し、自身の調整・修復力を用いながら自力で対処している。対象者に自覚力と行動力はあるが対処力に不足がある場合、看護師は、人間関係の危険と安全の知識を習得できるような機会の提供を行う。また、人間関係の危険を発見・自覚し安全な人間関係確保のために、人間関係における危険因子を除去・改善する判断力・行動力を助ける。

また、日常的に遭遇する危険の一種にハラスメント（Harassment：嫌がらせ）がある。ハラスメントとは、他者に対する発言・行動等が本人の意図とは関係なく相手を不快にさせたり、尊厳を傷つけたり、不利益を与えたり、脅威を与えることをいう。その種類は多様であり、セクシャル・ハラスメント、マタニティ・ハラスメント、パワー・ハラスメント、アカデミック・ハラスメントなどがある。ハラスメントに対し、人は身近で信頼できる人に相談したり、会社や学校などの相談窓口に申し出て助言を受けるなどをして対処している。しかし、対象者に自覚力と行動力はあるが対処力に不足がある場合は、看護師はハラスメントの危険と対処の知識を習得できるような機会の提供を行い、対象者がハラスメントの危険を発見・自覚し、被害を深刻にしないよう、その危険因子を自力で除去・改善する判断力・行動力を助ける。

青少年の事故死で最も多い交通事故死に関しては、交通安全対策として、家庭や地域社会、学校、警察などを含めた幅広い社会的な対応がとられており、この年代に接する看護師らは事故の可能性と対策を意識しておく必要がある。

2）生物的環境と加害回避への基本的看護

「患者が他者を傷害しないようにする」ために、看護師は各人が他者へ危害を加える危険性を発見し、自覚するのを助ける。また看護師は、各人が他者への加害危険要因を除去・改善する判断力や行動力を助ける。

病院・施設などで、他者に危害を加えるおそれのある患者や利用者に対し、看護師は危害と安全の知識を提供し、患者や利用者が他者へ危害を加える危険性を発見し、自覚するのを助ける。また、患者や利用者が自分で加害回避の行動がとれない場合には、その人を指導したり、予防策を講じてその人を助ける。

患者の加害回避が問題になるのは、患者自身が感染症に罹患し病原微生物を他者に拡散する主体、つまり感染源となる場合である。感染症患者への対策として、今日では「標準予防策（スタンダードプリコーション）」が講じられている。「標準予防策」とは、すべての人は伝播する病原体を保有していると考え、患者および周囲の環境に接触する前後には手指衛生を行い、血液・体液・粘膜などの湿性生体物質に曝露するおそれのある時は、予防具として個人防護具を用いることである。

エイズに感染している患者の場合は、感染源となる自分の血液、精液、膣分泌物、母乳などに他者が直接触れないようにしなければならない。HIV感染症の予防は、性行為をしない（NO SEX）か、する場合には安全な性行為（SAFER SEX）を守って行動することにある。相手にHIVを感染させないために、また、他の性感染症などから自分を守るためにも感染予防行動が必要である。感染予防行動を助けることが基本的看護である。

3）社会環境と加害回避への基本的看護

近年では、社会で暮らす普通の若者のなかにも「人を殺してみたかった」という殺人願望を抱く者が現れ、実際に殺人行為に至る場合もあり、社会問題化してきている。また、青少年のいじめによる殺人行為もみられる。このような地域にいる青少年による加害回避を行うには、家庭や学校、地域社会などが一体となった取り

組みが必要である。地域で活動する保健師や学校の養護教諭の役割に負うところもある。

ヘンダーソンが危険の具体例として挙げている「暴力」について、WHOは「暴力とは意図的に物理的な力または影響力を、脅しのためにまたは現実に、自己や他者に対して、もしくは集団あるいは地域社会に対して使うことであり、傷害、死、心理的障害、発育不良や発達阻害に至るかあるいは至る可能性が高いものである」と定義している。人が暴力に及ぶメカニズムには、宝月によると緊張論、統制論、文化的逸脱論、レイベリング論などがあるとされる。子どもから青年、成人、老年に至るまで暴力を引き起こす要因があれば暴力行為（加害行為）を行う可能性があることを理解し、加害回避の看護を行う必要がある。

近年、暴力に関連して社会問題化しているのは体罰と高齢者への養護者による虐待である。体罰は「しつけ」と称して行われ、学校での教師から生徒へ行われるもの、親から子へ行われるもの、部活動の監督者や部員、先輩から後輩へよるものなどがある。また、高齢者への養護者による虐待には、身体的・心理的なもの、介護放棄、性的虐待、経済的虐待などがある。これらの被害者や被害者の養護者の周囲にいる看護職者は、問題を発見したり相談を受けたりした場合には適切な相談者や相談機関を紹介するなどの情報を提供し援助を行う。

また、精神疾患患者の場合には、疾患により自傷他害の危険性を有する場合がある。他害行為として殺傷行為に及ぶ場合がある。このように、自分の行為を自覚できなくなる事態には、人権に十分配慮した強制的保護・隔離の対策がとられる場合がある。患者の保護には主治医、家族や病院看護師、地域の保健師、社会福祉関係者、警察などの連携・協力が求められている。

21世紀の現代においては、原子力による居住環境の放射能汚染、反社会的かつ国際的な問題として国際的なテロ組織という他者集団による無差別な殺傷行為が世界各地で起きている。このような時代においては、いつどこにいてもこのような原子力事故やテロ行為に巻き込まれる可能性があり、安全のために国内外における放射能汚染やテロの情報を把握しておく必要性が出てきている。そして、そのような社会的危機状態で病人や障害者が出た時、日本では保健師や看護師、海外では看護師らが救急・救命の危険回避の基本的看護に従事している。

3．危険回避のための基本的看護とリスクマネジメントの知識

ヘンダーソンが1960年代に記述した「危険回避、加害回避」の基本的欲求と「危険回避、加害回避」の基本的看護に関して、今日においてはリスクマネジメントの知識を両方に活用している。

危険回避は人間の基本的欲求の一つであり、各人が持っている欲求である。そのため、リスクマネジメントの知識は看護職だけでなく、人間一般にとっても必要なものとなる。

これまで述べてきたように、人の周囲には危険が満ち溢れており、一人の人間として危険を防ぎ、危険に伴う害を少なくするために各人が健康・生命へのリスクに関心を持ち、リスクを理解し、学習し、リスクを低減させることは、各人の基本的欲求で人権でもある。リスクマネジメントの知識は、看護職だけではなく一般的にみても必要な知識である。リスク対応は今日の社会では社会化され、災害や各種危険に対する自己責任は人間（住民）に義務化されている。

リスクは「danger」の上位概念であり、基本的欲求 9「avoid dangers in the environment and avoid injuring others（環境のさまざまな危険因子を避け、また他者を傷害しないようにする）」の「danger」に関係する。リスクとは人・環境・物に悪い影響を与える可能性と大きさの積をいう。

予測されるリスクの可能性と大きさ、許容されるリスクの可能性と大きさを比較し、予測値が許容値を上回った時にリスク軽減の施策またはリスク回避の施策をとるという意思決定を行い、実際にその施策をとり、より安全な状態を実現するプロセスをとる。このプロセス全体が「リスクマネジメント」であり、「リスクアセス

患者が環境の危険を避けるのを助ける。また感染や暴力など、特定の患者がもたらすかもしれない危険から他の者を守る

メント」と「リスク対応」の2つに大別できる。リスクアセスメントとは、リスク特定、リスク分析、リスク評価を網羅するプロセス全体を指す。リスクアセスメントを行った後にリスク対応を行う。リスク対応の手段には、リスク源の除去、起こりやすさの変更、結果の変更、他者とのリスクの共有、リスクの保有などがある。また、リスクの低減対策として本質的対策、工学的対策、管理的対策、個人用保護具使用などがある。

また、このほかに「人間の情報処理過程とエラー分類」の考え方があり、このプロセスのどの部分に失敗（危険回避の失敗）をする箇所があるかを分析することも役に立つ。この考え方も、危険回避のために、人間一般にも看護の実践にも両方に活用できる。例えば、視覚や聴覚に障害のある人や感覚器に衰えのある人、認知症の人の場合は「入力過程」に、精神障害者や認知症の人の場合は「媒介過程」に、体力の衰えている高齢者の場合は「出力過程」に問題があると考えられる。乳幼児の場合は全過程に注意する必要がある。

4. 医療現場における暴力への対応

医療者にとって、患者からの暴力は前述したリスクの一つとして考えられるが、近年における暴力件数の増加に伴い独立した項目とした。

医療者にとって安全で、かつ健康的に働くことのできる職場環境は、患者にとっても安全な療養環境・生活環境であり、質の高いサービスにつながるものである。暴力は、医療者の職場環境を脅かすものであるため、その対策は重要である。

近年では、看護職員を暴力被害から守るためのガイドラインなどが、国際看護師協会や日本看護協会などから発表されている。また、日本医療機能評価機構の評価項目にも「院内暴力について組織的に対応している」が新規に追加された。これらを参考にし、各医療施設において、病院内での安全管理体制を整備し、包括的な防止対策を推進していく必要がある。

5. 全発達段階に不可欠な危険回避・加害回避の欲求への基本的看護

1）胎児期

胎児期の危険回避・加害回避の基本的看護は、母体そのものが胎児にとっての環境であることから、母体の危険回避を行うことがそのまま胎児の危険回避の基本的看護となる。母親の流産の防止は胎児の生命の危険回避となる。母体の疾患や異常を早期に発見することは、胎児の発達遅延・停滞、発育不全を防ぐことにつながり、胎児への加害回避の基本的看護となる。また、胎児自体の異常の早期発見と早期対応が、胎児の生命への危険回避の基本的看護となる。

2）乳幼児期

乳幼児期の危険回避・加害回避の基本的看護は、乳幼児が身体的にも精神的にも保護の必要な存在であり、自分で危険から身を守ることができないことから生じる。

乳幼児の感染の危険性は、自己防衛機能の未熟さと自己防衛能力の不足から成人より高い。また、外因死のうち、乳児期には不慮の事故が高くなっており、物理的環境に起因する窒息や溺死が多い。さらに不適切な人的環境に置かれた虐待による心身や生命の危険性もある。これらに対し、乳幼児は保護者や養育者、看護師・保健師・助産師などの他者から危険を回避してもらわなければならない。幼児は適切な学習・教育環境におかれ愛護される必要があるが、これらにも人的な環境、例えば仲間のいじめ、保護者や地域社会の人からの不注意により生じる危険が大きく関係する。このような人的環境づくりは社会の責任である。

これらの危険回避に対する基本的看護は、幼児の場合は保護者や養育者、また看護職者がその児になり代って、その児が自力で危険回避・加害回避できないところを充足することになる。また、幼児自身も養育者（特に母親）から毎日の生活や教育のなかで、何が危険であるのかを積極的に学習する必要がある。看護職者は、その児にとって何が危険なのか、また、それを防ぐための保健指導を養育者へ行う。例え

ば、道路横断時の危険回避の方法や手洗い・うがいなどの病原菌からの感染予防、滑りやすい環境での転倒予防、安全な遊具の使用法など、危険回避するための具体的行動を、養育者が児に理解させるのを看護職が手助けする。

乳幼児期には生命の危険を保護者や養育者、または看護職者ら他者から回避してもらわなければならないが、成長発達とともに自分自身で危険回避する行動がとれるようになっていく。危険回避に関係のある身体機能は主に運動機能であるが、神経や反射機能、感覚機能、認知機能の発達も関係する。さらに、病気から身体を防御する免疫機能も発達してくる。しかし一方で、この抗原抗体反応（免疫反応）が生体へ不利に現れる「アレルギー」が問題になっている。アレルギー疾患には喘息、鼻炎、蕁麻疹、食物アレルギーなどがある。特に近年、幼児の食物アレルギーが問題となり、死亡事故も起きている。

アレルギーをもつ子どもは、自分でアレルゲンを避けたり、アレルギーを起こした時の対処法を身につけておく必要があり、アレルギー専門外来や医療・保健機関や保育所、家庭などでそのための教育・指導も行われている。アレルギーをもつ子どもや保護者に接する看護師、養護教諭、保健師、助産師らは、アレルギーとその対処法に関する専門知識で、これらの人々に教育・指導、援助を行う。食物アレルギーによるアナフィラキシー（アレルゲンなどの侵入により、複数臓器に全身性にアレルギー症状が惹起され、生命に危険を与える過敏反応）を発現する危険性が高い子どもの場合は、保育所などで緊急時にアドレナリンの注射が行われることがある。

3）学童期

学童期における危険回避・加害回避の基本的看護はいじめの例で考えることができる。児童に対するいじめは他者への精神的・身体的傷害となるものであり、いじめをやめられない児は他者に危害を加えないという「加害回避」の欲求が充足されていないことになる。また、いじめを受ける児童は危険回避の欲求が充足されていないといえる。

このような児童に接するのは、主に教師や養護教諭、心理カウンセラー、学童保育の担当者、保護者、地域社会の住民、教育委員会などの行政担当官、警察官などである。いじめ問題を解決するには、問題の早期発見と分析に基づいた適切な対応が求められる。また、いじめは予防的なかかわりが重要となる。いじめは、いじめを受けている者の生命にもかかわることもあるので、スピーディな対応が必要になる時がある。小児のための精神保健施設や病院などでこのような児童とかかわりを持つ看護職もあり、保護的で児童の心身の成長を促すような基本的看護が必要になる場合がある。

また、児童は登下校時に自動車などによる交通事故に巻き込まれたり、児童自身による自転車運転の事故を起こすことがあり、このような身の回りの危険に対し、学校や家庭、地域社会で安全教育が行われている。また、不審者によって児童が連れ去られる事故が起こることもあり、地域を含めた防犯活動も行われている。夏期休暇中の海や川での水遊びにも危険が伴うことがある。児童の身近にいる学校・保健医療の関係者はもちろん、地域や家庭のなかでも、児童自身が危険に対する理解力と自己防衛力を積極的に身につけていくことを助ける必要がある。特に、危険を避ける行動を児童自らが身につけていけるように、看護師は児童自身や保護者、周囲の人に危険な事故や行動を防ぐための専門的な知識を伝え、助言、指導を行うことでこれらの人たちに協力していく。児童自身による危険防止能力も年齢とともに高まってくるが、大人による安全行動の見守りが継続して必要である。

4）青年期

青年期における危険回避・加害回避の基本的看護は、自殺や交通事故の回避にみられる。青年期の自殺にはストレスが関係している。ストレスには、親しい人の死、住宅問題、虐待、人種や文化・宗教に関する問題、成長期の悩み、金銭問題、周囲への適応、性の問題、友人関係、学校や職場でのプレッシャーなどがある。

これらの問題が同時に複数生じると、その重圧は圧倒的なものとなる。青年期に起こりうるこのような危険に対し、青年はこれまで蓄積してきた自分なりの対処法で対処行動をとっている。しかし、自己の対処能力を超えるようなストレスフルなできごとに対しては、青年の周囲にいる人々、例えば友人、家族、教育機関の保健担当者などに援助を求め解決していることが多い。しかし、何らかの理由で自ら援助を求められない青年もいるので、友人、家族、教育機関の保健担当者などは、日常青年期に多い健康問題に知識・関心を持ち、危険に直面し、援助の手段が求められない人に対し早めに保健医療機関に相談するなどの対応を提案することが必要である。これらの青年に接する看護師や保健師などの看護職は、メンタルヘルスに関する専門的な知識・技術をもち、青年本人を助けるとともに、周囲の人々と連絡をとりながら協力していく。

また、近年では、20歳代の若年者による危険運転致死が問題となってきている。交通事故防止に関しては、人間の生命の尊厳に対する本人の自覚を促すなどの対策や、職場や地域社会、警察による交通対策を含めた総合的連携対応が求められる。

5）成人期

成人期の危険回避・加害回避の基本的看護として、職業に関するさまざまな事故による危険回避の看護がある。労働による事故には、転落・墜落、転倒、挟まれ・巻き込まれなどが多く、業種では製造業や建設業に多い。労働者のための労働者健康福祉機構法があり、労働者の健康と福祉の増進に寄与することを目的とし、労災病院の運営も行っている。この病院は勤労者医療の中核となり、予防から治療、リハビリテーション、職場復帰に至るまで一貫した、高度で専門的な医療・看護を提供している。また、労働安全衛生法に基づく労働者健康保持増進サービス機関では、健康測定、運動実践指導、メンタルヘルスケア、栄養指導、保健指導を行っており、看護職も役割を担っている。職場では、産業看護に従事する看護職が労働者の事故防止を含めた健康上の支援を行っている。

視覚、聴覚、温度感覚に障害がある障害者の場合には、危険を認識できないことによる事故の危険性があり、障害者自身の事故防止能力を高める必要性がある。また、このような障害者の周囲の人々は障害者の事故防止に留意する必要がある。

精神に障害のある場合には、自傷他害の危険性や不潔行為による感染の危険性がある。精神病院などでこのような患者に接する看護師は、専門的な知識をもって適切な対応をする必要がある。

成人では、ドメスティック・バイオレンスという配偶者への暴力行為、子どもや老人への虐待、育児放棄、介護放棄の危険性がある。これらは社会問題化しており、人権団体や女性保護団体、保健所、精神保健センター、児童相談所、地域の民生委員などの相談機関を活用して問題解決にあたっている。保健医療機関でも保健師、助産師、看護師などの看護職がこれらの問題に遭遇する場合があり、人権を重視した保護的な危険回避のための基本的看護が求められている。

6）高齢期

高齢期には、加齢現象として身体的な反射能力や危険を察知する知覚力が低下する。高齢期の危険回避の基本的看護として、身体能力の低下や物理的環境の不適切による転倒・転落・骨折などの危険性と、その予防のための看護が挙げられる。高齢者の転倒の危険因子は、ADLの低下、認知機能障害・精神症状の存在、服薬している薬剤の数、転倒の既往などが報告されており、転倒予防のための転倒・転落アセスメントチャートに基づく対策・看護が行われている。

認知症高齢者の危険には、転倒・転落以外にも、拒食、異食、徘徊などがある。転倒する認知症高齢者には、転倒の既往、焦燥・不穏、活動性低下、多剤服用、徘徊傾向などの特徴があり、歩幅や歩隔が乱れやすいことが危険性を高めている。転倒予防のためには、転倒する原因をアセスメントし対策をとる必要がある。排泄

行為に伴う転倒が多くなっており、注意が必要である。拒食や異食には食事方法を工夫したり、環境を整えるなどの対策が必要である。認知症高齢者の徘徊は見当識障害、記憶障害、認知障害、感情、不安・緊張感などが原因とされ、徘徊することで転倒の危険性も高くなる。転倒には住環境も関係しており、照明、床、浴室、履物には特に注意が必要である。在宅の認知症高齢者の徘徊対策・保護として、GPS機能のついた靴を履かせて居場所がわかるようにしたり、地域における認知症サポーターの援助を受けることも必要になってくる。

また、認知症高齢者による暴力行為が問題となることがある。暴力行為には、加害回避のための基本的看護が必要となる。認知症患者が体位変換やオムツ交換などの行為中に、看護師を手で払いのけたり、殴ることもある。このような場合には、本人の同意を確認しながらケアを行うことや、排泄援助を工夫するなどの対策が必要となる。

6. 全健康レベルに不可欠な危険回避・加害回避の欲求への基本的看護

1）健康維持期

健康維持期における危険回避・加害回避のための基本的看護は、生活の場を自分にとって安全で健康的に、また快適に整え、自己の欲求を満たすように努力するよう仕向ける教育・指導的な看護となる。病気や事故、感染などを未然に防ぎ、人間関係のストレスへの対処もでき、精神的に安定した状態を維持するのが健康維持期の危険回避のための基本的看護である。

2）健康逸脱期

健康逸脱期における危険回避・加害回避の基本的看護は、患者が自分にふりかかる危険を避け、患者自身が他人に危害を加えるのを避けるための看護をいう。

病態変化に対する危険回避・加害回避の基本的看護は、自分の病態に気づき、自分の病態を理解し、病態に対する受診行動をとり、障害に対する対処機制をとることができるよう看護師が患者に教え導くことである。

生命の危険が伴う意識障害があり、救命救急の援助が必要な状態にある対象には、その人になり代わって看護職者は生命維持という最重要の危険回避の基本的看護を行う。

生命維持が確保されている対象に対して、オレムは「健康逸脱に対するセルフケア要件」として、①適切な医療援助を求める能力、②病理的諸状態の影響を自覚する能力、③医学的に指示された諸方策の理解と実行、④副作用の留意と悪化防止のための自主規制、⑤特殊な健康状態にあることの受け入れ、特別なヘルスケアの必要性の受け入れ、⑥症状とうまく付き合いながらの生活修正能力、を挙げている。

このことを事例でみてみると、大部屋の20歳男性Aさんは肺結核の疑いで入院となったが、検査の結果、喀痰に結核菌が排菌されているのが確認された。Aさんの危険回避の看護は、Aさん自身が治療を受け入れ、療養に専念できるようにすることである。また、加害回避の看護は、隔離をはじめとする感染予防対策をAさんが受け入れ実施し、他の患者、家族・友人、医療者に感染を拡大させないようにすることである。Aさん自身の治療の受け入れには、上記①〜⑤のセルフケア要件に関する基本的看護を行う。Aさんの加害回避の看護は、標準予防策（スタンダードプリコーション）を応用し、Aさんの感染予防する意識を育て、正しい技術のもと、他者への感染防止ができるまで指導することが基本的看護である。

3）健康回復期

健康回復期における危険回避・加害回避の基本的看護は、健康回復期に患者が自分にふりかかる危険を避け、患者自身が他の人に危害を加えるのを避ける看護である。

そのことを次の事例でみてみる。80歳女性Bさんは脳卒中の後遺症でリハビリ中である。右半身の麻痺があり、右手・右足に力が入らない。左手でベッド柵につかまりながら起き上がり、ベッドの端に起座位になってから両足を床につけて立ち上がる。転倒の危険があるため、介助者による見守りが必要である。バランスをとりながら自力で車椅子に乗り、介助者に押し

患者が環境の危険を避けるのを助ける。また感染や暴力など、特定の患者がもたらすかもしれない危険から他の者を守る

てもらってリハビリ室に行く。あるとき、見舞いにきた人がペットボトルの水を少し床にこぼしそのまま帰ってしまった。この場合のBさんへの危機回避のための基本的看護は、Bさんが危険を避けて、人の力を借りて安全に車椅子に移動するのをサポートし見守ること、床の水を拭きとり安全な環境をつくることで転倒を防ぎ、安全に車椅子へ移動できることをサポートすることである。ここには、オレムの健康逸脱のセルフケア要件の③⑤⑥に関した基本的看護が行われている。

加害回避の基本的看護の例として、感染力が強く致死率も高いエボラ出血熱に罹患した患者が入院した場合について考えてみる。隔離室での治療が終了し、回復期にある患者に対して看護師は、オレムの「健康逸脱のセルフケア要件」の①～⑤ができたことで回復できたことを、本人がふりかえり、自覚できるようにし、これらの回復体験を本人が自分のものとするのを助ける。

そのうえで、感染力の強いエボラ出血熱を他者に感染させなかったことは、加害回避できたことであり、この重要性を本人や周囲の人に知らしめていくことが当該基本的看護である。

退院に際して看護師は、本人の「健康逸脱のセルフケア要件」の最終段階の⑥症状とうまく付き合いながらの生活修正能力について、これからの自分の生活をどう修正するのか、どう新しく立て直すのか、という課題について医療従事者や看護師らと一緒に考えることで、これからの感染予防をすすめる意味において、自分で実行していく方法を見出していけるように助ける、当該基本的看護を行う。

このように、看護師は本人の退院後の健康上の課題の把握と、その解決法に関与する。

4）安らかな死

人生のラストステージはすべての人に訪れる。どんな人でも、どのような理由であっても人は人生の終焉の時期を心身ともに安らかでありたいと願う。それが安らかな死（ヘンダーソンの看護の定義のなかではpeaceful deathとなっている）を迎える時期である。安らかな死を迎える段階における危険回避の基本的看護とはどういうことか。それは、安らかな死を迎える段階における患者の危険を避けることである。この時期に危険回避の看護が特に重要になるのは、患者は自力では危険回避できない状態にあり、看護師がこの人になり代わって危険回避を行うことが、看護師の役割となる。

事例でみてみると、末期がんで闘病中の70歳男性Cさんは、鎮痛のため意識レベルを低下させる麻薬を使用している。意識レベルが低下しているためベッドからの転落や気道閉塞を促す要因、体温を低下させる要因、感染の要因、褥瘡のできる要因などを自分で除去できない状態である。これらの身の回りの危険を看護師は患者になり代わって回避し、最後まで安全な環境のなかでCさんが安らかな死に臨むことができるようにするのが危険回避の看護である。

ヘンダーソンは『看護の基本となるもの』の第2章のなかで「極度に他人にたよらなければならない状態、例えば昏睡やひどく衰弱している状態にあるときのみ、看護師は何が患者にとってよいことかを患者とともにというよりは患者に代わって決定することが容認される」と述べている。上記患者の意識になり代わることはその典型例である。終末期に医療従事者が患者に「今、会いたい人はいないか」と尋ねることがある。患者と長年にわたって確執のあった家族、絶縁状態にある家族がいる場合、和解のための最期の時間がもてるように医療従事者が配慮するのは、患者の立場に立った、安らかな死への「確執をとり除く」危険回避への当該基本的看護とみることができる。

一方、加害回避の看護の例として、死期は迫っているが聴力は残っている親の前で、財産分与で争っている家族をみかける。安らかな死を看ることを優先しなければならない状況にあって、家族の争いは加害そのものである。加害回避の看護が展開されなければならない。

ヘンダーソンは「自分が看護している人との間に一体感を感じることができるのは、優れた看護師の特性である。患者の"皮膚の内側に入り込む"（"get inside the skin"）看護師は傾聴する耳をもっているにちがいない」と述べてい

る。「安らかな死」の段階にある人へは、「傾聴」こそが危険回避への重要な基本的看護となる。

　人間にとって「死」は最大の「危険」であるが、回避できない事象である。その死が避けられない場合であっても、その人の望む安らかな死を迎えることができるよう看護師は準備し、生命維持のための呼吸・栄養を支え、本人の望む楽な体位を含めて、環境を整えるなどの援助をすることが、「安らかさ」を阻止する危険をとり除くという意味で、当該基本的看護である。その人にとっての「安らかさ」をどう演出するかは看護師の才覚による。例え一瞬であっても、その人にとって有意義で「生きてよかった」という、生につながるような思いがもてるようにかかわることが、最終的な危険回避のための基本的看護となる。

〈引用・参考文献〉
1. ヴァージニア・ヘンダーソン著，湯槇ます，小玉香津子訳：看護の基本となるもの．日本看護協会出版会，東京，2006．
2. Virginia Henderson：Basic Principles of Nursing Care．International Council of Nurses，1997．
3. 平尾眞智子：環境のさまざまな危険因子を避け，また他者を傷害しないようにする．ヘンダーソン看護論と看護実践への応用．照林社，東京，2015：197-205．
4. 一般社団法人日本労働安全衛生コンサルタント会：厚生労働省委託 平成24年度リスクアセスメント研究事業 受講者用テキスト リスクアセスメント担当者養成研修．http://www.mhlw.go.jp/bunya/roudoukijun/anzeneisei14/dl/130624-1.pdf（2018/8/3アクセス）．
5. 向殿政男：中災防新書14 よくわかるリスクアセスメント―事故未然防止の技術．中央労働災害防止協会，2004．
6. 佐藤エキ子編：看護実践マネジメント・医療安全 新体系看護学全書 看護の統合と実践①．メヂカルフレンド社，東京，2012．
7. Linsley P著，池田明子，出口禎子訳：医療現場の暴力と攻撃性に向き合う―考え方から対処まで．医学書院，東京，2010．
8. 国際看護師協会：職場における暴力対策ガイドライン．1999．
9. 日本看護協会：保健医療福祉施設における暴力対策指針―看護者のために―．2006．
10. 宝月 誠：暴力の社会学．世界思想社，京都，1980．
11. 一般財団法人厚生労働統計協会：国民衛生の動向2017/2018．2018．

基本的看護10

「患者が表現しようとする自分の欲求や気持ちを他者に伝えることを助ける（Helping patient communicate with others - to express needs and feelings）」

黒田梨絵、金子道子

I 緒論

基本的看護10　邦訳（黒田梨絵）

> 患者が表現しようとする自分の欲求や気持ちを他者に伝えることを助ける

基本的看護10　原文（V. Henderson）

> Helping patient communicate with others - to express needs and feelings
> 『Basic Principles of Nursing Care』p.72

　ヘンダーソンは、基本的看護の10番目に「Helping patient communicate with others - to express needs and feelings（患者が表現しようとする自分の欲求や気持ちを他者に伝えることを助ける）」を置いた。これは基本的欲求10「communicate with others in expressing emotions, needs, fears, etc.（自分の感情、欲求、恐怖等を表現して他者に伝える）」に対応させたためである。

1．当該基本的欲求と基本的看護の原語表現

1）基本的欲求と基本的看護における「他者に伝えるもの」の原語表現

　基本的欲求は、表現し他者に伝えることについて「emotions, needs, fears, etc.」を挙げ、基本的看護は「needs, feelings」の2つを挙げている。図1は、看護師と患者のコミュニケーションを現し、伝えたいことを示したものである。患者の基本的欲求と看護師の基本的看護で共通していることは、患者の「needs」である。患者の基本的欲求の「emotions」「fears」「etc.」は、看護師の基本的看護「feelings」に含まれる。その意味を次に示す。

　「看護師は患者が"欲求（needs）""気持ち（feelings）"を表現し、伝えるコミュニケーションをとる」

　"気持ち（feelings）"には"感情（emotions）""恐怖（fears）""etc."を含む。

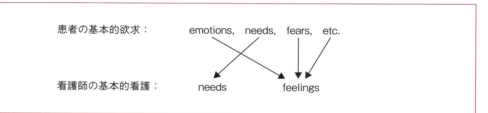

図1 ■ 基本的欲求と基本的看護における表現（他者に伝える概念の関係）

2）ハイフン（-）の意味

英語において、ハイフン（-）の用法には、分離や結合などが挙げられる。

ハイフン（-）の有無で修飾する単語が変わり、文脈の意味が異なる。

例）＊disease - causing poor nutrition：
病気を起こす栄養不足

＊disease causing poor nutrition：
栄養不足を起こす病気

ヘンダーソンは"Helping patient communicate with others"と"to express needs and feelings"の間にハイフン（-）を用いている。

ハイフン（-）有：

Helping patient communicate with others - to express needs and feelings（患者が表現しようとする自分の欲求や気持ちを他者に伝えることを助ける）

ハイフン（-）無：

Helping patient communicate with others to express needs and feelings（患者が自分の欲求や気持ちを表現するために他者に伝えることを助ける）

以上から著者は、ハイフン（-）有の邦訳をした。

3）著者による基本的看護10「Helping patient communicate with others - to express needs and feelings」の訳

ヘンダーソンは基本的欲求10に「communicate with others in expressing emotions, needs, fears, etc.（自分の感情、欲求、恐怖等を表現して他者に伝える）」を挙げている。基本的看護10は基本的欲求10に対応するゆえ、基本的看護は「患者が自分の感情、欲求、恐怖等を表現して他者に伝えることを助ける」と命名し、ハイフン（-）のついた邦訳に準ずると考えた。

一方、湯槇ら[2]は、『看護の基本となるもの(p.62)』において、「Helping patient communicate with others - to express needs and feelings」を、「患者が他者に意思を伝達し、自分の欲求や気持ちを表現するのを助ける」と訳している。しかし著者は、基本的欲求が他者に「伝える」とあるので、基本的看護も他者に「伝える」ことを助ける」と一致させた。結果、基本的看護の邦訳を「患者が表現しようとする自分の欲求や気持ちを他者に伝えることを助ける」とした。

Ⅱ 本論

1．「患者が表現しようとする自分の欲求や気持ちを他者に伝えることを助ける」基本的看護とは；概念定義

1）基本的欲求「自分の感情、欲求、恐怖等を表現して他者に伝える」の概念定義

著者は、当該基本的欲求を次のように概念定義した（再掲）。

> 「自分の感情、欲求、恐怖等を表現して他者に伝える」とは：概念定義
>
> 自己の内に有している「emotionsすなわち態度に表れた強い感情、身体感覚に関連した無意識な情動、態度に表れた抑えることのできないような興奮」「needsすなわち自分が非常に必要として求める欲求」「fearsすなわち苦痛・危険などに感じる恐怖、安否・将来などの不安」「etc. すなわち自己の内に有しているもののうち、emotions, needs, fears以外のすべて」を言語と非言語を使用して表現して、「伝える」「理解される」「読み取る、読み取られる」の3つの対人関係処理能力を活用し、1人または複数の他者に伝え合う欲求である。

2）「患者が表現しようとする自分の欲求や気持ちを他者に伝えることを助ける」基本的看護とは；概念定義

当該基本的看護の概念定義を、当該基本的欲求の概念定義をもとに次のように概念定義した。

> 「患者が表現しようとする自分の欲求や気持ちを他者に伝えることを助ける」とは：概念定義
>
> 患者が言語と非言語を使用して表現しようとする、自己の内に有している「欲求すなわち自分が非常に必要として求める欲求」「気持ち①態度に表れた強い感情、身体感覚に関連した無意識な情動、態度に表れた抑えることのできないような興奮、②苦痛・危険などに感じる恐怖、安否・将来

> などの不安、③自己の内に有しているもののうち、感情、欲求、恐怖のすべて」を、「伝える」「理解される」「読み取る、読み取られる」の3つの対人関係処理能力を活用し、1人または複数の他者に伝え合うのを助ける。

2.「患者が表現しようとする自分の欲求や気持ちを他者に伝えることを助ける」基本的看護の概説

1）看護師は患者の「欲求・気持ち」のくみとり手と伝え手の役割を担う

ヘンダーソンは、『Basic Principles of Nursing Care（看護の基本となるもの）』で、看護師は患者の気持ちのくみとり手と伝え手の役割（the interpreter-communicator role 『Basic Principles of Nursing Care』p.74）をもつと述べている。「患者が表現しようとする自分の欲求や気持ちを他者に伝えることを助ける」ことにおいて、看護師が助ける重要要素は以下の2点ととらえる。

【重要要素1】
「患者が自分の欲求や気持ちを表現しようとすること」を助ける⇒看護師は患者表現のくみとり手

【重要要素2】
「患者が自分の欲求や気持ちを他者に伝えること」を助ける⇒看護師は患者表現の伝え手

図2を見てほしい。患者の「欲求（needs）・気持ち（feelings）」は、上記の概念定義による。患者が「欲求（needs）・気持ち（feelings）を表現する」時、看護師は看護師の立場・観点から患者の「欲求・気持ち」の「くみとり手」となり、患者が自分で整理し表現できるように助ける役割を担う。また、患者が自分の「欲求（needs）・気持ち（feelings）」を「他者に伝える」時、看護師は患者の立場・観点に立ち、患者が何を伝えたいのかを明確にとらえ、伝えられるように「伝え手」となり助ける役割を担う。

2）重要要素1:「患者が自分の欲求や気持ちを表現すること」を助ける

患者が「欲求・気持ち」を表現しようとする時、看護師は「くみとり手」として、看護師の立場・観点から患者の「欲求・気持ち」をくみとる。

看護師は、患者が表現しようとする「欲求・気持ち」をくみとり、くみとった患者の「欲求・気持ち」を察し、理解し、解釈して確認する。共感すれば、共感したことを患者に表現して支援する。また、看護師は傾聴により、患者自身も気づいていない気持ちやことがらに気づけるようコミュニケーションをとる。看護師は患者が表現できない「欲求・気持ち」に気づき、確かめ、患者が表現しやすくなるよう援助する。患者は自分の感情・身体感覚・無意識な情動・興奮、恐怖や不安に気づき、看護師はそれらのくみとり手として支援する。看護師が患者の「欲求・気持ち」のくみとり手になるためには、患者の言語・非言語のすべてを傾聴し、読み取り、自分の情動等をも総動員して患者に応える。そのために看護師は、自分の情緒的・理性的経験をみつめ、学び、理解した経験知をもとに、患者体験を類似・追体験し、共有できる体験から患者が自分の「欲求・気持ち」を表現できるように助けるのが基本的看護である。

日本には従前から「察し」の文化があった。「言葉にしなくても」「全部を言わなくても」

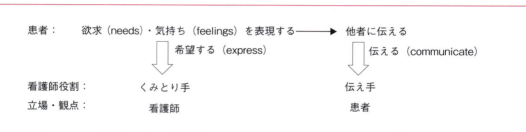

図2 ■ 看護師の役割／患者の「欲求・気持ち」のくみとり手と伝え手

「あの人にはわかってほしい」「わかってもらえる」という日本人特有のコミュニケーション文化である。病む人は「看護師さんにはわかってほしい・わかってもらえる」と期待が生じる。看護師は、気持ちや期待のくみとり手として「傾聴・察し・共感・共有体験」の技術を発揮し、効果的で適切な基本的看護を実践する。

3）重要要素2：「患者が自分の欲求や気持ちを他者に伝えること」を助ける

患者が「欲求・気持ち」を他者に伝えようとする時、看護師は患者の立場・観点に立ち、患者が何を伝えたいのかを明確にし、伝えられるように「伝え手」として患者を助ける。

患者が、「患者の立場で自分の"欲求・気持ち"を他者、特に看護師に伝える状況」とは、どのようなことか。基本的看護を行う看護師は、患者の「欲求・気持ち」を見きわめなければならない。

患者は健康障害により、心身の痛みや不安、時にはいらだち・悲しみ・怒りといった、健康障害のない人には、なかなか察し理解してもらえない、そして快とは正反対の不快で苦しい感情を伝えなければならない状況に陥る。

人間はうれしい快の気持ちでコミュニケーションを交わすことは比較的容易であるが、正反対の痛みや不安、悲しみや絶望を取り上げてコミュニケーションを交わすことには戸惑いが多い。聴き手の立場や心情を考えると、本当に話してもよいのかどうか一瞬ためらう。そして聴き手も、相手の言うことを察し、理解できるかどうか、理解できてもどんな表情で何と応えればよいのか、明るい話題ではないだけに戸惑い、コミュニケーションする勇気やきっかけを必要とする。いわゆる「構え」てしまう。

患者が、痛み・不安・怒り・支えてほしい等、自分の気持ち・欲求を、「この看護師さんだったら話せる。わかってもらえる」と、患者−看護師の信頼関係がコミュニケーションの基盤となる。

そして、信頼関係形成にはコミュニケーションが必要であり、コミュニケーションと信頼関係は縄のごとく重なり、らせん状に発展して高みにのぼることができる。

看護師は、患者のうれしい快の感情はもとより、痛み・不安・怒り・支えてほしい欲求等、決して明るくはない自分の気持ちや欲求を容易に表出してもらえる、身近な立場にいる。その理由は次のことによる。

①ウィーデンバックによると、患者と看護師の出会いは多くの場合、健康障害を介してであり、患者は健康障害から生じる心身の不快な症状を察し、理解し、解決してほしいという"needs for help"（助けてほしいというニード）をもっている。「助けてほしいというニード」は当該基本的欲求の「ニード」に通ずる

②看護師は、患者の「助けてほしいニード」に応えるのが当該基本的看護で、専門的責務である

③患者の「助けてほしいニード」に応える看護師は、欲求・気持ちを他者に伝える「伝え手」のコミュニケーション技術がある

④看護師のコミュニケーション技術は「傾聴・察し・共感・共有体験」で、伝え手としての「傾聴・察し・共感・共有体験」技術の成果は患者にフィードバックする

患者が言いたいことを躊躇している時、伝え手の看護師は自ら声をかけてみる。ペプロウの信頼関係形成への、「私はあなたのことが知りたい」看護師の意思を伝える方向づけの初段階である。

この段階からコミュニケーションは始まり、患者は「自分のことを知ろうとしている」看護師に気づき、「言いたいことを受け止めてくれる」くみとり手の看護師に信頼を寄せる。「くみとり手」の看護師は、次の段階として「伝え手」に前進する。患者の「欲求・気持ち」を受け止めた看護師は、自分の「傾聴・察し・共感・共有体験」の成果を患者に伝え、「伝え手」となる。「伝え手」と「くみとり手」のやりとりがコミュニケーションであり、基本的看護である。

看護師は患者に対し、常に完全な「くみとり手」「伝え手」であることは不可能である。それは、自分と同じ身体と人格をもつ人は、誰一

人としていないからである。

　しかし、看護師は患者の前に立つ時、「自分は看護のコミュニケーションのプロフェッショナルでありたい」という意思と、「患者の諸体験から多くを学べる」という学習意欲と、「傾聴・察し・共感・共有体験が、自分自身を成長させてくれる」という自己成長を常に念頭におくことは可能である。

　看護師は、患者の立場・観点から患者の「欲求・気持ち」の伝えたいことを読み取る。「患者は欲求・気持ちを理解してほしいのか」、「患者は欲求・気持ちをどう伝えたらいいのかわからないのか」、看護師に支援してほしい患者の意思を読み取り、理解し、患者の伝えたい意思に対して返答することが基本的看護である。例えば、「伝えたい」患者の「欲求・気持ち」に対する看護師の「伝えたかったのですね」という確認、「伝えたいことが上手にまとめられない」ことに対し「伝えたいことをまとめてみましょうか」という伝えたいことの明確化、「看護師の意見を聞きたい」欲求に対し「私は、○○と感じ、××と思いますが」という返答などを、看護師は見きわめて支援する。

　患者が伝えたいことに沿って表現内容を確認し、伝えたい「欲求・気持ち」を明確化し、返答し、支援していくのが基本的看護である。

3. 基本的欲求の重要概念とコミュニケーションを助ける基本的看護

1）基本的欲求の定義における重要概念とコミュニケーションを助ける基本的看護

（1）生命体として生きるためのコミュニケーションを助ける基本的看護

　患者が生命維持のために「欲求・気持ち」を表現しようとする時、看護師は「くみとり手」として、看護師の観点から患者の「生命維持への欲求・気持ち」をくみとり、患者が生命維持への欲求・気持ちを表現し伝えられるように助ける。

　ヘンダーソンは、「身体上の変化は、感情として解釈される。例えば、早鐘のような心臓の鼓動、速迫した呼吸、紅潮した顔など私達はその人の心の動きをみてとる（『看護の基本となるもの』p.62）」と述べている。看護師は、患者が生命維持に関する緊急性を示す症状（部位、程度、持続時間、随伴症状など）だけではなく、その人が表現した気持ちも合わせて読み取り、理解する「くみとり手」となる。看護師は、患者とのコミュニケーションを通して、患者が訴える生命維持に関する情報、特に生命維持の緊急度や重症度を見きわめ（トリアージ）、優先順位を判断しながら、患者の「助けてほしい、どうにかしてほしいという欲求」を受け止め、「死ぬかもしれない恐怖」などを受け止め、看護や医療的治療で対応する。患者が安心できる声かけで寄り添い、言語的・非言語的コミュニケーションを実施することが重要となる。

　一方、患者は意識消失等でコミュニケーションがとれない場合もある。その場合、生命維持が何よりも優先される。

　ヘンダーソンは「看護師は時に、意識を失っている人の意識となり、物が言えない人の"声"となるのである」（『看護の基本となるもの』p.13）と述べている。疾患や症状によって意識を失っている患者に、生命維持への専門知識技術で救命処置を最優先する。そして、看護師は患者の観点に立ち、声をあげられない患者の欲求・気持ちを伝える声の「伝え手」となり、その人に代わって呼吸や循環、体温、意識など、生命維持を可能にするための基本的欲求を援助することが基本的看護である。

（2）社会生活を営むためのコミュニケーションを助ける基本的看護

　人は、社会生活を営むために「欲求・気持ち」を表現し伝える。看護師は、看護師の立場・観点からその人の「欲求・気持ち」をくみとり、表現し伝えられるように助ける。助けることが基本的看護である。社会生活を営むには、自分の「欲求・気持ち」を他者に表現し、自分が他者に理解される双方向のコミュニケーションの成立が必須であり、コミュニケーションの成立を看護師は支援することが当該基本的看護である。

　例えば、父親が病気になった時、父親が「自分は病気をどう克服したいか」の意思を表現し

看護師や医師に伝える。看護師や医師に理解されて、入院受療の社会生活が可能になる。看護師は、患者が自分の意思を整理して表現できるように「くみとり手」となって助ける。「患者の意思が正しくとらえられているかどうか」の看護師の理解を患者に確認する。そこに患者と看護師とのコミュニケーションが成立する。コミュニケーションの成立によって、患者の望ましい入院受療の社会生活が展開できる。看護師による患者意思の「くみとり手」「理解」「確認」のコミュニケーションが基本的看護である。

　ヘンダーソンは、「病気に伴う悩みごとの多くは、家族や友人から引き離されること、これまでとは変わってしまった対人関係への懸念がある」(『看護の基本となるもの』p.64) と述べている。看護師は、患者が病気でも、これまでどおり社会生活を営む人々と親密で信頼できる人間関係を継続できるように、また病気により新しく必要となる人間関係を形成できるように支援しなければならない。そのために看護師は、患者が病気という危機を乗り越えるために、患者と家族等との人間関係が強固になるよう基本的看護を機能させる。看護師は、まず患者が家族等重要他者と危機を乗り越えるための人間関係をどう強固にしたいのか、患者の欲求や気持ちをくみとった後（くみとり手）、患者の欲求や気持ちが正しく理解できているか確認し（理解者）、患者が伝えたいことがわからない時は、伝えたいことは何かを明確化する（表現支援者）。患者が危機を乗り越えるための人間関係に関して助言を求めてきた時は、自分の知識や経験をもとに意見を返答する（助言者）。

　以上のコミュニケーションで、患者が家族や重要他者等親密な関係を保持したい社会的人間関係の継続・形成へのかかわりが基本的看護である。

(3) 終生成長発達を遂げるためのコミュニケーションを助ける基本的看護

　人は、終生成長発達を遂げるために「欲求・気持ち」を表現し伝える。看護師は看護の立場・観点から「くみとり手」としてその人の「欲求・気持ち」をくみとり、その人を助ける。看護師は、これまでの知識や経験からその人の欲求・気持ちを読み取って理解し、明確にとらえ、伝えられるように「伝え手」となって助ける。その結果、その人が成長発達を遂げることができた時、その人とのコミュニケーションは基本的看護である。

　例えば、胎盤から栄養を吸収しながら身体を発達させる胎児をもつ妊娠初期の母親が、表情が険しく顔色不良でいる。看護師は、「つわりで気分が悪いのか」「望まない妊娠で悩んでいるのか」等、母親が表現しようとする「欲求・気持ち」をくみとらなければならない。看護師は、母親の表情が険しく顔色不良の原因となる意思を母親に確認し明確化し、母親の望む返答や助言を与える。胎児が、母親の胎内で母親を通して成長発達するために、看護師は母親の欲求・気持ちをくみとり（くみとり手）、母親の欲求・気持ちが正しく理解できているか確認し（理解者）、時には母親が期待することに返答・助言する（助言者）。

　以上のコミュニケーションで胎児が安定して成長できれば、看護師のコミュニケーションは基本的看護である。

　言語を持たない新生児の脳や感情が成長発達を遂げるためには、伝えてくる児の思いや空腹・排泄などの基本的欲求を母親が読み取って応答する必要がある。例えば、新生児健診に来た母親の体調・新生児の体重や身長・母親と児の会話のキャッチボールやスキンシップを観察し、母親が抱える育児に関しての悩みを、保健師・助産師・看護師は「くみとり手」となり読み取らなければならない。母親が抱く「欲求・気持ち」に沿って保健師・助産師や看護師は支援・返答し、また、表現できない「欲求・気持ち」が明確化できるように傾聴して読み取り、新生児の心身が成長発達を遂げるために、母親を支援することが基本的看護である。

　青年期・成人期・高齢期では、終生成長発達を遂げるために、その人が自己理解や他者理解を深め、コミュニケーション能力を向上させるための生涯学習をし、自己決定や自己選択をしながら他者との対人関係を形成するための支援

を看護師らは行う。各人が他者との対人関係を形成することにおいて、その人のコミュニケーション能力を高めることが基本的看護である。特に看護対象者が健康問題を生じ、コミュニケーション能力が機能しない時こそ、看護師は対象者の「欲求・気持ち」の「くみとり手」となり、「伝え手」となってその人の「欲求・気持ち」を確認し、明確化し、結果各人が自分のコミュニケーション能力で問題解決に当たる。

各人が問題解決しつつ終生成長発達を遂げられた時、看護師とのコミュニケーションは終生成長発達するための基本的看護である。

2）基本的欲求分類のための概念とコミュニケーションを助ける基本的看護

（1）日常は他者の援助なしで生活維持できるためのコミュニケーションを助ける基本的看護

他者からの援助をあまり必要とせず、自立した状態で生活を維持できている人は、コミュニケーションもほぼ良好とみることができる。しかし、新生児や乳幼児が日常生活を維持するためには、母親など重要他者が、児の訴えたい「欲求・気持ち」を察知してコミュニケーションをとらなければならない。そのため、看護師は母児間のコミュニケーションを読み取り、相談にのって助言し支援することが、母児の日常は他者の援助なしで生活維持できるコミュニケーションへの看護となる。また、コミュニケーション能力が未熟な新生児・乳幼児の日常生活を維持するためのコミュニケーション能力を発達させる母親・養育者の不安などに対し、看護師・助産師らは、母親等に児のコミュニケーション能力を発達させるために必要な知識を教育し、理解を促し実行できるように看護する。それには、看護師や訪問看護師、保健師は、小児外来受診時や小児病棟入院時、乳幼児健診時に児の言葉発達などのコミュニケーション能力を確認し、聴覚障害や知的障害、発達遅延などを見極める必要がある。また、母親らが児の発達遅延などを早期発見することが大切である。発達遅延などで、児にコミュニケーション障害がある時、児のコミュニケーション能力を発達さ

せ、児が他者の援助を受けながらも、その児なりの自立した日常生活が維持できるよう看護する必要がある。児の発達に問題が生じた時、母親は自責の念を抱きやすい。母親等重要他者と児とのコミュニケーションで親子関係や愛着関係が構築されると、児のコミュニケーション能力が向上する。母親と児を支援するコミュニケーションが基本的看護である。

学童が、家族、友人や先生とコミュニケーションがとれている時は、ほとんど他者の援助なしで日常生活が維持できている。しかし、いじめを受け、登校拒否をした児はいじめによる恐怖、登校したくない気持ちを表現できないことが多い。重要他者である家族、教師や養護教諭、スクールカウンセラーなどが児の発するSOSに気づき、いじめという非日常的なできごとが起きている事実に対して危機介入をしなければならない。それには、コミュニケーションが何よりも優先される。学童の日常生活を維持するのに欠かすことができない家族・先生・友人とのコミュニケーションが決め手になる。家族・先生・友人は、学童との日常生活の関係や立場で、学童の日常性が可能な限り維持できるようコミュニケーションをもつ。それにより、いじめや不登校の非日常性からの脱出を試みる。教師等は、学校で児のいじめの事実、恐怖などの気持ちや援助欲求を表現して相談者になり、相談できる環境をつくる。また、身近な人に相談できないと思っている児には、相談できる人や場所を探す。「弱い者をいじめることは人間として絶対に許されない」認識を学童と共有する。これらかかわりのすべては、学童と教師とのコミュニケーションで可能になる。看護専門職は、いじめに直接関係する子どもや両親、教師らとの接触の機会を有効に活用し、その人がいじめという非日常から脱出できるように効果的にコミュニケーションを用いて援助する。そのコミュニケーションが基本的看護である。

成人期以降では、日常生活が維持でき自立している人で、コミュニケーションがとれている人はほとんど援助を必要としない。しかし、良好なコミュニケーションがとれず、日常生活の

維持に問題が生じた人、例えば引きこもりなど社会的問題が生じた人には、コミュニケーションをとるための援助が必要となる。コミュニケーションがとれない時、日常性に復帰するために、コミュニケーションエラーや人間関係など、コミュニケーションに関する問題や状況を明確にする必要がある。看護師らは、その人が心療内科を受診する時など、その人と接触する機会を有効に活用し、支援していく必要がある。その時、看護師らは、その人が問題を明確化し、他者（例えば、家族や親戚、友人、職場の同僚や上司、コミュニティの人々、専門家などの誰か）と、どのような状況でコミュニケーションをとるのが最適なのかを見きわめ、支援していく必要がある。その人の日常を取り戻すために、その人にとっての重要他者が、コミュニケーションに関する問題が解決するように支援することが基本的看護である。

（2）活力なく無為な状態から脱出するためのコミュニケーションを助ける基本的看護

自力でストレスに対処機制（コーピングメカニズム）をはたらかせられる人は、コミュニケーションを通して無為な状態から脱出できている人が多い。時には、他者からの支援があれば、自力でコーピングメカニズムを用いて無為な状態から脱出できる人もいる。看護師は、その人がとるコーピングメカニズムを適切にはたらかせることができるように援助する必要がある。

一方、活力なく無為な人は、ほとんど他者とのコミュニケーションがとれていない場合が多い。だからこそ、コミュニケーションが重要となり、専門家の支援が必要となる。

看護師は、自分の「欲求・気持ち」を伝えるためのエネルギーが枯渇している無為な人が、コミュニケーションをとるために必要となるエネルギーを生産できるように看護する。人は、自分に注目を向けられると心を動かすにちがいなく、看護師は、その人の無為な状態から脱出しようとする心にはたらきかける。その人へ関心を寄せていることを伝えるためにコミュニケーションをとる。この時のコミュニケーションは言葉だけでなく、待つ、見守る、気にしている、理解しようとしているといった態度が重要となる。その人が、看護師らが自身に注目しているというメッセージに応えて自分から声を発し、態度を示すタイミングを引き出すことが基本的看護である。

医療現場では、その人が、自分の「欲求・気持ち」を伝えたいと思う医療の重要他者に直接自分の言葉で「欲求・気持ち」を伝えられるように、看護師が伝える機会やタイミングの調整を図ることも重要となる。看護師は、その人が活力なく無為な状態を脱出するための、その人と医師や看護師らとのコミュニケーション欲求の充足度合いをアセスメントし、看護師独自にかかわっていくことが基本の看護である。

（3）愛と称賛・社会的自己有用性と相互依存性に必要なコミュニケーションを助ける基本的看護

看護師らは、看護対象者が愛と称賛・社会的自己有用性と相互依存性を他者に伝えようとするさまざまな場に遭遇する。

看護師は、患者の死期が迫っていること、患者・家族ともに闘病したこと、今を逃したら家族間の愛と闘病への称賛を確かめる機会がないことを考慮し、安らかな死を迎えるコミュニケーションの援助をする。援助は、患者・家族が愛と称賛を伝え合うためのチャンスをつくること、家族間ではなかなか言葉にしにくい家族間の愛・闘病への称賛について看護師の率直な思いを述べ、看護師からの愛と称賛のメッセージを患者・家族に伝え合うことが重要な基本的看護である。

家族間の愛や絆（相互依存性）が希薄な環境に育った子どもは、愛と称賛と注目を希求していることが多い。そのような子どもには、愛と称賛、注目への希求を充足するためのコミュニケーションによる基本的看護が必要である。看護師が、愛と称賛、注目への希求に直接応える看護をした時、それは基本的看護である。しかし、そのような子どもには、看護師以外の、例えば教師や寮母、ボランティア、児童相談員などさまざまな人々が支援のネットワークでかか

わる。看護師は、それらの人々と愛と称賛、注目への希求についてコミュニケーションを交わし、その子を援助する。

　また、独居の高齢者が、孤独感を軽減し安心して自立生活ができるよう支援するために看護は寄与する。高齢者は、職業人として引退し、配偶者や友人など近しい人との別れを迎え、他者と交流する機会が減ったり、その人自身が他者と積極的に交流をもとうとせず閉じこもることがある。そのため、保健師や訪問看護師らは、民生委員や地域のボランティアなどと連携し、その人の生活状況、ADL（日常生活動作）やIADL（手段的日常生活動作）、心身の状態、社会的交流状況を把握し、ソーシャルサポートの不足があれば補い、住民間での交流を促して閉じこもりを防止し、孤独感の軽減を支援するためにコミュニケーションを図る。その際、独居の高齢者へ、生きてきたこと、生きていることへの価値に愛と称賛のメッセージを皆で伝え合うことが、高齢者を孤独にしない基本的看護である。

3）全発達段階に不可欠なコミュニケーションを助ける基本的看護

　全発達段階の「胎児期」「乳幼児期」「学童期」「青年期」「成人期」「高齢期」の各発達段階において、各成長発達に合わせたコミュニケーションを助ける基本的看護がある。各発達段階におけるコミュニケーションの特徴および基本的看護を**表1**に示した。

4）全健康レベルに不可欠なコミュニケーションを助ける基本的看護

　全健康レベルの「健康維持期」「健康逸脱期」「健康回復期」「安らかな死」の各健康レベルにあわせたコミュニケーションを助ける基本的看護がある。各健康レベルにおけるコミュニケーションの特徴および基本的看護を**表2**（p.420）に示した。

表1 ■ 全発達段階のコミュニケーションと基本的看護

発達段階	コミュニケーションの特徴	基本的看護
胎児期	1. 母親の心身の状態が、児の状態に直結する	1.「児の状態に直結する母親の心身の状態を良好に保てるように助ける」 看護師や助産師らは、母親へ、自身の心身の状態が胎児の状態に直結することを理解できるように教育し、母親が自身で体調管理できるようにすることが基本的看護である。また、母親にとっての重要他者である父親などに対しても、母親の状態が胎児の状態に直結することを教育し、母親の体調を考慮し食事や掃除などといった日常生活などの分担、協力体制を母親と相談し、母親の心身の安定が図れ、胎児の成長発達を促進できる環境づくりについて母児・父とコミュニケーションすることを助けることが基本的看護である
	1) 母親の栄養、ストレスによるホルモンの分泌、感情などが胎児に影響する	1)「胎児に影響する母親の栄養、ストレスによるホルモンの分泌、感情などを良好に保てるように助ける」 胎教はまず母親の食生活からといわれているように、母親の食事は胎児に影響するため、栄養でコミュニケーションを図る。母親が胎児にとって有益な食事を効果的に摂取できるように指導することが基本的看護である。また、母親の心理状態によってホルモンが分泌され胎児に影響するため、生理的に良好な状態で母親は胎児とコミュニケーションを図る。それには、母親が幸せで安心でき、リラックスできるように、母親の感情をコントロールし、環境を整えることが大切である。そのための援助が基本的看護である
	2) 胎児は母親の抱く快・不快の感情を記憶する	2)「母親の感情が安定するように助ける」 胎児は母親の感情を五感で感じ取って記憶しコミュニケーションを図る。そのため、母親はできるだけ不快な感情を回避し、穏やかな気持ちに満たされ、胎児の感情が快に安定するように感情をコントロールできるよう支援することが基本的看護である
	2. 母親と胎児の落ち着きある意思疎通を図る	2.「母親と胎児が落ち着きある意思疎通を図れるように助ける」 母親の適度な運動は胎児の運動能力に影響するため、運動でコミュニケーションを図る。過度な運動は避けるように指導しながら、適度な運動をし、お腹をなでて物理的な刺激を与え、胎児の気持ちを意識し、感じながら落ち着いて意思疎通を図れるようにコミュニケーションをとる支援が基本的看護である
	3. 胎児が母親の胎内で聞いた言葉や発音や方言などは出生後の"話し方"の元になる	3.「出生後の"話し方"の元になる有効な母児間でとるコミュニケーションを助ける」 胎児は、母親の言葉を単なる音ではなく言葉として理解しようとしているため、母親は話す言語に愛情を込め、話す言語で胎児の脳の発達や言語能力を成長させることを理解するように母親らに教育する必要がある。また、日本語だけでなく外国語を聞かせること、本を読み聞かせることも胎児の発達に有効なコミュニケーションとされ、胎児期からコミュニケーション能力を発達させる有効なかかわり方の知識を母親に教育する必要がある
	4. 胎児が胎内で音楽を聴くことは脳の発達につながる	4.「コミュニケーションによる胎児の脳の発達を助ける」 母親が音楽を聴くことによって右脳の活性化につながるという胎児への有効な効果を説明し、胎児のコミュニケーション能力を発達させるためのかかわり方を母親に話し、母親らが自宅で自主的に実践したくなるような教育的支援が基本的看護である
乳幼児期	1. 乳幼児は、コミュニケーションを通して言語を学習し、発達する	1.「コミュニケーションによる言語の学習・発達を助ける」 看護師・保健師・助産師は、小児科受診時や乳児健診など、母親・乳幼児と接触する場で母児とコミュニケーションを図り、母児の反応などから乳幼児の視覚や聴覚などの障害や発達遅延がないかを確認する。発達遅延などの診断を受け、児にコミュニケーション障害がある時は、児の発達促進のための直接的援助を行い、発達のためのサポートシステムの紹介など社会資源の活用を指導する。また、乳幼児を取り巻く環境が児のコミュニケーション能力の発達に直結するため、お互いの意思や感情などを伝えること・理解することの双方向のやり取りと、言語と概念に関する教育的なかかわりを重要他者である両親が行えるように支援することが基本的看護である。家庭で乳幼児とコミュニケーションを図るうえで、母親らが困っていることなどもくみ取り、相談にのり、支援することも基本的看護である

(次頁へ続く)

発達段階	コミュニケーションの特徴	基本的看護
乳幼児期	2. 乳幼児は、重要他者からのコミュニケーションを通して、愛着関係から人間関係を形成しようとする	2.「コミュニケーションによる愛着関係・人間関係の形成を助ける」 看護師・保健師・助産師は、小児科受診時や健診時など、母児の接触する場で、親子間の愛着関係をアセスメントする。良好な愛着関係が形成できている場合は、ほとんど他者の援助を必要としないが、愛着関係が形成できていない可能性がある場合、母児の心身の状態を客観的に正確にみて、母親らと乳幼児の愛着関係形成が母子の発達を促すことの重要性とその方法を助言・指導する。さらに、初期の愛着関係形成不全が虐待の危険性もあることを考慮し、未然に防止することを話し、愛着行動が深まることを指導する
乳幼児期	3. 乳幼児は、自身の行動とコミュニケーションを通して自己を認識する	3.「コミュニケーションによる自己認識の成長・発達を助ける」 看護師・保健師・助産師は、乳幼児が生後の月数に合ったコミュニケーションの発達を遂げているか客観的に正確にみてアセスメントする必要がある 【6か月ごろまで】乳幼児の行動(自己認識・共鳴動作・エントレインメント・目を合わせる・番をとる・感情を共有する等)について観察し、アセスメントする 【6か月~1歳ごろまで】幼児の行動(他者とのかかわりにおける、大人の行動の模倣・大人が褒めたことを繰り返す・自己認識等)について観察し、アセスメントする 【1歳以降】児の行動(他者の模倣やイメージをする等)について観察し、アセスメントする 【2歳まで】児の行動(鏡に映った自分の認識・自己主張と自己抑制の成長等)について観察し、アセスメントする。アセスメントに基づき、発達遅延や停滞に対し家族とサポートシステムの連携をつくり、今後の対策にあたる また、乳幼児が自己認識を発達するように、児の自己主張に対して支持を伝えたり、時には自己抑制のために我慢を覚えさせ、他者への思いやりのある行動をみせるといったかかわりを、重要他者がコミュニケーションを通して教育することを指導・支援する
学童期	1. 児童はコミュニケーション技術を学習し、発達させる	1.「児童のコミュニケーション技術の学習・発達を助ける」 1)児童のコミュニケーション技術を発達させるための基本的看護 児童は、主体的に自分の感情などを理解し他者に伝えるためのコミュニケーションに必要な思考力、判断力、表現力を学習する。そのため、看護師らは、児童のコミュニケーション技術が成長発達するために支援する。例えば、コミュニケーションにおける失敗や人を傷つけるような言動をとった時、教師や両親といった重要他者の介入が必要となる。児童が理解できるように、コミュニケーション失敗の理由や人を傷つける言葉を他者に伝えた時の相手の気持ちなどを説明し、良好なコミュニケーション技術を向上させるための教育的なかかわりをする。看護は、特に健康面に関してコミュニケーションする場面に遭遇する。心身の健康に関するコミュニケーション能力の学習を助ける 2)児童がかかわる重要他者への基本的看護 重要他者(両親・教師・友人ら)は、児童へ「目上の人・先生・友人などへの敬意を示すコミュニケーション技術」「思いやり・痛みが理解できるコミュニケーション技術」「重要他者に対して自己主張が伝わるコミュニケーション技術」などのコミュニケーションに必要な技術を教育する必要がある。そのため、児童のコミュニケーション技術を向上させるために教育的な支援をすることが基本的看護となる。看護は、児童のコミュニケーション技術の発達・障害に対しかかわりを持つ
学童期	2. 児童はコミュニケーションを通して社会的規範や社会的価値、自己概念を構築する	2.「コミュニケーションによる社会的規範・社会的価値・自己概念の構築を助ける」 1)養護教諭等によるコミュニケーション成果へのかかわり 看護専門職の資格を持った養護教諭は、児童が過去の経験を絶えず参照しながら自分の行動や外界に対する自分の生き方、自己の社会的規範や価値、自己概念を構築できるように支援することが大切となる。自己の社会的規範や価値、自己概念を高めるために、家庭だけではなく学校や地域などで教師や仲間、友人らと社会生活を送りながら、自分と重要他者とのコミュニケーションを確立できるよう教育的なコミュニケーションを交わすことが大切となる

発達段階	コミュニケーションの特徴	基本的看護
学童期		2）看護師によるコミュニケーション成果へのかかわり 看護師は、健康障害による児童の社会的規範・社会的価値・自己概念の構築を助ける。看護は、心身の健康に関するコミュニケーション、あるいはコミュニケーションの発達・障害に対しかかわりを持つ
	3．児童は学習・遊びでの他者とのコミュニケーションを通して仲間関係を形成する	3．「コミュニケーションによる仲間関係の形成を助ける」 児童が学校という集団で生活を行うなかで他者との協調、協働が図られる活動を行うことを学び、コミュニケーションを通して仲間関係を形成できるように支援する
	4．児童は自分と他者・自分自身とのコミュニケーションにより、遊びを通して自分自身の感情などをコントロールして自己統制・自制心を発達させる	4．「コミュニケーションによる自己統制・自制心を発達させるのを助ける」 1）児童に対しての基本的看護 児童が学校で楽しい生活を送るために、いじめやキレるといった現象をできる限り起こさないように、児が自分の感情をコントロールできるように、また、自己統制や自制心を成長させることができるように助ける。児が自己を確立しつつ他者を受容し、多様な価値観をもつ人々とともに思考し、協力・協働しながら課題を解決し、新たな価値を生み出しながら社会に貢献することができる個人へと成長発達できるよう、特に心身の社会的健康に関して教育していくことが基本的看護となる。また、感情の自己統制発達・障害に対しかかわりを持つ 2）児童の重要他者への基本的看護 児童の重要他者である教師らは、児童が主に遊びを通して仲間関係の形成と自己統制・自制心を養えるように、児童同士のコミュニケーションを観察し、成長を見守り、コミュニケーションに関して問題が生じた時に支援する。そのため、看護は児童の重要他者に対して教育的・支援的かかわりを持つ
青年期	1．青年は自身への内省により、自己をより意識し、人格形成する	1．「自身への内省により、自己をより意識し、人格形成するのを助ける」 青年は、出現する人格により他者と平等に自分を置きつつも、己の存在について自分へ内省する。そのため教師らは、青年の自己認識、不安や歪みの有無を確認し、青年が人格形成するために教育し、支援しなければならない
	1）青年は積極的・主体的コミュニケーションを通して人格形成する	1）「コミュニケーションを通して人格を形成するのを助ける」 自己統制能力の未発達や他者理解の不十分により、他者とコミュニケーションがとれなくなった青年が自分の問題に気づくように援助する。そして、コミュニケーションに関する問題を自ら明確化し、積極的・主体的に解決しようとするように支援することも重要となる。自分の悩みを模索し、自己の理解と自己の客観視を深め、人格形成につながるコミュニケーションを自ら求められるよう、特に心身社会的側面の健康について支援することが基本的看護である。また、積極的・主体的コミュニケーションのとれない場面も看護は機能する
	2）青年は重要他者とのコミュニケーションを通してアイデンティティを形成する	2）「コミュニケーションによるアイデンティティの形成を助ける」 青年がさまざまなことを経験し模索しながら自分の価値観を確立するなかで、自分のアイデンティティに悩んだ時、どの人へ、どの時に、どの場で相談したら適切かをアセスメントし、コミュニケーションを図れる環境を調整する。青年がさまざまな他者と良好な人間関係を形成し、自己認識と自己統制、他者理解を深めるためにコミュニケーションを図り、自己のアイデンティティを確立していくのを、特に健康的側面から援助することが基本的看護である。また、コミュニケーション障害によるアイデンティティ形成不全にも看護は機能する
	2．青年はコミュニケーションを通して恋愛関係を形成する	2．「コミュニケーションによる恋愛関係の形成を助ける」 青年が恋愛感情を抱く相手に気持ちを自分で伝えられるように見守ることは重要である。恋愛関係という、青年にとって重要で身近な人間関係を形成するために、看護師らは相手への理解を深め、相手を愛しいと思う愛情の自覚、恋愛対象者と思い・思われ、頼り・頼られる相互依存性、恋愛対象者への独占欲など、これまでに経験のない自己の認識、相手との距離感の保持、恋愛関係にある重要他者の理解を言語的・非言語的な意思疎通によるコミュニケーションによって深められるように状況に応じて、時には側面から支援することが基本的看護である。コミュニケーション障害による恋愛関係形成不全にも看護は機能する

（次頁へ続く）

発達段階	コミュニケーションの特徴	基本的看護
成人期	成人は経験するできごとからパーソナリティを発達させるためにコミュニケーションをとる	「コミュニケーションによってパーソナリティの発達を助ける」 成人は、自身の個性あるコミュニケーションを図り、他者の支援をほとんど必要としない。成人期にある各人は、家族関係や職業、身体的、心理的にさまざまな変化を経験し、自身のパーソナリティの形成と変容に影響するライフ・イベントを経験し悲嘆や無為に陥った時には他者の支援が必要となる。看護師らは、成人と接触する機会を有効に活用し、成人でもコミュニケーション技術を生涯学習し発達していけるよう支援することが基本的看護となる。パーソナリティ形成・変容時、特に心身・社会的側面の健康がおびやかされた時、支援することが看護となる。心身、そして社会的側面でおびやかされる状況に直面した時、成人自身が自己のパーソナリティを自覚し、発達・変容させながら、その時その場に適応し必要なコミュニケーションを選択し自己決定ができるようにすること、自己コントロールでき自己解決できるように援助することが基本的看護である。また、コミュニケーション障害によるパーソナリティ発達障害にも看護は機能する。自分の子どもや介護が必要な両親といった家族らとコミュニケーションがとれないことが発生した時、看護師らは家族間におけるコミュニケーションの問題を明確にし、コミュニケーションが機能するように援助する
高齢期	1. 高齢者は加齢によるコミュニケーション機能の変化に応じたコミュニケーション能力を維持する	1.「コミュニケーション能力を維持できるように助ける」 加齢によって視力・聴力・理解力・判断力・認識力の変化や、低下をきたした高齢者にはコミュニケーションへの支援を必要とする。それらの変化・低下が生じても、その変化・低下に応じたコミュニケーションをとりながら、高齢者がコミュニケーション能力を維持できるように支援することが基本的看護である。高齢者は、他者の言おうとすることへの理解が低下し、自分が主張するコミュニケーションをとりがちとなり、双方向のコミュニケーションがとりにくくなる。すなわち、高齢者は、社会的交流が低下するため、他者を理解するよりも、他者に自分を理解してほしい気持ちが強くなる。そのため、看護師や保健師らは、その人が伝えたいことを伝えられるように、本人が話したいこと、また、話したい気持ちを尊重し、その人が大切にしてきた価値観などを認め、その人の尊厳を損なわないようにコミュニケーションをとり、理解することが基本的看護である。また、高齢者と他者が双方向のコミュニケーションがとれるように支援することも看護である。看護は、高齢者の心身・社会的健康に関するコミュニケーションの障害に対してかかわりをもつ
	2. 高齢者は自己の尊厳を保持するためのコミュニケーションに努める	2.「コミュニケーションによって尊厳の保持を助ける」 高齢期は、子どもらの自立により家族構成員の変化が生じたり、仕事や活動などからの引退で、今までの生活様式を再編成する必要性が生じたり、これまで共に生きてきた家族や関係を持った友人との別れを迎えるといった、築いてきた人間関係が変化し喪失体験をするため、悲嘆の過程を見守ること、危機を乗り越えるために支援することが基本的看護である。高齢者が自分と他者との築いてきた人間関係を大切にし、自分は他者の尊厳を守り、また、他者からも自分の尊厳を大切にできるコミュニケーションが成立するように、自分を支えてくれた他者に感謝や別れを伝え、他者からも感謝・別れの言葉が伝え合えるように支援することが基本的看護である
	3. 認知症の高齢者とのコミュニケーションに努める	3.「認知症の高齢者とのコミュニケーションを助ける」 1) 認知症者への基本的看護 看護師らは、認知症の高齢者が他者とコミュニケーションをとるために支援する。認知症者は「自分の気持ちをうまく言葉で表現できない」ことがある。そのため、看護師らは、認知症者が発する表面上の言葉からその人の内に有する気持ちや欲求を読み取り、その人の表情や体の動きも注意深く見ることがコミュニケーションを取るために重要となる。また、認知症者が話す内容に対して、本来は否定・反論すべき内容であっても、まず、否定・反論せず、受け入れ、その人が伝えようとする気持ちや欲求などを受けとめ共感し、その人の心に寄り添うことが基本的看護である。認知症者が話をしている時、否定・反論すると、その人は孤独感を覚え、悲しみや寂しさを感じた結果、易怒的となり不穏状態を呈する場合がある。そのため、その人の「欲求・気持ち」をくみとり、受け止め、その人が安

発達段階	コミュニケーションの特徴	基本的看護
高齢期		心する距離を保ちながら、時にはその人に触れながらコミュニケーションをとることが看護となる 2）認知症者を取り巻く重要他者への基本的看護 認知症者を取り巻く家族ら重要他者は、認知症者とのコミュニケーションの取り方で困っていることが多い。看護師らは、認知症者の認知や感情表出に関する知識を教育し、コミュニケーションの取り方について支援することが看護である。認知症者とのコミュニケーションは、短くシンプルな内容で話しかけ、その人との距離やその人と交わす表情など、非言語的コミュニケーションを充実させて意思疎通を図り、認知症者が他者のいうことを理解できるように支援することについて、認知症者にとっての重要他者へ教育することが基本的看護である

表2 ■ 全健康レベルのコミュニケーションと基本的看護

健康レベル	コミュニケーションの特徴	基本的看護
健康維持期	健康維持期におけるコミュニケーションの自立性	健康が維持できコミュニケーションに関して自立できている人は、他者の援助をあまり必要としない。しかし、心身・社会的に健康であっても、新生児や乳幼児といったコミュニケーション能力が未熟で自立したコミュニケーションがとれない対象者や、コミュニケーション発達障害を持つ対象者に対して、看護は各人が健康を維持するためにコミュニケーション能力の発達・障害に対してかかわりをもつ
健康逸脱期	健康を逸脱した時の重要なコミュニケーション 1）健康逸脱を自覚・受容できるコミュニケーション	健康を逸脱した人は、健康逸脱に関するコミュニケーションをとることが重要になる。健康逸脱に対する治療に関するコミュニケーションが必要となる。 1）看護師や保健師らは、健康を逸脱した本人が自分の状態を自覚し、医療従事者に状態改善や生命維持のためのコミュニケーションを図れるよう支援することが基本的看護である。また、看護師や保健師らはその人が健康逸脱による苦痛などの症状やその部位とともに、症状による生命危機の恐怖等の気持ち、助けてほしいという欲求を表現できるように助けることが基本的看護である。その人が的確に「欲求・気持ち」を表現して伝えられない時、看護師らはその人になり代わって病理・病態を伝え表現できるように助ける。看護師らは、その人が「自分は病気である」と自覚し、自分としっかり向き合って自己観察し、ありのままの自己を受容するためにコミュニケーションを図れるようにかかわりをもつ。また、治療に協力できないほどの病状悪化も考えられるため、その人が自分の「欲求・気持ち」を伝えることが困難な時は、その人になり代わって治療への意思決定をする家族らが治療を受容できるようにコミュニケーションを図る時も看護は機能する。看護師・保健師らは健康を逸脱しても病識がなく、病気を自覚したり受容することができない人に対して、自分の感情や意思を表現し、健康を逸脱している自分の現状を自覚、受容できるように、コミュニケーションで導くためのかかわりをもつ
	2）健康逸脱に対して、自分の取るべき対処機制（病人役割行動）を表現し、守るコミュニケーション	2）看護師・保健師らは、健康を逸脱した危機的な状況に陥った人がその衝撃を自分の能力や他者の援助を受けて乗り越えようとする対処機制を機能させるために支援することが基本的看護である。看護師・保健師らは、その人が病気を受容し適応しながら、病人役割行動をとるために心身・社会的健康に関するコミュニケーションを維持・向上させるためのかかわりをもつ。看護師・保健師らは健康逸脱した人が受け入れられない感情などを抑圧したり、誤った防衛機制をはたらかせる可能性を考慮し、その人がとるべき対処機制に修正できるようコミュニケーションによってかかわりをもつことが基本的看護である
	3）健康逸脱に対して取りえた自分の対処機制の成果と問題を表現するコミュニケーション	3）看護師や保健師らは、健康を逸脱した人が意図的で合理的に自己を防衛しようと反応する対処機制の総合評価および対処機制の機能を支援することが基本的看護である。健康を逸脱した人が自分の対処機制に対して自己評価できるように助け、対処機制に対する次なる問題を自ら見出せるように支援することも基本的看護である。そのために、看護師らはその人が自身の対処機制を自己評価できるようにその人が自分を客観視できるコミュニケーションを図ることが重要となる。そして看護師らは、その人が自身で自分の対処機制への自己評価に対して、その人のとる対処機制の評価をその人にフィードバックし、その人が適正な対処機制をとれるように支援することが看護である
	4）生命危機状態でのコミュニケーション	4）看護師や保健師らは、健康逸脱状態の人が生命の危機的状況という異常な状態に対する「正常な反応の表出」「異常な対処行動」「表出時期の長期化」などの有無について心身の状態から客観的に見きわめる。客観的見きわめに基づき、対処機制の成果と問題に対し病気の理解・受容などの程度と、本人の気持ち、受療や治療の方向性の意思を確認し、同意を得ながら進めていくのがコミュニケーションである。看護師らは健康逸脱状態の人やその人の家族と連携をとりながら今後の対策にあたる

健康レベル	コミュニケーションの特徴	基本的看護
健康回復期	健康回復期のコミュニケーション 1）健康回復による社会復帰への意思表明に関するコミュニケーション 2）慢性疾患等と共存するためのコミュニケーション	看護師・保健師らは、健康回復期にあるその人が社会復帰のために意思を表明し、一生の付き合いとなる慢性疾患との共存のために医療従事者や重要他者と意思疎通し、疾患理解のためのコミュニケーションを図れるように支援する 1）看護師らは、社会復帰のための準備を始める入院・療養生活をしていた人が無事に治療を終え、病人役割を終えて復帰するために、さまざまな関係者とコミュニケーションを図れるように支援することが基本的看護である。具体的には、その人が「家庭社会生活における父親役割」「職業社会生活における職業人役割」などの再開準備のために自分の健康回復状態を理解し、自分の意思や欲求などを言葉にして伝えるコミュニケーションをとるためのかかわりをもつ。また、看護師らは、その人が自立し切磋琢磨できるように教育・指導・支援をし、その人が自立するために見守りをしてもらうよう家族らに指導するコミュニケーションも看護である 2）看護師らは、慢性疾患と共存するその人が疾患理解を図れるように支援することが基本的看護である。看護師らは、その人が慢性疾患を悪化させないために日常生活を見直したり、食事を工夫したり、服薬管理を継続するためにコミュニケーションを通して指導・教育する。また、看護師らは「再受診を必須とする症状」「病状悪化の症状」などについて理解でき、他者に支援を求め、いざという時すぐに対処できる方法を、日常の良好なコミュニケーションを介して指導・教育するかかわりをもつ
安らかな死	安らかな死のためのコミュニケーション 1）死を自然な現象として受け止め、タブー視しないコミュニケーション 2）人生の終結完成の仕方・最期の別れの仕方とコミュニケーション	看護師や訪問看護師らは、死期間近いその人が、死による喪失感や疎外感、孤立感、孤独感に対する感情に寄り添うことが基本的看護である。その人が自分の人生の終結をどのように迎えるかを思い、家族らとコミュニケーションを図れるように支援する。その人が直接コミュニケーションをとれない場合は、手紙や日記、遺書などで伝えられるように支援することも看護である。 1）看護師らは、死期間近いその人が、家族らと死についてコミュニケーションを図り、生命の有限さ・大切さを学ぶデス・エデュケーション成立のために支援することが基本的看護である。その人やその家族が死を非日常とせず、死と反対の生の意味理解を深め、誰にでも訪れる自然な現象として理解し受け入れるためにコミュニケーションを図る支援も看護である 2）看護師らは、死期間近いその人がどこまで積極的な治療をしたいか、心肺蘇生・延命処置はするのか、する時はどこまで実施するのかなど、自分の意思や希望をくみとり、伝え手となるためのかかわりをもつことが基本的看護である。その人が自分の人生の終結完成の仕方、最期の別れの仕方の意思・気持ちを伝えるために家族や近しい人、病院での場合は医師や看護師などにコミュニケーションを図れるように支援することが看護である。 また看護師らは、自分の死後、家族にどう生きていってほしいかといった今後の希望も、言葉・言葉にならない言葉や遺書などにして伝えられるようにかかわりをもつ。死期が間近いことや疾患名などを本人に告知することを悩む家族に対して看護師らは、その人を思いやる家族の思いを理解し、共に悩み、家族が自身で意思決定できるようにかかわりをもつ。 看護師らは、最期の別れをするためにその人への敬意を言葉や態度で示しながら家族らが湯灌を行えるように支援する。これが、故人との最期のコミュニケーションである。病院でエンゼルケアを行う場合は、家族も共に湯灌を行いたいか意思を確認し、希望がある場合は共に行い、故人に闘病への称賛を伝える最期の言葉をコミュニケーションしながらかかわれるように支援すること、その人と家族が最期の時を共に過ごすことで無言のコミュニケーションがとれるように支援することも基本的看護である。すなわち、その人の今までの人生をねぎらい、闘病を称賛し、その人と家族や近しい人などとの最期のコミュニケーションを交わせるように支援することが基本的看護なのである。 看護師らは、事故死など予期せぬ死などで死を迎える時までに時間的猶予がなく、自分自身の人生最後の終結に関する意思を表出できない人にかかわる

（次頁へ続く）

患者が表現しようとする自分の欲求や気持ちを他者に伝えることを助ける

健康レベル	コミュニケーションの特徴	基本的看護
安らかな死		場合，状況説明に立ち会い，その人の家族らが本人になり代わって意思決定できるように支援することが基本的看護である。看護師らは，家族の呈する悲嘆といった急性反応や当たりようのない怒りやつらさといった感情等に寄り添い，本人が安らかな死を迎えられるように，家族らが本人にとって最期の意思を決定するためのかかわりをもつ。看護師はその人の最期のために意思決定した家族の意思・気持ちに寄り添い，その人と対面し，「死」を確認し，悲嘆の表出を助け，悲しみなどの感情が癒されるように支援するグリーフケアも基本的看護である。また，看護師は，その人の尊厳を守り，遺族の悲しみを和らげるために，その人の身体の損傷などが激しい時，医師らとともにできる限りの修復をしながらエンゼルケアを行う。医師や看護師だけではその人の修復が困難な場合，エンバーミング（embalming）*という手法もあることを家族に紹介し，その人の最期の身体や表情を修復し，家族がその人に目を向け，身体に触れてコミュニケーションをとって死を自覚し，家族がこれからを生きるためにできる最大限の支援をすることも基本的看護である。安らかな死を迎えた人の家族がその人を悼み，安らかな気持ちで故人を見送るために，故人と対峙し最期のコミュニケーションを図れるように支援することも基本的看護である

*エンバーミング（embalming）：専門技術者のエンバーマー（embalmer）によって遺体に防腐，殺菌，修復などの処置を施し，生前に近い姿に戻す技術。日本では，「遺体衛生保全」「死体防腐処理」と訳される。

〈引用・参考文献〉
1. Virginia Henderson：Basic Principles of Nursing Care. International Council of Nurses, 1997.
2. ヴァージニア・ヘンダーソン著，湯槇ます，小玉香津子訳：看護の基本となるもの．日本看護協会出版会，東京，2006.
3. 高橋惠子，湯川良三，安藤寿康，他編：発達科学入門 第2巻 胎児期～児童期．東京大学出版会，東京，2012.
4. 高橋惠子，湯川良三，安藤寿康，他編：発達科学入門 第3巻 青年期～後期高齢期．東京大学出版会，東京，2012.
5. 金子道子編著：ヘンダーソン，ロイ，オレム，ペプロウの看護論と看護過程の展開．照林社，東京，1999.
6. Hildegard E. Peplau：Interpersonal Relations in Nursing ; A Conceptual Frame of Reference for Psychodynamic Nursing. Springer, 1991.
7. G. W. オルポート著，今田 恵監訳：人格心理学 上・下．誠信書房，東京，1968.
8. 青柳 肇，杉山憲司編著：パーソナリティ形成の心理学．福村出版，東京，1996.
9. 市川伸一編：認知心理学4 思考．東京大学出版会，東京，1996.
10. 波多野誼余夫編：認知心理学5 学習と発達．東京大学出版会，東京，1996.
11. 土居健郎：「甘え」の構造．弘文堂，東京，1971.
12. 大森荘蔵：「心―身」の問題．産業図書，東京，1980.
13. 森 有正他：森有正記念論文集―経験の水位から―．新地書房，東京，1980.

基本的看護11

「患者が自分の信仰を実践する、あるいは自分の善悪の考え方に従って行動するのを助ける（Helping patient with religious practices or conform to the patient's concept of right and wrong）」

金子道子

I｜緒論

基本的看護11　邦訳（湯槇ら）

> 患者が自分の信仰を実践する、あるいは自分の善悪の考え方に従って行動するのを助ける
> 『看護の基本となるもの』p.65

基本的看護11　原文（V. Henderson）

> Helping patient with religious practices or conform to the patient's concept of right and wrong
> 『Basic Principles of Nursing Care』p.43

　ヘンダーソンは、11番目の基本的看護に「Helping patient with religious practice or conform to the patient's concept of right and wrong（患者が自分の信仰を実践する、あるいは自分の善悪の考え方に従って行動するのを助ける）」看護を置いた。基本的欲求「worship according to his faith（自分の信仰に従って礼拝する）」が11番目に位置しているゆえに、基本的欲求に呼応する基本的看護も11番目に位置づけしたのである。
　ヘンダーソンが基本的欲求と基本的看護とを対応させていることを重視するならば、以下の原文の概念が共通しているとみるべきである。
　　イ．**worship**（信仰・信念；金子訳）
　　　　＝religious practice（信仰を実践する）
　　　　＝conform to the patient's concept of right and wrong（善悪の考え方に従って行動する）
　　ロ．**the patient's faith**（患者の信仰・信念；金子訳）
　　　　＝religious（信仰）
　　　　＝the patient's concept of right and wrong（患者の善悪の考え方）

　著者は11番目の基本的欲求の概念定義を行う際、上記イ、ロの原語概念の共通性を熟慮した。さらに、概念定義に基づく基本的欲求の概要を論じた。加えて基本的欲求の概念定義と、概念定義に基づく概要に論及していくと、基本的看護の概念定義と概要の論理が、理論的に展開できた（基本的欲求11〈p.221〉参照）。
　ヘンダーソンは『Basic Principles of Nursing Care（看護の基本となるもの）』において、基本的欲求について述べた後、基本的看護各論を50ページ（全体の3分の2）にわたって著述している。「基本的看護を論述するには、基本的欲求の概念定義とそれに基づく概要の論述が先行する」というヘンダーソンの意図が以上のことから理解できた。
　以上から著者は、基本的欲求「worship according to his faith（自分の信仰に従って礼拝する）」の概念定義の概要から、基本的看護「Helping patient with religious practice or conform to the patient's concept of right and wrong（患者が自分の信仰を実践する、あるい

は自分の善悪の考え方に従って行動するのを助ける）」の概念定義・概要に論及する。

II 本論

1.「患者が自分の信仰を実践する、あるいは自分の善悪の考え方に従って行動するのを助ける」基本的看護とは；概念定義

1）基本的欲求「自分の信仰に従って礼拝する」（worship according to his faith）とは；概念定義

著者はこの概念定義を次の三方向から試みた。

- イ．「worship」「his faith」をキーワードとした概念定義。
- ロ．「religious」「conform to the patient's concept of right and wrong」をキーワードとした概念定義。
- ハ．ヘンダーソンが概念定義したアメリカ社会の宗教・価値観・倫理観などの社会的背景を考慮した概念定義。

著者は、上記イ～ハの三方向から集約して、概念定義を次のように行った（再掲）。

> 「自分の信仰に従って礼拝する」とは、「自分の信念や信仰あるいは善悪を判断する価値基準や倫理観に基づいて、自分自身のあり方を実現すべく行動していくこと」である。さらにそれを抽象するならば、「自分の信念・信仰や価値観・倫理観に従って自己実現する欲求」といえる[1]。

著者が上記概念定義に至ったのは以下のことからである。

- イ．「自己の信仰に従って礼拝する」基本的欲求は、信念・信仰を内包したさらなる広い概念である

「faith」を宗教に限定された信仰とし、「worship」を教会などに出向いて礼拝する行為・行動と限定すると、「concept of right and wrong」の善悪の概念は宗教的信仰の概念に収まりきれない。つまり、善悪の概念に従っての行為行動は、「worship」と「religious」との宗教的行為のみに止まらないゆえに、「自己の信仰に従って礼拝する」基本的欲求は、信念、信仰を内包したさらに広い概念であるととらえねばならない。

- ロ．「信念、信仰を内包したさらなる広い"faith"の概念」とは、「自分の善悪の考え方」と「善悪を判断する自分の内にある基準・規範」を含む

ヘンダーソンは「worship（礼拝する）」の概念に次の2つの意味をもたせた。

worship ＝ ①religious practice
　　　　＝ ②conform to the patient's concept of right and wrong

①は、宗教的行為としての礼拝を意味する。
②は自分（看護の対象者が患者であれば患者）の善悪の考え方に順応し、行動をとることを意味する。

ヘンダーソンが論述しているのはここまでであるが、「自分の善悪の考え方に順応し、行動できる」ためには、善悪を判断する自分の内にある基準・規範が重要な意義を有する。ある人にとっては、内なる基準・規範が宗教・信仰であろう。ところが、特定の宗教・信仰をもたない人が多いわが国では、内なる基準や規範は個人それぞれの思想（信念）や信条（信仰）、価値観や倫理観（正義観）であると置き換えることができよう。

自分の信念や信仰、価値観や倫理観は、特定の宗教から培われたものや個人の身体的・心理的・社会的な諸体験から培われたものなど多様な要素を含みつつ、生活する場の自然や風土、所属する社会の規範や文化からも培われる。したがって、「信念・信仰を内包したさらに広い"faith"の概念」とは「自分の善悪の考え方」と「善悪を判断する自分の内にある基準・規範」を含んでいる。

- ハ．「千差万別の自分の内なる信念や信仰、価値観や倫理観に基づき行動する」とは、「個別的存在としての個人の目指す自己実現である」

各個人の内にある信念や信仰、価値観や倫理観は、それらが存在することは万人に共通であるものの、それらのありようは千差万別である。それは、個人の身体的・心理的・社会的な

諸体験、生活する場の自然や風土、所属する社会の規範や文化から培われたものゆえ、千差万別だからである。

各個人が自分の信念や信仰、価値観や倫理観に基づき行動すること自体が、千差万別であるという特性をふまえ、個人の目指す自身のあり方を自己実現していくこととなる。

2）「患者が自分の信仰を実践する、あるいは自分の善悪の考え方に従って行動するのを助ける」基本的看護とは；概念定義

基本的欲求「自分の信仰に従って礼拝する」の概念定義に基づき、次のように定義した。

> 「患者が自分の信仰を実践する、あるいは自分の善悪の考え方に従って行動するのを助ける」基本的看護とは、「看護の対象者が、自分の信念や信仰あるいは善悪を判断する価値基準や倫理観に基づいて、自分自身のあり方を実現すべく行動するのを助ける」ことである。さらに、この定義を抽象化するならば、「人（患者）が自分の信念や信仰、価値観や倫理観に従って自己実現する欲求の充足を助けること」である。

ヘンダーソンが『看護の基本となるもの』で「患者が自分の信仰を実践する、あるいは自分の善悪の考え方に従って行動するのを助ける」基本的看護について述べていることは、主として患者が自分の信仰を実践するために、看護師は何をなさねばならないか、ということであった。記述の趣旨は次のように要約できる。

【ヘンダーソンによる当該基本的看護の趣旨】

イ．民族、宗教、人種を超えて病気の人に尽くすのは、医療従事者の倫理であって、自分たちの精神的価値観を患者に受け入れさせることではない。

ロ．宗教とは分離された医学の世界で治療を受けている患者にとって、医療において患者が求める教義に従って行動をとることは患者の権利であるといえる。

ハ．患者の霊的な欲求（spiritual needs）を尊重し、患者がそれを満たすのを助けるのは基本的看護である。それには、臨死に牧師を招くより、病院に牧師が常在しているほうがよい。

ニ．看護師は、患者各人の特定の信仰についての知識を持っていれば、そして知識の幅が広いほど、患者を助けることができる。

ホ．看護師は昼夜患者とともにある。それゆえ次のことを見出す絶好の機会をもっている。
・患者が他者からどんな援助を欲しているか
・病院の日課との関係でどんな葛藤が生じているか

ヘ．患者の欲する援助や葛藤に応える看護師の無限の力の源は以下である。
・看護師の宗教に関する知識が幅広い
・信仰の癒す力を強く信じている
・霊的（spiritually）に高度に成長している
・あらゆる種類の信仰に対して寛容である

ヘンダーソンは、民族、宗教、人種を超えて、人は信仰をもっているとみた。そして、宗教、宗派を超えた教義に基づくその患者の信仰の実現に看護師は応えるべきであるとしている。しかも、健康時より病的状態となった時、さらに避けられない死が近づいてきた時ほど、看護師は信仰の癒す力をもつことが必要と考えている。

ヘンダーソンが同時に主張しているのは、「看護師は患者の信仰に注目するが、看護師自身は自分たちの精神的価値観を無限に拡大しなければならない」ことである。

すなわち、患者の霊的欲求（spiritual needs）に対し、看護師も霊的（spiritually）に高度に成長しつづけ対応することが、基本的看護の無限の力の源となりうることである。「spiritual needs」には、その人の信念や信仰から生じるもの、さらに万人に共通していえることは、その人の価値観や倫理観から生じるものが含まれる。

以上を概観して、基本的看護「患者が自分の信仰を実践する、あるいは自分の善悪の考え方に従って行動するのを助ける」とは「人が自分

の信念や信仰、価値観や倫理観に従って自己実現する欲求の充足を助ける」看護である。

2. 「患者が自分の信仰を実践する、あるいは自分の善悪の考え方に従って行動するのを助ける」基本的看護の概要

1）ヘンダーソン記述の限界と当該基本的看護概念の拡充

ヘンダーソンによる当該基本的看護の趣旨を受けて、著者は、以下の2つの理由により、当該基本的看護の概念の拡充を試みた。
①当該基本的欲求の概念定義を拡充したこと。
②ヘンダーソンが比較的病院での当該基本的看護に重点をおいていたこと。

そこで、基本的看護を万人に共通させ、看護の機能するすべての場、すべての健康レベルに普遍化させるべく、次のことを考えた。
①当該基本的欲求の概念定義拡大に伴う当該基本的看護概念の拡充。
②重要概念「spiritual」「spiritually」に基づくヘンダーソン看護論と適応看護モデルの融合。

その結果を次に述べる。

①**当該基本的欲求の概念定義拡大に伴う当該基本的看護概念の拡充**

「自分の信仰に従って礼拝する」基本的欲求の概念定義は、「自分の信念・信仰や価値観・倫理観に従って自己実現する欲求」とした。そして、自分の信念や信仰、価値観や倫理観は自己概念そのものであり、自己概念に基づく自己実現は、自分が自己概念に適応することである。すなわち、自分が思い、考え、感じたことに従い行動することで安定・安心を得ることである。自分が自己概念に適応することは適応概念の応用である。適応概念を当該基本的欲求に導入することで概念拡大できた。

②**重要概念「spiritual」に基づくヘンダーソン看護論と適応看護モデルの融合**

著者はヘンダーソンの当該基本的看護の「患者の霊的欲求（patient's spiritual needs）」に応えるために「看護師は霊的感受性に高度に成長すること（the more highly developed the nurse is spiritually）」を強調していることに注目した。患者と看護師との"spiritual needs"と"spiritually"を重視したのである。

適応看護モデルで、ロイは自己概念行動様式のうち人格的自己概念の一つに"moral-ethical-spiritual self concept（道徳的—倫理的—霊的自己概念）"を取り上げた。

この概念を応用して基本的看護を説明すると、次のようになる。

「患者の"spiritual needs（霊的欲求）"と看護師の"spiritually（霊的感受性）"を明らかにする過程で、患者と看護師とが理解し共感し価値を共有し合える部分を見出し、患者が自分の"moral-ethical-spiritual self concept（道徳的—倫理的—霊的自己概念）"に調和する過程を助けるのが基本的看護である。」

著者は、ヘンダーソンの"patient's spiritual needs"、"nurse's highly spiritually"に関する記述を深めるために、適応看護モデル"moral-ethical-spiritual self concept（道徳的—倫理的—霊的自己概念）"の意味の導入を試みた。それにより「患者が自分の信仰を実践する、あるいは自分の善悪の考え方に従って行動するのを助ける」基本的看護の概要を上記のように理論的に詳述することができた。

昨今、アメリカが先鞭をつけた看護診断は日本でも定着しつつある。アメリカの看護診断項目の決定には、ヘンダーソン看護論とロイ適応看護論が重視され、ほぼ診断項目に採用されている。"patient's spiritual needs"、"neat's highly spiritually"、"moral-ethical-spiritual self concept"の三概念の融合は、重要診断項目「自己概念」の診断に有効と考える。

以上、「患者が自分の信仰を実践する、あるいは自分の善悪の考え方に従って行動するのを助ける」基本的看護は「患者の自己実現の欲求を助ける」看護とした。

「患者の自己実現の欲求を助ける看護」は、「患者の自己概念を適応状態に導く適応看護」と発展させた。

2）「患者が自分の信仰を実践する、あるいは自分の善悪の考え方に従って行動するのを助ける基本的看護」と「患者の自己概念を適応状態に導く適応看護」の同義性

（1）「患者が自分の信仰を実践する、あるいは自分の善悪の考え方に従って行動するのを助ける」基本的看護の概念定義

著者は当該基本的看護の概念定義を次のようにした（再掲）。

> 看護の対象者が、自分の信念や信仰あるいは善悪を判断する価値基準や倫理観に基づいて、自分自身のあり方を実現すべく行動するのを助ける看護である。

さらに抽象化して次のようにした。

> 人が自分の信念や信仰、価値観や倫理観に従って自己実現する欲求の充足を助ける看護である。

抽象化した定義は、自己実現の欲求に対する看護といえる。

（2）「自己実現の欲求」概念にみる自己概念

自己実現の欲求とは、自分の信念や信仰、価値観や倫理観に従って自己実現する欲求である。自分の信念・信仰や価値観・倫理観とは、自己概念のうちの人格的自己の一つ「道徳的―倫理的―霊的自己概念」である。自己概念とは、自分について思ったり、考えたり、感じたりすることのすべてをいう。その人の自己概念は、その人の行動を導く。その人の自己実現とはその人が自分について思い、考え、感じていることを実行することである。自己実現とは、自己概念の行動化である。

（3）自己実現の欲求への基本的看護と適応看護の同義性

その人が自分の自己概念に基づき自己実現していくことは、自己概念を適応状態に導くことになる。その人を患者に置き換えると、患者が自分の自己概念に基づき自己実現していくことは、自己概念を適応状態に導くことになる。患者が自己概念を適応状態に導くことの手助けが、適応看護である。それゆえ、「患者が自分の信仰を実践する、あるいは自分の善悪の考え方に従って行動するのを助ける基本的看護」と「患者の自己概念を適応状態に導く適応看護」は同義といえる。

3．「自己実現の欲求」への看護

1）14基本的欲求分類の基盤となった3カテゴリーと自己実現の欲求

ヘンダーソンは14の基本的欲求を分類し定立するために、各欲求が「何のために必要か」考え、次のイ～ハの3つのカテゴリーを示した。

イ．日常は他者の援助なしで生活維持できる欲求（呼吸・飲食・排泄・体動／移動・睡眠／休息・衣類・着脱・清潔・危機／加害回避）。

ロ．活力なく無為な状態から脱出するための欲求（コミュニケーション・仕事・レクリエーション・学習）。

ハ．愛と称賛、社会的自己有用性・相互依存性に必要な欲求（コミュニケーション・礼拝・仕事・学習）。

著者は、各カテゴリーに主として相当する基本的欲求を置いた。なお、基本的欲求の表現は抽象化させた。

当該基本的欲求は、「ハ．愛と称賛、社会的自己有用性・相互依存性に必要な欲求」である。この意味は、自分が他者（あるいは他者が自分）に愛と称賛を送ることで、自分（あるいは他者）が他者（あるいは自分）にとって、ありがたい・有意義な存在であることを実感し、両者がお互いに助け・支えられるような関係に発展する。このような、親密でお互いに他者を必要としている関係のなかには、お互いの信念として、「他者を大切に思うこと」、「他者のよいところを認め、褒め称えること」、「他者と相互に持ちつ持たれつの共存関係を価値づけること」、「他者にとって自分は必要な存在であると思うこと」、「他者も自分のことを必要な存在と思うこと」がある。

上記の信念をもって、人間関係のなかで人間らしく生きていくことは信念に基づく自己実現である。そして、大多数の人はそうありたいと望んでいる。多くの人は「愛と称賛、社会的自

己有用性・相互依存性」を望んでいるからである。それゆえ、当該基本的欲求は充足されなければならない。

2）「愛と称賛、社会的有用性・相互依存性」への「信念に基づく自己実現の欲求充足」の基本的看護の概要

（1）他者との関係で実現する当該基本的看護

当該基本欲求は「愛と称賛、社会的自己有用性・相互依存性」を他者との関係で実現することである。

したがって、当該基本的看護は「愛と称賛、社会的自己有用性・相互依存性」を自己実現したい人に対し、実現できるよう助けることである。

（2）親密な関係形成ができる行動

「愛と称賛、社会的自己有用性・相互依存性」の自己実現とは、自分が他者に対し、次の行動がとれ、親密な関係形成ができることであった。
①他者を大切に思うこと。
②他者のよいところを認め、褒め称えること。
③他者と相互に持ちつ持たれつの共存関係を価値づけること。
④他者にとって自分は必要な存在であると思うこと。
⑤他者も自分のことを必要な存在と思うこと。
当該基本的看護は、上記①〜⑤の行動が看護対象者と他者の両者がとれることを助けることである。

（3）親密な関係形成への5行動を助ける基本的看護

上記の親密な関係形成の5行動を助ける基本的看護は次のとおりである。
①「他者を大切に思うこと」を助ける

その人が相互依存関係形成する「他者を大切に思うことを助ける」には、両者の会話や行動を通じ、お互いに大切に思っている会話や行動を見出し（行動のきっかけとなる言葉を見出し）、両者がそれに気づき、大切に思うことが愛と称賛、相互の有用性につながること（ある

いはつながっていること）を平易でわかりやすい言葉で語り合うことが援助となる。
②「他者のよいところを認め、褒め称えること」を助ける

その人が相互依存関係を形成する「他者のよいところを認め、褒め称えることを助ける」とは、その人が他者を大切に思った結果、他者の長所を是認・評価し称賛する行動を助けることである。

その人の認識を助けるために、まず、その人の他者を大切に思う気持ちや他者の長所を是認・評価していることを認識してもらう。次に、他者に伝えるには称賛という方法があることを認識できるように助ける。日本人は、ともすれば言動に表現しなくても、わかり合っていると思う傾向がある。しかし、親密で友好な相互依存関係を効果的に形成するには、両者が大切に思い、長所を是認・評価していることを、ことさら認識し合えて言動で称賛し合うことは、心身を病んでいる時は暗黙裡の了解以上に信頼を深める。愛と称賛、社会的自己有用性・相互依存性を認識・熟知している看護専門職が両者をつなぐ役割を遂行できることは、その人と他者、そして看護師に幸せな気持ちと満足感をもたらす。

③「他者と相互に持ちつ持たれつの共存関係を価値づけること」を助ける

その人と他者とが、お互いに持ちつ持たれつの共存関係であることに価値を置くことは、両者の関係に価値を置く、両者の信念といえる。両者が自分たちの関係に価値を見出す信念は、相互依存に関する道徳的—倫理的自己概念といえる。「自分にとって大切な他者」と、何となく感じていることと、お互いにしっかり確認することは、絆の強さや信頼の深さを示す。重要他者との絆や信頼を強く・深く結ぶことは、生きる大きな力となる。それゆえ、共存関係を両者がしっかり価値づけ、確認する基本的看護が重要となる。

④「他者にとって自分は必要な存在であると思うこと」を助ける

他者にとって自分が必要な存在であると思うことは、他者との関係においての自己有用性を

示す思いである。他者との関係においての社会的自己有用性である。他者にとって自分が価値ある存在と思うことは、自分が社会生活を営む（人と関係して生きる）うえで、自分の基底に置くべき重要な信念で、道徳的─倫理的自己概念である。その人が、他者にとっての自己の存在価値を認知し行動することは、自己の存在を是認・肯定し、生きていく力そのものである。「他者にとって自分は必要な存在であると思うことを助ける」基本的看護は、その人の自己の存在価値を認知し行動することを助ける看護、すなわち自己存在価値の是認・肯定への看護といえる。

看護師の助ける方法は次の通りである。

看護師は他者にとって自己の存在意義や価値を認識していること。看護対象者にそのことを意味する言動や行動（それが些細なことであっても、大事であっても）を敏感にとらえ、対象者の言動・行動の意義・意味をともに語ること。そして、対象者の自己の存在価値の道徳的─倫理的自己概念を明確にすることである。

加齢や健康障害などで悲観的になったり、うつ的状態や自殺希念のある人には、最も必要な基本的看護である。

⑤「他者も自分を必要な存在と思うこと」を助ける

自分が他者を必要と思うことと他者が自分を必要と思うこととは、一致して欲しいことではあるが必ずしも一致しない。両者が一致すれば、ほとんど第三者の援助は不必要であるが、両者が一致しない場合、第三者の介入次第で一致をみることができる。

特に加齢、健康障害などで自己の存在価値を見失っている人が家族や友人、または親しい人から必要とされていることを知ることは、自己存在の意義を問ううえでどのような治療よりも効果がある場合が多い。看護師は、しばしばそのような場面に遭遇する。その時は、看護対象者と対象者の重要他者との間に立ち、第三者として看護介入する。重要他者は、看護対象者の存在を必要としていることを認識し、看護対象者と相互に必要とする存在であることを確認し一致できることを看護師は助ける。看護対象者と対象者の重要他者とが相互に必要と理解し是認する相互依存関係への基本的看護である。また、それは両者にとって、相互に必要な存在と思っていることを実現する「信念の相互実現」の欲求への基本的看護でもある。

4．全発達段階に不可欠な自己実現の欲求への基本的看護

胎児期・幼児期・児童期・青年期・成人期・高齢期の全発達段階に共通していえることは、「人々が各発達段階に適応し発達しつづけるには、発達課題の達成を自己実現しなければならない」ことである。各発達段階の課題は異なるが、各発達課題の達成が発達段階への適応であることにおいて共通している。

社会からの期待に応え自ら意識した発達課題は、その人の生きる信念になる。そして、発達課題の学習・達成は、信念に基づく自己実現といえる。幼少時には、重要他者からの期待に応える対処機制で発達課題は達成され成長する。その場合、重要他者の発達課題に対する信念が、幼少児者の発達課題の自己実現となる。

自我・自意識の発達が顕著になる3歳児から高齢者までは、その人の発達課題にかかわる意思が発達課題達成に深く関与する。発達課題達成への意思は発達とともに信念に変化し、その人の自己概念を形成する。その人の自己概念がその人の発達課題達成に関与すると結論づけられる。

以上から、全発達段階における課題達成への自己実現への基本的看護は次のようにまとめられる。

①胎児期（この期は主として胎児の母親）・幼児期・児童期・青年期・成人期・高齢期の各期にある人が、その人の発達段階の発達課題を達成するという意思と信念に基づき、自己実現することへの援助が基本的看護である。
②幼少時には、重要他者あるいは社会的期待に応えるべく発達課題を達成しなければならない。幼児に重要他者が社会的期待を教え、幼児が発達課題を学習する。その重要他者を助け、幼児の発達課題達成を助ける

のが基本的看護である。
③自我・自意識の発達が顕著になる3歳児から高齢者には、その人の発達課題達成にかかわる意思や意思から派生した信念・自己概念に対し、健全で健康な発達が自己実現できるよう、発達課題達成を助けるのが基本的看護である。

5. 全健康レベルに不可欠な自己実現の欲求への基本的看護

1）健康維持期の自己概念への基本的看護

健康維持のための自分自身の信念は、「心身の形態機能を維持しようとする自分の心身に対する信念（身体的自己と人格的自己）」および「健康維持できている自分をよしとする自己評価（自己尊敬）」が必要である。

特定の健康障害・機能障害のある人は、健康障害・機能障害に対し「病気の回復・悪化に沿って（調和して）健康維持に努力しよう」、「病気になってしまったのだから、その代わり（代償）心を強く持って健康維持に努力しよう」、「病気になってしまったのだから、病気と仲よくして（折り合い）健康維持に努力しよう」などと健康を維持する自己概念・病人役割行動が必要である。

上記3つの努力は、健康維持に関する信念で努力が実ることが信念の自己実現である。3つの努力の実現を支え助けることが基本的看護である。

2）健康逸脱期の自己概念と自己実現への基本的看護

人は健康逸脱期に「自分の心身にどのような健康逸脱が起こっているのか、なぜ起こったのか、それが知りたい」「自分に生じている健康逸脱は治るだろうか。治してみせる」「自分に健康逸脱が起こっているはずがない」など、自分の心身に生じている健康障害への疑念、健康障害の実態解明への願望、健康障害の受容と治療回復への意欲、健康障害の否認など、健康障害への自分の思考（自己概念）を表現し、表在化させる。

自分の心身に生じている健康障害への疑念に見出した回答は自分の信念となる。健康障害の実態解明への願望（信念）を実現することは自己実現である。健康障害の受容と回復への意欲は信念となり、健康回復への自己実現となる。健康障害の否定は、健康障害を否定してまで貫きたい何かが自分のなかにある表れである。貫きたい自分のなかにある何かは、その人の自己概念の中核になる信念といえる。その人は、貫きたい何かと健康障害と向き合っていくことが自己実現となる。

以上、心身の健康障害によって引き起こされる健康に関する信念や、自己概念の自己実現を助けるのが基本的看護である。

心身の健康障害によって引き起こされる、健康に関する信念や自己概念は、急性期・回復期・慢性期によって特徴がある。急性期であれば「命を大切に、助かるならば適切な治療を受けよう」というように、生命危機に陥らないよう生命維持を最優先とした信念に基づく受療が自己実現となる。

回復期であれば「病気は回復している。元の生活に戻りたい。だからもう一息」というような、健康障害の回復によって日常性の回復をどうするかの信念に基づく受療が自己実現となる。

慢性期であれば、「病気と仲よくつき合って、今の生活を維持しよう」というような健康障害と共存した日常性の維持の信念に基づく受療が自己実現となる。

健康逸脱各期にあって、各期の特徴をふまえた信念の自己実現ができるように支え、援助するのが基本的看護である。

3）安らかな死の自己実現への基本的看護

自分らしく死を受容し、人生の最期を創造するには、根底にある自分の信仰や信念と真正面から向き合う。安らかな死とは、自分の信念・信仰に従って自己実現していく欲求の充足の過程である。特に、高齢期の死の受容や人生最期の創造は、人生を統一する哲学や生命・生活を支える重要他者との相互依存関係が不可欠である。人生を統一する哲学は、その人が歩み培ってきた、その人の人格の中核をなすもので（人

格的自己）道徳的―倫理的―霊的自己そのものである。また、その人の生命・生活を支える重要他者との相互の寄与的・受容的サポートシステムの存在は、相互にかけがえのない存在として安らかな死に重要な意味をもつ。安らかな最期が迎えられた時、見送る者も見送られる者も相互に寄与でき、受容できたことで死に適応できたといえる。

以上から、安らかな死への基本的看護は、次のようにまとめられる。

①その人が苦痛から解放されたと感じられる身体感覚や精神の安定をもつことができ、その人のそれまでの死生観を尊重し、死生観の自己実現が叶うようにその人を助ける。

②自分らしく死を受容し、最期の人生を創造する信念・信仰・人生を統一する哲学と向き合うその人の道徳的―倫理的―霊的自己概念の実現を助ける。

③その人と、その人の生命・生活を支える重要他者との相互の寄与的・受容的相互依存関係が安らかな死につながるよう、寄り添い支える。

■ 母と娘の「安らかな死」をめぐる自己実現

> お母さんへ、また母と時を共有していただいた方々へ
>
> 　何年も前からこんな日はいつか来ると思っていましたが、とうとう逝ってしまいました。母は7月生まれで、寒いのが大嫌いでした。1年で最も寒いこの時期、2月2日（火）、午前10時47分、家の近くのT病院から死出の旅立ちをしました。
> 　病名は呼吸不全、うっ血性心不全でしたが、その原因は肝臓がんが肺に転移したことによるものでした。肝臓がんは、45歳で受けた子宮筋腫の手術の際に13本の輸血をされ、血清肝炎を発症し、慢性の経過をたどり、80歳頃には1cmの癌細胞が認められるようになりました。ほんの数年前までは小さな塊のまま、癌とは仲良く過ごしてきました。この1～2年足腰が弱くなり、体力、免疫力が低下してきて、最近急激に癌が力をつけて、気管支を圧迫して、呼吸不全の状態になったのが、亡くなった直接の原因のようです。
> 　しかし、亡くなる直前には母が、栄養が取れない分、癌も栄養不足で、衰弱し死滅しはじめ、逆に肝機能が回復してきたと伺いました。癌との闘いは最終的には母の勝ちと言ってもいいと思いました。
> 　満98歳でこの世を去りましたが、うちのお墓は大阪にありますが、お寺さんから、仏事では数えで100歳と言われ、それを聞いて本当にうれしく思いました。調子のよいときは100まで頑張るか！　と言っていましたので「お母さん、やったね！」です。
> 　父親が昭和62年に亡くなってから、今日まで母一人、子一人で30年という年月を過ごして参りました。私は仕事一途で、母のことをあまりかまっておりませんでしたが、私の主婦を務めてくれていました。その頃は山梨に、群馬にと、車で遠距離通勤をしていましたが、「そんなに働かなくても。やっていけるよ」等と言うのを、「何言ってるのよ！　働くのはお金のためだけではないのよ！」と思っていました。仕事を退いて、一昨年引っ越してから、「あんたがいないと私はどうしていいかわからないよ！」というのを聞いて、本当に今まで心配、心細かったのだと思い知りました。
> 　90歳を過ぎてから、「90なんて、今までやったことがないので、どうやったらいいかわからないよ？」と盛んに嘆いていましたが、体力が落ちていくのを感じた頃から、「もういいよ！」、「もういいよ！」と言うようになりました。そんなこと言われても、どうしてあげることもできず、「お迎えが来るまで待つしかないよ！」、「あちらでお母さんを迎えに来るのを忘れているのかも」と言いましたら、ちょっとあきらめたかのようでした。入院してからは殆ど言葉を発することもなかったのが、個室に移ってから「やっとお父さんが迎えに来た？」と言いましたら、「ウッウー」とか、なんか声に出して頷いたように思いました。
> 　生来食は細かった人ですが、とりわけ入院以来、職員の方々が食べさせようとしても、首を振って口を開けなかったのが、私が食べさせると何とか5～6割方食べてくれました。そんなわけで、図に乗って、私が食べさせなければと、毎日、時には1日2回も病院に通っていました。
> 　1月半ば主治医に病状と今後の方針を伺いました。「頭がはっきりしているのに口を開けないのは、食事を拒否する意思表示だと思います。家族が介助すると食べるのは気を使っているから」と言われました。医療で若干延命はできるが、その処置で却って後で苦しむこともある、とも言われ、自然体でいくことに得心しました。
> 　日頃「生かされているのは、何か人のためにやることがあるから」と言っていましたが、頭が思うように働かなくなって、人の役に立つこともできず、逆に唯々人のお世話になっているのは耐えられないと思ったのだと思います。「ユーモアたっぷりで、笑顔が素敵な母の存在そのものに、周りの人々が安らぎを感じてくださった」

ということを、訃報を伝えた親類、知人・友人を通して痛感しました。「お母さんは十分人の役に立っているよ！（特に私にとって）」

　この1～2週間、見舞いに行っても、私の顔も見ようとはせず、ジーッと遠くを見つめていることがあって、「何見てるの？　どこに行ってるの？　ご飯だから帰ってきて！」というと、お愛想に少し口を開けるというような調子でした。こういう時はきっとあちらに遊び？に行っている、と思いました。病院の外で、「介護って大変だ、お金もすごく掛かるし」とやたら、友人・知人に言っていましたが、あちらに行っている時は、私の文句も聞こえていたかも、と思います。今後のことも考え、療養型病棟をお願いし、1月末には個室にも移していただいたのに、たった数日で逝ってしまいました。あと数か月、個室料金をどこから捻出しようか、とそろばん勘定をしているのも見ていたのだと思います。母としては今自分ができる唯一のこととして、この時に逝ったと確信します。母が自分の意志を貫いた、その力強さ、健気さに感動を覚え、涙がこみ上げてきます。

　このところ、最期をどう迎えるか、ということについて、多数の著作、マスコミ番組などで取り上げられていますが、"患者自身の選択と周囲がそれをどう支えるか（NHKクローズアップ現代）"、"中村仁一：大往生したけりゃ医療とかかわるな"、"鷲田小彌太：死ぬ力"……等を聞いたり読んだりしてみて、母はこの最期の時期に自分の決断を意思表示し、それを受け止めてくれた医療に出会い、実行する力を保持していた、と心底感じる今日この頃です。最期まで知力と実行力を持つこと、私も自分の最期をどう迎えるか、考えることしきりです。

　いつもいる人がいなくなって、寂しいでしょう、と言われますが、母が夜は居なくてもそれが当たり前と思えるに十分な期間、老人保健施設、病院に滞在して、こちらの都合次第でいつでも家に連れ帰って食事を共に取ったり、面会したり、まるで別宅のように、夜は別宅にお泊まりで安心等という贅沢な経験は私にとって大変有り難いことでした。段々に会いたくてもどこにもいないという現実が、身に沁みてきていますが……。

　「いつもありがとう、ありがとうと言っていると、いいことがあるよ！」と言っていましたが、特にこの1～2年何かに守られているような思いでいます。引っ越しの物件のことも、その後の手続き、母の介護施設のことも、療養のことも、母がいないとできない諸手続き（本籍地の移動等）が完了する等、最後に逝くまでのタイミングもこんな好都合はありませんでした。

　「お母さん、ありがとう。一緒に暮らせてよかったよ！」

平成28年2月佳日

田中久恵

〈引用・参考文献〉
1. 金子道子：「自分の信仰に従って礼拝する」基本的欲求概念に見る適応概念. 日本適応看護理論研究会学術論文集 2013；9（1）：13-1-19.
2. Virginia Henderson：Basic Principles of Nursing Care. International Council of Nurses, 1997.
3. Sister Callista Roy：The Roy Adaptation Model 3rd ed. Pearson, 2009.
4. ヴァージニア・ヘンダーソン著, 湯槇ます, 小玉香津子訳：看護の基本となるもの. 日本看護協会出版会, 東京, 2006.
5. 金子道子編著：ヘンダーソン, ロイ, オレム, ペプロウの看護論と看護過程の展開. 照林社, 東京, 1999.
6. アーサー・W・コームズ, フレッド・リチャーズ, アン・C・リチャーズ著, 大沢博, 今城真帆訳：認識心理学（上）（下）. ブレーン出版, 東京, 1991.
7. フランク・A・ジョンソン著, 江口重幸, 五木田紳訳：「甘え」と依存. 弘文堂, 東京, 1997.
8. パトリシア・ベナー著, 井上智子監訳：看護ケアの臨床知. 医学書院, 東京, 2005.
9. パトリシア・ベナー編著, 早野真佐子訳：エキスパートナースとの対話. 照林社, 東京, 2004.
10. G. W. オールポート著, 詫摩武俊, 青木孝悦, 近藤由紀子, 他訳：パーソナリティ. 新曜社, 東京, 1982.
11. 金子道子, 日本適応看護理論研究会：ロイとコームズの自己概念・概念枠組に関する文献検討. 日本適応看護理論研究会学術論文集 2002；1（1）：137-165.
12. 金子道子, 日本適応看護理論研究会編：相互依存の適応行動様式に関するパースペクティブ―日本人の相互依存に迫る. 日本適応看護理論研究会学術論文集 2004；3（1）：167-189.
13. ウヴェ・フリック著, 小田博志, 山本則子, 春日常, 他訳：質的研究入門. 春秋社, 東京, 2002.
14. 高橋惠子, 湯川良三, 安藤寿康, 秋山弘子編：発達科学入門. 東京大学出版会, 東京, 2012.
15. 金子道子：老年完成期に観る自己概念―ナラティブ意味的要約分析を通して―. 日本適応看護理論研究会学術論文集 2007；6（1）：3-33.
16. 金子道子：老年完成期に観る自己概念の考察―ナラティブ意味的要約分析から構造的要約分析を通して―. 日本適応看護理論研究会学術論文集 2011；8（1）：215-249

基本的看護12

「患者の仕事あるいは生産的活動を助ける（Helping patient with work, or productive occupation）」

金子潔子、金子道子

I 緒論

1．基本的看護12の原文と邦訳

基本的看護12　邦訳（金子潔子）

> 患者の仕事あるいは生産的活動を助ける

基本的看護12　原文（V. Henderson）

> Helping patient with work, or productive occupation
> 『Basic Principles of Nursing Care』p.78

　ヘンダーソンは、12番目の基本的看護に「Helping patient with work, or productive occupation（患者の仕事あるいは生産的活動を助ける）」看護を置いた。基本的欲求「work at something that provides a sense of accomplishment（達成感をもたらすような仕事をする）」が12番目に位置していたゆえに、基本的欲求に対応する基本的看護も12番目に位置づけたのである。

　なお、当該基本的看護「Helping patient with work, or productive occupation」を湯槇らは「患者の生産的な活動あるいは職業を助ける」と邦訳したが、著者は原文で「work」が先述、「productive occupation」が後述されている点と、基本的欲求の概念「work（仕事をする）」のなかに「精神的活動を反映した創作を含む」と定義したことにより、「患者の仕事あるいは生産的活動を助ける」と邦訳した。

2．基本的欲求と基本的看護に共通する「仕事（work）」の概念

　基本的欲求と基本的看護の原文で、共通して取り上げている概念は「work」である。「work」の取り上げ方は次の通りである。

- イ．基本的看護：Helping patient with <u>work</u>（仕事）, or productive occupation（生産的活動）。
- ロ．基本的欲求：<u>work</u>（仕事をする）at something that provides a sense of accomplishment」。
- ハ．「仕事（work）」の同義性：基本的看護は看護対象者の基本的欲求に対して行われる看護であることから、基本的欲求と基本的看護で取り上げられている「仕事（work）」は同義でなければならない。

3．「仕事（work）」と「生産的活動（productive occupation）」の関係

1）「仕事」と「生産的活動」の関係

　基本的看護では「仕事（work）」と並んで「生産的活動（productive occupation）」が取り上げられている（"or"で接続されている）。「生産的活動（productive occupation）」は基本的欲求にはない。したがって、基本的欲求の「仕事をする（work）」には「生産的活動（productive occupation）」が含まれると考えた。

　当該基本的看護と基本的欲求における「仕事」と「生産的活動」の関係を**図1**（p.434）に示した。以下に詳細を解説する。

- イ．①「仕事（work）」は、基本的看護と基本的欲求の両者に共通している重要概念

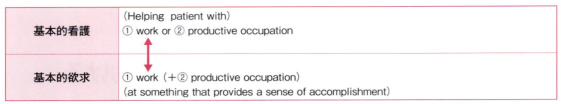

図1 ■基本的看護・基本的欲求における「work」と「productive occupation」の関係

ロ．基本的看護では、①「仕事（work）」と②「生産的活動（productive occupation）」の両者が、看護師が援助すべき欲求として同等に取り上げられている。したがって、①「仕事（work）」と②「生産的活動（productive occupation）」の概念は別概念である。

ハ．基本的欲求では、①「仕事をする（work）」のみを取り上げている。
　基本的看護で取り上げた②「生産的活動（productive occupation）」は、基本的欲求①「仕事をする（work）」の概念に含めなければならない。なぜなら、基本的欲求と基本的看護に共通する「仕事・仕事をする（work）」は同概念であることによる。

ニ．基本的欲求①「仕事をする（work）」には、「達成感をもたらすような仕事をする（provides a sense of accomplishment）」という「仕事・生産的活動（work）」の成果が示されている。

ホ．基本的看護は、基本的欲求の「仕事（work）・生産的活動（productive occupation）」の両者を援助する。

ヘ．基本的看護は、基本的欲求の「仕事（work）」「生産的活動（productive occupation）」の両者が達成感をもたらすように援助する。

2）第一概念「仕事をする」とは；概念定義

「仕事をする」とは、人間が生きて生活するために賃金を得ることを目的とした活動である。また、「仕事をする」とは、何かを成し遂げるための活動であり、その結果、社会的役割を遂行することである。さらに、必ずしも賃金を得ることを目的としない精神的活動を反映した創作も含まれる（再掲）。

3）第二概念「生産的活動を含む仕事」とは；概念定義

「生産的活動を含む仕事」とは、達成感を伴った活動をいう。人間が、仕事を成し遂げた結果、心に生じる肯定的な感覚が満足感であり、その満足感が達成感をもたらす。成し遂げた仕事は、その人にとっての生産的な活動であり、達成感も個別的である（再掲）。

II 本論

1．「達成感をもたらすような仕事あるいは生産的活動をする」基本的欲求とは；概念定義

緒論で述べたように、当該基本的看護の概念定義は次の2視点から考えた。

イ．「仕事（work）」「生産的活動（productive occupation）」「達成感をもたらす（provides a sense of accomplishment）」をキーワードとした概念定義。

ロ．「仕事（work）」「生産的活動（productive occupation）」「達成感をもたらす（provides a sense of accomplishment）」の3者の概念の関係からの概念定義。

以上から「達成感をもたらすような仕事あるいは生産的活動をする」基本的欲求を、次のように概念定義した。

「達成感をもたらすような仕事あるいは生産的活動をする」基本的欲求とは；概念定義
　仕事とは、「人間が生きて生活するために賃金を得る」ことを目的とし、時には、「賃金を得な

表1 ■「ヘンダーソンによる当該基本的欲求の考え方」と「当該基本的看護の助ける5内容」の関係

	ヘンダーソンの当該基本的欲求の考え方	基本的看護の概念から抽出した"助ける"5内容
①	病人であっても1日の生産活動の産物として手作りのもの・さまざまな感覚・習得した知識などがある	イ・ロ・ハ・ニ・ホ
②	大人の仕事(生産的活動)は、社会的に是認された期待である	ⓘ・ロ・ハ・㊁・ホ
③	社会的期待に応える仕事をすることは、その人には生産性があることを社会が承認したことである	ⓘ・ロ・ハ・㊁・ホ
④	多くの人の仕事への満足感は、仕事を通して社会から満足感を得ることにある	イ・ロ・ハ・㊁・ホ
⑤	病人でも仕事をし続けることができるなら、病気の恐ろしさを軽減できる	イ・ロ・㊆・ニ・ホ
⑥	病人は、病気が長引き仕事ができなくなった時、自分は無価値であると感じる	㊀・ハ・ニ・ホ
⑦	病人が身体的・生産的活動の限界はあっても、精神的活動をし続ければ終生ベッドで過ごしたとしても老年期まで生産的活動は円熟する	イ・ロ・ハ・ニ・㊄
⑧	人生後半のほとんどをベッドで過ごしたナイチンゲールは、膨大な数の執筆と文通から、すなわち精神的活動から身体的・精神的活動に優るとも劣らない非凡な価値を生み出した	㊀・ハ・㊁・ホ
⑨	病人は、身体的生産活動に限界があっても精神的生産活動において欲求を充足することができる	イ・ロ・ハ・㊁・ホ

○印:特に対応する内容。

くても行う身体的・精神的・創造的活動」をいう。仕事を成し遂げた結果は、心に肯定的な満足感から達成感を生じ、その人の社会的役割遂行につながる。成し遂げた仕事は、その人にとっての生産的活動であり、達成感も個別である。

2.「患者の仕事あるいは生産的活動を助ける」基本的看護とは;概念定義

1) 概念定義

「達成感をもたらすような仕事あるいは生産的活動をする」基本的欲求の概念定義に基づき、基本的看護を次のように定義した。なお、仕事・生産的活動は患者のみならず各人が持つ欲求であることから、「患者」を「各人」とした。

> 「患者の仕事あるいは生産的活動を助ける」基本的看護とは;概念定義
> 各人が生きて生活に必要な賃金を得るための仕事・生産的活動を助ける。時には賃金を得なくても行う身体的・精神的・創造的活動を助ける。仕事・生産的活動を成し遂げた結果、心に肯定的な満足感から達成感が生じることを助ける。さらに、仕事がその人の社会的役割遂行につながることを助ける。仕事・生産的活動から得られた達成感は、その人独自のものであるよう助ける。

2) 基本的看護の概念定義から抽出した"助ける"内容

当該基本的看護の概念定義から、当該基本的欲求への"助ける"内容を以下のイ〜ホに分けた。

イ．生きて生活するための賃金を得る仕事・生産的活動を助ける。
ロ．賃金を得なくても行う身体的・精神的・創造的活動を助ける。
ハ．仕事・生産的活動を成し遂げた結果、心に肯定的な満足感から達成感が生じることを助ける。
ニ．仕事・生産的活動がその人の社会的役割遂行につながることを助ける。
ホ．仕事・生産的活動から得られた達成感がその人独自のものであるよう助ける。

3) ヘンダーソンによる当該基本的欲求の考え方と"助ける"5内容との関係

ヘンダーソンは当該基本的欲求に対し、①〜⑨の考え方を示した(**表1**)。一方、著者は基本的看護の概念定義から、前項で示したイ〜ホの"助ける"5内容を挙げた。そこで、ヘンダーソンが考える当該基本的欲求の考え方が、当該基本的看護の"助ける"5内容のどれに該当

するかを考えた。その結果が表1である。
　概念定義から抽出された"助ける"イ～ホの5内容は、ヘンダーソンの考える①～⑨の欲求すべてに対応していた。そのうち、特に対応しているものに○印をした。ただし、⑥⑧は賃金を得るためのものではなかった。
　以上から、ヘンダーソンの当該基本的欲求の概念と著者の考える当該基本的看護はほぼ一致し、関連性を持っていることがわかった。

3．「各人の仕事あるいは生産的活動を助ける」基本的看護の概要

　著者は「各人の仕事あるいは生産的活動を助ける」基本的看護の概念から、"助ける"看護をイ～ホの5内容に分類した（前項「2」基本的看護の概念定義から抽出した"助ける"内容」）。イ～ホの各分類に基づいて基本的看護の概要を述べる。

1）「生きて生活するための賃金を得る仕事・生産的活動を助ける」基本的看護

　人間は生きて生活を維持するために賃金を得なければならない。賃金は「仕事・生産的活動」の成果に対して与えられる対価である。ゆえに、当該基本的看護は、生命・生活維持のために「賃金を得るための仕事・生産的活動」を助ける。

（1）「生きて生活するための仕事・生産的活動を助ける」とは

　各人は、生きて生活するために自分の体力・知力・意思力に適した仕事・生産的活動を選択し、従事し、賃金を得る努力で仕事環境に適応することが望ましい。得られた賃金は、生きて生活維持に使われる。基本的看護は、仕事・生産的活動の選択・従事・賃金を得る努力・環境づくりを助ける。

（2）「生きて生活するための仕事・生産的活動を助ける」具体的援助

①各人が自分の体力・知力・意思力に適した仕事・生産的活動の選択を助ける

　各人は、自分の選択した、または選択しようとしている「仕事・生産的活動」が、自分の体力・知力・意思力に見合ったものかどうか、客観視できるように助ける。その際、仕事・生産的活動で相互にどんなことでも相談し、助言できる信頼関係を形成する。

②各人が自分の選択した仕事・生産的活動に適切に従事できることを助ける

　各人は、自分が選択した「仕事・生産的活動」に従事する過程でさまざまな困難に直面する。新しい「仕事・生産的活動」に従事する時は、仕事の困難を乗り越え、役割を克服しなければならない。それには、仕事に関する知識・技能の獲得が必須である。

　仕事に慣れてきた段階での仕事を遂行するために同様な努力が必要となる。途中で仕事を転換しなければならない外的条件が生じたり、自分の体力・知力・意思力に限界が生じ転職などを考えなければならない状態が発生することもある。仕事に従事することは、各人が他者の援助を得て自力で考え対処しなければならないことである。いずれも、生きて生活維持のためである。

　援助する他者の一人に看護師が存在する。病気や障害で体力・知力・意思力が低下した時は、看護師は援助する。看護は、病気や障害を発症したその人の体力・知力・意思力を観察・査定し、生命・生活維持に仕事・生産的活動の重要性を確認し、不足部分を助け、仕事への復帰や転職、あるいはその人の体力・知力・意思力に適した新しい職業選択を助ける。

③各人が従事している仕事・生産的活動に努力することを助ける

　各人は、従事している「仕事・生産的活動」を持続するためには努力を必要とする。努力には、仕事を持続する体力・知力・意思力のすべてが必要である。仕事維持への体力は、各人の体調管理への努力による。仕事維持への知力は、各人の仕事に関する学習への努力による。仕事維持への意思力は、各人の仕事への関心・意欲・情熱などを高める努力による。各人は、それら体力・知力・意思力を、他者の援助を受けながらも努力することが求められる。努力している人に対し、看護師はその人の努力成果を

認め評価し、さらなる努力の方向性を見出すことを助ける。

しかし、心身の障害が発症し、生命・生活維持に困難がみられた時は、障害の種類・程度によって仕事の維持が困難になる。その人にとってふさわしい相談者を選ぶことに協力することも基本的看護である。

（3）各人が努力している仕事・生産的活動の環境づくりを助ける

各人が生命・生活維持に「努力している仕事・生産的活動」には環境づくりが必要である。「仕事・生産的活動」の環境には自然・物理的環境と社会的環境がある。「仕事・生産的活動」の両環境のなかで各人が自助努力で環境を整えられることと、所属している職場・社会集団と一緒に環境を整えなくてはできないことがある。各人が自助努力で自然・物理的環境と社会的環境を整えることに関して、看護師はその人の環境の整え方を傾聴し、助言し、ときにはその人にとって適切な人の支援も得られるように援助する。各人が所属している職場など、社会集団と一緒に環境を整えることを援助する看護職者には、産業保健師や看護師が存在する。産業保健師や看護師は、自然・物理的環境および社会的環境が各人の健康に影響を及ぼす要因を見きわめ、各人の健康問題解決のため、所属している職場など社会集団にはたらきかけたり、他職種と連携して各人を助ける。そのなかで「努力している人」に対し、敬意を払い、努力の成果を共に喜ぶことも看護である。

（4）賃金を得る仕事・生産的活動を助ける

賃金を得る仕事を助けるには、以下のことが挙げられる。

①生きて生活するために必要な賃金を仕事から得ることを助ける

各人が、自分および家族の生命維持と生活に必要な資金を仕事から得られるよう、各人・家族を助ける。それには、各人が心身の健康維持により円滑に仕事が遂行できるように助けることが基本的看護である。

②社会的支援がないと賃金を得ることができない人を助ける

心身の健康障害により体力・知力・意思力のいずれかが低下し、生命維持や生活維持のための賃金が十分得られない状態に陥った人には、健康障害の回復への看護をしつつ、賃金を得ることができなくなった人への社会的支援につなげることが重要になる。仕事により賃金を得られるように支援するには、社会的ネットワークが必要であり、ネットワークの一端を看護が担う。

心身の健康障害や健康問題が解決し、職場復帰が徐々に可能となり、賃金を得る見通しができても職場復帰への不安が生じやすく、不安が心身の健康を脅かすこともある。自分や家族の生命維持・生活維持には生活資金が必要で、それを仕事から得ることは、心身の健康回復への意欲をもつことに対する強い動機づけとなる。すなわち、仕事から賃金を得ることと心身の健康回復への意欲を高めることは同義で、それらを助けることが基本的看護である。

③賃金を得られなくても生活することを助ける

人間が生きて生活するには「衣・食・住」の充足は必須である。体力・知力・意思力が低下し、生活のための賃金を得ることができない場合は、憲法で保障されている「健康で文化的な最低限度の生活を営む」ために、保健医療福祉および行政と協働してその人を助ける。看護は他職種との連携・協働に関与する。

2）「賃金を得なくても行う身体的・精神的・創造的活動を助ける」基本的看護

（1）「賃金を得なくても行う身体的・精神的・創造的活動を助ける」とは

仕事・生産的活動により賃金を得られない人には、心身の健康障害から就業困難な人、定年退職で仕事から退いた人、自分の意思で就業しない人、自分の意思に反して失業した人などが挙げられる。また、賃金を度外視して創造的活動に熱中する人もいる。それらの人々は、賃金が得られなくても身体的・精神的・創造的活動は可能である。看護は、それらの人々の身体的・精神的・創造的活動を助ける。

各人の賃金が得られない背景はそれぞれ異なることから、各人の身体的・精神的・創造的活動を助けることは、個人の背景に基づくことが重要である。

（2）「賃金を得なくても行う身体的・精神的・創造的活動を助ける」具体的援助
①心身の健康障害から就業困難な人への援助

心身の健康障害から就業困難な状態にある人に対し、看護師はその人が心身の健康障害から就業困難であることを直視し、自分の置かれている状況を受容できるように援助する。また、心身の健康障害が回復に向かえば就業も可能であることを、本人が自己期待できるように援助する。さらに、仕事復帰の可能性が低く再び賃金を得ることの見通しが立たなくても、身体的・精神的・創造的活動を見出すよう援助する。このことについてヘンダーソンは、その人にとっての意味ある活動をつくり出すことは重要であり、可能であることを述べている。

②定年退職で仕事から退いた人への援助

定年退職で仕事から退いた人への基本的看護は、その人が体力・知力・意思力に見合った新たな仕事を見出すことを助ける。その際、その人の仕事への意欲・経験知を活かし、身体的・精神的・創造的活動が発揮できるように援助する。その人が新たな仕事で賃金を得ても、あるいは賃金が得られなくても、新たな仕事にやりがい・生きがいを見出せるように援助する。

定年退職により体力・知力・意思力が低下していたり、新しい仕事で職場環境が変化したり、賃金が減少あるいは無収入になったことで、仕事に価値を見出せなくなった場合は心身の健康障害が起こりやすい。看護師は、心身の健康障害の発症に特に留意し、身体的・精神的・創造的活動が、その人にとっての退職後の有意義な活動であるよう援助する。

③自分の意思により就業しない人への援助

自分の意思により就業しないで生活のための経済的基盤が確立していない人、例えばニートや引きこもりの人には経済的自立への支援が必要である。経済的基盤を構築しようとする意思に欠ける人、働くことに価値を見出せない人、人間関係の不信やつまずきから就業に不安や恐怖を抱き、自ら就業拒否をする人には特別な支援が必要である。看護師は、それらの人々の社会的支援のメンバーとして、その人の職業的自立に向けての支援を行う。

④自分の意思に反して失業した人への援助

自分の意思に反して失業した人は、仕事への体力・知力・意思力があるにもかかわらず、その人を受け入れる仕事の環境が整っていない場合が多い。その人の仕事に関する体力・知力・意思力を客観的にみて、その人に最も適した職業を見出し、その職種に必要な体力・知力・意思力を整え、就業できるように社会的支援を行う。看護職は、社会的支援のメンバーとして身体的・精神的・創造的活動を助けることで参加する。

3）「仕事・生産的活動を成し遂げた結果、心に肯定的な満足感から達成感が生じることを助ける」基本的看護

（1）「仕事・生産的活動を成し遂げた結果、心に肯定的な満足感から達成感が生じることを助ける」とは

仕事や生産的活動を成し遂げた結果に満足感を覚え、その満足感が仕事遂行の達成感となるには、やりきった仕事にその人が「仕事をやりきってよかった。満足だ」と思え、やりきった仕事に「十分に努力して仕事をやり遂げた」と達成感を自覚することが必要である。上記のような満足感・達成感は、その人の仕事に対する自己評価である。したがって、この時の基本的看護は、その人の仕事に対する自己評価を助けることである。

その人が肯定的満足感から達成感を生じがたい時は、その人が成し遂げた仕事に対してもっている満足感・達成感を顕在化することを助ける。また、その人すなわち本人の重要他者にはたらきかけ、肯定的満足感・達成感を生じるよう助ける。本人の重要他者の一人に看護師が存在する。

（2）「仕事・生産的活動を成し遂げた結果、心に肯定的な満足感から達成感が生じることを助ける」具体的援助

その人が、仕事・生産的活動を成し遂げた結果の肯定的満足感・達成感が生じる具体的援助は、肯定的満足感・達成感への理解、共感、受容、課題の見出しをすることである。

肯定的満足感・達成感の理解とは、その人が感じ、自覚している満足感・達成感をあたかも自分の満足感・達成感として理解を示し、その人に理解したことを言葉で返し、伝えることである。

肯定的満足感・達成感への共感は、その人が感じ、自覚している肯定的満足感・達成感を追体験し、自分が共感した満足感・達成感を言葉で伝えることである。

肯定的満足感・達成感への受容とは、その人が感じ、自覚している満足感・達成感を批判することなく、ありのままに受け入れることである。さらに、受け入れた感覚や感情を言葉で咀嚼し、その人に伝えることである。

肯定的満足感・達成感への課題の見出しとは、その人が感じ、自覚している満足感・達成感をその人と一緒に振り返り、仕事・生産的活動をさらに充実させるために新たな課題を見出すことである。

以上、理解・共感・受容・課題の見出しは、すべて援助者の感情・感覚や思考であるため、援助者はそれらを自分の言葉に置き換え、その人すなわち基本的看護の対象者に理解してもらえるように、言語で表現して伝えることが基本的看護である。

4）「仕事・生産的活動がその人の社会的役割遂行につながることを助ける」基本的看護

（1）「仕事・生産的活動がその人の社会的役割遂行につながることを助ける」とは

次の①～④の事項について関与することが基本的看護である。なお、ここでの基本的看護は適応看護モデル「役割機能の行動様式」の概念を導入した。

①その人が仕事・生産的活動上の役割克服・役割遂行するという意思決定に関与する。

②その人が仕事・生産的活動を通して一次的役割（年齢・性別など成長発達に伴って生じる社会的役割：親役割・学生役割・職業的役割・地域社会での役割など）、二次的役割（一次的役割遂行から派生する二次的役割：親役割―PTA役員、職業的役割―営業課員・看護部長、地域社会での役割―自治会役員など）、三次的役割（その人の意思決定および病気・障害に基づく選択された役割：その人の意思決定によって選択された役割―県会議員など、意思決定とは無関係に遂行しなければならない役割―病人役割、障害者役割など）の役割克服・役割遂行ができるよう関与する。

③その人が役割克服・役割遂行のための表出的行動（役割克服・遂行のための意思・感情などを表出する情動的行動）、道具的行動（役割克服・遂行のために自分の身体を道具として使う目的志向の行動）に関与する。

④その人が役割克服・役割遂行する際、役割変化・役割距離・役割葛藤・役割不能に陥った時に関与する。

（2）「仕事・生産的活動がその人の社会的役割遂行につながることを助ける」具体的援助

①「仕事・生産的活動上の役割克服・役割遂行の意思決定」への具体的援助

その人の役割克服・遂行の意思決定には、自分の仕事・生産的活動の役割を認識し、受容し、かつ自力で役割克服・遂行が可能であると判断することが重要である。したがって、その人の仕事・生産的活動上の役割認識、受容、自力で役割克服および遂行可能であることの判断を助けることが基本的看護である。

②「仕事・生産的活動を通して一次・二次・三次的役割の役割克服・役割遂行」への具体的援助

多くの自立した人は、仕事・生産的活動を通して一次・二次・三次的役割の役割克服・遂行ができている。一次的役割遂行については、発達危機に直面すると仕事・生産的活動を通しての役割克服・遂行の危機に陥ることもある。看護は、その人の発達課題達成を援助する役割を

もつことから、発達危機を乗り越え仕事・生産的活動を通して一次的役割克服・遂行ができるよう援助する。

看護は、三次的役割のうち病人役割・障害者役割の役割克服・遂行について深いかかわりをもつ。しかも、そのかかわりは「仕事・生産的活動」においてである。すなわち、看護師はその人の「仕事・生産的活動」において、その人が病人役割・障害者役割の役割克服・遂行ができるように援助する。具体的には、病院でその人が病気・障害と共存しながら職場・生産的活動に復帰し、そこでの役割がとれるように援助する。また、職場・生産的活動の場で、その人が病気・障害と調和しながら病人役割・障害者役割がとれ、さらに職場で役割がとれるように援助する。

(3)「役割克服・役割遂行のための表出的行動・道具的行動」への具体的援助

多くの人々は、仕事・生産的活動において体力・知力・意思力があれば役割克服・遂行のための表出的行動・道具的行動はとれている。しかし、心身の障害により体力・知力・意思力に不足が生じた場合は、表出的行動・道具的行動が円滑にとれなくなる。看護師は、その人が役割克服・遂行への表出的行動・道具的行動が円滑にとれるために、体力・知力・意思力を、根拠を持って客観的に判断し、その人と話し合い体力・知力・意思力の不足を補う。この一連のプロセスが具体的援助である。

(4)「役割克服・役割遂行する際の役割変化・役割距離・役割葛藤・役割不能」への具体的援助

その人が、仕事・生産的活動において役割克服・遂行する際、役割克服・遂行がうまくいかなくなった時、①役割変化、②役割距離、③役割葛藤・役割不能という役割上の具体的問題が生じる。適応看護モデルでは、これら役割上の具体的問題を役割機能の非効果的応答と呼んでいる。これら役割機能の非効果的応答を効果的応答にもっていくことが基本的看護である。

①役割変化

仕事、生産的活動上で役割移動した時、従来の役割から移行した役割に適応するためには、役割変化を成し遂げなければならない。それには、自分の体力に見合った仕事であるか、役割移行で知的能力がついていくか、役割移行する意思をもっているか、を考えなくてはならない。体力・知力・意思力をはたらかせて新たな役割を克服し遂行する必要がある。役割移行した際は、抵抗感や挫折も生じやすい。看護師は、その人の抵抗感や挫折にはたらきかけて円滑な役割変化ができるように援助する。

②役割距離

仕事・生産的活動上で役割克服・遂行しなければならない時、克服・遂行すべき役割に対し心理的・物理的距離があり役割をとれない状況が生じる。その状況が役割距離である。看護師は、役割がとれないと感じるその人の心理的・物理的距離を縮めることを援助する。

具体的には、「その役割をとりたいけれど躊躇してしまう」という心理的距離、「その役割をとらなければならないけれど、遠くにいて役割がとれない」という物理的距離で、役割克服・遂行ができない状況に対して援助することが基本的看護である。躊躇する心理的距離や遠隔地といった物理的距離を理解し、躊躇を払拭する方法や、遠隔地で役割がとれないことを解決する方法を対象者と共に考えるのが基本的看護である。

③役割葛藤・役割不能

仕事・生産的活動上で役割克服・遂行しなければならない時、克服・遂行すべき複数の役割に対し、例えば母親役割と仕事役割の間の葛藤が生じる、仕事役割のなかでのメンバーとしての役割とリーダーとしての役割の間に葛藤が生じることがある。前者は役割間葛藤で、後者は役割内葛藤である。また、役割葛藤が悪化して役割不能となる。その状況を解決するには、その人の仕事・生産的活動上の重要他者の援助が必要となる。

産業保健師は、職場で役割葛藤・不能からうつ状態に陥った人のメンタルヘルスに全面的にかかわる。病院看護師は、職場で役割葛藤・不

能からうつ状態に陥った外来・入院患者に対し、他職種である医師・臨床心理士・作業療法士らと協力して役割葛藤・不能から脱出し、職場復帰に向けて援助するのが基本的看護である。

5）「仕事・生産的活動から得られた達成感がその人独自のものであるよう助ける」基本的看護

（1）「仕事・生産的活動から得られた達成感がその人独自のものであるよう助ける」とは

「達成感をもたらすような仕事をする」基本的欲求の概念定義において達成感は個別であると定義した。

「仕事・生産的活動から得られた達成感がその人独自のものである」意味は次のとおりである。

①仕事・生産的活動の成果に対するその人独自の感じ方・自覚

その人にとっての体力・知力・意思力に見合った仕事・生産的活動は、その人にとって価値あるもので、仕事・生産的活動を成し遂げた時に感じる満足感・達成感は、その人独自の感じ方であり自覚された結果でもある。

例えば営業職の人が、自身の仕事（営業）が自己の体力・知力・意思力に見合っていると感じ、営業マンであることに誇りを感じている。さらに、営業成績が自己の目標値に到達し、それに満足感や達成感を覚えた。その時の満足感・達成感はその人の感じ方で、他の営業マンが感じた感覚と対比できない。その人独自のものである。

②仕事・生産的活動に対するその人独自の価値づけ

その人にとって価値ある仕事・生産的活動は、他者あるいは社会的に評価されるだけではなく、その人自身が価値づけるものである。その人が選択し遂行した仕事・生産的活動は、その人自身が価値づけし、価値づけしたことで、満足感や達成感が得られる。したがって、満足感・達成感の源となる仕事・生産的活動の価値づけは、その人独自のものである。

営業職の人が、営業成績の目標値に到達し満足感・達成感が得られたとする。この根底には、営業は自分にとって価値のある仕事であり、目標値も自分が決めたという自負がある。その考え方はその人独自のもので、他の人が同じ価値観を持っているとは限らない。

（2）「仕事・生産的活動から得られた達成感がその人独自のものであるよう助ける」具体的援助

「仕事・生産的活動から得られた達成感がその人独自のものである」ことの意味は前述のとおり、2つあった。そこで、この2つの意味を反映させて具体的援助を以下に述べる。

①「仕事・生産的活動の成果に対するその人独自の感じ方・自覚」への具体的援助

仕事・生産的活動を成し遂げた時に感じる満足感・達成感は、仕事・生産的活動から生じた成果であると認識することを助ける。さらに、その人が感じ、自覚した満足感・達成感は、その人独自のものであると認識することを助ける。

例えば営業職の人が、営業成績の目標に到達しても満足感・達成感を感じる時と感じない時がある。営業成績に満足し達成感を自覚している時の具体的援助は、満足感・達成感への肯定的評価と称賛を示すことである。営業成績に満足せず評価できない時の具体的援助は、営業成果を明確にし、営業成果を評価し、肯定的自己評価ができるよう、かつ目標に到達した自分を称賛できるように助けることである。

②「仕事・生産的活動に対するその人独自の価値づけ」への具体的援助

その人にとって価値ある仕事・生産的活動は、他者や社会的評価もふまえて、その人が価値づけることを助ける。また、その人の満足感・達成感は、仕事・生産的活動で価値づけした結果得られたものであると思えることを助ける。さらに、満足感・達成感の源となる仕事・生産的活動の価値づけは、その人独自のものと思えることを助ける。

営業職の人で例えると、営業成績が目標に到達し、上司や同僚から「よくやった」、「努力し

ね」などと肯定的評価や称賛を与えられても、自分自身の満足感・達成感が得られないことがある。それは、上司が設定した営業成績の目標値が自分の目標値と異なり、上司の目標を達成していても満足感・達成感が得られなかったのである。目標値の設定は、その人自身の営業成績に対する価値観の現れである。目標値を上司や同僚が決めても、その人が自分の価値観で決めなければ、満足感・達成感は得られない。援助は、その人が目標値を独自で目標設定すること、独自の目標設定に達することで、満足感・達成感が得られるようその人の認識を助けることである。

4. 全発達段階に不可欠な「患者の仕事あるいは生産的活動を助ける」基本的看護

1) 幼児期

（1）幼児期の「仕事・生産的活動」の特徴

幼児期の「仕事・生産的活動」の特徴を下記に記す。

イ．幼児期の成長発達への仕事は遊びである。
ロ．幼児期の遊びは生産的活動でもある。
ハ．幼児は遊びが大好きで、遊びを通して満足感を得る。
ニ．幼児はごっこ遊びを通して両親や身近な人の仕事を模倣・再現し、両親や身近な人の仕事の概念・仕事の種類・仕方・仕事道具の使い方などを習得する。
ホ．幼児は仕事のごっこ遊びを通してコミュニケーションを学ぶ。
ヘ．仕事のごっこ遊びから仕事の概念・仕事の種類・仕事の仕方・仕事道具の使い方などや、人とのコミュニケーションを習得した幼児は、仕事に関する社会性を身につけ成長することができる。

（2）幼児期の「仕事・生産的活動」の特徴に対する基本的看護

幼児期の「仕事・生産的活動」である遊び、とりわけごっこ遊びに関して基本的看護を行う。

幼児は、両親や身近な人の仕事を模倣・再現することによって、両親や身近な人の仕事の概念・仕事の種類・仕事の仕方・仕事道具の使い方などを習得できるよう援助することが基本的看護である。また、仕事のごっこ遊びを通して人とのコミュニケーションの取り方を学ぶこと、上手にごっこ遊びができた時には満足感が得られるよう援助することが基本的看護である。

一方、幼児が仕事のごっこ遊びをしている時に仕事の概念・仕事の種類・仕事の仕方・仕事道具の使い方などを認識し、体得できるよう援助する。このことが基本的看護である。さらに、仕事のごっこ遊びを通じて、仲間と上手にコミュニケーションがとれるよう援助することが重要な基本的看護である。仕事のごっこ遊び全体を通して、幼児がごっこ遊びに満足し、ごっこ遊びで得られた成長を認め、評価、称賛することが基本的看護である。

2) 学童期

（1）学童期の「仕事・生産的活動」の特徴

イ．学童期の「仕事・生産的活動」は学習である。
ロ．学童の「仕事」としての学習の場は、家庭・学校・地域社会であり、所属する社会の生活技能や知識・文化を学び、身につける。
ハ．学童は学校で、生活に必要な教科目を学習する。教科目には社会科などがあり、身近な社会生活のなかで必要な仕事や人々の従事している職業、そして仕事・職業を通して社会の仕組みを学ぶ。
ニ．学童は、身近な人々の仕事、あるいは広く社会に存在する職業・職場などについて視野を広げ、自分の職業選択に役立てる。
ホ．学童は、身近な人々や広く社会に存在する職業・職種で就労している人々の勤勉性を学び、自己成長のための勤勉性への動機づけとする。
ヘ．学童は、社会で働いている人々の仕事への満足感・達成感を学び、自分の学習や運動・趣味などへの努力に還元する。

（2）学童期の「仕事・生産的活動」の特徴に対する基本的看護

学童期の「仕事・生産的活動」である「学習」、とりわけ家族や身近な人、あるいは地域社会の人々から仕事について学ぶこと、学校での社会科の授業などから仕事について学ぶことを援助するのが基本的看護である。

家庭・地域社会では、所属する社会の仕事・生産的活動の知識や技能・文化を学び身につけることを助ける。学童にそれらを教えるのは、家族・地域の人々が中心で、学童に知識・技能・文化を教える人々の一員として看護師が存在する。看護師は、学童の「達成感をもたらすような仕事をする」基本的欲求に対する基本的看護であるという認識のもとで基本的看護を行う。

学校では社会科の授業で「仕事・生産的活動」について教員が教える。身近な人々の仕事から、広く社会に存在する職業まで視野を広げ、仕事を通しての社会組織・仕事への勤勉性を学ぶことを助ける。また、仕事を通しての社会組織の学習・仕事への勤勉性や満足感を自己還元できるように助ける。

仕事について、教科目で教えるのは教員であるが、看護師は看護の仕事を教える立場に立つことが可能である。職場訪問などで直接学童に接すること、また、マスメディアなどを通じて看護専門職の概要を知らせることも可能である。ときには、学童が病院で看護援助を受けたことに感銘し、将来の職業選択の一つに看護師を希望することもある。以上、これらすべてが基本的看護である。

3）青年期
（1）青年期の「仕事・生産的活動」の特徴

青年期の「仕事・生産的活動」の特徴を以下に挙げる。

- イ．青年期の「仕事・生産的活動」の特徴は、職業的アイデンティティの確立である。
- ロ．青年期の職業的アイデンティティとは、現実的に自分の個性・能力に見合った職業選択と就労への準備を進めていくことである。
- ハ．青年は、職業の選択・準備において、家族や他者から期待される自分と、現実に自分がしたい仕事、また自分の能力や適性などを見きわめ職業選択し、選択した職業への知識・技能・体力などを整え就労に備える。
- ニ．青年は、自分の選択した職業により経済的自立が可能かどうか見きわめ、職業を選択する。
- ホ．青年は、自分が選択した職業にやりがいや社会的貢献などに関する自己実現が可能かどうか見きわめ、職業を選択する。
- ヘ．青年は、自分が選択した職業で職業的役割を克服・遂行し、満足感・達成感を得る。
- ト．青年は、自分が選択した職業で、挫折などを余儀なくされた時、自分の体力・知力・意思力に見合った職業を選択する。

（2）青年期の「仕事・生産的活動」の特徴に対する基本的看護

青年期の職業的アイデンティティ確立への援助が基本的看護である。具体的には、職業選択と就業への準備を助ける。それには、青年が周囲の力を借りて現実の自分を客観視し、自分の個性、自分の知識や体力、自分の関心ある仕事、努力すれば錬磨できるであろう職業的技能、働きたい場所や周囲の環境などを明確にすることを助ける。その際、青年が、両親、知人・友人、先輩、教師、あるいはその職業の専門家に、職業に対する姿勢・努力・技能や知識、あるいは仕事上のやりがい・社会の貢献や困難について学べるよう助ける。また、就業準備として、希望する職場訪問、仕事体験、就業者の話を聞くなど自分の仕事への関心、努力、能力、適性に見合った仕事であるかを判断し、就業への課題をみつけ就業に備える。その一連の準備を助けることが基本的看護である。

看護は、青年が看護専門職の選択と就業準備を援助する。それは、青年が看護専門職を目指し就業を希望する時、そのための準備として国で定められた資格取得のための専門教育を受け

ること、国家資格を取得すること、就業を希望する職場訪問、仕事体験、先輩の話を聞くなど、長期に渡る準備を看護専門職者は多方面から援助する。

青年は、自分が選択し就業の準備をした職業に就職すると、現実の仕事や職場環境から受ける刺激により、程度の差はあるがリアリティショックを受ける。就業時のリアリティショックに対し基本的看護は機能する。

青年は、現実を直視し受け入れ、その現実に適応するにはどうしたらよいか考える。その際、看護職者は役立つ。

青年が就業した職場とは違う立場にいる産業保健師や、職場とは関係のない保健師・看護師は、青年の職場での利害関係がなく、青年のリアリティショックを無批判に傾聴でき、青年の抱えているフラストレーションをありのままに受け止めることができる。多くの自立した青年は、職場のリアリティショックやフラストレーションを無批判に傾聴してもらい、理解してもらったことで、職場に適応するための問題解決を見出し、リアリティショックが克服できる。すなわち、職場適応への自己解決能力を引き出すことに看護は寄与する。

さらに、看護職者が役立つ理由は、当該基本的看護にある。当該基本的看護は「各人の仕事・生産的活動を助ける」ことである。看護専門職者は、「青年のリアリティショックに対する対処機制を助ける」基本的看護において専門性を持つ。

就職時にリアリティショックを感じ苦悩していた青年が、自己問題解決能力を身につけ、職場に適応し、仕事にやりがいを覚え、職場の同僚の支えに感謝し、自分の労働に対する対価としての給与で経済的自立ができれば、その青年の自尊感情は高まる。そのような状態に向かった時、青年は職業的アイデンティティ確立の方向に向かっているといえる。青年の職業的アイデンティティの確立には克服や挫折など紆余曲折があり、そのつど青年は自力と他者の支援で乗り越える。青年の紆余曲折のどの状態にあっても当該基本的看護は機能する。

4）成人期
（1）成人期の「仕事・生産的活動」の特徴
① 「仕事・生産的活動」に影響を及ぼす成人期の発達課題

次に示す成人期の発達課題は、「仕事・生産的活動」に影響を及ぼす。

- 子どもを育てる。
- 家庭を管理する。
- 職業に就く。
- 一定の経済的水準を築き維持する。
- 大人の余暇活動を充実する。
- 生理的変化を受け入れ適応する。
- 年老いた両親に適応する。

　　（注：ハビーガーストによる壮年期・中年期の発達課題より抽出）

② 成人期の発達課題と経済的安定

①で示した発達課題を達成するには、生活の基盤として経済的安定が保証されなければならない。その経済的安定を維持する人は、子どもの父親・母親であり、老親介護をする成人期の人の老親の息子・娘である。「子どもの父親・母親」「老親の息子・娘」は同一の成人期の人がもつその人の肩書であり、その人の一次的役割機能である。したがって、一次的役割は発達課題達成のために避けることのできない仕事・生産的活動による経済的安定に依存する。

③ 成人期の仕事・生産的活動から保証されなければならない経済的安定

働かなくても経済的安定が保証されている人は別であるが、多くの人々は経済的安定維持のために「仕事・生産的活動」に従事する。これが、成人期の「仕事・生産的活動」に従事する理由の特徴である。したがって、多くの成人期の人々は、自分のためだけでなく子どもの養育や老親の介護を考慮し、経済的安定を優先させて仕事に従事する。換言すれば、仕事・生産的活動から賃金を得ることが最優先される。

④ 成人期の仕事・仕事に対する満足感・達成感

賃金を得る仕事・生産的活動が優先される成人期にあって、仕事・生産的活動への満足感・達成感は2つに分けて考えられる。1つは、仕事・生産的活動から安定した賃金を得ることができ、仕事に対しやりがいや価値づけもでき、

満足感・達成感がもてている状態の人である。

2つめは、仕事・生産的活動から安定した賃金を得るために、仕事に対し不満があり、十分な価値づけができなくても、就業を維持し続けなければならない状態の人である。この状態の人は、仕事に対するストレスから心身の健康問題が生じやすい。

⑤成人期の仕事・生産的活動と両親の介護との調和

老親を介護する成人期の発達課題は、しばしば経済的安定と矛盾する。老親介護のため離職して経済的基盤を失うこともある。また、老親の介護は、長期にわたり介護にあたる息子・娘の職場復帰の可能性を奪う。

本来ならば、老親の介護に適応するために成人期の人は経済的にも安定していなければならないが、離職により経済的基盤を失う。日本の高齢者介護については、保健医療福祉制度のなかで自助・公助の両面から対策が考えられ実行されている。成人期の人は、老親の介護公助の制度を上手に活用すると同時に、自助として自分の経済的安定を基盤として、仕事と介護の調和を考えなければならない。

⑥成人期の余暇活動と生産的活動

成人期の余暇活動は、仕事・生産的活動から生じるストレス解消への効果的対処機制である。また、仕事・生産的活動に十分な満足感・達成感が得られなくても余暇活動によって得られる満足感・達成感は、仕事・生産的活動への取り組みのエネルギーとなることもある。さらに、余暇活動への意欲・能力・その成果が自分の本業となり、それが経済的基盤を築くこともある。したがって、成人期の余暇活動を充実させることは、生産的活動に発展させることもできる。

（2）成人期の「仕事・生産的活動」の特徴に対する基本的看護

発達課題から引き出された成人期の「仕事・生産的活動」は、次のような特徴があった。

イ．成人期の仕事・生産的活動は成人期の発達課題によって決定づけられる。

ロ．成人期の発達課題から決定づけられる仕事・生産的活動の第一目的は、家族らの経済的安定を築くものである。

ハ．成人期にある人は、経済的安定と安定維持のために仕事・生産的活動をしなければならない。

ニ．仕事・生産的活動から安定した賃金を得ることができ、仕事に対してやりがいや価値づけができると満足感・達成感が得られる。

ホ．仕事・生産的活動から安定した賃金が得られず、仕事や環境に不平・不満を募らせ、ストレスから心身の健康問題を生じやすい時は、ストレス対処機制をはたらかせる必要がある。

ヘ．成人は老親の介護に関し、公助の保健医療福祉制度を上手に活用すると同時に、自助として、自分の経済的安定を基盤にして仕事と介護の調和を図らなければならない。

ト．成人の余暇活動によって得られた満足感・達成感は、次の仕事・生産的活動の取り組みのエネルギーになる。さらに、仕事上のストレス解消につながることから、余暇活動の充実が必要である。

一方、当該基本的看護の概念定義から、次に示す1）～5）の基本的看護を抽出した。

1）「生きて生活するための賃金を得る仕事・生産的活動を助ける」基本的看護。

2）「賃金を得なくても行う身体的、精神的、創造的活動を助ける」基本的看護。

3）「仕事・生産的活動を成し遂げた結果、心に肯定的な満足感から達成感が生じることを助ける」基本的看護。

4）「仕事・生産的活動がその人の社会的役割遂行につながることを助ける」基本的看護。

5）「仕事・生産的活動からその人独自の達成感が得られるよう助ける」基本的看護。

先に述べた「成人期の仕事・生産的活動の特徴」イ～トを、上記「概念定義から抽出した基本的看護」1）～5）に照合させた結果が**表2**である。「各人の仕事あるいは生産的活動を助ける」基本的看護の5つの概念は、ほぼ成人期

表2 ■ 当該基本的看護の概要と「成人期の仕事・生産的活動」の特徴

	「各人の仕事・生産的活動を助ける」基本的看護の概要	成人期の「仕事・生産的活動」の該当する特徴
1	生きて生活するための賃金を得る仕事・生産的活動を助ける	イ・ロ・ハ・ホ・ヘ
2	賃金を得なくても行う身体的、精神的、創造的活動を助ける	イ・ホ・ヘ
3	仕事・生産的活動を成し遂げた結果、心に肯定的な満足感から達成感が生じることを助ける	イ・ロ・ハ・ニ・ト
4	仕事・生産的活動がその人の社会的役割遂行につながることを助ける	イ・ロ・ハ・ニ・ヘ
5	仕事・生産的活動から得られた達成感がその人独自のものであるよう助ける	イ・ロ・ハ・ニ・ト

を想定して考えたものである。ここで、成人期の「仕事・生産的活動」の特徴と照合した結果、両者は相互にほぼ関係していることがわかった。したがって、成人期の「仕事・生産的活動」への基本的看護の具体は、基本的看護の概要がそのまま応用できる。

5）高齢期
（1）高齢期の「仕事・生産的活動」の特徴

当該基本的欲求の概念定義から、5つの当該基本的欲求の具体的概念を抽出した。5つの具体的概念を高齢者に適用させて、高齢期の「仕事・生産的活動」の特徴を明らかにした。

イ．生きて生活するための賃金を得る仕事・生産的活動

高齢者の多くは、生きて生活するための賃金はほぼ年金などに依存している。資金が不足している人は生活保護など公的支援を受けている。したがって、現役で仕事に従事し、生活資金を得る高齢者はきわめて少ない。高齢者が生活するための資金は、退職以前の過去の労働から得たもので、年金などが生活維持を満たしているのであれば、高齢者の過去の「仕事・生産的活動」に対する自己評価は満足するものである。

しかし、年金などが生活維持に満たないものであれば、高齢者の過去の「仕事・生産的活動」への評価は低下し、過去の労働に満足してきた自尊心を低め、ひいては人生を統合する自尊感情を損なう危険性をはらむ。

ロ．賃金を得なくても行う身体的・精神的、創造的活動

高齢者の多くは仕事により賃金を得ることは少ない。したがって、多くの人は賃金を得る目的ではなく身体的・精神的・創造的活動をしている。それらの活動は、その高齢者の体力・知力・意思力に見合った、例えば趣味、スポーツやレクリエーション活動、あるいは社会貢献活動や文化的・芸術的活動をしている。これらの活動は、自分の体力・知力・意思力を最大限生かした生産的活動といえる。

高齢者の生産的活動は、高齢期の発達課題による。

先に示した高齢者の具体的生産活動は、高齢期の6つの発達課題（①肉体的な力と健康の衰退に適応すること、②引退と収入の減少に適応すること、③配偶者の死に適応すること、④自分と同じ年代の人々と明るく親密な関係を結ぶこと、⑤社会的・市民的義務を引き受けること、⑥肉体的な生活を満足に送れるように準備すること）を達成することにより充実する。

ハ．仕事・生産的活動を成し遂げた結果、心に肯定的な満足感から達成感が生じる

過去に従事していた「仕事・生産的活動」に対し、仕事を成し遂げたという肯定的満足感や達成感を持っている高齢者は多い。満足感・達成感を持った高齢者は、仕事に関して成功感をもち、職業人生への肯定的評価は人生観にも及ぶ。職業人生から得た満足感・達成感は高齢者の人生を締めくくる英知になり、その人の人生哲学となる。したがって、その人の職業人生から得た満足感・達成感は高齢者の人生そのもの

である。
ニ．仕事・生産的活動がその人の社会的役割遂行につながる

　高齢者の社会的人間関係の変化と社会的役割遂行は、大別して次の3つに分けられる。
　　①家族成員の減少による家庭内役割遂行の変化。
　　②退職などによる地域社会での役割獲得と役割変化。
　　③同年代の人たちと親密な関係を築くことにかかわる生産的活動。
　そこで、大別された3項目について具体的に述べる。
①家族成員の減少による家庭内役割遂行の変化
　高齢期になると、子どもは高齢者家族から独立し新しい家族を形成する。また、配偶者との死別により、家族成員はさらに減少する。家族内での役割機能は、家族成員の減少に伴い残された家族成員の分担となる。高齢者は、今まで同居していた家族の役割を新たに引き受け、自分自身の生活を管理しなければならない。
　高齢者は新たな役割を引き受け、役割獲得できることもある。しかし、高齢期になって体力・知力・意思力が低下すると、若年者のように新たな役割獲得は困難を伴う。役割獲得が困難な場合は、社会資源を上手く活用するという役割獲得をしていかなければならない。それさえも困難な場合は、社会的ネットワークの支援を受ける。
　家族成員の減少により家族内役割を獲得すること、社会資源をうまく活用するという役割獲得は、高齢者にとってはいずれも生産的活動である。高齢者はこの生産的活動ができる限り、自立しているといえる。これからの高齢者は、社会的役割獲得において、すなわち生産的活動を持続することにおいて、自立していることが望ましい。
②退職などによる地域社会での役割獲得と役割変化
　職場での仕事上の役割を遂行してきた人が、定年退職などで職場での社会的役割から離れた時は一時的に社会的役割を失う。退職後の喪失感は、職場での役割を喪失したことに起因することが多い。退職による役割の喪失感を払拭するために、地域社会で自分の仕事上の経験知を生かして、地域社会に貢献できる役割を獲得する高齢者がいる。例えば、地域の防犯への協力者として学童の安全な登下校の見守り、技能経験を生かしたシルバーセンターでの剪定・清掃・家具の移動作業や、経理の経験を生かした自治会での会計監査など、高齢者は地域で新たな役割を獲得していく。
　また、加齢による体力・知力・意思力の低下により、今まで地域社会で担っていた役割を自分の体力・知力・意思力に見合った役割に変化させる人もいる。体力などに見合った役割を新たに獲得するには努力を要する。
　地域社会での役割獲得や役割変化は、高齢期の発達課題の1つ「社会的・市民的義務を引き受けること」に深くかかわる。高齢者の地域社会での役割獲得・役割変化をしていくことは、上記発達課題の達成につながる。そして、上記発達課題を達成することは、高齢者の自立を意味する。
③同年代の人たちと親密な関係を築くことにかかわる生産的活動
　同年代の人たちと親密な関係を築く機会は、例えば同じ趣味の会に所属していたり、スポーツやレクリエーション活動での出会いであったり、社会貢献活動で親しくなったり、文化的・芸術的活動の同好者であったりする。
　趣味などで親密な関係を築くことができれば、同年代の人たちとは当然のこと、世代の違う人たちとも趣味などを通して親密な関係が築ける。同年代の人たちと親密な関係を築くことは、さらに世代との関係形成を拡大することに発展する。高齢者の同世代・異世代の人たちとの親密な関係形成は住む社会を拡大することができる。ゆえに、関係形成は生産的活動である。
ホ．仕事・生産的活動から得られた達成感がその人独自のものである
　高齢者の仕事の歴史は長い。また、仕事の質も多様である。それゆえ、高齢者の仕事・生産的活動から得られた満足感はその人独自のものである。例えば、過去に同じ職場で同僚として

製造の仕事に長年携わってきた高齢者が、1人は製造の仕事を天職と思い全力投球で仕事を定年まで全うし、定年後も非常勤職員として引き続き生きがいを持ってその仕事に携わっている。もう1人は、定年までは同僚と一緒に全力投球で仕事を全うしたが、定年後は趣味の狩猟に楽しみを見出している。2人の過去の製造業の仕事への達成感は、今の仕事や趣味からみると相違が感じられる。過去の仕事が異なっていたり、仕事の仕方が異なっていた場合は、2人の満足感にはさらに相違が出るだろう。仕事・生産的活動から得られた高齢者の達成感が独自であることは当然のことで、そのことからも、高齢者は人生を生きてきたように完成し、その完成はその高齢者独自のものであるといえる。

(2) 高齢期の「仕事・生産的活動」の特徴に対する基本的看護

前項で述べた高齢期の「仕事・生産的活動」の特徴は、高齢者の当該基本的欲求の概念から抽出されたものである。それゆえ、特徴に対する基本的看護は、次に示すイ〜ホの基本的看護の高齢者への応用である。

イ．「生きて生活するための賃金を得る仕事・生産的活動を助ける」基本的看護。
ロ．「賃金を得なくても行う身体的、精神的、創造的活動を助ける」基本的看護。
ハ．「仕事・生産的活動を成し遂げた結果、心に肯定的な満足感から達成感が生じることを助ける」基本的看護。
ニ．「仕事・生産的活動がその人の社会的役割遂行につながることを助ける」基本的看護。
ホ．「仕事・生産的活動から得られた達成感がその人独自のものであるよう助ける」基本的看護。

なお、上記イ〜ホの詳細は、既述している。

5．全健康段階に不可欠な「患者の仕事あるいは生産的活動を助ける」基本的看護

1) 健康維持期

「達成感をもたらすような仕事をする」ことは、自立した人間が健康な状況にあれば充足することは可能である。それは、成長・発達の過程で培ってきた知識や技能を確立させ、仕事上の自己実現に向かう姿勢を備えているからである。このような人への基本的看護は、仕事上の自己実現をしていることが今後も維持できるよう助けることである。また、このような人も常に仕事上の自己実現ができるとは限らない。多くの場合、このような人は、仕事上の困難に直面しても、他者の力を借りて自力で問題解決する能力を持っている。このような人が他者の力を借りる時、他者の一人に看護師が存在する。看護師は、「各人の仕事あるいは生産的仕事を助ける」基本的看護の概要を、その人に応用して当該基本的看護を行う。

2) 健康逸脱期

「達成感をもたらすような仕事をする」ことは、心身の健康を障害された時は充足できないこともある。急性期では、生命維持が最優先され、病人の危機からの脱出が一番の欲求であり、病人役割の遂行がこの時期に重要な「達成されなければならない仕事」である。

患者は、急性期の役割克服と役割遂行で仕事をし、看護師は、急性期の患者の病人役割克服と遂行を助ける基本的看護で仕事をする。

生命の危機から脱出し回復に向かった時、患者は日常生活に戻るために、仕事のこと、仕事に復帰するための生産的活動を始める。この時期の基本的看護は、患者の日常生活を元に戻し、仕事に復帰するために努力している生産的活動を助けることである。

また、健康逸脱期であっても精神的活動や手仕事など病床で可能な「その人にとっての仕事」は、疾病回復への意欲や社会復帰の準備につながる。その意欲や社会復帰に向けての準備が、回復期の病人役割克服の仕事である。特に、入院患者に直接かかわる看護師は、患者の仕事を直接助け、基本的看護の仕事をする。

危機を脱した患者は、障害の回復過程に見合った「生産的・創造的活動」を選択したり、回復後の職業や仕事の仕方の変更も必要になる。達成感を持った患者に居合わせた看護師は、当

該基本的看護を機能させ、達成感に至った患者の回復をともに喜び、回復過程を味わった患者の心情を共有する。患者は、自分の体力の回復を創造的仕事をしたと思い、看護師は患者の創造的仕事を助けたと思う。これらすべてが基本的看護である。

3）安らかな死

人間の終末期における「大事業」は、死をみつめながらも希望を失わず、自分らしく生きたいという自己実現につながる高度な生産的活動である。

終末期における「当該基本的欲求」達成のためには、さまざまな症状による身体的苦痛の緩和が条件であることはいうまでもない。

「安らかな死へ向かうという大事業」を成し遂げようとしている人への基本的看護は、大事業を成功させるということにある。日本ではそれを「大往生」という。安らかな死へ向かう大事業は、各人によって異なる。その理由は、身体の苦痛の感じ方、避けられない死への向かい方、受け入れ方、死を迎えるにあたり何を大切にし希望するかなど、各人の感情・意思・状況は千差万別だからである。

看護師は、安らかな死への普遍的な基本的看護の原則論をもっている。そして、その原則論を個別に応用し実践している。

ここでの基本的看護も、普遍的な基本的看護の個別への応用である。ただし、安らかな死への「患者の仕事あるいは生産的活動を助ける」基本的看護は、換言すれば「安らかな死へ向かう大事業の成功を助ける」ことである。この大事業の中心は患者である。その周辺に、患者にとって最も大切な家族らがいる。それを支える医師・看護師がいる。患者が一番理想とする死の迎え方に、家族や医師・看護師は、感情や意思、専門能力を可能な限り出して、安らかであれと願いつつ、大事業を成功させるのである。そして、これこそ死にゆく人に寄り添う看護に他ならないと考える。

〈参考文献〉

1. Virginia Henderson：Basic Principles of Nursing Care. International Council of Nurses，1997.
2. ヴァージニア・ヘンダーソン著，湯槇ます，小玉香津子訳：看護の基本となるもの．日本看護協会出版会，東京，2006.
3. ヴァージニア・ヘンダーソン著，湯槇ます，小玉香津子訳：看護論．日本看護協会出版会，東京，1994.
4. ヴァージニア・ヘンダーソン著，小玉香津子訳：ヴァージニア・ヘンダーソン論文集．日本看護協会出版会，東京，1989.
5. 山崎智子監：成人看護学．金芳堂，京都，1998.
6. 無藤 隆，田島信元，高橋恵子編：発達心理学入門2 青年・成人・老人．東京大学出版会，東京，1990.
7. Sister Callista Roy著，松木光子監訳：ザ・ロイ適応看護理論．医学書院，東京，1992.
8. 金子道子編著：ヘンダーソン，ロイ，オレム，ペプロウの看護論と看護過程の展開．照林社，東京，1999.
9. 村山潤一編：発達の理論．ミネルヴァ書房，京都，1981.
10. 西川喜作：輝やけ我が命の日々よ．新潮社，東京，1982.

基本的看護13
「患者のレクリエーション活動を助ける（Helping patient with recreational activities）」

乙黒仁美、金子道子

I｜緒論

基本的看護13　邦訳（湯槇ら）

> 患者のレクリエーション活動を助ける
> 『看護の基本となるもの』p.70

基本的看護13　原文（V. Henderson）

> Helping patient with recreational activities
> 『Basic Principles of Nursing Care』p.81

　ヘンダーソンは、基本的看護の13番目に「Helping patient with recreational activities（患者のレクリエーション活動を助ける）」看護を置いた。これは、基本的欲求「play, or participate in various forms of recreation（遊び、あるいはさまざまな種類のレクリエーションに参加する）」が13番目に位置したことから、基本的欲求に呼応する基本的看護も13番目に位置づけられたのである。

　基本的欲求と基本的看護の原語表現を対比すると、基本的看護のなかで"Helping patient with"に続く「recreational activities」は、基本的欲求「play, or participate in various forms of recreation」に相当する。したがって、基本的看護の「recreational activities」の概念は、「play, or participate in various forms of recreation」の概念と同義であるといえる。このことから、「recreational activities（レクリエーション活動）」の概念は「play, or participate in various forms of recreation（遊び、あるいはさまざまな種類のレクリエーションに参加する）」と同じ意味であるととらえた。

II｜本論

1．基本的看護「患者のレクリエーション活動を助ける」とは：概念定義

1）「遊び、あるいはさまざまな種類のレクリエーションに参加する」基本的欲求とは；概念定義

　著者は、基本的欲求13の概念定義を、原語および基本的看護の概要の二方向から行った。

　基本的欲求13「遊び、あるいはさまざまな種類のレクリエーションに参加する」を次のように概念定義した（再掲）。

> 「遊び、あるいはさまざまな種類のレクリエーションに参加する」とは；
> 　仕事や勉強など日常生活からの心身の解放や疲労のリフレッシュにより元気を回復する目的で、音楽・ダンスなど屋内外の遊楽行為で気晴らし・娯楽・休養・保養する活動である。
> 　1人が他者との活動に参加することで、活動を共有し、他者との人間関係成立をもたらすものである。

2）「患者のレクリエーション活動を助ける」基本的看護とは；概念定義

　「患者のレクリエーション活動を助ける」基本的看護の概念は、「遊び、あるいはさまざまな種類のレクリエーションに参加する」基本的欲求の概念定義に基づき、次のように定義した。

> 「患者のレクリエーション活動を助ける」基本的看護とは；
> 　看護師は「看護対象者が仕事や勉強など日常生活からの心身の解放や疲労のリフレッシュにより元気を回復する目的で、看護対象者が音楽・ダンスなど屋内外の遊楽行為で気晴らし・娯楽・休養・保養する活動」を助ける。かつ「一人の看護対象者が他者との活動に参加することで、活動を共有し、他者との人間関係成立をもたらすこと」を助ける。

2．「患者のレクリエーション活動を助ける」基本的看護構成要素の概念定義

　当該基本的欲求の概念定義から、3つの構成要素を抽出した。
　構成要素①：「遊ぶ（play）」
　構成要素②：「参加する（participate）」
　構成要素③：「レクリエーション（recreation）」
　さらに、当該基本的欲求で行った、三構成要素の概念定義を示し、三構成要素の概念定義に関連させて基本的看護三構成要素の概念定義を示した（表1）。
　表1は、基本的欲求概念定義と基本的看護概念定義に大別した。左側に基本的欲求の三構成要素と各構成要素の構成概念定義を提示し、それぞれの構成概念定義に関連させて基本的看護概念定義を行った。

3．「患者のレクリエーション活動を助ける」基本的看護の概要

　基本的欲求13の三構成要素の概念定義に基づき、基本的看護13の三構成要素①"遊ぶ"ことを助ける（helping patient with playing）、②"活動に参加する"ことを助ける（helping patient with participation）、③"レクリエーション"を助ける（helping patient with recreation）の概念をふまえて概要を述べる。

1）「看護対象者の遊ぶ」欲求を助ける基本的看護の概要

　「遊ぶことを助ける」とは：次のように定義した（再掲）。

> 看護師は、看護対象者が日常的生活から心身を解放するために、対象者自身が主体的・能動的に楽しむための音楽・ダンスなど屋内外の遊楽行為・行動を助ける。

（1）「対象者が遊ぶ」目的と基本的看護

　「対象者が遊ぶ」目的は、「日常生活からの心

表1 ■ 基本的欲求13の三構成要素概念定義から引き出された基本的看護13の三構成要素概念定義

基本的欲求構成要素概念定義		基本的看護構成要素概念定義	
欲求構成要素	構成要素概念定義	看護構成要素	構成要素概念定義
①遊ぶ（play）	日常的生活から心身を解放するために、自分自身が主体的・能動的に楽しむ、音楽・ダンスなど屋内外の遊楽行為・行動である	①「遊ぶ」ことを助ける（helping patient with playing）	看護師は、看護対象者が日常的生活から心身を解放するために、対象者自身が主体的・能動的に楽しむための、音楽・ダンスなど屋内外の遊楽行為・行動を助ける
②参加する（participate）	1人が他者と活動（activity）に参加することで、参加した活動を共有し、その結果、1人と他者との間に人間関係を成立させることである	②「活動に参加する」ことを助ける（helping patient with participation）	看護師は、看護対象者1人が他者と活動に参加することで、参加した活動を共有すること、さらにその結果、1人と他者との間に人間関係が成立するのを助ける
③レクリエーション（recreation）	仕事や勉強などによる心身の疲労をリフレッシュする目的で、気晴らし・娯楽・休養・保養の形態で、心身を癒し元気を回復した状態であり形態である	③「レクリエーション」を助ける（helping patient with recreation）	看護師は、看護対象者が仕事や勉強などによる心身の疲労をリフレッシュする目的で、気晴らし・娯楽・休養・保養の形態で、心身を癒し元気を回復する状態がとれることを助ける

身の解放」である。看護対象者が「遊ぶ」ことにより、日常生活から心身の解放ができれば、遊ぶ目的は達成される。対象者が自力で目的達成ができれば、看護師からの基本的看護はほとんど必要としない。しかし、対象者が遊ぶことで日常生活から心身の解放ができず遊ぶ目的が達成されない時は、日常生活から心身の解放への基本的看護が必要となる。そして、日常生活から心身の解放が達せられた時は遊びの目的が達せられたといえる。

（2）対象者の遊ぶ主体性・楽しみと基本的看護

対象者が遊ぶことは、主体的・能動的に楽しむことである。対象者が主体的・能動的に楽しむことができれば、基本的看護の必要はほとんどない。しかし、対象者が主体的・能動的に遊ぶことができない場合、あるいは主体的・能動的に遊べても楽しめない場合は、主体的・能動的に遊び楽しむことができるよう助ける基本的看護が必要となる。

看護師は、対象者が主体的・能動的に遊べるよう助ける。また、主体的・能動的に遊べても結果楽しめない時は、楽しめるよう助ける。

（3）対象者が楽しむための行動の適切性と基本的看護

対象者が楽しく遊ぶことは、楽しむための遊楽行為・行動が適切にとれていることである。対象者が楽しむための遊楽行為・行動が適切にとれる時は、基本的看護の必要性はほとんどない。しかし対象者が楽しむための遊楽行為・行動が適切にとれない場合、あるいは楽しむための遊楽行為・行動がとれても楽しめない場合は、楽しむための遊楽行為・行動が適切にとれるよう助ける基本的看護が必要となる。

いずれの場合にあっても、看護師は対象者が楽しむための遊楽行為・行動が適切にとれるよう助ける。また、楽しむための遊楽行為・行動が適切にとれても楽しめない時は、楽しめるよう助ける。

（4）健全な「遊び」を逸脱した場合の基本的看護

健全な「遊び」を逸脱した場合とは、パチンコ、麻雀、競馬など、従来健全であるべき遊びがアディクション（嗜癖：やめようやめようと思いながらもやめることのできない悪い習慣に耽ってしまうこと）となった場合のことをいう。

遊びが不健全な状態に陥った場合、不健全な状態から回復する基本的看護が必要となる。

アディクションには強迫的に反復するという特徴がある。彼らは幼少期の生育歴に虐待や親との離別があったり、一見恵まれた家庭のようにみえても家庭内に慢性的な緊張があり、本音も言えず、甘えることもできず孤立し、生きづらさを抱えていることが多い。不安や怒り、恐怖など負の感情を表出できないまま、基本的信頼を獲得できず、その生きづらさを薬物や嗜癖行動をとることによって生き延びている。

生き延びるためにそうせざるを得なかった彼らの根底にある空虚感、虚無感、孤立無援感を看護師は理解し、それを生み出した心的外傷に自ら目を向けられるような人間関係を形成する。彼らが看護師を信頼し、自らの感情を吐露できるような、安心・安全な場の提供やその環境を整えることがアディクション看護の根幹であり、基本的看護でもある。

2）「看護対象者の活動に参加する」欲求を助ける基本的看護の概要

「活動に参加することを助ける」とは；次のように定義した（再掲）。

> 看護師は、看護対象者1人が他者との活動に参加することで、参加した活動を共有すること、さらにその結果、1人と他者との間に人間関係が成立するのを助ける。

（1）「対象者が活動に参加する」目的と基本的看護

「対象者が活動に参加する」目的は、「1人と他者との間の人間関係の成立」である。

対象者が活動に参加することにより、結果、

1人と他者との間に人間関係が成立できれば目的は達成される。対象者が自力で目的達成できれば、看護師からの基本的看護はほとんど必要としない。しかし、対象者が活動に参加できない場合や、参加できても1人と他者との間に人間関係の成立ができない場合は、1人と他者との間の人間関係成立を助ける基本的看護が必要となる。そして、1人と他者との間に人間関係が成立した時は、対象者は活動に参加した目的を達成したといえる。

1人と他者との信頼的人間関係を成立するための基本的看護は、ペプロウによる信頼の人間関係形成の諸段階理論（方向づけ・同一化・開拓利用・問題解決の諸段階）の理論を応用した基本的看護を行う。

（2）「対象者が他者と活動を共有すること」への基本的看護

対象者が活動に参加し、その結果、他者と活動を共有することができれば、対象者が活動に参加する目的は達せられる。

対象者が活動に参加し、他者と活動を共有することができれば、基本的看護の必要はほとんどない。しかし、対象者が活動に参加できても活動の共有ができない場合は基本的看護が必要となる。

その場合、対象者が他者と活動を共有できるよう助ける。具体的には、対象者と他者がともに活動できたことを喜び、活動の反省をし、活動の価値や改善点をお互いに話し合えるように、すなわち活動の共有という同一化ができるよう援助する。それにより相互の信頼関係も深まることが期待される。

（3）「対象者の活動への参加による人間関係成立」と基本的看護

対象者が活動に参加した成果は、他者と人間関係が成立できたことである。

対象者が活動に参加し、他者と人間関係を成立することができれば基本的看護はほとんど必要ない。しかし、対象者が活動に参加できない場合や参加しても人間関係を成立することができない場合は、基本的看護が必要となる。

看護師は、看護対象者が活動に参加できるよう助ける。また、参加しても人間関係を成立することができない場合は、人間関係が形成できるよう助ける。その場合、看護師が患者の"皮膚の内側に入り込み"患者と同一化し、患者になり代わって患者の生活機能、人格機能、精神機能に見合った参加を助け、人間関係が成立できることを助けることが基本的看護となる。

3)「看護対象者のレクリエーション」欲求を助ける基本的看護の概要

「対象者のレクリエーションを助ける」定義とは；次のように定義した（再掲）。

> 看護師は看護対象者が仕事や勉強などによる心身の疲労をリフレッシュする目的で、気晴らし・娯楽・休養・保養の形態で心身を癒し、元気を回復する状態になり、そのための形態がとれることを助ける。

（1）「対象者のレクリエーション」の目的と基本的看護

「対象者のレクリエーション」の目的は、「仕事・勉強などによる心身の疲労のリフレッシュ」である。

対象者がレクリエーションにより、仕事・勉強などによる心身の疲労のリフレッシュができれば目的は達成される。対象者が自力で目的を達成できれば、看護師からの基本的看護はほとんど必要としない。しかし、対象者がレクリエーションにより仕事・勉強による心身の疲労のリフレッシュができずレクリエーションの目的が達成されない時は、心身の疲労のリフレッシュへの基本的看護が必要となる。

そして、仕事・勉強による心身の疲労のリフレッシュが達せられた時は、レクリエーションの目的が達せられたといえる。

（2）対象者が気晴らし・娯楽・休養・保養の形態で心身を癒すことへの基本的看護

対象者が気晴らし・娯楽・休養・保養の形態をとることにより心身を癒すことができれば、基本的看護の必要はほとんどない。しかし、対

象者が気晴らし・娯楽・休養・保養の形態がとれない場合や形態がとれても心身を癒すことができない場合は、対象者が望む、あるいは対象者にとって有意義・有効と思われる適切な気晴らし・娯楽・休養・保養の形態がとれ、心身を癒すことができるよう助ける基本的看護が必要となる。

看護師は対象者が望み、有意義で有効と思う気晴らし・娯楽・休養・保養の形態が主体的にとれるよう助ける。また、気晴らし・娯楽・休養・保養の形態がとれても心身を癒すことができない場合は、対象者が望み、有意義・有効と思う気晴らし・娯楽・休養・保養の形態で心身を癒すことができるよう助ける。

（3）対象者が気晴らし・娯楽・休養・保養の形態で元気を回復することへの基本的看護

対象者が気晴らし・娯楽・休養・保養の形態をとることにより元気を回復することができれば、基本的看護はほとんど必要ない。しかし、対象者が気晴らし・娯楽・休養・保養の形態をとることができても元気を回復することができない場合は、元気を回復することを助ける基本的看護が必要となる。

看護師は、対象者の気晴らし・娯楽・休養・保養の形態が対象者の元気回復を妨げたり、気晴らしや娯楽が疲労やストレスの元凶となり、元気回復とは正反対の結果を招いた場合には、元気回復につながる形態を再考し、元気回復を目指し対象者を助ける。

その人にとっての元気回復のための気晴らしや娯楽などの形態が何であるのか対象者とともに考え、選択した気晴らし・娯楽等を実行し、その結果、元気を回復したか否かを考えてみることが基本的看護の具体的行為である。

4．全発達段階における「遊び、あるいはさまざまな種類のレクリエーションへの参加」欲求への基本的看護

1）乳幼児期における「遊び・レクリエーションへの参加」を通しての基本的看護

乳幼児期における「対象者のレクリエーション活動を助ける」基本的看護を「遊び・レクリエーションへの参加」の意義から引き出した。その結果を**表2**に示す。

2）学童期における「遊び・レクリエーションへの参加」を通しての基本的看護

学童期における「対象者のレクリエーション活動を助ける」基本的看護を「遊び・レクリエーションへの参加」の意義から引き出した。その結果を**表3**（p.456）に示す。

3）青年期・成人期における「遊び・レクリエーションへの参加」を通しての基本的看護

青年期・成人期における「対象者のレクリエーション活動を助ける」基本的看護を「遊び・レクリエーションへの参加」の意義から引き出した。その結果を**表4**（p.457）に示す。

4）高齢期における「遊び・レクリエーションへの参加」を通しての基本的看護

高齢期における「対象者のレクリエーション活動を助ける」基本的看護を「遊び・レクリエーションへの参加」の意義から引き出した。その結果を**表5**（p.458）に示す。

（本文p.459に続く）

表2 ■ 乳幼児期における「遊び・レクリエーションへの参加」の意義から引き出された基本的看護

遊びの意義	参加の意義（遊び・レクリエーションへの参加）	レクリエーションの意義	遊び・レクリエーションへの参加を通しての基本的看護
イ．生理的欲求などの充足を学習し、体得することで達成感を得、心身の発達促進に寄与する行為・行動である ロ．制約される活動を遊びのなかで実施することで、欲求の一時的補償をし、幼児の主体性と自律性、自己コントロール感覚を育てる ハ．子ども同士で自主的・能動的に楽しむことは、肯定的な自己像の獲得や特定の子どもと人間関係を形成し活動することにつながる ニ．養育者との遊楽行為・行動により、基本的信頼を獲得し、周囲への関心を高め、認知機能が発達し、自律性・自主性も獲得する ホ．ごっこ遊びを通して役割機能、役割行為、役割関係の正しい行使、ルール厳守などを理解し、道徳的感覚も獲得するなど社会性を学びつつ、身体機能、認知機能、知能を高める ヘ．象徴機能や創造性、身体能力の発達を促す ト．人間関係形成の基盤をつくる チ．うまく遊べたことを他者から褒められたり認められることで、愛と称賛、自己有用性や相互依存性を感じ、そのことが自己成長につながる	イ．養育者との遊びのなかで基本的信頼を形成する。養育者への基本的信頼は、基本的安定感、自己肯定感に発展し、養育者以外の他者と人間関係形成、新奇なものへ興味を拡大、主体的・能動的に行動を拡大するための力となる ロ．自分の興味や関心のある遊びをしている他の幼児のなかに入り、興味や関心が一致した幼児は幼児間に仲良しの人間関係を形成する ハ．お互いが自己主張を貫き喧嘩になった場合、自己主張の抑制で仲良く遊べることを養育者からの躾や助言で身につけ、自己主張や抑制するスキルを磨き、仲良くする能力を獲得していく ニ．自己主張することによる他者の反応から、自己と他者との相違を明確に認識し、他者の立場に立つことも学ぶ ホ．社会的規範を学び習得する機会となる ヘ．養育者以外の他者との活動参加により、自分と養育者との人間関係形成と、自分と養育者以外の人間関係形成の類似性・相違性を知ることにつながり人間関係の広がりを増す力になる	イ．遊びによる心身の疲労が見られた時、その子独自の心身の休まる休養、気分転換のレクリエーションの形態でリフレッシュし、元気を回復する	1．遊び・レクリエーションへの参加を通して、養育者との基本的信頼を獲得できるよう助ける 2．遊び・レクリエーションへの参加を通して、他者へのかかわりや新奇なものへの興味、周囲への関心を高められ、主体的・能動的な行動を示すことができるよう助ける 3．遊び・レクリエーションに対する乳幼児の主体性と自律性、自己コントロール感覚を育てることを助ける 4．子ども同士の遊びを通して自己主張や抑制のスキルを磨き、他者との相違や他者の立場に立つことを学び、仲良く遊べる能力を獲得し、肯定的な自己像を獲得することを助ける 5．ごっこ遊びを通して役割機能、役割行為、役割関係の正しい行使、ルール厳守などを理解し、道徳的感覚も獲得するなど社会性を学びつつ、身体機能、認知機能、知能を高められるよう助ける 6．遊びを通して、象徴機能や創造性、身体能力の発達を助ける 7．うまく遊べたり、他者と仲良く遊べた時は、そのことを褒めて認め、乳幼児が愛と称賛、社会的自己有用性、相互依存性を意識づけられるよう助ける 8．リフレッシュするためのその子特有の対処機制で気晴らし、休養の形態がとれるよう助ける

表3 ■ 学童期における「遊び・レクリエーションへの参加」の意義から引き出された基本的看護

遊びの意義	参加の意義（遊び・レクリエーションへの参加）	レクリエーションの意義	遊び・レクリエーションへの参加を通しての基本的看護
イ．遊びは友人関係の軋轢からの解放、学業からの解放など、日常生活のなかで心身を解放し、心身を癒し勤勉性を獲得する ロ．学童は学業から獲得した社会的知識や能力・スキルを遊びに主体的・能動的に活用することで、日常生活での実践的で有効な生きるスキルを獲得する ハ．遊びから主体的に得たスキルは、同一価値の仲間同士の人間関係形成や将来の趣味、職業選択につながる ニ．学童が主体的能動的な屋内外の遊楽行為・行動、身体と神経をバランスよく行使することは、ストレスを解消し、調和のとれた心身の成長につながる	イ．学校生活での活動や友人同志、サッカーチームのような目的集団での活動を通して人間関係を形成する ロ．目的集団の活動に参加することで、目的集団のグループアイデンティティ形成の一部を担う	イ．勉強などにより生じた心身の疲労をレクリエーションでリフレッシュし、元気を回復することにより、次の勉強に臨むことができる ロ．仲間づくりから外れた学童は、孤立、孤独の解消法としてゲーム等のレクリエーションで紛らわす ハ．リフレッシュするためのゲームが1人ゲームとなり、孤立、孤独を常習化させる危険性がある	1．遊び・レクリエーションへの参加を通して、日常生活のなかで生じた学業や友人関係の軋轢から解放し、心身を癒し元気を回復することを助ける 2．学校生活やスポーツなどの目的集団での遊びや活動を通して、人間関係を形成することを助ける 3．仲間づくりから外れた学童が、ゲーム等で孤立、孤独を解消することを助ける 4．リフレッシュするためのゲームが1人ゲームとなり、孤立、孤独を常習化しないよう助ける 5．学童が獲得した社会的知識や能力・スキルを主体的・能動的に遊びに取り入れ、日常生活での実践的で有効な生きるスキルを獲得できるよう助ける 6．学童が身体と神経をバランスよく行使し、主体的能動的な屋内外の遊楽行為・行動で、調和のとれた心身の成長ができるよう助ける。自ら他者の援助を求められるような主体性を遊びによって培うことを助ける

表4 ■ 青年期・成人期における「遊び・レクリエーションへの参加」の意義から引き出された基本的看護

遊びの意義	参加の意義（遊び・レクリエーションへの参加）	レクリエーションの意義	遊び・レクリエーションへの参加を通しての基本的看護
イ．学業・職業上の日常的ストレスから心身を解放する ロ．遊びを通して仕事以外での他者の側面を理解でき、人間関係修復や自身の人格成長につながる ハ．家族で遊ぶことを通して、家族・家庭人として生じるストレスから心身を解放し、家族間の達成感・親密性・目的意識を高めることにつながる ニ．楽しむことで、職場や家庭の悩みで狭小化された意識が解放され、悩みや困難を多角的な視点でとらえることができ、悩みや困難感が軽減し、孤立化を防ぐ ホ．遊びから得られた身体能力やスキル・価値観は、職業選択、経済的自立、家族形成、子どもの養育・老親介護を支える力となり、生活や人生を楽しんで充実できる ヘ．屋内仕事は屋外遊びで、屋外仕事は屋内遊びで気分転換し、遊びを活かした心身のバランスを保つことができる ト．楽しんだ自分に対する愛と称賛、仕事のストレスを解消した自己有用性、相手との相互依存性を自分が自覚することは、家庭生活、職業生活を送るうえでの重要な力となる	イ．1人が他者との活動に参加してストレス解消や良好な人間関係を築くことは、友人、家族、職場においての目的・目標のための役割遂行、親密性保持の問題が生じた時に、その集団内での問題を解決するうえでの力となる	イ．レクリエーションは、仕事、家庭、子育て、老親の世話等の心身の疲労を癒し、元気を回復し、多様な発達課題達成の活力を生む ロ．職場外で休養・保養の形態をとり、心身の疲労をリフレッシュすることは、仕事へ取り組む元気を回復し人間関係・作業能率の好転に結びつく ハ．家族で一緒にレクリエーションをすることで、同じ目的、目標、達成感を得てリフレッシュでき、元気を回復し、親密性を増し、家族の絆も強まる ニ．レクリエーションでリフレッシュすることは、多量飲酒や薬物乱用等の不適切なストレスコーピングの回避につながり、心身症や空の巣症候群等に陥らないなど、健康障害の発症を予防し健康を維持し、社会への適応性を高める	1．遊び・レクリエーションを通して学業・職業・家庭における日常的ストレスからの解放および元気回復を助ける 2．遊び・レクリエーションを通して諸側面からの他者理解を深め、人間関係の修復ができるよう助ける 3．家族間のレクリエーションでリフレッシュでき、元気を回復し、家族間の親密性が高められるよう助ける 4．遊び・レクリエーションを通して悩みや困難感で狭小化された意識を解放し、多角的な視点で問題をとらえられるよう助ける 5．遊び・レクリエーションにより、悩みや困難感の軽減、孤立化防止をすることでアルコールや薬物依存症の予防、心身症や空の巣症候群等に陥らないなど、健康障害の発症を予防するのを助ける 6．遊びから得られた身体能力やスキル・価値観を、職業選択、経済的自立、家族形成、子どもの養育・老親介護を支える力に活かせるよう助ける 7．遊び・レクリエーションを通して、各人がストレスをうまく解消できていることでの自己有用性、相互依存性を各人が自覚できるよう助ける

表5 ■ 高齢期における「遊び・レクリエーションへの参加」の意義から引き出された基本的看護

遊びの意義	参加の意義（遊び・レクリエーションへの参加）	レクリエーションの意義	遊び・レクリエーションへの参加を通しての基本的看護
イ．身体の変調に応じ、遊びから新たな楽しみを見出すことは、孤独からの脱出、新たな生きがいや希望の創出、新たな人間関係の発展につながり生涯を充実させる ロ．就業中に実現できなかった趣味や遊びへの熱中、新たな楽しみを日常に取り入れることは、仕事に代わる欲求充足につながっている ハ．新たな遊びや趣味の獲得、仕事から趣味への移行、楽しみから新たな役割獲得を見出すことで、高齢期特有の能力と価値を生み出すことができ、高齢期の人生を統合する ニ．高齢者が遊び楽しむことは、心身の加齢現象・閉じこもり現象の抑制力となり、社会的つながり維持・促進への相乗効果をもたらす ホ．遊びにおける愛と称賛・社会的自己有用性・相互依存性は社会的に生きる力の重要な要素になる ヘ．社会的活動の衰え、社会的つながりが希薄になる高齢者にとって、遊びにおける主体性・能動性は、高齢者人生の完成期を充実させるものとなる	イ．1人の高齢者が自ら他者との活動に参加しその活動を共有することは、孤独からの脱出であり、活動を共有する新たな人間関係の形成となり、高齢者の生きる力となる	イ．身体機能の低下やさまざまな喪失体験から生じる心身の疲労を叡智に変え、心身の変調に合わせた新たな楽しみの目標や目的を見出しリフレッシュすることで元気を回復・維持する ロ．就業中にできなかった自身のための楽しみや趣味と実益をかねた祖父母の役割遂行等、高齢期特有のレクリエーションの仕方を獲得しリフレッシュし、元気を回復・維持する ハ．自分の心身の変調に合わせて娯楽、休養・保養の形態を見出しリフレッシュすることで、さまざまな喪失体験からくる空虚感や虚無感、孤独感を克服し、元気を回復する ニ．身体機能の低下に応じたレクリエーションを積極的に見出し、レクリエーションに楽しみを見出す ホ．見出した新たな楽しみに、最後まで自分らしく生き抜くための元気を回復することが高齢期のレクリエーションの意義であり、自分の生きてきた人生を統合することにつながる	1．身体の変調に応じたレクリエーションに新たな楽しみを見出し、孤独からの脱出、生きがいや希望の創出、人間関係形成ができるよう助ける 2．就業中に実現できなかった趣味や遊び、高齢期に見出した遊びや趣味に癒しの意義を見出し、価値を生み出すことを助ける 3．高齢者が遊び楽しむことで心身の加齢現象・閉じこもり現象に抑制力が生じ、社会的つながりの維持・促進への相乗効果をもたらすことができるよう助ける 4．遊ぶことにより愛と称賛・社会的自己有用性・相互依存性が自覚できるよう助ける 5．加齢等により、体力・意思力・知識が減退した高齢者の家族・介護する人に対し、日常での遊びが可能となるサポートシステムの活用を助ける

5．健康障害時の「レクリエーション活動を助ける」基本的看護

健康維持期のレクリエーションはほぼ自発的に行えていることから、ここでは健康障害時について述べる。

患者のレクリエーション活動は、健康障害から生じる苦痛や悲嘆、祈りや期待などの苦しい感情からの逃避や気分転換のために有効である。そこで、健康障害の時期を「急性期」「回復期・慢性期」に分け、健康障害時の「患者のレクリエーション活動を助ける」基本的看護について述べる。

1）急性期における「患者のレクリエーション活動を助ける」基本的看護

急性期は、生命体として生きるために心身の疲労をリフレッシュする目的で、気晴らし・娯楽・休養・保養の形態でレクリエーション活動を助ける。

基本的看護の特徴は生命体として生きるために、安全第一で可能な限り楽しむことを助ける。

助け方として、次の2項が挙げられる。

（1）安全な気晴らし・気分転換・休養がとれる環境を整える基本的看護

病室・手術室・ICU・CCUなど、急性期で病気や治療に集中する環境において、患者が医療機器に囲まれた環境からくる緊張や、病気や治療に集中した神経を解放するには、患者の好む音楽や癒しの音楽で気分転換をし、緊張などからの逃避を可能にし、癒しをもたらす、刺激過剰とならない本人の好む写真・絵などを用意する。床上安静であっても、家族やペットについての心和む会話は可能で、気分転換となり、患者のレクリエーションとなる。体力などの回復過程に合わせて、治療やリハビリテーションとは異なる娯楽を用意することも、レクリエーション看護となる。

（2）安全な心身の気分転換の方法を見出す基本的看護

患者はICUで覚醒した時、医療機器に囲まれた環境に戸惑い緊張する。その時は現実に戻すために患者が聞きなれ好む音楽などを静かに流すだけでも緊張から少しは解放される。生命維持が最優先される時こそ、その人にとっての安全な気分転換が必要となる。患者が健康時に趣味・娯楽として楽しんでいた、例えば音楽や旅行などの話を聞き少し会話することで、患者が健康回復したら再度楽しみたい気持ちの芽生えを促し、しばしの気分転換とする。また、短い語りのなかで出されたもの（写真など）を実際に用意し、楽しい思いを想起するとともに健康回復したら再度楽しみたいと思えれば、その時その場のレクリエーションとなる。患者がこのようなことが可能になるように助けることが、レクリエーション活動への看護である。

2）回復期・慢性期における「患者のレクリエーション活動を助ける」基本的看護

回復期・慢性期のレクリエーション活動への基本的看護は、健康障害から生じた心身の疲労を健康回復に向けて、あるいは健康障害とともに共存することに向けて、リフレッシュする目的で健康レベルに見合った気晴らし・娯楽・休養・保養の形態で心身を癒し、元気を回復することへの看護である。

それには、次の2項が有効な看護となる。

（1）健康レベルに合わせた日常に近づくためのレクリエーションを助ける

患者が自分の健康レベルに合わせたレクリエーション活動で、今後の社会生活や将来の具体的生活設計を考える元気を得られるように助ける。そのためには、レクリエーションも可能な限り日常に近づけ、それを実行できることが必要である。

例えば、患者が社会とのつながりを回復させ、必要な情報を新聞・テレビ・本・インターネットなどで得たりして日常生活を楽しむことができるよう助ける。また、日常で楽しんでいたレクリエーションを復活できるよう助けることも基本的看護となる。ただし、レクリエーション活動での疲労を考慮し、健康レベルの低下をきたさないよう配慮しながら助けることが必

要である。

（2）リハビリテーションをかねた新たなレクリエーションの見出しを助ける

　レクリエーション活動は健康障害から生じる心身の苦痛や疲労の気晴らしができるだけでなく、自身の残存機能を確認し、健康レベルに合わせた心身のリハビリテーションにもなるような新たなレクリエーションの形態を見出すことを助ける。

　そのために看護師は、作業療法士や医師と連携し、患者自身の残存機能を確認し、健康レベルに合わせた新たな自分らしいレクリエーションの形態を見出すことができるよう助け、そのことによって楽しみを倍加し、創造性を育み療養生活に役立てることもレクリエーションとなる。その新たなレクリエーションの見出しができるよう助けることが基本的看護である。それは患者が社会生活を営み、終生成長発達を遂げるための基本的看護でもある。

〈参考文献〉
1. ヴァージニア・ヘンダーソン著，湯槇ます，小玉香津子訳：看護の基本となるもの．日本看護協会出版会，東京，2006．
2. Virginia Henderson：Basic Principles of Nursing Care. International Council of Nurses, 1997.
3. Hildegard E. Peplau，稲田八重子，小林冨美栄，武山満智子，他訳：ペプロウ人間関係の看護論，医学書院，1973．
4. 金子道子：「自分の信仰に従って礼拝する」基本的欲求概念に見る適応概念．日本適応看護理論学術論文集 2012；9（1）：13-1-19．
5. 金子道子編著：ヘンダーソン，ロイ，オレム，ペプロウの看護論と看護過程の展開．照林社，東京，1999．
6. 野呂 正編：発達心理学．放送大学教育振興会，東京，1990．
7. 中島義明，太田裕彦編著：人間行動学．放送大学教育振興会，東京，1994．
8. 三宅和夫編著：乳幼児の人格形成と家族関係．放送大学教育振興会，東京，1995．
9. 宮澤康人，星 薫：子供の世界．放送大学教育振興会，東京，1992．
10. 宮本真巳：精神療法と管理面接．アディクションと家族：日本嗜癖行動学会誌 2013；29（3）：196-203．
11. 蒲生裕司，宮岡 等編：こころの科学182 特別企画 依存と嗜癖．日本評論社，東京，2015；182．
12. 上田吉一：自己実現の心理．誠信書房，東京，1980．
13. 波多野誼余夫編：認知心理学5 学習と発達．東京大学出版会，東京，1996．
14. E. H. エリクソン著，小此木啓吾編訳：アイデンティティとライフサイクル．誠信書房，東京，1984．
15. G. W. オールポート著，詫摩武俊，青木孝悦，近藤由紀子，他訳：パーソナリティ―心理学的解釈．新曜社，東京，1993．

基本的看護14
「患者の学習を助ける（Helping patient learn）」

金子道子

I 緒論

基本的看護14　邦訳（金子）

> 患者の学習を助ける

基本的看護14　原文（V. Henderson）

> Helping patient learn
> 『Basic Principles of Nursing Care』p.84

　ヘンダーソンは、14番目の基本的看護に「Helping patient learn（患者の学習を助ける）」看護を置いた。「learn, discover, or satisfy the curiosity that leads to "normal" development in health（学習し、発見し、あるいは好奇心を満足させることで、健康での"正常な"発達を導く）」基本的欲求が14番目に位置していたゆえに、基本的欲求に呼応する基本的看護も14番目に位置づけしたのである。

1. 基本的欲求14・基本的看護14の原文・邦訳比較

　ヘンダーソンによる14番目の基本的欲求と基本的看護の原文表現と邦訳を対比すると、**表1**のとおりである。

2. 基本的欲求14・基本的看護14の概念同一性

　ヘンダーソンが基本的欲求と基本的看護とを対応させていることを重視するならば、**表2**に示した「learn, discover, or satisfy the curiosity」と「learn」概念は同一とみるべきである。

3. 「患者の学習を助ける」基本的看護の援助すべき患者の三行動

　基本的欲求・基本的看護の概念の同一性から、当該基本的看護の援助すべき患者の行動は次の三行動である。
　イ．学習する（learn）。
　ロ．発見する（discover）。
　ハ．好奇心を満足させる（satisfy the curiosity）。

表2 ■ 基本的欲求・基本的看護の概念同一性

	基本的看護	基本的欲求
同一概念	learn（学習）	learn（学習する） discover（発見する） satisfy the curiosity 　（好奇心を満足させる）
品詞	抽象名詞	動詞

表1 ■ 基本的欲求14・基本的看護14の原文・邦訳比較

基本的欲求／基本的看護	原文（Henderson）	邦訳（金子）
基本的欲求14 (Fundamental Human Needs 14)	learn, discover, or satisfy the curiosity that leads to "normal" development in health	「学習し、発見し、あるいは好奇心を満足させる」ことで、健康での"正常な"発達を導く
基本的看護14 (Basic Nursing Care 14)	Helping patient learn	患者の「学習」を助ける

4.「患者の学習を助ける」基本的看護の目的

　援助すべき患者の三行動「学習する」、「発見する」、「好奇心を満足させる」の目的は、当該基本的欲求の表現に明示されている。三行動を充足することで「健康での"正常な"発達を導く」ことが目的である。

　「健康での"正常な"発達を導く」の原文は、基本的欲求の「that」以下の原文「leads to "normal" development in health」である。

5.「患者の学習を助ける」基本的看護の最終到達目的

　ヘンダーソンは、当該基本的看護の最終到達目的を、「看護師が銘記すべき変らぬ目的は、各人が可能な限り自立性を取り戻し、結果、制約があっても有意義な人生と安らかな死を助けることである」と結語している。この結語は、基本的看護の概念定義と完全に一致していた（看護目的論参照）。基本的看護14の最終到達目的と同一であるといえる。

　以上に述べた「患者の学習を助ける」基本的看護の重要事項（1.～5.）をもとに、当該基本的看護の概念定義・概要を論及する。

II 本論

1.「患者の学習を助ける」基本的看護とは；概念定義

1)「学習し、発見し、あるいは好奇心を満足させることで、健康での"正常な"発達を導く」基本的欲求とは；概念定義

　著者は、当該基本的欲求の概念定義を次のように行った。

> 健康の維持増進、回復、そして安らかな死のいかなる健康レベルにおいても、人が生まれて人生を全うするまで、可能な限り自力で基本的欲求を充足することで正常に発達していくために、学習し、発見し、あるいは好奇心を満足させる欲求をいう。
> 　学習し、発見し、あるいは好奇心を満足させる欲求は、人生の正常な発達を導く。
> 　人生の正常な発達とは、日常は可能な限り他者の援助なく基本的欲求を充たし、無為からの脱出のため、そして社会的相互依存と有用性という意味において、健全な出生から終結に至る人生の発達をいう。

2)「患者の学習を助ける」基本的看護とは；概念定義

　基本的欲求「学習し、発見し、あるいは好奇心を満足させることで、健康での"正常な"発達を導く」の概念定義から、基本的看護「患者の学習を助ける」の概念定義を導くために、著者は基本的欲求の概念定義の次の4点に着目し、基本的看護の概念定義を導いた。

（1）基本的看護にある「患者の学習を助ける」基本的看護の『学習』の概念は、患者の基本的欲求充足への「学習する」「発見する」「好奇心を満足させる」の三概念を含む。

（2）当該基本的看護は、健康の全レベル（健康の維持増進・回復、安らかな死）に機能する。

（3）患者の基本的欲求充足への「学習する」「発見する」「好奇心を満足させる」三行動は、人生の正常な発達を導く。

（4）人生の正常な発達とは、次の状態をいう。

　①日常は可能な限り他者の援助なく基本的欲求を満たすことができるセルフケア・自立の状態が維持できること。

　②無為からの脱出、社会的相互依存性、自己有用性において、健全に発達していること。

　③出生から人生の終結に至るまで発達しつづけること。

　以上の基本的欲求・基本的看護の概念定義の重要点から、「患者の学習を助ける」基本的看護の概念定義を次のように行った。

　なお、ヘンダーソンは基本的看護の対象を「患者」で代表させているが、基本的看護は患者を含むすべての人を対象と考えていることから、著者は「患者」を「各人」とした。

> 「患者（各人）の学習を助ける」とは；概念定義
> 　健康の維持増進、回復、そして安らかな死のいかなる健康レベルにおいても、人が生まれて人生を全うするまで、可能な限り自力で基本的欲求を充足することで正常に発達していくために、学習し、発見し、あるいは好奇心を満足させる援助をいう。
> 　各人が学習し、発見し、好奇心を満足した結果、可能な限り他者の援助がなくても基本的欲求は日常において充足でき、無為から脱出し、社会的相互依存性の関係形成、自己有用性の認識ができるように援助する。

2．基本的欲求と基本的看護の関係

1）「学習し、発見し、好奇心を満足させる」基本的欲求と「患者の学習を助ける」基本的看護の関係

「学習し、発見し、好奇心を満足させる」基本的欲求14の「学習・発見・好奇心」の対象は、基本的欲求1「正常に呼吸する」から基本的欲求13「遊び、あるいはさまざまな種類のレクリエーションに参加する」の全基本的欲求である。次のように図解できる。

基本的欲求14「学習・発見・好奇心」の対象
↓

基本的欲求1「正常に呼吸する」 〜 基本的欲求13「遊び、あるいはさまざまな種類のレクリエーションに参加する」

基本的欲求14「学習・発見・好奇心」の対象が、基本的欲求1から基本的欲求13の全基本的欲求であることから、基本的看護14「患者の学習を助ける」の「助ける」の対象は、基本的欲求1から基本的欲求13の全基本的欲求である。次のように図解できる。

基本的看護14「学習を助ける」の対象
↓

基本的欲求1「正常に呼吸する」 〜 基本的欲求13「遊び、あるいはさまざまな種類のレクリエーションに参加する」

以上を前提に、基本的欲求と基本的看護の関係を明確にする。

基本的欲求と基本的看護の関係とは；次のイ、ロ、ハを取り上げた。
　イ．基本的欲求14と基本的看護14の関係。
　ロ．全基本的欲求と全基本的看護の関係。
　ハ．基本的欲求14・基本的看護14と全基本的欲求・全基本的看護の関係。

（1）当該基本的欲求の充足行動と目的
　①当該基本的欲求の充足3行動：学習・発見・好奇心の満足。
　②当該基本的欲求の充足三行動の目的・結果：健康での"正常な"発達を導く。

（2）当該基本的看護の目的
　①各人の当該基本的欲求の自力充足への援助。
　②全健康レベルでの援助。
　③各発達段階における全基本的欲求充足への援助。

概念定義から引き出された当該基本的欲求・基本的看護の充足行動と目的は、当該基本的欲求と当該基本的看護の関係を図1、2（p.464）に示すもととなった。

2）「学習し、発見し、好奇心を満足させる」基本的欲求と「患者の学習を助ける」基本的看護の関係

当該基本的欲求と当該基本的看護の充足行動と目的の関係を図1に示す。
㋑基本的欲求14の充足三行動（学習・発見・好奇心の満足）への看護は、「患者の学習を助ける」基本的看護である。
㋑'「患者の学習を助ける」基本的看護の目的は、基本的欲求14の三行動（学習・発見・好奇心の満足）の充足である。
㋺「学習・発見・好奇心の満足」充足三行動の目的・結果は「健康での"正常な"発達を導く」ことである。
㋩「患者の学習を助ける」基本的看護は3側面の援助をする。
　①各人の基本的欲求14の自力充足への援助。
　②全健康レベルでの援助。

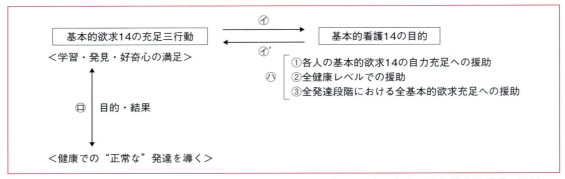

図1 ■ 「学習し、発見し、好奇心を満足させる」基本的欲求と「患者の学習を助ける」基本的看護の関係

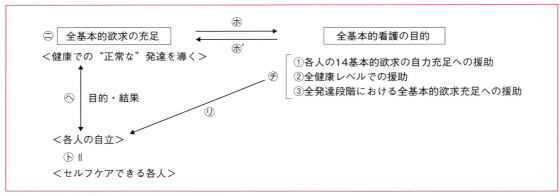

図2 ■ 全基本的欲求と全基本的看護の関係

③全発達段階における全基本的欲求充足への援助。

3）全基本的欲求と全基本的看護の関係

14全基本的欲求と14全基本的看護の関係を、全基本的欲求・全基本的看護の概念定義の構図をもとに図に示す（図2）。

㊁全基本的欲求の充足は、健康での"正常な"発達を導く。
㊭全基本的欲求の充足は、全基本的看護の目的である。
㊭'全基本的看護の目的は、全基本的欲求の充足である。
㊅「健康での"正常な"発達を導く」全基本的欲求の充足は、「各人の自立」への目的であり結果である。
㊆「各人の自立」は「セルフケアできる各人」と同じ意味（同義）である。
㊂全基本的看護は3側面の援助をする。

①各人の14基本的欲求の自力充足への援助。
②全健康レベルでの援助。
③全発達段階における全基本的欲求充足への援助。
㊑全基本的看護の3側面の援助は、「各人の自立」への援助である。

4）基本的欲求充足と基本的看護目的の関係

図1、2から、基本的欲求充足と基本的看護目的との関係について、次のことが結論づけられる。

①「学習し、発見し、好奇心を満足させる」基本的欲求を充足させる基本的看護は「患者の学習を助ける」である。
②「学習し、発見し、好奇心を満足させる」基本的欲求の対象は、全基本的欲求についてである。
③「患者の学習を助ける」基本的看護の目的を達成することは、全基本的看護の目的と

一致する。

3．ヘンダーソンによる「患者の学習を助ける」基本的看護主旨と「基本的欲求充足・基本的看護目的図示」との関係

ヘンダーソンは、当該基本的看護の主旨を7項目提示している。その主要テーマ・要旨を表示した。さらに、ヘンダーソンによる当該基本的看護の主要テーマと要旨を、基本的欲求充足と基本的看護目的の関係で作図した図1、2と関連させた。その結果が、**表3**（p.467）「患者の学習を助ける」基本的看護主旨と「基本的欲求充足・基本的看護目的図示」との関係である。

この表から結論づけられることは、次のことである。

ヘンダーソンによる当該基本的看護の主要テーマ・要旨は、著者が構築した当該基本的看護の概念定義・看護目的の詳細の一部に必ず位置づいている。このことは、ヘンダーソンの考える当該基本的看護の概念と、著者の考える当該基本的看護の概念との一致性を証明するものである。

当該基本的欲求で概説したなかに、かつてヘンダーソンに著者が基本的欲求14と基本的看護14の概念について質問した時、「著者の考えでよい」とおっしゃって下さったことを述べた。14基本的看護について、ヘンダーソンによる概念と著者によるそれとの一致が、この稿で論理的証明ができたことに感慨をおぼえる。同時に、概念追究の継続結果を実践に活かすことも著者らの使命と考える。

4．「健康の法則」の学習・発見・好奇心への基本的看護

1）「健康の法則」「全基本的欲求充足の仕方」と学習・発見・好奇心

ヘンダーソンは、「健康の法則」の学習・発見・好奇心は「全基本的欲求充足の仕方」の学習・発見・好奇心と同じであるとした。すなわち、「健康の法則」と「全基本的欲求充足の仕方」は同じことを意味する。そこで「全基本的欲求の充足の仕方」について、各人が学習し、発見し、好奇心を充足することに対し、基本的看護のあり方を考えた。

全基本的欲求は14の各基本的欲求で構成されている。当該基本的看護の対象は、「1．正常に呼吸する」〜「13．遊び、あるいはさまざまな種類のレクリエーションに参加する」の13基本的欲求である。当該基本的欲求は1〜13の基本的欲求を含んでいるゆえである。

1〜13の各基本的欲求に対し、各人は学習し、発見し、好奇心を充足させる。そのことに対し、当該基本的看護は機能する。

2）各基本的欲求の概念定義から生成された学習・発見・好奇心のテーマ

当該基本的看護は、基本的欲求「1．正常に呼吸する」〜「13．遊び、あるいはさまざまな種類のレクリエーションに参加する」の学習・発見・好奇心を支えることである。そこで、当該基本的看護を具体化・明確化するために、各基本的欲求の学習・発見・好奇心の対象を具体化・明確化した。各人が学習し、発見し、好奇心を満足させる具体的課題・テーマは、各基本的欲求の概念定義から生成し抽出した。各基本的欲求の概念定義から生成抽出した学習・発見・好奇心の課題・テーマへの援助が具体的な基本的看護である。

そこで、学習・発見・好奇心の課題・テーマを**表4**（p.470）「各基本的欲求の概念定義と概念定義から生成された学習・発見・好奇心のテーマ」に示す。

3）「健康の法則」の学習・発見・好奇心への基本的看護

各基本的欲求の概念定義から、学習し、発見し、好奇心をもつべき具体的テーマや課題を生成・抽出した（前項「2）各基本的欲求の概念定義から生成された学習・発見・好奇心のテーマ」参照）。

各基本的欲求の概念定義から生成・抽出した具体的テーマ（以下、概念定義生成テーマ）は、ヘンダーソンの主張する「健康の法則」である。したがって、「健康の法則」の学習・発見・好奇心への基本的看護は「概念定義生成テ

ーマ」の学習・発見・好奇心への基本的看護と同義である。そこで、「健康の法則（概念定義生成テーマ）」の学習・発見・好奇心の特徴を明確にしたうえで、それへの基本的看護を概説する。

(1)「健康の法則（概念定義生成テーマ）」の学習・発見・好奇心に関する特徴

　イ．各基本的欲求は独自の概念定義があるため、概念定義から生成されたテーマも独自である。

　ロ．各基本的欲求は、各発達段階・全健康レベルにおいて充足されなければならない。そのため、概念定義生成テーマは各発達段階・全健康レベルでの基本的欲求の充足テーマである。

　ハ．学習・発見・好奇心の対象となるのは、上記イ・ロである。

　ニ．各基本的欲求の充足（各発達段階・全健康レベルの充足を含む）の詳細は、本書第Ⅲ章-Ⅱ「人間の基本的欲求」各論に論述している。論述の知識・考え方を参照願いたい。

　ホ．「健康の法則（概念定義・生成テーマ）」の学習・発見・好奇心については、基本的欲求14の詳述（p.265）を参照されたい。

(2)「健康の法則（概念定義生成テーマ）」の学習・発見・好奇心への基本的看護（看護の法則）

「健康の法則（概念定義生成テーマ）」の学習・発見・好奇心への基本的看護は、ヘンダーソンによると「看護の法則」と命名されている。「健康の法則（概念定義生成テーマ）」の学習・発見・好奇心への基本的看護は、前項(1)「健康の法則（概念定義生成テーマ）」の学習・発見・好奇心に関する特徴（イ〜ホ）に基づくと次のようになる。

　イ．各個人が各基本的欲求充足（各発達段階・全健康レベルの充足を含む）に向けて概念定義生成テーマについて学習し、発見し、好奇心をもつことを援助する。

　ロ．各個人が概念定義生成テーマについて学習し、発見し、好奇心をもつ際、看護師は人間の基本的欲求各論に詳述されている知識・考え方を活用・応用して援助する。

　ハ．各個人が概念定義生成テーマについて学習し、発見し、好奇心をもつ際、看護師は次のことを指導・訓練・教育する。

①「学習」「発見」「好奇心」「健康」「発達」の5重要概念の教育：基本的欲求14で詳述している5重要概念を、看護対象者が理解できるように平易に指導・訓練・教育する。

②3行動「学習する」「発見する」「好奇心を満足させる」の基本的欲求充足応用例を用いての教育：基本的欲求14で詳述している3行動（学習する・発見する・好奇心を満足させる）の基本的欲求充足応用例を参考にして、看護対象者が未充足基本的欲求の学習し、発見し、好奇心をもてるよう平易に指導・訓練・教育する。

表3 ■「患者の学習を助ける」基本的看護主旨と「基本的欲求充足・基本的看護目的図示」との関係

主旨No.	「患者の学習を助ける」基本的看護主旨；ヘンダーソン		基本的欲求充足・基本的看護目的図示；金子
	主要テーマ	要旨	要旨と図示1・2との関連
1	疾病障害観と当該基本的看護	1．ヘンダーソンによる疾病障害観（sickness or disability） 1）各人の疾病障害は、先天的というより非健康的生活による 2）非健康的生活に陥るのは、次の3）、4）によって引き起こされる 3）各人は最良の健康生活法を知っているが、健康生活法を先行する動機づけを欠いている 4）自分の罹患している病気の予防法・治療法の発見を知らない。ゆえに予防法・治療法が実行できない 5）上記3）と4）は相互に影響し合っている 2．基本的看護 1）疾病・障害の予防法・治療法について知らないことを知らしめていく教育（re education）	▶図2　全基本的欲求充足の未充足 ▶図1　基本的欲求14の充足三行動の欠如 ▶図1　基本的欲求14の充足三行動の欠如 ▶図1、2　基本的欲求14・全基本的欲求の充足の相互作用 ▶図2　全基本的看護の目的
2	健康の法則と看護の法則	1．ヘンダーソンによる「健康の法則」概念 　健康の法則（The laws of health）とは 1）個人が必要に応じてとられる健康法をいう 2）患者本人が健康法の教育計画に、イニシアチブをもって参加する 2．ヘンダーソンによる「看護の法則」概念 　看護の法則（The laws of nursing）とは 1）個人の必要に応じて行われる看護法をいう 2）看護師が「指導」「訓練」「教育」で患者治療に参加する看護法則 3）基本的看護ケアの一部 3．ナイチンゲールによる「健康の法則」との同一性 　ナイチンゲール著『看護覚え書（Notes on Nursing）』の「健康の法則（The laws of health）」と同義である 　ヘンダーソンは、ナイチンゲールの「健康の法則」の概念をもとに、独自の「健康の法則」、「看護の法則」の概念を定立した	▶図1、2　基本的欲求14の充足三行動 「学習・発見・好奇心の満足」の目的・結果が「健康での"正常な"発達を導く」ことと同義 ▶図2　⑧「健康での"正常な"発達」が各人の自立につながる ▶図1、2　基本的看護14・全基本的看護の目的 基本的看護14・全基本的看護の目的 ①各人の基本的欲求14・全基本的欲求の自力充足への援助 ②全健康レベルでの援助 ③全発達段階における全基本的欲求充足への援助 ▶図1、2　⑧・㋠における全健康レベルでの援助

（次頁へ続く）

主旨No.	「患者の学習を助ける」基本的看護主旨；ヘンダーソン		基本的欲求充足・基本的看護目的図示；金子
	主要テーマ	要旨	要旨と図示1・2との関連
3	教育指導の機会と時間：医師・看護師の比較において	1．教育指導に関して、医師・看護師の共通機能は理性ある患者（the rational patient）の選択と患者が主体的に学習するよう導くことである	▶図1 基本的欲求14の充足三行動「学習・発見・好奇心の満足」への教育指導活動 図2 ㊀全基本的欲求の充足は、健康での"正常な"発達を導く⇒各人の自立
		2．医師の行う治療・教育活動　——▶ 入院患者の場合；患者と接する時間が少ない ⇒教育指導の機会　限定的	図1 患者の学習・発見・好奇心の満足の機会限定的
		3．看護師の行う健康の増進・疾病の回復への教育指導 入院患者の場合：看護師は24時間患者と接することができる 在宅患者の場合：訪問看護で接触し継続可 ⇒教育指導の機会　多数回	▶図1 患者の学習・発見・好奇心の満足の機会多数
4	医師と看護師の役割機能の分担	1．医師・看護師の役割機能　——▶ 医師 　⦿疾病の診断・治療・予後のフォロー 　⦿疾病の診断・治療・予後への教育・指導 看護師 　⦿医師の診断・治療・予後の教育・指導の補充 　⦿全基本的欲求充足の学習・発見・好奇心の満足への指導・訓練・教育	図1、2　基本的看護14・全基本的看護の目的のうち、②全健康レベルでの援助における医師・看護師の教育指導機能の共通性と相違性
		2．医師の看護師への役割委譲の例　——▶ | 医師の言動 | 医師の考える看護師の専門性 | |---|---| | a：妊婦へ「お乳の手当」「赤ちゃんの着物」については看護師が話す | a：母親の乳児への「飲食・衣類の選択」基本的欲求の充足を教えるのは、看護の専門性と認識し、委譲している | | b：家庭婦人に、「在宅老人患者の褥瘡予防を教えるのは地区看護師」と話す | b：家族に在宅老人患者の褥瘡予防を教えるのは、地区看護師の独自性と認識し委譲している |	図1、2　全基本的欲求充足のための充足三行動は、健康での"正常な"発達を導く 図1、2　全基本的看護の目的（①各人の全基本的欲求の自力充足への援助、②全健康レベルでの援助、③各発達段階における全基本的欲求充足への援助）は、看護師の専門性で独自の機能である
5	患者のセルフケアを助ける	1．患者のセルフケアを助けることは、患者の自立を助けることと同義である	▶図2　㊀・㊅・㊆全基本的欲求の充足→各人の自立→セルフケアできる各人
		2．患者のセルフケアを助けることは、医療チーム全体の目的である	▶図1、2は医療チーム全体で共有する
		3．患者のセルフケアを助ける看護師独自の機能は「患者の全基本的欲求の充足を助ける」ことである	▶図2　㊀・㊅・㊆は看護師独自の機能
		4．患者の学習と看護師の教育　——▶ 患者：自分の全基本的欲求の充足を学習 看護師：患者の全基本的欲求充足の学習への指導・訓練・教育	図2　㊆・㊇・㊈全基本的看護の目的は、セルフケアできる各人を助けることである

主旨No.	「患者の学習を助ける」基本的看護主旨；ヘンダーソン		基本的欲求充足・基本的看護目的図示；金子
	主要テーマ	要旨	要旨と図示1・2との関連
6	健康指導・訓練・教育の目的：医師との共働において	1. 健康指導・訓練・教育の目的は、患者・病気という全体験に関して、本質的理解力・セルフケア能力をはたらかせるためである	▶図1 基本的欲求14の充足三行動（学習・発見・好奇心の満足）への医師・看護師の共通機能 図2 (ニ)・(ト)全基本的欲求の充足によるセルフケアできる各人への医師・看護師の共通機能
		2. 目的に対し看護師が行う具体例 イ. 医師が患者に教えていることに対し（患者が異議を抱かない限り）、看護師は医師の指示を必要に応じて補足する ロ. 患者はどんな思い違いのために悩んでいるか、患者の指示等への思い違いを見出す ハ. 患者が自分の健康法を実行するうえで、どんな間違いをしているかを見出す	▶図1 健康での"正常な"発達を導く「患者の学習」にかかわる看護師の機能。医師との共働において
7	「患者の学習を助ける」基本的看護の最終目的	1. 「患者の学習を助ける」基本的看護の最終目的 患者が可能な限り自立して、全基本的欲求をセルフケアで充足でき、有意義に生き、安らかな死を迎えることに、健康指導・訓練・教育を行う	▶図1 「患者の学習を助ける」基本的看護の目的（ハ） ①各人の基本的欲求14の自力充足への援助 ②全健康レベルでの援助 ③全発達段階における全基本的欲求充足への援助 ▶図2 全基本的看護の目的（チ） ①各人の全基本的欲求の自力充足への援助 ②全健康レベルでの援助 ③全発達段階における全基本的欲求充足への援助 ▶図2 全基本的欲求の充足とセルフケアの関係（ニ・ヘ・ト） ①全基本的欲求の充足は、健康での"正常な"発達を導く（ニ） ②全基本的欲求の充足は各人の自立、すなわちセルフケアできる各人につながる（ト） ③全基本的欲求の充足は、各人の自立と相互に関係している（ヘ） ④各人が有意義に生き、安らかな死を迎えることは全基本的看護の目的に通ずる

表4 ■ 各基本的欲求の概念定義と概念定義から生成された学習・発見・好奇心のテーマ

基本的欲求	基本的欲求：概念定義	概念定義から生成された学習・発見・好奇心の課題・テーマ
正常に呼吸する	「正常に呼吸する（breathe normally）」とは、呼吸を可能にする解剖生理学的三過程（外呼吸、血液細胞間のガス移動、内呼吸）および、三過程を可能にする三要件（解剖学的呼吸器の具備、生理学的内呼吸の円滑な機能、外呼吸への良好な外的環境の整備）がすべて正常に推移していることをいう 加えて、解剖生理学的三過程および三過程を可能にする三要件に変化が生じても、正常な呼吸が維持されることをいう	イ．呼吸を可能にする解剖生理学的三過程（外呼吸、血液細胞間のガス移動、内呼吸）が正常に推移することを学習・発見し、好奇心をもつ ロ．呼吸を可能にする解剖生理学的三過程を可能にする三要件（解剖学的呼吸器の具備、生理学的内呼吸の円滑な機能、外呼吸への良好な外的環境の整備）が正常に推移することを学習・発見し、好奇心をもつ ハ．解剖生理学的三過程、三過程を可能にする三要件に変化が生じても、学習・発見・好奇心により、正常な呼吸が維持されるよう努力する ニ．各発達段階において正常な呼吸が維持されるよう学習・発見し、好奇心をもつ ホ．全健康レベルにおいて正常な呼吸が維持されるよう学習・発見し、好奇心をもつ
適切に飲食する	定義概念 生命維持に必要な細胞・組織の再生と成長発達・社会生活を営むために必要なエネルギーの生産と供給が行われる ▼ 集約概念1：生命維持に必要な細胞・組織の再生 集約概念2：成長発達・社会生活を営むために必要なエネルギーの生産と供給 ▼ 重要概念1：飲食に関する知識（食物に含まれる栄養素・調理法・必要栄養所要量・水分や食物の安全性）の習得 重要概念2：健康的な食習慣の範囲内での自分の味付けや嗜好を反映 重要概念3：食物に含まれる栄養素・カロリーの過不足のない摂取 重要概念4：飲食の満足・人間関係の発展を得る	イ．飲食に関する知識（食事に含まれる栄養素・調理法・必要栄養所要量・水分や食物の安全性）の習得に関する学習・発見・好奇心をもつ ロ．健康的な食習慣の範囲内での自分の味付けや嗜好の反映を学習・発見し、好奇心をもつ ハ．食物に含まれる栄養素・カロリーの過不足のない摂取を学習・発見し、好奇心をもつ ニ．飲食の満足・人間関係の発展を得るために学習・発見し、好奇心をもつ ホ．各発達段階において、適切に飲食するよう、学習・発見し、好奇心をもつ ヘ．全健康レベルにおいて、適切に飲食できるよう学習・発見し、好奇心をもつ
あらゆる排泄経路から排泄する	体内で生成されたあらゆる老廃物質を体外に排泄し、人体の恒常性（ホメオスタシス）を保つために欠かせない欲求である。また、異物を体外に排出する生体の防御反応としての役割も担っている。身体的・心理的・社会的側面からみた排泄行動の概念は、①排泄物生成機序、②排泄経路、③排泄物、④排泄動作、⑤排泄環境の5つの概念を含む	イ．体内で生成されたあらゆる老廃物質を体外に排泄し、人体の恒常性を保つための排泄であることを、学習・発見し、好奇心をもつ ロ．排泄が異物を体外に排出する生体の防御反応であることを学習・発見し、好奇心をもつ ハ．排泄物生成機序・排泄経路・排泄物・排泄動作・排泄環境について学習・発見し、好奇心をもつ ニ．各発達段階において、あらゆる排泄経路から排泄することについて、学習・発見し、好奇心をもつ ホ．全健康レベルにおいて、あらゆる排泄経路から排泄することについて、学習・発見し、好奇心をもつ

基本的欲求	基本的欲求：概念定義	概念定義から生成された学習・発見・好奇心の課題・テーマ
身体の位置を動かし、またよい姿勢を保持する	歩行、立位、坐位、臥位を望ましい体位で保持すること、歩行、立位、坐位、臥位の1つの体位から他の体位に望ましい姿勢で移動することをいう 望ましい姿勢とは、その人個人にとって、その時その場の心身状態に適し、安楽になりたい意思に基づきとられる姿勢で、自然体位として体感・体得していく姿勢をいう 望ましい姿勢は、発達段階・生活様式・健康状態・精神状態により無限に変容する	イ．歩行、立位、坐位、臥位を望ましい体位で保持することを学習・発見・好奇心をもつ ロ．歩行、立位、坐位、臥位の姿勢で動くこと、歩行、立位、坐位、臥位の1つの体位から他の体位に望ましい姿勢で移動することを学習・発見し、好奇心をもつ ハ．各個人はその時その場の精神的状態に適し、安楽になりたい意思に基づく望ましい姿勢と姿勢の変化を学習・発見し、好奇心をもつ ニ．各個人は安楽な姿勢を自然体位として体感・体得するのを学習・発見し、好奇心をもつ ホ．各発達段階において、身体の位置を動かしよい姿勢を保持することを学習・発見し、好奇心をもつ ヘ．全健康レベルにおいて、身体の位置を動かし、良い姿勢を保持することを学習・発見し、好奇心をもつ
睡眠と休息をとる	「睡眠と休息をとる」とは、仕事や運動を休止させ、外的刺激に意識や身体の動きが低下または静止状態になり、脳波の周期的変化に伴い容易に目覚める状態になることである その状態になることにより、体力、知力、意思力がリラックスし、回復して生命維持に不可欠な生活現象の維持が図られる	イ．仕事や運動を休止させ、外的刺激に意識や身体の動きが低下または静止状態になることで睡眠と休息がとれることを学習・発見し、好奇心をもつ ロ．脳波の周期的変化に伴い容易に目覚める状態になることが睡眠と休息をとることであると学習・発見し、好奇心をもつ ハ．睡眠と休息をとることで、体力、知力、意思力がリラックス・回復して、睡眠・休息が生命維持に不可欠な生活現象として維持していかなければならないことを学習・発見し、好奇心をもつ ニ．各発達段階において、睡眠・休息をとることを学習・発見し、好奇心をもつ ホ．全健康レベルにおいて、睡眠・休息をとることを学習・発見し、好奇心をもつ
適切な衣類を選び、着脱する	「適切な衣類を選び、着脱する」とは、衣類の選択・着脱の4目的（①体温の生理的恒常性の維持、②環境からの危険回避、③個人の人格的自己の表現、④社会的調和）に適合した衣類を各人が思考して選択し、衣類の着脱行為（体幹・上下肢の着脱、上下肢の伸展・屈曲、手指にはめる・結ぶ・解く・引く、立位・坐位・臥位の体位）が運動機能としてでき、衣類の選択・着脱に満足することである	イ．衣類の選択・着脱の4目的（①体温の生理的恒常性の維持、②環境からの危険回避、③個人の人格的自己の表現、④社会的調和）に適合した衣類を各人が思考・選択する事を学習・発見し、好奇心をもつ ロ．衣類の着脱行為（体幹・上下肢の着脱、上下肢の伸展・屈曲、手指にはめる・結ぶ・解く・引く、立位・坐位・臥位の体位）が運動機能としてできることを学習・発見し、好奇心をもつ ハ．衣類の選択・着脱に満足することを学習・発見し、好奇心をもつ ニ．各発達段階において、適切な衣類を選び着脱することを学習・発見し、好奇心をもつ ホ．全健康レベルにおいて、適切な衣類を選び着脱することを学習・発見し、好奇心をもつ

（次頁へ続く）

基本的欲求	基本的欲求：概念定義	概念定義から生成された学習・発見・好奇心の課題・テーマ
衣類の調節と環境の調整により、体温を正常範囲内に維持する	体温を変動させる状況に対し、自分で衣類の調節や環境の調整を行うことで、体温の変動を改善・改良し、体温をその年齢に応じた正常範囲内に維持する欲求	イ．体温を変動させる状況に対し、自分で衣類の調節や環境の調整を行うことを学習・発見し、好奇心をもつ ロ．衣類の調節や環境の調整により体温の変動を改善・改良することを学習・発見し、好奇心をもつ ハ．各発達段階において、衣類調節・環境調整により、体温を正常範囲内に維持することを学習・発見し、好奇心をもつ ニ．全健康レベルにおいて、衣類調節・環境調整により、体温を正常範囲内に維持することを学習・発見し、好奇心をもつ
身体を清潔に保ち、身だしなみを整え、皮膚を保護する	要素1：「看護対象者が身体を清潔に保つ」とは、外皮・粘膜汚染を除去し、病原微生物、有害物質が皮膚に付着していない状態を保持することである 要素2：「身だしなみを整える」とは、清潔感や価値観を反映した頭髪や衣服の外観手入れを行うことである 要素3：「皮膚を保護する」とは、外界からの刺激を防御し、体液喪失を防止することである 要素4：「身体の清潔保持と皮膚の保護」とは、外皮・粘膜の清潔保持と感染予防である 要素5：「身体の清潔保持と皮膚の保護・身だしなみを整える目的および結果」とは、外皮粘膜の清潔保持と感染予防と自己イメージの昂揚であり、それらは人間関係を良好にする	イ．外皮・粘膜汚染を除去し、病原微生物・有害物質が皮膚に付着していない状態を保持し、身体を清潔に保つことを学習・発見し、好奇心をもつ ロ．清潔感や価値観を反映した衣類の外観手入れを行うことで身だしなみを整えることを学習・発見し、好奇心をもつ ハ．外界からの刺激を防御し、体液喪失を防止することで皮膚を保護することを学習・発見し、好奇心をもつ ニ．外皮・粘膜の清潔保持と皮膚の保護による感染予防により自己イメージを昂揚させ、人間関係を良好にすることを学習・発見し、好奇心をもつ ホ．各発達段階において、身体の清潔・身だしなみの整え・皮膚の保護を学習・発見し、好奇心をもつ ヘ．全健康レベルにおいて、身体の清潔・身だしなみの整え・皮膚の保護を学習・発見し、好奇心をもつ
環境のさまざまな危険因子を避け、また他者を傷害しないようにする	「患者が環境の危険（感染や暴力等）を避けるとともに、患者自身が加害者として他の人にもたらすかもしれない予測的な危険も含み避けること」である。さらに、それを抽象するならば「患者が自分にふりかかる危険を避け、患者自身が他の人に危害を加えるのを避けるという欲求」といえる	イ．感染や暴力等、環境から自分にふりかかる危険を避けることを学習・発見し、好奇心をもつ ロ．自身が加害者として、他の人にもたらすかもしれない潜在的・顕在的危険を学習・発見し、好奇心を持ち、危険を与えない ハ．各発達段階において、危険回避・加害回避を学習・発見し、好奇心をもつ ニ．全健康レベルにおいて、危険回避・加害回避を学習・発見し、好奇心をもつ
自分の感情、欲求、恐怖等を表現して他者に伝える	自己の内に有している「emotions、すなわち態度に表れた強い感情、身体感覚に関連した無意識の情動、態度に表れた抑えることのできないような興奮」、「needs、すなわち自分が非常に必要として求める欲求」、「fears、すなわち苦痛・危険などに感じる恐怖、安否・将来などの不安」、「etc.、すなわち自己の内に有しているもののうち、emotions、needs、fears以外のすべて」を言語と非言語を使用して表現して、「伝える」「理解される」「読み取る、読み取られる」の3つの対人関係処理能力を活用し、1人または複数の他者に伝え合う欲求である	イ．自分の内に有している「態度に表れた強い感情、身体感覚に関連した無意識な情動、態度に表れた抑えることのできないような興奮」を言語・非言語を使用し、表現することを学習・発見し、好奇心をもつ ロ．自分の内に有している「自分が非常に必要として求める欲求」を言語・非言語を使用し、表現することを学習・発見し、好奇心をもつ ハ．自分の内に有している「苦痛・危険などに感じる恐怖、安否・将来などの不安」を言語・非言語を使用し、表現することを学習・

基本的欲求	基本的欲求：概念定義	概念定義から生成された学習・発見・好奇心の課題・テーマ
自分の感情、欲求、恐怖等を表現して他者に伝える		発見し、好奇心をもつ ニ．自分の有している、上記イ～ハ以外のすべてを言語・非言語を使用し、表現することを学習・発見し、好奇心をもつ ホ．「伝える」「理解される」「読み取る、読み取られる」の対人関係処理能力を活用し、1人もしくは複数の他者に上記イ～ニの感情・欲求・恐怖等を表現して伝え合うことを学習・発見し、好奇心をもつ ヘ．各発達段階において自分の感情・欲求・恐怖等を表現して他者に伝えることを学習・発見し、好奇心をもつ ト．全健康レベルにおいて、自分の感情・欲求・恐怖等を表現して他者に伝えることを学習・発見し、好奇心をもつ
自分の信仰に従って礼拝する	「自分の信念や信仰、あるいは善悪を判断する価値基準や倫理観に基づいて、自分自身のあり方を実現すべく行動していくこと」である。さらに、それを抽象するならば「自分の信念・信仰や価値観・倫理観に従って自己実現する欲求」といえる	イ．自分の信念や信仰、あるいは善悪を判断する価値基準や倫理観について学習・発見し、好奇心をもつ ロ．自分自身のあり方を自分の信念・信仰・善悪を判断する価値基準・倫理観に基づいて実現することを学習・発見し、好奇心をもつ ハ．各発達段階において、自分の信念・信仰や価値観・倫理観に従って自己実現することを学習・発見し、好奇心をもつ ニ．全健康レベルにおいて、自分の信念・信仰や価値観・倫理観に従って自己実現することを学習・発見し、好奇心をもつ
達成感をもたらすような仕事をする	仕事とは、「人間が生きて生活するために賃金を得る」ことを目的とし、ときには「賃金を得なくても行う身体的・精神的・創造的活動」をいう。仕事を成し遂げた結果は、心に肯定的な満足感と達成感を生じ、その人の社会的役割遂行につながる。成し遂げた仕事は、その人にとっての生産的活動であり、達成感も個別である	イ．人間が生きて生活するために賃金を得る仕事の目的を学習・発見し、好奇心をもつ ロ．賃金を得なくても行う身体的・精神的・創造的活動という仕事の目的を学習・発見し、好奇心をもつ ハ．仕事を成し遂げた結果、心に生じた肯定的満足感・達成感を社会的役割遂行につなげるような学習・発見し、好奇心をもつ ニ．成し遂げた仕事は、自分にとって生産的活動で、達成感も自分だけのものであることを学習・発見し、好奇心をもつ ホ．各発達段階において、達成感をもたらすような仕事をすることを学習・発見し、好奇心をもつ ヘ．全健康レベおいて、達成感をもたらすような仕事をすることを学習・発見し、好奇心をもつ
遊び、あるいはさまざまな種類のレクリエーションに参加する	仕事や勉強など日常生活からの心身の解放や疲労のリフレッシュにより元気を回復する目的で、音楽・ダンスなど屋内外の遊楽行為で気晴らし・娯楽・休養・保養する活動である。1人が他者との活動に参加することで活動を共有し、他者との人間関係成立をもたらすものである	イ．遊び・レクリエーションに参加することの目的は、仕事や勉強など日常生活からの心身の解放や疲労のリフレッシュにより元気を回復することであると学習・発見し、好奇心をもつ ロ．音楽・ダンスなど屋内外の遊楽行為で気晴らし・娯楽・休養・保養する活動を学習・発見し、好奇心をもつ

（次頁へ続く）

基本的欲求	基本的欲求：概念定義	概念定義から生成された学習・発見・好奇心の課題・テーマ
遊び、あるいはさまざまな種類のレクリエーションに参加する		ハ．1人が遊び・レクリエーションに参加することで他者と活動を共有し、他者との人間関係が成立することを学習・発見し、好奇心をもつ ニ．各発達段階において、遊び・レクリエーションに参加することを学習・発見し、好奇心をもつ ホ．全健康レベルにおいて、遊び・レクリエーションに参加することを学習・発見し、好奇心をもつ

〈参考文献〉
1. ヴァージニア・ヘンダーソン著，湯槇ます，小玉香津子訳：看護の基本となるもの．日本看護協会出版会，東京，2006．
2. Virginia Henderson：Basic Principles of Nursing Care. International Council of Nurses, 1997．
3. 金子道子編著：ヘンダーソン，ロイ，オレム，ペプロウの看護論と看護過程の展開．照林社，東京，1999．
4. ハヴィガースト R. J. 著，荘司雅子監訳：人間の発達課題と教育．玉川大学出版会，東京，1996．
5. E. H. エリクソン，J. M. エリクソン著，村瀬孝雄，近藤邦夫訳：ライフサイクル，その完結．みすず書房，東京，1989．
6. Sister Callista Roy：The Roy Adaptation Model 3rd ed. Pearson, 2009．
7. Orem DE：Nursing；Concepts of Practice 5th ed. Mosby, St. Louis, 1995．
8. 高橋惠子，湯川良三，安藤寿康，他編：発達科学入門．東京大学出版会，東京，2012．
9. R. ラーナー著，上田礼子訳：生涯発達学．岩崎学術出版社，東京，1990．

第 V 章

ヘンダーソン看護論に基づく看護過程展開

1 大腿骨頸部骨折を手術により回復した事例の看護過程展開にあたって

中溝道子、溝口孝美、窪川理英、金子道子

　事例の看護過程展開は、本書の看護目的論・看護対象論（総論・各論）・看護方法論の集大成であり応用である。第Ⅴ章では、事例を通して看護過程の集大成と応用の実際を述べる。

■ ヘンダーソン看護論に基づく看護過程論の3重要事項

　本書第Ⅳ章-Ⅰ「看護方法論」の「ヘンダーソンによる看護過程論」に、次に示す3重要事項を述べた（詳細は看護方法論参照のこと）。3重要事項は看護過程展開の基本である。

重要事項1：看護師が満たそうとする基本的欲求は、患者の医学的診断に関係なく存在するものの、医学的診断名によって変容する。
重要事項2：特定の個人が必要とする基本的看護は、その人の年齢・情緒バランス・文化的背景・身体的・知的能力に大きく左右される。
重要事項3：看護師の援助を必要とする患者の基本的欲求の充足に関する判断には、「患者の病理的状態」と「患者の常時存在する条件」との両方向からの影響を統合する。

■ ヘンダーソン看護過程論に基づく看護過程展開の6段階

　ヘンダーソン看護過程論に基づく看護過程展開は、次に示す6段階である（詳細は「看護方法論」参照）。

1段階：看護対象者理解のための14基本的欲求に関する情報収集。
2段階：看護対象者の14基本的欲求に影響を及ぼす2要件（常時存在する条件・病理的状態）に関する情報収集。
3段階：14基本的欲求の充足・未充足の看護問題アセスメント（看護診断）。
4段階：看護問題アセスメント結果（看護診断結果）に基づく14基本的看護援助計画立案。
5段階：基本的看護援助計画に基づく14基本的看護の実施。
6段階：実施した14基本的看護の評価と修正。

■ 看護過程における看護師の専門性

　看護過程展開における看護師の専門性は、次の3点に集約できる。
①「ヘンダーソン看護論に基づく看護過程論」が「ヘンダーソン看護論の看護目的論・看護対象論・看護方法論を基に組み立てられていること」を理解していることにおいて、看護師は専門である。

②看護過程展開6段階の原則論と方法を理解していることにおいて、看護師は専門である。

③看護過程展開6段階の原則論と方法を個別の看護対象者に応用することにおいて、看護師は専門である。

事例の看護過程展開の要領

①事例の看護過程展開は、本書第Ⅳ章-Ⅰ「看護方法論」での「看護過程展開6段階」の原則論と方法に基づいた。

②「看護過程展開6段階」の思考過程・記録は、原則論・方法で示した記録表を用いた。

2 大腿骨頸部骨折を手術により回復した事例の看護過程の実際

中溝道子、溝口孝美、窪川理英、金子道子

事例の看護過程展開概要

1．入院時患者紹介
Aさん、76歳、女性。
入院時の情動状態：社交的で几帳面な性格。
社会背景：主婦、趣味はカラオケ、ゲートボール。
身体的状態：犬の散歩中に転倒し起立不能となり、歩行中の人が連絡して救急車で搬送され受診した。X線診断の結果「右大腿骨頸部骨折」と診断された。

2．健康状態の変化に伴う看護過程展開の3期分割と継続

1）基本的看護実践を3期に分割・継続した理由
「右大腿骨頸部骨折」発症の健康障害の変化に伴い、基本的欲求も変化があることから、基本的看護実践のための看護過程展開を「入院時」「手術に向けて」「回復から退院に向けて」の3期に分け、各時期の看護過程を展開した。

2）3期の健康状態・基本的欲求・基本的看護の特色

❶入院時
　大腿骨頸部骨折直後の急性期であり入院生活を余儀なくされた時期。日常生活から一転して入院・床上安静規制で、心身の苦痛・動揺が生じることにより、「身体の移動と姿勢」「床上排泄」「危険回避」「感情・欲求・恐怖の表現とコミュニケーション」等の基本的欲求充足の必要から、それに対する基本的看護が必要となる。

❷手術に向けて
　心身とも最良の状態で「人工骨頭置換術」に臨むために、その時その場の患者の常在条件・病理的状態で、どの基本的欲求を最良の状態に整えたらよいかを考え、そのための基本的看護の実行が必要となる。

❸回復から退院に向けて
　人工骨頭置換術が成功し、リハビリテーション促進で歩行が可能となる。活動範囲が拡大するとともに帰宅準備の時期となる。「再骨折の確実な危険回避」欲求、「退院後の生活がイメージでき安心して機能訓練・在宅ケアに臨めるよう学習する」欲求に対し、基本的看護が必要となる。

3．各時期別の看護過程展開の方法
（1）各時期別に看護過程6段階を展開する。
（2）入院時は、その時その場で必要な基本的看護を直ちに実施するために、得られた必要最小限の情報収集で看護過程の展開をした。
（3）「手術に向けて」「回復から退院に向けて」の情報収集は、必要に応じて情報を追加した。
（4）各時期で優先度の高い基本的欲求への基本的看護を重点的に展開した。
（5）「右大腿骨頸部骨折」の病理的状態に関する知識は本章次項2．健康障害「大腿骨頸部骨折」の理解に関する知識に示し、看護過程展開に活用した。

入院時における看護過程

〔入院時の情報収集の特徴〕

　大腿骨頸部骨折で入院した患者の入院時の看護過程は、即時に得られる重要な情報を基に、その時その場で必要な基本的看護を実行しなければならない。即時に必要な情報は、負傷しているゆえ病理的状態に関する情報である。また、即時に得られた情報から基本的看護を実行し、結果をみながら常時存在する条件など情報の種類や範囲を拡充することが望ましい。そこで、「入院時における看護過程」では、病理的状態・常在条件の情報収集を初段階と第2段階に分けて行った。

〔入院時初段階状況〕

　Aさん、76歳、女性。〇年×月の朝、犬の散歩中に転倒し右股関節部痛[3]があり起立不能[2]となった。歩行中の人が連絡して救急車で搬送され受診した。X線診断の結果、右大腿骨頸部骨折（Garden分類StageⅢ）[1]と診断され、医師より本人にその旨の説明があり整形外科病棟の2人部屋に入院した（活用した病理的状態情報にはナンバーとアンダーラインをつけた）。

1．病理的状態に関する情報と解釈および第2段階の情報収集

　病理的状態に関する情報・解釈と今後の情報収集を行った。その際、次の❶～❹をふまえた。

❶初段階の情報は、①右大腿骨頸部骨折（Garden分類StageⅢ）、②起立不能、③右股関節部痛であった。

❷初段階の情報解釈は本章次項2．健康障害「大腿骨頸部骨折」の理解に関する知識を活用した。

❸初段階では入院時の短時間対応により十分に情報収集ができないことから、今後取らなければならない情報を第2段階の情報収集とした。

❹情報収集の項目は、ヘンダーソン看護論における「基本的欲求に影響を及ぼす11病理的状態」に基づいた。

❺❶～❹をふまえ、病理的状態に関する情報収集および情報解釈を**表1**（p.480）に示した。

表1 ■ 病理的状態に関する情報と解釈および今後の情報収集（看護過程記録表3〈p.281〉参照）

初段階主要情報	初段階主要情報の解釈	情報収集・解釈に用いた知識（符号：知識集の符号）	第2段階情報収集（看護過程記録表3、11病理的状態との照合）
①右大腿骨頸部骨折（Garden分類StageⅢ） ②起立不能 ③右股関節部痛	【大腿骨頸部骨折】 ①大腿骨頸部の骨折により、骨の支持性が消失し上半身を支えることができず起立不能 ②起立不能から坐位・歩行不能 ③歩行不能からベッド上安静 ④①〜③により排泄・飲食等はベッド上生活	A-1：下肢の構造 A-2：大腿骨頸部と球関節 A-3：股関節の靱帯	❶右股関節部痛の程度と自制可能の有無 ❷大腿骨頸部骨折部位の皮膚の状態や腫脹程度 ❸医師の病状説明に対する受け止め ❹本人の受け止め ❺入院による心配事の有無 ❻家族の受け止め ❼バイタルサイン ❽既往歴と現在の治療の状況
	【骨折発症の誘因】 ①高齢になると骨の材料であるカルシウムの吸収力が減少 ②女性は閉経後女性ホルモン（エストロゲン）の分泌低下による骨芽細胞のはたらきの低下 ③骨量が急激に減少して骨がもろくなり、比較的軽微な外力で骨折が発生 ④老年期のため瞬発力や平衡感覚が鈍くなり転倒し骨折に至ったといえる	B-1：正常な大腿骨の骨梁 B-2：骨粗鬆症の重症例 B-3：骨梁減少の理由	
	【骨折の程度：Garden分類StageⅢ】 完全骨折で転位があるが、骨頭内部組織の連絡が残る状態である	C-1：Garden分類 C-2：大腿骨頸部骨折のレントゲン C-3：骨折診断：Garden分類StageⅢ C-4：骨折時の症状	

2．病理的状態第2段階の情報収集・解釈と基本的看護への反映

❶病理的状態第2段階の情報収集は、初段階で明確にした収集すべき情報（表1、右枠）に基づいた。
❷病理的状態第2段階の情報解釈は、基本的看護にどう反映されるか明確にした。
❸上記❶、❷をふまえ「病理的状態第2段階の情報収集・解釈と基本的看護への反映」を表2に示した。

表2 ■ 病理的状態第2段階の情報収集・解釈と基本的看護への反映(看護過程記録表3〈p.281〉参照)

第2段階 収集した情報	情報解釈	情報解釈に用いた知識	基本的看護への反映
❶右股関節部痛の程度と自制可能の有無 ⇒「ずきずきして痛むよ。今はどうにか我慢できる」	❶「痛み」は人間の回復力に大きく影響する。予期せぬ入院であることから心の動揺に加えて、痛みによる苦痛があると、さらに苦痛が大きくなることから、回復するための意思力に影響する。現在は、自制可能である	C-4:骨折時の症状	❶経過観察 ・自制力、痛みに伴う回復意思力への影響
❷大腿骨頸部骨折部位の皮膚の状態や腫脹の程度 ⇒大腿骨頸部近辺は腫脹がみられる。足背運動は問題なし	❷骨折によるその周辺の組織の炎症により、血管透過性が亢進し血漿等が滲出してきたことから腫脹がみられる	C-4:骨折時の症状	❷腫脹の程度経過観察
❸医師からの病状説明と受け止め ⇒医師「足の付け根が折れている。折れた部分は栄養を送る血管が途絶えていることから、人工の骨に入れ替えなければならない」今は、骨折部位を安静にしておく必要がある ⇒患者「骨折部位は先生から言われたので動かないようにしている」 ⇒仙骨部の発赤はない	❸❹ ・本人は手術と安静の必要性を理解していることから、意識的に動かしていない。安静から起こる循環不全のための褥瘡発生の可能性	・病理的状態に関する知識(ヘンダーソン看護過程論) A-5:大腿骨頸部の血管と人工骨頭置換術の必要性	❸❹ ・安静行動の持続観察 ・褥瘡予防
❹大腿骨頸部内側骨折と安静に対する本人の受け止め ⇒「犬に引かれて転んだ時に折れたんだね。仕方ないよ、手術がうまくいくために寝ているんだよね」			
❺入院による心配事の有無 ⇒「夫が年なので、私が入院したら、生活がどうなるか心配だ。犬のことも」 ❻家族の受け止め ⇒「急な入院なので、今は動揺している。これから、どうなるのか気になる」	❺❻ ・夫は自宅、妻は入院に対し、本人および家族も急な入院のため、お互いの生活に対し不安を抱いている	・常在条件に関する知識(ヘンダーソン看護過程論)	❺❻ ・本人・家族の生活調整
❼バイタルサイン ⇒体温36.5℃、脈拍60/分、血圧136/74mmHg	❼バイタルサインは安定している	・バイタルサインの基準値	❼バイタルサインの継続観察
❽既往歴と現在の治療の状況 ⇒50歳頃から高血圧があり、薄味にした食事にしている ⇒降圧薬治療中:アムロジピン1錠(5mg)/日	❽高血圧症と薄味の食事:高血圧症の病態と治療 ・高血圧とは、最高血圧値および最低血圧値が持続的に高い状態にあり、血管抵抗が高くなっている状態である。しかし、Aさんは、減塩により循環血液量の調整を行い血圧の安定を図っている ・内服薬(アムロジン®):末梢血管(動脈)を拡張させて、末梢血管抵抗を低下し血圧をコントロールしている	G:高齢者の血管の変化 H:高血圧の病態と治療	❽骨折のショックから引き起こされる血圧上昇の経過観察・入院中の塩分摂取量の調整

3．常在条件に関する初段階情報収集と情報解釈

❶初段階は、①76歳・女性、②２人部屋に入院の情報収集である。
❷初段階の情報解釈は常在条件の知識をもとに行った。
❸初段階では入院時の短時間対応により十分に情報収集ができないことから、今後取らなければならない情報を第２段階情報収集とした。
❹情報収集の項目は、ヘンダーソン看護過程論における４常在条件情報収集に基づいた。
❺❶～❹をふまえ、常在条件に関する初段階情報収集および情報解釈を**表3**に示した。

4．常在条件第２段階情報収集と情報解釈

❶第２段階常在条件情報収集は、初段階で明確にした収集すべき情報（表3、右枠）に基づく。
❷情報解釈にあたって、基本的考え方を明示した。
❸❶～❷をふまえ、「常在条件第２段階情報収集と情報解釈」を**表4**に示した。

表3 ■ 常在条件に関する初段階情報収集と解釈および今後の情報収集（看護過程記録表2〈p.283〉参照）

初段階主要情報	初段階 主要情報の解釈	情報収集・解釈に用いた知識	第２段階情報収集 （常在条件４枠との照合）
①年齢（性別） 76歳（女性）	①'＜老年期の女性＞ ・子どもは独立し自分のために生活していくことができる時期 ・老年期は身体の諸機能の低下に伴い加齢現象が顕著に現れる。特に骨・運動機能には注目する ・予備力が小さくなり免疫力も低下し、疾病に罹患しやすく回復に時間がかかる ・精神の活動は必ずしも衰退の途をたどるわけではない ・豊富な経験を活かして社会生活に適応できる状態にあれば充実した人生を送ることができる ・精神的・人格的には、その人らしさが顕著に現れてくる	・ヘンダーソン看護過程論における４常在条件に関する知識（年齢・家族構成、気質・情動状態、社会的・文化的状態、身体的・知的能力） ・本人の病人役割克服：適応看護モデルにおける役割機能に関する知識の応用（入院適応、受傷受容と理解） ・夫の生活自立：セルフケア看護モデルにおける普遍的セルフケア要件に関する知識の応用。家族構成・キーパーソンの情報収集につなげる（自宅での食・衣・清潔等の生活、妻の闘病生活支援） ・人間のライフサイクルにおける老年期の身体・心理社会的特徴と発達課題 ・身体的・知的能力に関する知識：健康回復（歩行）、帰宅に向けた必要な知識	【年齢・家族構成】 ・家族構成 ・キーパーソンは誰か ・生活形態（家屋や自宅から病院までの移動） 【社会的・文化的状態】 ・仕事あるいは社会活動状況 ・経済状況 ・趣味 【気質・情動状態】 ・情動状態 【身体的・知的能力】 ・身長・体重 ・健康に関する知的関心と能力
②２人部屋に入院	②'２人部屋のため、プライバシー確保が困難な部分がある		

表4 ■ 常在条件第2段階情報収集結果と情報解釈（看護過程記録表2〈p.283〉参照）

	得られた追加情報	情報解釈	情報解釈の基本的考え方
年齢・家族・その他の個人情報	❶夫（80歳）と2人暮らし ❷自宅から10分の所に長男夫婦が住んでいる ❸夫・息子夫婦が来て、洗濯物の交換はしている	❶夫と2人の生活のため、1人が入院すると夫への影響が大きい ❷❸ ・支え手は夫・息子・嫁。夫は高齢なので、息子夫婦に生活のサポートが可能か確認が必要	❶❷❸ ・キーパーソンおよび家族関係・介護能力を考える ・闘病生活を支える人間関係の状況を考える
気質・情動状態	❶几帳面・社交的な性格（本人・夫より）	❶ ・几帳面な性格を回復過程に活かして順調に回復するようにしていく ・社交的な性格であることから、意思表示を促進し、これからの治療への協力を得る	❶闘病生活をするうえでの影響を考えて活用する
社会的・文化的状態	❶趣味：カラオケ、ゲートボール ❷趣味を通して友人は多い ❸年金生活 ❹介護サービスは受けていない ❺主婦	❶ ・カラオケは手術前の呼吸訓練・麻酔からの回復に活かせる ・ゲートボールをしていたことから、歩行・運動能力は維持できている。術後の歩行訓練に役立つ ❷趣味を通しての友人の励ましは闘病生活に活かせる ❸医療費は個人負担金の支払いが可能か否かの確認 ❹❺ ・家事能力は維持 ・息子夫婦の援助を得て、自立した主婦を遂行している。ただし、入院中は夫が代行	❶趣味のカラオケやゲートボールが手術・健康回復・社会復帰に活かせるように考える ❷病人役割克服に友人の励ましを活用 ❸入院中の医療継続のため、医療費支払いの可否について確認しておく ❹❺専業主婦という立場・役割においての能力を考える
身体的・知的能力	❶身長148cm、体重43kg ❷家事一般はほとんど自力でできていた ❸病気の理解力 ・医師からの病状の説明に対し、真剣に頷いていた	❶BMI19.6と小柄な体格である。坐位・立位・歩行の股関節に加わる負担は少なくてすむことから、リハビリテーションには有利 ❷趣味を楽しみ主婦業をしていたことから、生活能力はあるのではないか。しかし、退院後の回復程度に応じて介護支援の必要性の発生も考慮する ❸立ち会った看護師はほぼ理解していると判断した。ただし、今後の病気理解の言動において、医師の病状説明が理解できているか否かを見きわめる必要あり	❶回復過程をたどるための体力や体格バランスおよび身体機能を判断する ❷❸生活管理や健康管理を行う自己観察能力・自己管理方法の習得力を見きわめ、知的能力を活かし骨折理解・治療理解・危険回避のために活用する

5．入院時の優先すべき基本的欲求充足の判断

❶入院時は短時間での対応が要求されることから、問題解決すべき基本的欲求の優先順位を判断した。
❷入院時の病理的状態・常在条件の情報収集、情報解釈から優先順位を判断した。
❸優先順位のカテゴリーは、優先・準優先・今後考慮の必要な欲求に分けた。
❹優先すべき基本的欲求カテゴリーの順位は、大腿骨頸部骨折の病理的状態からの影響が最も直接的で強い欲求の順位である。
❺準優先すべき基本的欲求カテゴリーの順位は、大腿骨頸部骨折の病理的状態からの影響が間接的でそれほど強くない欲求の順位である。
❻今後優先すべき基本的欲求カテゴリーの順位は、大腿骨頸部骨折治療の回復過程で援助が必要とされる欲求の順位である。
❼上記❶～❻をふまえて「入院時の優先すべき基本的欲求充足と判断理由」を**表5**に示した。

表5 ■ 入院時の優先すべき基本的欲求充足と判断理由

	優先順位	基本的欲求 （ ）内の数字：基本的欲求番号	優先順位判断理由	判断に必要な知識
優先すべき基本的欲求	1	身体の移動と姿勢（4）	1．骨折により、直接関係する身体の移動が不可能となったことによる	◎ヘンダーソン看護論の「看護目的論」、「看護対象論」「看護方法論」総論の理解 ◎14基本的欲求の理解 ◎看護方法論：看護過程4段階・看護目標・優先援助計画の理解
	2	全排泄経路からの排泄（3）	2．「身体の移動と姿勢」の困難性から派生する、トイレへの移動が不可となり床上排泄になったことによる	
	3	危険・加害回避（9）	3．骨折による身体移動の不可により、転倒・転落による危険を回避しなければならないこと	
	4	感情、欲求、恐怖の表現とコミュニケーション（10）	4．骨折による起立・移動不可は当該基本的欲求に多大な影響を及ぼす。また、急な入院で今後の不安は大きいことが察せられ、自分の気持ちや欲求を表現できるようにして心身の安定を図る必要があること	
準優先の欲求	5	適切な飲食（2）	5．手術に備えて、栄養の獲得と体力の維持が必要となる	
	6	皮膚の清潔（8）	6．骨折部の腫脹・内出血症状により発汗による清潔の保持が不可能となること	
	6	適切な衣類の選択と着脱（6）	6．患部を動かさずに衣類の着脱をする必要がある	
	8	睡眠と休息（5）	8．安静により昼夜逆転の睡眠・休息のパターンが生じやすい	
	8	衣類・環境の調整による体温の保持（7）	8．安静により衣類・環境による体温の保持が自力ではできないこと	
	10	正常な呼吸（1）	10．入院時は呼吸状態の変化はみられないが、高齢者の沈下性肺炎を視野に入れておくことが必要となる	
今後考慮すべき基本的欲求	11～14	"学習・発見・好奇心から健康への正常な発達（14） 信仰の実現（11） 達成感をもたらす仕事（12） 遊び・レクリエーションへの参加（13）	手術に向けての学習および自分自身の健康管理について学習が必要となる	

6．基本的欲求の充足に関するアセスメント結果と基本的看護の抽出

❶優先すべき基本的欲求の充足に関するアセスメントと基本的看護の抽出を、**表6**に示した。

❷当該基本的欲求の充足に関するアセスメント・基本的看護の抽出は、看護方法論「基本的欲求充足に関するアセスメントプロセス・基本的看護抽出方法・留意点一覧表」を応用した。

❸各基本的欲求の充足に関するアセスメントは、本書各基本的欲求の基礎知識を活用した。

（本文p.488に続く）

表6 ■ 入院時基本的欲求の充足に関するアセスメント結果と基本的看護の抽出（看護過程記録表4〈p.287〉参照）

アセスメントプロセス／入院時の基本的欲求	Ⅰ 基本的欲求の情報	Ⅱ 基本的欲求に影響を及ぼす選択された常在条件の情報・情報解釈・影響 ○：情報 ◉：情報解釈 ◎：影響統合判断	Ⅲ 基本的欲求を変容させる病理的状態の情報・情報解釈・影響 ○：情報 ◉：情報解釈 ◎：影響統合判断	Ⅳ 看護問題：看護診断結果 （基本的欲求の充足に関するアセスメント結果）	Ⅴ 基本的看護の概要（基本看護の抽出）
身体の移動と姿勢（4）	・床上安静 「仕方ないよ、手術がうまくいくために寝ているんだよね」	○専業主婦、76歳 ↓ ◉受傷前は家事能力の維持と立位・坐位・歩行能力あり ↓ ◎加齢により筋力低下。床上安静により加速する可能性	○右大腿骨頸部骨折（Garden分類StageⅢ） ・起立不能 ・右股関節部痛 ・床上安静の規制 ↓ ◎仰臥位の姿勢から自由に体位変換できない	①【望ましい臥位の保持困難】 イ．患部の痛みや関節の角度制限により、筋緊張の発生 ロ．患部の痛みおよび床上安静の規制による苦痛 ハ．同一体位による仙骨部の褥瘡の発生の恐れあり ニ．床上安静によるさらなる筋力低下の恐れあり ②【望ましい坐位・立位・歩行の困難】 ホ．大腿骨頸部骨折により、坐位・立位・歩行は困難である ③【望ましい臥位の移動の困難】 ヘ．身体を横臥した状態で、基底面積を変化させ臥位を変化させることは困難である ④【骨折部位の屈曲・反転・回旋禁止による床上・仰臥位排泄姿勢】	①【望ましい臥位の保持困難への看護】 イ．患部の痛みや関節の角度制限による筋緊張の緩和 ロ．患部の痛みおよび床上安静の規制による苦痛の軽減 ハ．同一体位による仙骨部の褥瘡の発生の予防 ニ．床上安静による廃用症候群（関節拘縮・筋力低下）発生の予防 ②【坐位・立位・歩行禁止への看護】 ホ．大腿骨頸部骨折により、坐位・立位・歩行禁止の遵守 ③【望ましい臥位の移動のへの看護】 ヘ．身体を仰臥した状態で、基底面積を変化させ臥位の変化への援助（体位変換） ④【安全・安楽な排泄時体位への看護】

（次頁へ続く）

					ト．トイレ（ポータブルトイレ）移動不可。骨折部位安静による床上・仰臥位排泄である ⑤【骨折部位の屈曲・反転・回旋禁止による床上仰臥位での食事摂取】 チ．骨折部位固定による床上仰臥位での摂食体位 ⑥【骨折部位の屈曲・反転・回旋禁止による床上・仰臥位での更衣・清潔行動】 リ．骨折部位を固定した仰臥位で更衣・清潔保持困難	ト．骨折部位を固定した仰臥位で、尿器・便器挿入による援助 ⑤【安全・安楽な食事摂取時への援助】 チ．骨折部位を固定した仰臥位で食事摂取できる援助 ⑥【安全・安楽な仰臥位での更衣・清潔行動への援助】 リ．骨折部位を固定した仰臥位で更衣・清潔保持できる援助
全排泄経路からの排泄（3）	・排尿7～8回/日 ・尿の混濁はない ・便は2日間出ていないが、腹部膨満感はない ・発汗はみられない 「床上排泄はなかなか慣れないけれど、仕方ないものね」	○76歳、女性 ↓ ◉女性の尿道3cm（男性15～20cm） ◉加齢による尿道・腟自浄作用低下 ↓ ◎下部からの逆行性尿路感染の可能性 ○2人部屋に入室 ◎排泄後の臭気の気がね ◎排泄依頼の躊躇	○右大腿骨頸部骨折（Garden分類Stage Ⅲ） ・起立不能 ・右股関節部痛 ・床上安静の規制 ◉骨折部位の安静保持 ↓ ◎腸蠕動運動低下 ○床上排泄 ○排泄体位（仰臥位） ↓ ◎腹圧・怒責をかけにくい ◎尿・便による寝衣・シーツ汚染の恐れ	①【排泄物の生成】【排泄物】に関する問題 イ．排泄介助の気がねから、排泄回数抑制のための水分摂取を控える危険性 ロ．汗腺からの異常な発汗は問題ないと考えられる。痛みとの関連で発汗の可能性あり ②【排泄経路】に関する問題 ハ． ・尿道・腟自浄作用低下に伴う下部からの逆行性尿路感染の可能性 ・留置カテーテル挿入による感染リスクを避け、自然排泄の工夫の必要性あり ニ．安静による腸蠕動運動の低下。便秘と排便困難を起こす可能性あり	①【排泄物の生成・排泄物への看護】 イ． ・排泄行動時の気がねと苦痛を最小限にした床上排泄への援助 ・排泄回数を抑制せずに必要水分摂取できる援助 ロ．痛みとの関連で発汗状態の観察 ②【排泄経路への看護】 ハ．下部からの逆行性尿路感染予防（排泄口の清潔保持・消毒・適度な排泄回数の維持） ニ．安静による腸蠕動運動の低下により、便秘と排便困難を回避する援助（腹部加圧・怒責・腹部マッサージなど）

全排泄経路からの排泄（3）					③【排泄行動】 ホ．排泄前の準備行動が自力でできない ヘ．床上排泄により便座に座って排泄できず、腹圧・怒責がかけにくい ト．自力で排泄行動がとれない（排泄行動：排泄時の衣類の着脱・排泄後の始末（尿道口・肛門・手指の清潔） チ．排泄行動すべてを他者にゆだねなければならない不安と戸惑い ④【排泄環境】 リ．病室で排泄を行っていることによる同室者への気がねの可能性 ヌ．尿・便による寝衣・シーツ等の汚染の恐れ	③【排泄行動への援助】 ホ．排泄前の準備行動への援助 ヘ．床上での排泄の援助 ト．排泄行動への援助（排泄時の衣類の着脱・排泄後の始末（尿動口・肛門・手指の清潔）への援助） チ．すべてを他者にゆだねなければならない不安と戸惑いへの緩和 ④【排泄環境への看護】 リ．同室者への気がねの軽減 ヌ．尿・便による寝衣・シーツ等の汚染回避と汚染物の交換
危険・加害回避（9）	「自分の周りに必要なものは手の届くところに置いているけれど、全部は置けないからね」	○76歳 ↓ ◎瞬発力・運動機能の低下。緊急事態時の対応が遅くなる		○右大腿骨頸部骨折（Garden分類StageⅢ） ・起立不能 ・右股関節部痛 ・床上安静の規制 ↓ ◎危険回避が困難	①【骨折部位のねじれ・圧迫・激痛の発生危険】 イ．近くの物を取ろうとした時のバランスの崩れによる骨折部位のねじれ、圧迫・激痛の発生の恐れ ②【ベッド転落の危険】 ロ．体位移動によるベッド転落の可能性 ③【災害時の危険回避が不可能】 ハ．歩行不可能による地震や火災等の災害時に自力での危険回避が不可能	①【骨折部位のねじれ・圧迫・激痛の発生回避の看護】 イ．近くの物を取ろうとした時・排泄時・食事時・更衣時・清潔行為時のバランスの崩れによる骨折部位のねじれ、圧迫・激痛の危険回避 ②【ベッド転落の危険回避の看護】 ロ．ベッド上での仰臥位移動時のベッドからの転落による再骨折の危険回避 ③【災害時避難への看護】 ハ．歩行不能による地震・火災等の災害時の避難介助

（次頁へ続く）

感情・欲求・恐怖の表出とコミュニケーション（10）		○几帳面・社交的な性格 ↓ ◎几帳面な性格が散歩中の不注意による骨折で自分を苦しめる可能性 ◎社交的な性格は意思表示には有利	○右大腿骨頸部骨折（Garden分類StageⅢ） ↓ ◎起立不能 ・右股関節部痛 ・床上安静の規制から生ずる苦痛を自ら表出できているか否か	①【受傷・入院への思いの表出】に関する問題 イ．受傷からくる起立不能・股関節部痛・安静の規制に関する不安 ②【体位・排泄その他に関する表出】に関する問題 ロ．体位変換の適時・的確な依頼ができない可能性あり ハ．床上排泄の適時・的確な依頼ができない可能性あり ニ．更衣・清潔行為の適時・的確な依頼ができない可能性あり ③【危険回避に関する表出】に関する問題 ホ．生じては困る危険（骨折部位のねじれ・圧迫・激痛・転落）を自己解決しなければならないという思いから表出せずにいる恐れ	①【受傷・入院への思いの表出への看護】 イ．受傷からくる起立不能・股関節部痛・安静の規制に関する不安への援助 ②【体位・排泄その他に関する表出への看護】 ロ．体位変換の適時・的確な依頼を躊躇せずに依頼できるよう援助 ハ．床上排泄の適時・的確な依頼を躊躇せずに依頼できるよう援助 ニ．更衣・清潔行為の適時・的確な依頼ができるよう援助 ③【危険回避に関する表出への看護】 ホ．生じては困る危険（骨折部位のねじれ・圧迫・激痛・転落）を感じた時の、意思表示の促進を図る援助

7．入院時「姿勢の保持と移動」「排泄」「危険回避」「コミュニケーション」の基本的看護援助計画・実施・評価・修正

入院時に優先すべき基本的看護「姿勢の保持と移動」「排泄」「危険回避」「コミュニケーション」の援助計画・実施・評価・修正を記録表に記述した。

基本的看護の優先順位は基本的欲求の優先順位に従った。記録結果は**表7－1～4**に示す。

〔看護過程展開の原則〕

❶表6「入院時基本的欲求の充足に関するアセスメント結果と基本的看護の抽出」から「Ⅰ看護問題：看護診断結果」「Ⅱ基本的看護概要」を再掲する。
❷「Ⅱ基本的看護の概要」を基軸に「Ⅲ看護目標」「Ⅳ援助計画」を立案する。
❸援助計画記号ごとに「Ⅴ実施（実施記録・患者反応）」「Ⅵ評価」「Ⅶ修正」を書く。
❹各基本的看護は、14基本的看護の原則論を応用した。
❺当該記録表は、ヘンダーソン看護過程論の記録表を用いた。
❻当該記録表の記述に際して、思考過程・記述法はすべてヘンダーソン看護過程論の原則に基づいた。

（本文p.501に続く）

表7−1 ■ 入院時「患者の姿勢保持・移動を助ける」基本的看護援助計画・実施・評価・修正記録表（看護過程記録表5〈p.290〉参照）

Ⅰ 看護診断	Ⅱ 基本的看護概要	Ⅲ 短期目標	Ⅳ 援助計画	Ⅴ 実施		Ⅵ 評価	Ⅶ 修正
				実施記録	患者反応		
①【望ましい臥位の保持困難】 イ．患部の痛みや関節の角度制限により筋緊張の発生	①【望ましい臥位の保持困難への看護】 イ．患部の痛みや関節の角度制限による筋緊張の緩和	①患部の筋緊張・疼痛が軽減し、床上安静の苦痛が可能な限り除去できる	①【望ましい臥位の保持困難への援助】 計画イ ・右股関節側面を砂枕等で固定したうえでタオル・クッションを用いて右下肢右大腿部の安楽な位置を確認する ・左下肢・背部・頭部・上肢はときどき自動・他動で動かし、全身の筋緊張を緩和する	計画イ・ロ ・健肢は筋力低下・関節拘縮予防のために意識して動かすように指導をした ・安楽枕は本人の安楽に感じる意見を聴きながら下肢・腰に入れた	計画イ・ロ ・「意識して健康な足は動かすようにするね」と言って、屈曲や足を上げている。上肢は両腕を上げて、ときどき深呼吸している	計画イ・ロ ・健足と上肢の運動の必要性は理解し行動できている。継続続行	
ロ．患部の痛みおよび床上安静の規制による苦痛	ロ．患部の痛みおよび床上安静の規制による苦痛の軽減		計画ロ ・患部の痛み・浮腫を軽減し、疼痛・浮腫から派生する筋緊張を防ぐ				
ハ．同一体位による仙骨部の褥瘡の発生の恐れあり	ハ．同一体位による仙骨部の褥瘡の発生の予防		計画ハ ・仙骨部の褥瘡予防として、背部ベッド接触面にある衣類のしわ等循環不全になる要因を取り除く ・補助枕タオル・クッションを背部、特に仙骨部に入れる。ときどきマッサージをして、除圧・	計画ハ ・腰部痛の軽減に腰部に小枕を挿入し、訪室ごとに入れ替えをし、併せてその時に手を挿入しマッサージを行った ・便器・尿器挿入・取り外しに伴うシーツのしわを軽減するため、排泄終了時には	計画ハ ・「腰に手を入れてもらうだけで楽になるわ。ときどき自分でも腰の下に手を入れてさすっているのよ」 ・しわ伸ばしの行動を見て「そのように気配りしてもらうと、うれしいわ」	計画ハ ・腰に手を入れてマッサージするのは効果がある。続行する	計画ハ ・マッサージは、殿部に手を入れてマッサージするのを追加する

（次頁へ続く）

				・循環促進を行う ・バイブレーションマットで背部のマッサージを行う ・排泄時・更衣時・清拭時に褥瘡好発部位の観察と手法によるマッサージを行う	下肢の両端のシーツを引き延ばした			
ニ．床上安静によるさらなる筋力低下の恐れあり	ニ．床上安静によるさらなる筋力低下の予防（廃用症候群：関節拘縮・筋力低下発生の予防）			計画ニ ・患部を除いた他の筋肉・関節の自動・他動の運動と安楽な良肢位を保持、移動する	計画ニ ・訪室のたびに良肢位が保持されているか観察・確認を行った。足が動いている場合は整えた	計画ニ ・「自分では無意識に動かしているのね」	計画ニ ・無意識に動かしていることから、細やかな観察が必要となる	
②【望ましい坐位・立位・歩行の保持の困難】 ホ．大腿骨頸部骨折により坐位・立位・歩行は困難である	②【望ましい坐位・立位・歩行禁止困難への看護】 ホ．大腿骨頸部骨折により坐位・立位・歩行禁止の遵守	②同一体位による仙骨部の褥瘡予防		②【坐位・立位・歩行禁止への援助】 計画ホ ・骨折による坐位・立位・歩行の禁止理由・禁止期間・守らなかった場合の危険をわかりやすく説明し本人の納得を得る	計画ホ ・手術を成功させるためにも、折れた骨がずれないようにしているために歩けないこと、手術するとその後数日のうちに坐位になれること等、今後の見通しを説明する	計画ホ ・「見通しがわかれば、安心して我慢できるわ」	計画ホ ・説明に対し理解し、行動に移せている	

③【望ましい臥位の移動の困難】 ヘ．身体を横臥した状態で、基底面積を変化させ臥位を変化させることは困難である	③【望ましい臥位の移動の困難への看護】 ヘ．身体を仰臥位にした状態で基底面積を変化させ、臥位の変化への援助（体位変換）	③床上安静による関節拘縮・筋力低下の予防	③【望ましい臥位の移動への援助】 計画ヘ ・床上で患部を固定したまま基底面積をタオル・クッション等を用いて、同一体位による疼痛・循環不全・筋緊張・心理的苦痛を緩和する	計画ヘ ・回診時、医師のもとでバスタオルを使用し患部のねじれを避けて背部と股関節を平衡にし、短時間の側臥位にて背部のマッサージと皮膚の確認をする。仙骨部がやや発赤気味であった	計画ヘ ・「背中はどうしても汗をかくね」 ・「専門家のもとで背中やお尻を診てもらうのは安心ね」 ・「お尻の痛みは、言われてみれば少し痛いかな」	計画ヘ ・仙骨部の発赤は、循環不全の影響である。殿部にも手を入れて除圧する必要あり	計画ヘ ・定期的な仙骨部の循環促進
④【骨折部位の屈曲・反転・回旋禁止による床上排泄姿勢】 ト．トイレ（ポータブルトイレ）移動不可。骨折部位の安静による床上仰臥位排泄である	④【安全・安楽な排泄体位への看護】 ト．骨折部位を固定した仰臥位で、尿器・便器挿入による援助	④安全・安楽を確保した、排泄姿勢がとれる	④【安全・安楽な排泄時への援助】 計画ト ・骨折部位が移動しないように差し込み便器・安楽な尿器を選択する ・骨折部位を固定して仰臥位のままベッド上にラバーシート（処置用シーツ）を敷くのに協力を得る ・骨折部位を固定して仰臥位のまま便器・尿器を差し込むのに協力を得て、便・尿漏れのない位置で苦痛を伴わない位置と姿勢を定める	計画ト ・便器挿入時は、健足を立ててその力で腰を浮かしてもらうように説明する。それだけでは十分に腰が上がらないので看護師が手助けをする ・排尿時は安楽尿器を使用した。こぼれずに採尿できた	計画ト ・「健康な足を立てて踏ん張るのも健康にはいいね。しかし、力がなくなったみたいだ」	計画ト ・臥床により筋力低下は否めない。意識的に健足の運動を行う必要あり	計画ト ・健足の定期的自主運動・他動運動の促進

（次頁へ続く）

			・排泄時仰臥位の移動や腹圧のかけ方・清拭に必要な援助をする ・排泄後の仰臥位の戻し方は、骨折部を固定し、便器、ラバシート（処置用シーツ）の汚染に留意して除去し、安定した仰臥位に戻す				
⑤【骨折部位の屈曲・反転・回旋禁止による床上仰臥位での食事摂取】 チ．骨折部位の安静による床上仰臥位での摂食体位	⑤【安全・安楽な食事摂取への援助】 チ．骨折部位を固定した仰臥位で食事摂取できる援助	⑤【安全・安楽な臥位姿勢での食事摂取ができる】	⑤【安全・安楽な食事摂取時体位への援助】	計画チ ・骨折部の痛みの変化がない程度のベッドアップで頭部・上肢の視野・可動域を見きわめ、食事トレイの位置・食物の形状・液体の飲み方を決めて用意し、食事摂取を援助する ・患者が食事摂取できない部分があればできない部分を助ける	計画チ ・体位は仰臥位またはセミファーラー位のまま、主食はおにぎりにして、手で持って食べられるよう栄養課に相談した。副食も、箸を使わず串で刺して食べられるように工夫した。汁ものは顔を横向きにして吸いのみを使用して介助した。誤嚥予防に1回ごとに嚥下できているか確認した	計画チ ・「寝たまま食べるなんて行儀が悪いわね。でもしばらくは仕方ないもんね。食事を工夫してくれると、食べやすくなるね」	計画チ ・誤嚥予防にはストロー式の吸いのみのほうが自分で調節できるのでよい

⑥【骨折部位の屈曲・反転・回旋禁止による床上・仰臥位での更衣・清潔行動】 リ．骨折部位固定による床上・仰臥位での更衣・清潔行動	⑥【安全・安楽な仰臥位での更衣・清潔への援助】 リ．骨折部位を固定した仰臥位で更衣・清潔保持できる援助	⑥安全・安楽な仰臥位での更衣・清潔保持ができる	⑥【安全・安楽な仰臥位での更衣・清潔への援助】 計画リ ・骨折部位を固定し、仰臥位で更衣・清潔行為（歯磨き・洗顔・全身清拭・排泄後清拭）が安全にできるよう、道具・器具等の物品手順を整え、患者ができるよう援助するとともに、できない部分を補助する ・更衣・清潔行為の際、全身の循環状態の観察・褥瘡予防の援助をする	計画リ（計画へと同様） ・仰臥位（またはセミファーラー位）での歯磨きであることから、口をすすぐ時は寝巻が濡れないようにタオルで保護し、顔を横にして排水を促した ・背部清拭および上着の更衣は、物品を準備しておき回診時に医師の保護下で行った	計画リ ・「手順がいいんだね。回診時に手早くやるなんて」 ・「痛みはないよ」	計画リ ・計画続行		

表7-2 ■ 入院時「患者の排泄を助ける」基本的看護援助計画・実施・評価・修正記録表（看護過程記録表5〈p.290〉参照）

Ⅰ 看護診断	Ⅱ 基本的看護概要	Ⅲ 短期目標	Ⅳ 援助計画	Ⅴ 実施 実施記録	Ⅴ 実施 患者反応	Ⅵ 評価	Ⅶ 修正
①【排泄物の生成】【排泄物】に関する問題 イ．排泄介助の気がねから排泄回数抑制のために水分摂取を控える危険性	①【排泄物の生成・排泄物への看護】 イ． i 排泄行動時の気がねと苦痛を最小限にした床上排泄への援助 ⅱ 排泄回数を抑制せずに必要水分を摂取できる援助	①患者が床上で気がねなく排泄するために、1日の必要水分を摂取し尿量を確保できる	①【排泄物の生成・排泄物】への援助計画 計画イ i 床上排泄前後で患者が同室者・看護師に気がねなく挨拶や排泄援助依頼ができるように、患者を助ける ⅱ 排泄抑制の弊害を話し、排尿・排便回数が適切に維持できるよう水分・食物摂取を助ける	計画イ i 保温とプライバシーに留意し、患部に負担がかからないようにかつ遠慮せずに依頼してほしいことを話し援助した ⅱ 排泄抑制の弊害を話し、訪室ごとにお茶を勧める。本人も必要性を自覚し、約800 mL/日は摂取している。7～8回/日排尿している	計画イ i「床上排泄は慣れないけれど、どうにか排泄できるわ」 ⅱ「水分をたくさん摂取しなければいけないことはわかったわ。でも、ぬるいのもいいけど、お茶はやはり入れたてがいいわね」	計画イ・ロ ・必要水分量は摂取できている。好みの飲み物や随時自分で飲めるように工夫が必要	計画イ・ロ ・自分でも必要時摂取できるよう手の届くところにペットボトルを用意する。訪室時は熱いお茶を準備する
ロ．汗腺からの異常な発汗は問題ないと考えられる。痛みとの関連で発汗の可能性	ロ．痛みとの関連で発汗状態の観察		計画ロ ・痛みとの関連で発汗がないか経過観察	計画ロ ・発汗はみられない	計画ロ ・「痛みは我慢できる程度だから、汗はかいていないわ」		
②【排泄経路】に関する問題 ハ．尿道・腟自浄作用低下に伴う下部からの逆行性尿路感染の可能性	②【排泄経路への看護】 ハ．下部からの逆行性尿路感染予防（排泄口の清潔保持・消毒・適度な排泄回数の維持）	②尿路感染を予防し排便困難を回避できる	②【排泄経路】への援助計画 計画ハ ・下部からの逆行性尿路感染予防のために水分量の確保・排尿前後の陰部・肛門部の清拭・乾燥・感染徴候の早期発見	計画ハ ・排泄後には必ず手指の清潔が維持できるよう手拭きを使用してもらった。また、拭き残しがないようにていねいに処理し、排便時は温か	計画ハ ・「毎日洗ってもらえるから、すっきりするわ」 ・「特に不快感はないわ」	計画ハ・ニ ・排尿への気がねによる排泄回数を減らすことは現在ないと思われる。今後も尿意時に即対応する ・尿路感染傾向は現在なし	計画ハ・ニ ・やや硬便であったことから、排便がスムーズにいくように、便形成に必要な繊維のあるもの等の食事摂取内容にも観察が必要である

				いタオルで肛門部を清拭した。肛門周囲の発赤はみられない。尿路感染徴候なし。陰部洗浄を1回/日実施し清潔を保持する		・排便はあったものの硬便であることから早朝に冷水の摂取を勧めたり、腸蠕動時に腹部マッサージは継続していく必要あり	
ニ．安静による腸蠕動運動の低下。便秘と排便困難を起こす可能性あり	ニ．安静による腸蠕動運動の低下による便秘と排便困難を回避する援助（腹部加圧・怒責・腹部マッサージなど）		計画ニ ・安静による蠕動運動の低下による便秘・排便困難発生予防に、腹部加圧・怒責・腹部マッサージの訓練・実施。発症時は浣腸の実施	計画ニ ・早朝に冷水の摂取を勧める。腸の蠕動運動を感じたら躊躇せずに排泄行動に移るように説明する。腹部マッサージの仕方を、見本を見せて一緒に行った ・3日ぶりに排便あり。やや硬便である	計画ニ ・「便が出てよかったわ。効果があったわ。今後も続けていくわね」		
③【排泄行動】に関する問題 ホ．排泄前の準備行動が自力でできない	③【排泄行動】への援助 ホ．排泄前の準備行動への援助	③床上で排泄行動が安全に安楽にできる	③【排泄行動】への援助計画 計画ホ ・排泄前・排泄体位・排泄用物品・衣類の着脱・排泄環境を準備し、適切な位置に整える。必ず患者に声がけをして安心感をもてるように助ける	計画ホ ・援助時の痛みがないか確認するとともに、援助ごとに声がけを行い実施した ・ズボンの着脱と排泄部位の清潔保持に関しては援助を行った	計画ホ ・「必ず声をかけてもらっているから、大丈夫よ」	計画ホ〜チ ・看護師の忙しい動きが依頼の躊躇につながらないよう再度説明を行うとともに、看護師の行動に注意を払う必要あり	
ヘ．床上排泄により便座に座って排泄できず、腹圧・怒責がかけにくい	ヘ．床上での排泄の援助		計画ヘ ・排尿・排便が十分排泄できるよう患者の腹筋加圧・怒責・マッサージを助ける	計画ヘ ・自力での加圧で排便・排尿はできている	計画ヘ ・腹部膨満感はない		

（次頁へ続く）

ト. 自力で排泄行動がとれない（排泄行動：排泄時の衣類の着脱・排泄後の始末（尿道口・肛門・手指の清潔）	ト. 排泄行動への援助、排泄時の衣類の着脱、排泄後の始末（尿道口・肛門・手指の清潔）への援助		計画ト ・排泄時の衣類の着脱・排泄後の体位変換・尿道口・肛門・手指の清潔・排泄物の処理・排泄環境の整備を助ける	計画ト ・計画ハと同様				
チ. 排泄行動すべてを他者にゆだねなければならない不安と戸惑い	チ. すべてを他者にゆだねなければならない不安と戸惑いへの緩和		計画チ ・排泄その他の援助をして欲しいことは、すまない気持ちを横に置いて、大きいこと、小さいこと何でも看護師に言ってほしい旨を繰り返し話し、患者は何を頼んでもよいという安心感をもてるように助ける	計画チ ・訪室のたびに何か不自由していることはないか確認している。「忙しく見えても遠慮しないでね」	計画チ ・「看護師さんは忙しそうだから、つい遠慮してしまうわ。だけど、排泄に関しては遠慮せずに頼むようにしているよ」			
④【排泄環境】 リ. 病室で排泄を行っていることによる同室者への気がねの可能性	④【排泄環境への看護】 リ. 同室者への気がねの軽減	④同室者への気がねを軽減し、床上排泄前後の清潔保持と環境汚染を回避できる	④【排泄環境】への援助計画 計画リ ・患者に代わり看護師が患者の骨折による床上安静ゆえに床上排泄を余儀なくされていることを話し、排泄時の音や臭い、患者の羞恥心や同室者へのすまない気持ちをわかってもらい、時には忍耐してもらうことを理解しても	計画リ ・排泄ごとに同室者に声かけを行った。また、排泄後は窓を開けて換気を行った	計画リ ・同室者は「お互いさまよ」と返答あり。「このように言ってもらえるとありがたいわね」	計画リ・ヌ ・同室者の協力が得られている。排泄後は寒気を感じさせないようにして換気を十分に行う必要あり ・継続続行		

ヌ．尿・便による寝衣・シーツ等の汚染の恐れ	ヌ．尿・便による寝衣・シーツ等の汚染回避と汚染物の交換		らう。同室者お互いが痛み分けできるようにもっていく 計画ヌ ・尿・便による寝衣・シーツ等の汚染確認と汚染物の交換	計画ヌ ・排泄時に汚染がないか確認する。現在、汚染はない	計画ヌ ・排泄のコツがつかめてきたので、汚染しないのね		

表7-3 ■ 入院時「患者の危険回避を助ける」基本的看護援助計画・実施・評価・修正記録表（看護過程記録表5〈p.290〉参照）

Ⅰ	Ⅱ	Ⅲ	Ⅳ	Ⅴ 実施		Ⅵ	Ⅶ
看護診断	基本的看護概要	短期目標	援助計画	実施記録	患者反応	評価	修正
①【骨折部位のねじれ・圧迫・激痛の発生危険】 イ．近くの物を取ろうとした時のバランスの崩れによる骨折部位のねじれ・圧迫・激痛の発生の恐れ	①【骨折部位のねじれ・圧迫・激痛の発生回避の看護】 イ．近くの物を取ろうとした時・排泄時・食事時・更衣時・清潔行為時のバランスの崩れによる骨折部位のねじれ・圧迫・激痛の危険回避	①仰臥位で物を取る動作・排泄時・食事時・更衣時・清潔行為時の不注意点による骨折部位のねじれ・圧迫・激痛を起こさない	①【骨折部位のねじれ・圧迫・激痛の発生回避の援助】 計画イ ・仰臥位で近位の物を取る時・排泄時・食事時・更衣時・清潔行為時の援助 ・患者と介助者は骨折部位を"絶対に動かしてはいけない"ことを意識する ・骨折部位を動かないように固定する援助 ・骨折部位を移動・刺激してねじれ・圧迫・激痛が生じた場合、部位の観察・患者反応を医師に報告、その後の対処を実行する	計画イ ・手が届くところに物を置き、無理な動作をしないようにベッド周囲を整えた ・介助ごとに患部を絶対動かしてはいけないことを話し意識付けをして援助した ・介助者はできるだけ2人で援助した	計画イ ・股関節をおさえ、「ここよね、意識して動かさないようにするから」	計画イ ・患者は危険回避の行動について理解しているものの、高齢者であることから、介助ごとに説明をすることは重要だと考える	

（次頁へ続く）

②【ベッド転落の危険】 ロ．体位移動によるベッド転落の可能性	②【ベッド転落の危険回避の看護】 ロ．ベッド上での仰臥位移動時のベッドからの転落・転落による再骨折の危険回避	②ベッド転落による再骨折を起こさない	②【ベッド転落の危険回避の援助】 計画ロ ・ベッド上での仰臥位移動によるベッドからの転落回避への援助 ・ベッド上で仰臥位以外の体位を"絶対にとらない"ことを患者に意識・実行してもらう ・仰臥位でも移動したらベッドから転落する危険を患者に意識・実行してもらう（仰臥位での体位移動〈p.346〉参照） ・ベッド上からの転落のニアミス（ヒヤリ・ハット）が生じた時は、インシデントレポートに基づき患者を交えたカンファレンスを行う	計画ロ ・ベッドの両脇にサイドレールをつけ、介助時に外した時は、忘れずに戻し確認をした ・病室はナースステーションに近いところとし、ベッドの高さは、いちばん低くした	計画ロ ・「転落がいちばん怖いことはわかったわ。そのためにも無理な行動はしないよ」	計画ロ ・ベッド転落回避についての行動はできている ・継続観察	
③【災害時の危険回避不可能】 ハ．歩行不能による地震や火災等の災害時に自力での危険回避が不可能	③【災害時の危険回避の看護】 ハ．歩行不能による地震・火災等の災害時の避難介助	③災害時の避難ができる	③【災害時の危険回避への援助】 計画ハ ・歩行不能による地震・火災時の避難介助（災害時の要介護者リストに登録する） ・患者には災害時非難には必ず介護	計画ハ ・カンファレンスをとおして、災害時にどのような方法で避難するかを確認した ・患者には、災害時はストレッチャーあるいは	計画ハ ・「今はどこで災害があるかわからないから、私も意思表示しなければいけないね」	計画ハ ・限られた台数のストレッチャーしかないので、病棟の担送患者の数と優先順位を病棟スタッフで確認する必要あり	計画ハ ・毎朝、病棟カンファレンスで入院患者の災害時の患者搬送の優先順位を確認する ・ストレッチャーが不足の場合は、

			することを口頭とマーカー（災害時要介護者名札等）で示し、理解を得る ・患者は災害が発生した時、必ず病院スタッフに避難の援助を求めることを教え、できるようにしておく	担架での移動になることを話す			どのように搬送するか詳細を明確にする

表7-4 ■ 入院時「患者の感情・欲求・恐怖の表出とコミュニケーションを助ける」基本的看護援助計画・実施・評価・修正記録表（看護過程記録表5〈p.290〉参照）

I	II	III	IV	V		VI	VII
看護診断	基本的看護概要	短期目標	援助計画	実施		評価	修正
				実施記録	患者反応		
①【受傷・入院への思いの表出】に関する問題 イ．受傷からくる起立不能・股関節部痛・安静の規制に関する不安	①【受傷・入院への思いの表出への看護】 イ．受傷からくる起立不能・股関節部痛・安静の規制に関する不安への援助	①受傷からくる起立不能・股関節部痛・安静規制等の不安の表出ができる	①【受傷・入院への感情・欲求・恐怖の表出への援助】 計画イ ・受傷からくる起立不能・股関節部痛・安静の規制に対する不安や恐怖が表出できるように援助する ・上記のことに対し、どんな感情・欲求・恐怖等も表出したほうが楽になり、看護する側も重要な情報になることを話し、表出しやすい関係をつくる ・受傷・骨折から生じる身体的・心	計画イ ・話を聞く時は、しっかりと椅子に座りカーテンを引いて空間を確保して話を聞いた	計画イ ・「不安がまったくないと言えばうそになるけど、こうなったのは仕方ないと自分に言い聞かせている。また、もとの生活に戻れるか心配である。カーテンをして個室の空間をつくってくれるので、話しやすいよ」	計画イ ・今のところ、気持ちをため込むことはないと考えられる。しかし、気持ちを表出できているか患者の表情をよく観察していく必要あり	

（次頁へ続く）

②【体位・排泄・その他に関する表出】に関する問題 ロ．体位変換の適時・的確な依頼ができない可能性あり ハ．床上排泄の適時・的確な依頼ができない可能性あり ニ．更衣・清潔行為の適時・的確な依頼ができない可能性あり	②【体位・排泄・その他に関する表出への看護】 ロ．体位変換の適時・的確な依頼を躊躇せずにできるよう援助 ハ．床上排泄の適時・的確な依頼を躊躇せずにできるよう援助 ニ．更衣・清潔行為の適時・的確な依頼ができるよう援助	②体位変換・排泄・更衣・清潔行為時の依頼が適時・的確に躊躇せずにできる	②【体位・排泄・その他に関する表出への援助】 計画ロ・ハ・ニ ・体位変換・床上排泄・更衣・清潔行為の適時・的確な依頼を躊躇せずにできるように援助する ・体位変換・床上排泄・更衣・清潔行為等をいつ・どのような時・誰に・何をどう依頼するかの一覧表（あらかじめ患者共通のマニュアル）を患者に合わせて作成し依頼の仕方を教える ・依頼一覧表を用いての容易な依頼ができ、医療者側とコミュニケーションができているかどうかを見きわめる ・それ以外の感情・欲求・恐怖の容易な表出を助ける	計画ロ・ハ・ニ ・しっかりと患者の話を聞く姿勢をとり、患者の表情を観察して表現を促した	計画ロ・ハ・ニ 「躊躇せずに依頼できているよ」	経過ロ・ハ・ニ ・体位・排泄の重要事項については、表出できている ・計画ロ・ハ・ニの続行	

（前列からの続き）理的諸症状について、患者に看護師から声をかけ患者が安易に表出できるようにする

③【危険回避に関する表出】に関する問題	③【危険回避に関する表出への看護】	③生じては困る危険を感じた時、自己解決しようとせずに表出できる	③【生じては困る危険を感じた時の危険回避への表出を助ける】			
ホ．生じては困る危険（骨折部位のねじれ・圧迫・激痛・転落）を自己解決しなければならないという思いから表出せずにいる恐れ	ホ．生じては困る危険（骨折部位のねじれ・圧迫・激痛・転落）を感じた時の意思表示の促進を図る援助		計画ホ ・生じては困る危険（骨折部位のねじれ、圧迫・激痛・転落）を感じた時、速やかにナースコールすることを確約する	計画ホ ・生じては困る危険について説明し、危険を感じた時はナースコールを押すように伝えた	計画ホ ・「わかったわ」 生じては困る危険について表出するよう、表出しやすい関係の促進	

手術に向けての看護過程

　入院3日後に、全身麻酔にて人工骨頭置換術という手術説明①②が、手術に向けての全身状態判断の検査データ③をもとに、看護師立ち会いのもと、医師からAさんと夫・息子④にあり同意が得られた。Aさんは動かないので、お腹が空かない。また、病院食は飽きた⑤と言って、病院食（減塩食）は半分ぐらいしか摂取しない（活用した病理的状態情報にはナンバーとアンダーラインをつけた）。

　なお、手術は病理的状態に対する治療過程であるので、看護過程は病理的状態に関することから開始する。

1．手術への病理的状態の情報収集および情報解釈

❶情報は、①右大腿骨頭置換術、②全身麻酔、③全身状態判断の検査データ、④看護師立ち会いのもと、医師からAさん・夫・息子への手術説明と同意、⑤「動かないので、お腹が空かない。病院食は飽きた」（病院食1/2摂取）である。
❷病理的状態情報収集項目はヘンダーソン看護過程論に基づいた。
❸情報解釈は右枠の知識をもとに行った。
❹大腿骨頸部骨折の情報収集の項目は、一般的治療の知識をもとに行った。
❺上記❶〜❹より、手術への病理的状態の情報収集・解釈を表8（p.502）に示した。

表8 ■ 手術への病理的状態の情報収集・解釈（看護過程記録表3〈p.285〉参照）

収集した主要情報	主要情報の解釈	情報収集・解釈に用いる知識
①右大腿骨骨頭置換術	①骨頭を摘出後、大腿骨近位部から骨髄内へ人工骨頭を挿入しネジやセメントを使って人工骨頭を固定する手術である。この手術は、骨頭部と骨幹部を接合している靱帯を切除するため、極端に局所を屈曲したりすると脱臼する可能性あり	イ．医師の説明要旨①②に用いた知識 A-5：大腿骨頸部の血管と人工骨頭置換術の必要性 D-1：人工骨頭置換術の方法 D-2：人工骨頭置換術のレントゲン写真 A-3：股関節の靱帯 E：骨折部位の治癒過程 ロ．夫・息子の反応：④に用いた知識 ・病理的状態に関する情報収集項目「家族の手術受け入れ」 ハ．Aさんの反応：④に用いた知識 ・病理的状態に関する情報収集項目「患者の手術受け入れ」 ・基本的欲求10「感情・欲求・恐怖の表現とコミュニケーション」 ニ．手術に関する説明と同意 ホ．検査データの基準値（女性）：③に用いた知識 ・赤血球数：360〜489万/μL ・血色素量：11.4〜14.6g/dL ・ヘマトクリット値：34.0〜43.9% ・白血球数：3200〜8500/μL ・総蛋白：6.7〜8.3g/dL
②全身麻酔使用	②中枢神経に薬物を作用させ、無意識、無痛、筋弛緩、反射の抑制の4つを満たす状態にすることで患者の肉体的・精神的苦痛を取り除く麻酔方法である。全身麻酔・手術に耐えうる体力が必要となる	
③手術に向けて全身状態を判断する検査データ ⇒心電図：異常なし 胸部レントゲン：異常なし 赤血球数（RBC）：420万/μL 血色素量（Hb）：13g/dL ヘマトクリット値（Ht）：38％ 白血球数（WBC）：7000/μL 総蛋白（TP）：6.8g/dL	③検査データは正常範囲内である 【検査目的】 ・心電図：手術に耐えうる心機能かどうか。また、心疾患の有無を確認する ・胸部レントゲン：呼吸器の疾患の有無を確認する ・赤血球数 ┐ ・血色素量 ├貧血や炎症の ・ヘマトクリット値 │有無を確認する ・白血球数 ┘ ・総蛋白：栄養状態を確認	
④看護師立ち会いのもと、医師からAさん・夫・息子への手術に関する説明と同意 イ．医師の説明要旨 「右太ももを支える大きい骨のいちばん上の骨折した部分を人工骨頭に置き換え、ネジやセメントを使って骨頭が離れないように固定する手術。極端に股関節を曲げると脱臼することがあるが、再び歩行ができるためには、最善の方法である。検査の結果、身体も手術に耐えられる状態。全身麻酔をする予定」 ロ．夫・息子の反応 「歩けるようになるんだから、がんばって手術を受けたほうがいいよ」 ハ．Aさんの反応 「手術に失敗して寝たきりになったらどうしよう。考えても仕方ないよね。歩くことができるための手術なので、早く行って欲しい」 ⑤「動かないので、お腹が空かない。病院食は飽きた」 病院食1/2摂取	④ イ．医師の説明要旨 右大腿骨骨頭置換術の解釈（①）を基に、患者・家族に理解して欲しい手術の目的・方法・可能性・術後のリスクを可能な限りわかりやすく説明し、同意を得た ロ．夫・息子の反応 医師から説明を受け、重要他者として手術に同意すると同時に、患者に対し「再び歩くことができる」という目的を確認し、その目的に向かってがんばって手術を受けるよう励ましている ハ．Aさんの反応 医師から説明された手術の目的は理解し、手術に対する期待度も高い。ただし、手術に失敗して、目的である「歩行の可能性」がなくなった時の寝たきり状態になることをいちばん恐れている 「考えても仕方ない」の言葉には、医療従事者を信頼し、手術に成功するために自分も協力・がんばるという暗黙裡の了解が推測される 「寝たきり状態になることの恐れ」、「手術に協力・がんばるという暗黙裡の了解」は、看護師から確認・援助する必要がある さらに、Aさんが手術の方法・手術に耐える身体の可能性・術後のリスク等についての医師からの説明がどれほど正しく理解できたか確認し、援助する必要がある	

2．手術に向けての基本的欲求充足の判断

1）入院時に援助を必要とした基本的欲求と基本的看護を継続

入院時に援助を必要とした基本的欲求は、優先度の高い順に次の基本的欲求であった。

❶身体の移動と姿勢。
❷全排泄経路からの排泄。
❸危険回避・加害回避。
❹感情・欲求・恐怖の表出とコミュニケーション。

以上の4つの基本的欲求充足は、手術直前まで継続して基本的看護の計画に基づき行う。

2）手術に向けて、新たに援助を必要とする基本的欲求の看護診断

手術に向けて、患者の病理的状態に関する情報収集と解釈をした結果（表8「手術への病理的状態の情報収集・解釈」参照）、次に示す❶、❷基本的欲求の看護診断の必要が判明した。

❶適切に飲食する：手術に耐えうる体力維持のために手術前の栄養状態を整えることが重要となる。
❷感情・欲求・恐怖の表出とコミュニケーション：気持ちを良好な状態に整えて手術に臨むことが、術後の回復が順調に進む条件である理由による。

ここでは、2つの基本的欲求の看護診断を行う。

3）手術に向けての基本的欲求充足に関するアセスメント結果と基本的看護の抽出（2基本的欲求を追加）

手術に向けて、新たに援助を必要とする「適切に飲食する」「自分の感情・欲求・恐怖等を表現して他者に伝える」の2基本的欲求が見出された。そこで、2基本的欲求の未充足を判断し、2基本的看護を抽出した。そのプロセスを表9に示した。

表9 ■ 手術に向けての基本的欲求の充足に関するアセスメント結果と基本的看護の抽出（看護過程記録表4〈p.287〉参照）

入院時の基本的欲求 \ アセスメントプロセス	Ⅰ 基本的欲求の情報	Ⅱ 基本的欲求に影響を及ぼす選択された常在条件の情報・情報解釈・影響 ○：情報 ◎：影響統合判断	Ⅲ 基本的欲求を変容させる病理的状態の情報・情報解釈・影響 ○：情報 ◎：影響統合判断	Ⅳ 看護問題；看護診断結果 （基本的欲求の充足に関するアセスメント結果）	Ⅴ 基本的看護の概要 （基本看護の抽出）
適切な飲食（2）	・「動かないので、お腹が空かない。また、病院食は飽きた」と言って、半分ぐらいしか摂取しない ・50歳ごろより高血圧があり、薄味にした食事を摂取 ・病院食は減塩食である	○76歳・女性 ↓ ◎年齢・体重・活動量から推定する必要エネルギー約1200kcal ○2人部屋に入室「同室者とは、食事中もよく話をしているよ」 ↓	○右大腿骨頭置換術予定 ・全身麻酔 ・赤血球数（RBC）：420万/μL ・血色素量（Hb）：13g/dL ・ヘマトクリット値（Ht）：38% ・白血球数（WBC）：7000/μL ・総蛋白（TP）：6.8g/dL	【飲食行動】の困難 イ．飲食での臥位保持必要 ロ．飲食のために自分で準備・下膳することは不可能	【飲食行動】に関する看護 イ．飲食での仰臥位による全量摂取への援助 ロ．病院食全量摂取不可能な場合は、残量に見合うカロリー・栄養素を家族から補充してもらうことへの援助

（次頁へ続く）

			◎コミュニケーションは良好	↓ ◎血液データは栄養・体力に関し正常範囲内であるが、手術・麻酔侵襲に対し体力維持は必要	ハ．活動量の不足により腸蠕動運動低下 ニ．自力で食べたい食べ物を準備することは不可能 【食事内容と量】の不足の可能性 ホ．塩分制限食を摂取。入院前はその必要性を理解し行動に移せる力あり ヘ．必要な栄養およびカロリーが不足のため、手術に向けて体力低下の可能性あり 【食の楽しみと人間関係発展】 ト．限られた空間での同室者との人間関係は良好である。飲食を通して同室者との人間関係の発展はこれからの可能性である	ハ．腸蠕動運動を促進することによる、病院食全量摂取への援助 ニ．患者が補食したい食べ物を家族から差し入れしてもらうことへの援助 【食事内容と量】に関する看護 ホ．味付けや食べ方の工夫で、塩分制限の病院食をおいしく食べることへの援助 ヘ．塩分制限の範囲で、体力維持増強のために食べたい食べ物を家族から用意してもらい、おいしく食べることへの援助 【食の楽しみと人間関係発展】に関する看護 ト．食事時、同室者と食事の楽しみ等を話題にしながら、病気を克服する仲間としてよい人間関係を築くことへの援助
感情・欲求・恐怖の表出とコミュニケーション（10）	・看護師立ち会いのもと医師から「Aさん・夫・息子へ手術に関する説明と同意を得た場面」 イ．医師の説明要旨：「右太ももを支える大きい骨のいちばん上の骨折した部分を人工骨頭に置き換え、ネジやセメントを使って骨頭が離れないように固定する手術。極端に股関節を曲げると脱臼することがあるが、再び歩行ができる			イ．医師の説明要旨 ・右大腿骨頭置換術の専門知識を基に説明し、患者・家族の手術同意を得ている	【医師の手術目的・方法・手術可能な身体状況・術後のリスク説明に関する患者の意思・感情表現】に関する問題 イ．手術目的は理解し、術後歩行可能になることを目標に手術の受容表現をしている	イ．「術後歩行可能になる」手術目的を理解し、「歩行可」を目標に手術受容の表現に対する援助

ためには最善の方法である。検査の結果、身体も手術に耐えられる状態。全身麻酔をする予定」				
ロ．夫・息子の反応：「歩けるようになるんだから、がんばって手術を受けたほうがいいよ」	ロ．夫・息子の反応 ・医師からの説明に重要他者として手術に同意 ・「再び歩行可能」という手術目的を理解し、患者が手術受容することを励ましている	ロ．手術の目的・方法・手術可能な身体状況・術後のリスクを説明している	ロ．医師からの手術の方法・手術可能な身体状況・術後のリスク説明への理解は表現せず、理解しているか不明	ロ．医師からの手術の方法・手術可能な身体状況・術後のリスク説明への理解度の援助と補足説明
ハ．本人の反応：「手術に失敗して寝たきりになったらどうしよう。考えても仕方ないよね。歩くことができるための手術なので、早く行って欲しい」	ハ．Aさんの反応 ・入院時医師からの病状説明に頷いていたことから、知的認知力はあると推察される ・社交的で友人も多いことから、意思表示はかなり上手だろう	ハ．Aさんの反応 ・「再び歩行可能」という手術の目的に期待している ・手術に失敗して寝たきりになった場合の恐怖を表現している ・手術の成功のために、自分も協力し、がんばるという暗黙裡の了解が表現されている ・医師から手術の方法・手術可能な身体状況・術後のリスクの説明の理解は不明	ハ．「再び歩行可能」という手術目的を理解し、手術の期待を表現している ニ．手術に失敗して寝たきりになったらという恐怖を表現している	ハ．「再び歩行可能」への期待表現への援助 ニ．手術に失敗し、寝たきりになったらという恐怖表現への援助 ホ．手術に関して表出していない意思・感情を聴き、必要に応じて援助

4）手術に向けて「適切な飲食」「感情・欲求・恐怖の表出とコミュニケーション」基本的看護援助計画・実施・評価・修正

❶前項③で抽出した基本的看護のうち、手術に向けて「患者の飲食を助ける」の基本的看護援助計画・実施・評価・修正の記録を**表10－1**（p.506）に示した。

❷前項③で抽出した基本的看護のうち、手術に向けて「患者が表現しようとする自分の欲求や気持ちを他者に伝えることを助ける」基本的看護援助計画・実施・評価・修正記録を**表10－2**（p.508）に示した。

❸「患者の飲食を助ける」「患者が表現しようとする自分の欲求や気持ちを他者に伝えることを助ける」の基本的看護の援助計画・実施・評価・修正は基本的看護各論の理論に基づいた。

（本文p.511に続く）

表10-1 ■ 手術に向けて「患者の飲食を助ける」基本的看護援助計画・実施・評価・修正記録表（看護過程記録表5〈p.290〉参照）

I	II	III	IV	V 実施		VI	VII
看護診断	基本的看護概要	短期目標	援助計画	実施記録	患者反応	評価	修正
①【飲食行動の困難】	①【飲食行動困難への看護】		①②【飲食行動困難の食事内容・量不足への援助】				
イ．飲食での仰臥位（または、セミファーラー位）保持が必要	イ．飲食での仰臥位保持による全量摂取への援助	イ．仰臥位（またはセミファーラー位）保持で誤嚥せず食事の全量摂取ができる	計画イ ・準備されたトレイの位置を決め仰臥位で摂取する体位を口・腕の位置関係で決定し、安定のための補助用品を介助者とともに固定する ・摂取物の形状・量を手指・フォーク・スプーン等で摂取できるよう自分と介助者によって整える ・手指の清潔・こぼれ等による寝衣等の汚染を予防のうえ、むせ・逆流のない臥位で自力摂取する ・下膳時は、手指清潔・寝衣等の汚染を除去のうえ、安全・安楽な仰臥位に戻す	計画イ ・利き手がうまく使えるように配置を考えてトレイを設置し、胸まわりにタオルを置き汚染防止に努めた ・主食は、栄養課に依頼し小さなおにぎりにしてもらい食べやすくした ・誤嚥予防のため、一口一口しっかり飲み込んでから次の食物を口に入れるように指導した。また、嚥下時には声をかけないようにした ・食後は口腔の清潔保持のために歯磨きを行った	計画イ ・「寝て食事をすることは、この入院で初めてだわ」と言いながらも、「おにぎりにしてもらうと食べやすくなるだけでなく、形が変わると食欲がわくわね。また、小さいのがいいね」と言って全量摂取した ・夕飯は少し加減して食べるからと言って、家からの差し入れのいなり寿司はおやつにして、おいしそうに摂取していた（その日の夕食の主食は半分程度の摂取）	・誤嚥もなく、工夫したおにぎりや差し入れで必要栄養素・カロリーは摂取できている ・家族の協力により、食事摂取によい効果が得られた	
ロ．飲食のために自分で準備・下膳することは不可能	ロ．病院食全量摂取不可能な場合は、残量に見合うカロリー・栄養素を家族から	ロ・ニ・ホ・ヘ ・病院食全量摂取不可能な場合は残量に見合う補食摂取	計画ロ・ニ・ホ・ヘ ・病院食残食の場合、味付け・食べ方等の工夫で完食できる	計画ロ・ニ・ホ・ヘ ・牛乳が嫌いとのことで残していた。牛乳はカルシウム	計画ロ・ニ・ホ・ヘ ・「骨折したから、骨を丈夫にしなければいけないから、	・ヨーグルトの変更により蛋白質の摂取は大丈夫であった。	・牛乳からヨーグルトに変更 ・食事を残す場合、何を

		補充してもらうことへの援助	・残量のカロリー・栄養素の補給 ・家族からの補給 ・病院食の味付け・食べ方の工夫による補給	援助をする ・病院食残食の場合、残食の本人・看護師が不足カロリー・栄養素の概量を測定し補食の目安を出す ・患者・家族・看護師で手術侵襲・術後体力に病院食完食の必要性について話し合い、残食の不足カロリーや栄養素の不足を補充するための具体的補食を促す	が豊富なので骨には大切な栄養素であることを伝え、栄養課と相談しヨーグルトに変更してもらった ・家族に手術前の体力を落とさないように食事は大切であることを話すと、嫁がAさんの好きないなり寿司を作ってきた	カルシウムをとることは大切ね。ヨーグルトは腸の中もきれいにするのでいいよね」と全量摂取できた	今後は栄養課に連絡して継続していく。また、ほかに嫌いな食べ物がないか確認する必要あり	残しているか観察が必要である
ハ．仰臥位規制による活動量の不足により、腸蠕動運動低下 ニ．自力で食べたい食べ物を準備することは不可能 ②【食事内容と量の不足】 ・塩分制限食を摂取。入院前はその必要性を理解し行動に移す力あり ・必要な栄養およびカロリーが不足のため、手術に向けて体力低下の可能性あり	ハ．腸蠕動運動を促進することによる病院食全量摂取への援助 ニ．患者が補食したい食物を家族から差し入れてもらうことへの援助 ②【食事内容と量の不足への看護】 ホ．味付けや食べ方の工夫で、塩分制限の病院食をおいしく食べることへの援助 ヘ．塩分制限の範囲で、体力維持増強のため、食べたい食べ物を家族に用意してもらい、おいしく食べ	ハ．腸蠕動運動促進により病院食全量摂取できる	計画ハ ・あらかじめ、腸蠕動運動促進のための腹部マッサージを患者に教え、食事の前後と排便時に患者が自力で実行することを援助する	計画ハ ・看護師が患者の手を患者の腹部に添えてマッサージの方法を教えた。この方法は、患者自身でできる方法であることを伝える	計画ハ ・「簡単だから、気付いたらマッサージをするようにするわ。手を添えてくれたのでコツもわかったし」と言って、早速実施していた	・マッサージの方法を理解し、自ら実施していたので、今後は継続観察していく	

（次頁へ続く）

③【食の楽しみと人間関係発展】に関する問題	ることへの援助 ③【食の楽しみと人間関係発展】への看護		③【食の楽しみと人間関係発展】への援助					
ト. 限られた空間での同室者との人間関係は良好であるが、飲食を通しての人間関係の発展はこれからである	ト. 食事時、同室者と食事の楽しみ等を話題にしながら、病気を克服する仲間としてよい人間関係を築くことへの援助	ト. 食事時、同室者と食事の楽しみ等を話題にしながら、病気を克服する仲間としての人間関係を発展できる	計画ト ・同室者と食事時、病院食を摂取しながら、今までの食生活の楽しみ・今回の病院食との関係等を提案し患者が実行するのを助ける ・病院食を完食することで、闘病への体力を維持・向上することを、同室者同士で語り合う機会をつくり、食生活による病気を克服する良好な人間関係づくりの援助をする	計画ト ・同室者との仕切りのカーテンを開けて、お互いに顔が見えるように環境を整えた。同室者同士で会話をしながら食事をすると食が進むことを伝えた	計画ト ・「お互いに顔が見えて、会話も弾むわね」と言って、家族のこと等を話していた		今回は、楽しく会話しながら飲食ができた。しかし、その日の体調をよくみて、状況によっては1人の時がいい場合もあるので、本人たちの意向を聴いてカーテンを開けるようにしていく	

表10-2 ■ 手術に向けて「患者が表現しようとする自分の欲求や気持ちを他者に伝えることを助ける」基本的看護援助計画・実施・評価・修正記録表（看護過程記録表5〈p.290〉参照）

I	II	III	IV	V		VI	VII
看護診断	基本的看護概要	短期目標	援助計画	実施		評価	修正
				実施記録	患者反応		
【医師の手術目的・方法・手術可能な身体状況・術後のリスク説明に関する患者の意思・感情表現】に関する問題							

(列1)	(列2)	(列3)	(列4)	(列5)	(列6)	(列7)	(列8)
イ．手術目的は理解し、術後歩行可能になることを目標に手術の受容表現をしている	イ．「術後歩行可能になる」手術目的を理解し、「歩行可」を目標に手術受容の表現に対する援助	イ．「術後歩行」を目標に手術受容表現が持続する	計画イ ・「術後歩行可」を目標に、手術受容ができたことを高く評価し、手術がうまくいくよう患者も医療者側もできるだけのことをするという確認をする ・「術後歩行可」ということは、手術がうまくいくことと、術後のリハビリ訓練にも依拠することを確認し、手術・術後に備える	計画イ ・「手術後歩けることをめざすのは手術成功のカギですよ」と手術の受け入れを評価した ・「手術を決心することは手術がうまくいくこと・術後のリハビリに熱心になれることに繋がりますよ」と手術の受け入れを評価した	計画イ ・「手術を決心するのは、歩けるようになるばかりでなく、リハビリの意欲につながるのね」と手術受け入れの効果を自ら話してくれた	・患者は手術のために「がんばる」ということの具体的な行動が理解できた。今の段階では、手術に向けての不安な気持ちがすっかり消失したわけではないと思われるが、いつでも聞く姿勢があることは伝えられたと考えられる	・訪室ごとに患者の気持ちの不安定さがないか、密な観察を行い、いつでも聞く姿勢があることを示す
ロ．医師からの手術の方法・手術可能な身体状況・術後のリスク説明の理解は表現せず、理解しているか不明	ロ．医師からの手術の方法・手術可能な身体状況・術後のリスク説明の理解度への援助と補足説明	ロ．医師からの手術説明を理解し表現して、手術に協力できる	計画ロ ・医師からの手術方法・手術可能な身体状況・術後のリスク等の説明に立ち会った看護師が患者の理解したことを確認し、医師の説明主旨で不足していることを患者に説明し、理解を表現してもらい確実にする ・それらの理解が「手術の成功・術後歩行可」にすることを伝え、術後の期待につなげる	計画ロ ・医師からの手術方法・手術可能な身体状況・術後のリスクについての説明に立ち会った後、看護師から特に重要なことを再確認した「術後の肺合併症・股関節脱臼・深部静脈血栓症」があることを解りやすく図解して説明した ・「これも手術を受け止めたおかげよ」	計画ロ ・「医師からの話で、手術で骨がくっつくことはよくわかった」 ・「手術後のこと、詳しく図に書いて説明してもらうとよくわかる。ありがとう、手術をした後大切に読み返して回復に備えるわ」		

（次頁へ続く）

ハ.「再び歩行可能」という手術目的を理解し、手術の期待を表現している	ハ.「再び歩行可能」への期待表現への援助	ハ.「再び歩行可能」への期待表現が持続できる	計画ハ ・「再び歩行可能」を患者との合言葉に手術・手術後の病人役割克服につなげる	計画ハ ・「術前には風邪をひかない。術後の肺炎予防には深呼吸を、股関節脱臼予防には小枕を使用して動かさない」など、手術を受ける病人としてできることを具体的にイメージしてもらえるよう話し、「術中・術後に私達も観察をしっかりする」ことを約束した	計画ハ ・「まな板の上のコイの気持ちで臨もうと思ったけど、今は風邪をひかないようにしよう」 ・「手術した後はしっかり深呼吸することね。看護師さんの話をよく聞いて足は動かさないようにするね」 ・「手術に失敗したらどうしようと思ったけど、成功するために私もすることがあることがわかったわ。これは医者と看護師と私の協働作業ね」
二.手術に失敗して寝たきりになったらという恐怖を表現している	二.手術に失敗し、寝たきりになったらという恐怖表現への援助	二.手術失敗に対する恐怖が緩和される	計画二 ・「手術に失敗したら」の患者の恐怖に耳を傾け、患者の抱く恐怖の思いの丈を充分に吐き出してもらう ・「手術に失敗したら」の恐怖・予期不安は誰もが抱く自然の感情で、失敗のないよう医療者側もがんばるから患者も協力して乗り切ることを医療者側・患者と誓うコ	計画二 ・「手術のリスクもあるから、手術に失敗したらどうしようと思うのは誰もが思うことよ」 ・「話をしてくれてよかった、ありがとう。私どももがんばるから」	計画二 ・「それが心配だったけど、失敗しないようお医者さんや看護師さんがしっかり観察してくれることを聞いて安心した」 ・「それに自分でもできることがあると聞いて、心配をふくらませるよりも、できることを考えるように切り替えると少し楽になるわ」

			ミュニケーションを交わす		・「私のこと、よくよく頼みます」	
ホ．手術に関して表出していない、意思・感情を聴き、必要に応じて援助	ホ．手術に臨む潜在化している意思・感情等が表現できる	計画ホ ・手術を受けるにあたって、患者が表出してない感情や意思があるかどうかを尋ね、もしあれば遠慮なく表出してもらう ・患者が表出した手術に臨む顕在化した感情・意思をありのままに受け止め、患者の感情・意思のレベルでコミュニケーションする	計画ホ ・「手術について胸の底にあること ない？ よかったら少し時間があるので、お話し聞けると思うけど」 ・「絶対ないとは言えないものね。ただ何が起こっても、どんな大きなこと小さなことでも、包み隠さずその時に話してくれると、それが大切な情報になって私達も早く対応できるから」		計画ホ ・「まだ、本当に歩けるようになるのかと心配している。失敗例だってあるでしょう？」 ・「そうだね。気になったことは何でも話していいんだね。それが失敗を防ぐいちばん大切なことだね。不安が少なくなったとは言えないが、何でも話すことはできると思う」	

術後回復から退院までの看護過程

1．術後回復から退院までの情報収集および情報解釈

　術後10日目。車椅子での移動①と歩行器を用いて患肢の20kg荷重の指示で歩行訓練（平行棒内）が開始されているが、少しふらつきがみられる②。訓練後は「疲れた」といってベッドでしばらく寝ている③。医師より「退院後、外出時は杖を使ったほうがよい」④と指導あり。患者は「前のように歩けるか心配だわ。歩行訓練は思うようにいかないもんだね」⑤、夫は「もう、年だから無理はさせたくない。しかし、これからの生活がどうなるか心配だ」⑥と言っている。

　以上、患者の話から、術後回復から退院までの看護過程に必要な情報収集・情報解釈をした。**表11－1、11－2**（p.512）に示す。

表11-1 ■ 術後回復から退院までの病理的状態・基本的欲求情報収集および情報解釈(看護過程記録表1〈p.281〉、3〈p.285〉参照)

病理的状態・ 基本的欲求の情報収集	情報解釈	情報収集・解釈に 用いる知識	収集すべき情報
①術後10日目、車椅子での移動 ②歩行器を用いて患肢の20kg荷重の指示で歩行訓練(平行棒内)が開始。少しふらつきがみられる ③訓練後は「疲れた」といってベッドでしばらく寝ている ④医師より「退院後、外出時は杖を使ったほうがよい」 ⑤本人「前のように歩けるか心配だわ。歩行訓練は思うようにいかないもんだね」 ⑥夫「もう、年だから無理はさせたくない。しかし、これからの生活がどうなるか心配だ」	①② 歩行訓練は下肢の筋力をつけ歩行機能を取り戻す目的がある。指示通りに計画された運動プログラムに沿って、歩行機能の回復を図っている ③この段階の訓練は左右のバランスがとりにくく不安定な姿勢で歩くことから緊張感や疲労が大きい。術前・術後の臥床生活からくる筋力低下の可能性あり ④医師は補助道具を使って安定した歩行をすることが最終ゴールであるという見解 ⑤本人:回復のあせりと以前のように歩けるかという不安をもちながら取り組んでいることが考えられる。思うようにいかない気持ちは心の葛藤が生じやすい ⑥夫:いままでの生活の変更を余儀なくさせられることから、今後の生活のイメージができておらず、不安となっている。年齢のことを考慮して身体のことを心配している発言	・F-1・F-2 下肢の主たる筋肉のはたらき	術後の筋力状態(上肢・下肢) ❷リハビリ後の疲労状態 ❸睡眠状況 ❹自宅の構造 ❺退院後の家族の協力体制 ❻介護保険活用に関する知識と行動

表11-2 ■ 術後回復から退院までの常在条件の情報収集および情報解釈(看護過程記録表1〈p.281〉、3〈p.285〉参照)

常在条件の情報収集	情報解釈	情報収集・解釈に 用いる知識
①夫や息子夫婦の面会があり、洗濯物の交換をしている(❺の収集結果) ②夫(80歳)と2人暮らしである。自宅から歩いて10分のところに長男夫婦が住んでおり、長男の妻はパートをしている。長女・次男は結婚し遠方に住んでいる(❺の収集結果) ③自宅は2階建ての戸建て住宅である。いままで2階の寝室で寝ていたが、今後は1階に寝室を変更していきたい。風呂場に手すりをつけて転倒しないようにと考えている(❹の収集結果) ④介護保険活用については、これから資料を集めて勉強していきたい(❻の収集結果) ⑤嫁も働いているので、休日を利用して重い買い物は依頼していきたいと考えている。これから息子夫婦と話し合う予定(❺の収集結果)	①夫婦2人の生活のため、お互いの健康状態より相手への影響は大きい ②退院後の生活調整のための協力体制を話し合う必要あり ③1階での生活動線の確認、手すり設置可能日の確認 ④今後の生活をイメージしながら、生活様式の変更を考えている。生活の質を含めて、趣味や楽しみをどのようにしていくかはまだ考える余地はないのではないか ⑤今後の生活の不安解消のために社会資源活用情報収集の意識あり ⑥家族との調整が必要	介護保険 社会資源活用

2．健康回復から退院に向けての優先すべき基本的欲求充足の判断

健康回復から退院に向けての優先すべき基本的欲求充足の判断を**表12**に示した。

表12 ■ 健康回復から退院に向けての優先すべき基本的欲求の判断

	優先順位	基本的欲求 ※（ ）内数字は基本的欲求番号	優先順位決定科学的根拠	必要な知識
優先基本的欲求	1	危険・加害回避（9）	1．入院から手術までの安静と加齢による筋力低下で、左右のバランスがとりにくく不安定な姿勢で歩行し転倒に至る可能性あり。再転倒予防を最優先する。また、再転倒による再骨折も防止しなければならない	・ヘンダーソン看護論 ・看護対象論各論 ・14基本的欲求の概念 ・看護過程4段階　優先目標・優先援助計画の理解 【解釈に用いた知識】 A-4：人工骨頭置換術後の脱臼の理由
	2	身体の移動と姿勢（4）	2．リハビリテーションにより、人工骨頭置換による歩行機能の再獲得の必要な時期である	
	3	学習・発見・好奇心による健康への正常な発達（14）	3．歩行・立位・坐位の保持・移動のセルフケア能力が高まってくる時期であるが、衣類着脱時に無理な下肢の屈曲による脱臼の可能性も出るので、本人が自覚して脱臼予防を学習し行動できなければならない。また、屋内・屋外の生活労作の変更を余儀なくさせられることから、今後の生活設計および日常生活行動の調整をしなければならない	
	4	睡眠と休息（5）	4．リハビリテーションや生活行動の修正により、無理な力や神経を使い疲労が蓄積することで、疲労回復への「睡眠と休息」が必要である	
準優先基本的欲求	5	適切な飲食（2）	イ．自力で基本的欲求充足をすることがほぼできる状態になるが、歩行訓練に伴い次の欲求充足が必要となる 「適切な飲食」・「皮膚の清潔」・「リハビリ・家庭復帰への感情・意思表現」・「全排泄経路からの排泄」 ロ．退院後を見すえて、家族における自分の役割および生活を充実させ楽しむために、「達成感をもたらす仕事」・「遊び・レクリエーションへの参加」の充足を考えていく必要がある	
	6	皮膚の清潔（8）		
	7	感情・欲求・恐怖の表現とコミュニケーション（10）		
	8	全排泄経路からの排泄（3）		
	9	信仰の実現（11）		
	10	達成感をもたらす仕事（12）		
	11	遊び・レクリエーションへの参加（13）		
	12	適切な衣類の選択と着脱（6）		
	13	衣類・環境の調整による体温保持（7）		
	14	正常な呼吸（1）		

3. 術後回復から退院までの基本的欲求充足に関するアセスメント結果と基本的看護の抽出

第1～第3優先の基本的欲求「身体の移動と姿勢」「危機・加害回避」「学習・発見・好奇心による健康への正常な発達」の充足に関するアセスメント結果・基本的看護の抽出を時系列で考え、表13に示した。

表13 ■ 回復期から退院までの時期の基本的欲求の充足に関するアセスメント結果と基本的看護の抽出（看護過程記録表4〈p.287〉参照）

基本的欲求＼アセスメントプロセス	I 基本的欲求の情報	II 基本的欲求に影響を及ぼす選択された常在条件の情報・情報解釈・影響 ○：情報 ◎：影響統合判断	III 基本的欲求を変容させる病理的状態の情報・情報解釈・影響 ○：情報 ◎：影響統合判断	IV 看護問題：看護診断結果（基本的欲求の充足に関するアセスメント結果）	V 基本的看護の概要（基本看護の抽出）
身体の移動と姿勢（4）	・歩行訓練（平行棒内）時、少しふらつきがみられる ・「歩行訓練は思うようにいかないもんだね」	○76歳、女性 ・身長148cm、体重43kg（体重による過負荷はない） ・趣味：ゲートボール（暦年齢よりは筋力維持がある） ↓ ◎加齢および床上安静による筋力低下 ◎緊急事態時の運動機能低下	○大腿骨頸部骨折にて人工骨頭置換術後10日目 ○下肢20kgの荷重の指示で歩行訓練開始	イ．加齢および安静臥床による筋力低下と手術による関節可動域の制限で、筋運動柔軟性が低下している ①不安定な歩行による転倒の危険性 ②移動時の無理な力や神経を使うことによる疲労の出現 ロ．荷重制限のため臥位から坐位・坐位から端坐位・端坐位から起立・起立から車椅子に移乗する時、スムーズな動きが制限される ↓ ③体位移動時のスムーズな動きの制限 ハ．股関節の動きによる脱臼発生の危険性 ニ．思うように進まない歩行訓練から生じる回復への心理的葛藤	①不安定な歩行による転倒の予防への援助 ②移動時の無理な力や神経を使うことによる疲労への援助 ③股関節脱臼発生の予防 ④股関節運動制限のなかでの安全な体位移動への援助 ⑤期待する機能回復への心理的葛藤への援助
危険・加害回避（9）	・歩行訓練（平行棒内）時、少しふらつきがみられる	◎加齢および床上安静による筋力低下 ◎緊急事態時の運動機能低下	◎不安定な歩行による転倒の危険性 ◎股関節脱臼発生の危険性 ◎医師より「退院後、外出時は杖を使ったほうがよい」と言われている	イ．平行棒・杖を使用してもふらつく不安定な歩行から生じる転倒の危険性 ロ．右大腿骨人工骨頭置換術による人工骨頭の股関節脱臼の危険性 ハ．緊急事態時の歩行による緊急避難の困難	①平行棒・杖の使用で不安定な歩行から生じる転倒の予防への援助 ②右人工骨頭の股関節脱臼予防のための体位と体位移動の訓練への援助 ③緊急避難時の歩行困難による対処規制への援助

学習・発見・好奇心による健康への正常な発達（14）	・医師「退院後、外出時は杖を使ったほうがよい」 ・本人「前のように歩けるか心配だわ。歩行訓練は思うようにはいかないもんだね」 ・夫「もう、年だから無理はさせたくない。しかし、これからの生活がどうなるか心配だ」「介護保険活用については、これから資料を集めて勉強していきたい」	○夫と2人暮らし ・帰宅後、人工骨頭置換術による歩行機能回復と維持に関する学習が、本人と夫に必要である ・転倒予防・再骨折予防の生活スタイルの再構築を本人・夫で学修する必要性 ↓ ◎夫とともに術後の歩行機能回復への学習の必要性 ◎転倒・再骨折予防への歩行訓練・生活スタイルの学習の必要性 ○退院後の生活サポートシステムと介護保険活用をこれから考えたい ↓ ◎本人・夫で、2人の生活で何ができて、できないのか	◎不安定な歩行による転倒の危険性 ◎股関節脱臼発生の危険性 ◎医師より退院後は杖を使用しての歩行を勧められる	イ．夫とともに、術後の歩行機能回復と転倒・再骨折予防への学習がされていない ロ．夫とともに、帰宅後の生活スタイルと生活スタイルに合わせた歩行機能について学習されていない ハ．本人・夫の2人で、今後の2人の生活上の困難とサポートの必要性について明らかにできていない ニ．今後の2人の生活上の困難について明確にしたうえで、介護保険やサポートシステムの活用について学習されていない ホ．今後の生活上の困難に対し、息子夫婦からのサポートが明らかにできていない ヘ．息子夫婦による両親の今後の生活上の支障・困難の発見ができていない ト．息子夫婦による両親の介護保険の活用や生活サポートシステムの学習ができていない	①本人・夫に、術後の歩行機能回復と転倒・再骨折予防への学習を助ける ②本人・夫に、帰宅後の生活スタイルと生活スタイルに合わせた歩行機能の学習を助ける ③本人・夫が今後の生活上の困難を明らかにし、困難解決のための学習を助ける ④本人・夫が今後の生活上の困難に対し、介護保険やサポートシステムの活用の学習を助ける ⑤息子夫婦が今後の両親の生活上の困難を明確にすることを助け、困難を解決する方法の学習を含めて、援助する ⑥息子夫婦が、両親の介護保険・生活サポートシステムの活用を学習するのを助ける

4．術後回復から退院までの「危機回避」「学習」の基本的看護計画・実施・評価・修正

❶前項③で抽出した基本的看護のうち「危険回避・加害回避」の基本的看護援助計画・実施・評価・修正の記録を**表14−1**（p.516）に示した。

❷前項③で抽出した基本的看護のうち「学習・発見・好奇心から健康への正常な発達を導く」の基本的看護援助計画・実施・評価・修正の記録を**表14−2**（p.517）に示した。

❸「危険回避・加害回避」「学習・発見・好奇心から健康への正常な発達を導く」の基本的看護の援助計画・実施・評価・修正は基本的看護各論の理論に基づいた。

（本文p.522に続く）

表14-1 ■ 回復期から退院までの時期における「危険回避・加害回避」基本的看護援助計画・実施・評価・修正記録表（看護過程記録表5〈p.290〉参照）

Ⅰ 看護診断	Ⅱ 基本的看護概要	Ⅲ 短期目標	Ⅳ 援助計画	Ⅴ 実施（実施記録）	Ⅴ 実施（患者反応）	Ⅵ 評価	Ⅶ 修正
イ．不安定な歩行から生じる転倒の危険性	イ．不安定な歩行から生じる転倒予防への援助	イ．退院まで転倒することなく生活できる	計画イ・ハ ①歩行時、歩行器を使用できるように身辺に設置しておく	計画イ・ハ ①歩行器はベッド横、床頭台のベッド側に決め置いた	計画イ・ハ ①ベッドから移動する時、自分で歩行器をとることができた	計画イ・ハ ①歩行器の使用ができ、転倒予防ができて過ごせている	計画イ・ハ ①病院内での転倒予防を在宅でもできるよう継続
			②歩行時は歩行器を必ず使用し、左下肢への体重負荷を軽減するように指導する	②歩行器を使用し、患側への体重がかからないよう体重計で確認した	②体重計を使用することで、右側への負荷が減少できることを理解できた	②体重計を使用することで、荷重のコツが理解できた	
			③ベッドサイド・廊下の歩行時、水濡れ・障害物の危険がないか、常に確認することを指導する	③訪室時はベッド周辺、室外では廊下・トイレなど環境の危険を確認。トイレ清掃後は滑りやすい気がすると心配顔	③環境の危険物は理解した	③自ら危険状況を理解し、注意することができている	③在宅でも継続
			④歩行器歩行による疲労が予測される移動距離の場合は、車椅子の利用を勧める	④リハビリ室への移動は車椅子を利用	④リハビリ室まで歩けるようになれば退院ねと話す	④歩行距離については理学療法士と検討が必要	④在宅での歩行限界距離を理学療法士と検討
			⑤緊急避難時は「護送」の登録をしておく	⑤護送の印を名札に記載	⑤"イザ"という時のお守りね」		
ロ．右大腿骨人工骨頭置換術による人工骨頭の股関節脱臼の危険性	ロ．右人工骨頭の股関節脱臼予防のための体位と体位移動の訓練への援助	ロ．股関節脱臼予防の体位・体位移動がとれる	計画ロ ①仰臥位時、右側股関節が内転しないよう殿部から大腿下部にクッションを使用することや靴下・靴の着脱の指導をする	計画ロ ①計画通り実行	計画ロ ①臥床時、右殿部下にクッションを使用することで安心感があったと話す	計画ロ ①患部が開脚とならないように理解でき、自ら実施している	計画ロ ①在宅でも継続
ハ．緊急事態時の歩行による緊急避難の困難	ハ．緊急事態時の歩行によらない対処規制への援助	ハ．緊急避難の方法が理解できる					

				②車椅子移乗時は、車椅子を座る位置に固定し、左下足を軸にして移動する。患側を軸にしない。移乗時は、最初は看護師に補助を頼むように指導する	②計画通り指導をした	②「看護師さんから教わった通りにすると大丈夫みたい」	②看護師から教わったことを大切に思い、素直に実行しようとしている	②在宅でも継続
				③洗面時は坐位を勧める	③計画通り実施	③「坐位だと安心。家でも実行しよう」		
				④移動時は必ず患部を意識し、筋力もつけて移動することを勧める	④移動時に患部や筋肉をうまく使うことを覚えるといいわね	④「骨折すると怖いから、いつも右股関節を中心に考えて歩くわ。緊張するけど」		

表14－2 ■ 回復期から退院までの時期における「学習・発見・好奇心から健康への正常な発達を導く」基本的看護援助計画・実施・評価・修正記録表（看護過程記録表5〈p.290〉参照）

Ⅰ	Ⅱ	Ⅲ	Ⅳ	Ⅴ		Ⅵ	Ⅶ
看護診断	基本的看護概要	短期目標	援助計画	実施		評価	修正
				実施記録	患者反応		
イ．夫とともに術後の歩行機能回復と転倒・再骨折予防への学習がされていない	イ．本人・夫とともに術後の歩行機能回復と転倒・再骨折予防への学習を助ける	イ・ロ ・本人・夫とともに退院後の生活スタイルに合わせた歩行機能の向上と骨折予防の学習ができる	計画1（イ・ロ・ハ・ニの統合） ・退院後の安全な歩行機能に基づく生活設計の本人・夫の学習への援助	計画1 ・退院後の安全な歩行機能に基づく生活設計の本人・夫の学習への援助	計画1 ・退院後の安全な歩行機能に基づく生活設計学習の本人・夫の反応	計画1	
ロ．夫とともに帰宅後の生活スタイルとそれに合わせた歩行機能について学習されていない	ロ．本人・夫に帰宅後の生活スタイルの決定とそれに合わせた歩行機能の学習を助ける		①杖を活用した家屋内外の歩行の可能性を査定し、転倒しない歩行能力の向上と維持を図る学習への援助	① ・杖を活用して家屋内外の歩行の可能性を想定してもらった結果、屋内の歩行は杖なしで、外出時は必ず杖携帯で、長距離は当分の間は車椅子使	① ・病棟内での歩行：手りにつかまって、歩行距離を延長させ、ふらつきもなく、歩く自信と喜びが湧いたという ・病院屋外での杖歩行：コンクリー	① ・在宅までに安全な杖歩行・車椅子使用移乗のスキルを身につける学習の評価 ・院内生活での一つ一つの動作を杖・車椅子を用いて、安全を確認	
ハ．本人・夫の2人で今後の2人の生活上の困難とサポートの必要性	ハ．本人・夫が今後の生活上の困難を明らかにし、困難解決への学習	ハ・ニ ・退院後の生活上で介護が必要な問題があれば、それに対し					

（次頁へ続く）

について明らかにできていない ニ．ハを明らかにしたうえで介護保険や生活サポートシステムの活用について学習されていない ホ．今後の生活上の困難に対し、息子夫婦からのサポートが明確化されていない ヘ．息子夫婦による両親の今後の生活上の支障・困難の発見ができていない ト．息子夫婦による両親の介護保険の活用・生活サポートシステムの学習ができていない	を助ける ニ．本人・夫に今後の生活上の困難に対し、介護保険・生活サポートシステムの活用と学習を助ける ホ．息子夫婦による両親の生活上の困難を解決するスキルの学習を助ける ヘ．息子夫婦による両親の介護保険・生活サポートシステムの学習を助ける	介護保険等サポートシステムの学習ができる	ホ・ヘ ・息子夫婦によるサポートスキルの学習を助ける ②家屋内の転倒につながる危険物・危険箇所を査定し、それへの対処方法を看護師・理学療法士と共に学習する	用がよいとの判断であった ・屋外の杖歩行の訓練をリハビリテーション室に依頼した ② ・家屋内の転倒につながる危険箇所として階段が挙げられた。理学療法士と相談のうえ、1か月間は階下で生活し、その間外来で安全な階段の昇降を学習訓練し、その成果で自宅での安全な階段の昇降を決めることを約束した。その間、地域のケアマネジャーと必ず連絡を取り家屋の安全性を点検評価してもらうことを勧めた ・入浴時の転倒について、可能ならば当分の間息子の嫁に手伝ってもらい、お風呂場での	トで段差のない所を理学療法士と訓練、杖の反対側で支えてもらうと安心という ・車椅子移動：夫に車椅子の安全な押し方を訓練してもらった。車椅子の乗降時の支え方が難しいという ②本人・夫とも次のことを約束した ・階段の昇降はしない。2階にある用事は夫がする ・当院のリハビリテーション外来に通院し、安全な階段昇降の訓練後、許可を得て昇降する ・地域役所の介護福祉課に相談してケアマネジャーを紹介してもらい、まず家屋の安全をみてもらい、その後のことを相談する ・入浴時のサポートは嫁に相談してみるから、嫁と一緒に注意することを聞きたい ・犬の散歩は他者（夫）が行う	し手順をふまえて学習した。午前より午後、1回目より2回目と進歩していることを看護師から評価されセルフケアできることに満足していた ②左手で杖を利用して転倒防止する本人の学習能力の評価 ・歩行姿勢・距離・歩行環境を具体的にイメージし、杖を利用して転倒防止ができることを十分に学習できた。さらに現状で禁止の歩行、代償に車椅子の活用等も学習できた ・夫への安全教育の補充の必要性あり	②夫への安全な車椅子移乗と操作の教育指導 ・看護師が患者になって指導する ・車椅子の操作と安全な移乗の原則のチェックポイントをイラスト付きの説明書で学習してもらう ・学習成果を必ず評価し、スキル向上に努める

				転倒を回避することを提案し、本人もそれに応じた。もし不可能であれば、介護サービスで入浴介助もあることを伝えた			
			③屋外での活動の場への歩行機能を査定し、杖・車椅子の利用と転倒危険回避への学習を看護師・理学療法士とともにする	③屋外の活動として買い物、散髪、銀行、市役所、通院などが挙げられ、夫・息子と相談してから回答するといわれた	③屋外の活動の移動手段は息子に車を運転してもらいたいが、あとは夫に付き添ってもらってタクシーを使うのがいいと思っている。あとは相談する		
			計画2 ・退院後の生活上の困難の発見とそれへの対処の学習に対する援助	計画2 ・退院後の生活上の困難の発見とそれへの対処の学習に対する援助	計画2 ・退院後の生活上の困難の発見とそれへの対処の学習に対する患者の反応	計画2	・本人・夫が相談した時、本人・夫の訴えを聞きアドバイスする
			①本人・夫とともに、生活時間・生活行動・家屋の状態をおさらいし、退院後、ただちに考えられる困難、今後の長期にわたる困難を明確にすることを助ける	①の計画を実施した結果、看護師は次の問題を整理した 【退院直後の問題】 ・炊事・掃除・洗濯の安全な動作と姿勢 ・転倒を生じやすい段差・障害として玄関の敷居・居間のカーペットの縁・床に露出している電気コードが挙がった ・就寝はふとん	①生活上の問題整理と解決 ・本人・夫は自宅の生活環境・生活労作・生活パターンと術後の右下肢機能を関連させて、退院直後と長期にわたる今後のことも考え、自分達で問題整理していた ・問題解決に対しては、自分達で解決しようと新たな生活	①退院直後・長期の転倒防止・筋力回復維持のための生活上の問題整理の評価 【看護師の問題整理への援助評価】 ・本人・夫に転倒防止・筋力回復維持のための生活上生じる事象を具体的にイメージできるよう導き、具体に対して、本人・夫ができること、した	

（次頁へ続く）

				【退院直後の問題解決への援助】 ・炊事はできるだけ椅子にかけて行う。掃除・洗濯は、本人の口頭で、夫は学習しながら行う ・段差のある所はテープを貼付し隙間をつくらず目立つようにする ・就寝は今後ともベッドにするよう準備をする 【長期にわたる問題】 ・安全な屋外歩行による筋力維持 ・転倒防止 ・家屋のバリアフリーと手すりの設置 【長期にわたる問題解決への援助】 ・夫・友達と一緒に自分の歩行リズムに合わせたウォーキングを疲れない程度行う ・屋内外の動作・活動で常に環境の安全と身体機能の安全を心がける ・家屋のバリアフリーと手すりの設置は介護福祉の専門家と相談し、介護保険を	をイメージし、生活の仕方を学習していた	いことを明確にしたことは健康を導く学習を助けたことにつながる 【患者本人・夫の問題解決能力の評価】 ・本人・夫は看護師からの提言・評価の仕方を実生活に結び付け解決する方策を具体的に考えられた。専門職者の話を理解し、生活に結び付けて解決する方法が学習できたといえる		

			②生活上の短期・長期の困難に対し、本人・夫が対処できること、息子夫婦にサポートして欲しいこと、その他社会的にサポートして欲しいことに分けるのを助ける ③介護保険の基礎を学習するための資料・人を紹介し、息子夫婦と協力して、生活上の問題解決のためのサポートの効果的活用を学習するのを助ける	活用し貯金もあてて対処する ②息子夫婦への協力依頼は本人・夫とで対処する	②サポートシステムの活用 ・介護福祉サービス、市役所、ケアマネジャー、バリアフリー、家屋改造、介護保険等のサービスについては本人・夫と協力しパンフレット等で情報を収集して「居宅介護支援事業所」「地域包括支援センター」への連絡方法を学習し今後の活動の見通しをもてた ・息子夫婦：日常は息子夫婦が働いていることを考慮し、本人・夫が何を息子夫婦に助けてほしいかを、息子夫婦と話し合って決めるという結論を得た		②患者本人・夫が在宅での転倒防止・筋力回復維持のためにサポートシステム活用能力をつけた評価：①の生活上の問題の整理がよくできたので（夫が患者・看護師の3人で話をしたことを記録し、看護師が加筆修正した）、息子夫婦・社会的サポートシステムの活用を学習し、学習の成果が退院後の健康維持につながると考える。今回は急性期と回復期を同じ病院内で過ごした。維持期医療機関は当院リハビリテーション外来とする

看護過程展開6段階における看護師のとるべき専門的行為の原則と事例への応用（表15）

昨今の医療現場では、コメディカルの専門職者が医療チームを編成し、医療ニーズに適切で、合理的な対応をしている。看護専門職以外の医療チームメンバーは、患者や家族にも理解できるような専門性をもってアプローチしているのに対し、看護師等は「看護の専門は何か」をあまり意識しないで、当たり前のように看護していることが散見される。このようなことは、看護の恩恵を受ける患者にとってマイナスになりやすい。看護師が「看護とは何か（ここでは基本的看護をいう）」を意識し提供すれば、受益者である患者は「自分の基本的欲求に関して、どのようなサービスをしてほしいか」がより明確になり、看護の効果が患者・家族をより自立の方向に導く。

そこで、この事例では、何が看護か具体的に示した。看護の専門性をより明確に意識し、実行するための資料として活用していただきたい。

（本文p.527に続く）

表15 ■ 看護過程展開6段階における看護師のとるべき専門的行為の原則と事例への応用

> 凡例
> ・看護師のとる専門的行為の原則：イ・ロ・ハ
> ・専門的行為の原則（イ・ロ・ハ）に対応する事例への応用：㋑・㋺・㋩
> ・事例への応用（㋑・㋺・㋩）に対応する応用結果：㊀・㊁・㊂

段階	看護過程展開各段階における看護師のとるべき専門的行為の原則			各段階における看護師の専門的行為の事例への応用と結果			
	看護過程展開の段階		看護師のとるべき専門的行為		事例への応用		応用結果
1	・看護対象理解のための情報収集と情報解釈	イ	看護対象理解のための情報収集は14の基本的各欲求について過去および現在の情報を収集し、14基本的欲求・過去の情報を参考にして現在を中心に情報整理する	㋑	事例の各基本的欲求についての過去および現在の情報を収集する	㊀-1	大腿骨頸部骨折で直接関係する基本的欲求4「姿勢の保持・移動」の充足を中心に情報を収集する
						㊀-2	「姿勢の保持・移動」の困難性から派生する排泄・危険回避・飲食の基本的欲求の情報を収集する
						㊀-3	情報収集の際、基本的欲求10「コミュニケーションの原理を応用する」
		ロ	各基本的欲求の情報解釈は、看護対象論で論じた基本的欲求総論および基本的各論や知識を応用・活用して行う	㋺	事例の各基本的欲求の情報解釈は、看護対象論で論じた基本的欲求総論および基本的各論や知識を応用・活用して行う	㊁	「入院時」「手術に向けての時期」「回復から退院までの時期」の各期の基本的欲求の情報・解釈を行った。その際本書基本的欲求の各論の理論や知識を活用した
		ハ	各基本的欲求の情報解釈は看護師による専門的思考であり結果でもある	㋩	事例の各基本的欲求の情報解釈は看護師による専門的思考であり結果でもある	㊂・㊃	患者の基本的欲求「姿勢の保持・移動」、「危険回避」、「排泄」、「コミュニケーション」の情報解釈を行い明記した
		ニ	各基本的欲求の情報解釈結果は明文化して明記すること	㊁	各基本的欲求の情報解釈結果は明文化し記録用紙に明記する		

2	・看護対象者の看護問題 ・アセスメントへの情報収集と情報解釈	イ 看護対象者の看護問題とは、14基本的欲求の未充足である	㋑ 事例における看護問題とは、14基本的欲求のうち未充足な欲求を取り上げる	㋑ 「入院時」「手術に向けての時期」「回復から退院までの時期」の各期に分け欲求の未充足状態を看護問題とした ・入院時:「姿勢の保持・移動」を中心に、それに伴う「排泄」「危険回避」 ・手術に向けての時期:「姿勢の保持・移動」を中心に、それに伴う「食事」 ・回復から退院までの時期:「姿勢の保持・移動」を中心にそれに伴う「危険回避」「学習」
		ロ 看護問題アセスメントと看護診断:看護対象者の看護問題「14基本的欲求の未充足状態」の判断は、14基本的欲求に影響を与える常在条件・病理的状態からの影響を見きわめ、その結果、各基本的欲求が充足もしくは未充足状態であるかを判断することである	㋺ 看護問題アセスメントと看護診断:事例の看護問題の基本的欲求未充足の判断は、基本的欲求に影響を与える常在条件(4条件)・病理的状態(11状態)からの影響を見きわめ、各基本的欲求が充足もしくは未充足状態であるかどうかを判断する	㋺ 看護問題アセスメントと看護診断 ㋺-1 イの基本的欲求を中心に看護診断としての看護問題アセスメントを行った ㋺-2 常在条件(4条件)の情報収集 ㋺-3 病理的状態(11状態)の情報収集を行った
		ハ 看護問題アセスメントに必要な情報群:看護問題アセスメントには、3群の情報解釈を行う ハ-1 看護対象者の14基本的欲求 ハ-2 基本的欲求に影響を及ぼす常在条件(年齢・気質・情動状態・身体的・知的能力) ハ-3 基本的欲求に影響を及ぼす病理的状態の情報収集:疾患名、既往歴、主訴、現病歴、疾患・病態整理・臨床症状の所見、治療方針、治療の実際、病状説明、患者の疾病理解、疾病受容、その他の病理的状態に関する特記事項が必要である	㋩ 看護問題アセスメントに必要な情報群:事例の看護問題アセスメントに必要な3群の情報収集・情報解釈を行う ㋩-1 看護対象者の14基本的欲求 ㋩-2 基本的欲求に影響を及ぼす常在条件(年齢・気質・情動状態・身体的・知的能力) ㋩-3 基本的欲求に影響を及ぼす病理的状態の情報収集を行う	㋩ 看護問題アセスメントのための情報解釈:「入院時」「手術に向けての時期」「回復から退院までの時期」の情報・常在条件・病理的状態の情報解釈を行った

(次頁へ続く)

3	・看護問題アセスメント（看護診断）	イ　看護問題アセスメントの原則	㋑　事例における看護問題アセスメントの原則の応用	㋑-1　看護問題は「入院時」「手術に向けての時期」「回復から退院までの時期」の各期の未充足な欲求を取り上げた
		イ-1　看護問題は14基本的欲求の未充足である	㋑-1　事例における看護問題は14基本的欲求のうち未充足な欲求を取り上げる	・入院時：基本的欲求「姿勢の保持・移動」「排泄」「危険回避」の未充足を取り上げた
		イ-2　看護問題アセスメントとは、14基本的欲求について、各欲求への常在条件と病理的状態からの影響を判断し、各基本的欲求の充足・未充足状態を見きわめ明確にすることである	㋑-2　事例における看護問題アセスメントは、14基本的欲求について、各欲求への常在条件と病理的状態からの影響を判断し、各基本的欲求の充足・未充足状態を見きわめる	・手術に向けての時期：基本的欲求「姿勢の保持・移動」「食事」の未充足を取り上げた
		イ-3　看護問題アセスメントには「14基本的欲求」「常在条件」「病理的状態」のカテゴリーに収集された情報と情報解釈を活用する	㋑-3　事例における看護問題アセスメントには「14基本的欲求」「常在条件」「病理的状態」のカテゴリーに収集された情報と情報解釈を活用する	・回復から退院までの時期：基本的欲求「姿勢の保持・移動」「危険回避」「学習」の未充足を取り上げた
		イ-4　看護問題アセスメントプロセスとアセスメント結果は看護診断プロセスと看護診断名である	㋑-4　看護問題アセスメントプロセスとアセスメント結果は看護診断プロセスと看護診断名である	㋑-2　看護問題アセスメントは「入院時」「手術に向けての時期」「回復から退院までの時期」の各期の基本的欲求未充足状態に対し、常在4条件・病理的11状態からの影響を判断し見きわめた
		イ-5　看護問題アセスメント結果から基本的看護を導き出す	㋑-5　看護問題アセスメント結果から基本的看護を導き出す	㋑-3　各期の基本的欲求の未充足状態の見きわめに対し、常在4条件・病理的11状態の情報・情報解釈を活用した
				㋑-4　上記㋑-2・㋑-3を行った結果を「看護問題プロセス」「看護診断名」とした
				㋑-5　㋑-4の「看護診断名」から基本的看護を導き出した
		ロ　看護問題アセスメントの記録	㋺　事例における看護問題アセスメントの記録	㋺　事例における看護問題アセスメントの記録結果
		ロ-1　看護問題アセスメントプロセス・結果の思考過程記録表を用いる	㋺-1　事例における看護問題アセスメントプロセス・結果の思考過程記録表を用い記録する。記録表は看護過程記録表4（p.287）を用いる	㋺-1　事例における看護問題アセスメントプロセス・結果の思考過程記録表を用い記録する。記録表は看護過程記録表4（p.287）を用いた
		ロ-2　基本的欲求の充足に関するアセスメントプロセス・結果と抽出された基本的看護を記録する	㋺-2　事例における基本的欲求の充足に関するアセスメントプロセス・結果と抽出された基本的看護を記録	㋺-2　事例における基本的欲求の充足に関するアセスメントプロセス・結果と抽出した

				する（記録表：ロ-1と同じ）	基本的看護を記録した（記録表：ロ-1と同じ）
4	・基本的看護の援助計画	イ	看護診断に基づく看護問題への各基本的看護援助計画は、各基本的欲求の看護問題ごとに行う	㋑ 事例の看護診断結果に基づく看護問題への各基本的看護援助計画は、各基本的欲求の看護問題ごとに行う	㋑ 事例の「入院時」「手術に向けての時期」「回復から退院までの時期」各期の看護診断結果に基づく看護問題への基本的看護援助計画は看護問題ごとに行った
		ロ	看護問題解決への目標設定は、短期看護目標・中期看護目標・長期看護目標とする	㋺ 事例の看護問題解釈への目標設定は、短期目標・中期目標・長期目標を設定する	㋺ 事例の看護問題解決への目標設定は「入院時」「手術に向けての時期」は短期目標、「回復から退院までの時期」は短期目標・中期目標を設定した
		ハ	次段階の具体的援助計画の立案設定につなげる	㋩ 事例の目標は次段階の具体的援助計画の立案設定につなげる	㋩ 事例の短期・中期目標は具体的援助計画の立案につなげた
5	・基本的看護実施	イ イ-1 イ-2	基本的看護実施の原則 看護師による基本的看護の実施は、具体的援助計画（計画1…、計画2…）に基づき行動する 基本的看護実施の優先順位は、生命維持に直接かかわる計画、短期・中期・長期目標全体にかかわる計画、その時その場で患者が必要としている計画を考慮する	㋑ 基本的看護実施の原則の事例への応用 ㋑-1 看護師による基本的看護の実施は、具体的援助計画（計画1…、計画2…）に基づき行動する ㋑-2 基本的看護の実施の優先順位は、生命維持に直接かかわる計画、短期・中期・長期目標全体にかかわる計画、その時その場で患者が必要としている計画を考慮する	㋑ 基本的看護実施の原則の事例への応用結果 ㋑-1 看護師による基本的看護の実施は、具体的援助計画（計画1…、計画2…）に基づき行動した ㋑-2 基本的看護の実施の優先順位は、生命維持に直接かかわる「危険回避」、短期・中期目標に共通する「姿勢の保持・移動」その時その場で患者が必要としている「飲食」「排泄」への基本的看護を優先した
		ロ ロ-1 ロ-2	基本的看護実施 看護記録用紙には基本的看護実施欄を設ける 看護実践記録は計画ナンバー（計画1…、計画2…）に合わせた実施行為行動を書く	㋺ 事例への基本的看護実施の記録 ㋺-1 看護記録用紙には基本的看護実施欄を設ける。看護過程記録表5（p.290）を参照のこと	㋺ 事例への基本的看護実施の記録結果 ㋺-1 看護記録表には基本的看護実施欄を設けた ㋺-2 看護実践記録は計画ナンバー（計画1、計画2…）に合わせた実施行為行動を書いた

（次頁へ続く）

		ロ-3 援助実施後の患者の反応を記録すること。その際、理解できた患者の重要な情報を明記し、また情報記録用紙にも追記すること ロ-4 計画通りに実施したときは、その旨を記載すること ロ-5 計画を変更して実施した場合は、何をどう変更したかを明記すること	ロ-2 看護実践記録は計画ナンバー（計画1…、計画2…）に合わせた実施行為行動を書く（記録表はロ-1と同じ） ロ-3 援助実施後の患者の反応を記録すること。その際、理解できた患者の重要な情報を明記し、また情報記録表にも追記すること（記録表はロ-1と同じ） ロ-4 計画通りに実施したときは、その旨を記載すること（記録表はロ-1と同じ） ロ-5 計画を変更して実施した場合は何をどう変更したかを明記すること	ロ-3 援助実施後の患者の反応を記録すること。その際、理解できた患者の重要な情報を明記し、また情報記録表にも追記した ロ-4 計画通りに実施したときは、その旨を記載した ロ-5 計画を変更して実施した場合は、何をどう変更したかを明記した（記録表は看護過程記録表5（p.290）を用いた）
6	基本的看護評価	実施した基本的看護に関する評価・修正原則 イ 実施した具体的基本的看護の記録を評価する ロ 具体的基本的看護実践記録を目標・具体的援助計画と照合し評価する ハ 実施した基本的看護が、患者の基本的欲求の変容に与えた効果または損失を評価する ニ 基本的看護の評価から、具体的援助計画・目標・基本的看護の概要・看護問題アセスメント結果（看護診断名）に修正および追加を加え、明記する	実施した基本的看護に関する評価・修正の原則の事例への応用 イ 実施した具体的基本的看護の記録を評価する ロ 具体的看護実践を目標・具体的援助計画と照合し評価する ハ 実施した基本的看護が、患者の基本的欲求の変容に与えた効果、または損失を評価する ニ 事例における基本的看護の評価から、具体的援助計画・目標・基本的看護の概要・看護問題アセスメント結果（看護診断名）に修正および追加を加え、明記する（主たる記録は、看護過程記録表5（p.290）を用いる	基本的看護における評価・修正の原則の事例への応用結果 イ 実施した具体的基本的看護の記録を評価した ロ 具体的看護実践を目標・具体的援助計画と照合し評価した ハ 実施した基本的看護が、患者の基本的欲求の変容に与えた効果、または損失を評価する ニ 事例における基本的看護の評価から、具体的援助計画・目標・基本的看護の概要・看護問題アセスメント結果（看護診断名）に修正および追加を加え、明記した

健康障害「大腿骨頸部骨折」の理解に関する知識

1. 知識を用いる目的
知識は、下記の目的で用いる。
①病理的状態の理解。
②病理的状態の情報解釈。
③医学的治療の理解。

2. 知識が必要な理由
1）生じている健康障害の現象理解
①ヘンダーソン看護論における対象理解において、病理的状態の理解が必要となる。
②基本的欲求を変容させる要因として、重要な側面としての病理的状態がある。

2）看護過程のための情報収集・情報解釈
知識を基に情報収集・情報解釈の参考とする。

3. 大腿骨頸部骨折に関する知識（作成）
作成結果について、簡潔に解説する。

A. 大腿骨頸部の構造と機能

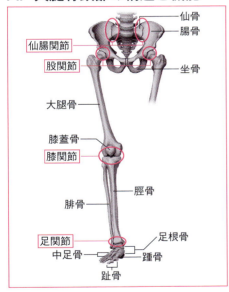

A-1 ■ 下肢の構造

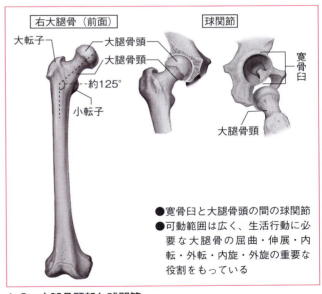

A-2 ■ 大腿骨頸部と球関節

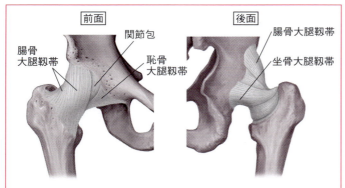

A-3 ■ 股関節の靱帯

A-4 ■ 人工骨頭置換術後の脱臼の理由

寛骨と大腿骨頭は、関節軟骨・関節包および大腿骨頭靱帯で包まれ、関節の動きを助けている。しかし、骨折により、人工骨頭置換術を行う時は、それらの軟部組織を切除して手術することから、関節包が自然に再生するまでに数週間かかり、その間支えがなくなる

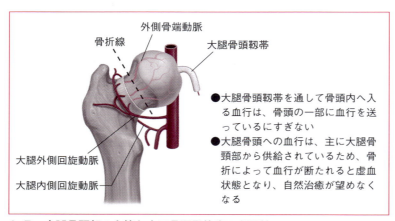

A-5 ■ 大腿骨頸部の血管と人工骨頭置換術の必要性

B. 大腿骨の骨梁の変化

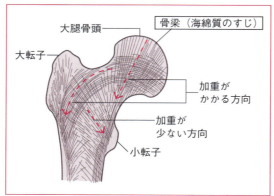

B-1 ■ 正常な大腿骨の骨梁
（文献3、p.118より引用）

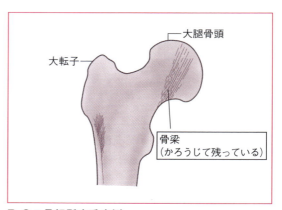

B-2 ■ 骨粗鬆症重症例
（文献3、p.118より引用）

B-3 ■ 骨梁減少の理由

加齢や閉経など、骨形成と吸収（破壊）である骨代謝のバランスを損なう要因が加わり、骨吸収が骨形成を上回ると、荷重の少ない方向の骨梁から次第に減少し骨の絶対量が減少する。また、加齢とともに腎臓の機能の衰えにより、カルシウムの尿への排出が増え、活性型ビタミンDの産生の減少によって腸管でのカルシウムの吸収が悪くなり、血中カルシウムの濃度が減少し、カルシウムが不足する

C. 大腿骨頸部骨折の診断

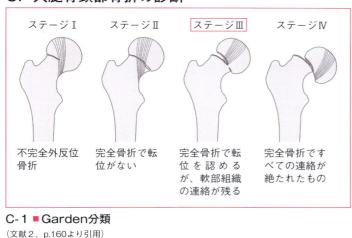

C-1 ■ Garden分類
（文献2、p.160より引用）

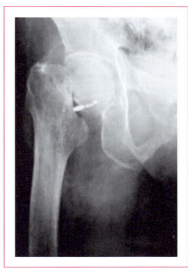

C-2 ■ 大腿骨頸部骨折のレントゲン（例）

C-3 ■ Aさんの骨折診断

【AさんはGarden分類StageⅢ】
軽度の転位を伴った骨折で、後方骨皮質は粉砕されておらず、後方部分が骨片の完全な転位を防止している

C-4 ■ 骨折時の症状

①局所症状
・機能障害：起立と歩行不能
・局所の腫脹：骨折によるその周辺の組織の炎症により血管透過性が亢進し血漿等が滲出してきたことから腫脹がみられる
・変形：下肢の短縮
・疼痛：右股関節部痛
②全身症状
・骨折直後は神経性ショックを起こすが、しばらくすると消失する

（文献6、p.101より引用）

D. 大腿骨頸部骨折に対する人工骨頭置換術

D-1 ■ 手術の方法

手術は腰椎麻酔あるいは全身麻酔下で行われる。骨折部を展開し、骨頭を摘出後、大腿骨近位部から骨髄内へ人工骨頭を挿入する。この人工骨頭を固定するために骨セメントが用いられる。高齢者では、早期離床の可能な骨セメント固定法が一般的である

（文献2、p.167より引用）

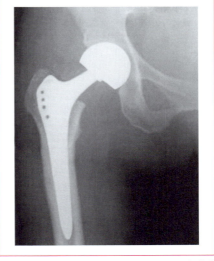

D-2 ■ 人工骨頭置換術後のレントゲン写真（例）

E. 骨折部位の治癒過程
治癒過程の説明

①骨折部位の血腫形成：血液凝結野形成（血腫形成・血液凝固による骨折部位の保護）
　血液・壊死骨折片は骨形成物質の供給源となる
　壊死に陥った骨組織が吸収され、線維性の未熟な骨（線維性仮骨）をつくる
②骨折部位の肉芽組織の形成
③骨芽細胞が線維性骨となり、カルシウムなどを吸収し骨性仮骨となる
④骨性仮骨が徐々に癒合し、骨折部位が接合する。通常12週である。高齢者は延滞気味

F. 下肢の筋肉の役割

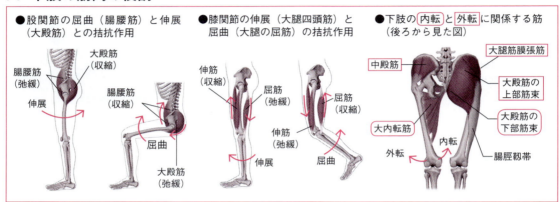

F-1 ■ 下肢の筋肉
（文献4、p.131より引用）

F-2 ■ 下肢の主たる筋肉のはたらき

①腸腰筋：股関節の屈曲および外旋を行う。姿勢保持を担う。起立時上半身が倒れないように保つはたらき
②大殿筋：股関節の強力な伸筋で、必ずしも歩行には重要ではないが、階段を上る、跳躍等力を入れて股関節を伸ばすのに重要である
③中・小殿筋：大腿を外転させる。歩行の際は片足で体重を支え、骨盤を安定させるのに重要である
④大腿四頭筋：椅子から立ち上がる時のように膝関節を強く伸ばす時にはたらく
⑤内転筋群：大腿を内転する筋群で、長内転筋群、短内転筋群、大内転筋群などで構成
⑥大腿二頭筋：大腿後面にあり、大腿を後ろに引き、膝関節を屈曲・外旋する
⑦下腿三頭筋：ふくらはぎの筋、足首を底屈させる。遠位はアキレス筋となる。背伸びする時にはたらく
⑧前脛骨筋：脛骨の外側で足を背屈させる

（文献1、p.319-321より引用）

〈引用・参考文献〉
1. 林正健二：ナーシンググラフィカ 人体の構造と機能（1）解剖生理学 第3版．メディカ出版，大阪，2013：276-277, 329-321.
2. 勝呂 徹：大腿骨頚部内側骨折．整形外科疾患の病態生理27 整形外科看護 2004年春季増刊，2004：156-168.
3. 山口和克監修：病気の地図帳．講談社，東京，1992：118.
4. 堺 章：新訂 目で見るからだのメカニズム．医学書院，東京，1994：131.
5. 倉田千弘：病気がみえる vol.2 循環器．メディックメディア，東京，2010：289.
6. 織田弘美：系統看護学講座 成人看護学（10）運動器 第13版．医学書院，東京，2012：101.
7. 杉本恒明，矢崎義雄総編集：内科学 第9版．朝倉書店，東京，2007.
8. 飯田寛和監修：整形外科疾患の病態生理と術前術後ケア 整形外科医看護2008年秋季増刊．メディカ出版，大阪，2008.

索引

和文

あ

- アイデンティティ ... 224
- アイデンティフィケーション ... 237
- アセスメント ... 278
- 遊び ... 236,240,442,450
- 遊ぶ ... 451
- アディクション ... 452
- アブデラ ... 52
- 歩く ... 130,341
- アレルギー ... 311,401
- 安全性 ... 315
- 安定感 ... 166
- 安定性 ... 143
- 安楽 ... 311,343
- 安楽な姿勢 ... 137

い

- 医学的診断名 ... 476
- 意識的・顕在的認知 ... 223
- 意思力 ... 94,355,436
- 一過性の気分 ... 281
- 移動 ... 341,350,397
- 衣服 ... 83,382
- 衣類 ... 158,168
- 衣類選択 ... 364,366
- 衣類選択行動 ... 158
- 衣類着脱行動 ... 159
- 衣類調整 ... 374
- 衣類の調節 ... 168,372
- 飲食 ... 93,315
- 飲食摂取規制 ... 324
- 飲水条件 ... 318

う

- ウィーデンバック ... 52
- 動かし保持する ... 130
- 運動機能 ... 160,175,401
- 運動機能低下 ... 164
- 運動生理学的 ... 143
- 運動ニューロン ... 143
- 運動力学 ... 143

え

- 栄養 ... 96,351
- 栄養管理 ... 320
- 栄養指導 ... 320
- 栄養素 ... 96,98,105
- 栄養バランス ... 101
- 栄養補給 ... 98,324,352
- エネルギー ... 96,315
- エネルギー消費 ... 94
- エリクソン ... 267,271
- エンゼルケア ... 193,392

お

- 嘔吐 ... 104,123
- オーランド ... 52
- 悪心 ... 122
- 折り合い ... 430
- オレム ... 12,90,104,200,268
- 温熱刺激 ... 171

か

- 臥位 ... 341,342
- 外気・室内環境 ... 85,305
- 外向的参加 ... 179
- 外呼吸 ... 78,117,300
- 介護放棄 ... 399,402
- 外的刺激 ... 87,146,354
- 概念追求 ... 465
- 外皮 ... 382
- 外部刺激 ... 305
- 解放 ... 240,245,450
- 解剖生理学的三過程 ... 78,300
- 加害回避 ... 195,394
- 加害危険要因 ... 396
- 加害行為 ... 199,399
- 学業 ... 237
- 学習 ... 237,259,442,461
- 学習能力 ... 20
- 核心温度 ... 170
- ガス移動 ... 78,300
- 家族 ... 459
- 家族愛 ... 214
- 家族関係 ... 320
- 家族社会生活 ... 209
- 価値観 ... 124,179,221,365,382,424
- 価値観形成 ... 69
- 価値基準 ... 221,224,424
- 葛藤 ... 224
- 活動 ... 350,355,434
- 活動意欲 ... 155
- 活動エネルギー ... 149
- 感覚機能 ... 198,401
- 歓喜 ... 224
- 環境 ... 194,394
- 環境維持・確保 ... 396
- 環境温度 ... 170,366,373,376
- 環境危険因子 ... 396
- 環境性抗原 ... 311
- 環境調整 ... 374
- 環境の調整 ... 168,372
- 環境要因 ... 373
- 看護援助計画 ... 278
- 看護覚え書 ... 2
- 看護過程 ... 478
- 看護過程展開 ... 279,293,476
- 看護過程方法論 ... 278
- 看護行為の独自性 ... 33
- 看護診断 ... 5,278,283
- 看護診断結果 ... 278
- 看護診断方法論 ... 278
- 看護対象論 ... 54
- 看護方法論 ... 278
- 看護目的論 ... 43
- 看護問題 ... 279
- 看護問題アセスメント ... 5
- 看護論・看護実践モデル5要件 ... 36
- 患者 ... 51
- 感情 ... 203,209,406,408
- 完全食品 ... 99
- 感染 ... 394
- 感染防御機能 ... 118
- 感染予防 ... 187,382
- 願望 ... 430
- 寒冷環境 ... 379
- 寒冷刺激 ... 171

き

- 危険 ... 394
- 危険因子 ... 194,396
- 危険回避 ... 195,365,394
- 気質・感情の状態 ... 281
- 気質・情動状態 ... 279
- 基本的看護 ... 20
- 基本的欲求 ... 16,18,20
- 基本的欲求充足 ... 19
- 基本的欲求のヒエラルキー ... 66
- 基本的欲求分類定立 ... 67
- 気持ち ... 406,408
- 休息 ... 146,354
- 休息姿勢 ... 134
- 寄与的・受容的相互依存 ... 431
- 恐怖 ... 203,406

く

- 具体的援助 ... 439

具体的行為 … 394	個性の変容 … 212	仕事 … 233,433
具体的体位行動 … 134,343	ごっこ遊び … 248	仕事・生産的活動 … 238
くみとり手 … 408,411	個別性 … 278	自助努力 … 437
グループアイデンティティ … 222	個別的存在 … 73,424	自信 … 224
け	コミュニケーション … 209	姿勢 … 83,350
経管栄養 … 103	コミュニケーション技術 … 211	姿勢維持 … 350
経口摂取 … 324	コミュニケーション欲求 … 212	姿勢移動 … 342
経済的自立 … 237,443	娯楽 … 241,242,256,450,459	姿勢行動 … 131
健康維持 … 365	孤立無援感 … 452	姿勢バランス … 348
健康障害 … 69,79,165,390,478	**さ**	姿勢保持 … 342
健康の法則 … 263,265,465	坐位 … 341,342	死生観 … 226,431
言語表現 … 206	在宅酸素療法 … 313	自然・物理的環境 … 437
倦怠感 … 192,392	細胞間脂質 … 187	自然環境 … 194
こ	細胞内代謝機能 … 366	自然気候 … 84,305
高温環境 … 379	サイレントベビー … 211	自然体位 … 132,343
高温相 … 175	作業環境 … 379	思想 … 424
恒温動物 … 163	作業姿勢 … 134	自尊感情 … 162,179,368,444
効果的対処機制 … 445	サクセスフル自己実現 … 226	至適温度 … 163,170,365
好奇心 … 20	参加する … 451	死装束 … 167,370
好奇心を満足させる … 259,461	産熱・放熱機構 … 170	社会環境 … 196,396
抗原抗体反応 … 401	**し**	社会経験 … 237
高次情報処理能力 … 149	自覚力 … 397	社会的・文化的状態 … 279,281
恒常性 … 113,326	自我同一性 … 20	社会的環境 … 398,437
恒常性維持 … 114,327	自我の統合 … 237	社会的貢献 … 443
恒常性機構 … 170	自己一貫性 … 254	社会的支援 … 437
高体温 … 366	自己イメージ … 382	社会的自己有用性 … 214,223
交通事故 … 199,395	嗜好 … 101	社会的相互依存性 … 462
肯定的満足感 … 438	思考・創造性 … 237	社会的存在 … 163
行動様式 … 124	思考過程 … 288	社会的秩序 … 349
合目的社会生活 … 209	自己概念 … 224,426,430	社会的調和 … 158,368
ゴードン … 12	自己概念適応行動様式 … 231	社会的通念 … 160
コーピング行動 … 257	自己決定 … 212	社会的人間関係 … 209
コーピングメカニズム … 413	自己再生機能 … 102	社会的背景 … 424
呼吸 … 78,300	自己実現 … 221,424	社会的役割 … 434
呼吸異常 … 312	自己主張 … 254	社会的役割遂行 … 435
呼吸運動 … 304	自己成長 … 410	宗教の行為 … 424
呼吸管理 … 91	自己選択 … 212	充実感 … 166
呼吸器官 … 79	自己像 … 246	就労 … 443
呼吸機能 … 79,308	自己尊敬 … 227,430	主体性調和 … 251
呼吸機能逸脱 … 302	自己存在 … 223	主体的 … 241,452
呼吸機能低下 … 79	自己統合 … 237	手段的日常生活動作 … 414
呼吸筋 … 82,302	自己評価 … 430	趣味 … 247,257,459
呼吸苦 … 91,311	自己表現 … 365	受容 … 269,439
呼吸様運動 … 87	自己表出 … 179	受容的行動 … 166,223
国際看護師協会 … 2	自己防衛機能 … 400	消化・吸収能力 … 99
心地よい感情 … 179	自己防衛能力 … 400	傷害 … 194,399
心の満足感 … 97	自己問題解決能力 … 444	常在条件 … 21,26,281
個人属性 … 279	自己有用性 … 214,462	象徴機能 … 246
個人の自立 … 266	自己理解 … 411	食育基本法 … 105
個性 … 365	自己理想・自己期待 … 228,367	信仰 … 221,423,424

信条	223,424	
身体	178,381	
身体的・知的能力	281	
身体を清潔に保つ	178	
信念	221,223,424	

す

睡眠	146,354
睡眠周期	152
睡眠パターン	154
スタンダードプリコーション	121,398,403
ストレス	118,199
ストレス解消	97
ストレスコーピング	213
すわる	130,341

せ

生活・学習指導	19
清潔	178,192,381
清潔感	179,382
清潔基準	383
清潔行為	192
清潔保持	180,187,382
生産	315
生産的活動	238,433
生産的創造的活動	239
静止状態	147,354
正常睡眠サイクル	149
正常な発達	20
正常範囲内	168,372
精神機能	453
精神的価値観	425
精神的活動	434
精神の安定	213
生体防御	327
成長重要要因	252
生物的環境	196,396,398
生命・生活維持	436
生命維持	78,147,355,365
生命危機状態	91
生理機能	163,175
生理的意義	179
生理的機能障害	367
生理的恒常性	365,366
生理的事象	181
生理的正常体温	379
生理的欲求	78,160
摂食行動	108,318
摂食障害	103
セルフケア	266,462
セルフケア看護実践モデル	12
セルフケア看護論	104
セルフケア能力	268
セルフコントロール	211
千差万別	71,73
全発達段階	68
専門的援助	329

そ

相互依存	98,198
相互依存性	214,413
相互関係	186,368
相互有用性	187
総合的連携対応	402
総睡眠量	152
咀嚼運動	108
尊厳	212

た

体位	311,342
体位の移動	134
体位の保持	134
体位変換	348
体位保持	349
体液喪失	382
体液量	113,323
体温	168,365,372
体温維持	171
体温恒常性メカニズム	375
体温調節	96,117,374
体温の恒常性	158
体温変動	175,373,374
体温保持	158,364,372
体温ホメオスタシス	374
体温を維持する	168
体外熱放散機能	365
代謝活動	380
代謝過程	113
代謝機能	163
代謝産物	113
代償	430
代償行為	104
対処機制	176,213,403,413
対処行動	402
対処能力	402
対人関係処理能力	205,407
体内熱生産	365
体熱放散防止機構	171
他害行為	399
他者理解	205,411
脱水症状	323
達成感	233,434,438
楽しみ	240
食べる	93
食べるための条件	105
多様性	223

ち

地域社会	447
知覚的好奇心	260
知覚力	199,402
知的好奇心	248,260
着脱	158,364
着脱行為	160
中核温	170
調和	223,269,365,430
知力	355,436

つ

追体験	209
通過儀礼	224
伝え手	408,411
強い感情	407

て

低温相	175
低体温	171,366
適応看護実践モデル	11
適切性	160,315

と

同一化	453
同化	117
道徳観	224
道徳性	237
道徳的・倫理的・宗教的自己概念	224
道徳的自己	367
逃避	213
独自性	160
特定健康診査	103
特定保健指導	103
閉じこもり現象	251
トリアージ	410
トリフロー	304

な・に

内呼吸	78,117,300
内省的精神機能	223,224
ナイチンゲール	31
日常生活	245,450
日常生活動作	414
日周期リズム	170
入眠サイクル	152
人間関係看護論	12
人間関係形成	243
人間関係成立	450
人間関係の発展	97

認知・情動機能 …………… 251	病理的状態	遊楽行為 ……………………… 450
認知機能 …… 121,165,198,401	……… 18,21,26,75,280,329,476	遊楽行為・行動 …… 241,248,452
認知される自分 ……………… 205	**ふ・へ**	**よ**
認知する自分 ………………… 205	不安 ……………………… 207,408	よい姿勢 ……………………… 130
ね・の	不感蒸泄 ……………………… 163	よい姿勢を保持 ……………… 341
熱生成機能亢進 ……………… 176	副交感神経系 ………………… 108	要求 …………………………… 206
熱代謝量 ……………………… 170	物理的・化学的環境 …… 196,396	余暇活動 ……………………… 445
熱放散 ………………………… 163	物理的環境 ……………… 198,400	予測的危険 …………………… 396
寝る …………………… 130,341	普遍的な人間の欲求 …………… 17	欲求 ……………… 203,206,406,408
能動的 ……………………241,452	プロの母親 ……………………… 43	**ら・り**
望ましい姿勢 ………… 143,341	ペプロウ …………………… 12,453	ライフスタイル ……………… 225
飲む …………………………… 93	変形姿勢 ……………………… 134	リアリティショック ………… 444
ノンレム睡眠 ………………… 149	ヘンダーソン …………………… 31	理解 ……………………… 186,439
は	**ほ**	理解者 ………………………… 411
パーソナリティ発達課題 …… 226	防御システム ………………… 96	力学 …………………………… 143
排泄 ……………………… 113,326	防御反応 …………… 114,176,326	リスクアセスメント ………… 399
排泄環境 …… 113,114,122,326	方向づけ ……………………… 453	リスク対応 …………………… 400
排泄機能 ……………… 113,318	暴力 ………………… 195,394,399	リスクマネジメント ………… 399
排泄経路 ………… 114,118,326	北米看護診断協会 ……………… 3	立位 …………………………… 342
排泄行動5概念 ……………… 330	保健指導 ……………………… 318	立位歩行機能 ………………… 397
排泄障害 ……………………… 124	保護 …………………… 158,178,381	リハビリテーション
排泄動作 ……… 113,114,121,326	歩行 …………………… 341,342	………………… 140,258,269,348
排泄物生成機序 …… 114,115,326	歩行介助 ……………………… 397	リフレッシュ …… 241,257,450,453
発見 ……………………… 259,461	ボディイメージ ……………… 367	リラックス ……………… 146,147
発達課題 ………………… 266,270	ボディメカニクス ……… 141,348	倫理観 ……………… 221,224,424
発達阻害 ……………………… 399	ホメオスタシス …… 113,170,326,380	倫理的自己 …………………… 367
発達停滞 ……………………… 69	保養 …………………… 242,256,450	**れ**
ハビーガースト ……… 225,266,270	**ま・み・む・も**	霊的 …………………………… 425
反射機能 ……………… 198,401	満足感 …………… 166,179,234,434	霊的感受性 …………………… 426
反射能力 ……………… 199,402	身だしなみ …………… 178,193,381	霊的自己 ……………………… 367
判断力 ………………………… 396	身だしなみを整える ………… 178	霊の欲求 ……………………… 425
万人に共通 …………………… 71	無意識 …………………… 407,408	礼拝 ……………………… 221,224,423
ひ	無限に変容 ………………… 71,74	レクリエーション …… 240,450,451
悲哀 …………………………… 224	目的行動 ……………………… 243	レクリエーション活動 ……… 450
ピアジェ ………………………… 88	目的集団 ……………………… 254	レム睡眠 ………………… 146,149
美意識 …………………… 365,367	問題解決 ……………………… 453	**ろ**
非言語 ………………………… 407	**や**	ロイ …………………………… 11
非言語表現 …………………… 206	夜間覚醒 ……………………… 155	労作性呼吸困難 ……………… 314
非効果的応答 ………………… 440	役割遊び ……………………… 248	労働安全衛生法 ……………… 402
必要栄養所要量 …… 94,101,315	役割葛藤 ……………………… 440	労働者健康保持増進サービス機関
必要条件 ……………………… 74	役割機能 ……………………… 210	………………………………… 402
皮膚 …………………… 178,381,382	役割距離 ……………………… 440	老廃物質 …………… 113,115,326
皮膚機能 ……………………… 184	役割克服 ……………………… 439	**わ**
皮膚損傷 ……………………… 187	役割遂行 ……………………… 439	別れ …………………………… 212
皮膚を保護する ……………… 178	役割認識 ……………………… 439	技 ……………………………… 26
表出的行動 …………………… 440	役割不能 ……………………… 440	
標準予防策 …………… 121,398,403	役割変化 ……………………… 440	**数字・欧文**
表象的表現 …………………… 221	**ゆ**	
病人 …………………………… 51	有害物質 ……………………… 382	11機能的健康パターン ……… 12
	有酸素運動 …………………… 304	

14基本的看護 ·················· 60
14基本的欲求 ·················· 59
5排泄行動 ····················· 328

A
a patient ······················ 51
accomplishment ············· 233
according ···················· 423
adjusting clothings ··········· 168
ADL ························· 414

B
Basic Principles of Nursing Care
 ····························· 16
body ···················· 178,381
body mechanics ·············· 141
body temperature ······· 168,372
breathe ·················· 78,300

C
clean ···················· 178,381
clothing ······················ 158
communicate ················· 406
concept of right and wrong
 ···························· 423

D
dangers ··················· 194,394
desirable posture ········ 130,341
discover ················· 259,461
dress and undress ············ 158
dressing and undressing ···· 364
drink ·························· 93
drinking ······················ 315

E
eat ···························· 93
eating ························ 315
eliminate ····················· 113

elimination ·············· 113,326
emotions ················· 203,406
environment ············· 194,394

F・G・H
F. ナイチンゲール ·············· 2
faith ····················· 221,423
fears ···················· 203,406
feelings ······················ 406
groomed ················· 178,381
Heart ························· 26
IADL ························ 414

I
ICN（International Council of
 Nurses） ····················· 2
identification ················· 237
infection ····················· 394
injuring ······················ 194
integument ·············· 178,381

K・L
keep the body clean ···· 178,179
learn ···················· 259,461
lying ····················· 130,341

M
mechanics ··················· 143
modifying the environment ·· 168
moral-ethical-spiritual self
 concept ···················· 426
move and maintain ·········· 130
moving ······················ 341

N
NANDA（North America
 Nursing Diagnosis） ········· 3
needs ···················· 203,406
Non-Verbal ·················· 206
normally ······················ 78

Notes on Nursing ············· 29

O・P
participate ··················· 451
peaceful death ··········· 201,404
play ····················· 240,451
productive occupation ······· 433
professional mother ··········· 43
protect ·················· 178,381
protect the integument ·· 178,180

R
recreation ··············· 240,451
recreational activities ········ 450
religious practices ············ 423
respiration ·············· 80,300
rest ····················· 146,354

S
satisfy the curiosity ····· 461,259
selection of clothing ········· 364
sitting ··················· 130,341
sleep ···················· 146,354
spiritual need ················ 425
spiritually ···················· 425
suitable ······················ 159

T・V
the lows of health ············ 263
The unique function of the nurse
 ···························· 17
Verbal ······················· 206
violence ····················· 394

W
walking ················· 130,341
well groomed ············ 178,179
within normal range ····· 168,372
work ···················· 233,433
worship ······················ 221

ヘンダーソン看護論と看護実践への応用

2019年3月5日　第1版第1刷発行	編　著　金子　道子
2023年2月8日　第1版第2刷発行	発行者　有賀　洋文
	発行所　株式会社　照林社
	〒112-0002
	東京都文京区小石川2丁目3-23
	電話　03-3815-4921（編集）
	03-5689-7377（営業）
	http://www.shorinsha.co.jp/
	印刷所　共同印刷株式会社

- 本書に掲載された著作物（記事・写真・イラスト等）の翻訳・複写・転載・データベースへの取り込み、および送信に関する許諾権は、照林社が保有します。
- 本書の無断複写は、著作権法上の例外を除き禁じられています。本書を複写される場合は、事前に許諾を受けてください。また、本書をスキャンしてPDF化するなどの電子化は、私的使用に限り著作権法上認められていますが、代行業者等の第三者による電子データ化および書籍化は、いかなる場合も認められていません。
- 万一、落丁・乱丁などの不良品がございましたら、「制作部」あてにお送りください。送料小社負担にて良品とお取り替えいたします（制作部☎0120-87-1174）。

検印省略（定価は表紙に表示してあります）
ISBN978-4-7965-2458-2
©Michiko Kaneko/2019/Printed in Japan